À Lucie,
Pour cet irrésistible et inaltérable espoir…

JEAN-PIERRE REGNAULT

Éléments de microbiologie et d'immunologie

DÉCARIE

Photo de couverture:
Micrographie électronique (avec couleurs artificielles) d'un macrophage attirant vers lui des bactéries par émission de pseudopodes juste avant de les phagocyter. Photo Lennart Nilsson © Boehringer Ingelheim International GmbH, reproduite avec permission.

Éléments de microbiologie et d'immunologie

Dépôt légal 3e trimestre 2002
Bibliothèque Nationale du Québec
Bibliothèque Nationale du Canada

Maquette de couverture: Nathalie Ménard
Illustrations: Bertrand Lachance
Infographie: Interscript, Québec

Décarie Éditeur Inc.
233, ave Dunbar Bureau 201
Montréal (Québec)
H3P 2H4

ISBN 2-89137-098-8

Données de catalogage avant publication (Canada)

Regnault, Jean-Pierre

Éléments de microbiologie et d'immunologie

Comprend des réf. bibliogr. et un index.

ISBN 2-89137-098-8

1. Immunologie. 2. Microbiologie 3. Infection. 4. Maladies infectieuses. 5. Micro-organismes pathogènes. 6. Immunité. 1. Titre.

QR181.R395 2002 571.9'6 C2002-941161 0

Nous reconnaissons l'aide financière du Gouvernement du Canada offerte par l'entremise du Programme d'Aide au Développement de l'Industrie de l'Édition pour nos activités d'édition.

IMPRIMÉ AU CANADA 1 2 3 4 5 TR 06 05 04 03 02

Remerciements

Mes remerciements les plus sincères vont tout particulièrement à :

Madame **Janet Pinkos**,
professeure au Cégep de Sherbrooke,

Madame **Marielle Lafontaine**,
professeure au Cégep de Saint-Jean-sur-Richelieu,

Madame **Hélène Côté-Cardinal**,
professeure au Cégep de Lévis-Lauzon.

Je les prie de recevoir l'expression de ma profonde gratitude pour leur enrichissante contribution à la révision scientifique et pédagogique de ce manuel.

Avant-propos

Éléments de microbiologie et d'immunologie est un ouvrage spécialement destiné aux étudiantes et aux étudiants des sciences et des techniques médicales qui s'initient à ces deux disciplines. Si la microbiologie et l'immunologie sont essentielles pour ces étudiants, c'est que ces disciplines les aident à mieux comprendre la nécessité, pour l'être humain, de se protéger des dangers de l'environnement et de se maintenir en bonne santé. De plus, ces disciplines fournissent des connaissances indispensables sur lesquelles viendront s'ancrer les notions plus spécialisées de leur formation dans les différents domaines de la santé.

Pour cela, il faut tout d'abord qu'ils acquièrent une vision juste et précise des microorganismes, qu'ils comprennent bien la nature des relations que ces microorganismes établissent avec l'Homme et des dangers qui peuvent en résulter. Ensuite, ils doivent réaliser que l'être humain dispose d'un ensemble de moyens naturels de défense qui lui permettent généralement de vaincre les infections et de recouvrer la santé. Ces objectifs généraux nous ont guidés dans la structuration de ce nouveau manuel qui constitue la suite logique d'*Agression et défense du corps humain*, publié en 1990. Le besoin d'une sérieuse mise à jour, le développement de nouvelles connaissances et l'évolution de certains programmes ont guidé le remaniement des chapitres existants et l'ajout de plusieurs chapitres traitant des infections et de leur diagnostic.

Éléments de microbiologie et d'immunologie s'ouvre sur une introduction générale qui met d'abord en relief le concept d'homéostasie et les principales sources d'agression. Cette introduction permet aussi de définir l'immunité et de présenter les moyens de défense de l'organisme, annonçant les grandes lignes de l'ouvrage.

La première partie comporte quatre chapitres qui présentent successivement les différents groupes d'agents infectieux.

La seconde partie aborde la réponse de l'hôte à l'agression. Elle s'ouvre sur les relations hôte-parasites, les flores commensales puis les barrières naturelles, car celles-ci contribuent de façon non négligeable à la défense de l'organisme. Après avoir décrit les organes et les cellules immunitaires, c'est-à-dire le support de l'immunité, on aborde la question de la reconnaissance des antigènes, sans laquelle on ne peut comprendre la mise en route et le fonctionnement du système immunitaire. À ce niveau, nous avons tenté de vulgariser ces phénomènes moléculaires et cellulaires, dont la connaissance a considérablement progressé au cours des dernières années. Après avoir décrit les réponses de l'immunité naturelle et de l'immunité spécifique, cette section aborde les questions de l'immunité antitumorale et de la transplantation. Enfin, un dernier chapitre est consacré à l'étude des divers dysfonctionnements du système immunitaire : hypersensibilités, déficits immunitaires et maladies auto-immunes.

La troisième partie traite de l'agression microbienne. On y décrit successivement le pouvoir d'agression des différentes catégories d'agents infectieux, les facteurs de vulnérabilité relevant de l'individu et de l'environnement, ainsi que le syndrome infectieux. Un chapitre d'épidémiologie, qui traite essentiellement des modes de transmission des maladies infectieuses, vient clore cette section.

Quant à la quatrième partie, elle est consacrée à l'étude des infections qui affectent les différents systèmes de l'organisme humain, des infections transmises par des vecteurs, des zoonoses, et enfin des infections opportunistes.

La cinquième partie traite du contrôle microbien et de la prophylaxie anti-infectieuse. On y présente les procédés à mettre en œuvre pour contrôler le péril infectieux, les différentes catégories d'agents anti-microbiens, ainsi que les procédés de prophylaxie anti-infectieuse. Enfin, un dernier chapitre présente les principes de base du diagnostic des infections et de l'évaluation des défenses de l'hôte.

Un projet pédagogique digne de ce nom ne pouvait se permettre de n'accorder de l'importance qu'au contenu. Nous avons donc tenté d'apporter autant d'attention à la présentation de la matière que nous en avons mis à la structurer. Afin de faciliter l'apprentissage, nous avons opté pour un style et un vocabulaire accessibles. Le texte est accompagné d'un grand nombre de tableaux et de figures. L'illustration de ce manuel est abondante et soignée. On remarquera que la plupart des figures sont constituées de graphiques et de dessins plutôt que de photographies dont l'interprétation est généralement plus ardue pour le lecteur qui s'initie à la microbiologie et à l'immunologie. À la fin de chaque chapitre, les éléments essentiels sont résumés sous forme de brefs énoncés. Quelques encadrés décrivent des applications ou des phénomènes particuliers dignes d'intérêt pour cette clientèle, mais un souci de la concision nous a contraints à en limiter le nombre. Un glossaire détaillé permettra aux lecteurs néophytes de retrouver rapidement la définition des termes scientifiques les plus importants. Enfin, progrès oblige, à la toute fin de l'ouvrage, le lecteur trouvera une liste de sites web provenant, pour la plupart, d'institutions officielles dans lesquelles le lecteur pourra rester en lien avec les développements les plus récents de la microbiologie et de l'immunologie.

Jean-Pierre Regnault

Table des matières

CHAPITRE 5
VIRUS ET PRIONS

DEUXIÈME PARTIE
LA RÉPONSE DE L'HÔTE

CHAPITRE 6
PARASITISME ET COMMENSALISME

CHAPITRE 7
FLORES COMMENSALES

CHAPITRE 8
BARRIÈRES NATURELLES

CHAPITRE 9
ORGANES ET CELLULES IMMUNITAIRES

CHAPITRE 10
RECONNAISSANCE DE L'AGRESSEUR

CHAPITRE 11
IMMUNITÉ NATURELLE

CHAPITRE 12
IMMUNITÉ SPÉCIFIQUE

CHAPITRE 13
IMMUNITÉ ANTITUMORALE ET DE LA TRANSPLANTATION

CHAPITRE 14
IMMUNOPATHOLOGIES

TROISIÈME PARTIE
LE PROCESSUS INFECTIEUX

CHAPITRE 15
PATHOGENÈSE DES INFECTIONS

CHAPITRE 16
SUSCEPTIBILITÉ DE L'HÔTE

CHAPITRE 17
SYNDROME INFECTIEUX

CHAPITRE 18
ÉPIDÉMIOLOGIE

QUATRIÈME PARTIE
LES INFECTIONS

CHAPITRE 19
INFECTIONS DU SYSTÈME RESPIRATOIRE

CHAPITRE 20
INFECTIONS GASTRO-INTESTINALES ET INTRA-ABDOMINALES

CHAPITRE 21
INFECTIONS DU SYSTÈME GÉNITO-URINAIRE

CHAPITRE 22
INFECTIONS OBSTÉTRICALES, CONGÉNITALES ET PÉRINATALES

CHAPITRE 23
INFECTIONS DU SYSTÈME NERVEUX

CHAPITRE 24
INFECTIONS DE LA PEAU, DES MUSCLES, DES OS ET DES ARTICULATIONS

CHAPITRE 25
BACTÉRIÉMIES, SEPTICÉMIES, INFECTIONS CARDIAQUES

CHAPITRE 26
VIROSES ÉRUPTIVES ET AUTRES INFECTIONS VIRALES

CHAPITRE 27
INFECTIONS TRANSMISES PAR DES VECTEURS

CHAPITRE 28
ZOONOSES

CHAPITRE 29
INFECTIONS OPPORTUNISTES

CINQUIÈME PARTIE
LE CONTRÔLE DES INFECTIONS

CHAPITRE 30
CONTRÔLE MICROBIEN

CHAPITRE 31
PROPHYLAXIE

CHAPITRE 32
DIAGNOSTIC DES INFECTIONS ET ÉVALUATION DES DÉFENSES DE L'HÔTE

Chapitre 1

Agression et défense du corps humain

Sommaire

1.1 Introduction

Qu'ont en commun le virus de la grippe, une bactérie responsable d'une méningite, des rayons ultraviolets, le venin d'une guêpe, le pollen d'une plante, le matériau d'une prothèse et une cellule cancéreuse ?

Ce sont tous des exemples d'agresseurs que tout être humain rencontre inéluctablement au cours de sa vie. Du point de vue médical, l'environnement est une source permanente d'agression pour l'organisme. Les agresseurs les plus virulents peuvent compromettre la santé de l'individu; ils risquent même d'en causer la mort. Qui plus est, avec l'âge, l'organisme lui-même n'est pas à l'abri de dérèglements internes qui se répercuteront sur ses fonctions physiologiques, au risque de les perturber gravement.

L'organisme humain réussit pourtant à survivre à ces agressions. D'abord, il dispose d'un ensemble de moyens naturels de défense grâce auxquels il compense sa vulnérabilité et rétablit ou maintient son intégrité. Avec le temps, il a aussi acquis un certain nombre de comportements d'adaptation et de protection qui lui évitent d'entrer en contact avec certaines sources d'agression provenant de l'environnement. Ainsi, l'hygiène de vie, les mesures prophylactiques et la médecine l'aident à échapper à ces agents ou même à en guérir.

Dans ce chapitre, nous préciserons les concepts d'homéostasie, d'agression et de défense de l'organisme. Nous établirons tout d'abord un lien entre homéostasie et système immunitaire, et nous identifierons les différents types d'agresseurs susceptibles de menacer la santé des êtres humains. Ensuite, nous brosserons un schéma général des mécanismes de défense et de réparation; nous dégagerons aussi les principes fondamentaux de fonctionnement du système immunitaire. Nous pourrons alors définir l'immunité et cerner la nature des réactions immunitaires.

1.2 Homéostasie

Pour mieux comprendre le système de défense de l'organisme, on peut l'assimiler à un mécanisme qui contribue à l'homéostasie. Concept fonfamental de la biologie moderne, l'homéostasie se définit comme la capacité de l'organisme à s'ajuster constamment au changement, et à rétablir l'équilibre dont il s'est momentanément écarté par une réaction compensatoire inverse à celle qui l'a éloigné de l'équilibre. Un agresseur cause-t-il un déséquilibre par sa simple présence ou par l'action de ses toxines ? L'organisme réagit aussitôt par l'intermédiaire du système immunitaire afin d'éliminer l'intrus et de ramener l'équilibre. La figure 1.1 illustre la boucle

Figure 1.1 **Système immunitaire et homéostasie**

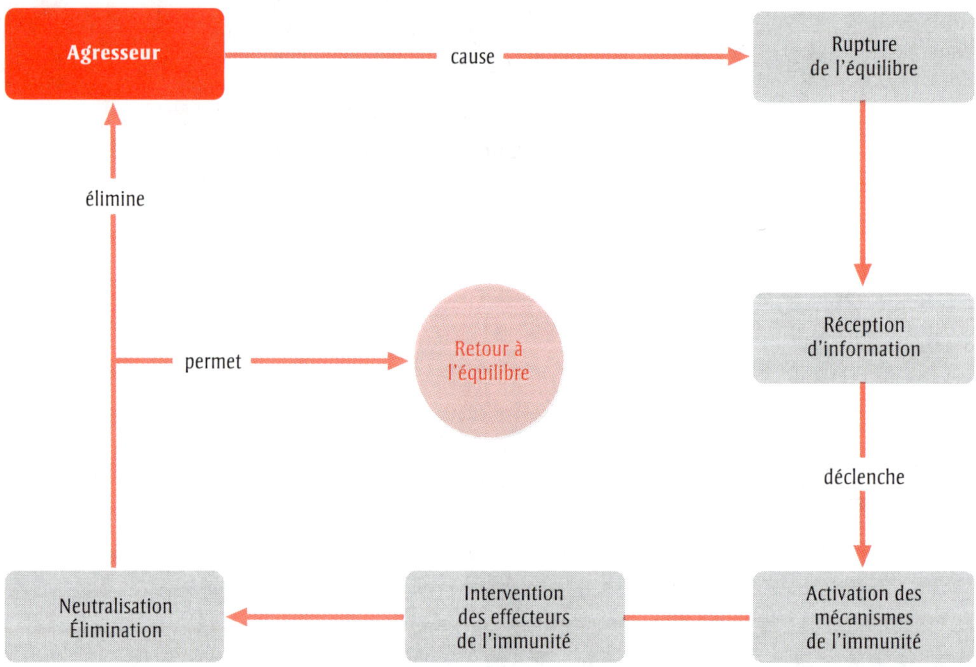

Le système immunitaire est un système bouclé négativement. La réception d'information relative à une stimulation immunogénique particulière entraîne l'activation des mécanismes de l'immunité. La réponse de l'organisme assure l'élimination de l'agresseur et permet le retour à l'équilibre.

de régulation sur laquelle repose le fonctionnement du système immunitaire.

Cette capacité de l'organisme repose sur l'existence de circuits de régulation rétroactifs (*feed-back*). Ces circuits sont qualifiés de rétroactifs parce qu'ils contrôlent l'activité d'effecteurs mis en route après la réception d'information traduisant la rupture de l'équilibre. La rétro-inhibition ne prévient donc pas le changement, elle le compense. Inversement, il existe des mécanismes de rétroactivation destinés à amplifier le fonctionnement d'un système pour assurer le retour à l'équilibre.

Les activités du système immunitaire n'échappent pas à cette règle: la pénétration de l'agresseur déclenche une réaction d'alarme qui active les mécanismes effecteurs de l'immunité. Par la neutralisation et la destruction de l'agresseur, ces mécanismes assurent le retour à l'équilibre de l'organisme.

1.3 Agression et agents agresseurs

1.3.1 Définition

De façon générale, nous qualifierons d'agresseur tout agent biologique, physique ou chimique susceptible de menacer l'homéostasie d'un être humain. De son côté, l'agression désigne à la fois le processus au cours duquel un agent affecte l'organisme et les manifestations de cette agression.

On notera que l'agression n'est pas nécessairement synonyme d'infection et que les termes d'infection et d'affection ne sont pas synonymes. L'infection désigne la pénétration et le développement dans un être vivant d'organismes pathogènes. Le terme d'affection est beaucoup plus général: il désigne une maladie sans tenir compte de sa cause.

L'agression se manifeste généralement par une lésion des tissus, par la perturbation d'activités physiologiques ou par les deux. Dans certains cas, la destruction des tissus est limitée, bénigne et guérit spontanément – comme on l'observe après une coupure ou un coup de soleil. Dans d'autres cas, elle s'étend, devient grave et irréversible.

D'autres agressions compromettent le déroulement d'activités physiologiques vitales. Le choléra, les gastro-entérites virales sont des exemples de maladies infectieuses caractérisées par des troubles de l'absorption intestinale; le tétanos et le botulisme sont des exemples de maladies infectieuses marquées par la perturbation de la transmission de l'influx nerveux.

1.3.2 Types d'agression

Nous classerons les agressions en deux grandes catégories (figure 1.2):

- les infections proprement dites, causées par diverses catégories d'agents infectieux;
- les affections non infectieuses, causées par des agents physiques, des agents chimiques ou qui résultent de réactions particulières de l'organisme.

Infection

Il y a infection quand un organisme pathogène envahit un être humain. En proliférant dans les tissus ou en sécrétant des toxines, l'envahisseur cause des lésions et des troubles physiopathologiques. D'autres troubles peuvent aussi provenir d'effets indésirables découlant des réactions de défense mises en jeu par l'organisme attaqué.

Lésions et troubles pathologiques indiquent qu'un conflit oppose l'organisme humain et l'agresseur. L'issue de ce conflit est variable: généralement, l'hôte élimine les intrus qui l'ont envahi, recouvre la santé et devient résistant à cet agresseur. Il est rare maintenant que l'être humain meure de l'infection ou survive avec des séquelles, surtout depuis l'avènement des médicaments antimicrobiens. Parfois, les deux protagonistes trouvent un équilibre satisfaisant et réussissent à rester en vie. C'est ce qui se produit dans certaines maladies à évolution lente: l'être humain survit pendant plusieurs années sans être trop affecté par l'agent agresseur qu'il abrite, en même temps que le parasite arrive à échapper aux défenses de son hôte. C'est le cas typique du paludisme, une maladie causée par un parasite qui peut infecter un hôte durant plusieurs années, voire le reste de sa vie.

Les maladies infectieuses sont encore fréquentes. Habituellement, elles sont assez bien contrôlées grâce aux mesures d'hygiène et de salubrité publiques, grâce à la prophylaxie et aux médicaments antimicrobiens. Depuis les années cinquante, elles ne constituent plus la première cause de morbidité et de mortalité humaine. Toutefois, la recrudescence de certaines maladies infectieuses que l'on croyait jugulées (comme la tuberculose), l'émergence récente de nouveaux agents infectieux (le virus du SIDA, les prions de l'encéphalopathie spongiforme bovine, ou maladie de la vache folle), ainsi que la résistance croissante aux antibiotiques d'un nombre toujours plus grand d'espèces bactériennes ne sont-ils pas des signes d'un retour en force du risque infectieux ? Un risque que l'on croyait pourtant vaincu à jamais au milieu du XXe siècle… Que dire aussi des régions soumises à des conditions climatiques particulières, des pays plus pauvres ou dotés de systèmes de santé moins efficaces ? Tout en s'améliorant, la situation à l'égard des maladies infectieuses demeure préoccupante.

Agressions non infectieuses

L'agression et le déséquilibre de l'organisme peuvent aussi découler de sources non infectieuses. Mentionnons à titre d'exemples:

- les traumatismes corporels qui résultent des chocs, de l'action de la chaleur, du froid ou des radiations;

Figure 1.2 **La place des agressions d'origine infectieuse dans l'ensemble des processus d'agression**

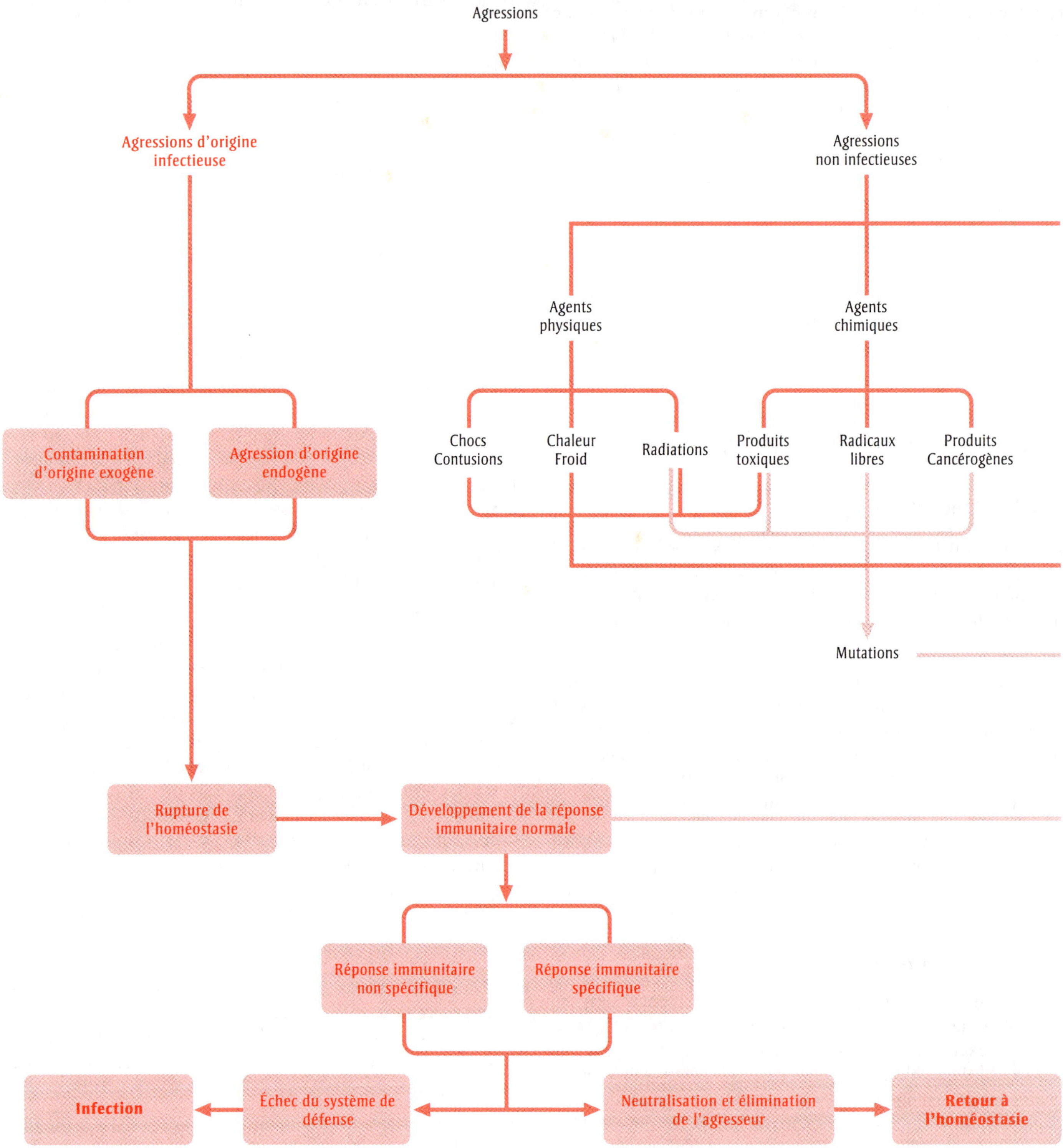

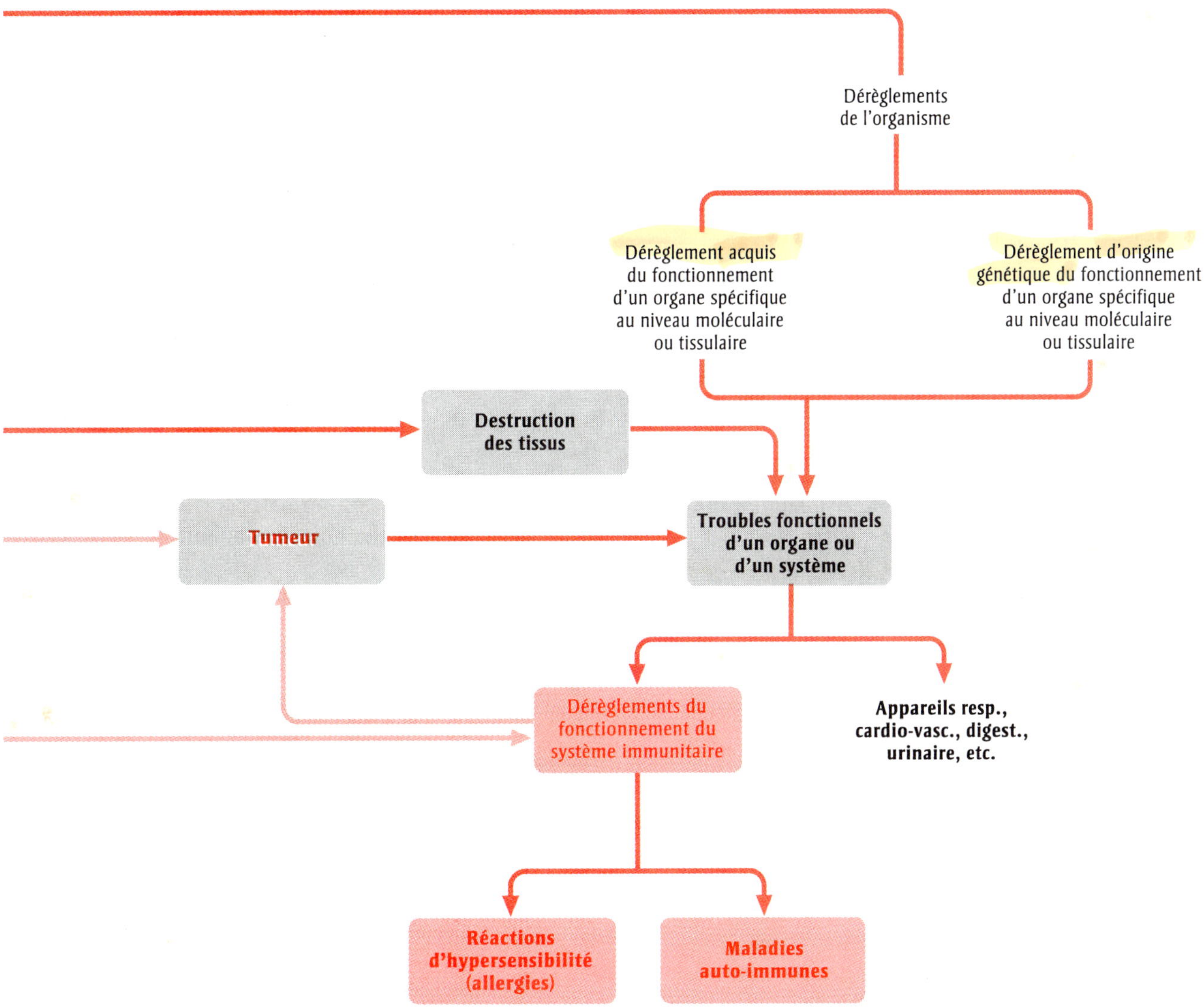
Dérèglements
de l'organisme
Dérèglement acquis
du fonctionnement
d'un organe spécifique
au niveau moléculaire
ou tissulaire
Dérèglement d'origine
génétique du fonctionnement
d'un organe spécifique
au niveau moléculaire
ou tissulaire
Destruction
des tissus
Tumeur
Troubles fonctionnels
d'un organe ou
d'un système
Dérèglements du
fonctionnement du
système immunitaire
Appareils resp.,
cardio-vasc., digest.,
urinaire, etc.
Réactions
d'hypersensibilité
(allergies)
Maladies
auto-immunes

- les agressions d'origine toxique, causées par l'action de polluants chimiques, d'agents mutagènes ou de certaines substances chimiques, comme les acides et les alcalis;
- les troubles moléculaires et cellulaires causés par les radicaux libres;
- les empoisonnements causés par des substances naturelles, par certains produits chimiques ou par des médicaments;
- les maladies causées par des dérèglements du système immunitaire, parmi lesquelles les réactions allergiques et les maladies auto-immunes;
- les cancers, qui résultent de tumeurs qui tendent à se répandre et à se généraliser;
- l'introduction de cellules, de tissus, d'organes ou de divers matériaux reconnus comme étrangers par le système immunitaire de l'organisme receveur et qui entraînent des réactions de rejet

1.3.3 Agents infectieux

Les agents infectieux agresseurs des animaux et de l'Homme peuvent être regroupés en quatre catégories et qui sont, par ordre de complexité croissante:

- virus et prions: organismes ultra-microscopiques ne possédant pas de niveau cellulaire d'organisation; ils seront traités au chapitre 5;
- bactéries et autres microorganismes procaryotes semblables, qui possèdent un niveau d'organisation cellulaire primitif, sans noyau vrai; ils seront traités au chapitre 2;
- microorganismes eucaryotes tels les mycètes et les protozoaires, à noyau vrai et à structure typiquement unicellulaire; ils seront vus au chapitre 3;
- petits métazoaires tels certains vers plats ou ronds, qui peuvent parasiter l'Homme et les animaux; ils seront vus au chapitre 4.

1.4 Mécanismes de défense

Les infections et les agressions non microbiennes dont nous avons parlé ont un point commun: en même temps qu'elles causent un déséquilibre, elles entraînent presque toujours une réaction de défense qui fait intervenir un ensemble intégré de moyens. Même si l'on associe la défense de l'organisme au système immunitaire, il importe de considérer que plusieurs mécanismes cellulaires et certaines structures anatomiques contribuent à protéger l'intégrité de l'organisme.

1.4.1 Mécanismes intracellulaires

Le fonctionnement de toutes les cellules fait en quelque sorte l'objet d'une surveillance chargée de reconnaître et d'éliminer les composés et les constituants cellulaires anormaux ou encore d'empêcher la division cellulaire. Mentionnons quatre types de mécanismes (figure 1.3):

Figure 1.3 Mécanismes de défense cellulaire

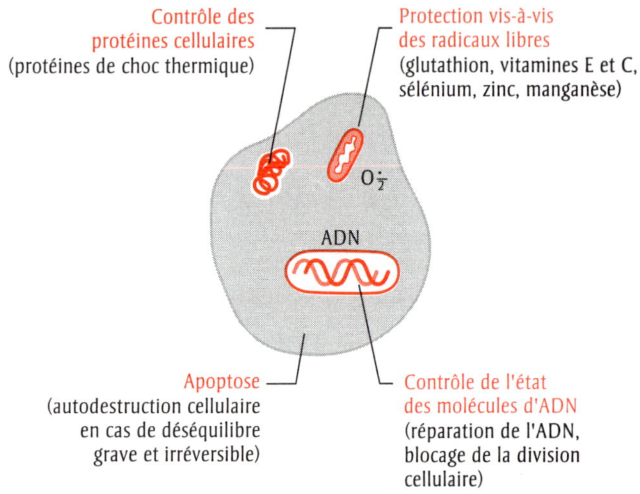

- la reconnaissance des constituants cellulaires anormaux, qui est assurée par une catégorie de molécules particulières, qualifiées de protéines de stress, ou protéines de choc thermique (HCP, *Heat Choc Proteins*). Ces protéines sont douées d'un pouvoir de « reconnaissance » qui leur permet d'identifier les protéines anormales et de les éliminer en les transportant à l'extérieur ou en induisant leur destruction intracellulaire;
- un système de protection vis-à-vis des radicaux libres de l'oxygène, composés responsables notamment de l'altération des acides nucléiques, des enzymes et de certaines activités physiologiques (dont le système immunitaire);
- un dispostif de contrôle permet de vérifier le bon état des molécules d'ADN et, au besoin, de les réparer par des enzymes. Tant que cette réparation n'est pas effectuée, la division cellulaire est bloquée;
- un système enzymatique particulier, capable de détruire une cellule gravement affectée ou incapable de se réparer. Ce système déclenche un processus d'autodestruction, appelé mort cellulaire programmée ou apoptose.

1.4.2 Barrières naturelles

Les risques d'agression en provenance de l'extérieur sont d'abord limités par l'existence de barrières naturelles que la plupart des agents infectieux ne peuvent franchir tant qu'elles sont intactes. Ces barrières protectrices sont constituées par la peau qui recouvre la surface externe du corps et par les muqueuses qui tapissent les cavités débouchant à l'extérieur (figure 1.4). Ces téguments forment une barrière physique à laquelle s'ajoutent des barrières biochimiques, la peau et les muqueuses produisant des substances à action antimicrobienne. De plus, cette protection locale est renforcée par la

Figure 1.4 Principales barrières à l'agression

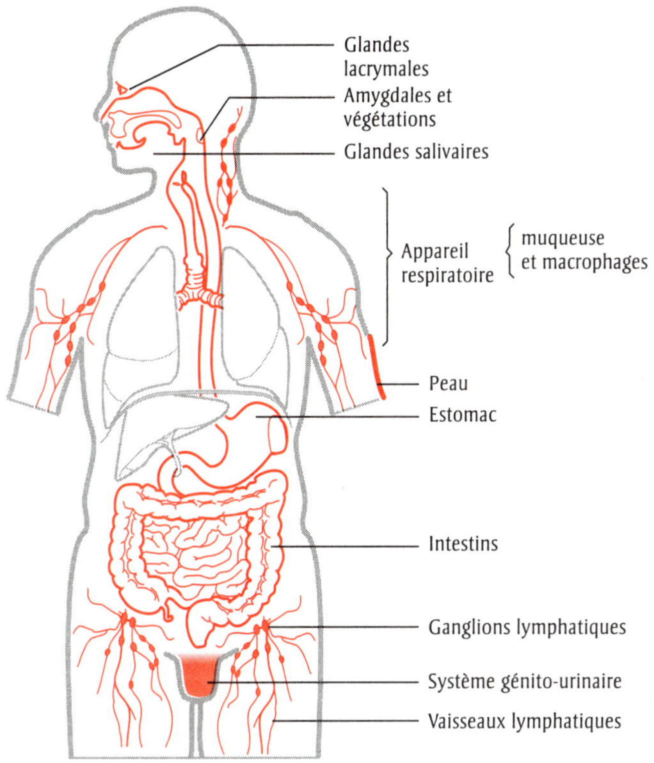

Situées aux portes d'entrée de l'organisme, les barrières naturelles constituent une première ligne de défense efficace contre d'éventuels agresseurs. La peau et les muqueuses tapissant les cavités naturelles empêchent les microorganismes de s'introduire dans les tissus profonds. Par ailleurs, le système lymphatique contribue à éliminer ceux qui auraient pu franchir ces lignes de défense à la suite de leur rupture accidentelle.

présence d'espèces microbiennes inoffensives qui empêchent les espèces pathogènes de coloniser facilement la peau et les muqueuses.

Tous ces moyens réduisent donc la prolifération des espèces microbiennes pathogènes ou empêchent carrément leur multiplication. S'il y a rupture de l'épithélium cutané, des muqueuses respiratoires, des voies digestives ou génito-urinaires, ou des vaisseaux sanguins, les microorganismes pourront s'introduire dans des tissus profonds, habituellement stériles, s'y multiplier et causer une infection.

1.4.3 Réaction hémostatique

Une plaie ou la rupture de la paroi des vaisseaux sanguins entraînent la mise en route immédiate d'une réaction hémostatique afin de maintenir l'intégrité du système cardio-vasculaire et de protéger les tissus avoisinants. Comme on le verra dans le chapitre 11 (*Immunité naturelle*), la coagulation est en relation avec certains mécanismes de la défense immunitaire. Précisons enfin que l'agression vasculaire fait intervenir d'autres mécanismes et d'autres substances qui démontrent l'interrelation des systèmes de défense dont dispose l'organisme. Ces systèmes réduisent l'étendue des dommages tissulaires et participent à la réaction inflammatoire. Ils contribuent aussi à faire affluer un grand nombre de substances et de cellules chargées de détruire les agresseurs. Ces substances relient ce dispositif intégré aux réactions immunitaires proprement dites et activent certaines cellules immunitaires.

1.4.4 Système immunitaire

Le système immunitaire constitue l'élément central de la réaction de défense de l'organisme.

Avant tout, le concept d'immunité implique que l'organisme est capable de reconnaître ce qui lui appartient, à savoir ses propres structures, de ce qui est étranger, c'est-à-dire l'agresseur. On dit que l'organisme distingue le soi du non-soi. Ce principe est fondamental, car il sous-tend toute interprétation du fonctionnement du système immunitaire. Il permet aussi de comprendre que certaines maladies résultent d'un dysfonctionnement de ce mécanisme de reconnaissance.

Par ce terme de « soi immunologique », on désigne l'ensemble des organes, des tissus et des molécules codés par le génome d'un individu. Comme chaque individu est génétiquement différent de tous les autres, il possède un soi immunologique distinct. Inversement, le non-soi se définit comme l'ensemble des molécules, des cellules ou des organes étrangers à un individu, autrement dit tout ce qui n'est pas issu de la programmation génétique caractéristique de cet individu.

Le fonctionnement proprement dit du système immunitaire implique :

- l'élaboration, par les cellules immunitaires activées, d'effecteurs moléculaires et cellulaires capables de réagir contre l'agresseur ;
- l'élimination de l'agresseur par ces effecteurs responsables d'interactions moléculaires (comme les anticorps) ou cellulaires (comme la cytolyse) ;
- la mise en place d'un système de contrôle capable de moduler l'intensité de la réaction et de déterminer la nature des effecteurs à mettre en jeu ;
- la mémorisation d'information relative à l'agresseur protégeant l'organisme à long terme contre le même agresseur.

La figure 1.5 résume le schéma d'ensemble de la réponse immunitaire.

Figure 1.5 **Schéma de la réponse immunitaire**

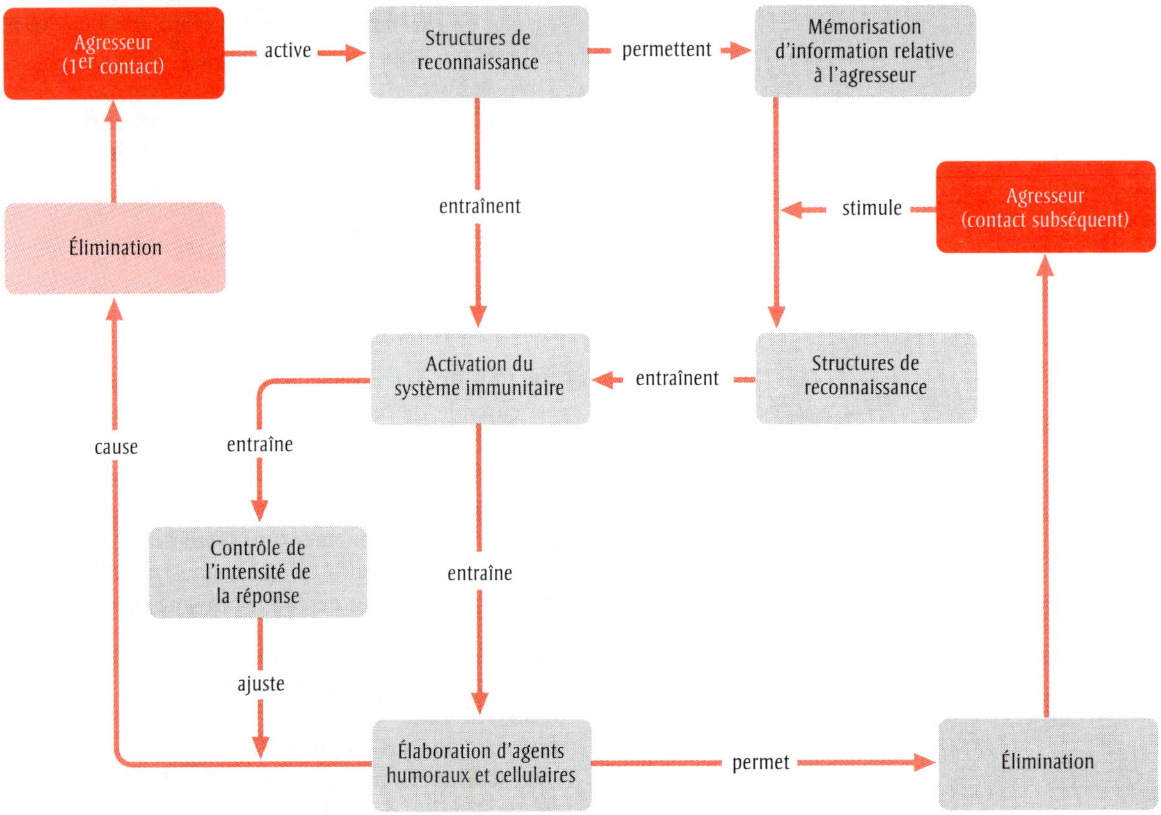

Lorsqu'il est reconnu, un agresseur active le système immunitaire qui produit des agents humoraux et cellulaires chargés de l'élimination de cet agresseur. La mise en route et l'arrêt du système immunitaire ainsi que la nature des effecteurs à mettre en jeu sont modulés par un système de contrôle. Au cours de la réaction immunitaire, des informations relatives à l'agresseur sont mémorisées et permettront d'intervenir plus rapidement au cours d'une agression subséquente.

Concepts clés à retenir

1. Les mécanismes de défense de l'organisme contribuent à l'**homéostasie** en le protégeant de l'action des **agresseurs**.
2. Les **agressions** sont causées par des **agents infectieux** ou par des agents **non infectieux**.
3. Des **affections non infectieuses** sont causées par des **agents physiques** et par des **agents chimiques**. Elles peuvent aussi résulter d'un **dérèglement** de certains organes, y compris le système immunitaire.
4. Les infections et les agressions microbiennes entraînent presque toujours une **réaction de défense** de la part de l'organisme.
5. L'immunité repose sur la capacité de **distinction** du **soi** et du **non-soi**.

Références et lectures suggérées

Bach, J. F. « Les maladies endogènes ». *Pour la science*, n° spécial *Les maladies émergentes*, octobre 1995, p. 83.

Boehmer, von H., et P. Kisilow. « L'apprentissage du soi ». *Pour la science*, n° 170 (décembre 1991), p. 58-66.

Borek, C. « Antioxidants and Cancer ». *Science & Medicine*, 1997, Novembre-décembre, p. 52-61.

Degos, L. et A. Kahn. « Lexique. Immunologie ». *Médecine sciences*, vol. 5, supplément au n° 1 (janvier 1989).

Fougereau, M. « La reconnaissance immunitaire ». *La Recherche*, supplément au n° 237 (novembre 1991), p. 4-10.

Bach, J.-F. *Immunologie. De la biologie à la clinique*. 3e éd., Paris, Flammarion Médecine-Sciences, 1999.

Benjamini, E., Coico, R. et Sunshine. *Immunology, A Short Course*. 4e éd., New York, Wiley-Liss, 2000.

Daëron, M., Fougereau, M., Fridman, W. H., Moulin, A-M. et J-P. Revillard. *Le système immunitaire ou l'immunité cent ans après Pasteur*. Dossiers documentaires. Paris, Inserm Nathan, 1995.

Genetet, N. (coordinateur). *Immunologie*. 3e éd., Paris, Techniques et Documentation. 1997, 606 p.

Janeway, C. A. « How the immune system recognizes invaders ». *Scientific American*, 1993, vol. 269, p. 72-79.

Janeway, C. A., Travers, P., Walport, M. et J. D. Capra. *Immunobiology*. 4e éd., Garland, 1999.

Leclerc, H., Gaillard, J. L. et M. Simonet. *Microbiologie générale. La bactérie et le monde microbien*. Paris, Doin, 1995.

Marrack, P. et J. W. Kappler. « How the immune system recognizes the body ». *Scientific American*, 1993, vol. 269, p. 80-89.

Murray, P. R., Rosenthal, K. S., Kobayashi, G. S. et M. A. Pfaller. *Medical Microbiology*. 3e éd., St Louis, Mosby, 1998.

Oliner, J. D. « The role of *p53* in cancer dévelopment ». *Science & Medicine*, 1994, septembre-octobre, p. 16-25.

Prescott, L., Harley, J. P. et D. A. Klein. *Microbiologie*. Bruxelles, De Boeck, 1995.

Revillard, J. P. *Immunologie*. Bruxelles, De Boeck, 1995.

Roitt, I., Brostoff, J. et D. Male. *Immunology*. 5e éd., Londres, 1998.

Thomas, G. « Le cancer ». *Pour la science*, n° spécial *Les maladies émergentes*, octobre 1995, p. 57.

Première partie

Les agents infectieux

Chapitre 2

Microorganismes procaryotes

Sommaire

2.1 Introduction

Les procaryotes forment un vaste groupe composé de deux sous-groupes : celui des archæobactéries et celui des eubactéries. Les archæobactéries ne présentant guère d'intérêt sur les plans médical et technologique, ce chapitre ne traitera que des eubactéries et décrira en détail l'organisation cellulaire typique de ces procaryotes.

Avant d'entreprendre l'étude des procaryotes, il est important de rappeler que la cellule procaryote est de petite taille et qu'elle présente une extrême simplicité d'organisation. Elle est environ 100 fois plus petite que la cellule eucaryote et ne contient qu'un petit nombre d'organites spécialisés. Mais ces constituants cellulaires et moléculaires interviennent directement ou indirectement dans le pouvoir infectieux des bactéries. Il est donc important de bien connaître la cellule procaryote et son fonctionnement si l'on veut comprendre comment les microorganismes perturbent les fonctions de l'organisme et comment le système immunitaire réussit à les éliminer.

2.2 Anatomie et morphologie

La figure 2.1 représente une bactérie typique grossie environ 20 000 fois. On y observe les enveloppes extérieures : la paroi et la membrane plasmique ; dans le cytoplasme, on remarque de nombreux ribosomes, un mésosome, quelques granulations de réserve et les fibrilles d'ADN du chromosome bactérien.

À ces structures et organites que l'on qualifie parfois d'éléments obligatoires parce que toujours présents, s'ajoutent d'autres éléments anatomiques particuliers chez un petit nombre d'espèces. Ce sont des éléments facultatifs par opposition aux premiers. On distingue généralement quatre éléments facultatifs : la capsule, l'appareil locomoteur, les pili et les endospores. Le tableau 2.1 établit la liste des éléments structuraux de la cellule procaryote et permet de différencier les éléments obligatoires des éléments facultatifs.

Sauf de rares exceptions, la cellule procaryote est entourée d'un certain nombre d'enveloppes dont les principales sont la paroi et la membrane plasmique auxquelles s'ajoute parfois une capsule.

2.2.1 Paroi

La paroi est un des éléments les plus importants de la cellule procaryote. Les bactéries ont besoin d'une paroi intacte pour se développer correctement. De par sa rigidité, elle donne une forme aux bactéries et, surtout, elle les protège des chocs osmotiques. De plus elle contient des constituants qui contribuent au pouvoir pathogène. Enfin, la paroi est le site d'action de plusieurs antibiotiques.

La paroi est une enveloppe relativement épaisse. Chez les eubactéries, elle est surtout constituée d'un peptidoglycane. Comme le montre la figure 2.2, la paroi contient d'autres composés chimiques, notamment des lipides dont la quantité détermine la réaction à la coloration de Gram. Cette coloration différentielle permet de séparer les bactéries à Gram positif dont la paroi est pauvre en lipides, des bactéries à Gram négatif dont la paroi est riche en lipides. La coloration de Gram est d'une grande utilité car elle dicte les étapes subséquentes de l'identification des bactéries, notamment en ce qui concerne les besoins nutritifs et la sensibilité aux antibiotiques (tableau 2.2).

Caractéristiques physico-chimiques

D'une façon générale, la paroi des bactéries à Gram positif contient une plus grande quantité de peptidoglycane que les

Figure 2.1 Organites essentiels de la cellule bactérienne

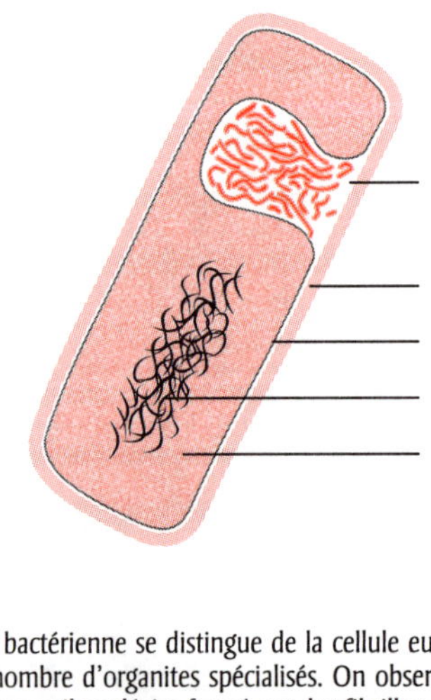

La cellule bactérienne se distingue de la cellule eucaryote par sa petite taille et par un petit nombre d'organites spécialisés. On observe la paroi et la membrane plasmique, l'appareil nucléaire formé par des fibrilles d'ADN libres dans le cytoplasme, les ribosomes et le mésosome.

Tableau 2.1 Principaux éléments composant la cellule procaryote

Élements obligatoires	Élements facultatifs
Paroi	Capsule
Membrane plasmique	Pili
Cytoplasme	Flagelles
Ribosomes	Endospore
Mésosome	Plasmide[1]
Chromosome	

1 Le plasmide est un petit élément génétique extra-chromosomique. L'ensemble chromosome et plasmide constituent l'appareil nucléaire bactérien.

bactéries à Gram négatif. Comme le suggère la figure 2.2, ce peptidoglycane représente au moins 90 % de tous les constituants de la paroi des bactéries à Gram positif. La paroi des bactéries à Gram positif peut aussi contenir d'autres catégories de composés, par ailleurs toujours absents chez les bactéries à Gram négatif. Parmi ces substances, on trouve notamment :

- les acides teichoïques, en particulier chez les pneumocoques ;
- les polyosides des streptocoques ;
- la protéine M des streptocoques du groupe A, bien connue pour ses propriétés antigéniques et son effet pathogène.

Deux caractéristiques permettent de distinguer les bactéries à Gram négatif des bactéries à Gram positif quant à leur paroi :

- la proportion élevée de lipides ;
- la présence de trois couches de composition différente.

De l'intérieur vers l'extérieur, la paroi des bactéries à Gram négatif est formée :

- d'une mince couche de peptidoglycane ;
- d'une couche de phospholipides et de lipoprotéines ;
- d'une couche de lipopolysaccharides.

Les polysaccharides de la paroi des bactéries à Gram négatif possèdent un pouvoir antigénique spécifique. On leur donne le nom d'antigène somatique ou d'antigène O.

Les lipopolysaccharides, ou LPS, sont les endotoxines produites par les bactéries à Gram négatif. Ces endotoxines exercent un pouvoir pathogène important ; elles ont un fort pouvoir pyrogène (fièvre), elles causent des réactions inflammatoires et elles peuvent être à l'origine de chocs mortels.

Deux autres caractéristiques propres aux bactéries à Gram négatif doivent être signalées :

- la présence d'un espace périplasmique qui sépare la couche interne du peptidoglycane de la membrane plasmique sous-jacente. Le périplasme contient des enzymes et des

Figure 2.2 Ultrastructure de la paroi des bactéries à Gram positif et des bactéries à Gram négatif

Représentation schématique : *Bacillus subtilis* (à gauche) et *Escherichia coli* (à droite)

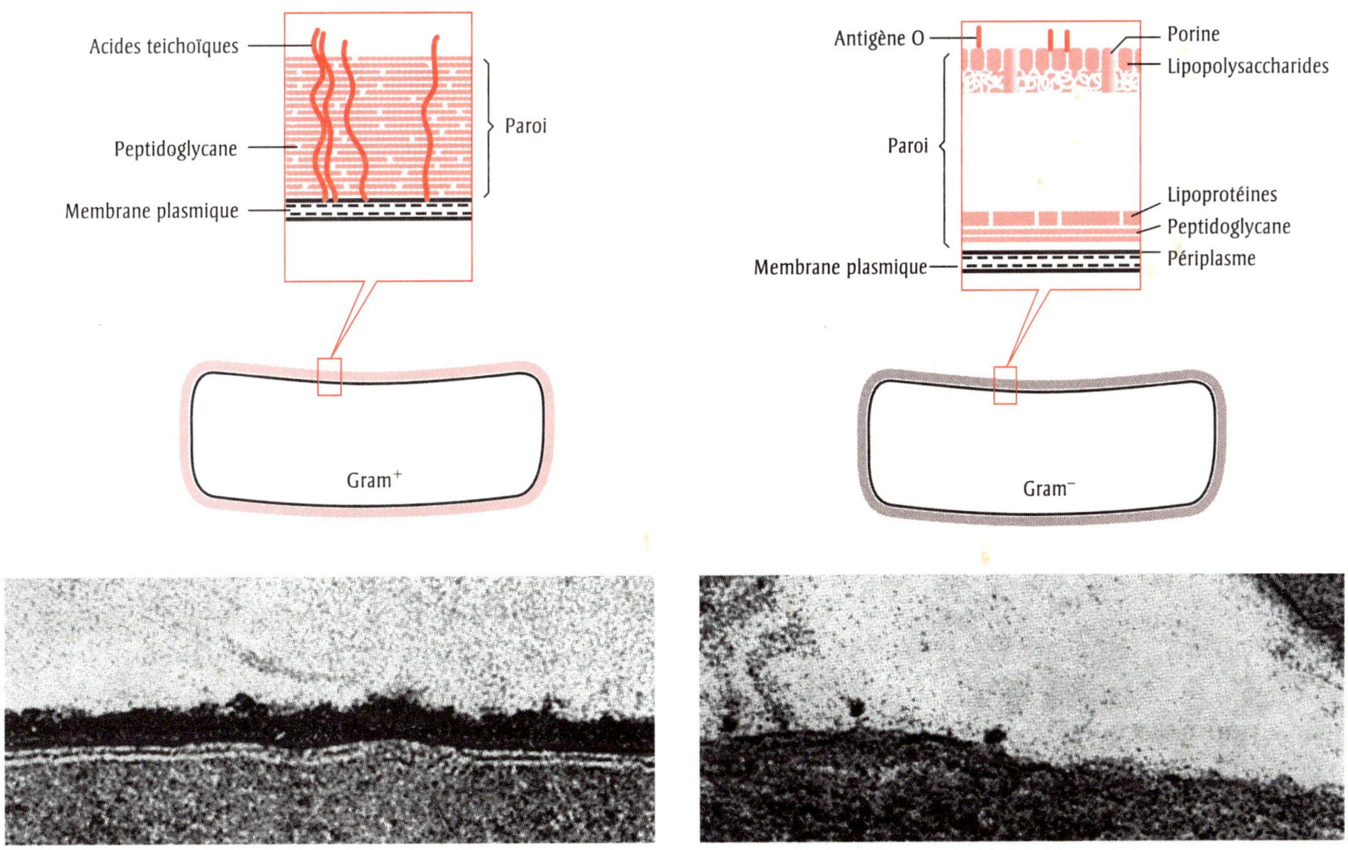

Chez les bactéries à Gram positif, la paroi est constituée d'une seule couche épaisse, riche en peptidoglycane et pauvre en lipides. Au contraire, chez les bactéries à Gram négatif, la paroi est riche en lipides et pauvre en peptidoglycane. De plus, chez ces dernières, on observe trois couches distinctes : une mince couche interne de peptidoglycane, une couche intermédiaire de lipoprotéines et une couche externe de lipopolysaccharides ; comme on le constate, les éléments de la paroi des Gram négatif ressortent moins bien en microscopie électronique.

Photographies : S. Garzon, Université de Montréal.

protéines qui interviendraient dans la nutrition et le transport des éléments nutritifs à travers la paroi. Les enzymes périplasmiques correspondraient aux exoenzymes que les bactéries à Gram positif excrètent dans le milieu extérieur pour hydrolyser les grosses molécules avant d'en absorber les éléments constitutifs.

– la présence de pores transmembranaires et de canaux de diffusion, formés de molécules protéiques, les porines, intervenant dans le transport des petites molécules.

Le tableau 2.3 permet de comparer l'organisation et la composition chimique de la paroi des bactéries à Gram positif et à Gram négatif.

Fonctions de la paroi

La paroi a pour fonction de protéger les bactéries des chocs osmotiques : elle leur permet surtout de survivre dans les milieux hypotoniques en limitant mécaniquement et passivement les entrées d'eau dans la cellule.

Tableau 2.2 Comparaison des caractères physiologiques des bactéries à Gram positif et à Gram négatif

Propriétés	Bactéries à Gram positif	Bactéries à Gram négatif
Besoins nutritifs	Relativement complexes	Relativement simples
Tolérance à la déshydration	Forte	Faibe
Inhibition de la croissance par la pénicilline	Forte	Faible
Inhibition de la croissance par les colorants	Forte	Faible
Destruction de la paroi par le lysozyme	Forte	Faible
Excrétion d'exoenzymes	Fréquente	Rare (enzymes retenues dans le périplasme)
Libération d'exotoxines	Oui	Non
Production d'endotoxines	Non	Oui
Résistance aux chocs physiques	Forte	Faible

Tableau 2.3 Diférences physiques et chimiques de la paroi chez les bactéries à Gram positif et à Gram négatif

Caractéristiques	Gram positif	Gram négatif
Épaisseur (en nm)	15-75	10-15
Nombres de couches	1	3
Disposition des couches	Une couche épaisse de peptidoglycane	Une couche interne de peptidoglycane Une couche intermédiaire de lipoprotéines et phospholipides Une couche externe de lipopolysaccharides
Compostion chimique		
Peptidoglycane (en % de la masse sèche)	30-50	10
Lipides (en %)	1-4	11-22
Acides teichoïques	Toujours	Jamais
Lipoprotéines et lipopolysaccharides	Peu	En plus grandes quantités

De plus, chez les bactéries à Gram négatif, la partie externe de la paroi joue un rôle protecteur. Elle empêche ou ralentit l'entrée de substances susceptibles d'endommager la cellule bactérienne, telles les sels biliaires ou certains antibiotiques.

Forme et arrangement des bactéries

La paroi détermine aussi la forme des bactéries. On rencontre trois types morphologiques: les bactéries peuvent être sphériques (cocci), allongées (bacilles) ou spiralées (spirilles). Les aspects que prennent les différentes espèces bactériennes sont représentés à la figure 2.3.

Les bactéries sphériques sont appelées cocci (coccus au singulier). Elles peuvent être parfaitement sphériques (*Staphylococcus aureus*), en forme de fer de lance (*Streptococcus pneumoniæ*), ou en forme de grains de café (*Neisseria gonorrhoeæ*). De plus, les cocci présentent un certain nombre d'arrangements spatiaux différents et forment des groupes de morphologie particulière. Ces arrangements dépendent des plans de division cellulaire et sont caractéristiques d'une espèce donnée. Les arrangements que l'on rencontre le plus fréquemment chez les cocci sont représentés à la figure 2.4.

On nomme bacilles les bactéries cylindriques qui, en microscopie optique, ressemblent à des bâtonnets. Les extrémités de ces bacilles sont le plus souvent arrondies, mais certaines espèces présentent des extrémités plus ou moins effilées. Enfin, chez d'autres espèces, elles sont grossièrement carrées. Selon le principe décrit pour les cocci, les bacilles peuvent prendre plusieurs dispositions et apparaître comme des diplobacilles ou des streptobacilles, mais ces dispositions sont moins fréquentes que dans le groupe des cocci (figure 2.5).

Figure 2.3 Aspects morphologiques des bactéries

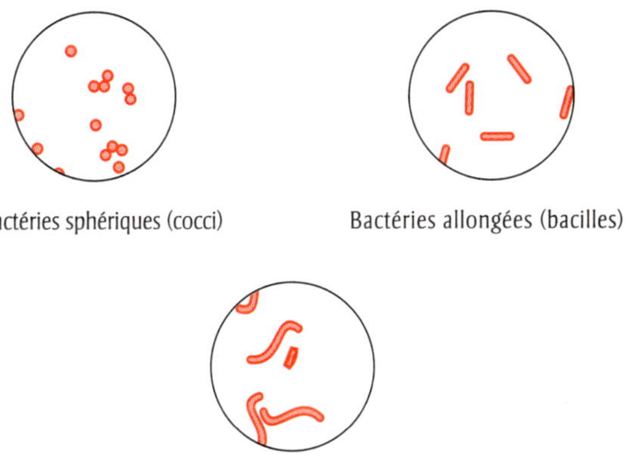

Bactéries sphériques (cocci) — Bactéries allongées (bacilles) — Bactéries spiralées (spirilles)

Les bactéries peuvent se présenter sous la forme sphérique (cocci), allongée (bacilles) ou spiralée (spirilles).

Le dernier groupe a une forme de bâtonnet tordu en spirale ou en hélice. Les bactéries d'apparence spiralée à paroi rigide sont appelées spirilles, tandis que les cellules à paroi flexibles sont qualifiées de spirochètes.

Les cellules des spirilles sont de tailles variables; c'est d'ailleurs au sein de ce groupe que se trouvent les bactéries les plus grandes. D'une espèce à l'autre, on observe des variations importantes dans le nombre et l'amplitude des spires, comme l'illustre la figure 2.6 qui représente trois espèces de bactéries spiralées: *Treponema pallidum*, *Campylobacter jejuni* et *Borrelia burgdorferi*.

D'autres bactéries n'ont pas de forme spécifique ou d'arrangements spatiaux déterminés. C'est le cas des actinomycètes qui forment de longs filaments, ramifiés ou non, que l'on qualifie de mycéliums.

Figure 2.4 Arrangements spatiaux de quelques cocci

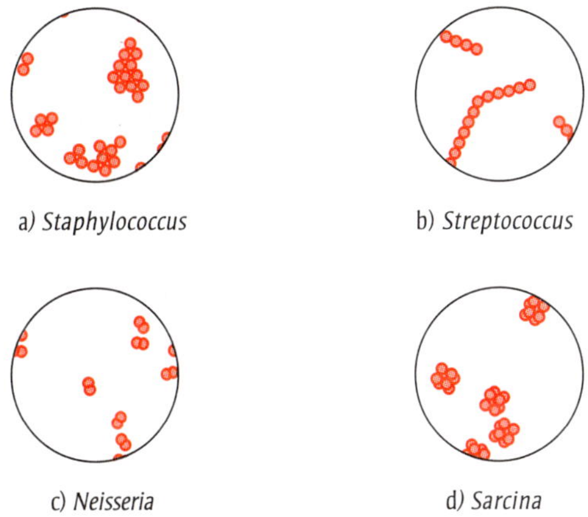

a) *Staphylococcus* — b) *Streptococcus* — c) *Neisseria* — d) *Sarcina*

Les arrangements spatiaux caractéristiques que forment certains cocci dépendent des plans de division cellulaire. On observe des diplocoques (pneumocoques, gonocoques), des chaînettes (streptocoques), des amas (staphylocoques), des sarcines (groupement par huit).

Figure 2.5 Arrangements spatiaux des bacilles diphtérique et tuberculeux

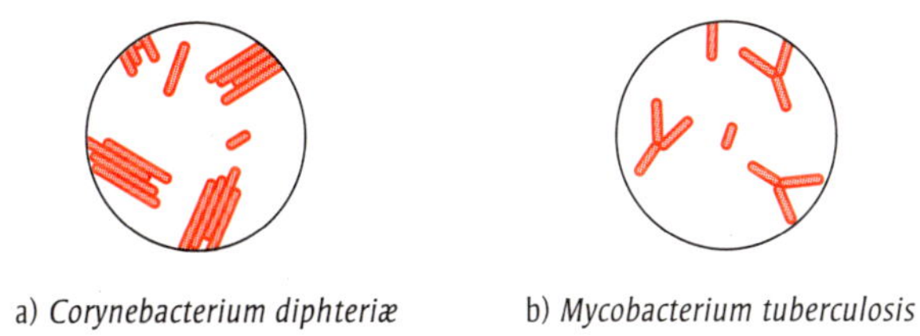

a) *Corynebacterium diphteriæ* — b) *Mycobacterium tuberculosis*

Dans des conditions de culture particulières, certains bacilles présentent des arrangements spatiaux typiques. C'est le cas de *Corynebacterium diphteriæ* (groupement palissadique) et de *Mycobacterium tuberculosis* (groupement par trois en forme d'Y).

Figure 2.6 **Trois espèces de bactéries spiralées**

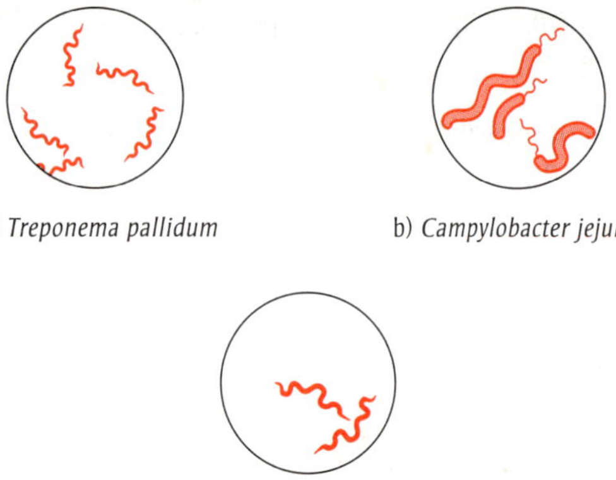

a) *Treponema pallidum* b) *Campylobacter jejuni* c) *Borrelia burgdorferi*

Les bactéries spiralées se distinguent entre elles par leur longueur, le nombre et l'amplitude des spires.

2.2.2 Membrane plasmique

La membrane plasmique des cellules procaryotes ne se distingue de celle des eucaryotes que par l'absence de stérols (comme le cholestérol). Elle remplit les mêmes fonctions de barrière osmotique et de contrôle des échanges cellulaires grâce à sa perméabilité sélective. De plus, elle porte les enzymes de la chaîne respiratoire.

2.2.3 Capsule

La capsule est une enveloppe plus ou moins épaisse et visqueuse qui recouvre la paroi (figure 2.7). On la rencontre notamment chez certains streptocoques, comme *Streptococcus pneumoniæ* et chez les bactéries du genre *Klebsiella*.

La capsule participe indirectement au pouvoir pathogène, car elle favorise l'adhérence des bactéries aux cellules épithéliales et inhibe la phagocytose. Ce rôle a été particulièrement mis en évidence chez *Streptococcus pneumoniæ* dont seules les souches capsulées sont pathogènes. On croit que la capsule

Figure 2.7 **Capsule**

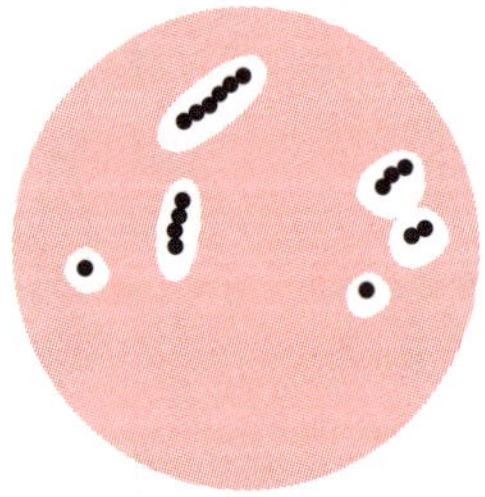

La capsule présente autour de ces bactéries est révélée indirectement par une coloration à l'encre de Chine. La capsule qui ne prend pas ce colorant se détache sur le fond noir de la préparation.

peut favoriser l'adhésion des bactéries aux cellules épithéliales mais, chose certaine, elle empêche la phagocytose. L'infection ne peut pas être combattue efficacement par la phagocytose, privant l'organisme d'un moyen de défense efficace. Elle peut même s'étendre à cause de cette capacité de résister à l'action des phagocytes. C'est un important mode d'invasion qu'utilisent notamment *Neisseria meningitidis* et *Hæmophilus influenzæ*, deux agents des méningites bactériennes.

Comme la capsule contient beaucoup d'eau, elle protège aussi les bactéries contre la dessiccation et elle repousse la plupart des substances hydrophobes toxiques, telles les détergents, utilisées pour éliminer les microorganismes.

2.2.4 Pili

La surface des bactéries est parfois recouverte de nombreux prolongements cytoplasmiques de quelques nanomètres de diamètre (figure 2.8). Ces appendices sont appelés pili, ou encore *fimbriae*. Ils sont constitués d'une protéine particulière, la piline, fortement antigénique.

Par les fonctions qu'ils remplissent, les pili participent au pouvoir pathogène:

- des pili permettent aux bactéries d'adhérer aux cellules eucaryotes. *Escherichia coli*, *Shigella flexneri* et *Neisseria gonorrhoeæ* sont trois exemples de bactéries à Gram négatif qui possèdent des pili. Il est à noter que chez *N. Gonorrhoeæ*, par exemple, ne sont pathogènes que les souches portant des pili, les autres ne pouvant se fixer à la surface des cellules épithéliales de l'urètre. Parmi les bactéries à Gram positif qui portent des pili, signalons *Streptococcus pyogenes* et *Streptococcus mutans*.
- d'autres pili, de structure différente et génétiquement déterminés, sont impliqués dans le transfert d'informations génétiques d'une bactérie à une autre, dont la résistance aux antibiotiques.

Enfin, les pili constituent des sites de fixation pour les virus bactériophages.

2.2.5 Mésosomes

Les mésosomes sont en relation avec la membrane plasmique (figure 2.9). Ils sont formés par des invaginations de la membrane plasmique et forment des vésicules, des tubes ou des lamelles. On ne connaît pas encore exactement les fonctions que remplissent ces organites. On croit qu'ils prennent part à plusieurs fonctions métaboliques: transformation de l'énergie, synthèse de diverses catégories de substances, division du matériel nucléaire et synthèse de la paroi après la division cellulaire.

2.2.6 Appareil nucléaire

L'appareil nucléaire distingue fondamentalement la cellule procaryote de la cellule eucaryote. Il est aussi appelé nucléoïde pour le distinguer du noyau eucaryote. Il est dépourvu de membrane nucléaire et il occupe un espace important au sein du cytoplasme. L'appareil nucléaire ne contient qu'un seul chromosome circulaire. Ce chromosome, constitué d'acide désoxyribonucléique, porte les informations génétiques nécessaires au contrôle des activités cellulaires et à la transmission des caractères génétiques lors des divisions successives.

Figure 2.8 Pili

a) Représentation schématique.

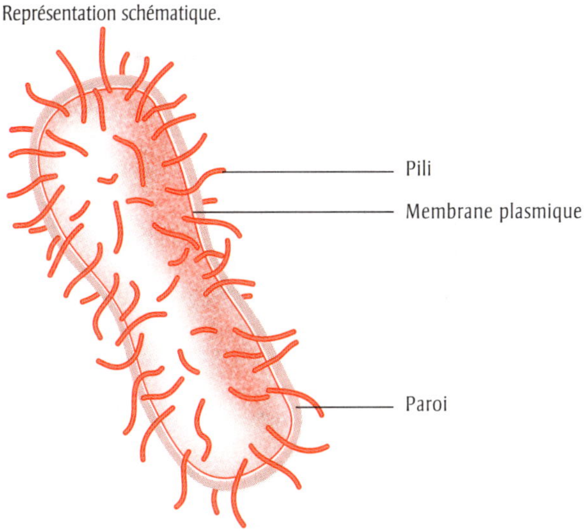

b) *Escherichia coli*.

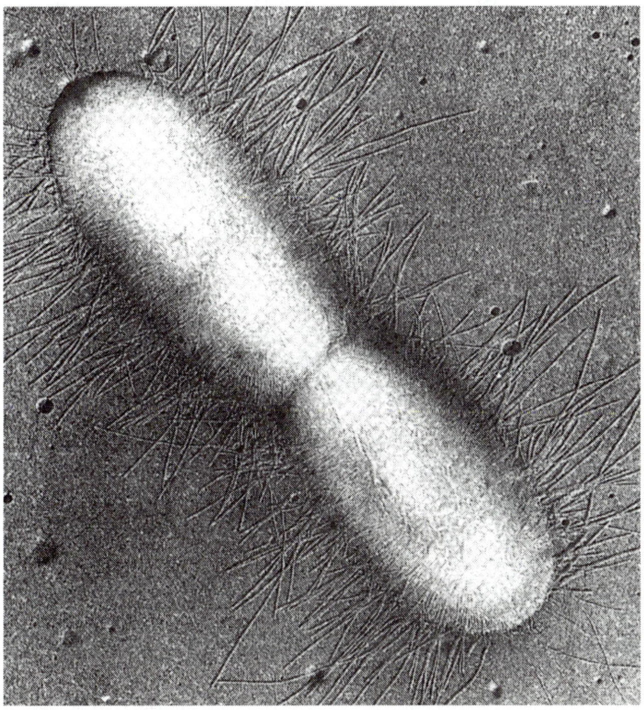

Les pili sont des prolongements raides, fins et courts de la membrane plasmique de certaines bactéries. Ces pili ont deux fonctions : ils permettent à ces bactéries d'adhérer aux cellules eucaryotes et ils interviennent dans les échanges de matériel génétique.

Photographie : S. Garzon, Université de Montréal.

Plasmides

En plus de ce chromosome, certaines espèces de bactéries contiennent un ou plusieurs plasmides. Ces plasmides sont situés dans le cytoplasme et sont indépendants du chromosome. Ils sont formés de molécules D'ADN et contiennent un certains nombre de gènes.

Capables de se répliquer, les plasmides peuvent transférer leurs informations génétiques par conjugaison à d'autres bactéries. Ce mécanisme joue un rôle important dans l'apparition et le transfert de la résistance aux antibiotiques de plusieurs espèces de bactéries.

Les plasmides ne sont pas indispensables au développement des bactéries ni à leur reproduction. Par contre, certains gènes plasmidiques peuvent rendre les bactéries pathogènes. Par exemple, lorsque *Streptocococcus pyogenes* est porteur d'un plasmide particulier, il peut se transformer en une bactérie redoutable, responsable d'une gangrène grave, souvent mortelle. Cette gangrène porte le nom de gangrène sous-cutanée à streptocoque bêta-hémolytique.

Figure 2.9 Mésosomes de *Streptococcus mutans*

a) Coloration histochimique.

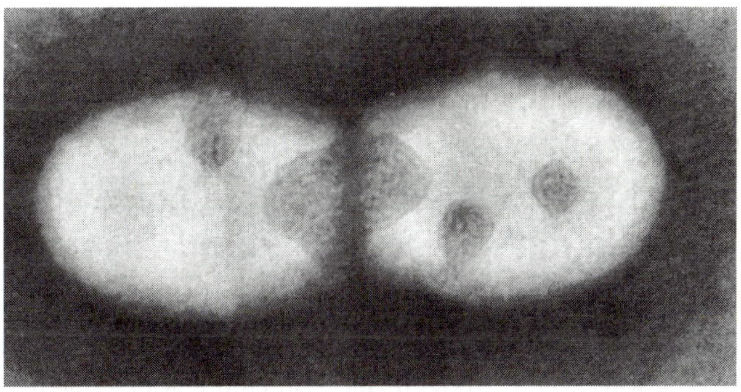

b) Coloration négative.

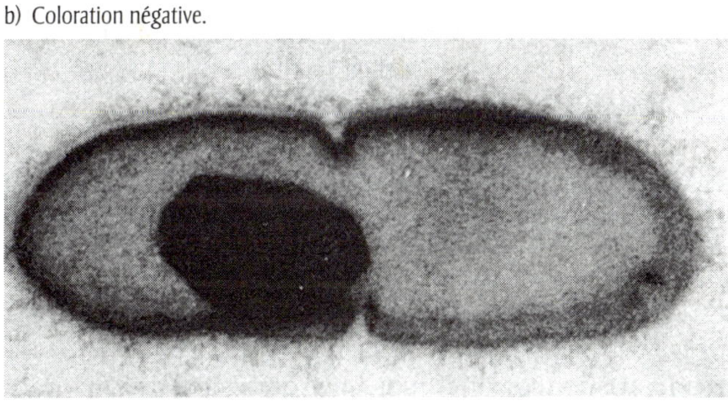

Les mésosomes sont formés par un prolongement de la membrane plasmique et ressemblent à des vésicules ou à des sacs remplis de lamelles. Équivalents des mitochondries de la cellule eucaryote, les mésosomes servent de support à différentes enzymes et interviennent dans de nombreuses fonctions métaboliques.

Photographies : S. Garzon, Université de Montréal.

2.2.7 Ribosomes

Les ribosomes sont les organites les plus nombreux et les plus importants du cytoplasme. Ils sont formés de protéines et d'acide ribonucléique, ils participent à la synthèse des protéines.

2.2.8 Endospores

Certaines bactéries ont la capacité de former des endospores. Parmi les bactéries formant des endospores, mentionnons celles des genres *Bacillus* et *Clostridium*. Parmi ces bactéries, quelques espèces sont dangereusement pathogènes. C'est le cas, par exemple, de *Clostridium tetani*, l'agent du tétanos, de *Clostridium botulinum*, qui cause le botulisme, ou de *Bacillus anthracis*, responsable du charbon.

Les endospores proviennent du sol, habitat naturel des espèces citées plus haut. Véhiculées par les poussières, elles pénètrent avec l'air ambiant dans les édifices; c'est pourquoi elles constituent une source de contamination des appareils et du matériel dans les hôpitaux.

Les endospores ne doivent pas être confondues avec les exospores que forment les mycètes, car elles n'exercent pas les mêmes fonctions. Chez les premières, les endospores constituent des formes de résistance qui permettent aux bactéries de survivre malgré des conditions environnementales défavorables; chez les seconds, les spores sont des cellules formées au cours de la reproduction.

Les endospores sont pourvues d'une enveloppe épaisse, riche en acide dipicolinique et elles sont constituées d'un fragment de l'appareil nucléaire et de cytoplasme déshydraté (figures 2.10, 2.11 et 2.12).

Les endospores montrent une grande thermorésistance. Comme elles peuvent résister à une ébullition prolongée (plus d'une heure à 100 °C), il est nécessaire de stériliser à l'autoclave les solutions et le matériel médical, ainsi que les équipements microbiologiques (voir Chapitre 30, *Contrôle microbien*).

Les endospores sont insensibles aux antibiotiques et sont plus résistantes aux radiations que les cellules qui leur ont donné naissance. Ces organites de résistance sont toutefois sensibles à certains produits chimiques, notamment l'oxyde d'éthylène, que l'on utilise justement pour les éliminer.

Les endospores se forment à l'intérieur du cytoplasme quand les bactéries sont placées dans des conditions environnementales défavorables. Elles entrent en dormance et peuvent rester dans cet état pendant de nombreuses années. Ce n'est qu'au retour des conditions environnementales favorables qu'elles germent et donnent naissance à de nouvelles bactéries. La reprise des activités métaboliques et la germination proprement dite sont précédées d'une étape au cours de laquelle l'état de dormance est levé. L'endospore activée donne naissance à une bactérie végétative. La figure 2.13 résume le cycle sporal.

2.2.9 Appareil locomoteur

De nombreuses espèces bactériennes sont capables de se déplacer à l'aide d'un appareil locomoteur. Ce dernier est formé d'un ou de plusieurs flagelles libres à l'extérieur de la cellule ou de filaments axiaux emprisonnés entre la paroi et la

Figure 2.10 Microphotographie d'une endospore

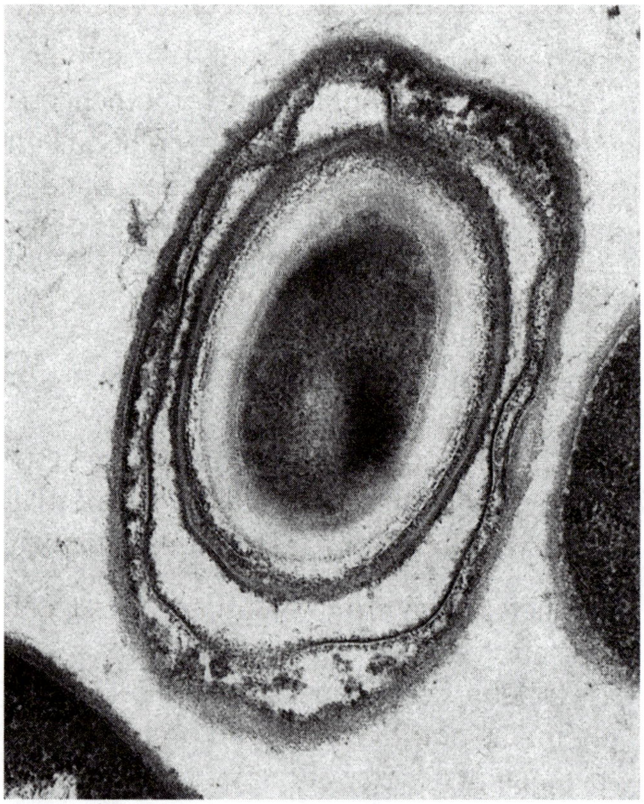

(Grossissement 30 000 fois).

Photographie : S. Garzon, Université de Montréal.

Figure 2.11 Représentation schématique d'une endospore

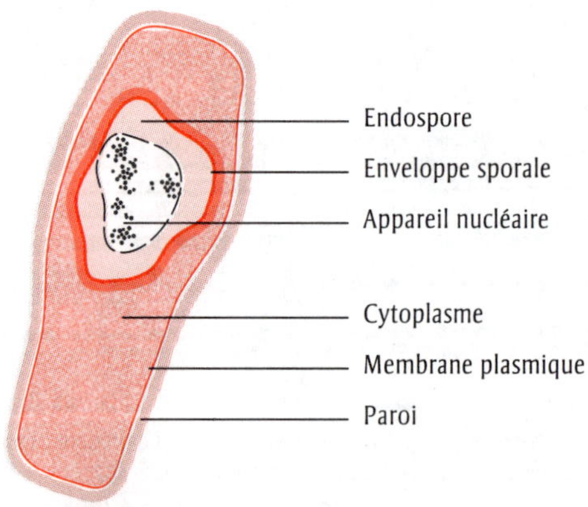

membrane plasmique. Les bactéries « nagent » dans les milieux aqueux grâce à la rotation de leurs flagelles animés de mouvements hélicoïdaux.

Les bactéries se déplacent pour répondre à des stimuli chimiques, positifs ou négatifs. Grâce à ce chimiotactisme, les bactéries sont attirées vers des sources d'éléments nutritifs ou s'éloignent de produits de déchets bactériens.

Figure 2.12 Formes et position des endospores dans les cellules bactériennes

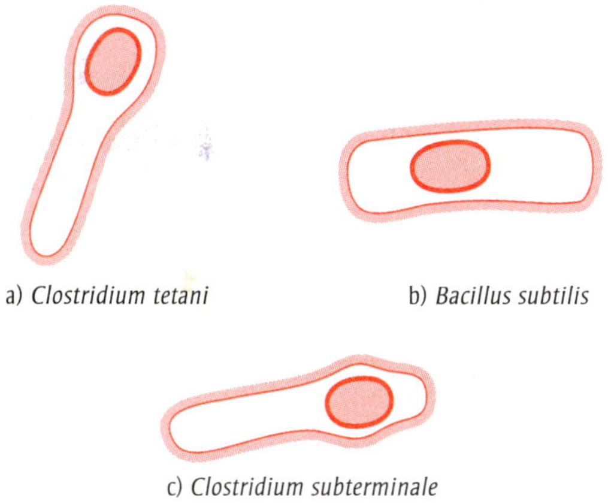

a) Endospore terminale déformante.
b) Endospore centrale non déformante.
c) Endospore subterminale déformante.

Flagelles et filaments axiaux ont une composition chimique identique : il s'agit d'une protéine à pouvoir contractile, la flagelline. Le nombre et la distribution des flagelles varient selon les espèces mais sont stables pour une espèce donnée. Par exemple, *Escherichia coli* ne compte que quelques flagelles, alors que *Proteus* en porte plusieurs centaines. On distingue généralement quatre types d'implantation (figure 2.14), selon que les flagelles sont disposés à une extrémité, aux deux extrémités ou sur toute la surface de la cellule. De nature protéique, les flagelles sont fortement antigéniques. Ils sont qualifiés d'antigène H. La présence d'antigènes constitue un important critère de classification sérologique de certaines espèces microbiennes, telles celles du genre *Salmonella*.

Certaines bactéries utilisent d'autres structures que les flagelles pour se mouvoir. C'est le cas notamment des spirochètes auxquels appartiennent les tréponèmes, les borrelia et les leptospires. En effet, ces bactéries se déplacent à l'aide d'un système particulier constitué d'un ou plusieurs filaments axiaux emprisonnés dans le périplasme, c'est-à-dire dans l'espace qui sépare la partie interne de la paroi et la membrane plasmique. Les filaments axiaux sont fixés aux deux extrémités et s'enroulent autour de la cellule spiralée (figure 2.15). Le nombre de filaments axiaux varie selon les espèces.

La figure 2.16 présente une série de microphotographies qui permettent d'observer plusieurs structures typiques de la cellule procaryote. Enfin, le tableau 2.4 résume les structures et les produits bactériens doués de pouvoir antigénique, c'est-à-dire susceptibles de déclencher une réponse immunitaire.

Figure 2.13 Cycle sporal

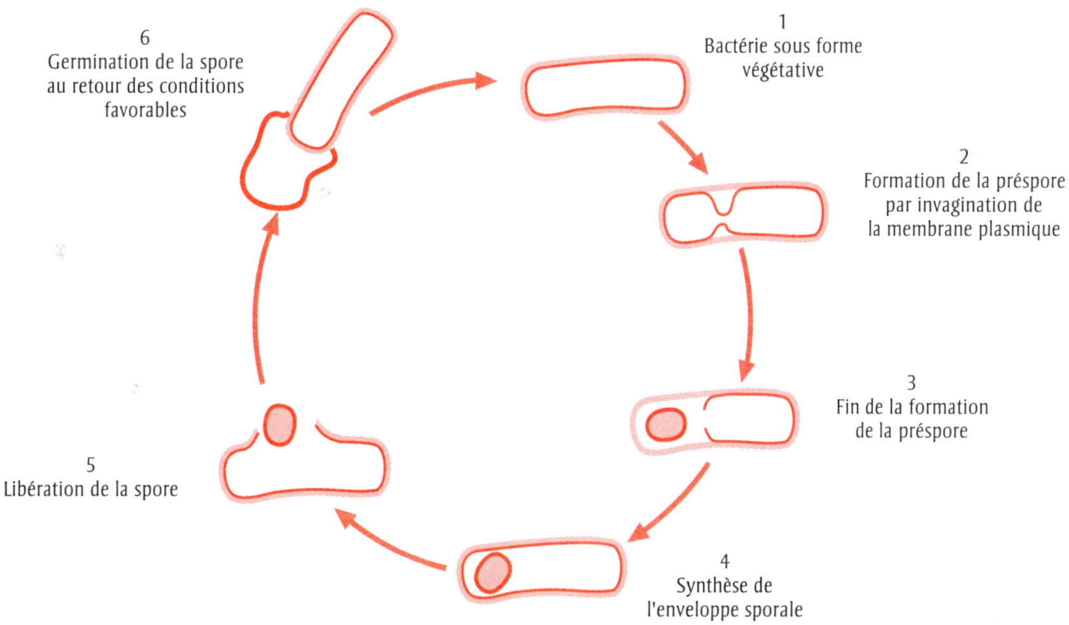

La première étape du cycle sporal est marquée par la formation de la préspore par invagination de la membrane plasmique. Une fois formée, la préspore renfermant une partie de l'appareil nucléaire et du cytoplasme s'entoure d'une enveloppe épaisse et réfringente. La bactérie meurt, éclate et libère l'endospore. Celle-ci reste en dormance jusqu'au retour de conditions favorables à sa germination. En germant, l'endospore donne naissance à une nouvelle bactérie.

Figure 2.14 **Types d'implantation des flagelles**

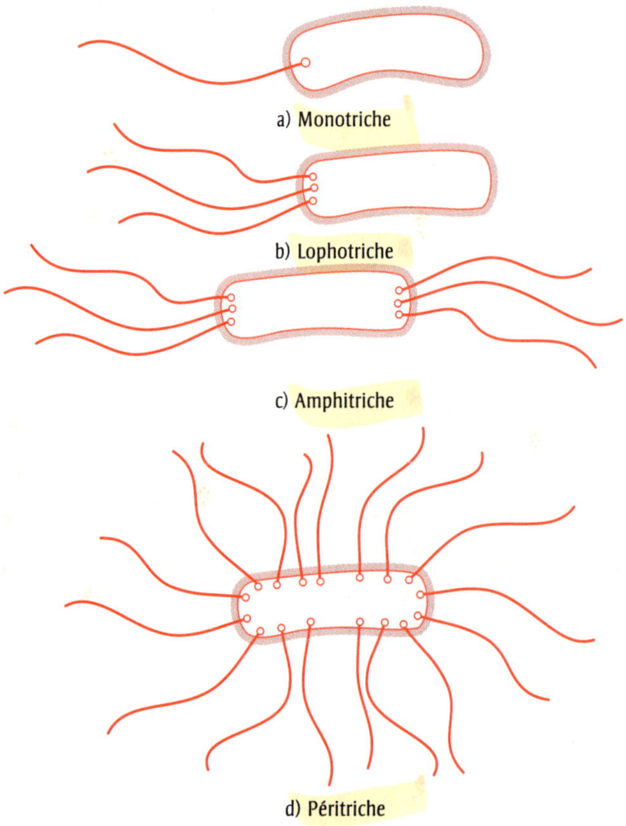

Figure 2.15 **Appareil locomoteur des spirochètes**

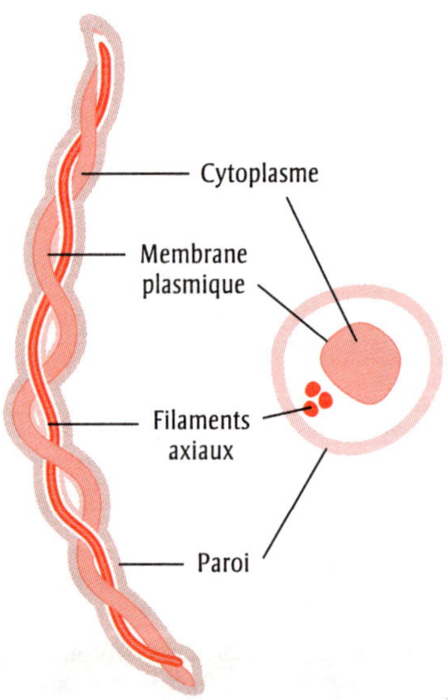

2.3 Physiologie

La totalité des bactéries auxquelles s'intéresse la microbiologie médicale sont dites hétérotrophes car elles se nourrissent de matières organiques. Dans la nature, il existe de nombreuses espèces de bactéries qui peuvent se nourrir à partir de substrats minéraux. Ces bactéries sont dites autotrophes. On insistera uniquement sur les besoins physiologiques propres aux bactéries hétérotrophes, car c'est à cette catégorie qu'appartiennent les bactéries pathogènes.

2.3.1 Besoins nutritifs

Comme tous les organismes hétérotrophes, les bactéries doivent trouver dans l'environnement des éléments nutritifs sous forme organique, notamment le carbone et l'azote. Les bactéries qui colonisent les animaux et l'Homme se nourrissent des matières organiques qu'elles trouvent à la surface de la peau, des muqueuses et des autres tissus. Elles établissent des relations parasitaires avec leur hôte.

2.3.2 Facteurs physiques influant sur le développement microbien

Le développement des bactéries est tributaire de plusieurs facteurs physiques. Parmi ceux-ci, l'eau, la température, le pH et l'oxygène sont les plus importants. Comme on le verra dans le chapitre 30, grâce à ces facteurs, il est possible de contrôler ou de détruire les microorganismes indésirables.

Eau

L'eau est indispensable au développement des microorganismes. En l'absence d'eau ou d'une quantité suffisante de vapeur d'eau, les microorganismes peuvent survivre, en règle générale, mais ils ne peuvent se multiplier. La perte d'eau est différemment tolérée selon les espèces microbiennes. Certaines, comme le gonocoque, *Neisseria gonorrhoeæ*, ou le tréponème, *Treponema pallidum*, tous deux agents de maladies transmissibles sexuellement, sont très sensibles à la dessiccation : ils ne survivent que sur les muqueuses qui leur offrent une humidité suffisante. C'est pourquoi ces maladies ne se transmettent que par contact direct. En revanche, d'autres microorganismes, tels *Mycobacterium tuberculosis* ou *Corynebacterium diphteriæ*, respectivement agents de la tuberculose et de la diphtérie, résistent à la dessiccation et peuvent survivre de longues périodes dans le pus, les expectorations, le sang ou les selles.

Température

La température est un facteur d'importance capitale. Elle agit directement sur le développement microbien, car tous les mécanismes de croissance dépendent des réactions chimiques du métabolisme. Le déroulement de ces réactions dépend de l'activité des enzymes cellulaires, elle même largement influencée par la température où se déroulent ces réactions.

Tableau 2.4 Structures et produits bactériens doués de pouvoir antigénique

Structures	Remarques
Capsule	La capsule exerce un pouvoir immunogène puissant. Les antigènes capsulaires sont de nature polysaccharidique. Exemple : *Streptococcus pneumoniæ, Klebisella pneumoniæ, Streptococcus pyogenes, Escherichia coli, Hæmophilus influenzæ.*
Paroi des bactéries à Gram positif	Chez les bactéries à Gram positif, quatre composants possèdent un pouvoir antigénique : le mucopeptide, les protéines de la paroi[1], les polysaccharides et les acides teichoïques.
Paroi des bactéries à Gram négatif	L'antigène majeur de la paroi des bactéries négatif est formé par le complexe lipopolysaccharidique (LPS). Ce complexe est aussi appelé antigène O ou antigène somatique.
Flagelles	Les flagelles sont constitués de filaments de protéines. Ils sont fortement antigéniques et portent le nom d'antigènes H.
Antigènes Vi	Les antigènes Vi sont des polysaccharides de la surface, mais ils ne font partie ni de la paroi ni de la capsule. Ils sont présents chez certaines bactéries à Gram négatif (comme *Salmonella*).
Métabolites antigéniques	Ce groupe d'antigènes contient de nombreuses substances, notamment les exotoxines (diphtérique, tétanique, streptococcique, botulique, etc.). Il comprend aussi les cytolysines.

1 Dont la protéine M isolée de la paroi de *Streptococcus pyogenes*.

Chaque espèce microbienne possède sa propre température optimale de développement et les limites de température sont très étroites. Pour chaque espèce, on peut définir une échelle de température. Sur cette échelle, les températures minimale, optimale et maximale constituent les repères les plus importants :

- la température minimale représente la température la plus basse à laquelle un microorganisme donné commence à se développer ;
- la température optimale est la température pour laquelle le taux de croissance est maximale ;
- la température maximale est la température au-delà de laquelle un microorganisme donné ne peut se multiplier.

La figure 2.17 illustre l'influence de la température sur le taux de croissance d'*Escherichia coli*.

Encore que cela soit relativement arbitraire, on divise habituellement les microorganismes en trois groupes selon leur température optimale : les mésophiles, les psychrophiles et les thermophiles. La figure 2.18 permet de comparer les caractéristiques et les échelles de température de ces groupes de bactéries. De plus, la figure 2.18 montre que les microorganismes mésophiles, pathogènes pour les animaux homéothermes et pour l'Homme, ont des plages de développement très étroites.

pH

Le pH joue un rôle très important dans le développement microbien car il influe directement sur l'activité enzymatique. On définit aussi pour le pH une échelle dont les valeurs supérieures et inférieures constituent les limites de croissance pour une espèce donnée. Cette échelle est généralement étroite et différente pour chaque espèce. Selon le pH optimal auquel elles se développent, les bactéries sont qualifiées d'acidophiles, de basophiles ou d'alcalophiles. *Escherichia coli*, par exemple, tolère des pH compris entre 4,5-5,0 et 8. D'autres espèces spécialement adaptées à la croissance dans les tissus animaux, comme *Neisseria gonorrhoeæ, Streptococcus pneumoniæ* ou *Brucella abortus*, présentent une tolérance encore plus étroite : leur pH se situe aux environs de 7 à 7,5 et elles ne peuvent se développer en milieux même légèrement alcalins ou acides.

Helicobacter pylori, une bactérie qui semble être responsable de l'ulcère gastrique, constitue un cas particulier d'adaptation à un milieu particulièrement hostile. En effet, cette bactérie réussit à vivre dans l'estomac à pH bas. *Helicobacter pylori* se protège de l'acide sécrété par la muqueuse gastrique de deux façons :

- en produisant une enzyme, l'uréase, grâce à laquelle elle transforme l'urée en ammoniaque ; elle parvient ainsi à neutraliser l'acidité dans son environnement immédiat ;
- en s'établissant sous la couche de mucus stomacal.

Oxygène

Selon les espèces, les microorganismes réagissent différemment à l'oxygène moléculaire. Ces différences de comportement sont à mettre en relation avec les activités métaboliques des microorganismes. Même s'il n'existe pas de nettes démarcations entre

Figure 2.16 Aspect morphologique de quelques bactéries

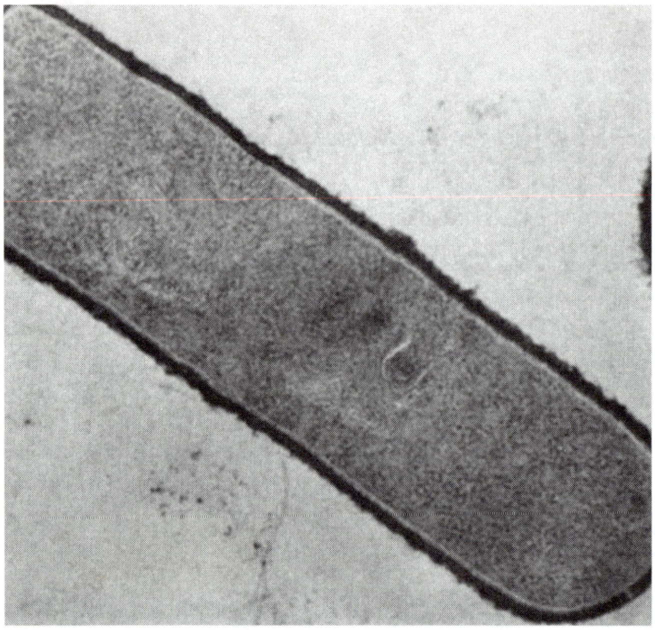

a) *Bacillus subtilis*
Grossissement : 33 250

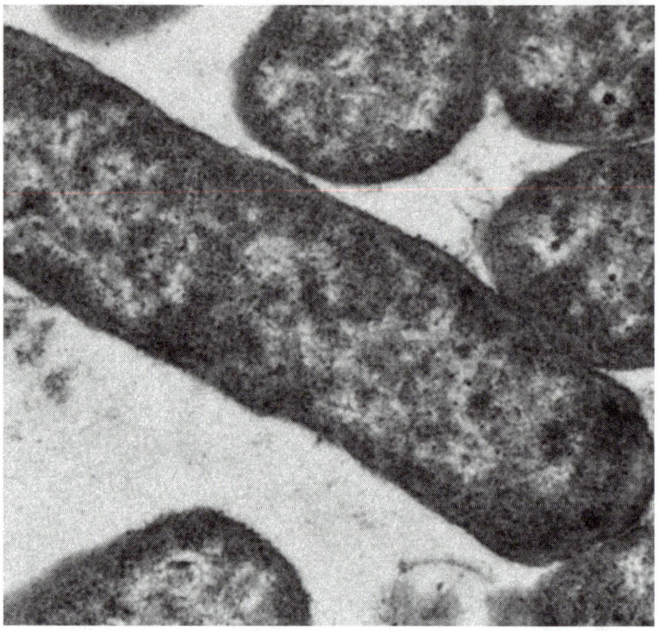

b) *Escherichia coli*
Grossissement : 27 650

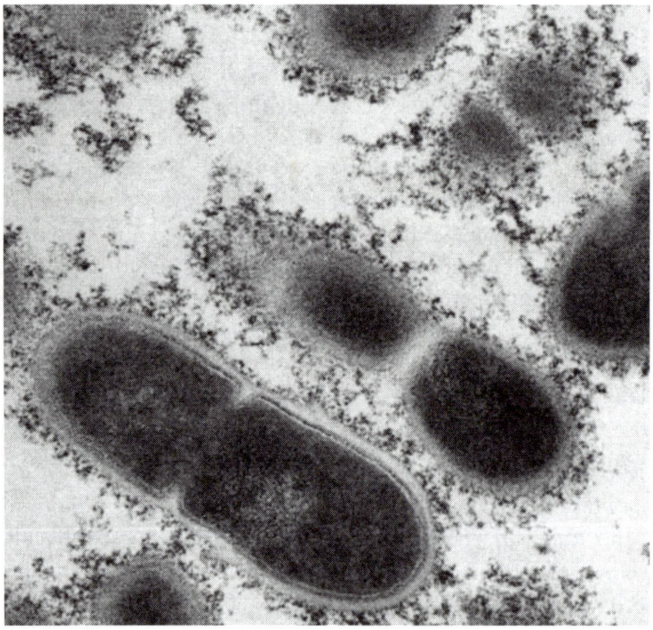

c) *Streptococcus*
Grossissement : 45 500

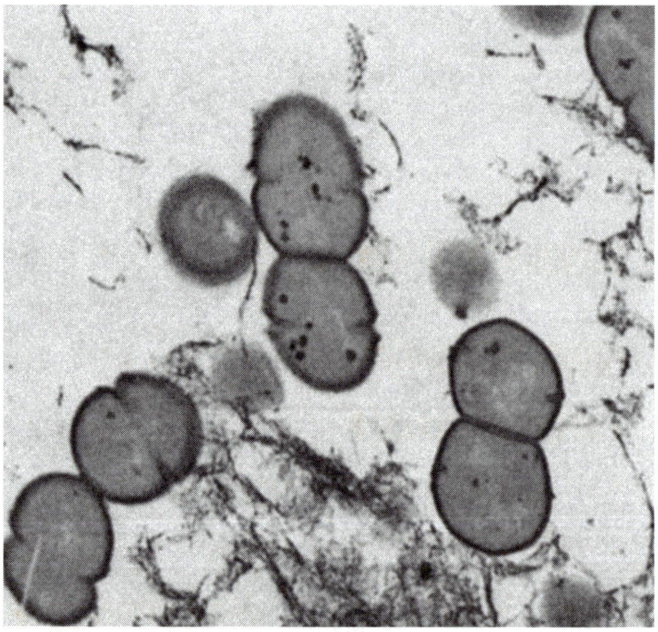

a) *Streptococcus mutans*
Mise en évidence de la paroi.

Parmi les structures typiques, noter la paroi (*a, b, c, d*), l'aspect caractéristique de grain de café de *Neisseria gonorrhoeæ* (*e*), les pili (*f*), les flagelles (*g*) et les endospores (*h*). Noter aussi la différence d'aspect de la paroi des bactéries Gram positif (*a*) et Gram négatif (*b*).

Photographies : S. Garzon, Université de Montréal.

Figure 2.16 Aspect morphologique de quelques bactéries (suite)

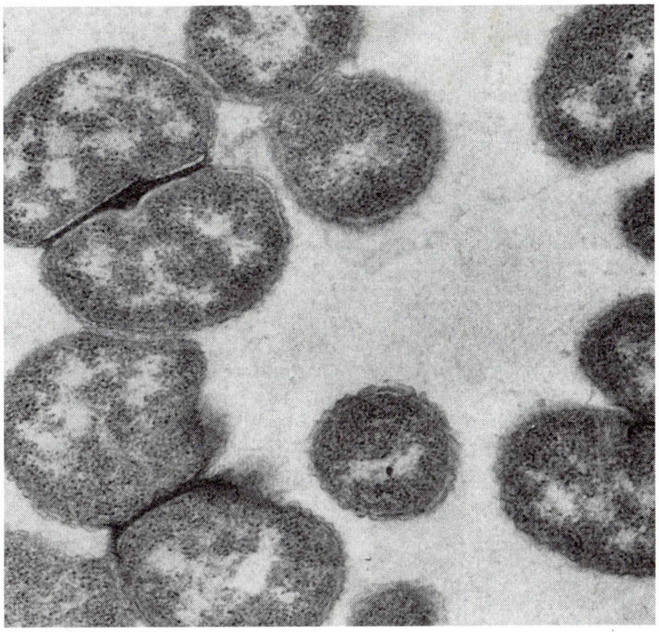

e) *Neisseria gonorrhoeæ*
Grossissement : 28 700

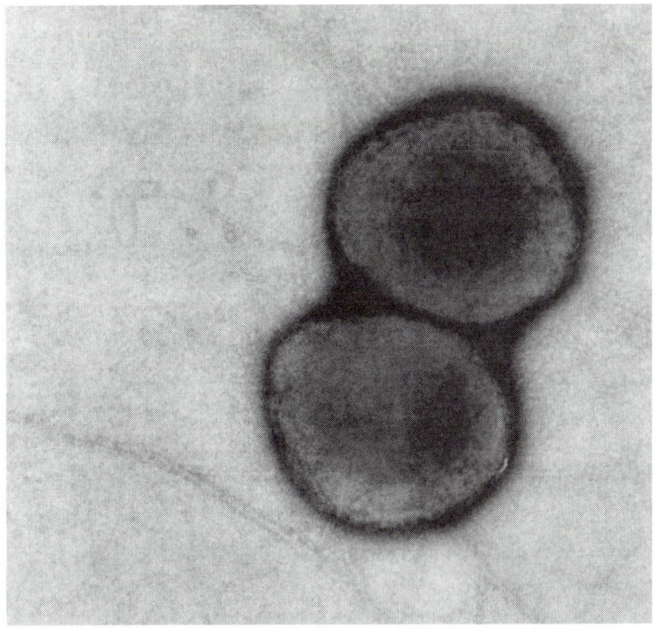

f) *Neisseria gonorrhoeæ*
Grossissement : 26 950

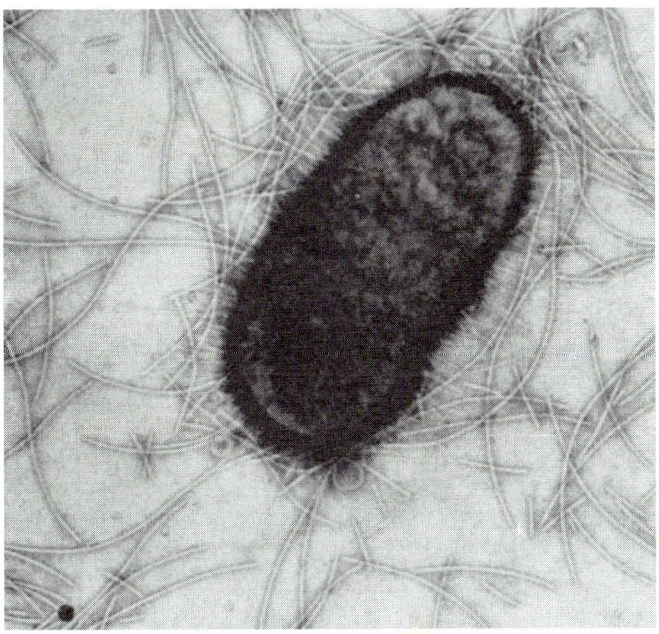

g) *Proteus vulgaris*
Grossissement : 25 200

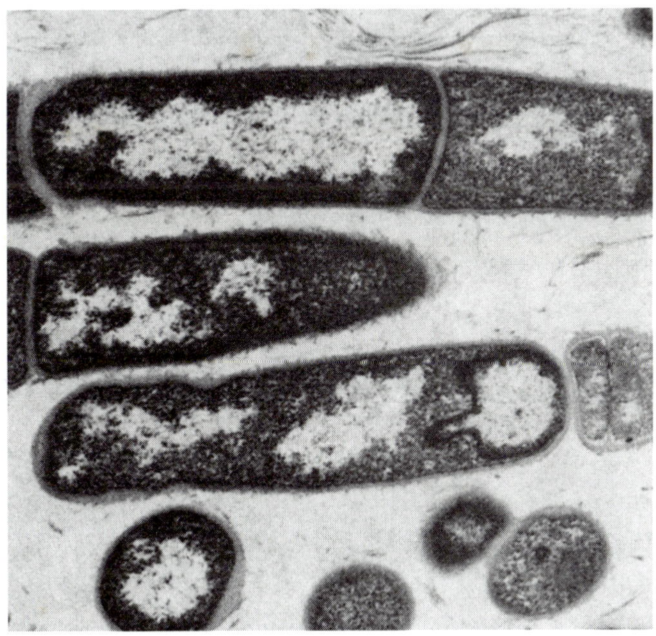

h) *Bacillus cereus*
Grossissement : 17 500

les conditions de vie aérobies et anaérobies, par convention on divise les microorganismes en quatre groupes, selon leur comportement à l'égard de l'oxygène (figure 2.19):

- les microorganismes aérobies stricts qui ne peuvent se développer qu'en présence d'oxygène;
- les microorganismes anaérobies qui ne se développent qu'en l'absence totale d'oxygène moléculaire (anaérobies stricts) ou à de très faibles pressions partielles de ce gaz (anaérobies modérés);
- les microorganismes anaérobies facultatifs qui s'accommodent de la présence ou de l'absence de ce gaz;
- les microaérophiles, aérobies qui ne se développent qu'à des pressions partielles d'oxygène inférieures à celle de l'atmosphère.

Les anaérobies stricts sont des microorganismes qui ne se développent qu'en l'absence totale d'oxygène ou qui sont tués lorsque l'oxygène est présent à une concentration égale ou inférieure à 0,5 %. Ils sont incapables de croître à la surface des milieux de culture solides ou semi-solides exposés à l'air: ils meurent immédiatement. Les anaérobies modérés croissent à des pressions partielles d'oxygène égales ou inférieures à 3 % de la pression partielle en oxygène de la pression atmosphérique.

Les microorganismes anaérobies facultatifs sont capables de se développer indifféremment en milieux aérobie ou anaérobie. Outre l'équipement enzymatique propre aux aérobies, ils possèdent les enzymes qui leur permettent d'utiliser l'oxygène combiné dans certaines molécules.

Les microaérophiles constituent un groupe particulier de microorganismes aérobies. L'oxygène est indispensable à leurs activités, mais elles ne croissent qu'en atmosphère contenant de 5 à 8 % d'oxygène, alors que l'atmosphère terrestre en contient 21 %. *Campylobacter fetus* est un exemple de bactérie microaérophile.

Peu d'espèces microbiennes pathogènes sont aérobies strictes. La plupart sont aérobies facultatives: en l'absence d'oxygène, elles font appel à d'autres processus énergétiques. Un grand nombre de bactéries pathogènes qui se développent à la surface de la peau, des muqueuses ou dans les tissus plus profonds font partie de cette catégorie. C'est le cas, notamment, d'*Escherichia coli*, *Proteus*, *Enterobacter*, *Yersinia*, *Salmonella*, *Shigella*.

Figure 2.17 Influence de la température sur la croissance d'*Escherichia coli*

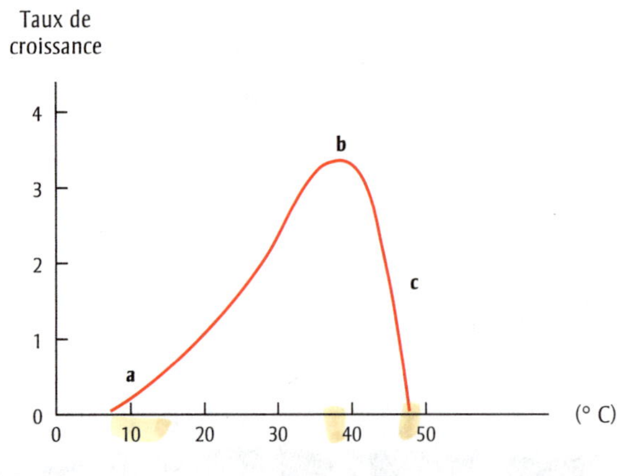

a) Température minimale b) Température optimale c) Température maximale

On remarque que la température minimale est située aux alentours de 10 °C, que la température optimale (à laquelle la croissance est maximale) est atteinte entre 37 et 40 °C, tandis que la température maximale de 46 °C ne peut être dépassée sans que la vitesse de croissance ne soit grandement affectée. Ces températures optimale et maximale dépendent de la thermolabilité des enzymes qui catalysent les réactions chimiques du métabolisme bactérien.

Figure 2.18 Courbes de croissance des microorganismes psychrophiles, mésophiles et thermophiles selon la température

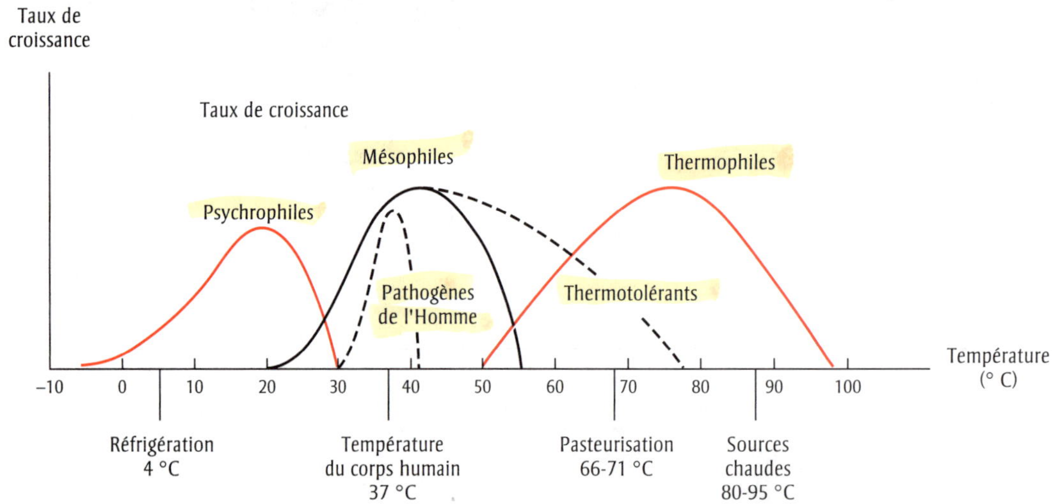

Figure 2.19 **Types respiratoires microbiens**

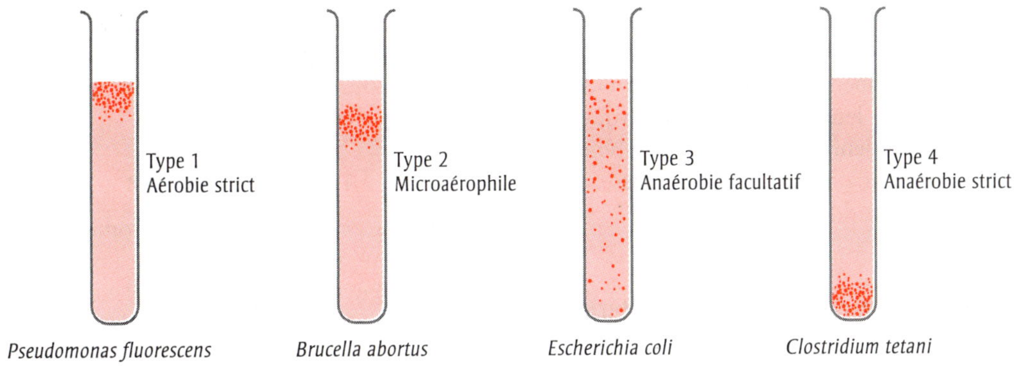

Les tubes contenant un milieu au thioglycollate sont ensemencés sur toute leur hauteur. Le thioglycollate capture l'oxygène du milieu et le rend inutilisable pour les bactéries.

Une petite quantité de l'oxygène provenant de l'air diffuse dans la partie supérieure du tube et permet la croissance des aérobies stricts et des microaérophiles. Ne contenant pas d'oxygène, le fond du tube permet le développement des anaérobies stricts. Les microorganismes anaérobies facultatifs se développent sur toute la hauteur du tube.

2.4 Reproduction

Sauf quelques espèces bactériennes qui se reproduisent par bourgeonnement, par fragmentation ou par sporulation, la majorité des bactéries se reproduisent par fission binaire. Aussi appelé scissiparité, ce mode de reproduction asexuée est beaucoup plus simple que la mitose des cellules eucaryotes. La figure 2.20 illustre ce mode de division asexuée.

La fission binaire conduit à la formation de deux cellules filles rigoureusement identiques sur le plan génétique (à moins que ne survienne une mutation modifiant accidentellement le bagage d'une des cellules filles). De ce fait, la population microbienne formée par les générations successives issues d'une cellule initiale unique est constituée de cellules identiques. On dit de cette population qu'elle forme un clone en raison de son identité génétique absolue.

Les microorganismes procaryotes sont dépourvus de sexualité, mais ils disposent de différents autres processus pour modifier leurs caractères génétiques plus rapidement que ne le permettraient de rares mutations.

Chez les bactéries, les échanges de gènes s'effectuent selon plusieurs moyens. Ce sont la transformation, la conjugaison et la transduction (figure 2.21). Ces trois procédés de recombinaison génétique ont en commun :

- d'être unidirectionnels ; ils n'affectent qu'un seul des deux organismes intervenant dans l'échange de matériel génétique ;
- de reposer sur l'existence de bactéries donatrices et de bactéries réceptrices ;
- de se faire avec ou sans contact entre les organismes échangeurs.

Figure 2.20 **Fission binaire**

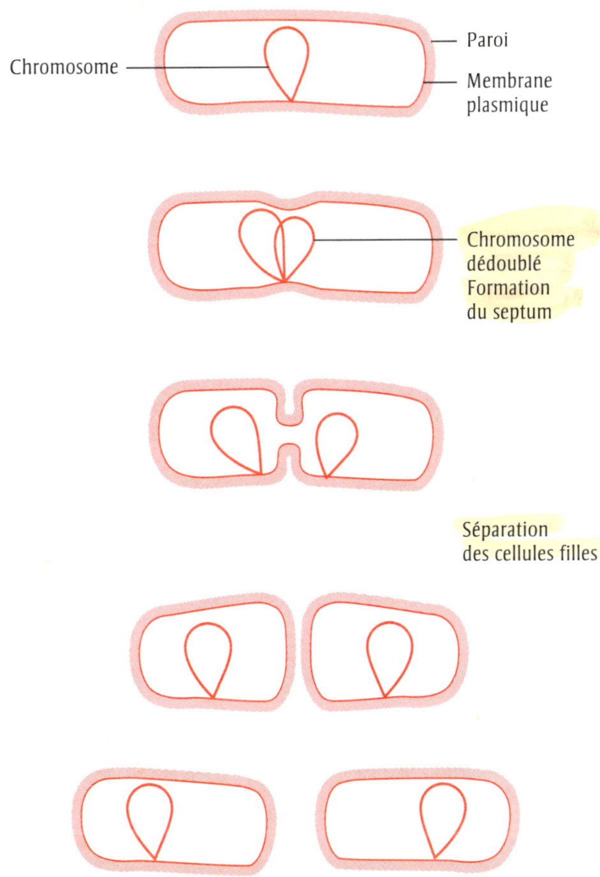

Au cours de la fission binaire, le chromosome attaché à la membrane plasmique se dédouble. Une fois le dédoublement du chromosome terminé, il y a formation de replis au centre de la cellule. Une cloison transversale, ou septum, apparaît par suite de la synthèse progressive d'un nouveau fragment de la paroi.

2.5 Croissance

La croissance des microorganismes est tout aussi spécifique que leur mode de reproduction. En effet, chez eux, la croissance conduit à un accroissement du nombre d'individus et non à une augmentation de leur taille. C'est pourquoi on définit la croissance bactérienne par l'accroissement du nombre de cellules ou par l'augmentation de la masse totale d'une population microbienne donnée.

Figure 2.21 **Processus de recombinaison bactérienne**

a) Transformation

Échanges génétiques sans contact

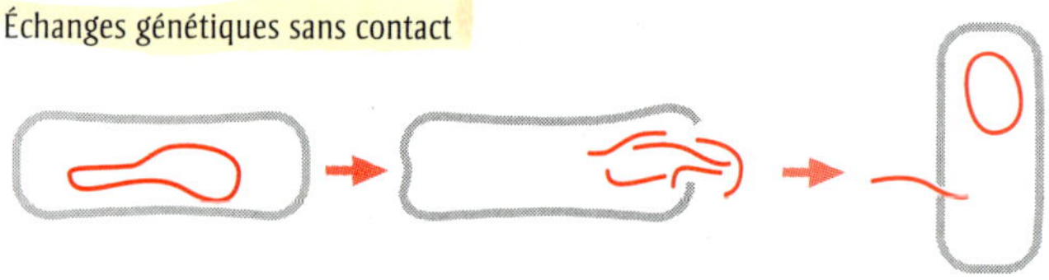

L'apport de nouveau matériel génétique repose sur l'intégration, dans une bactérie vivante, d'un fragment d'ADN provenant d'une bactérie morte.

Ce processus ne survient que chez les bactéries compétentes, c'est-à-dire génétiquement compatibles.

Exemples: *Streptococcus pneumoniæ, Escherichia coli, Bacillus subtilis*

b) Conjugaison

Échanges génétiques exigeant un contact

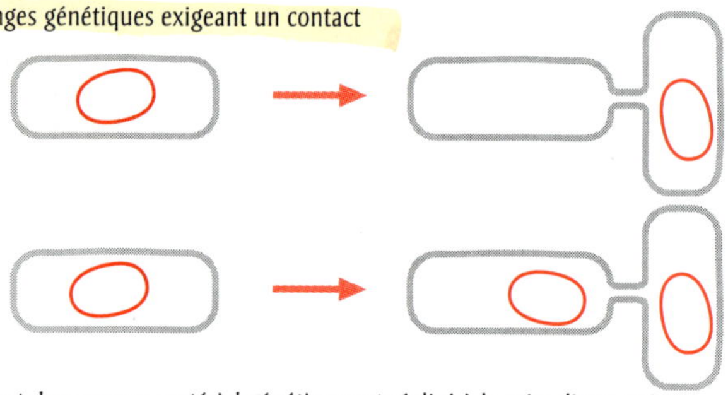

L'apport de nouveau matériel génétique est réalisé à la suite d'une union temporaire entre une bactérie donneuse et une bactérie receveuse.

L'échange est unidirectionnel et repose sur le transfert d'un plasmide ou d'un fragment de chromosome.

Exemple: *Salmonella typhi, Vibrio choleræ, Escherichia coli, Pseudomonas*

c) Transduction

Échanges génétiques ne nécessitant pas de contact direct

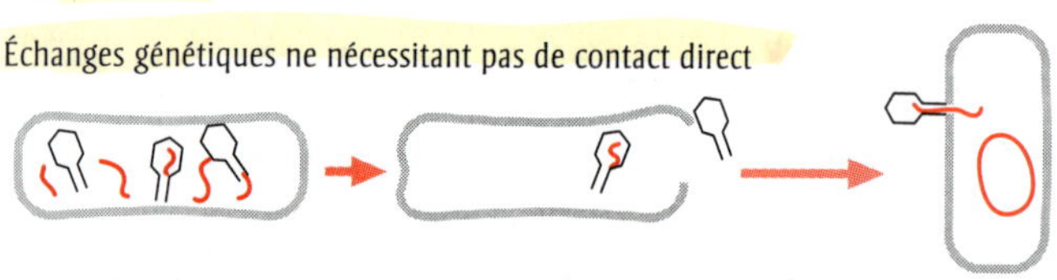

Le transfert de matériel génétique d'une bactérie à une autre s'effectue indirectement par l'intermédiaire d'un virus bactériophage.

Exemples: *Salmonella typhi* et le bactériophage P_{22}
Escherichia coli et le bactériophage λ

Dans certaines conditions, la croissance d'une population microbienne peut être foudroyante. Il suffit alors de quelques heures seulement pour qu'une dizaine de microorganismes forment une population colossale capable de causer une grave infection ou de détériorer un aliment au point de le rendre impropre à la consommation.

2.5.1 Taux de croissance

Le taux de croissance est défini comme le nombre de divisions que subit un microorganisme par unité de temps. Cette notion abstraite peut être illustrée par l'exemple suivant. Supposons qu'une culture provienne d'une seule cellule, comme cela se produit quand on dépose une bactérie à la surface d'une gélose. La cellule initiale se dédouble, donnant deux cellules filles qui, à leur tour, se divisent pour donner quatre individus, et ainsi de suite. Généralement, les premières divisions sont synchronisées et le nombre d'individus double à intervalles réguliers.

À cause du processus de reproduction lui-même, la croissance s'effectue en progression géométrique et la population totale s'accroît selon une puissance de deux:

$2^0, 2^1, 2^2, 2^3, 2^4, 2^5, 2^n$, etc.,

ce qui correspond à:

1, 2, 4, 8, 16, 32 individus, etc.

Théoriquement, le nombre d'individus se multiplie par un facteur constant à chaque unité de temps. Donc, si une culture s'accroît de 10 fois en une heure, elle s'accroîtra de 100 fois en deux heures, de 1000 fois en trois heures, et ainsi de suite. Une telle croissance est qualifiée d'exponentielle (tableau 2.5).

Tableau 2.5 **Croissance exponentielle des microorganismes (exemple d'*Escherichia coli*)**

Temps (en min)	Nombre de divisions	Nombre de cellules
0	0	1
20	1	2
40	2	4
60	3	8
80	4	16
100	5	32
120	6	64
140	7	128
160	8	256
180	9	512
200	10	1024

Le temps de génération correspond au temps nécessaire au doublement d'une population. En d'autres termes, ce temps de génération égale le temps moyen que vit une génération. Par exemple, il est de 18 minutes pour une culture d'*Escherichia coli* placée dans des conditions optimales de développement. Comme la population double à chaque intervalle, on qualifie aussi le temps de génération de temps de doublement. Toutes les espèces microbiennes n'ont pas le même temps de génération: dans les conditions optimales de croissances, il varie entre 15 à 20 minutes et plusieurs heures (tableau 2.6).

Tableau 2.6 Temps de génération de quelques espèces bactériennes

Bactéries	Temps de génération (min)
Escherichia coli	17
Bacillus stearothermophilus	18,3
Salmonella typhi	25
Streptococcus lactis	26
Staphylococcus aureus	27 – 30
Bacillus mycoides	28
Lactobacillus acidophilus	66 – 87
Rhizobium japonicum	344 – 461
Mycobacterium tuberculosis	782 – 932
Treponema pallidum	1980

2.5.2 Courbe de croissance

La courbe de croissance permet de connaître l'évolution d'une population microbienne en fonction du temps. Au laboratoire, quand des bactéries se développent dans un milieu de culture qui contient des quantités limitées d'éléments nutritifs, on peut considérer que le développement s'effectue en quatre phases:

- une phase de latence;
- une phase de croissance exponentielle;
- une phase stationnaire;
- une phase de décroissance.

La figure 2.22 représente la courbe de croissance d'une population bactérienne en fonction du temps. Chaque étape est caractérisée par diverses propriétés, mais la première et la plus évidente est la variation du taux de croissance. Le tableau 2.7 résume les caractéristiques de chaque phase.

Figure 2.22 Courbe de croissance d'une population microbienne

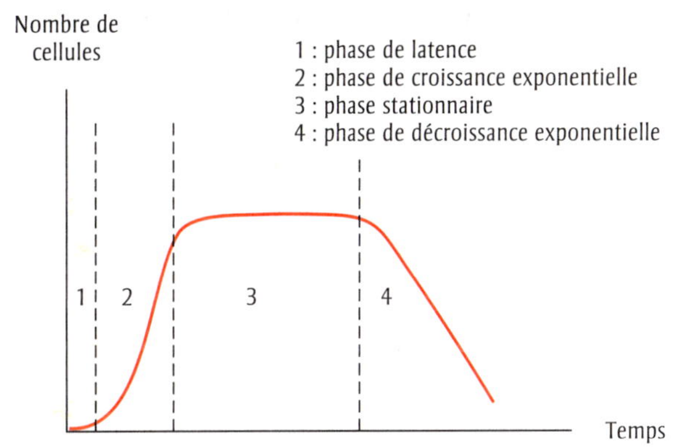

La croissance microbienne s'effectue en quatre phases: latence, croissance exponentielle, stationnaire et décroissance. Ces phases se distinguent par des taux de croissance différents.

Tableau 2.7 Caractéristiques des phases de croissance d'une population microbienne (en milieu de culture artificiel)

Phases	Caractéristiques
Latence	Période s'étendant de l'ensemencement de la culture jusqu'au moment où les bactéries commencent à se multiplier. Principalement marquée par les premières divisions. Durée: entre 2 et 3 h pour des bactéries placées dans des conditions optimales de culture
Exponentielle	Période pendant laquelle la population bactérienne croît à un taux constant. C'est au cours de cette phase que certaines bactéries pathogènes produisent des exotoxines. Durée: entre 5 et 8 h
Stationnaire	Période durant laquelle le nombre de cellules viables reste constant, car le nombre de bactéries formées et le nombre de bactéries qui meurent s'équilibrent. Durée: de plusieurs heures à plusieurs jours
Décroissance	Période durant laquelle le nombre de cellules viables décroît lentement puis de façon constante (exponentielle).

2.6 Taxonomie

La taxonomie est la science de la classification des êtres vivants selon des critères précis et universellement reconnus. Au delà de son apparente austérité, la taxonomie est d'un immense intérêt sur les plans scientifique, clinique et épidémiologique.

Comme tous les autres vivants, les procaryotes sont classés selon les principes fondamentaux de la taxonomie et de la nomenclature établis par C. Linné au XVIIIe siècle. Cependant, l'évolution des sciences et le développement des technologies ont donné aux taxonomistes des outils de classification plus variés, plus sûrs, ce qui permet d'établir une classification plus précise, voire de contester les classifications antérieures et d'en proposer de nouvelles.

C'est pourquoi la taxonomie bactérienne fait encore aujourd'hui l'objet d'incessants remaniements à mesure que l'on révèle les parentés génétiques que masquaient certaines ressemblances phénotypiques, c'est-à-dire des caractères apparents, telles la morphologie, l'apparence des colonies, la coloration de Gram, etc., qui contribuent encore à la classification des bactéries (tableau 2.8).

Une classification officielle et définitive des procaryotes n'est pas encore en vue, même si des progrès ont été accomplis récemment grâce aux techniques d'étude des acides nucléiques. Plusieurs systèmes ont été proposés, mais aucun n'est pleinement satisfaisant, car de nombreuses difficultés n'ont pas encore été résolues.

En milieu médical, la classification de référence demeure la neuvième édition du *Bergey's Manual of Determinative Bacteriology* (1994) et le *Bergey's Manual of Systematic Bacteriology* paru entre 1984 et 1989. Cette classification tient compte de critères structuraux et morphologiques, entre autres la coloration de Gram, de caractéristiques liées à la reproduction et surtout de propriétés métaboliques.

Tableau 2.8 Critères de classification des bactéries

Critères	Exemples et remarques
Morphologie	Forme des bactéries Arrangements spatiaux
Coloration	Coloration de Gram et autres colorations sélectives Présence d'organites particuliers (endospores, flagelles, etc.)
Croissance	Caractéristiques de la croissance en milieux solides et liquides Aspects macroscopiques des colonies Production de pigments
Nutrition	Autotrophie, hétérotrophie, sources de carbone, sources d'azote, besoins nutritifs particuliers
Physiologie	Température optimale et températures limites pH optimal et pH limites
Biochimie	Propriétés métaboliques Activités enzymatiques vis-à-vis des glucides, des lipides ou des protéines Comportement vis-à-vis de l'oxygène (bactéries aérobies ou anaérobies Recherche de la catalase, de la superoxyde dismutase, etc.)
Sérologie	Recherche des antigènes de surface protéiques, polysaccharidiques ou lipopolysaccharidiques à l'aide d'anticorps monoclonaux ou polyclonaux chez les bactéries qu'il est difficile ou impossible de cultiver et qui sont responsables d'infections qu'il est nécessaire d'identifier rapidement Recherche d'anticorps Exemples : *Salmonella* *Hæmophilus* *Vibrio choleræ*
Génétique	Pourcentage de la composition en bases azotées (Rapport (G + C / A + T) Hybridation ADN Séquençage de l'ADN ribosomal (à l'aide de sondes nucléaires) Séparation des protéines par électrophorèse, comparaison des protéines
Lysotypie	Détermination de la sensibilité ou de la résistance à l'égard de virus bactériophages virulents spécifiques de certaines espèces bactériennes

En constante évolution, la neuvième classification de Bergey répartit les procaryotes en quatre divisions:

- les gracilicutes, dont font partie toutes les bactéries à paroi Gram négatif;
- les firmacutes, qui groupent toutes les bactéries à paroi Gram positif;
- les ténéricutes, qui réunissent les bactéries dépourvues de paroi;
- les mendosicutes, qui regroupent les bactéries dont la paroi ne contient pas de peptidoglycane.

Formée de 35 sections, cette classification est présentée en quatre volumes. Chaque volume comprend un nombre variable de sections. Chaque section regroupe les familles et les genres apparentés par un ou plusieurs caractères anatomiques, morphologiques et physiologiques. De plus, certaines sections réfèrent à l'ordre, un niveau taxonomique plus élevé.

Les bactéries pathogènes sont décrites dans les deux premiers volumes. Le premier volume contient la description des bactéries pathogènes à Gram négatif:

- les spirochètes;
- les bactéries à Gram négatif aérobies, microaérophiles, motiles et à cellule courbe (vibrions et spirilles);
- les bactéries à Gram négatif non motiles (ou rarement motiles), à cellule courbe;
- des bacilles et cocci aérobies à Gram négatif;
- les bacilles à Gram négatif anaérobies facultatifs;
- les bacilles, des vibrions et des spirilles à Gram négatif anaérobies;
- les cocci anaérobies à Gram négatif;
- les rickettsies et les chlamydies;
- les mycoplasmes.

Le deuxième volume rassemble les bactéries à Gram positif:

- les cocci à Gram positif;
- les bacilles et les cocci formant des endospores;
- les bacilles à Gram positif non sporulants et de forme régulière;
- les bacilles à Gram positif, non sporulants et de forme irrégulière;
- les mycobactéries;
- les nocardia et les formes apparentées.

Les principales espèces bactériennes d'intérêt médical sont présentées et décrites succinctement dans le tableau 2.9, sans égard aux taxons supérieurs. Cette classification ne tient compte que des familles et des genres. La plupart des microorganismes énumérés et décrits sommairement dans ce tableau sont présentés plus en détail dans les chapitres qui traitent des infections bactériennes.

Tableau 2.9 Principales espèces d'intérêt médical associées aux groupes bactériens définis par la 9e édition du *Bergey's Manual of Determinative Bacteriology*

Groupes	Genres	Espèces d'intérêt médical	Remarques
1 **Spirochètes** **Bactéries à Gram négatif de forme spiralée, dont l'appareil locomoteur est formé de filaments axiaux**	*Treponema*	*T. pallidum*	Agent étiologique de la syphilis
	Borrelia	*B. burgdorferi*	Agent étiologique de la maladie de Lyme
	Leptospira	*L. interrogans*	Agent étiologique de la leptospirose
2 **Bacilles à Gram négatif, aérobies ou microaérophiles, motiles et de forme hélicoïdale ou vibrioïde**	*Campylobacter*	*C. jejuni*[1]	Responsable de diarrhées et d'entérites par suite de la consommation d'aliments contaminés d'origine animale
	Helicobacter	*H. pylori*[2]	Agent étiologique de la gastrite (type B). Interviendrait dans l'ulcère gastro-duodénal et la dyspepsie et serait en lien avec le cancer de l'estomac

1 Autrefois connu sous le nom d'*Helicobacter jejuni*.

2 Anciennement connu sous le nom de *Campylobacter pylori*.

Tableau 2.9 **(suite)**

Groupes	Genres	Espèces d'intérêt médical	Remarques
4 **Cocci et bacilles à Gram négatif aérobies/microaérophiles**	*Francisella*	*F. tularensis*	Agent étiologique de la tularémie
	Brucella	*B. abortus* *B. melitensis*	 Agents étiologiques de la brucellose
	Bordetella	*B. pertussis*	Agent étiologique de la coqueluche
	Legionella	*L. pneumophila*	Pathogène occasionnel des voies respiratoires de l'homme et responsable de pneumonies (légionellose)
	Neisseria	*N. meningitidis* *N. gonorrhoeæ*	Pathogène responsable de la méningite purulente Agent étiologique de la gonorrhée
	Moraxella	*M. catarrhalis*	Pathogène opportuniste, responsable d'infections diverses (otite moyenne, sinusite, bronchite et pneumonie)
	Kingella	*K. kingæ*	Pathogène opportuniste chez les jeunes enfants (arthrite)
	Pseudomonas	*P. aeruginosa*	Pathogène opportuniste responsable d'infections graves Infections respiratoires chez les personnes souffrant de mucoviscidose
	Burkholderia	*B. cepacia*	Infections respiratoires chez les personnes souffrant de mucoviscidose
	Flavobacterium	*F. meningosepticum*	Pathogène responsable d'infections graves, en particulier chez les nouveau-nés (méningites, septicémies)
5 **Bacilles à Gram négatif anaérobies facultatifs**			
Enterobacteriaceæ	*Escherichia* *Shigella*	*E. coli*[3]	Responsable d'infections urinaires, de gastro-entérites, de septicémies, etc.
	Salmonella	*S. typhi*	Agent étiologique de la typhoïde
	Citrobacter	*C. freundii*	Pathogène opportuniste occasionnel de blessures, infections urinaires, etc.
	Klebsiella	*K. pneumoniæ*	Agent étiologique de certaines pneumonies, rares mais très graves chez les personnes débilitées[4]
	Enterobacter	*E. cloacæ* *E. aerogenes*	Agents étiologiques d'infections des voies respiratoires, des voies urinaires, de bactériémies, de méningites, etc.
	Hafnia	*H. alvei*[5]	Agent étiologique de rares infections
	Serratia	*S. marcescens* *S. liquefaciens*	Pathogène opportuniste redoutable responsable de pneumonies, d'infections urinaires, d'infections de blessures, de septicémie et de méningite
	Ewingella	*E. americana*	Responsable de bactériémie, d'infections urinaires et parfois présent dans le pus et les blessures
	Proteus	*P. vulgaris*	Agents responsables d'infections extra-intestinales

3 Le genre *Escherichia* inclut maintenant le genre *Shigella* en raison de leur étroite parenté génétique.

4 On qualifie de débilitées les personnes souffrant de déficits immunitaires ou de certaines maladies chroniques.

5 Anciennement connu sous le nom d'*Enterobacter hafniæ*.

Tableau 2.9 **(suite)**

Groupes	Genres	Espèces d'intérêt médical	Remarques
		P. mirabilis	(infections de blessures, otites, conjonctivites, pneumonies, pleurésies, septicémies, péritonites, etc.)
	Providentia	*P. rettgeri*	Responsable d'infections nosocomiales (système urinaire, sang, voies respiratoires)
	Morganella	*M. morganii*	Agent responsable d'infections extra-intestinales (infections de blessures, otites, conjonctivites, pneumonies, pleurésies, septicémies, péritonites, etc.)
	Yersinia	*Y. pestis*	Agent étiologique de la peste
		Y. enterolytica	Agent infectieux responsable de gastro-entérites dans les régions nordiques (Scandinavie, Canada, etc.)
Vibrionaceæ	*Vibrio*	*V. choleræ*	Agent étiologique du choléra
	Aeromonas	*A. hydrophila*	Responsable d'infection des blessures souillées par l'eau ou la terre contaminée. Associé à de nombreux cas de diarrhée des voyageurs ; atteint facilement les enfants de moins de cinq ans
Pasteurellaceæ	*Hæmophilus*	*H. influenzæ*	Résidant de la flore normale des voies respiratoires des êtres humains. Cause la plus commune des méningites ; associée à des otites moyennes et à des épiglottites
	Actinobacillus	*A. actinomycetemcomitans*	Résidant de la flore buccale normale des êtres humains et des animaux domestiques, pathogène opportuniste responsable d'infections mixtes au niveau des mâchoires, d'endocardites et de périodontites
	Pasteurella	*P. multocida*	Agent responsable d'infections localisées, d'infections pulmonaires ou systémiques survenant par suite de morsures ou d'égratignures causées par certains animaux domestiques (chiens, chats, etc.) et sauvages.
Autres	*Eikenella*	*E. corrodens*	Résidant normal de la flore buccale. Pathogène opportuniste de la muqueuse buccale. Infection des plaies des morsures humaines
	Calymmato-bacterium	*C. granulomatis*	Agent responsable du granulome inguinal, sexuellement transmis ou non, caractérisé par des lésions ulcéreuses au niveau des muqueuses génitales et anales
	Cardiobacterium	*C. hominis*	Fait partie de la flore normale des voies respiratoires supérieures (nez et gorge). Pathogène opportuniste occasionnel responsable d'endocardites
	Chromobacterium	*C. violaceum*	Saprophyte du sol et de l'eau, pathogène occasionnel de l'Homme dans les pays tropicaux et subtropicaux
	Gardnerella	*G. vaginalis*	Agent probablement responsable de la vaginose[6], une affection vaginale commune, en association avec des bactéries anaérobies de la flore vaginale. Aussi responsable de septicémies

6 La vaginose est une affection différente de la vaginite, causée par *Candida albicans*, *Trichomonas vaginalis* ou *Neisseria gonorrhoeæ*.

Tableau 2.9 (suite)

Groupes	Genres	Espèces d'intérêt médical	Remarques
	Steptobacillus	*S. moniliformis*	Résidant de la flore naso-pharyngée du rat, susceptible d'être transmis à l'Homme, mais très rarement
6 Bacilles anaérobies, à Gram négatif, droits, incurvés ou spiralés	*Bacteroides*[7]	*B. fragilis*	Flore prédominante de l'intestin humain, généralement impliquée dans des infections abdomino-pelviennes
		B. ureolyticus	Responsable d'infections bénignes (ulcères superficiels, urétrite et périodontite)
	Prevotella	*P. melaninogenica*	Résidant du nez, du pharynx, des intestins et des voies génito-urinaires, responsable occasionnellement d'infections localisées (tête, cou), d'infections des voies respiratoires et urogénitales
	Porphyromonas	*P. gingivalis*	Infections buccales
	Fusobacterium	*F. nucleatum*	Résidant des voies respiratoires supérieures, intestinales et génito-urinaires. Responsable d'infections graves et variées
9 Chlamydia et Rickettsia	*Chlamydia*	*C. trachomatis*	Agent étiologique du trachome[8] ainsi que d'infections uro-génitales sexuellement transmises, de la conjonctivite à inclusion et du lymphogranulome vénérien
		C. psittaci	Agent étiologique de la psittacose[9]
	Rickettsia	*R. rickettsii*	Agent responsable de la fièvre pourprée des Montagnes Rocheuses
		R. prowasekii	Agent responsable du typhus
	Coxiella	*C. burnettii*	Agent responsable de la fièvre Q, une pneumonie atypique
17 Cocci à Gram positif	*Staphylococcus*	*S. aureus*	Pathogène responsable de différentes atteintes cutanées, ainsi que de bactériémie, d'endocardite, de méningite, de pneumonie ou d'entérocolite
		S. epidermidis	Résidant de la flore cutanée normale, pathogène opportuniste responsable d'infections de blessures et d'infections consécutives à l'adhésion de *S. epidermidis* à du matériel biomédical (prothèses, cathéters, etc.)
	Micrococcus	*M. luteus*	Résidant de la flore cutanée normale, opportuniste occasionnel chez l'hôte débilité
	Stomatococcus	*S. mucilaginosus*[10]	Pathogène opportuniste occasionnellement responsable d'infections cutanées, d'infections postopératoires (bactériémie, méningite, septicémie) et chez les personnes soumises à des chimiothérapies anticancéreuses

7 Le genre *Bacteroides* a été fractionné récemment en plusieurs genres. Seuls les *Bacteroides* du groupe *fragilis* et les espèces apparentées en font désormais partie. Les autres espèces sont classées dans les genres *Prevotella* et *Porphyromonas*.

8 Infection de la conjonctive et de la cornée causant une diminution progressive de la vision pouvant aller jusqu'à la cécité.

9 Zoonose qui affecte de nombreux groupes d'oiseaux, transmissible à l'Homme, et qui se manifeste par une pneumonie atypique grave.

10 Auparavant connu sous le nom de *Micrococcus mucilaginosus*.

Tableau 2.9 (suite)

Groupes	Genres	Espèces d'intérêt médical	Remarques
	Streptococcus	*S. pyogenes*	Pathogène responsable des infections suppurées (pharyngite, amygdalite, sinusite), de la scarlatine, de l'impétigo et de l'érysipèle. Il est aussi responsable d'infections systémiques (bactériémie, méningite, ostéomyélite, arthrite) et à l'origine de complications poststreptococciques (glomérulo-néphrite et rhumatisme articulaire aigu)
		S. pneumoniæ	Agent le plus fréquent de la pneumonie consécutive à une infection virale des voies respiratoires (grippe)
	Enterococcus	*E. fæcalis*	Agent responsable de diverses infections: endocardite, infections urinaires, infections mixtes associées à des entérobactéries et à des *Bacteroides*
	Lactococcus	*L. lactis*	Streptocoques lactiques (présents dans le lait), pathogène opportuniste parfois isolé du sang, de l'urine et des blessures
	Aerococcus	*A. viridans*	Pathogène opportuniste éventuellement responsable d'infections urinaires et d'endocardite
	Gemella	*G. morbillorum*	Responsable d'infections urinaires et d'endocardite
	Pediococcus	*P. acidilactiti*	Pathogène opportuniste éventuellement responsable d'infections diverses, notamment chez les personnes souffrant de tumeurs malignes, de diabète ou de problèmes cardio-vasculaires
	Leuconostoc	*L. mesenteroides*	Pathogène opportuniste éventuellement responsable d'infections diverses, ainsi que de bactériémie et d'infections pulmonaires chez les personnes souffrant du SIDA
	Peptostreptococcus	*P. magnus*	Résidant des voies respiratoires supérieures et des voies uro-génitales, occasionnellement responsable de périodontite, d'otite et de sinusite chronique
	Streptococcus	*S. intermedius*	Résidant de la flore indigène des voies respiratoires supérieures, des voies urogénitales et, dans une moindre mesure, de la peau et des voies digestives. Responsable occasionnel de différentes infections (endocardite, pneumonies post-bactériémie, épiglottite, arthrite septique, etc.)
	Gemella	*G. morbillorum*	Résidant des voies respiratoires et gastro-intestinales. Responsable occasionnel de différentes infections (bactériémie et endocardite, méningite et arthrite septique
18 Bacilles et cocci à Gram positif formant des endospores	*Clostridium*	*C. tetani*	Agent étiologique du tétanos
		C. botulinum	Agent étiologique du botulisme
		C. perfringens	Agent étiologique des myonécroses (gangrènes gazeuses)
		C. difficile	Responsable d'infections intestinales nosocomiales
	Bacillus	*B. anthracis*	Agent étiologique du charbon,
		B. cereus	Intoxications alimentaires
19 Bacilles à Gram positif, non sporulés, de forme régulière	*Listeria*	*L. monocytogenes*	Agent étiologique de la listériose (méningite, et, occasionnellement de bactériémie et d'endocardite
	Erysipelothrix	*E. rusiopathiæ*	Agent responsable de l'érysipéloïde caractérisée par une inflammation des mains et des doigts

Tableau 2.9 (suite)

Groupes	Genres	Espèces d'intérêt médical	Remarques
	Lactobacillus	*L. acidophilus*	Bacilles aérobies participant à la formation de la plaque dentaire Microorganismes commensaux de la flore vaginale
20 Bacilles à Gram positif non sporulés, de forme irrégulière	*Corynebacterium*	*C. diphteriæ*	Agent étiologique de la diphtérie, une affection des voies respiratoires supérieures chez les enfants et les adultes non vaccinés
	Actinomyces	*A. israelii*	Résidant commensal des cavités naturelles chez l'Homme, pathogène occasionnel responsable de l'actinomycose (infection chronique, suppurative et granulomateuse)
	Propionibacterium	*P. acnes*	Germe prédominant de la flore cutanée, des voies respiratoires supérieures et des voies digestives. *P. acnes* interviendrait dans l'acné
	Eubacterium	*E. lentum*	Résidant de la flore commensale buccale, occasionnellement pathogène (infections mixtes de blessures et abcès)
	Bifidobacterium	*B. dentium*	Résidant de la flore commensale buccale
	Mobilincus	*M. curtisii* *M. mulieris*	Probablement responsable de vaginose, en association avec d'autres bactéries (*Gardnerella*, *Mycoplasma*, etc.)
21 Mycobactéries	*Mycobacterium*	*M. lepræ* *M. tuberculosis*	Agent étiologique de la lèpre Agent étiologique de la tuberculose
22 Nocardioformes et actinomycètes	*Nocardia*	*N. asteroides*	Agent responsable de 90 % des nocardioses, caractérisées par des atteintes essentiellement pulmonaires
23 Genres avec des sporanges multiloculaires	*Dermatophilus*	*D. congolensis*	Agent responsable de la dermatophilose, une dermatite exsudative purulente qui affecte les animaux (bovins et ovins) et transmissible à l'Homme
30 Mycoplasmes	*Mycoplasma*	*M. pneumoniæ*	Agent fréquemment responsable de la trachéo-bronchite et de la pneumonie atypique primitive
		M. hominis	Pathogène opportuniste responsable de pathologies uro-génitales en association avec *Ureaplasma urealyticum*
	Ureaplasma	*U. urealyticum*	Pathogène opportuniste responsable de pathologies uro-génitales en association avec *Mycoplasma hominis*

Concepts clés à retenir

1. Sauf rares exceptions, les cellules bactériennes sont entourées de plusieurs enveloppes : la **paroi**, la **membrane plasmique**, auxquelles s'ajoute, chez certaines espèces, une **capsule**.
2. Les bactéries ont une forme sphérique (**cocci**), allongée (**bacilles**) ou spiralée (**spirilles**).
3. Les **pili** interviennent dans les échanges génétiques et permettent aux bactéries d'adhérer aux cellules eucaryotes.
4. Les **mésosomes** prennent part à différentes activités métaboliques.
5. L'**appareil nucléaire** est composé d'un unique chromosome.
6. Les **plasmides** sont des petits filaments d'ADN portant des informations génétiques particulières.
7. Les **endospores** sont des organites thermorésistants et chimiorésistants.
8. Les bactéries motiles se déplacent à l'aide de **flagelles** ou de **filaments axiaux**.
9. Les bactéries se reproduisent par **fission binaire**.
10. Le **taux de croissance** correspond au nombre de divisons par unité de temps.
11. Le **temps de génération** correspond au temps qui sépare deux divisions.
12. Les bactéries sont classées d'après la **classification de Bergey**, basée sur des critères morphologiques, physiologiques et biochimiques.

Références et lectures suggérées

Avril, J.-L. *Nouveau dictionnaire de bactériologie clinique*. Paris, Ellipses, 1997.

Balows, A., Trüper, H. G., Dworkin, M., Harder, W. et K. H. Schleifer. *The procaryotes*. 2e éd., New York, Springer-Verlag, 1992.

Baron, E. Jo, Peterson, L. R., et S. M. Finegold. *Bailey & Scott Diagnostic Microbiology*. 9e éd., St-Louis, Mosby, 1994.

Couture, B. *Bactériologie médicale*. 3e éd., Montréal, Décarie, 1997.

Fishetti, V. « La protéine M des streptocoques ». *Pour la science*, n° 166 (août 1991), p. 56-64.

Holt, J. O., et coll. *Bergeys Manual of Determinative Bacteriology*. Baltimore, Williams & Wilkins, 1994.

Joklik, W. K., Willlet, H. P. et D. B. Amos. *Zinsser Microbiology*. 20e éd., Norwalk, Appleton & Lange, 1992.

Koneman, E. W., Allen, S. D., Janda, W. L., Schreckenberger et W. C Win Jr. *Color Atlas and Textbook of Diagnostic Microbiology*. 4e éd., Philadelphie, Lippincott, 1997.

Leclerc, H., Gaillard, J. L. et M. Simonet. *Microbiologie générale. La bactérie et le monde microbien*. Paris, Doin, 1995.

Murray, P. R., Baron E. Jo., Pfaller, M. A., Tenover, F. C. et R. H. Yolken. *Manual of Clinical Microbiology*. 7e éd., Washington, D. C., American Society for Microbiology Press, 1999.

Murray, P. R., Rosenthal, K. S., Kobayashi, G. S. et M. A. Pfaller. *Medical Microbiology*. 3e éd., St Louis, Mosby, 1998.

Novick, R. « Les plasmides ». *Pour la science*, n° 40 (février 1981), p. 46-59.

Prescott, L., Harley, J. P. et D. A. Klein. *Microbiologie*. Bruxelles, De Boeck, 1995.

Chapitre 3

Microorganismes eucaryotes

Sommaire

3.1 Introduction

Les microorganismes eucaryotes forment un monde immense et très diversifié. Pourtant, ils ont tous un caractère commun : la complexité de leur organisation cellulaire de type eucaryote, avec un noyau vrai et de nombreux organites cytoplasmiques spécialisés.

La très grande majorité des microorganismes eucaryotes sont unicellulaires. Ceux qui sont pluricellulaires présentent un deuxième degré de complexité caractérisé par une spécialisation cellulaire et une différenciation tissulaire limitée, mais apparente.

De structures très diverses, et très différents dans leurs modes de nutrition, les microorganismes eucaryotes forment un groupe hétérogène mais dans lequel on reconnaît certaines caractéristiques des animaux et des végétaux. D'ailleurs, les microorganismes eucaryotes n'ont-ils pas d'abord été classés avec les uns ou avec les autres avant que soient créés pour eux des règnes qui reconnaissent leurs spécificités ?

Les microorganismes eucaryotes comprennent les algues, les protozoaires et les mycètes. Nous ne traiterons que des deux derniers groupes, car les algues ne présentent pas d'intérêt médical particulier.

3.2 Protozoaires

Les protozoaires forment un ensemble d'organismes eucaryotes très hétérogène et de structures variées (figure 3.1). Littéralement, le terme protozoaire signifie premiers animaux.

3.2.1 Caractéristiques

Classés dans le règne des protistes, les protozoaires sont tous dépourvus de pouvoir photosynthétique et de paroi cellulosique. La motilité et l'unicellularité constituent deux autres propriétés importantes du groupe. La très grande majorité des protozoaires mènent une vie aquatique libre. Quelques espèces vivent en parasites dans les tissus végétaux et animaux. Plusieurs espèces peuvent infester l'appareil digestif, les voies génito-urinaires, le sang et différents tissus de l'Homme.

La plupart des protozoaires qui parasitent l'Homme et les animaux présentent un cycle biologique, c'est-à-dire un ensemble d'étapes où alternent des passages dans l'environnement, dans un hôte ou successivement dans plusieurs hôtes. Certains protozoaires, comme *Giardia lamblia*, possèdent un cycle biologique simple, alors que d'autres possèdent un cycle complexe, comme *Plasmodium malariæ* ou *Toxoplasma gondii*. La figure 3.2 illustre le cycle biologique de *Giardia lamblia*, et la figure 3.3 celui de *Plasmodium malariæ*.

Figure 3.1 Morphologie des protozoaires

A) *Mastigophora* : *Trichomonas* et *Trypanosoma* (flagellés), *Amœba* (Sarcodines ou amibes) ;

B) *Apicomplexa* : *Toxoplasma*.

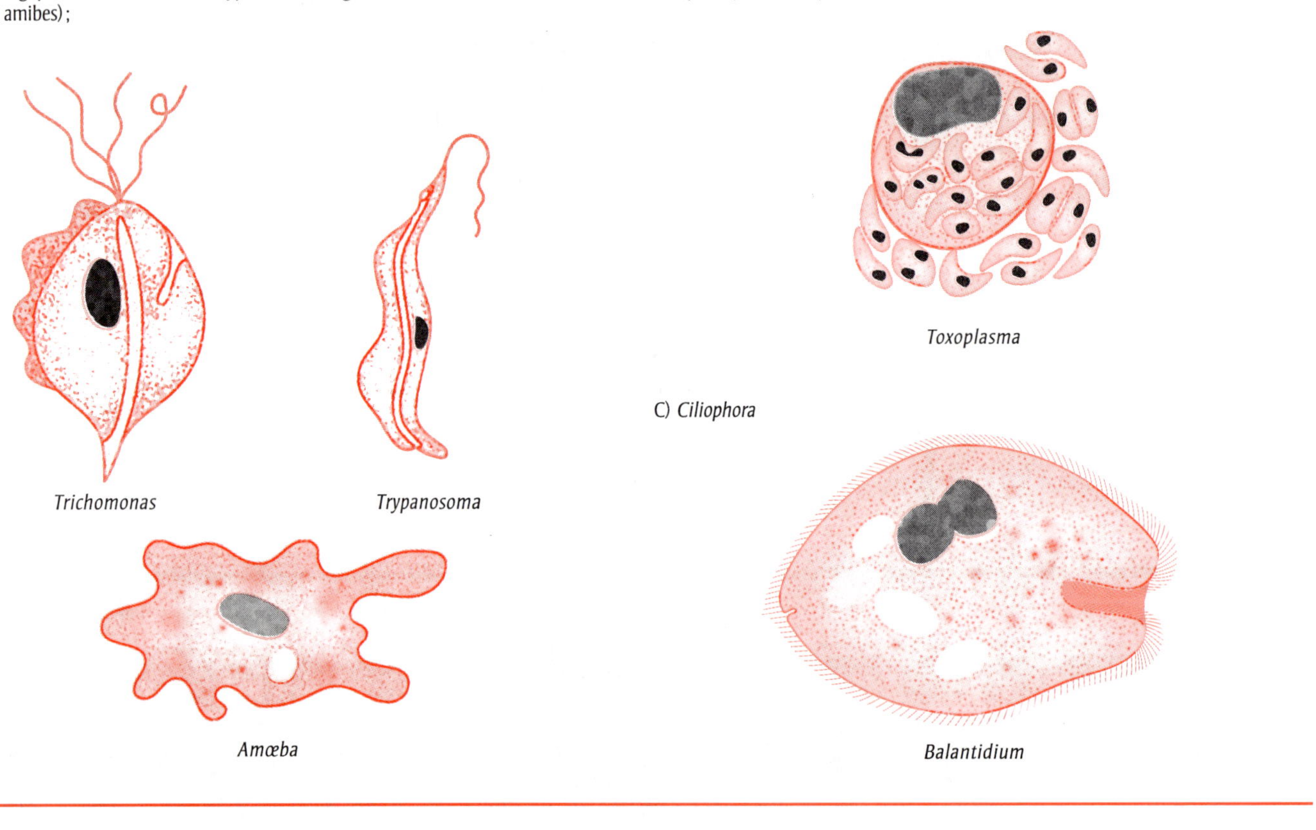

Figure 3.2 **Cycle biologique de *Giardia lamblia***

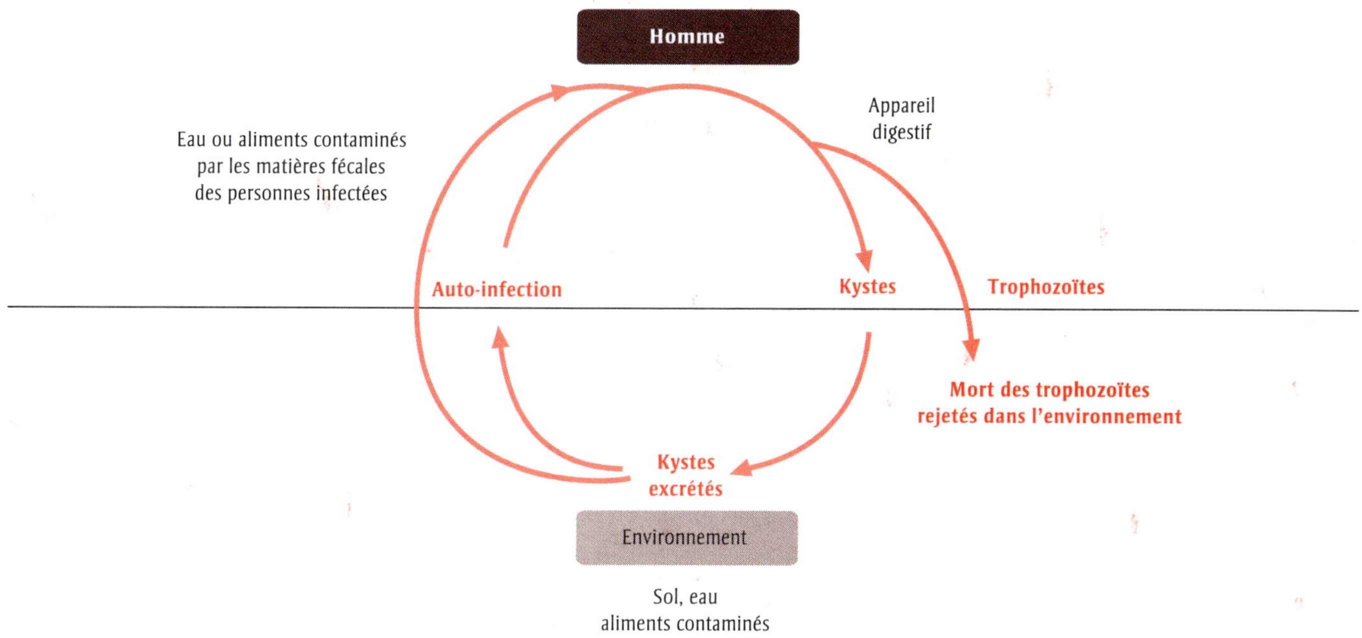

Une personne contaminée rejette des trophozoïtes et des kystes de *Giardia lamblia* dans l'environnement. Les premiers meurent mais les seconds survivent aux conditions défavorables qu'ils rencontrent. Par suite d'une mauvaise hygiène fécale, une personne peut se réinfecter. Une personne saine peut s'infecter en consommant de l'eau ou des aliments contaminés par des matières fécales contenant des kystes de *Giardia lamblia*.

Figure 3.3 **Cycle biologique de *Plasmodium malariae***

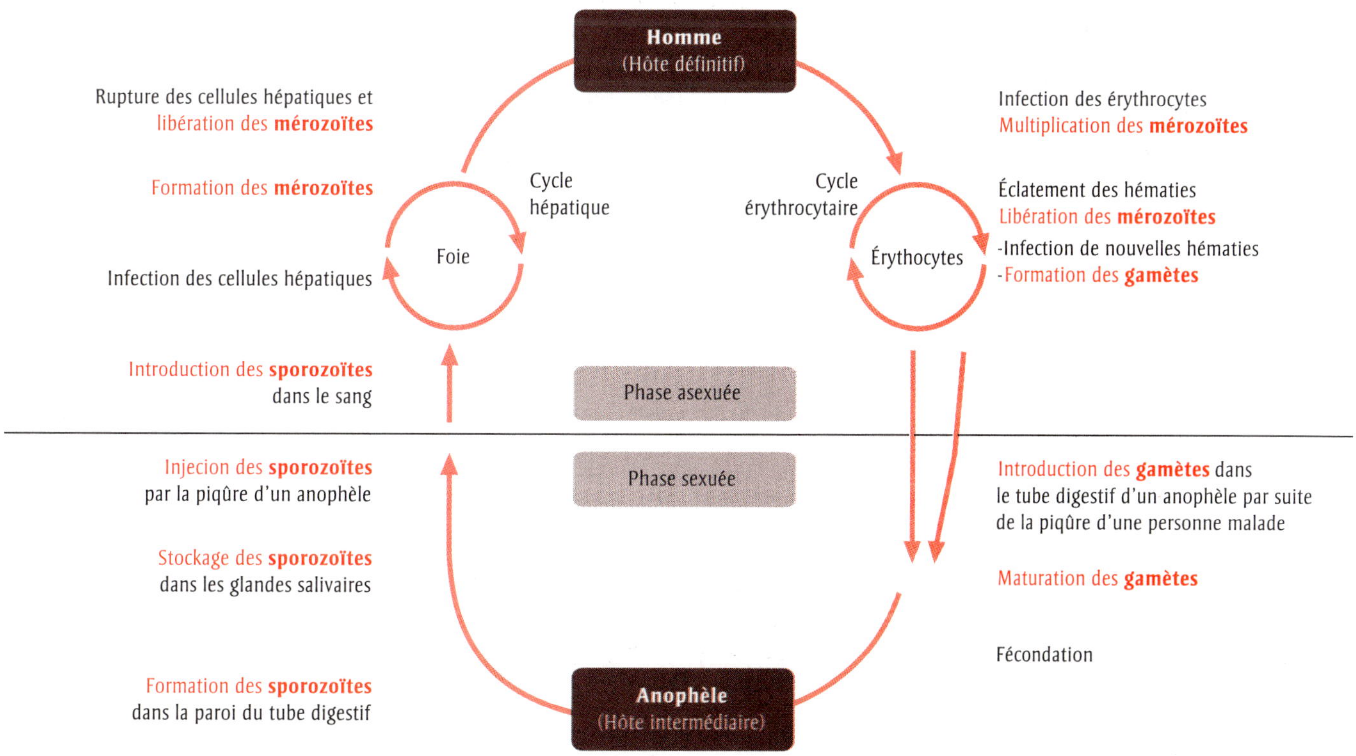

Plasmodium malariæ a un cycle biologique complexe caractérisé par le passage chez deux hôtes différents: l'Homme et un insecte hématophage voisin du moustique, l'anophèle. Au cours de son passage chez l'Homme, *Plasmodium malariæ* réalise la phase asexuée de son cycle biologique.

Pour se développer, la très grande majorité des protozoaires requièrent des conditions précises de température et de pH. Bien qu'il existe quelques exceptions, les protozoaires se développent à une température comprise entre 15 et 25 °C (température maximale 40 °C) et ne tolèrent pas les conditions de pH trop éloignées de la neutralité. Généralement, le pH ne peut être inférieur à 6 ni supérieur à 8.

La plupart des protozoaires qui parasitent l'intestin sont capables de former des kystes. Par ce terme, on désigne l'enveloppe dans laquelle s'enferme la cellule végétative ou trophozoïte. Protégée par cette enveloppe, et métaboliquement moins active, la cellule peut résister à des conditions ambiantes défavorables telles que la dessiccation et l'absence d'éléments nutritifs, ou à l'acidité de l'estomac de l'hôte, par exemple. Le kyste fait partie intégrante du cycle biologique de nombreux protozoaires parasites et facilite la transmission d'un hôte à un autre. Chez les espèces incapables de former des kystes, la transmission se fait directement d'une personne à une autre (exemple *Trichomonas vaginalis*) ou par l'intermédiaire d'un vecteur (*Plasmodium malariæ*).

3.2.2 Classification

La classification des protozoaires repose habituellement sur la nature de leur appareil locomoteur et sur différentes caractéristiques de leur cycle biologique. Classés parmi les protistes, les protozoaires forment un sous-règne au sein duquel il sont répartis en huit embranchements. Quatre d'entre eux présentent un intérêt médical (figure 3.4). Ce sont les *Sarcomastigophora*, les *Ciliophora*, les *Apicomplexa* et les *Microspora*.

Sarcomastigophora

L'embranchement des sarcomastigophores comprend les sous-embranchements des sarcodines et des mastigophores ou flagellés. Ces deux sous-groupes se distinguent par la nature de leur appareil locomoteur. Ils se caractérisent aussi par la présence d'un seul noyau, contrairement à d'autres protozoaires.

Sarcodines

Les sarcodines sont dépourvues de cils et de flagelles, mais elles se déplacent grâce à des mouvements cytoplasmiques qui déterminent la formation de pseudopodes. Elles se reproduisent par scission asexuée. Certaines espèces forment des kystes grâce auxquels elles résistent aux conditions environnementales défavorables.

La plupart des sarcodines mènent une vie libre dans l'eau et le sol. Toutefois, certaines espèces parasitent les mammifères et quelques unes sont pathogènes pour l'Homme. *Entamœba histolytica*, qui est responsable de la dysenterie amibienne, en est un exemple (figure 3.5). Les amibes se transmettent indirectement par l'intermédiaire d'eau ou d'aliments contaminés par les matières fécales de personnes infestées.

Figure 3.4 **Classification sommaire des protozoaires**

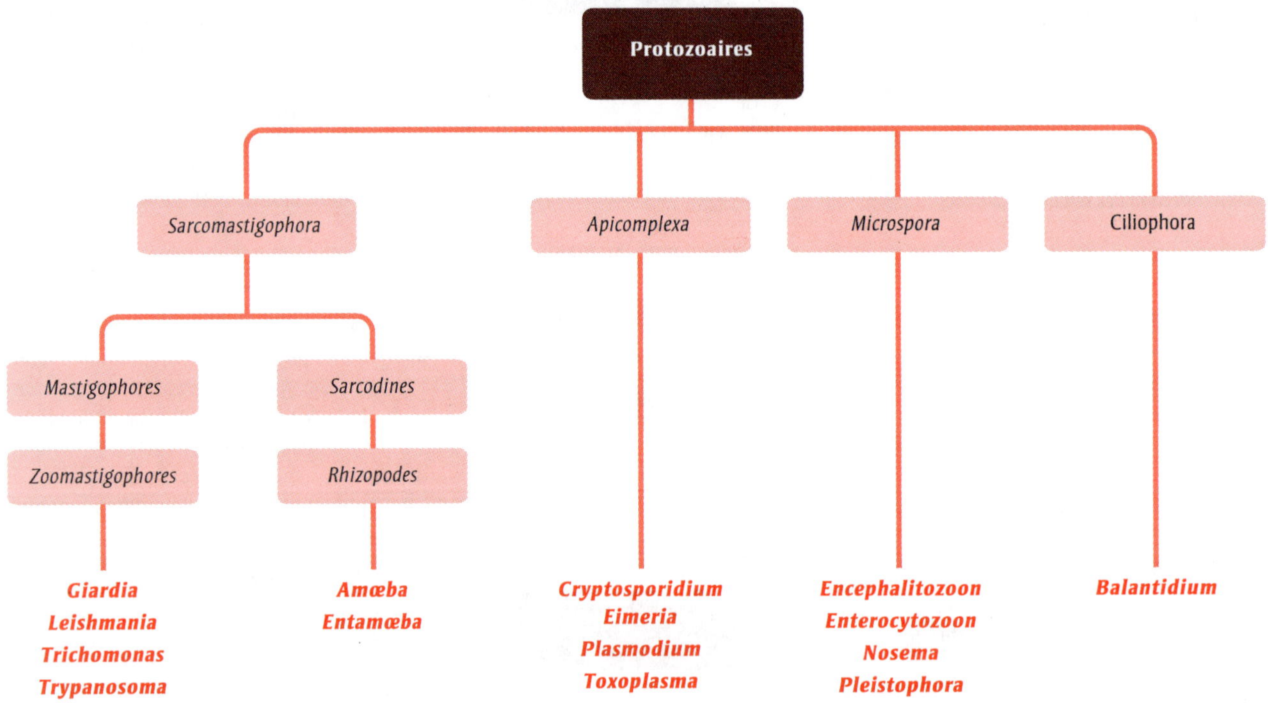

Figure 3.5 ***Entamœba histolytica***

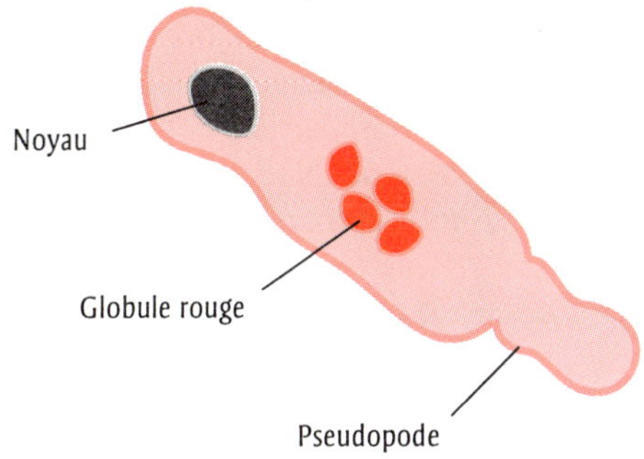

Responsable de la dysenterie amibienne, *Entamœba histolytica* fait partie de quelques espèces de sarcodines pathogènes pour l'être humain.

Tiré de : Richards, R. *Introduction à la parasitologie humaine.* Montréal, Décarie, 1993.

Mastigophora

Le sous-embranchement des mastigophores réunit les protozoaires munis de flagelles (figure 3.6). Il comprend plusieurs classes dont celle des zoomastigophores, ou zooflagellés. La plupart des zoomastigophores se reproduisent de façon asexuée par scission binaire longitudinale. Un certain nombre d'entre eux sont pathogènes pour l'Homme. Ils parasitent le tube digestif, le sang ou d'autres tissus. Parmi les flagellés pathogènes, on peut citer :

- *Trichomonas vaginalis*, responsable d'infections génitales et urinaires chez l'homme et la femme ;
- *Giardia lamblia*, qui provoque des affections gastro-intestinales ;
- *Trypanosoma gambiense*, agent de la maladie du sommeil, qui atteint de façon endémique les populations des pays de l'Afrique équatoriale, dans les régions où vit la mouche tsé-tsé, l'agent vecteur qui transmet cette parasitose à l'Homme ;
- *Trypanosoma cruzi*, responsable de la maladie de Chagas, qui sévit dans les États du sud des États-Unis et en Amérique centrale.

Ciliophora

L'embranchement des *Ciliophora* comprend les protozoaires dont l'appareil locomoteur est constitué de nombreux cils courts disposés en rangées longitudinales ou en spirale. La plupart du temps, les ciliés se reproduisent par scission asexuée transversale. Par ailleurs, tous les ciliés contiennent deux noyaux : un macronucleus, qui contrôle les fonctions cellulaires courantes et le métabolisme cellulaire, et un micronucleus qui intervient lors de la reproduction sexuée (conjugaison). La présence de vacuoles pulsatiles chargées d'assurer l'osmorégulation constitue une autre particularité de ce groupe.

La plupart des ciliés mènent une vie libre. D'autres parasitent les voies digestives de certains animaux où ils vivent en commensaux inoffensifs. Chez l'Homme, on ne connaît qu'une espèce parasite : *Balantidium coli*, qui est responsable d'affections gastro-intestinales. *Balantidium coli* est un résident de l'intestin de certains animaux. Il peut être transmis à l'Homme par des kystes présents dans de l'eau ou des aliments contaminés par les excréments d'animaux comme le porc.

Apicomplexa

L'embranchement des *Apicomplexa* réunit les organismes aussi connus sous le nom de Sporozoaires, en raison de la phase sporogène de leur cycle biologique.

Ces protozoaires se caractérisent par leur parasitisme intracellulaire. Ils pénètrent dans les cellules hôtes en perforant la membrane plasmique. Les sporozoaires sont caractérisés par :

- l'absence d'appareil locomoteur (à l'exception des cellules reproductrices mâles de certaines espèces) ;

Figure 3.6 **Quelques mastigophores pathogènes : *Trypanosoma, Gardia, Trichomonas***

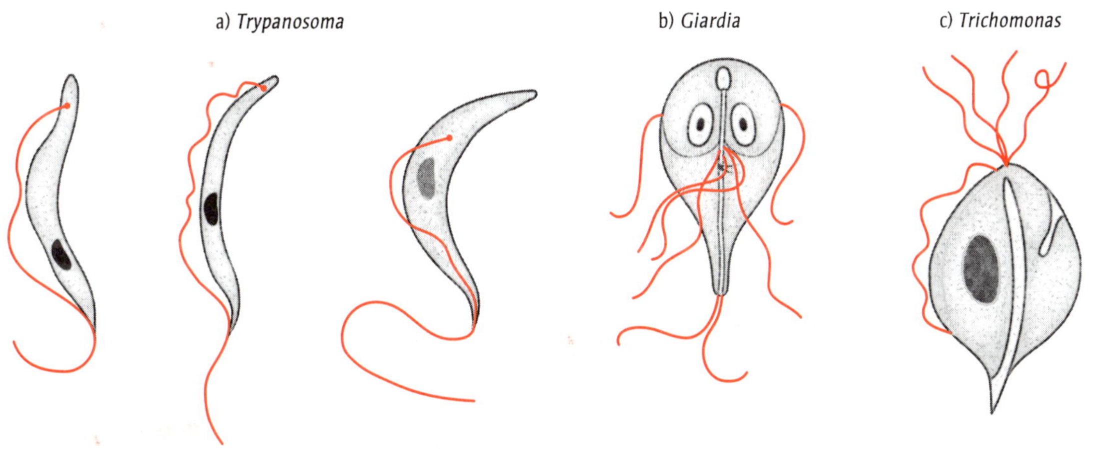

- leur cycle évolutif complexe;
- leur vie parasitaire.

Les cycles vitaux des sporozoaires sont caractérisés par l'alternance des modes de reproduction asexuée et sexuée qui surviennent chez des hôtes différents. L'hôte qui abrite le sporozoaire présentant les formes asexuées est qualifié d'hôte définitif, tandis que celui qui abrite les formes sexuées est qualifié d'hôte intermédiaire. Ainsi, dans le cas du paludisme, causé par *Plasmodium malariæ*, le moustique est l'hôte intermédiaire alors que l'Homme est l'hôte définitif (voir figure 3.3).

Certains sporozoaires sont pathogènes. Parmi les plus connus, on peut citer:

- *Plasmodium malariæ*, agent du paludisme, maladie que l'on rencontre à l'état endémique dans de nombreuses régions du monde et particulièrement dans les régions chaudes et humides de l'Afrique, des Amériques centrale et du sud;
- *Toxoplasma gondii*, responsable de la toxoplasmose. Bénigne chez l'adulte (chez lequel elle est souvent inapparente), la toxoplasmose peut être redoutable chez l'enfant au cours de la vie fœtale, par suite de transmission transplacentaire. Le protozoaire est responsable d'hépatosplénomégalie (hypertrophie du foie et de la rate), d'atteintes cardiaques et cérébrales qui causent des retards moteurs et la débilité
- *Cryptosporidium*, responsable de la cryptosporidiose, une infection opportuniste causée par la contamination de l'eau potable. On observe une recrudescence de cette parasitose depuis l'apparition du SIDA, ainsi que chez les enfants en garderie. Elle se manifeste principalement par une diarrhée de quelques jours;
- *Isospora*, responsable d'une parasitose généralement asymptomatique mais qui provoque de graves diarrhées chez les personnes souffrant du SIDA;
- *Sarcocystis*, une parasitose très fréquente chez l'animal (bœuf et porc, notamment) et qui peut affecter accidentellement l'Homme par suite de la consommation de viande insuffisamment cuite.

Citons enfin *Pneumocystis carinii*, qui provoque de graves pneumonies chez les personnes souffrant d'immunodéficience. C'est ce qui se produit notamment chez les personnes atteintes du SIDA, dont plus des deux tiers meurent de la pneumonie provoquée par ce protozoaire. Toutefois, la place de *Pneumocystis* parmi les protozoaires est incertaine. Il pourrait être classé dans le groupe des mycètes dont il partage certaines propriétés.

Microspora

Les *Microspora* étaient auparavant classés avec les sporozoaires. Ce sont aussi des parasites intracellulaires obligatoires mais ils diffèrent des sporozoaires par plusieurs caractéristiques importantes. Un nouvel embranchement leur a donc été réservé. Les *microspora* sont caractérisés notamment par la structure de leurs cellules reproductrices qui comportent un mécanisme complexe destiné à injecter le matériel infectieux (sporoplasme) dans les cellules hôtes. Récemment, plusieurs microsporidies ont été associées à des infections opportunistes chez les personnes immunodéprimées. Ces microsporidies appartiennent aux genres *Encephalitozoon*, *Enterocytozoon*, *Nosema* et *Pleistophora*. *Encephalitozoon* et *Enterocytozoon* sont généralement responsables d'infections disséminées. Occasionnellement, ils s'attaquent au cerveau, au foie ou aux reins. Quant à *Nosema*, il cause des kératoconjonctivites chez les malades atteints du SIDA.

Le tableau 3.1 résume les caractéristiques distinctives des différents groupes de protozoaires pathogènes.

3.3 Mycètes

Les mycètes sont des organismes eucaryotes non photosynthétiques. Cette caractéristique les distingue des algues, tandis que l'absence d'organes de locomotion et la présence d'une paroi de chitine les différencient des protozoaires.

Certaines espèces de mycètes sont parasites. Quelques-unes d'entre elles sont pathogènes. Chez l'Homme, les mycoses qu'elles produisent sont souvent graves, surtout si elles sont systémiques (généralisées). Par ailleurs, certains mycètes sécrètent des toxines, les mycotoxines, à l'origine d'intoxications alimentaires chez l'Homme et l'animal.

3.3.1 Anatomie et morphologie

Bien qu'ils soient de nature typiquement eucaryote (on y trouve tous les organites spécialisés qui définissent la structure eucaryote), un grand nombre de mycètes présentent une organisation cellulaire particulière qui les distingue des autres groupes de microorganismes. Les principales structures anatomiques sont définies au tableau 3.2.

La plupart des mycètes sont constitués d'une masse de cytoplasme enfermée dans des filaments ramifiés, nommés hyphes, dont le diamètre moyen est de l'ordre de 5 à 10 µm. L'ensemble des hyphes forme le thalle. Ce thalle peut prendre l'aspect d'un réseau lâche: c'est ce que l'on observe à la surface d'un milieu de culture sur lequel s'est développée une moisissure comme *Penicillium notatum* ou *Rhizopus nigricans*. Chez d'autres espèces de mycètes, le thalle forme plutôt un réseau compact et dense de filaments: on observe cette organisation chez *Agaricus campestris*, l'agaric champêtre, champignon comestible bien connu.

Le thalle comprend deux parties:

- le thalle végétatif, ou mycélium, dont les hyphes puisent les éléments nutritifs nécessaires à la croissance du mycète. Dans la nature, cette partie du thalle est enfouie dans le sol. En culture, au laboratoire, le thalle végétatif s'enfonce dans la gélose du milieu nutritif (figure 3.7a);

Tableau 3.1 Classification des protozoaires pathogènes

Embranchements	Caractères	Exemples	Infections
SARCOMASTIGOPHORA			
Sarcodines	Déplacement à l'aide de pseudopodes Absence de membrane rigide Présence de kystes de résistance chez certains représentants	*Amœba* *Entamœba*	Dysenteries
Mastigophores (Zooflagellés)	Appareil locomoteur constitué de flagelles Présence de kystes de résistance chez certains représentants	*Giardia* *Trichomonas* *Trypanosoma*	Affections gastro-intestinales Trichomonase Maladie du sommeil Maladie de Chagas
CILIOPHORA			
Ciliés	Appareil locomoteur constitué de cils Présence de kystes de résistance chez certains représentants Présence de deux noyaux	*Balantidium*	Affections gastro-intestinales
APICOMPLEXA			
Sporozoaires	Absence d'appareil locomoteur durant la plus grande partie du cycle biologique Cycles biologiques complexes (avec des hôtes différents pour les phases de reproduction sexuée et asexuée)	*Plasmodium* *Toxoplasma* *Cryptosporidium* *Sarcocystis* *Isospora*	Paludisme Toxoplasmose Cryptosporidiose Sarcocystose Affections gastro-intestinales chez les personnes immunodéprimées
MICROSPORA			
	Structure particulière des cellules reproductrices dotées d'un appareil destiné à injecter leur matériel infectieux dans les cellules parasitées	*Encephalitozoon* *Enterocytozoon* *Nosema*	Infections disséminées chez les personnes immunodéprimées

Tableau 3.2 Définitions des principales structures anatomiques des mycètes

Structures anatomiques	Définitions
Cœnocyte	Structure constituée d'une masse de cytoplasme contenant plusieurs noyaux. Au sein de cette masse, chaque noyau contrôle les activités cellulaires d'un territoire donné. Cette masse de cytoplasme est plus ou moins volumineuse et plus ou moins ramifiée. Elle est éventuellement cloisonnée, mais les cloisons transversales ne sont pas des membranes plasmiques.
Conidies	Terme désignant les spores asexuées
Hyphes	Filaments à structure cœnytique plus ou moins ramifiés, éventuellement cloisonnés et dont l'ensemble forme le mycélium.
Mycélium	Ensemble des hyphes déterminant la partie végétative d'un mycète.
Spores	Élements unicellulaires généralement portés par des organes de fructification, par lesquels les mycètes assurent leur reproduction asexuée et sexuée.
Thalle	Structure du mycète formée par le mycélium et les organes de fructification.

– le thalle reproducteur, constitué d'hyphes aériens, forme un disque d'aspect velouté ou ouaté à la surface du milieu de culture. C'est sur le thalle reproducteur que se forment les spores nécessaires à la reproduction et à la dissémination du mycète. Ce sont les spores qui donnent au thalle une couleur caractéristique (verdâtre, blanc, noir ou brun).

Le mycélium peut se développer presque indéfiniment et les mycètes peuvent atteindre des dimensions qui les rendent visibles à l'œil nu. La croissance du thalle est centrifuge. Autrement dit, elle s'effectue en progressant du centre vers la périphérie. Il suffit d'observer le développement d'une moisissure sur un milieu de culture. Au fil des jours, le disque aérien s'agrandit à partir du point de germination de la spore ensemencée et finit par envahir toute la boîte de Petri (figure 3.7b).

Ce mode de croissance centrifuge explique aussi l'aspect caractéristique des lésions cutanées observées chez les personnes infectées par certains mycètes parasites.

Figure 3.7 **Développement des mycètes en culture**

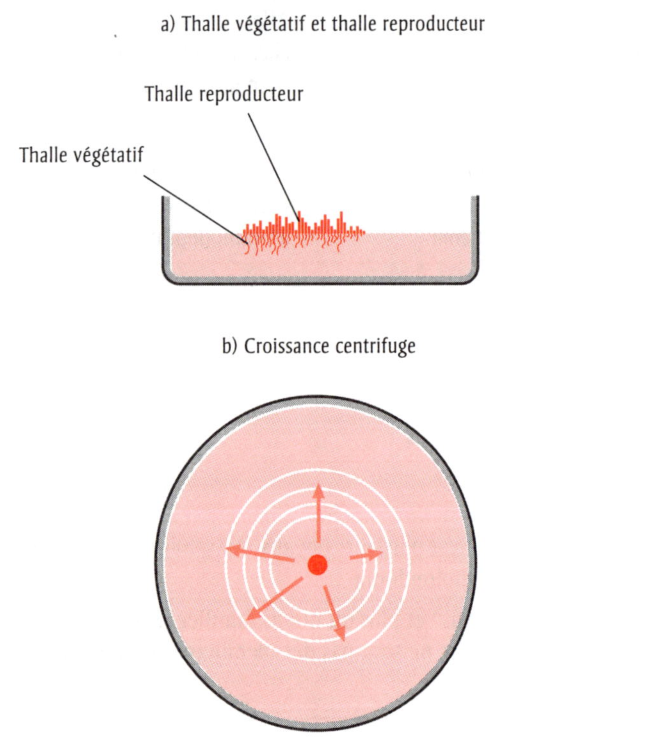

a) Un mycète comprend deux parties:
– le thalle végétatif, enfoui dans le milieu de culture
– le thalle reproducteur, qui est aérien et porte les appareils de fructification dans lesquels se forment les conidies. (Tiré de Delorme J., et P. Robert. *Mycologie médicale*. Montréal, Décarie, 1997).

b) À la surface de la gélose, les mycètes ont une croissance centrifuge. Le thalle progresse du centre (le point de germination) vers la périphérie.

Les hyphes présentent une organisation variable: ils peuvent être cloisonnés ou non et le cytoplasme qu'ils contiennent renferme un nombre variable de noyaux. On donne à cette organisation syncytiale le nom de cœnocyte. Elle est représentée à la figure 3.8 qui montre les principaux types d'hyphes, cloisonnés et non cloisonnés, que l'on rencontre chez les mycètes.

Les cloisons ne sont pas de nature membraneuse mais sont plutôt des étranglements internes du tube de chitine constituant l'hyphe. Par ailleurs, ces cloisons sont parfois incomplètes, présentant un pore central qui permet la circulation du cytoplasme à l'intérieur de l'hyphe.

La structure cœnocytique n'est pas caractéristique de toutes les espèces. Certaines possèdent en effet une organisation cellulaire simple. C'est le cas des levures. Unicellulaires, leurs dimensions sont de l'ordre de quelques millimètres. Leur morphologie est très variable: elles sont tantôt sphériques, tantôt ovales, tantôt allongées. Elles se reproduisent le plus souvent de façon asexuée par bourgeonnement. Généralement, les bourgeons arrivés à maturité se détachent. Il arrive aussi, comme chez les levures du genre *Candida*, que ces bourgeons s'allongent sans se détacher. Ils bourgeonnent à leur tour pour former une sorte de filament d'allure caractéristique, au diamètre irrégulier, qualifié de pseudomycélium. Les levures du genre *Candida* sont responsables de mycoses cutanées ou muco-cutanées (voir chapitre 24).

3.3.2 Physiologie

Tous les mycètes sont hétérotrophes, ce qui les rend dépendants d'une source organique de carbone. Comme les bactéries, ils se nourrissent par diffusion. Ils sécrètent des enzymes qui

Figure 3.8 **Principaux types d'hyphes**

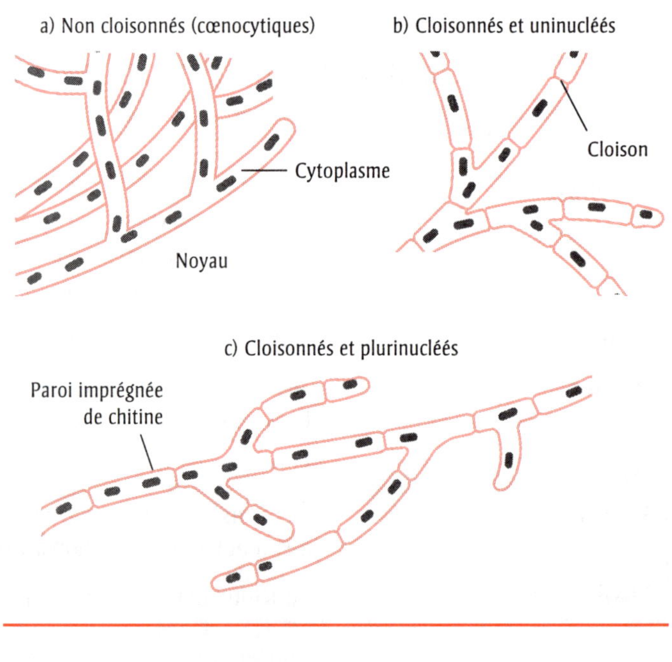

leur permettent d'hydrolyser les éléments nutritifs trop volumineux (polyosides, protéines et lipides) et qui ne peuvent être absorbés tels quels. Les composés plus simples issus de cette dégradation extérieure sont alors absorbés par diffusion ou par d'autres mécanismes.

Les mycètes pathogènes se sont adaptés à vivre dans les tissus des hôtes qu'ils parasitent. Ainsi, les mycètes dermatophytes sécrètent de la kératinase, une enzyme qui leur permet de dégrader la kératine, une protéine fibreuse dure que l'on trouve dans les cheveux, les poils et dans la couche cornée de la peau.

D'autres mycètes, comme *Histoplasma capsulatum* ou *Coccidioides immitis*, ont développé la capacité de contourner plusieurs mécanismes de défense de l'hôte et de vivre à une température plus élevée (37 °C) que celle à laquelle ils se développent dans l'environnement (25 °C).

La plupart des mycètes qui causent des maladies chez les êtres humains et les animaux sont dimorphiques. Ces mycètes ont l'aspect de levures (L) dans les tissus, tandis qu'ils sont sous forme de moisissures (M) dans le milieu externe. Ce dimorphisme est associé aux conditions de croissance différentes, notamment les éléments nutritifs disponibles, la température, la pression de CO_2, etc.).

3.3.3 Reproduction

Les mycètes ont à leur disposition plusieurs modes de reproduction. La reproduction peut être asexuée – c'est le mode le plus fréquent – ou sexuée. D'une façon générale, les mycètes présentent un cycle biologique dans lequel alternent ou se chevauchent des phases de reproduction sexuée et asexuée, comme l'indique la figure 3.9 avec pour exemple le cycle biologique de *Saccharomyces cerevisiæ*. Par ailleurs, au laboratoire, les conditions de culture habituelles et les milieux nutritifs ne permettent pas d'observer la phase sexuée du cycle vital.

Figure 3.9 **Alternance des phases du cycle biologique des levures**

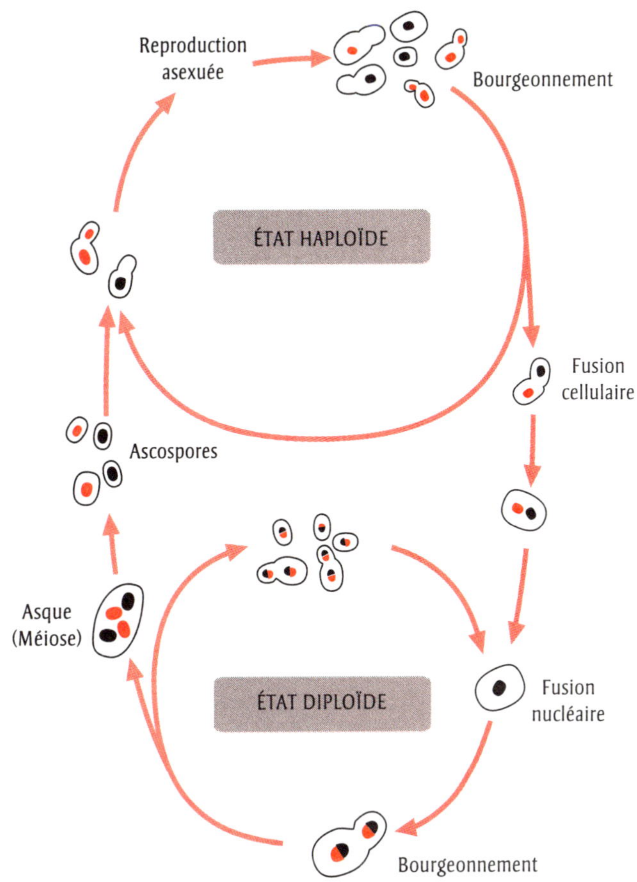

Chez les levures comme *Saccharomyces cerevisiæ*, les deux phases du cycle biologique se déroulent simultanément. La reproduction asexuée est la plus fréquente. Cependant, il arrive occasionnellement que des levures génétiquement distinctes mais compatibles fusionnent. À l'issue de la méïose, qui marque la reproduction sexuée, les levures forment des spores sexuées. Celles-ci germent pour donner de nouvelles levures qui se reproduisent de façon asexuée.

Reproduction asexuée

Chez les mycètes la reproduction asexuée peut s'effectuer à partir de deux grandes catégories d'éléments d'un thalle :

- les spores asexuées, ou conidies ;
- les fragments d'hyphes susceptibles de se développer de façon autonome.

Sauf exceptions, le terme de spore est maintenant réservé aux spores sexuées. Les spores asexuées sont qualifiées de conidies. La figure 3.10 illustre la morphologie de différents types de conidies.

La formation des conidies varie selon les espèces. Elles peuvent provenir soit d'un hyphe directement, soit d'un hyphe plus ou moins spécialisé, nommé conidiophore. Le conidiophore prend une forme variable selon les espèces. Chez *Penicillium*, par exemple, le conidiophore est constitué d'une vésicule couverte de chaînettes de conidies.

Les conidies sont de couleur très variable. Elles sont blanches (*Mucor*), verdâtres (*Penicillium*) ou brun-noirâtre (*Rhizopus*).

À maturité, les conidies se détachent du conidiophore. Très légères, elles restent longtemps en suspension dans l'air. Emportées par l'air ou par l'eau, emprisonnées dans la fourrure des animaux ou fixées à la surface des feuilles, elles se propagent dans la plupart des milieux où elles constituent une importante source de contamination. Les spores germent quand elles trouvent un milieu favorable à leur développement. Elles donnent alors naissance à de nouveaux thalles.

Reproduction sexuée

Même si ce mode est plus rare, les mycètes peuvent faire appel à la reproduction sexuée. Celle-ci ne survient que dans des conditions particulières. Elle ne se produit qu'entre souches génétiquement compatibles ; les processus sont complexes et

Figure 3.10 Conidies et spores asexuées

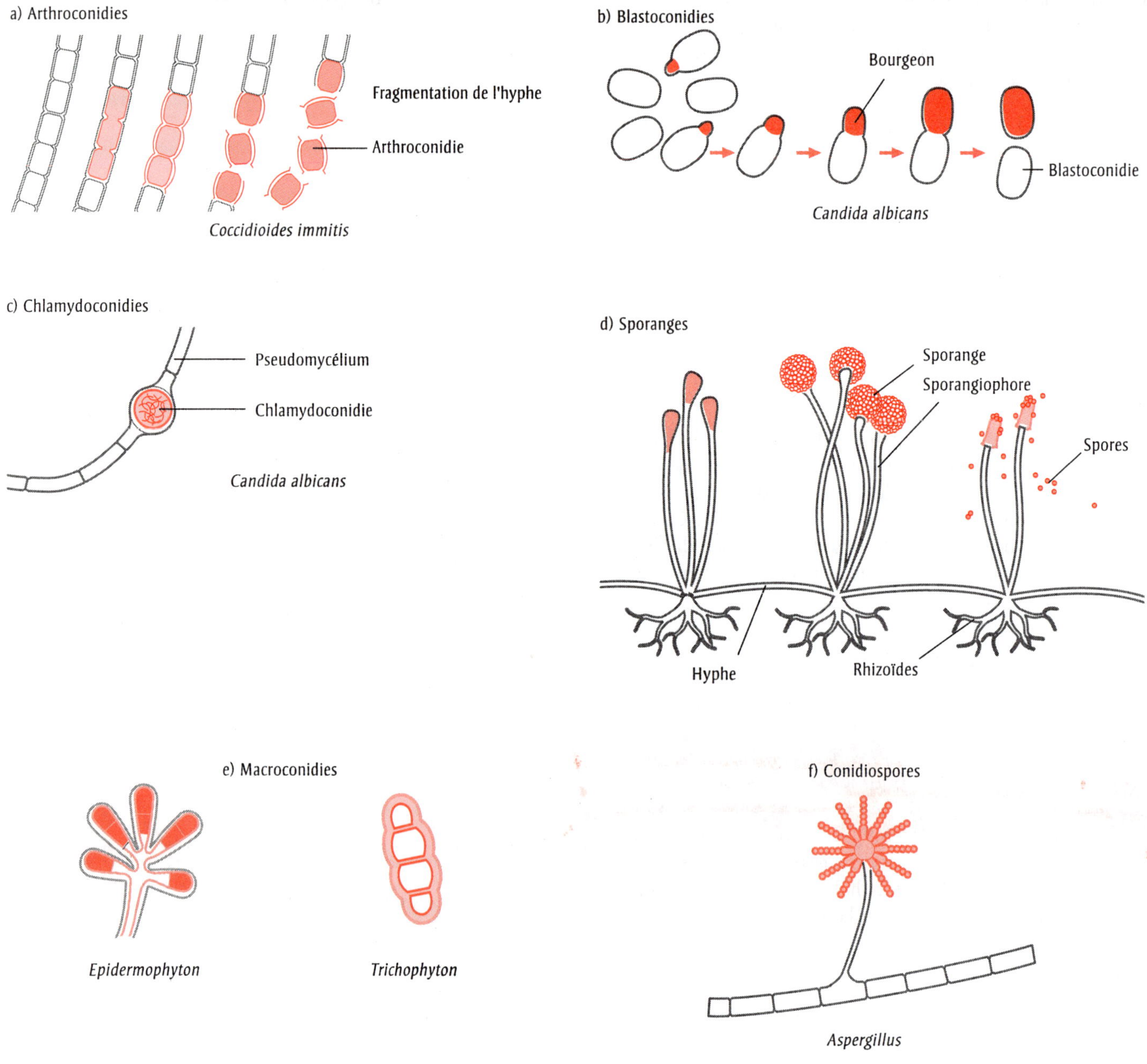

Tiré de: Delorme, J., et A. Robert. *Mycologie médicale*. Montréal, Décarie, 1997.

varient notablement selon les espèces de mycètes. D'ailleurs, on ne connaît pas encore la reproduction sexuée de tous les mycètes, ce qui complique la classification. Quand elle survient, la reproduction sexuée conduit à la formation de spores. Le tableau 3.3 en présente les principales caractéristiques.

3.3.4 Classification

La classification des mycètes repose principalement sur les caractéristiques de la reproduction sexuée. Le règne des mycètes est divisé en six classes. Toutefois, nous décrirons seulement les quatre classes qui comprennent un certain nombre d'espèces pathogènes pour l'Homme: les zygomycètes, les ascomycètes, les basidiomycètes et les deutéromycètes. On estime qu'environ 300 espèces de mycètes sur les 100 000 identifiées sont pathogènes pour l'Homme.

Le tableau 3.4 présente une classification sommaire des principaux groupes de mycètes d'intérêt médical. Notons que cette systématique est relativement peu utilisée. En mycologie médicale, on classe plutôt les mycètes selon le type de mycoses qu'ils provoquent, c'est-à-dire:

- les mycoses viscérales profondes, qui affectent d'abord les poumons, puis divers organes, telles l'histoplasmose causée par *Histoplasma capsulatum* et la blastomycose, causée par *Blastomyces dermatidis*;
- les mycoses profondes des extrémités, ou mycoses sous-cutanées, telles la sporothrichose (*Sprothrix shenkii*) ou la chromobastomycose (*Phialophora verrucosa*), surtout rencontrées dans les régions tropicales, et qui affectent la peau et les tissus sous-cutanés;
- les mycoses superficielles, causées par les dermatophytes, qui s'attaquent à l'épiderme, aux poils et aux cheveux, tels *Microsporum* et *Trychophyton.*
- les mycoses opportunistes, causées par des mycètes qui ne sont pas considérés pathogènes habituellement, mais qui affectent les personnes débilitées, immunodéprimées ou qui portent des cathéters intravasculaires. *Aspergillus fumigatus*, *Candida albicans* et *Rhizomucor pusillus* sont des exemples de mycètes responsables de telles mycoses opportunistes.

L'encadré 3.1 présente une autre classification utilisée dans les laboratoires pour identifier les mycètes pathogènes.

Zygomycètes

Les zygomycètes ont un mycélium non cloisonné et forment des zygospores. C'est dans ce groupe que se trouvent classées un certain nombre de moisissures communes. Quelques espèces appartenant aux genres *Mucor*, *Rhizopus* et *Absidia* peuvent causer des mycoses opportunistes. Ces mycoses se traduisent par des atteintes sous-cutanées, lymphatiques ou systémiques. Ces mycoses surviennent chez les malades atteints de diabète, de leucémie, de brûlures importantes ou chez des personnes souffrant d'immunodéficience.

Ascomycètes

Les ascomycètes ont un mycélium cloisonné et forment des ascospores portées par un appareil de fructification nommé asque. Le groupe des ascomycètes renferme aussi quelques

Tableau 3.3 Spores sexuées produites par les mycètes

Spores	Caractéristiques	Morphologie*
Zygospores	Spores volumineuses, multinucléées, à parois épaisses et formées par suite de la fusion des hyphes provenant de deux souches distinctes. Spores caractéristiques des Zygomycètes Exemples: *Mucor mucedo* *Rhizopus stolonifer*	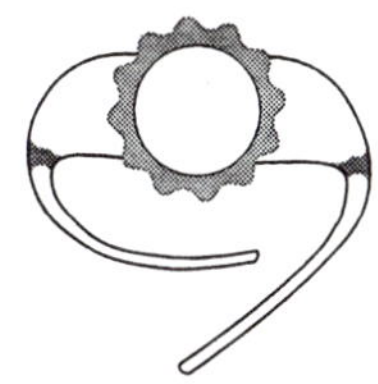
Ascospores	Spores de petite taille, unicellulaires et produites dans des asques. Un asque provient de la transformation des hyphes après qu'a été formé un dicaryon après la fusion des hyphes de souches différentes. Les asques sont enfouis dans une partie distincte du thalle, nommée ascocarpe. La méiose survient dans l'asque et conduit généralement à la formation de huit ascospores. Spores caractéristiques des ascomycètes Exemples: *Neurospora crassa* *Candida albicans*	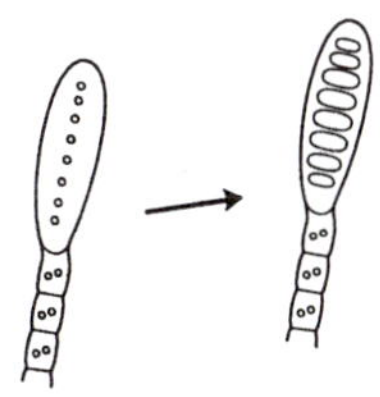
Basidiospores	Spores de petite taille, unicellulaires et produites par les basides, petites structures ressemblant à des massues, qui se forment à l'extrémité des hyphes fertiles binucléés (dicaryon) résultant de la fusion de souches complémentaires. Les basides sont enfouies dans une partie distincte du thalle, généralement aérienne, nommée basidiocarpe. Le basidiocarpe constitue une partie du carpophore, le chapeau des champignons. La méiose se déroule à l'intérieur des basides et produit quatre basidiospores. Spores caractéristiques des basidiomycètes Exemples: *Agaricus campestris* *Amanita phalloïdes*	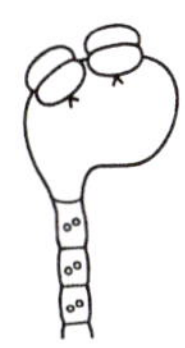

* Tiré de: Delorme, J. et A. Robert. *Mycologie médicale.* Montréal, Décarie, 1997.

espèces unicellulaires dont les levures. En culture, les levures forment des « colonies » analogues à celles des bactéries. Il existe peu d'ascomycètes pathogènes pour l'Homme. Le plus répandu est une levure, *Candida albicans* qui parasite les voies respiratoires, digestives et génitales. Généralement, les infections localisées sont bénignes : elles provoquent le muguet et sont responsables de la formation de plaques blanchâtres au niveau du palais, une affection relativement fréquente chez les nourrissons. Elles sont aussi cause de vaginites. Cependant, dans certaines conditions, en particulier chez les personnes immunodéprimées, les candidoses sont très graves, voire mortelles, si elles deviennent systémiques et s'attaquent au système respiratoire, au système circulatoire et au système nerveux.

Deutéromycètes

Les deutéromycètes ne forment pas un véritable groupe taxonomique. On a réuni temporairement dans ce groupe hétérogène les espèces dont la phase de reproduction sexuée est encore inconnue et qui, par conséquent, ne peuvent être classées ailleurs. Puisque leur classification ne peut reposer sur les spores sexuées, celle-ci s'appuie sur deux autres critères morphologiques : les conidies asexuées ou les appareils responsables de leur formation.

Un certain nombre d'espèces classées actuellement dans ce groupe rejoindront probablement un jour les ascomycètes ou

Tableau 3.4 Principaux groupes taxonomiques de mycètes d'intérêt médical

Classes	Ordres	Genres	Pathologie ou tissus atteints
Zygomycètes	Mucorales	*Rhizopus* *Mucor* *Rhyzomucor* *Absidia* *Cunninghamella* *Saksenæ*	Zygomycoses
Ascomycètes	Endomycétales	*Saccharomyces* *Pichia* Télémorphes de quelques espèces de *Candida*	Candidoses
	Onygénales	*Arthroderma* (télémorphes des *Trichophyton* et *Microsporum*	Dermatomycoses
		Ajellomyces (télémorphes des *Histoplasma* et *Blastomyces*)	Histoplasmose Blastomycose
		Télémorphes de quelques espèces d'*Aspergillus*	Aspergilloses
Deutéromycètes	Cryptococcales	*Candida* *Cryptococcus* *Trichosporon* *Malassezia*	Candidose Cryptococcose Piedra blanche Folliculite, dermite
	Moniliales	*Epidermophyton* *Coccidioides* *Paracoccidioides* *Sporothrix* *Aspergillus*	Dermatomycoses Coccidioïdomycose Paracoccidioïdomycose Sporotrichose Aspergillose
		Phialosphora *Fonsecæa* *Exophiala* *Wangelia* *Alternaria*	Chromoblastomycose Chromoblastomycose Eumycétomes Phæohyphomycose Phæohyphomycose
	Sphæropsidales	*Phoma*	Phæohyphomycose (rarement)

D'après Dixon, D. M. et R. A. Frontling. *Morphology, taxonony and classification of the fungi.* In Murray, P. R. ed. *Manual of Clinical Microbiology.* 6e ed., Washington DC, American Society for Microbiology Press. 1995, chap. 15.

les basidiomycètes. Mais il faut d'abord découvrir la phase de reproduction sexuée qui les caractérise.

Incidemment, c'est dans le groupe des deutéromycètes que l'on trouve la plupart des mycètes pathogènes pour l'Homme. Les mycoses qu'ils provoquent sont généralement bénignes, à moins que les champignons ne s'attaquent à des patients débilités, c'est-à-dire des personnes malades ou dont les défenses immunitaires sont affaiblies.

La plupart des deutéromycètes responsables des mycoses systémiques sont des résidants naturels du sol. Les mycoses sont causées par l'inhalation de spores. C'est pourquoi apparaissent d'abord des symptômes respiratoires. Les deutéromycètes peuvent gagner la circulation sanguine et atteindre divers organes. Des manifestations cutanées ou sous-cutanées peuvent aussi être observées à la suite de la dissémination de l'agent pathogène par le sang. Parmi les mycètes responsables de mycoses systémiques, *Histoplasma capsulatum*, *Blastomyces dermatidis*, *Cryptococcus neoformans* et *Coccidioides immitis* sont les plus connus.

Avant de clore la classification des mycètes, mentionnons le groupe des basidiomycètes, caractérisés par leur mycélium cloisonné et par la formation de basidiospores. À proprement parler, il n'y a pas de basidiomycètes pathogènes pour l'Homme, sauf un. Il s'agit de *Filobasidiella neoformans*, aussi appelé *Cryptococcus neoformans*, responsable de la cryptococcose, une maladie systémique dont les cibles principales sont le système respiratoire, le sang et le cerveau. Toutefois, c'est à ce groupe qu'appartiennent les champignons vénéneux.

Encadré 3.1

Classification des mycètes.

Lors de l'identification des mycètes au laboratoire, il est fréquent de les classer dans l'une ou l'autre des trois catégories suivantes :
- les dermatophytes;
- les saprophytes dimorphes;
- les saprophytes opportunistes.

Les dermatophytes réunissent les genres *Epidermophyton* (2 espèces), *Microsporum* (15 espèces) et *Trichophyton* (23 espèces). Il faut mentionner que dans ce groupe de mycètes, certaines espèces ont évolué pour devenir des parasites obligatoires des mammifères.

Les saprophytes dimorphes sont des mycètes qui, au cours de leur évolution, ont développé la capacité d'infecter les tissus humains en adoptant une forme différente de celles qu'ils ont dans l'environnement. Cette catégorie comprend entre autres:
- *Blastomyces dermatidis;*
- *Coccidioides immitis;*
- *Histoplasma capsulatum;*
- *Paracoccidioides brasiliensis;*
- *Sprothrix shenkii;*
- *Penicillium marneffei.*

Les saprophytes opportunistes comprennent divers mycètes pouvant causer des infections superficielles ou profondes chez les patiens affaiblis ou débilités. Font partie de cette catégorie :
- *Candida albicans;*
- *Crypotococcus neoformans;*
- *Aspergillus fumigatus;*
- Diverses espèces de mucorales.

Concepts clés à retenir

1. Les **protozoaires** se caractérisent par leur hétérotrophie, leur motilité et l'absence de paroi cellulosique.
2. Les protozoaires d'intérêt médical sont classés parmi les **sarcodines**, les **mastigophores**, les **ciliés**, les **apicomplexa** et les **microspora**
3. Les **mycètes** sont caractérisés par l'hétérotrophie, l'absence d'appareil locomoteur et par la présence d'une paroi composée de chitine.
4. Sauf exception, les mycètes ont une **organisation cœnocytique**. Ils sont formés de filaments ramifiés formant un **thalle**. Le thalle comprend une partie végétative, le **mycélium**, et une partie reproductrice sur laquelle se forment des **conidies** asexuées ou des **spores** sexuées.
5. Les mycètes d'intérêt médical sont classés parmi les **zygomycètes,** les **asomycètes** et les **deutéromycètes.**

Références et lectures suggérées

Baron, E. Jo, Chang, R. S., Howard, D. H., Miller J. N., et J. A. Turner. *Medical Microbiology, A Short Course.* Willey-Liss; New York, 1994.

Deacon, J. W. *Introduction to Modern Mycology.* New York, John Wiley and sons. 1980.

Deicas, E., Soulez, B. « *Pneumocystis carinii*, un défi pour le biologiste ». *Médecine sciences*, vol. 6, n° 6, juin 1990, p. 517-25.

Delorme, J., et A. Robert. *Mycologie médicale.* Décarie, Montréal, 1997.

Levine, N. D. « A Newly Revised Classification of the Protozoa ». *J.ournal of Protozoology.* 1980; vol. 27, p. 37-58.

Margulis, L., Corliss, J. O. et M. Melkonian. *Handbook of Protoctista.* Boston, John & Bartlett, 1990.

Marquardt, W. C. ct R. S. Demaree Jr. *Parasitology.* New York, MacMillan, 1985.

Middgley, G., Clayton, M. et R. J Roderick. *Atlas de poche de mycologie.* Paris, Flammarion, Médecine-Sciences, 1998.

Moore-Landecker, E. *Fundamentals of Fungi.* 3e éd., Englewood Cliffs, Prentice-Hall, 1991.

Murray, P. R., Baron E. Jo., Pfaller, M. A., Tenover, F. C. et R. H. Yolken. *Manual of Clinical microbiology.* 7e éd., Washington, DC. American Society for Microbiology Press, 1999.

Murray, P. R., Rosenthal, K. S., Kobayashi, G. S. et M. A. Pfaller. *Medical Microbiology.* 3e éd., St Louis, Mosby. 1998.

Prescott, L., Harley, J. P. et D. A. Klein. *Microbiologie.* Bruxelles, De Boeck, 1995.

Richards, R. *Introduction à la parasitologie humaine.* Décarie, Montréal, 1993.

Webster, J. *Introduction to Fungi.* 2e éd., New York, Cambridge University Press, 1990.

Zaman, V. et A. Keong. *Handbook of Medical Parasitology.* 2e éd., Philadelphie, Saunders, 1991.

Chapitre 4

Métazoaires parasites

Sommaire

4.1 Introduction

Les microorganismes ne sont pas les seuls êtres vivants à pouvoir causer des pathologies aux animaux et à l'Homme. En effet, certains helminthes contiennent des espèces parasites, pathogènes à des degrés divers.

Dans ce chapitre, nous décrirons sommairement les différents groupes de métazoaires parasites. Après en avoir donné une description et une brève classification, nous traiterons de leur reproduction, tout en précisant la notion de cycle évolutif. Enfin, nous décrirons les différents modes de transmission de ces parasites. Les parasitoses proprement dites seront décrites dans les chapitres 19 à 28 qui traitent des infections système par système.

4.2 Helminthes

4.2.1 Caractéristiques biologiques

Les helminthes, ou vers, sont des organismes pluricellulaires. Leur corps, plus ou moins allongé, est cylindrique ou plat. De taille très variable, ils mesurent de quelques millimètres à plusieurs centimètres, voire plusieurs mètres. Ces invertébrés ont un corps mou et sont dépourvus de pattes. Ils possèdent des tissus et des organes spécialisés mais leur structure est simple. Par ailleurs, les helminthes parasites présentent parfois une atrophie de certains organes, voire une absence complète. C'est le cas des ténias qui sont dépourvus d'appareil digestif. Ils n'en ont pas besoin puisqu'ils vivent dans l'intestin d'un hôte où ils trouvent les substances nutritives déjà prêtes à être absorbées.

4.2.2 Reproduction et cycle évolutif

Les helminthes se reproduisent par reproduction sexuée. Toutefois, le dimorphisme sexuel n'est pas toujours apparent. Par ailleurs, les sexes ne sont pas toujours séparés. Dans ce cas, ils sont dits hermaphrodites.

La plupart des vers ne se reproduisent pas directement à l'intérieur de l'hôte qu'ils parasitent. En fait, la reproduction de nombreuses espèces d'helminthes implique un cycle évolutif qui comprend un ensemble de transformations. Le cycle évolutif se déroule selon des modalités variables d'un ver à un autre. Il peut être simple ou complexe selon qu'il se déroule dans sa totalité chez un seul hôte ou qu'il fasse appel à plusieurs hôtes successifs, chaque hôte abritant un stade larvaire particulier.

On qualifie de simple un cycle évolutif qui se déroule en entier chez un seul hôte, à l'exception d'une phase libre dans le milieu extérieur qui permet au parasite d'infester de nouveaux individus. Selon les espèces, les parasites se retrouvent dans l'environnement sous forme d'œufs, de larves ou de kystes.

La plupart des helminthes ont des cycles évolutifs complexes. Ces cycles complexes se caractérisent par des transformations successives qui se déroulent dans des hôtes différents. L'hôte intermédiaire est celui au sein duquel le parasite vit au stade larvaire et subit des transformations morphologiques importantes. À la fin du stade larvaire, le parasite gagne un autre organisme hôte dans lequel il parviendra à l'état adulte et dans lequel il se reproduira de façon sexuée. L'organisme hôte qui abrite un parasite adulte porte le nom d'hôte définitif. Celui-ci peut être un animal domestique (chat, chien, mouton, bœuf, etc.), un animal sauvage (castor, ours, loup) ou l'Homme. Les animaux jouent parfois le rôle de réservoirs.

Comme l'illustre schématiquement la figure 4.1, des vers adultes pondent des œufs fécondés. Les œufs se transforment en larves. Ces larves se développent dans le milieu extérieur ou dans un hôte. Plus ou moins complexe, le développement

Figure 4.1 Principe du cycle évolutif

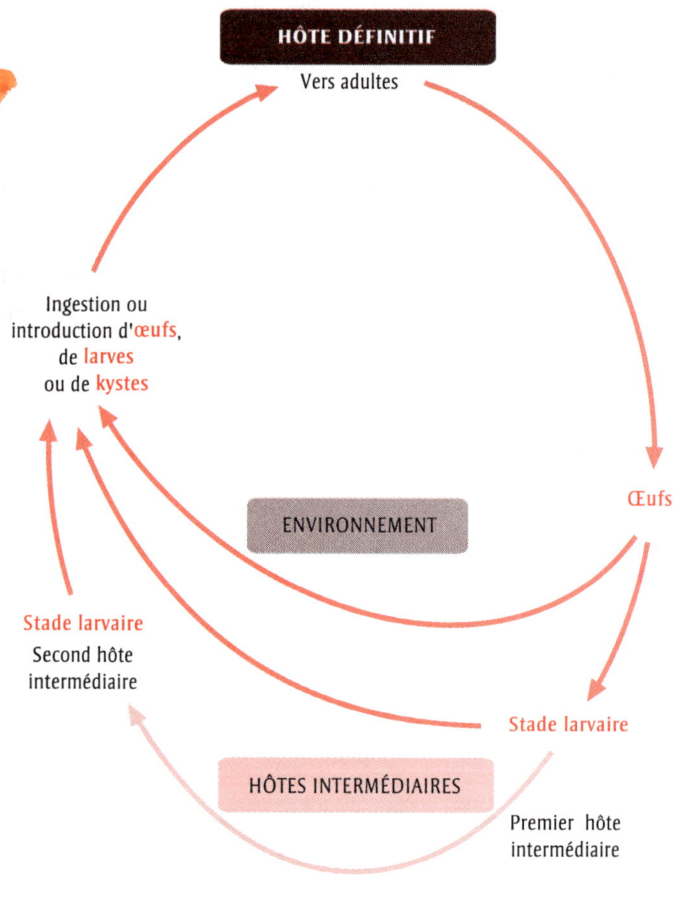

Le cycle évolutif représente l'ensemble des étapes et des transformations que subit un ver pour devenir adulte et se reproduire. Selon les espèces, le cycle inclut un passage dans un ou plusieurs hôtes intermédiaires avant d'atteindre l'hôte définitif dans lequel la larve se transforme en ver adulte.

larvaire peut se dérouler en plusieurs phases et impliquer plusieurs hôtes intermédiaires. Les larves parasitent un nouvel hôte définitif et se transforment finalement en vers adultes. À maturité, ces vers adultes se reproduisent et entreprennent un nouveau cycle.

Il arrive que des vers parasites d'animaux s'introduisent chez l'Homme et ne puissent y achever leur cycle évolutif. La larve ne peut atteindre l'état adulte. Sa présence est cependant responsable de troubles pour l'organisme qui l'abrite. Il y a impasse parasitaire. C'est le cas de *Toxocara canis*, un ver parasite du chien qui peut infester l'être humain.

Comme l'indique le tableau 4.1, beaucoup de vers vivent dans l'intestin mais, au cours de leur cycle évolutif, plusieurs espèces peuvent s'introduire dans différents organes ou dans certains tissus.

On notera, par ailleurs, que les cycles évolutifs comprennent une phase de transmission au cours de laquelle les helminthes infectent de nouveaux hôtes. Le tableau 4.2 résume les principaux modes de transmission.

4.2.3 Classification

La classification des helminthes repose sur leur structure interne. Les helminthes sont divisés en deux embranchements :

- l'embranchement des plathelminthes, ou vers plats, qui comprend les cestodes et les trématodes ;
- l'embranchement des némathelminthes, un groupe unique qui contient les nématodes ou vers ronds.

La classification des nématodes parasites est complexe mais du point de vue médical, on peut les séparer en deux groupes :

- les nématodes qui se développent dans le tube digestif, y compris ceux qui migrent de façon transitoire dans d'autres tissus ;
- les nématodes qui se développent dans les tissus profonds.

Le tableau 4.3 regroupe les principaux helminthes rencontrés en parasitologie humaine.

4.2.4 Plathelminthes

Cestodes

Les cestodes se reconnaissent à leur corps allongé et plat, en forme de ruban. Ils sont dépourvus de tube digestif. Leur corps est formé d'une tête, ou scolex, et d'une longue chaîne de segments, ou proglottis. Très fine, la tête est généralement pourvue de crochets, de ventouses ou d'autres structures qui permettent aux cestodes de s'agripper à la muqueuse intestinale. Les proglottis se forment successivement par bourgeonnement au niveau du cou. Ils présentent tous la même organisation et sont indépendants les uns des autres. Comme l'illustre la figure 4.2, les segments les plus volumineux se trouvent à l'extrémité postérieure du ver.

Les cestodes sont hermaphrodites. Les segments les plus jeunes renferment un organe génital mâle qui se transforme par la suite en organe génital femelle. C'est pourquoi les segments les plus âgés, qui sont aussi les plus éloignés de la tête, contiennent un grand nombre d'œufs. Les œufs pondus ou les proglottis gravides sont éliminés avec les selles. Ingérés par un animal qui sert d'hôte intermédiaire, un porc ou un bœuf par exemple, les œufs éclosent et se transforment en embryons (oncosphères) qui migrent par le système circulatoire vers les tissus musculaires ou vers d'autres organes (figure 4.3). Ils se transforment alors en larves nommées

Tableau 4.1 Organes et tissus parasités par les helminthes (sauf mention contraire, les sites sont ceux des vers adultes)

Organes et tissus	Espèces
Appareil digestif	
Intestin grêle	*Tænia saginata* *Tænia solium* *Diphyllobotrium latum* *Hymenolepis nana* *Ascaris lumbricoides* *Ancylostoma duodenale* *Necator americanus* *Strongyloides stercoralis* *Trichinella spiralis*
Côlon	*Enterobius vermicularis* *Trichuris trichiura*
Système circulatoire	
Vaisseaux sanguins	*Brugia malayi* (larves) *Wuchereria bancrofti* (larves) *Schistosoma hæmatobium* *Schistosoma japonicum* *Schistosoma mansoni*
Vaisseaux lymphatiques	*Brugia malayi* *Wuchereria bancrofti*
Foie	*Fasciola hepatica* *Clonorchis sinensis* *Echinococcus granulosus*
Poumons	*Paragonimus westermani* *Echinococcus granulosus* (larves)
Système nerveux central	*Tænia solium* (larves*) *Echinococcus granulosus* (larves)
Yeux	*Tænia solium* (larves*) *Onchocerca volvulus* (larves)
Peau et tissus sous-cutanés	*Onchocerca volvulus*
Muscles	*Trichinella spiralis* (larves)

* Responsables de la cysticercose

Tableau 4.2 Modes de transmission des helminthes

Modes de transmission	Exemples
Ingestion d'œufs ou de larves contenus dans l'eau ou des aliments contaminés par les matières fécales de personnes ou d'animaux malades	*Trichuris* *Diphyllobothrium* *Ascaris*
Ingestion de larves contenues dans les tissus d'un animal hôte (porc, bœuf, etc.)	*Tænia* *Trichinella* *Clonorchis*
Pénétration active des larves à travers la peau	*Schistosoma* *Ancylostoma* *Strongyloides*
Piqûre d'insectes	*Brugia* *Onchocerca* *Wuchereria* *Loa*

Tableau 4.3 Principaux helminthes responsables de parasitoses humaines

Espèces	Parasitoses
Plathelminthes	
Cestodes	
Tænia solium *Tænia saginata*	Téniase
Echinococcus granulosus *Echinococcus multilocularis*	Échinococcose
Hymenolepis nana	Téniase
Diphyllobothrium latum	Bothriocéphalose
Trématodes	
Fasciola hepatica	Distomatose (douve)
Clonorchis sinensis	Clonorchiase
Paragonimus westermani	Distomatose pulmonaire (paragonimiase)
Shistosoma hæmatobium	Schistosomiase urinaire*
Schistosoma japonicum	Schistosomiase artérioveineuse
Schistosoma mansoni	Schistosomiase intestinale
Némathelminthes	
Nématodes	
Ascaris lumbricoides	Ascaridiase
Enterobius vermicularis	Entérobiase (oxyurose)
Strongyloïdes stercoralis	Strongyloïdose
Ancylostoma duodenale *Necator americanus*	Ankylostomiases
Trichinella spiralis	Trichinose
Trichuris trichiura	Trichocéphalose
Toxocara canis	Larva migrans viscérale
Loa loa	Loase
Onchocerca volvulus	Onchocercose
Wuchereria bancrofti	Wuchériose

* Note : les termes schistosomiase et bilharziose sont synonymes.

Figure 4.2 **Organisation générale d'un cestode (*Tænia saginata*)**

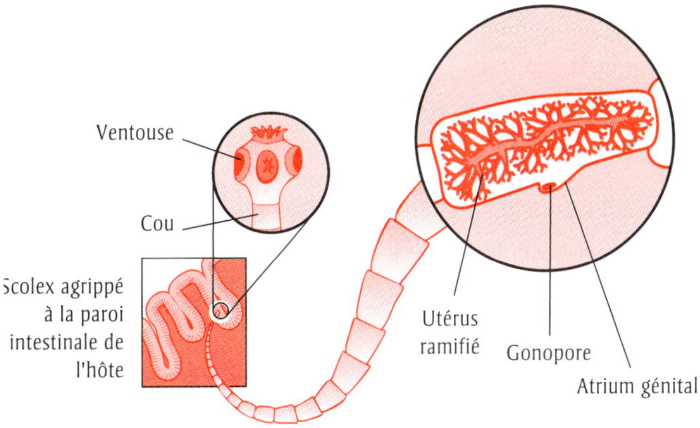

Tænia saginata est un cestode typique. Il est formé d'une tête pourvue de ventouses et de crochets suivie de nombreux segments.

Notons que cet helminthe parasite de l'Homme est dépourvu de tube digestif.

Source : ALI, M. *Biologie des invertébrés*. Montréal, Décarie, 1990.

Figure 4.3 **Cycle évolutif du ténia**

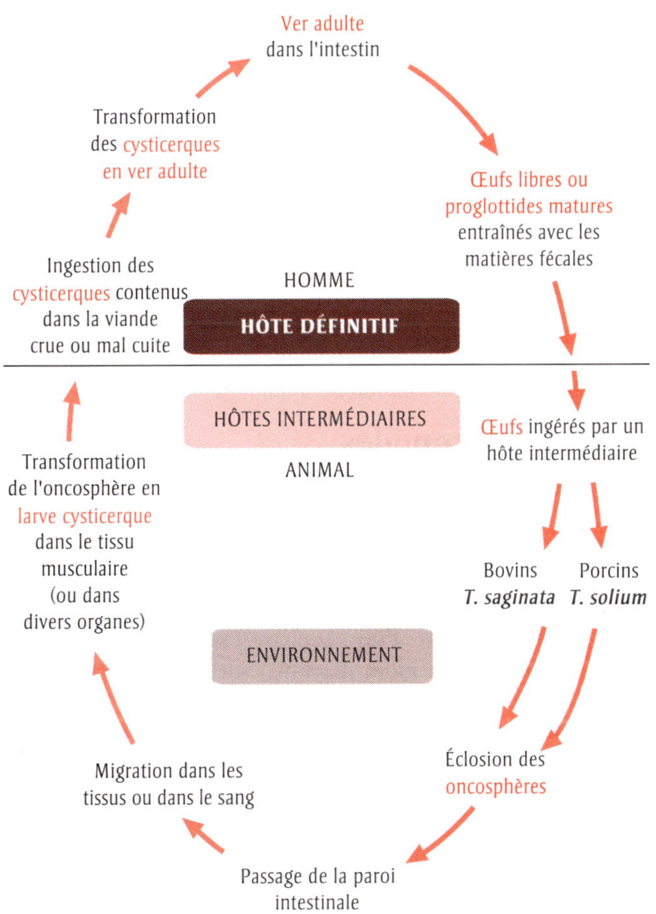

cysticerques. Ces larves s'enkystent et contaminent l'Homme qui consomme la viande crue ou mal cuite des animaux infestés.

Les cestodes adultes qui parasitent le tube digestif des humains sont relativement inoffensifs, en dépit de la taille considérable qu'ils peuvent atteindre. Par contre, des symptômes graves peuvent survenir si un humain est infesté par les œufs de certaines espèces, servant alors d'hôte intermédiaire plutôt que d'hôte définitif. C'est ce qui se produit lors de la cysticercose causée par les œufs de *Tænia solium*.

Trématodes

Les trématodes sont des vers plats non segmentés. Ils se reconnaissent à leur corps aplati et foliacé (figure 4.4), c'est-à-dire en forme de feuille. Ils possèdent plusieurs ventouses de fixation; par ailleurs, leur tube digestif est incomplet (il est dépourvu d'anus).

La plupart des trématodes sont hermaphrodites, sauf les schistosomes qui ont des sexes séparés. La plupart du temps, les œufs fécondés sont rejetés dans le tube digestif et sont éliminés avec les selles. Mais chez certaines espèces, comme *Schistosoma mansonii*, les œufs peuvent s'accumuler dans d'autres tissus, causant les lésions typiques de la schistosomiase (bilharziose).

Sauf exception, le cycle évolutif des trématodes tels *Fasciola* ou *Clonorchis*, fait appel à un ou à deux hôtes intermédiaires avant de parasiter un nouvel hôte définitif (figure 4.5).

4.2.5 Némathelminthes (Nématodes)

Les nématodes sont des vers cylindriques et non segmentés. D'aspect filiforme (figure 4.6), ils sont recouverts d'une cuticule épaisse qui leur permet de résister aux défenses de l'hôte.

Les nématodes se caractérisent notamment par la présence d'un tube digestif complet (bouche, œsophage, intestin et anus). La plupart d'entre eux sont dépourvus d'organes de fixation (crochets ou ventouses), contrairement aux cestodes et aux trématodes.

Figure 4.4 **Organisation générale d'un trématode (*Fasciola hepatica*)**

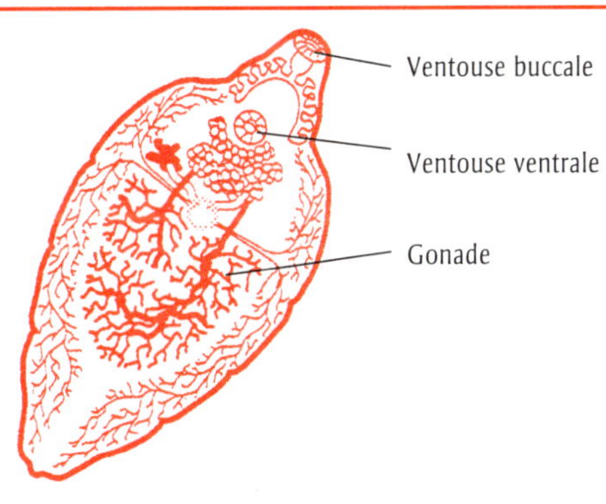

Figure 4.5 **Cycle évolutif de *Clonorchis sinensis***

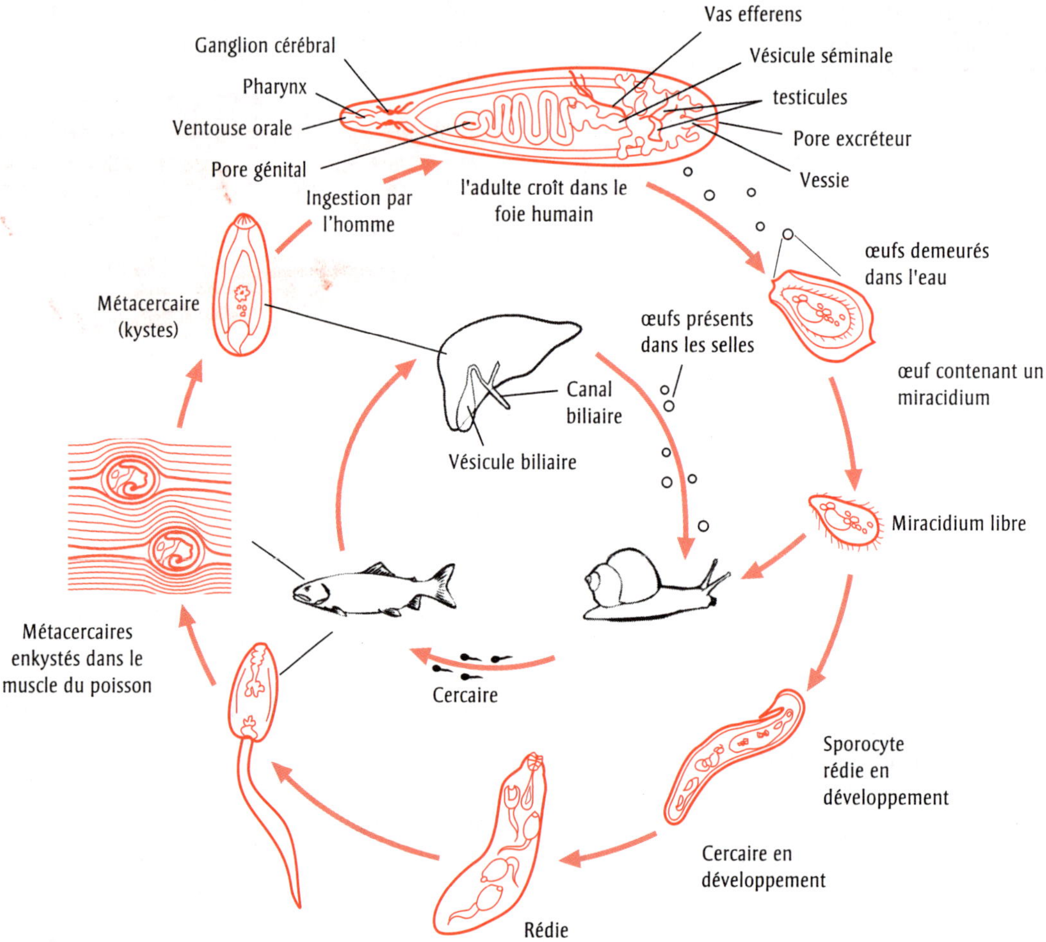

Le cycle évolutif commence quand des œufs de Clonorchis sont rejetés dans l'eau par des humains ou des animaux parasités. Ces œufs éclosent et se transforment en larves. Celles-ci parasitent des mollusques pour parasiter des poissons. Elles s'enkystent alors dans les muscles de ce second hôte intermédiaire. L'Homme qui consomme la chair de ces poissons s'infeste et devient l'hôte définitif de Clonorchis. Dans le duodénum, ces larves se transforment en vers adultes. Ces derniers remontent les voies biliaires et s'établissent dans le foie.

Source : Ali, M. *Biologie des invertébrés.* Montréal, Décarie, 1990.

Les sexes sont séparés et morphologiquement distincts. Chez certaines espèces, le dimorphisme sexuel est très apparent. La plupart des nématodes entament leur cycle évolutif en rejetant des œufs fécondés dans le milieu extérieur, comme *Enterobius vermicularis* (figure 4.7) ou *Ascaris lumbricoïdes* (figure 4.8). Toutefois, certaines espèces rejettent des larves. Le développement de l'œuf en ver adulte peut se dérouler dans un seul hôte ou nécessiter un hôte intermédiaire.

Selon les espèces, les nématodes vivent dans l'intestin ou dans d'autres organes et tissus, tels le foie, les reins, les yeux, le système circulatoire ou le tissu sous-cutané.

4.3 Arthropodes

Les arthropodes forment un groupe important d'invertébrés. Ils sont pourvus d'yeux et de membres articulés ; ils ont des sexes séparés. Ils sont dépourvus d'endosquelette, c'est-à-dire de colonne vertébrale. Toutefois, le corps des arthropodes adultes est recouvert d'un squelette externe de chitine et est formé de segments rigides mais articulés entre eux.

Nous ne décrirons pas ce groupe, car il ne contient pas de parasites à proprement parler. Les insectes agissent plutôt comme des vecteurs, c'est-à-dire des agents de transmission d'un certain nombre d'infections causées par des bactéries, des virus ou des protozoaires (Voir Chapitre 27, *Infections transmises par des vecteurs*).

Figure 4.6 **Organisation générale d'un nématode (*Ascaris lumbricoides*)**

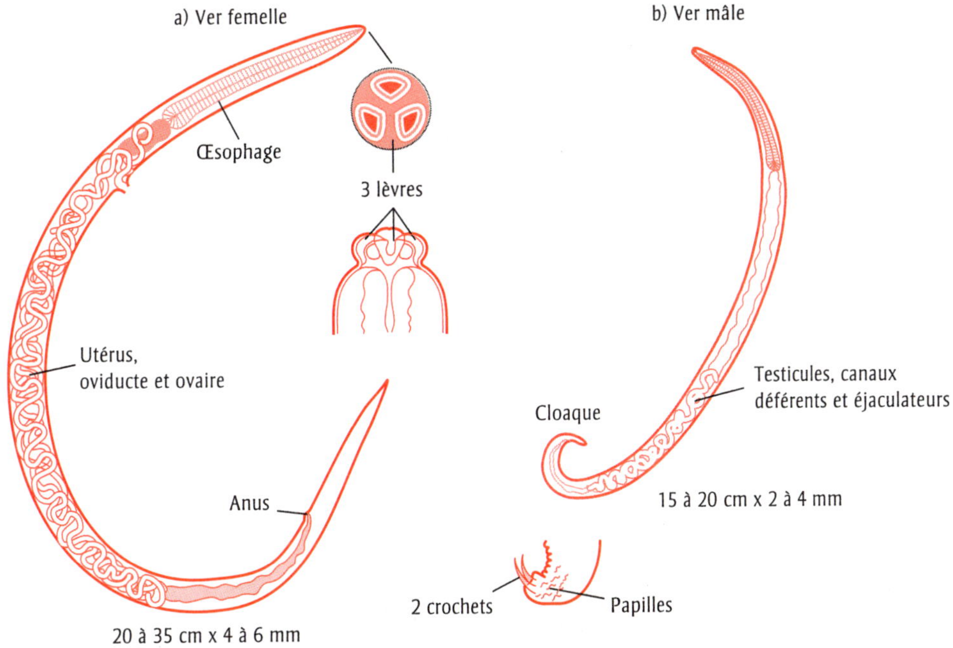

Les nématodes se reconnaissent à leur corps cylindrique et non segmenté. Ils possèdent un tube digestif complet et les sexes sont séparés. Noter le dimorphisme sexuel.

Source : ALI, M. *Biologie des invertébrés*. Montréal, Décarie, 1990.

Figure 4.7 **Cycle évolutif de l'oxyure (*Enterobius vermicularis*)**

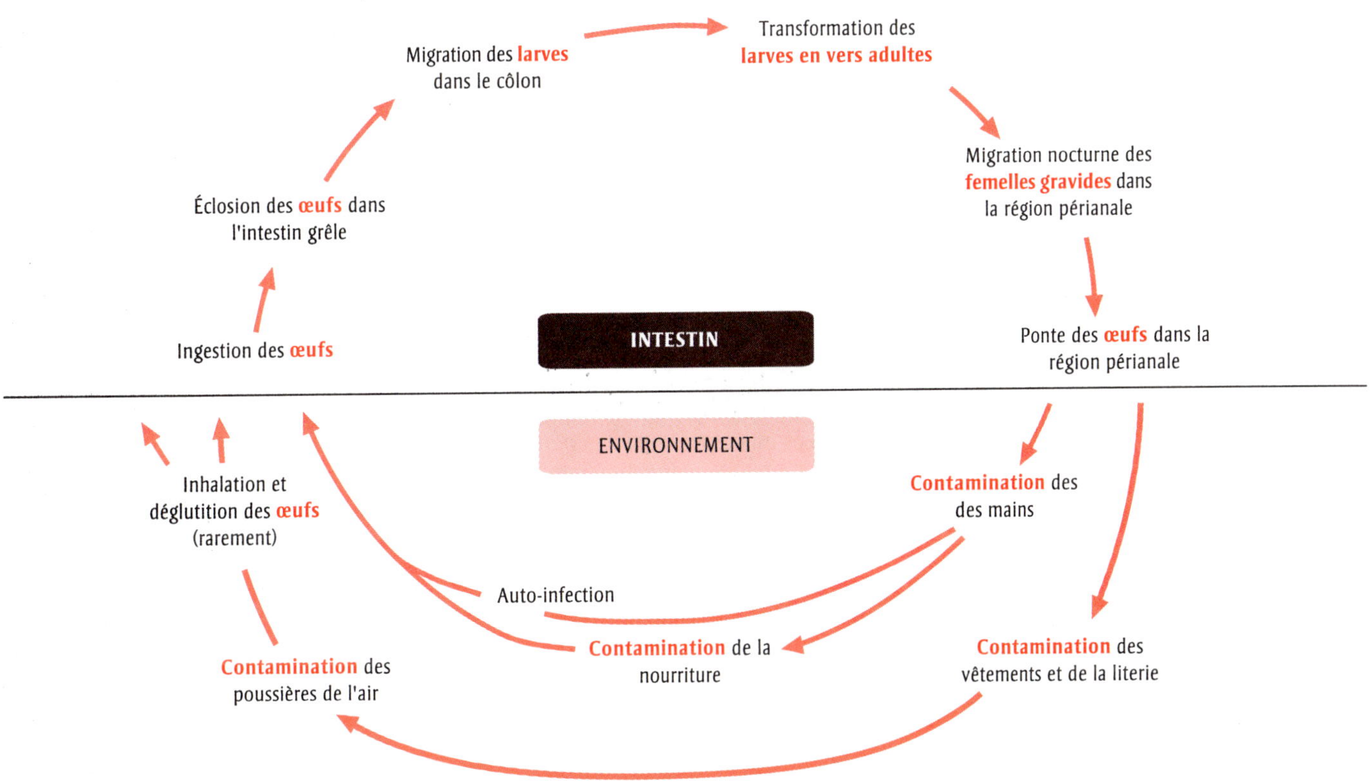

Le cycle évolutif d'*Enterobius vermicularis* est un cycle simple, sans hôte intermédiaire. Le séjour dans l'environnement est pratiquement inexistant. Le ver femelle quitte l'intestin pour pondre des œufs dans la région périanale. Les œufs pondus adhèrent à la peau, aux vêtements de nuit, à la literie, etc. Très légers, ces œufs sont facilement mis en suspension dans l'air. Les œufs peuvent être ingérés ou encore inhalés et déglutis. La contamination s'effectue indirectement par les mains, la nourriture ou l'air.

Figure 4.8 **Cycle évolutif de l'ascaris (*Ascaris lumbricoides*)**

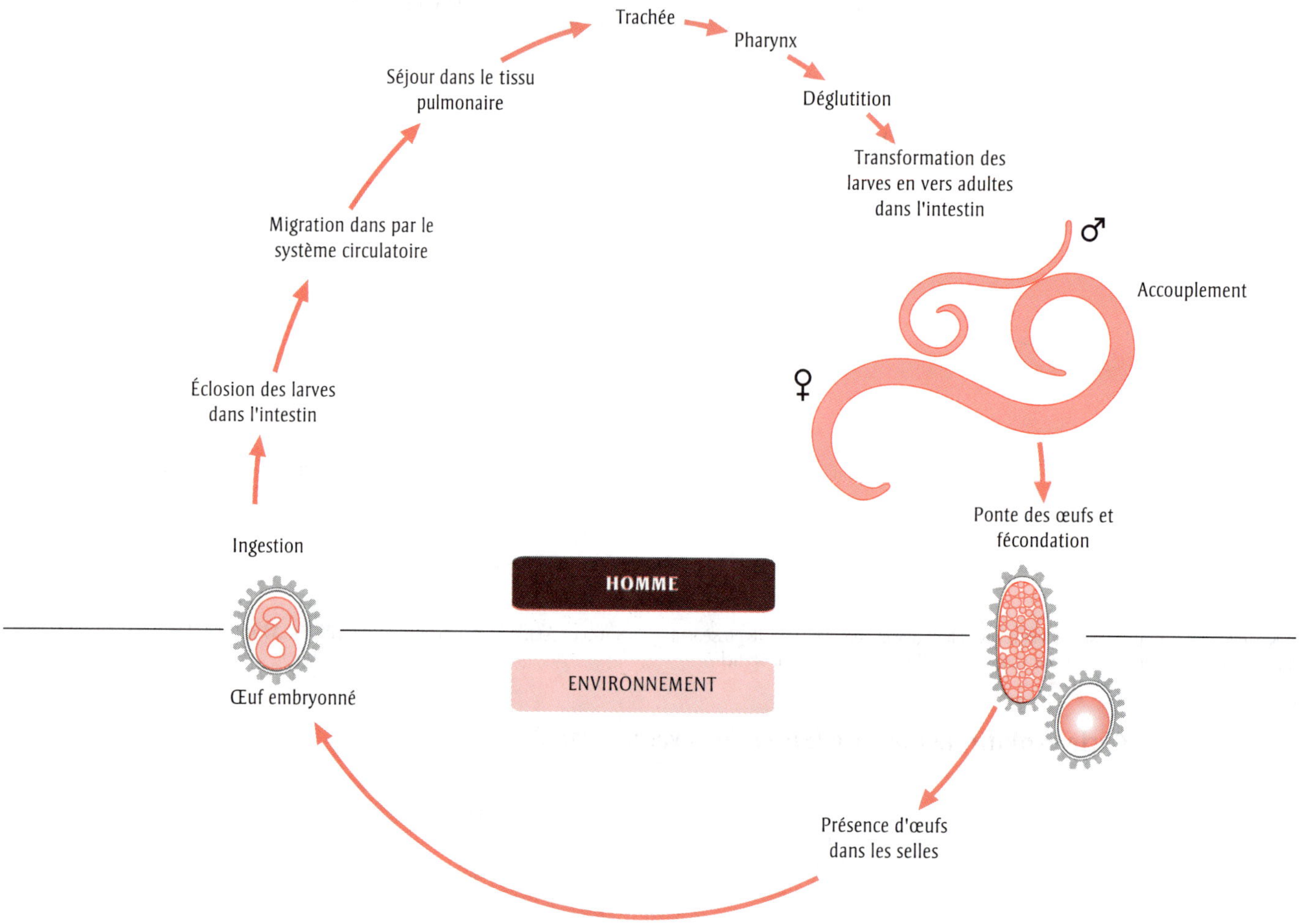

Le cycle d'*Ascaris lumbricoides* se caractérise par un séjour dans l'environnement au cours duquel des œufs embryonnés maturent et donnent naissance à des larves infestantes. Ces larves, transmises à l'Homme avec des aliments, éclosent dans l'intestin puis migrent dans le tissu pulmonaire où elles muent à plusieurs reprises. Puis elles regagnent l'intestin et se transforment en vers adultes. Le cycle s'achève quand les femelles pondent des œufs qui sont rejetés dans l'environnement.

Concepts clés à retenir

1. Les **helminthes** sont des métazoaires dont certaines espèces sont parasites de l'Homme.
2. Les **cestodes** et les **trématodes** sont des **plathelminthes** (vers plats).
3. Les **nématodes** sont des **némathelminthes** (vers ronds).
4. La reproduction des helminthes implique un **cycle évolutif** comprenant plusieurs étapes de développement.

Références et lectures suggérées

Beaver, P. C., Jung, R. C. et E. W. Cupp. *Clinical Parasitology*. 9e éd., Philadelphie, Lea and Febiger, 1984.

Brown, H. W. *Basic Clinical Parasitology.* 5e éd., Norwalk, Appleton-Century-Crofts, 1983.

Combes, C., Fournier, A. et X. Mingyi. « Les schistosomes ». *Pour la science*, n° 116 (juin 1987), p. 80-88.

Delattre, P., Giraudoux, P. et M. Pascal. « L'échinococcose alvéolaire ». *La Recherche*, vol. 22, n° 230 (mars 1991), p. 294-303.

Jeffrey H. C. et R. M. Leach. *Atlas of Medical Helminthology and Protozoology*. 2e éd., Edinburgh, Churchill Livingstone, 1985.

Marquardt, W. C. et R. S. Demaree Jr. *Parasitology*. New York, MacMillan Publishers, 1985.

Noble, E. R. et G. A. Noble. *Parasitology: the Biology of Animal Parasites*. 6e éd., Philadelphie, Lea & Febiger, 1989.

Nozais, J.-P. « Les maladies parasitaires ». *La Recherche,* vol. 11, n° 115 (octobre 1980), p. 1054-1065.

Piekarski, G. *Medical Parasitology*. New York, Springer Verlag, 1989.

Richards, R. *Introduction à la parasitologie humaine*. Décarie, Montréal, 1993.

Zaman, V. et L. A. Keong. *Handbook of Medical Parasitology.* 2e éd., Philadelphie, Saunders, 1991.

Chapitre 5

Virus et prions

Sommaire

5.1 Introduction

Les virus forment un groupe de microorganismes très particuliers qui diffèrent de tous les organismes vivants connus par de nombreux caractères morphologiquess et physiologiques. Les deux plus importants sont l'absence d'organisation cellulaire et le mode de reproduction. Pour se reproduire, ils détournent les cellules de leurs activités normales et induisent la fabrication de nouvelles particules virales en utilisant la machinerie cellulaire. À cause de ce mode de vie particulier, les virus sont qualifiés de parasites intracellulaires obligatoires. On peut même se demander s'ils doivent être considérés comme des êtres vivants.

Les virus humains intéressent particulièrement la médecine, car ils sont à l'origine de maladies infectieuses importantes et d'autant plus dangereuses qu'il n'existe pas beaucoup de médicaments efficaces. Quant aux virus bactériophages, ces virus qui s'attaquent aux bactéries, il suscitent un grand intérêt scientifique et médical. Il en est de même des prions, qui constituent un autre groupe d'agents infectieux non conventionnels responsables de neuropathies dégénératives.

5.2 Morphologie des virus

Comme le montre la figure 5.1, les virus présentent une morphologie empruntant l'une des formes suivantes :

- hélicoïdale, qui ressemble à un bâtonnet (virus de la rage)
- icosaédrique (dite aussi cubique ou parasphérique) (adénovirus);
- complexe, résultant de la combinaison des structures hélicoïdale et icosaédrique.

Figure 5.1 **Morphologie des virus pathogènes de l'Homme**

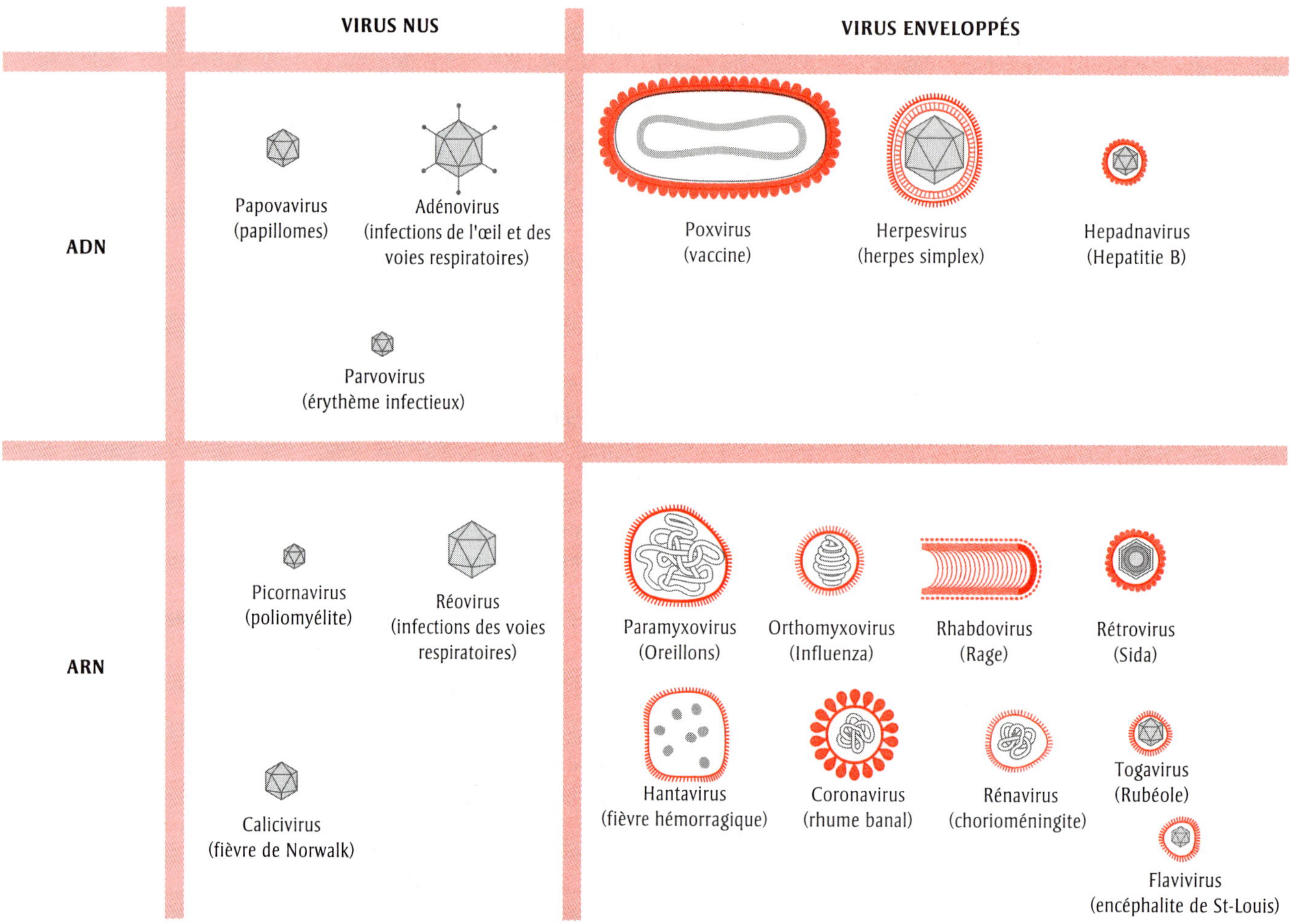

La structure géométrique, la présence d'enveloppe ou son absence (virus nus) et le type d'acide nucléique sont à la base de la classification des virus.

Redessiné, avec permission, de Mathews REF (1982): *Classification and Nomenclature of viruses. Intervirology* 17:36.

Une autre caractéristique morphologique des virus est leur très petite taille. Cette taille extrêmement réduite permet de comprendre pourquoi on ne pouvait pas les observer au microscope photonique. Ce n'est qu'avec le développement des microscopes électroniques que l'on a pu avoir la preuve directe de l'existence des virus.

Les plus petits virus mesurent entre 15 et 25 nm (par comparaison, une molécule d'albumine mesure environ 10 nanomètres). Les plus gros virus ne dépassent pas 400 nm. On se rappellera que la taille d'un microorganisme eucaryote se situe aux alentours de 150 000 nm (150 µm) et que celle d'une bactérie est de l'ordre de 1000 à 3000 nm (1 à 3 µm). Le tableau 5.1 donne la dimension de quelques virus.

5.3 Structure virale

L'unité structurale complète, c'est-à-dire comportant tous ses éléments structuraux, est appelée virion. Le virion est essentiellement constitué de deux éléments obligatoires, la capside, une véritable boîte formée par des molécules de protéines à l'intérieur de laquelle se trouve l'acide nucléique, qui contient les informations génétiques, le génome. Chez certains virus, la capside est entourée d'une couche externe, l'enveloppe (figure 5.2). Le tableau 5.2 regroupe les définitions des structures virales les plus fréquemment rencontrées.

Tableau 5.1 Taille de quelques virus fréquemment rencontrés

Virus	Dimensions (en nm)
Parvovirus (Agent de la 5e maladie)	18 – 26
Picornavirus (Virus du rhume)	20 – 30
Togavirus (Virus de la fièvre jaune)	40 – 70
Papovavirus (Virus des papillomes)	45 – 55
Réovirus (Infections respiratoires)	60 – 80
Adénovirus (Pneumopathies)	70 – 90
Orthomyxovirus (Influenza)	80 – 120
Coronavirus (Infections gastro-intestinales)	80 – 130
Rétrovirus (Virus de l'immunodéficience humaine)	100
Paramyxovirus (Rougeole, oreillons)	150 – 300
Poxvirus (Variole, vaccine)	230 – 400

5.3.1 Capside

La capside d'un virus présente l'aspect d'une coque. Elle est toujours constituée par l'assemblage de sous-unités protéiques, les capsomères, mais elle peut prendre différentes formes d'un virus à l'autre. La disposition des capsomères est le principal facteur responsable des formes particulières que prennent les virus. On reconnaît deux types principaux d'arrangements: les premiers sont de type hélicoïdal et les seconds de type icosaédrique, c'est-à-dire à 20 faces planes.

De nombreux virus parasites de l'Homme ont une capside icosaédrique. Un icosaèdre est un polyèdre à 20 faces, avec 12 sommets et 30 arêtes. Quoique fixe au sein d'une même famille de virus, le nombre de capsomères de l'icosaèdre varie d'une famille à l'autre. Le tableau 5.3 indique le nombre de capsomères de la capside de quelques familles de virus.

Chez certains virus d'organisation un peu plus complexe, tels les rétrovirus, on trouve une double structure protéique.

5.3.2 Génome

Le génome viral est, en règle générale, d'une très grande simplicité. Le génome des plus petits virus ne dépasse généralement pas 10 gènes. Cette pauvreté génétique explique d'ailleurs deux caractéristiques marquantes des virus: leur structure et leur parasitisme intracellulaire obligatoire. D'une part, sur le plan structural, la meilleure façon d'utiliser la capacité codante d'un petit génome est de former une structure composée de nombreux exemplaires d'un petit nombre de

Figure 5.2 Structure des virus à enveloppe

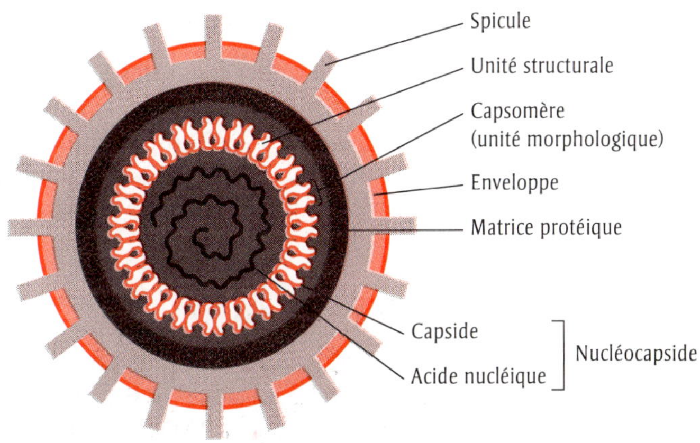

Tiré de Jo Baron, H., et al. *Medical Microbiology. A short Course.* New York, Wiley-Liss, 1994 (avec permission).

Tableau 5.2 Définitions des structures virales

Structures	Définitions
Virion	Unité structurale des virus composée d'une capside, d'une molécule d'acide nucléique et, dans certains cas, d'une enveloppe. Les virions apparaissent sous forme de figures géométriques simples.
Capside	Couche composée de molécules protéiques et constituant une coque moléculaire entourant l'acide nucléique viral
Capsomère	Sous-unité protéique de la capside
Nucléocapside	Ensemble formé de la capside et de l'acide nucléique qu'elle contient
Enveloppe	Fragments de la membrane plasmique ou de la membrane nucléaire dont s'entourent certains virus en sortant de la cellule dans laquelle ils se sont reproduits
Spicules	Petites structures de nature protéique ou glycoprotéique traversant l'enveloppe virale et projetées à l'extérieur du virus

Tableau 5.3 Nombre de capsomères de quelques virus polyédriques

Virus	Nombre de capsomères
Parvovirus	32
Picornavirus	32
Papovavirus	72
Poliovirus	92
Herpesvirus	162
Adénovirus	252

Figure 5.3 Acides nucléiques monocaténaire et bicaténaire

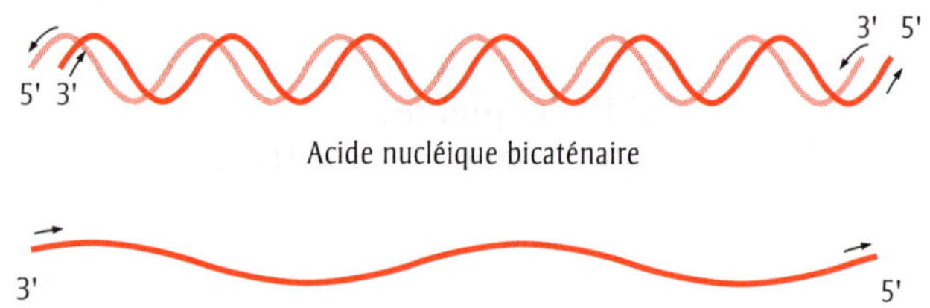

La structure des acides nucléiques viraux ne correspond pas toujours à celle que l'on observe chez les eucaryotes et les procaryotes. Chez les virus, l'ADN et l'ARN peuvent être formés d'une ou de deux chaînes de polynucléotides. Les molécules d'acide nucléique constituées d'une seule chaîne sont dites monocaténaires; celles qui sont formées de deux chaînes sont dites bicaténaires. Le type d'acide nucléique et sa structure constituent des caractères taxonomiques importants.

La polarité indique le sens dans lequel sont fixés les nucléotides constituant la molécule.

Par convention, une polarité positive correspond au sens 5' – 3' des nucléotides constituant la molécule.

composés différents. D'autre part, un génome limité ne peut contenir l'ensemble des informations génétiques relatives à la synthèse des enzymes qui contrôlent les différentes activités métaboliques. C'est pourquoi les virus n'ont pas de métabolisme propre. Ils s'introduisent dans des cellules afin d'utiliser les enzymes et la machinerie cellulaire qui assurent la synthèse des constituants viraux lors de la reproduction.

Contrairement aux bactéries et à toutes les autres formes de cellules, dont le bagage génétique est fait d'ADN, le génome viral peut être constitué d'ADN ou d'ARN (mais jamais les deux pour un virus donné). Cette particularité est un important critère de classification pour les virus: il y a les virus à ADN et les virus à ARN.

Structure des acides nucléiques viraux

La structure des acides nucléiques diffère aussi de l'organisation décrite chez les autres microorganismes. On se rappellera que chez les eucaryotes et les procaryotes, l'ADN est toujours de type bicaténaire, c'est-à-dire formé de deux brins complémentaires enroulés l'un autour de l'autre, alors que l'ARN est toujours monocaténaire, donc formé d'un seul brin, comme l'indique la figure 5.3. Par contre, chez les virus, les acides nucléiques prennent souvent d'autres formes. Ainsi, l'ADN peut aussi être monocaténaire tandis que l'ARN peut aussi être bicaténaire. Selon les virus, on trouvera donc l'un des quatre types d'organisation suivants:

- ADN monocaténaire;
- ADN bicaténaire;
- ARN monocaténaire;
- ARN bicaténaire.

Virus à ADN

Chez les virus à ADN, l'acide nucléique est double, au moins partiellement, sauf chez les parvovirus, dont l'ADN n'a qu'un seul brin. Le génome est non segmenté, autrement dit tous les gènes se trouvent sur le même brin d'ADN. Cette molécule peut être circulaire, comme chez les papovavirus, ou linéaire, comme chez les adénovirus et les poxvirus.

Virus à ARN

Chez les virus à ARN, l'organisation du génome peut prendre plusieurs formes. Elle est caractérisée notamment par le nombre de brins de l'ARN et par la polarité de l'acide nucléique.

La polarité est une caractéristique importante des ARN viraux monocaténaires. La polarité indique le sens dans lequel ont été fixés les nucléotides constituant la molécule. La figure 5.3 illustre la notion de polarité des acides nucléiques.

La polarité de l'ARN est importante car elle détermine la transcription du code génétique viral en termes de protéines. En effet, l'ARN génomique viral à polarité positive fonctionne comme un ARN messager et il est lu et traduit directement en protéines. En ce sens, on peut considérer que cet ARN exprime directement le pouvoir infectieux. Les ARN de polarité négative ne peuvent être lus directement par les ribosomes. Par conséquent, la synthèse des protéines virales dépend d'une étape préalable au cours de laquelle l'ARN viral est transcrit en un brin d'ARN complémentaire par une transcriptase virale. Le nouveau brin d'ARN formé, de polarité positive, servira d'ARN messager. Étant donné cette étape préliminaire, l'ARN viral ne peut être considéré comme directement infectieux.

Les picornavirus, les paramyxovirus et les rhabdovirus sont des exemples de virus dont le génome est constitué d'ARN monocaténaire (simple brin). Tous les ARN génomiques sont linéaires plutôt que circulaires.

5.3.3 Enveloppe

Tous les virus parasitant les animaux ont une enveloppe, à l'exception de six familles de virus. Cette enveloppe provient des structures cellulaires emportées par le virus lors de sa sortie de la cellule. Elle est formée soit d'un fragment de la membrane plasmique, comme chez les myxovirus, soit d'un fragment de la membrane nucléaire, comme chez les herpesvirus.

Cette enveloppe est caractérisée par une double couche de lipides contenant des protéines et des glycoprotéines (voir figure 5.2). Les lipides sont d'origine cellulaire. En revanche, les protéines et les glycoprotéines sont d'origine virale. En d'autres termes, dans l'enveloppe lipidique qui entoure la capside, les protéines virales remplacent les protéines d'origine cellulaire. Par ailleurs, la présence de cette enveloppe fragile influe sur le mode de transmission du virus.

5.3.4 Protéines des virus

Il existe plusieurs catégories de protéines virales. La plus grande partie de ces protéines entrent dans la constitution de la capside. Mais, à côté de ces protéines à rôle structural, on en trouve d'autres dotées de propriétés fonctionnelles importantes. Elles interviennent dans certains processus physiologiques comme le contrôle de réactions chimiques lors de la fixation du virus à la cellule hôte, de la lyse de sa membrane plasmique ou de la reproduction virale.

Enzymes

Plusieurs espèces de virus possèdent des informations génétiques qui contrôlent la synthèse d'enzymes particulières. Les enzymes dont la présence mérite d'être signalée sont les neuraminidases, les ARN polymérases et les transcriptases inverses (tableau 5.4).

Protéines de surface

Outre les protéines qui entrent dans la structure de leur capside, un certain nombre de virus possèdent des protéines ou des glycoprotéines de surface. Ces molécules forment des spicules, c'est-à-dire des excroissances de forme et de longueur variables qui traversent l'enveloppe (voir figure 5.2). Ils constituent des structures de fixation aux cellules cibles.

Chez certains groupes de virus, notamment chez les virus de la grippe, on trouve des spicules particuliers, les hémagglutinines. On désigne par ce terme des molécules qui présentent

Tableau 5.4 Fonctions de quelques enzymes virales

Enzymes	Fonctions	Exemples
Neuraminidase	La neuraminidase hydrolyse l'acide sialique, un constituant de la membrane plasmique. Cette enzyme permet donc aux virus de dissoudre les membranes, ce qui facilite le passage des virus sortant des cellules qu'ils ont infectées.	Orthomyxovirus
ARN polymérase	Les ARN polymérases permettent la synthèse d'ARN à partir de l'ADN viral, chez certains virus à ADN, ou l'élaboration d'ARN monocaténaire chez les virus à ARN bicaténaire	Orthomyxovirus, Paramyxovirus, Rhabdovirus, Réovirus
Transcriptases inverses	Les transcriptases inverses servent à assurer la synthèse d'ADN à partir de l'ARN viral.	Rétrovirus

des affinités avec certains récepteurs cellulaires portés par les globules rouges. Quand de tels virus sont mis en présence de globules rouges, il se produit une réaction d'agglutination. Cette agglutination se traduit par la formation d'amas de globules visibles à l'œil nu et identiques à ceux que l'on observe quand on détermine le groupe sanguin d'un individu.

Les hémagglutinines sont détectées chez de nombreuses espèces de virus parasitant les cellules animales :

- les picornavirus ;
- les paramyxovirus ;
- les togavirus ;
- les réovirus ;
- les orthomyxovirus ;
- les papovavirus.

Les réactions d'hémagglutination sont utilisées pour détecter la présence de ces virus dans des spécimens cliniques. De plus, il est intéressant de noter que ces hémagglutinines suscitent la production d'anticorps chez la personne infectée. Ces anticorps se lient avec les hémagglutinines, empêchant ainsi les virus de se fixer et d'infecter les cellules.

5.4 Multiplication des virus

La multiplication des virus, aussi appelée réplication virale, est un processus complexe qui ne ressemble en rien à la reproduction des autres microorganismes dont les cellules se reproduisent principalement par fission binaire. Elle est étroitement liée à leur incapacité de réaliser des activités métaboliques autonomes.

Pour se multiplier, les virus s'introduisent dans les cellules, dérèglent les appareils de biosynthèse de ces dernières à leur profit afin d'y faire fabriquer de nouvelles particules virales. À leur tour, ces particules infectent de nouvelles cellules, ce qui complète le cycle viral. Il va sans dire que la synthèse des constituants viraux s'effectue au détriment des constituants cellulaires et que ce dérèglement du métabolisme provoque une diminution ou un blocage des activités cellulaires, ce qui perturbe à son tour la physiologie cellulaire et entraîne éventuellement la mort de la cellule.

Le cycle d'un virus peut être divisé en deux grandes phases : la phase extracellulaire et la phase intracellulaire. Au cours de la phase extracellulaire, le virus est une particule libre mais totalement inactive. Il est dépourvu d'activité propre. On le trouve dans les liquides biologiques, dans l'eau, dans les aérosols en suspension dans l'air ; cependant, il est potentiellement infectieux et peut à tout moment se fixer sur une cellule et entamer la phase intracellulaire de son cycle de reproduction.

La phase intracellulaire est celle durant laquelle le virus se multiplie. Elle débute lorsqu'un virus entre dans une cellule. La figure 5.4 en résume les étapes.

La première étape de la phase intracellulaire se caractérise par la fixation des virus à des récepteurs spécifiques situés sur la membrane plasmique de la cellule hôte. Les récepteurs membranaires cellulaires sont de nature protéique, glycoprotéique ou lipidique, et la présence de ces récepteurs est génétiquement commandée. Ces récepteurs sont très spécifiques et ne peuvent donc se lier qu'avec les structures moléculaires particulières qui leur correspondent.

Le passage du virus dans la cellule hôte peut s'effectuer de plusieurs façons. Il dépend de la nature du virus et de la présence ou de l'absence d'une enveloppe autour du virus. Pour les virus à enveloppe, l'enveloppe virale peut fusionner avec la membrane plasmique ou pénétrer par endocytose. La figure 5.5 illustre les principales étapes de la pénétration cellulaire par endocytose.

Le cycle viral se poursuit par la décapsidation. Au cours de cette étape, la capside de certains groupes de virus subit une désagrégation sous l'action des enzymes protéolytiques contenues dans le lysosome. Cette désagrégation peut être totale ou partielle et survenir soit dès l'entrée du virus, soit

Figure 5.4 **Phase intracellulaire du cycle viral**

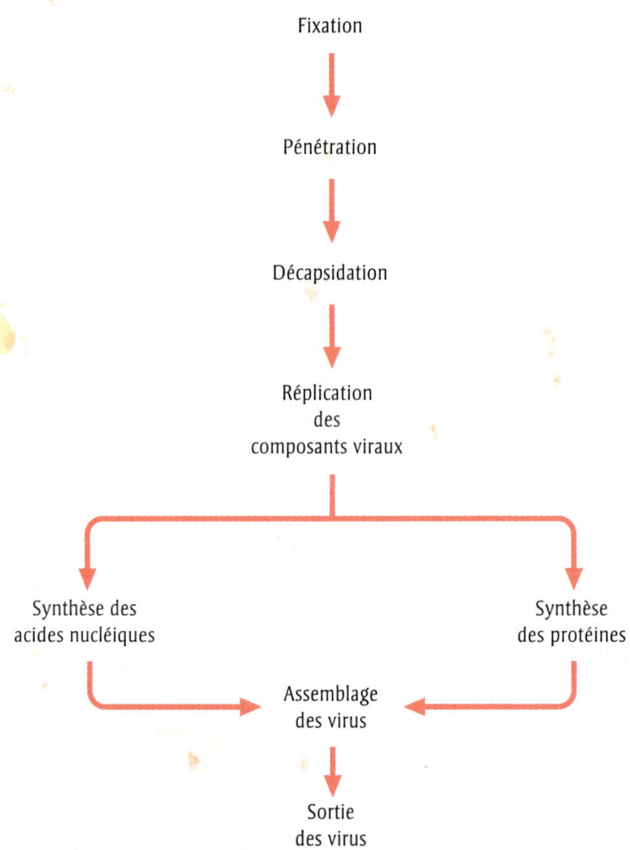

La phase intracellulaire du cycle viral se divise en cinq étapes : fixation, pénétration, réplication des constituants viraux, assemblage des virions et sortie de la cellule hôte.

plus tard. À l'issue de cette étape, le virus en tant que tel n'existe plus. Il n'est plus présent dans la cellule que par son seul génome et, comme tel, devient invisible. Commence alors l'étape de la réplication des constituants du virus.

Le virus n'apportant que les informations génétiques nécessaires à sa réplication, la cellule hôte fournit l'énergie, les enzymes et les matériaux nécessaires à la fabrication des nouveaux acides nucléiques et des protéines des nouveaux virus. L'étape de réplication se déroule en deux phases distinctes et indépendantes l'une de l'autre. Plus précisément, on distingue :

- la réplication de l'acide nucléique viral ;
- la synthèse des protéines virales par suite de la traduction des ARN messagers viraux par les structures cellulaires.

La réplication de l'acide nucléique viral ne fait pas appel aux mêmes processus selon qu'un virus contient de l'ADN ou de l'ARN. Cependant, comme le montre la figure 5.6, le résultat est toujours le même : l'opération se solde par la synthèse d'un ARNm viral de polarité positive. Seuls varient les processus par lesquels l'acide nucléique viral est transcrit en ARNm.

Les figures 5.7 et 5.8 illustrent les principales étapes de la réplication d'un virus à ARN. De son côté, la figure 5.9 décrit le cas particulier des rétrovirus auxquels appartient le virus de l'immunodéficience humaine.

L'étape d'assemblage des constituants viraux est encore mal connue. Au cours de cette phase, les différents constituants du virus précédemment fabriqués sont assemblés pour constituer des virions (virus complets). Cet assemblage des protéines de la capside et des molécules d'acide nucléique peut être réalisé séparément, simultanément, ou n'être complété qu'à l'instant

Figure 5.5 **Principales étapes de la pénétration cellulaire par endocytose**

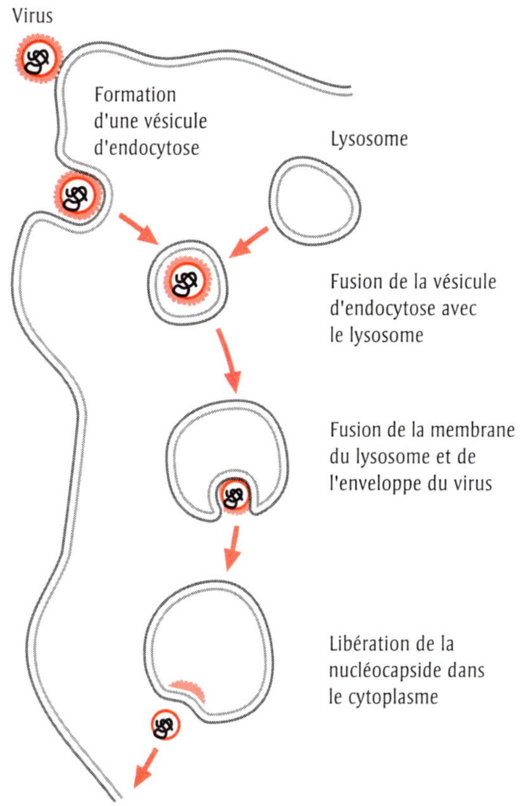

Au point de fixation du virus au récepteur membranaire, un mouvement d'invagination de la membrane plasmique déclenche la formation d'une vésicule membranaire contenant le virus. La vésicule membranaire fusionne avec une vésicule lysosomiale. Au moment où la membrane lysosomiale et l'enveloppe virale fusionnent, la capside est expulsée dans le cytoplasme.

Figure 5.6 **Mode de transcription du génome viral en ARNm**

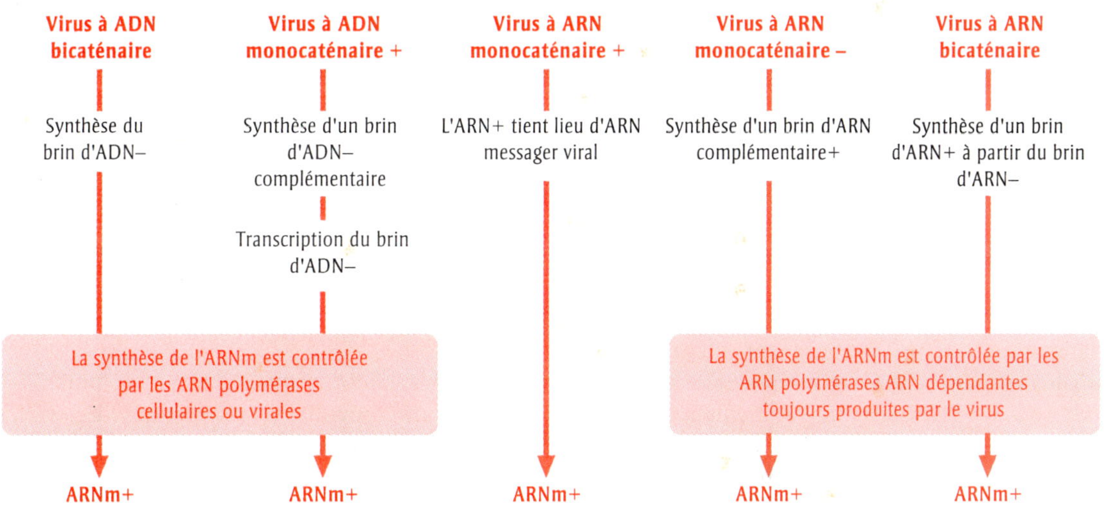

Les modalités de production de l'ARNm viral dépendent du type, de la structure et de la polarité des acides nucléiques. Le résultat se solde toujours par la production d'un ARNm de polarité positive.

Figure 5.7 **Première étape de la reproduction d'un virus à ARN**

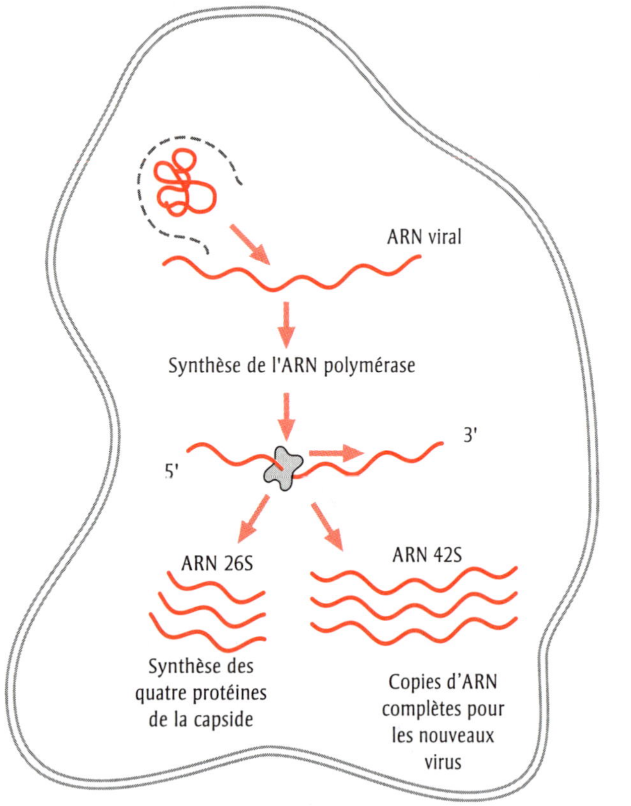

La première étape de la reproduction du virus est celle de la synthèse de l'ARN polymérase ARN dépendante, une enzyme qui contrôle la synthèse de deux types d'ARNm viraux produits par la cellule hôte : l'ARN 42S et l'ARN 26S. L'ARN 42S commande la synthèse de l'ARN polymérase nécessaire à la production de l'ARN des virions nouvellement formés ; l'ARN 26S commande les informations génétiques nécessaires à la synthèse des quatre protéines qui entrent dans la composition de la capside et des spicules.

Figure 5.8 **Deuxième étape de la reproduction d'un virus à ARN**

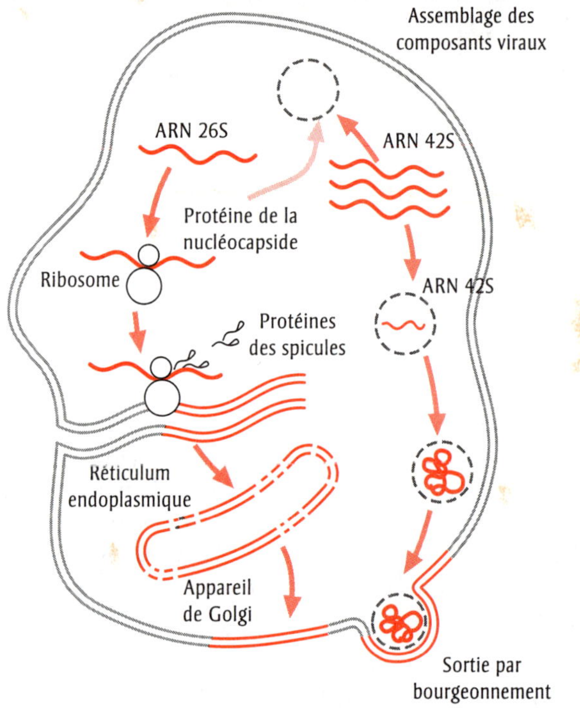

La seconde étape de la reproduction du virus commence par la synthèse des quatre protéines virales. Elle est contrôlée par l'ARN 26S et requiert la participation de trois organites cellulaires : les ribosomes, le réticulum endoplasmique et l'appareil de Golgi. Les premières protéines élaborées entrent dans la composition de la nucléocapside (protéine c). Quand cette synthèse est terminée, les protéines des spicules sont synthétisées par des ribosomes fixés au réticulum endoplasmique.

Une fois assemblés, les spicules sont transportés dans l'appareil de Golgi puis conduits jusqu'à la membrane plasmique où ils s'insèrent à intervalles réguliers.

En se fixant à la capside, les spicules entraînent la formation d'un bourgeon qui se détache de la membrane plasmique quand le dernier spicule est attaché.

où ils sortent de la cellule hôte. Cette étape peut se dérouler dans le cytoplasme (poxvirus, réovirus), dans le noyau (adénovirus et papovavirus), au niveau de la membrane nucléaire (herpesvirus) ou au niveau de la membrane plasmique (orthomyxovirus et paramyxovirus).

Ce n'est qu'après cette période que les virus enveloppés s'entourent d'un fragment de la membrane nucléaire (herpesvirus) ou d'un fragment de la membrane plasmique (influenza).

La sortie du virus de la cellule hôte peut prendre trois formes, à savoir l'éclatement cellulaire, le bourgeonnement et l'utilisation des canalicules cellulaires. Ces trois modes de sortie sont illustrés à la figure 5.10. Précisons que l'éclatement cellulaire, ou lyse, est le mode habituel de sortie des virus nus, tels les poliovirus et que le bourgeonnement à travers la membrane plasmique est un mode de libération fréquemment observé chez les virus enveloppés dont l'assemblage est réalisé dans le cytoplasme. C'est le cas du virus de l'influenza et du virus de l'immunodéficience humaine.

Les rétrovirus

Les rétrovirus sont des virus à ARN + dont la réplication présente un certain nombre de particularités. Ces virus, tel le virus de l'immunodéficience humaine, possèdent un génome d'ARN monocaténaire mais la synthèse de l'ARN messager implique un processus particulier sous le contrôle d'une enzyme, la transcriptase inverse. Comme le montre la figure 5.9, l'ARN + est d'abord transcrit en une molécule d'ADN monocaténaire, puis un second brin d'ADN complémentaire est synthétisé.

En fait, la découverte de la transcriptase inverse a causé une véritable révolution scientifique. En effet, elle est venue remettre en question un dogme fondamental de la biologie moléculaire selon lequel la transcription du code génétique ne s'effectue qu'à sens unique : l'ADN est transcrit en ARN messager, lequel dirige la synthèse des protéines. Le préfixe *rétro* vient rappeller la propriété particulière de ce groupe de virus.

Figure 5.9 Cycle de reproduction d'un rétrovirus

1. Fixation et introduction dans la cellule
2. Transcription de l'ARN en ADN monocaténaire
3. Synthèse de l'ADN bicaténaire
4. Circularisation de l'ADN
5. Intégration de l'ADN viral dans le génome de la cellule infectée (Transformation du rétrovirus en provirus)
6. Activation du provirus et transcription de l'ADN viral en ARN
7. Synthèse des différents constituants viraux dans la cellule
8. Assemblage des nouveaux virus
9. Sortie des virus

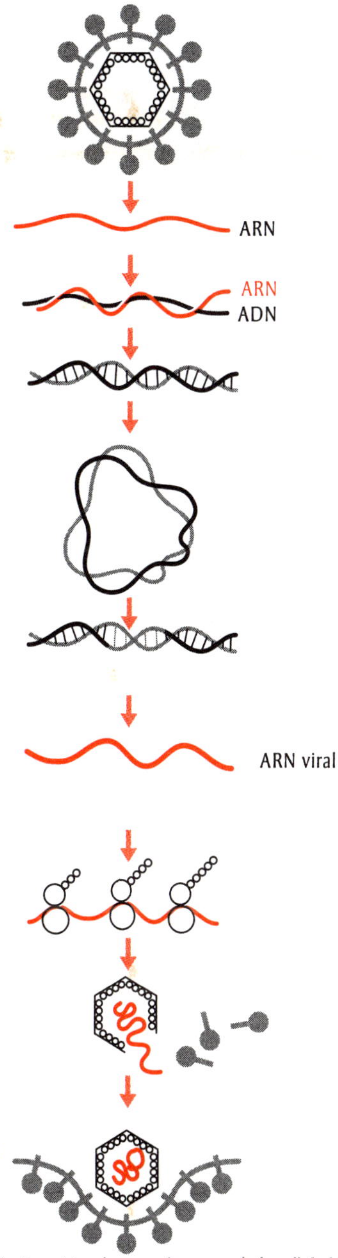

Une fois parvenus à l'intérieur de la cellule hôte, les rétrovirus intègrent leurs informations génétiques au sein du génome des cellules infectées. Comme les rétrovirus sont des virus à ARN, le génome viral doit être transcrit en une séquence d'ADN. Cette transcription, contrôlée par la transcriptase inverse, s'effectue en deux temps : l'ADN viral est transcrit en une molécule d'ADN monocaténaire, puis un second brin d'ADN complémentaire est synthétisé. L'ADN viral bicaténaire migre alors vers le noyau de la cellule hôte et forme une structure circulaire. Il s'intègre au hasard dans les chromosomes de la cellule infectée. La stimulation de l'ADN viral entraîne la réplication virale selon un processus identique à celui des autres virus.

Figure 5.10 Modes de sortie des virus

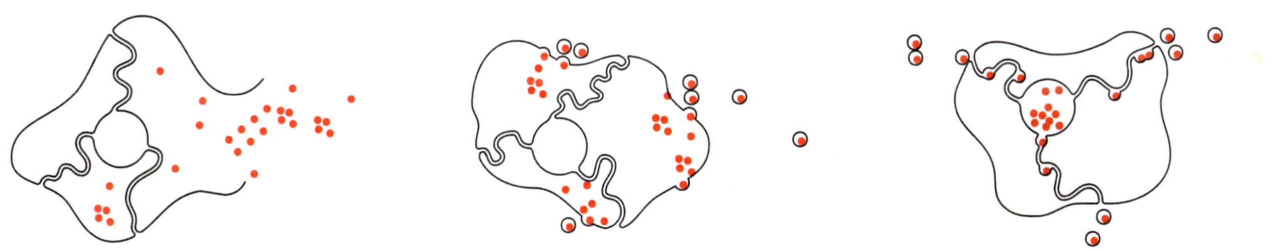

a) Lyse cellulaire — b) Bourgeonnement — c) Canalicules cellulaires

L'ADN viral ainsi synthétisé migre alors vers le noyau de la cellule hôte et forme une structure circulaire. Puis, il s'intègre dans les chromosomes de la cellule infectée. Le virus, qui n'existe plus que par ses seules informations génétiques, prend le nom de provirus. Indétectable, à l'état latent, le provirus ne possède aucune vie autonome : il se multiplie en même temps que la cellule qui l'abrite. Il restera dans cet état jusqu'au moment où il sera activé par une stimulation appropriée du génome de la cellule qu'il parasite. Dans certains cas, le virus intégré dans le génome cellulaire peut transformer la cellule hôte en cellule tumorale.

À la suite d'une stimulation, l'ADN du rétrovirus peut être retranscrit en ARN, lui-même traduit en protéines sur des ribosomes. Les protéines virales et l'ARN viral dupliqués s'assemblent alors et sortent de la cellule par bourgeonnement.

5.5 Virus et transformation cellulaire

En plus d'être infectieux, certains virus sont dotés de pouvoir cancérogène. Il s'agit de virus à ARN, qui ne détruisent pas les cellules hôtes qu'ils infectent.

Le mécanisme par lequel ces virus interviennent dans le développement des cancers est encore très mal connu. Dans certains cancers, il existe une forte corrélation entre la présence de ces virus dans les cellules et plusieurs dérèglements des activités cellulaires, tout particulièrement le contrôle génétique. Par leur simple présence, ces virus exerceraient un pouvoir transformant : ils provoqueraient le déblocage de certains gènes normalement réprimés, c'est-à-dire muets, chez l'adulte. Ils pourraient aussi provoquer la rupture de fragments de chromosomes et des réarrangemments anormaux.

On ne connaît pas encore le rôle exact des virus dans la cancérogenèse. Toutefois, on a observé que les papillomavirus produisaient une protéine qui dégrade la protéine p53. Or cette protéine, dont la synthèse est codée par un gène qualifié de gène répresseur des tumeurs, joue un rôle important dans le déroulement de la division cellulaire normale. Si celle-ci est altérée, la cellule peut se diviser de façon incontrôlée et devenir cancéreuse.

Il existe deux types de transformation cellulaire : le premier est bénin, le second est cancéreux.

Parmi les agents des tumeurs bénignes, on trouve :

- les papillomavirus, qui causent notamment l'apparition de verrues (cutanées, plantaires ou planes, de papillomes laryngés et des condylomes ano-génitaux) ;
- certains poxvirus, dont celui du *Molluscum contagiosum*, une maladie transmissible sexuellement (voir Chapitre 21 *Infections génito-urinaires*).

La liste des virus cancérogènes (oncogènes) ne cesse de s'allonger. On y classe maintenant :

- le virus d'Epstein-Barr, responsable du lymphome de Burkitt et du cancer du naso-pharynx ;
- les virus HTLV (*Human T Cell Leukemia Virus*), des oncornavirus qui sont responsables d'une forme particulière de leucémie et qui s'attaquent aux lymphocytes T ;
- le virus de l'hépatite B, qui s'intègre dans le génome humain et qui cause le cancer primitif du foie (hépatocarcinome) ;
- le virus *Herpes simplex* type 2, vraisemblablement à l'origine du cancer du col de l'utérus ;
- certains papillomavirus associés au développement de cancers de la peau et du col utérin ;
- le cytomégalovirus et le virus herpès type 8, qui induiraient le sarcome de kaposi, un cancer du tissu conjonctif que l'on observe principalement chez les personnes souffrant du syndrome d'immunodéficience acquise.

5.6 Classification des virus

La classification des virus repose sur un système universel de classification. Il inclut tous les virus, indépendamment de leur spécificité d'hôte ou de leur origine. Cette classification a été élaborée par le Comité international de nomenclature des virus. Elle repose sur un modèle dichotomique et fait principalement appel aux critères chimiques et structuraux suivants :

- la nature du génome viral, caractérisé notamment par le type d'acide nucléique, (ADN ou ARN) et par le nombre de brins d'acide nucléique (simple ou double) ;
- la polarité de l'acide nucléique et le mode de réplication ;
- la morphologie, qui prend en compte notamment le type de symétrie (polyédrique, hélicoïdale ou complexe) ;
- la présence ou l'absence d'une enveloppe.

Le tableau 5.5 explique l'origine de la dénomination de certains virus. On remarquera que la dénomination binomiale appliquée aux êtres vivants n'est que rarement appliquée au virus (ex. : *Herpes simplex)*.

La totalité des virus a été classifiée dans 74 familles et groupes. De ces taxons, 21 sont susceptibles d'infecter l'Homme. Parmi les virus infectieux pour l'Homme, on compte 13 familles de virus à ARN et 6 familles de virus à ADN. Le tableau 5.6 présente une description par famille, genre et espèce des virus d'intérêt médical.

Il existe aussi des classifications basées sur des caractères épidémiologiques et cliniques (tableaux 5.7 et 5.8).

Tableau 5.5 **Dénomination des virus**

Virus	Origines de la dénomination
Orthomyxovirus	Terme du grec *ortho* (vrai) et *myxo* (mucus) désignant les virus ayant une affinité pour les membranes muqueuses.
Picornavirus	Terme désignant de très petits virus, tiré de la racine grecque *pico* (tout petit) et du terme anglais RNA (acide ribonucléique).
Togavirus (Arbovirus)	Terme désignant un groupe de virus isolés dans le cloaque de certains insectes (Arthropodes). En grec, *toga* signifie cloaque. Ce groupe de virus est encore désigné par le terme d'arbovirus (*Arthropod-borne*).
Réovirus	Terme désignant des virus se développant dans les systèmes respiratoire et digestif (*Respiratory Enteric Orphan virus*). Le qualificatif d'orphelin (orphan) est attribué à certains virus pathogènes qui ne provoquent pas de maladies spécifiques mais plutôt des affections d'expression clinique variée.
Echovirus	Terme désignant un groupe de virus présents dans le tube digestif, isolés dans les selles et identifiés par leurs effets cytopathiques. Ne provoquant pas de maladies spécifiques, ils sont aussi qualifiés d'orphelins (*Enteric Cytopathic Human Orphan Virus*).
Virus Coxsackie	Terme désignant un groupe de virus provoquant des affections non spécifiques et isolés pour la première fois à Coxsackie (É.-U.).
Papovavirus	Terme bâti à partir des deux premières lettres du nom des virus membres de la famille : papillomavirus (virus causant les verrues), polyomavirus et agent vacuolisant (ancien nom du virus maintenant appelé virus simien n° 40 ou SV40), soit « *Papillomavirus-Polyomavirus-Vacuolating Agent* Virus ».

Tableau 5.6 **Classification par famille, genre et espèce des virus d'intérêt médical**

Famille	Genre	Espèce type	Caractéristiques
Virus à ARN			
Picornaviridæ	**Enterovirus**	Poliovirus	Poliomyélite
		Virus Coxsackie des groupes A et B	Maladies d'expression clinique variée (herpangine[1], méningite, paralysie, etc.) ; syndrome pied, main et bouche
		Echovirus	Virus connus pour leurs effets cytopathiques et associés à aucun syndrome spécifique
		Entérovirus 69-71	Virus responsables de certaines conjonctivites hémorragiques aiguës
	Hepatovirus	Virus de l'hépatite A	Virus de l'hépatite A
	Rhinovirus	Virus du rhume	Virus responsable de la majorité des rhumes
Caliciviridæ	**Calicivirus**	Agent de Norwalk	Virus responsable de gastro-entérites
Reoviridæ	**Rotavirus**	Rotavirus humains	Virus responsables de gastro-entérites infantiles
Togaviridæ	**Alphavirus**	Arbovirus du groupe A	
	Rubivirus	Virus de la rubéole	Fièvre éruptive bénigne chez l'adulte mais responsable d'avortement et de malformations congénitales du fœtus quand elles surviennent chez la femme enceinte
Flaviviridæ	**Flavivirus**	Arbovirus du groupe B Virus de la fièvre jaune, de la dengue, du Nil occidental	Maladies éruptives, accompagnées de fièvre, de douleurs articulaires et musculaires Encéphalites

Tableau 5.6 (suite)

Famille	Genre	Espèce type	Caractéristiques
Filoviridæ	**Filovirus**	Ebola	Fièvre hémorragique
Bunyaviridæ	**Hantavirus**	Virus Hantaan	Fièvre hémorragique avec syndrome rénal et syndrome pulmonaire
Orthomyxoviridæ	**Influenzavirus**	Virus de l'influenza (grippe) types A, B et C (nombreux sous-groupes, sauf pour le groupe C qui ne contient qu'un seul représentant)	Syndrome marqué par de la fièvre, des courbatures et des maux de tête, accompagné de manifestations respiratoires ou nerveuses
Paramyxoviridæ	**Paramyxovirus**	Virus parainfluenza	Virus causant des infections respiratoires aiguës
		Virus des oreillons	Maladie caractérisée principalement par une atteinte des glandes salivaires. Occasionnellement, le virus peut atteindre le pancréas, les testicules, les glandes mammaires, les ovaires et la thyroïde
	Morbillivirus	Virus de la rougeole	Virus causant une fièvre éruptive avec exanthème (rougeur cutanée) accompagnée d'inflammation oculo-nasale. La maladie peut être suivie de complications graves (atteintes neurologiques et surinfections bactériennes)
	Pneumovirus	Virus respiratoire syncytial	Virus responsables d'affections respiratoires aiguës (broncho-pneumopathies) chez le nourrisson
Rhabdoviridæ	**Lyssavirus**	Virus de la rage	Virus atteignant le système nerveux, responsable de méningites et d'encéphalites. La maladie se manifeste d'abord par des signes d'excitation (spasmes douloureux, fureur, convulsions, hydrophobie, etc.) puis par des paralysies
Coronaviridæ	**Coronavirus**	Coronavirus humains	Virus responsables de rhinites et de rhino-pharyngites
Retroviridæ	**Oncornavirus**	VIH (Virus de l'immunodéficience humaine) HTVL-1	Syndrome d'immunodéficience acquise. Maladie principalement caractérisée par la destruction des lymphocytes T Leucémie chez l'adulte
Arenaviridæ	**Arenavirus**	Virus de la chorioméningite lymphocytaire	Infection généralement inapparente ou d'allure grippale chez l'Homme
		Virus de Lassa	Virus causant une fièvre hémorragique
		Virus adéno-associés	Virus qui ne peuvent se reproduire qu'en présence d'une autre catégorie de virus, les adénovirus
Virus à ADN			
Parvoviridæ	**Parvovirus**	Agent de la 5e maladie	Virus responsable du mégalérythème épidermique (ou 5e maladie), infection appartenant au groupe des maladies éruptives. La maladie est souvent associée aux épidémies de rougeole et de rubéole
Papovaviridæ	**Papillomavirus**	Virus des papillomes humains	Les verrues, verrues plantaires, les condylomes génitaux sont causés par ces virus. Les papillomavirus sont aussi connus pour leur pouvoir cancérogène

Tableau 5.6 (suite)

Famille	Genre	Espèce type	Caractéristiques
	Poliomavirus	Virus JC et BK	Virus responsables d'infections latentes apparaissant chez les individus en état d'immunodépression et attaquant principalement le système urinaire (notamment à la suite de transplantations rénales)
Adenoviridæ	**Mastadenovirus**	Mastadenovirus humains	Virus responsables d'infections respiratoires aiguës
Poxviridæ	**Poxvirus**	Virus de la variole	Virus causant une maladie éruptive surtout caractérisée par l'apparition d'ulcères se transformant en papules puis en vésicules purulentes
	Herpesviridæ	Herpesvirus	Herpes simplex 1 et 2. Virus causant des infections labiales (type 1) et génitales (type 2) récidivantes
		Herpes type 6 Herprès type 8	Roséole Associé au sarcome de Kaposi
		Virus varicella-zoster	Virus responsable de la varicelle chez l'enfant et du zona chez l'adulte
		Virus d'Epstein-Barr	Virus responsable de la mononucléose Associé au carcinome du naso-pharynx et au lymphome de Burkitt
		Cytomégalovirus	Virus causant des infections généralement inapparentes sauf lors d'infections congénitales ou chez les sujets immunodéprimés
Hepadnaviridæ	**Hepadnavirus**	Virus de l'hépatite B	Virus responsable de l'hépatite B

1 L'herpangine est une affection causée par les virus coxsackie du groupe A, rencontrée chez les enfants de moins de 10 ans, survenant l'été et qui se manifeste par une fièvre élevée, de l'anorexie, des vomissements, des maux de tête et des douleurs musculaires.

Tableau 5.7 Classification des virus basée sur des critères épidémiologiques

Groupes de virus	Transmission	Exemples
Virus entériques	Fécale-orale	Rotavirus Réovirus Coronavirus Picornavirus Adénovirus Calicivirus
Virus respiratoires	Par inhalation, par voie manuportée, ou par aérosols (nez, bouche)	Orthomyxovirus Paramyxovirus Coronavirus Adénovirus Rhinovirus Calicivirus
Arbovirus	Par piqûre d'un arthropode contaminé	Togavirus Flavivirus Bunyavirus
Virus oncogènes	Par contact direct, par injection	Papillomavirus Rétrovirus Herpesvirus (virus d'Epstein-Barr)

Tableau 5.8 Classification des virus selon les syndromes cliniques

Organes ou système	Syndrome	Exemples
Respiratoire	Rhume	Rhinovirus Coronavirus Adénovirus Virus Parainfluenzæ (3)
	Pharyngite	Adénovirus Herpes simplex Enterovirus Virus d'Epstein-Barr
	Croup	Virus Parainfluenzæ 1 et 3
	Bronchiolite	Virus Parainfluenzæ Virus respiratoire syncytial
	Pneumonie	Virus Influenza 3 Virus respiratoire syncytial Adénovirus Cytomégalovirus*
Système nerveux central	Méningite aseptique	Échovirus Coxsackievirus A Coxsackievirus B Virus des oreillons
Système gastro-intestinal	Diarrhées (chez les enfants)	Rotavirus Adénovirus 40-41
	Diarrhées (adultes)	Agent de Norwalk
	Hépatites	Hépatite A Hépatite B Hépatite C
	Parotide	Virus des oreillons
Peau	Éruptions vésiculaires	Herpès simplex Varicella-Zoster
	Éruptions maculo-papulaires	Échovirus Coxsackievirus Herpèsvirus humain 6-7
Cœur	Myocardite/péricardite	Coxsackievirus A et B Échovirus
Yeux	Rétinite	Cytomégalovirus Kératite/conjonctivite Herpès simplex Varicella-Zoster Adénovirus

Adapté de : Koneman, E. W. et coll. *Color Atlas and Textbook of Diagnostic Microbiology*. 5e éd., Philadelphia, Lippincott, 1997.

* Chez les personnes immunodéprimées.

5.7 Virus bactériophages

Les virus bactériophages sont ainsi nommés en raison de leur capacité de parasiter et de détruire les bactéries. La plupart d'entres eux sont des parasites des entérobactéries, en particulier d'*Escherichia coli* et de *Salmonella typhimurium*. On en connaît aussi qui infectent les bactéries du genre *Pseudomonas* et *Bacillus*.

5.7.1 Morphologie et structure

Les virus bactériophages présentent l'organisation caractéristique des virus. Ils sont principalement formés d'une capside protéique entourant une molécule plus ou moins volumineuse d'acide nucléique. Chez certains bactériophages, la capside se prolonge par une queue de longueur et de structure variables (figure 5.11).

5.7.2 Reproduction

Les virus bactériophages se reproduisent pratiquement de la même façon que les virus animaux. Il faut cependant faire la distinction entre les bactériophages virulents, qui lysent les bactéries qu'ils infectent, et les bactériophages tempérés qui s'intègrent dans le génome bactérien et y restent silencieux durant plusieurs générations.

Reproduction des bactériophages virulents

La reproduction des phages virulents comporte une série de phases qui forment le cycle lytique. Le terme lytique fait référence à la dernière étape de la multiplication, qui se termine par la lyse de la bactérie, c'est-à-dire par son éclatement. Ce cycle lytique, représenté à la figure 5.12, peut être décomposé en cinq phases: fixation, injection de l'acide nucléique dans la bactérie, réplication des composantes virales, assemblage des composantes virales, lyse de la bactérie et libération des virus.

Reproduction des bactériophages tempérés

Chez les bactériophages tempérés, l'infestation ne conduit pas à la lyse de la bactérie hôte. Tout se passe comme si ce virus n'était pas virulent: il ne se reproduit pas dans la bactérie qu'il parasite et il n'en provoque pas la lyse. Il vit plutôt en association avec elle. Cette relation particulière porte le nom de lysogénie et la bactérie qui abrite un tel prophage est qualifiée de bactérie lysogène. Comme l'indique la figure 5.13, la présence de l'acide nucléique viral ne provoque pas la synthèse de nouveau matériel viral. Le virus — qui n'est présent dans la bactérie que par son ADN — s'intègre de manière stable dans le chromosome bactérien au niveau d'un site spécifique. L'acide nucléique viral se reproduit avec l'ADN bactérien et se trouve transmis de génération en génération avec le matériel génétique de la bactérie.

Cependant, dans certaines circonstances, le prophage peut être activé et retrouver son pouvoir virulent en entamant un cycle de reproduction au sein de la bactérie. Par suite d'un mécanisme complexe, l'ADN viral est excisé et quitte l'ADN bactérien dans lequel il était intégré. Dès cet instant, le phage commence à se multiplier et adopte des comportements viraux caractéristiques.

Figure 5.11 Représentation schématique de virus bactériophages

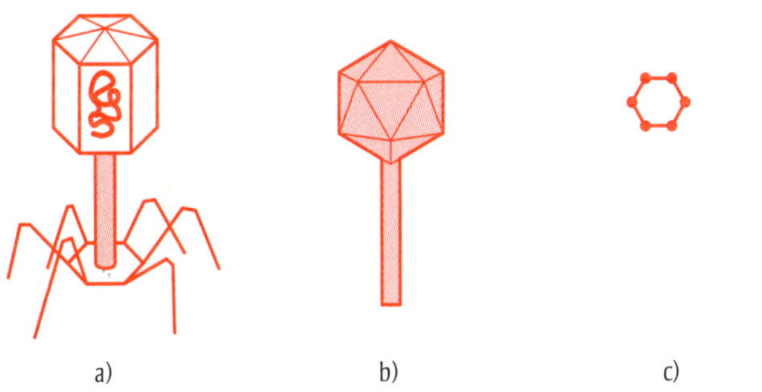

a) Bactériophage de la série T.

La tête de ce virus batériophage de la série T correspond à la capside et contient l'acide nucléique. Elle est prolongée par une queue comprenant une enveloppe contractile et un canal central. Elle est rigide et porte une plaque terminale ainsi que des fibres caudales.
Dimensions: Tête: 80 nm x 110 nm
Queue: 110 nm

b) Bactériophage λ

Le bactériophage λ se distingue du précédent par sa queue dépourvue de gaine contractile.
Dimensions: Tête: 54 nm
Queue: 140 nm

c) Bactériophage Φ x 174

Le bactériophage Φ x 174 est dépourvu de queue.
Dimension: Tête: 27 nm

Tiré de: J. P. Regnault. *Microbiologie générale*. Montréal, Décarie, 1980.

Figure 5.12 Cycle lytique

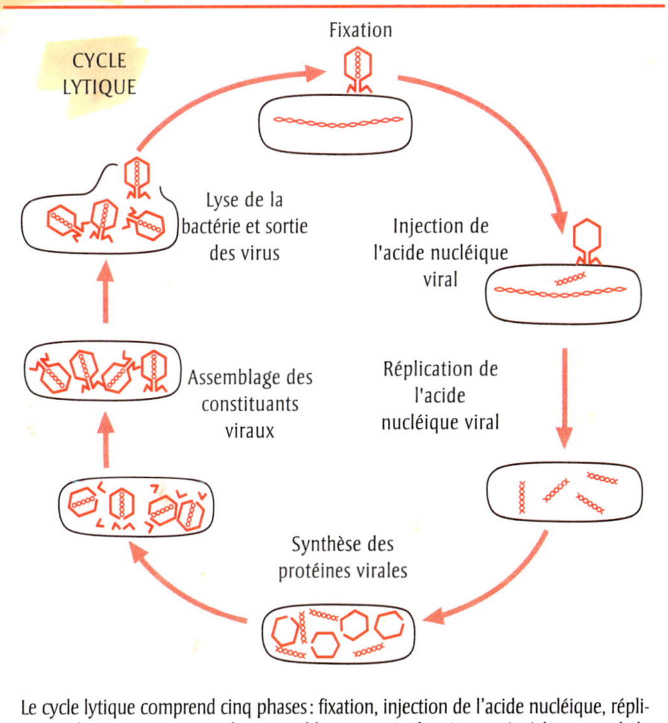

Le cycle lytique comprend cinq phases: fixation, injection de l'acide nucléique, réplication des composantes virales, assemblage et sortie des virus après éclatement de la bactérie. Les mécanismes mis en jeu lors de la réplication des virus bactériophages sont identiques à ceux des autres virus.

Figure 5.13 **Lysogénie**

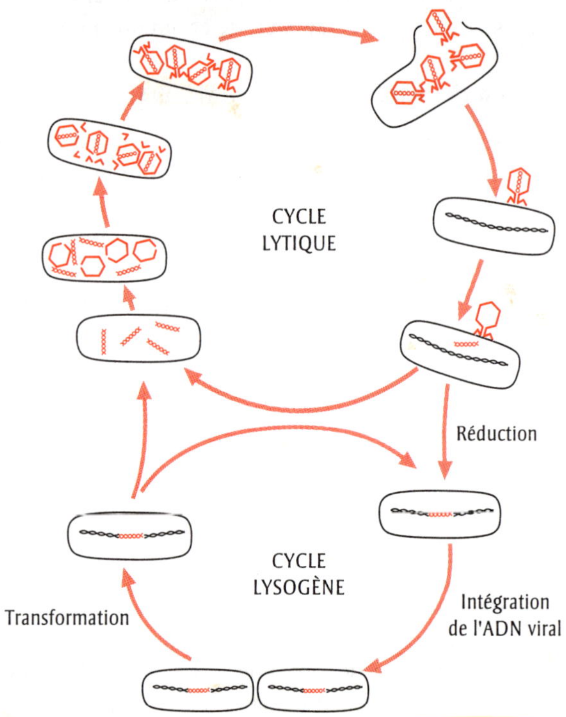

Dans certaines conditions, un virus batériophage établit une relation particulière avec la bactérie qu'il infecte. Ce virus, nommé prophage et présent par son seul acide nucléique, vit en équilibre avec la batérie hôte : au lieu de se reproduire et de causer la lyse bactérienne, l'acide nucléique viral s'intègre dans le chromosome bactérien. Il se reproduit avec l'ADN bactérien et se trouve transmis de génération en génération avec le matériel génétique de la bactérie. Puis, spontanément ou sous l'influence de différents facteurs, l'ADN viral quitte le chromosme bactérien pour entreprendre un cycle lytique.

Conversion lysogène

Les bactéries lysogènes présentent un certain nombre de propriétés particulières liées à la présence du génome viral au sein des informations génétiques bactériennes. Les propriétés apparaissent par suite de la conversion lysogène. Par exemple, une souche de *Corynebacterium diphteriæ* ne produit de toxine diphtérique que si elle est lysogène d'un phage particulier. La disparition du prophage entraîne immédiatement l'arrêt de la production de la toxine par cette bactérie. De même certains composants antigéniques de la paroi d'espèces de bactéries du genre *Salmonella* ne sont produits que par les bactéries lysogènes pour un phage particulier et ne sont jamais produits en l'absence de ce phage. On retrouve cette même propriété chez les streptocoques qui acquièrent ainsi la capacité de sécréter la toxine érythrogène responsable de la scarlatine, ou qui se transforment en « bactéries mangeuses de chair » responsables de la fasciite nécrosante (voir Chapitre 24). Un tel phénomène s'observe aussi chez les staphylocoques producteurs de la toxine responsable du choc toxique (Voir chapitre 25) et chez *Clostridium botulinum*.

Intérêt diagnostique et scientifique des phages

En raison de leur spécificité vis-à-vis des bactéries antigéniquement apparentées qu'ils parasitent, les virus bactériophages peuvent être utilisés pour identifier les différentes souches de certaines espèces bactériennes. C'est le principe de la lysotypie. Les virus bactériophages sont aussi utilisés en génie génétique comme vecteurs d'ADN recombiné. On fait appel aux bactériophages tempérés capables d'intégrer le génome de la cellule qu'ils parasitent. Ces phages sont modifiés de telle sorte qu'un morceau d'ADN étranger, porteur d'un gène désiré, est greffé sur l'ADN viral. Les virus bactériophages porteurs de ces nouvelles informations génétiques sont mis en présence de bactéries qu'ils parasitent. Une fois dans les bactéries, ces virus se transforment alors en phages tempérés. On vérifie l'expression des propriétés génétiques nouvelles en faisant appel à diverses techniques. Enfin, dans un tout autre domaine, les bactériophages feront peut-être l'objet d'applications thérapeutiques. En effet, l'emploi de ces virus pourraient contribuer à traiter certaines infections causées par des bactéries résistantes aux antibiotiques (voir encadré 30.2).

5.8 Prions

Les prions forment un groupe particulier d'agents infectieux non conventionnels dont la nature et la pathogenèse sont encore mal connues. Le terme de prion est un acronyme dérivé de l'expression anglaise *Proteinaceous Infectious Particles*.

Récemment découverts, ils s'attaquent à certains animaux et à l'Homme, chez qui ils provoquent des encéphalopathies spongiformes. Tout se passe comme si la présence de ces prions causait la dégénérescence du cerveau et entraînant la mort des malades par suite d'altérations graves et irréversibles du tissu nerveux. La tremblante ou scrapie, chez le mouton, la maladie de la vache folle, chez les bovins, et la maladie de Creutzfeldt-Jakob, et le kuru, chez l'Homme, sont des maladies causées par des prions (voir chapitre 23).

Les prions sont beaucoup plus résistants aux agents physicochimiques usuels que les autres agents pathogènes connus. Alors que tous les agents infectieux sont détruits par une exposition à une température de 120 °C durant 20 minutes, les prions ne sont inactivés que s'ils sont exposés à une température supérieure à 134 °C pendant 30 minutes au moins. On peut aussi les inactiver avec une solution d'hypochlorite de sodium à 2 % minimum de chlore libre (eau de Javel à 12 %) durant une heure, et par la soude 1M durant plus d'une heure.

À l'heure actuelle, la nature des agents infectieux est encore incertaine, même s'il est pratiquement exclus désormais qu'il s'agisse d'un virus conventionnel non encore isolé, d'un viroïde animal (les viroïdes ne résistent pas à l'action des nucléases), ou d'un rétrovirus non détectable par les méthodes classiques. L'hypothèse la plus probable est que l'agent infectieux soit le prion, c'est-à-dire la protéine autoréplicable et autoinfectieuse.

On sait que la synthèse de cette protéine est codée par un gène cellulaire, le gène PrP (pour Protéine de prion). Située à la surface des neurones, la protéine prion normale serait associée à une voie de signalisation cellulaire et participerait à la régulation des fonctions des neurones.

De plus, il semble acquis que l'agent pathogène serait une version dénaturée de cette protéine prion cellulaire normale.

La dénaturation pourrait être due à un repliement anormal de la protéine, par suite d'un mauvais fonctionnement de molécules particulières, dites molécules chaperonnes. Ces molécules ont pour fonction de participer au repliement des protéines structurales dans des conformations qui leur permettent de remplir leurs fonctions.

Concepts clés à retenir

1. Les virus diffèrent des autres organismes vivants par l'**absence d'organisation cellulaire**, la présence d'**un seul acide nucléique**, l'**absence de système producteur d'énergie**, et leur **parasitisme intracellulaire obligatoire**.
2. Le **virion** est l'unité structurale du virus.
3. Le virion est composé d'une **capside**, elle-même formée de **capsomères**, et d'un **acide nucléique**. Une **enveloppe** et des **spicules** s'ajoutent parfois à ces structures.
4. Le **cycle viral** comprend les étapes suivantes : **fixation**, **pénétration** dans la cellule hôte, **décapsidation**, **réplication**, **assemblage** et **sortie** des virions formés.
5. En intégrant leurs informations génétiques dans le génome des cellules qu'ils parasitent, certains virus sont responsables de la **transformation cellulaire**.
6. La **classification** des virus repose sur trois critères : la nature du **génome viral**, la **morphologie** et la présence ou l'absence d'une **enveloppe**.
7. Les **prions** seraient des agents infectieux transmissibles, constitués de protéines et dépourvus d'informations génétiques.

Références et lectures suggérées

Baron, E. Jo, Chang, R. S., Howard, D. H., Miller, J. N. et J. A. Turner. *Medical Microbiology. A Short Course*. New York, Willey-Liss, 1993.

Beauvais, P. et P. Billette de Villemeur. *Maladie de Creutzfeldt-Jakob et autres maladies à prions*. Paris, Flammarion, Médecine-Sciences, 1996.

Bessen, R. A. « Neurodegenerative Prion Diseases ». *Science & Medicine*, septembre-octobre 1996, p. 12-21.

Butler, J. et A. Klug. « L'assemblage d'un virus ». *Pour la science*, n° 15 (janvier 1979), p. 67-75.

Crainic, R. et J. C. Nicolas. *Virologie médicale*. Cachan, Éditions médicales internationales, 1993.

Dalgleish, A. G. « Viruses and cancer ». *British Medical Bulletin*, 1991. vol. 47, p. 21-46.

Feitelson, M. « Hepatitis B Virus Infection and Primary Hepatocellular Carcinoma ». *Clinical Microbiology Reviews*, 1992, vol. 5, p. 275-301.

Francki, R. I. B., Fauquet, C. M., Knudson, D. L. et F. Brown. « Classification and Nomenclature of Virus. 5th report of the International Committee on Taxonomy of Virus ». *Archives in Virology*, suppl. 2, New York, Springer-Verlag, 1991.

Gallo, R. « Le premier rétrovirus humain ». *Pour la science*, n° 112 (février 1987), p. 60-72.

Gallo, R. « Le virus du Sida ». *Pour la science*, n° 113, (mars 1987), p. 12-24.

Garfinkel, M. et. M. G. Katze. « Influenza Virus Control of Protein Synthesis ». *Science & Medicine*, juillet-août 1994, p. 64-73.

Gessain, A. et R. Gallo. « Virus et cancers humains ». *La Recherche*, vol. 22, n° 235 (septembre 1991), p. 1036-1045.

Granoff, A. et R. G. Webster (coordonateurs). *Encyclopedia of Virology*. Vol. I à IV, 2e éd., San Diego, Academic Press, 1999.

Henle, W., Henle, G. et E. Lennette. « Le virus d'Epstein-Barr ». *Pour la science*, n° 23 (septembre 1979), p. 30-42.

Hoggle, J., Chow, M. et D. Filman. « La structure du virus de la poliomyélite ». *Pour la science*, n° 115 (mai 1987), p. 62-70.

Huraux, J.-M., Nicolas, J.-C. et H. Agut. *Virologie*. Paris, Flammarion, Médecine-Sciences, 1991.

Joklik, W. K., Willlet, H. P. et D. B. Amos. *Zinsser Microbiology*. 20e éd., Norwalk, Appleton & Lange, 1992.

Knipe, D. M. et P. M. Howly (coordonateurs). *Fundamental Virology*. 4e éd., Philadelphie, Lippincott, 2001.

Koff, R. S. « « Hepatitis C ». *Science & Medicine*, juillet-août 1998, p. 16- 25.

Koff, R. S. « Solving the Mysteries of Viral Hepatitis ». *Science & Medicine*, mars-avril 1994, p. 24-33.

Koyama, A. H., Fukumori, T., Fujita, T., Irie, H. et A. Adachi. « Physiological Significance of Apoptosis in Animal Virus Infection ». *Microbes and Infection*, 2000, vol. 2, p. 1111-1117.

Mims, C. A., Playfair, J., Roitt, Y., Wakelin, D. et R. Williams. *Medical Microbiology*. Londres, Mosby, 1998.

Montagnier, L., Brunet, J. B. et D. Klatzmann. « Le SIDA et son virus ». *La Recherche*, vol. 16, n° 167 (juin 1985), p. 750-760.

Murray, P. R., Rosenthal, K. S., Kobayashi, G. S. et M. A. Pfaller. *Medical Microbiology*. 3e éd., St Louis, Mosby, 1998.

Prescott, L., Harley, J. P. et D. A. Klein. *Microbiologie*. Bruxelles, De Boeck, 1995.

Prusiner, S. « Les maladies à prions ». *Pour la science*, 1995, n° 209, p. 42.

Simons, K., Garoff, H. et A. Helenius. « Comment un virus entre et sort d'une cellule ». *Pour la science*, n° 54 (avril 1982), p. 74-84.

Specter, S., Rodincka, R. L., et S. A. Young. *Clinical Virology Manual*. Washington, D. C., American Society for Microbiology, 2000.

Varmus, H. « La transcriptase inverse ». *Pour la science*, n° 121 (novembre 1987), p. 34-40.

Deuxième partie

La réponse de l'hôte

Chapitre 6

Parasitisme et commensalisme

Sommaire

6.1 Introduction

Le présent chapitre est consacré à l'étude des relations qu'établissent les espèces microbiennes entre elles et avec l'hôte. Nous verrons d'abord quelles sont les différences entre commensalisme et parasitisme, puis quelles sortes de relations les populations microbiennes peuvent établir entre elles.

6.2 Les relations des microorganismes avec l'Hôte

L'animal et l'Homme sont colonisés par des microorganismes dès la naissance et le demeurent toute leur vie. Parmi les espèces qui vivent ainsi en permanence ou par intermittence avec l'hôte, certaines sont commensales, c'est-à-dire normalement inoffensives et même utiles, et d'autres sont qualifiées de parasites, c'est-à-dire qu'elles sont nuisibles ou pathogènes.

De nombreux facteurs influent sur le développement des microorganismes de l'être humain; les plus importants sont l'oxygène, l'humidité, le pH, la disponibilité de certains éléments nutritifs et la présence de substances inhibitrices. Comme ces conditions varient considérablement d'une zone corporelle à une autre, il est normal de ne pas trouver sur la peau les mêmes espèces microbiennes que celles qui colonisent la bouche, le côlon ou la muqueuse vaginale. Chaque endroit du corps présentant des conditions particulières forme un écosystème différent (figure 6.1).

6.2.1 Le commensalisme

Le commensalisme désigne une relation unidirectionnelle dans laquelle le microorganisme commensal tire bénéfice de l'association sans perturber l'hôte qui l'abrite. Il se nourrit des substances qui lui sont fournies mais il ne dépend pas obligatoirement du métabolisme de l'hôte.

Les bactéries qui vivent en temps normal dans l'intestin, telles *Escherichia coli*, ou certaines espèces du genre *Bacteroides*, sont des exemples de bactéries commensales. Elles trouvent dans l'intestin les conditions environnementales (température, pH, etc.) favorables à leur développement.

6.2.2 Le parasitisme

Le parasitisme désigne une relation unidirectionnelle dans laquelle seul un des deux organismes tire bénéfice de l'association. De façon générale, les parasites sont incapables de subvenir seuls à leurs besoins.

Rappelons que le mot parasite désigne tout organisme qui vit aux dépens d'un hôte, sans égard à sa taille. Ainsi, les helminthes, les protozoaires, les bactéries, les mycètes et les virus peuvent être des parasites.

Il arrive que la présence du parasite, ou ses activités métaboliques, soit nocive pour l'hôte. Dans ce cas, le parasite est qualifié de pathogène. Comme on le verra plus loin, pour être pathogène, un parasite donné doit s'installer chez un hôte particulier, après avoir été transmis de façon appropriée. Il doit ensuite pouvoir coloniser certains tissus ou organes de l'hôte, s'y multiplier et perturber les activités physiologiques normales de l'hôte. Si tel est le cas, ce parasite pathogène causera une infection.

On distingue deux types de parasitisme: le parasitisme extracellulaire et le parasitisme intracellulaire (figure 6.2). Ils se différencient l'un de l'autre selon que le parasite s'installe à l'extérieur ou à l'intérieur des cellules de l'hôte. Chacun des deux types traduit un degré de dépendance variant selon les capacités métaboliques du parasite.

Parasitisme extracellulaire

Les parasites extracellulaires sont relativement autonomes: ils peuvent produire la plupart de leurs composés et de leurs structures à partir des substances organiques brutes fournies par l'hôte. Les parasites extracellulaires colonisent généralement la

Figure 6.1 **Écosystèmes humain-microorganismes**

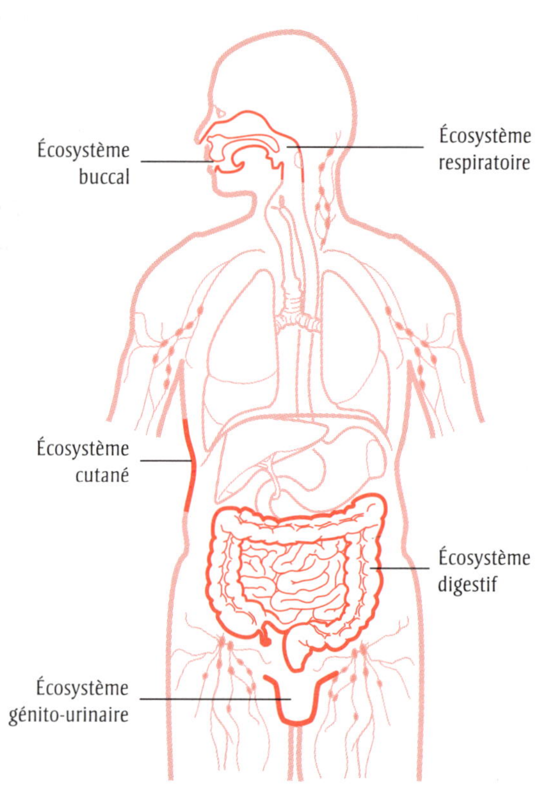

Un être humain et les microorganismes qui l'habitent forment plusieurs petits écosystèmes.

Comme les conditions environnementales varient d'un endroit du corps à un autre, les espèces microbiennes diffèrent d'une zone corporelle à une autre et forment plusieurs écosystèmes distincts.

Figure 6.2 **Types de parasitisme**

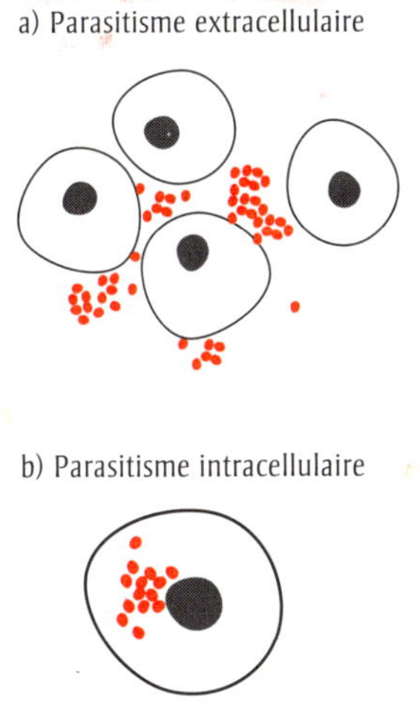

a) Les parasites extracellulaires vivent à l'extérieur des cellules. Ils trouvent leurs éléments nutritifs dans le liquide interstitiel.

b) Les parasites intracellulaires vivent à l'intérieur des cellules. Il faut distinguer le cas des parasites intracellulaires obligatoires, comme les virus, qui sont incapables de toute vie autonome et certaines bactéries qui survivent dans les globules blancs qui les ont phagocytées.

surface de la peau et des muqueuses. Ils peuvent aussi s'installer dans les tissus profonds mais ils vivent alors à l'extérieur des cellules. C'est à cette catégorie qu'appartiennent la plupart des bactéries, les mycoplasmes, les mycètes et certains protozoaires.

Parasitisme intracellulaire

Les parasites intracellulaires se développent à l'intérieur des cellules de l'hôte, car ils sont dépourvus de systèmes générateurs d'énergie ou ne peuvent produire tous les composés chimiques et enzymes nécessaires à l'élaboration de leurs constituants. En fait, on distingue deux catégories de parasites intracellulaires selon la nature obligatoire ou facultative de la relation de dépendance. Le parasitisme intracellulaire obligatoire répond strictement à la définition ci-dessus; il caractérise les virus, les rickettsies, les chlamydias et certains protozoaires.

Quant au parasitisme intracellulaire facultatif, il relève plus de l'opportunisme que de la dépendance: les parasites intracellulaires facultatifs disposent des potentiels et des moyens de produire leurs constituants, mais le parasitisme intracellulaire leur procure de précieux avantages, notamment celui d'échapper aux défenses de l'hôte. Certains parasites sont même capables de survivre, voire de se multiplier, dans les cellules phagocytaires normalement chargées de les détruire. Les bactéries à développement intracellulaire facultatif appartiennent aux genres *Mycobacterium*, *Listeria*, *Salmonella*, *Brucella*, *Pasteurella* et *Legionella*. À cette liste il faut ajouter quelques protozoaires (*Toxoplasma*) et quelques mycètes (*Histoplasma*, *Candida*).

La distinction entre parasites intracellulaires et extracellulaires est importante parce qu'une cellule est nécessairement affectée par la présence du parasite qu'elle abrite. Les parasites intracellulaires obligatoires sont toujours pathogènes alors que les parasites extracellulaires ne le sont que lorsqu'ils produisent des substances perturbant les activités cellulaires ou physiologiques normales, ce qui est loin d'être la règle générale.

6.3 Relations des microorganismes entre eux

Une espèce microbienne donnée ne vit jamais seule quel qu'en soit l'écosystème. Elle partage cet environnement avec de nombreuses autres espèces microbiennes. Par exemple, à la surface de la muqueuse digestive, l'ensemble des microorganismes résidants forment un système dynamique au sein duquel le comportement de chaque groupe, de chaque espèce, est influencé par celui des autres.

Nous nous limiterons à la description des trois grands types de relations qui s'établissent entre différentes espèces microbiennes et qui peuvent affecter ou stimuler leur développement: le neutralisme, la coopération et l'antagonisme. En plus d'influer sur le développement des microorganismes, ces relations complexes, directes ou indirectes, positives ou négatives, ne sont pas sans conséquences sur la santé de l'hôte qui les abrite.

6.3.1 Neutralisme

Le neutralisme est une relation où deux populations microbiennes, dans un milieu donné, peuvent se développer sans s'affecter mutuellement. Les deux espèces microbiennes ne sont pas en compétition pour certains nutriments et peuvent se développer côte à côte. De plus, les produits terminaux du métabolisme de l'une ne sont pas inhibiteurs de la croissance de l'autre.

6.3.2 Coopération

Les microorganismes peuvent aussi établir entre eux des relations de coopération et d'interdépendance qui leur permettent notamment de subvenir à leurs besoins alimentaires, chaque espèce produisant un élément nutritif nécessaire au développement d'une autre. Ce type d'association porte le nom de syntrophie (figure 6.3). On considère que ce phénomène de coopération alimentaire est courant dans les milieux naturels où vivent toujours en association un très grand nombre de microorganismes.

L'association d'espèces bactériennes anaérobies strictes et anaérobies facultatives est un autre exemple de relations positives de coopération entre microorganismes qui permettent à des bactéries anaérobies strictes de se développer dans des milieux qui nous semblent aérobies. C'est ce que l'on peut observer, par exemple, dans la bouche. *Bacteroides*, un anaérobie strict, se développe aisément dans les sillons gingivo-dentaires. Il vit dans ce micro-environnement en association avec des anaérobies facultatifs qui consomment l'oxygène disponible, rendant ainsi le milieu propice à son développement.

6.3.3 Antagonisme

L'antagonisme est une relation d'exclusion qu'établissent des espèces microbiennes en compétition dans un même milieu. Lorsque se crée une relation antagoniste entre deux espèces microbiennes vivant dans le même milieu, le développement d'une espèce se trouve affecté par la présence de l'autre.

La plupart du temps, l'antagonisme repose sur la production, par une espèce donnée, d'une substance qui provoque la mort d'une autre espèce ou en inhibe le développement. C'est le cas des microorganismes qui produisent des antibiotiques ou d'autres substances chimiques à pouvoir bactéricide ou bactériostatique. La figure 6.4 illustre la relation d'antagonisme entre *Penicillium notatum* et *Staphylococcus aureus* observée par Alexander Fleming et qui a conduit à la découverte de la pénicilline.

Les antibiotiques ne sont pas les seules substances actives contre les microorganismes et l'antibiose ne repose pas seulement sur la production de composés chimiques. Des espèces microbiennes inhibent le développement d'espèces avec lesquelles elles sont en compétition en modifiant certains facteurs physico-chimiques du milieu, comme le pH ; elles créent ainsi un effet de barrière qui empêche d'autres espèces de s'implanter ou de former des populations abondantes.

6.4 Caractéristiques de l'équilibre hôte-microorganisme

D'une façon générale, l'équilibre entre un organisme hôte et les parasites qu'il abrite est toujours précaire. Ce n'est pas un rapport de forces où l'hôte a définitivement remporté la victoire, mais plutôt un équilibre dynamique que peuvent modifier de nombreux facteurs relevant autant du microorganisme que de l'hôte.

Figure 6.3 Principe de la syntrophie

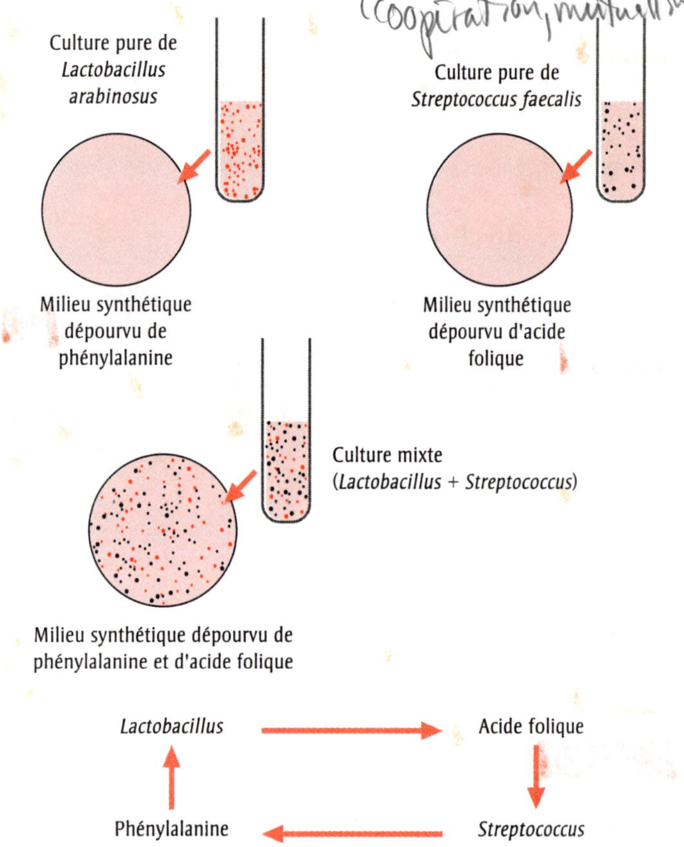

La syntrophie est un cas de mutualisme réduit à l'apport alimentaire. Cette figure illustre l'impossibilité pour *Lactobacillus arabinosus* de se développer seul sur un milieu de culture synthétique dépourvu de phénylalanine et l'impossibilité pour *Streptococcus fæcalis* de se développer seul sur un milieu de culture synthétique dépourvu d'acide folique.

Grâce à un échange réciproque, ces deux espèces ensemencées ensemble croissent sur un milieu synthétique dépourvu d'acide folique et de phénylalanine. *Streptococcus fæcalis* produit la phénylalanine indispensable à la croissance de *Lactobacillus arabinosus* et, inversement, *Lactobacillus arabinosus* synthétise l'acide folique nécessaire à *Streptococcus fæcalis*.

Figure 6.4 Découverte de la pénicilline par Alexander Fleming

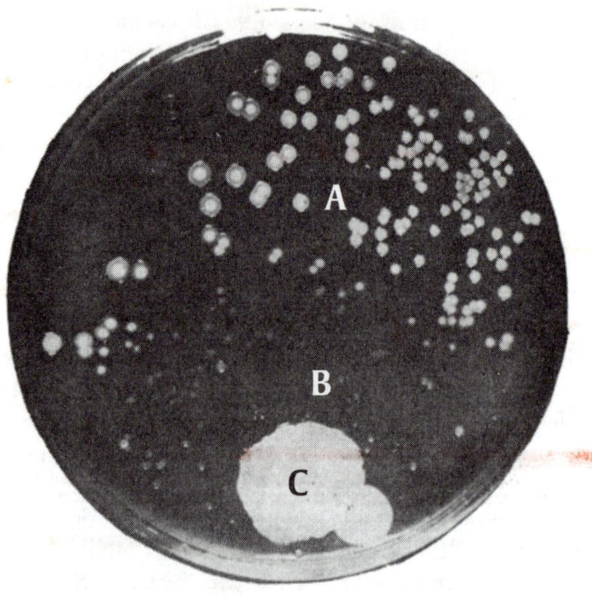

En A, les colonies de *Staphylococcus aureus* se développent vigoureusement dans cette partie du milieu de culture. En B, les colonies sont plus petites. Elles poussent difficilement par suite de la production de pénicilline par *Penicillium notatum* (C). Cette photographie a été publiée pour la première fois en 1929 dans le *British Journal of Experimental Pathology*.

À cet égard, il faut distinguer le cas des microorganismes commensaux et des microorganismes pathogènes. L'équilibre qui s'instaure entre un hôte et des microorganismes commensaux est généralement stable et durable, voire permanent. C'est en quelque sorte une relation idéale puisqu'elle profite au microorganisme sans affecter l'hôte qui lui fournit abri et nourriture.

En revanche, la relation parasitaire pathogène est précaire. Elle est toujours confrontée à l'alternative suivante : ou bien les microorganismes pathogènes réussissent à se multiplier et risquent d'éliminer l'hôte, ce qui compromet la survie des uns et des autres ; ou bien l'hôte réussit à éliminer les pathogènes grâce aux moyens de défense dont il dispose. Dans un cas comme dans l'autre, la relation est instable et peut être considérée comme le résultat d'un affrontement permanent.

Dans cette lutte, le potentiel d'agression du parasite repose sur son pouvoir de multiplication, sur la production de substances toxiques ou sur divers autres moyens par lesquels il perturbe le fonctionnement de l'hôte. Il peut aussi faire échec à la défense mise en œuvre par l'hôte en réaction à sa présence. La capsule de certaines bactéries, le camouflage immunologique de certains virus et de certains protozoaires sont des exemples de protection développée par l'agresseur.

Pour sa part, l'agressé dispose de barrières naturelles et d'un certain nombre de moyens de défense, d'abord pour empêcher l'agresseur de pénétrer dans l'organisme, ensuite pour l'éliminer s'il réussit à percer les premières lignes de défense. En quelque sorte, l'infection traduit la rupture de l'équilibre hôte-microorganisme en faveur du microorganisme. Il n'est pas avantageux pour le parasite d'être trop agressif, car il risque de tuer son hôte et de perdre un élément essentiel à sa survie.

La démarcation entre microorganismes commensaux et microorganismes pathogènes n'est pas toujours bien nette. Au-delà de son intérêt pratique, cette distinction entretient une certaine ambiguïté : elle laisse supposer l'existence de microorganismes foncièrement inoffensifs ou bénéfiques, et d'autres forcément nuisibles. Or ce n'est pas toujours le cas. On connaît des microorganismes commensaux susceptibles de devenir pathogènes et des microorganismes pathogènes qui ne causent pas toujours de maladies. Tout dépend des circonstances.

De plus, certains microorganismes sont qualifiés de pathogènes opportunistes. Ce sont des microorganismes commensaux qui deviennent pathogènes dans certaines circonstances, par exemple, après leur introduction accidentelle dans un endroit qu'ils ne colonisent pas habituellement. C'est ce qui se peut se produire, par exemple, à la suite d'une blessure cutanée, d'une perforation intestinale, d'une extraction dentaire. Des pathogènes peuvent aussi profiter de l'affaiblissement momentané des défenses immunitaires de l'hôte pour rompre ce fragile équilibre, comme cela survient chez certaines personnes atteintes du SIDA ou chez d'autres qui suivent un traitement immunosuppresseur.

Concepts clés à retenir

1. De nombreux microorganismes vivent en **symbiose** avec l'être humain et établissent avec lui des relations commensales ou parasitaires.
2. Le **neutralisme**, la **coopération** et l'**antagonisme** sont les trois grands types de relations qui s'établissent entre les microorganismes.
3. Les microorganismes commensaux colonisent l'être humain **dès sa naissance** et restent présents toute sa vie.
4. Les microorganismes commensaux contribuent à la protection de la peau et des muqueuses en exerçant un **effet de barrière**.

Références et lectures suggérées

Avril, J.-L. *Nouveau dictionnaire de bactériologie clinique.* Paris, Ellipses, 1997.

Couture, B. *Bactériologie médicale*, 3e éd., Montréal, Décarie, 1997.

Gournier-Chateau, N., Larpent, J-P., Castellanos, M-I., et J-L Larpent. *Les probiotiques en alimentation animale et humaine*. Paris, Technique et Documentation Lavoisier. 1994.

Baron, E. Jo, Peterson, L. R., et S. M. Finegold. *Bailey & Scott Diagnostic Microbiology.* 9e éd., St-Louis, Mosby, 1994.

Koneman, E. W., Allen, S. D., Janda, W. L., Schreckenberger et W. C Win Jr. *Color Atlas and Textbook of Diagnostic Microbiology*. 4e éd., Philadelphie, Lippincott, 1997.

Mackie, R. I. et H. R. Gaslins. « Gastrointestinal Microbial Ecology ». *Science & Medicine*, novembre-decembre 1999, p. 18-27.

Mims, C. A., Playfair, J., Roitt, Y., Wakelin, D. et R. Williams. *Medical Microbiology.* Londres, Mosby, 1998.

Murray, P. R., Baron E. Jo., Pfaller, M. A., Tenover, F. C. et R. H. Yolken. *Manual of Clinical Microbiology*. 7e éd., Washington, D. C. American Society for Microbiology Press, 1999.

Murray, P. R., Rosenthal, K. S., Kobayashi, G. S. et M. A. Pfaller. *Medical Microbiology*. 3e éd., St Louis, Mosby, 1998.

Noble, W. C. *Microbiology of Human Skin*. 2e éd., Londres, Lloyd-Luke Medical Books, 1981.

Prescott, L., Harley, J. P. et D. A. Klein. *Microbiologie*. Bruxelles, De Boeck, 1995.

Raibaud, P. et R. Ducluzeau. « Les bactéries du tube digestif ». *La Recherche*, vol. 15, n° 151 (janvier 1984), p. 12-21.

Revillard, J.-P. « Écologie moléculaire des interactions hôtes-agents infectieux ». *Médecine sciences*, vol. 6, supplément au n° 7 (août 1990), p. 31-39.

Skinner, F. A. et J. G. Carr. *The Normal Microbial Flora of Man*. New York, Academic Press, 1974.

Chapitre 7

Flores commensales

Sommaire

7.1 Introduction

Le mot flore est habituellement employé en médecine pour désigner l'ensemble des microorganismes qui vivent à la surface de la peau et des muqueuses qui tapissent les cavités naturelles de l'organisme. En temps normal, seuls ces tissus de recouvrement sont colonisés par les microorganismes; les autres tissus, les organes et les liquides biologiques du milieu intérieur, le sang, le liquide céphalo-rachidien et la lymphe, en sont exempts. Autrement dit, ils sont stériles. Il arrive que la lymphe transporte des microorganismes, mais on doit considérer leur présence comme accidentelle, par suite de leur introduction dans les tissus profonds de l'organisme. Emportés par la lymphe, ces agents infectieux seront détruits par les globules blancs présents dans les ganglions lymphatiques.

On distingue généralement les espèces résidantes des espèces transitoires selon qu'on les rencontre de façon permanente ou temporaire chez un individu. L'étude du profil microbien montre qu'un individu donné est colonisé par un nombre limité d'espèces ou de souches tout au long de sa vie. Par opposition, la flore transitoire est formée d'espèces non pathogènes qui colonisent la peau et les muqueuses pendant une courte période (de quelques jours à quelques mois). Provenant de l'environnement, ces espèces ne causent pas de maladies et ne s'établissent pas de façon permanente.

La peau et les muqueuses n'abritent pas les mêmes espèces, comme le montre le tableau 7.1. En effet, l'installation et le développement de chaque espèce dépendent de divers facteurs qui font que chaque endroit est ou n'est pas un lieu propice à la prolifération d'espèces données. C'est pourquoi les microorganismes commensaux ne se développent pas de façon anarchique.

7.2 Installation de la flore commensale

Quoiqu'on ait constaté depuis longtemps l'existence de microorganismes commensaux, on ne sait pas encore exactement comment ces germes inoffensifs s'installent et se multiplient à l'extérieur comme à l'intérieur de l'organisme.

Dans l'utérus, le développement embryonnaire s'effectue normalement en milieu stérile. Avant la naissance, la peau et toutes les muqueuses sont donc exemptes de microorganismes mais, à moins de prendre des précautions particulières, le nouveau-né est contaminé au moment de l'accouchement et dans les instants qui suivent. En premier lieu, il entre en contact avec les microorganismes de la muqueuse vaginale maternelle. S'ajoute ensuite la contamination par des microorganismes provenant de l'air, des aliments et de son entourage immédiat. Cette colonisation microbienne est rapide: on évalue que, 24 à 48 heures après la naissance, la peau et toutes les muqueuses sont colonisées. Dès lors, il est presque impossible d'éliminer ou de modifier significativement la flore commensale.

Commencée dans les heures qui suivent la naissance, la colonisation est une opération complexe qui se poursuit assez tard dans l'enfance. Chez l'Homme, l'implantation des espèces commensales n'est connue que dans ses grandes lignes. Tout au plus peut-on préciser que les bactéries qui s'installent dans le tube digestif sont peu nombreuses et que leur implantation est influencée par l'alimentation. Chez le nouveau-né, les premières espèces à s'installer sont *Escherichia coli* et des streptocoques comme *Streptococcus fæcalis*. Viennent ensuite *Bifidobacterium bifidus* et les *Bacteroides* du groupe *fragilis*. On sait aussi que, chez les bébés nourris au sein, *Bifidobacterium* constitue l'élément prépondérant de la flore intestinale. *Escherichia coli*, *Bacteroides* et les streptocoques sont toujours présents mais forment des populations moins importantes. Comme les laits maternisés et le lait maternel ont des compositions chimiques différentes, notamment dans leur teneur en lactose et dans la nature de leurs lipides, on croit que l'alimentation serait un facteur déterminant de l'implantation de certaines espèces microbiennes.

Par une action mécanique, comme le lavage, ou une action chimique, comme l'antisepsie ou l'asepsie, on ne peut que réduire le nombre des microorganismes ou les éliminer temporairement car ils ne tardent pas à se multiplier de nouveau. Ceux de la peau croissent à partir des glandes sébacées et sudoripares qui font office de réservoir; ceux des muqueuses proviennent des survivants ou de l'extérieur. En effet, les muqueuses tapissant les cavités et les conduits respiratoires, digestifs et génito-urinaires sont ouvertes sur l'extérieur et constituent des portes d'entrée et de sortie permanentes pour les microorganismes de l'environnement.

Pour expliquer comment l'organisme tolère ces commensaux, deux hypothèses ont été proposées:

- certaines bactéries de la flore commensale ne seraient pas immunogènes, et n'induiraient donc pas de réactions immunitaires. Ces bactéries pourraient partager des déterminants antigéniques avec les cellules épithéliales;
- la tolérance vis-à-vis des commensaux serait due à l'action spécifique de certains lymphocytes T qui bloqueraient les réactions immunitaires destinées à éliminer ces microorganismes inoffensifs.

Aucune de ces deux hypothèses n'est satisfaisante ou n'a été confirmée, bien que cette question soit extrêmement importante puisqu'il est clairement établi que les microorganismes commensaux exercent des fonctions immunomodulatrices. Quoiqu'il en soit, il ne peut pas ne pas y avoir d'interactions entre le système immunitaire et la flore microbienne commensale, comme le démontrent les études effectuées sur les animaux axéniques (nés et élevés en milieu stérile). En effet, ces animaux ont un système immunitaire moins développé que les animaux holoxéniques (nés et élevés dans des conditions normales d'élevage). Ils présentent aussi une plus grande vulnérabilité aux microorganismes pathogènes avec lesquels ils sont mis en contact.

Tableau 7.1 Principales espèces commensales de la peau et des muqueuses

Parties du corps	Microorganismes
Peau	Staphylocoques à coagulase négative (dont *S. epidermidis*) *Corynebacterium xerosis* Corynébactéries dont *Propionibacterium acnes* *Mycobacterium smegmatis* *Micrococcus luteus* *Enterococcus fæcalis* Streptocoques du groupe *viridans* *Acinetobacter* Entérobactéries d'origine fécale *Candida albicans* *Pitysporum orbiculare* *Pitysporum ovale*
Conjonctive	Staphylocoques à coagulase négative *Staphylococcus aureus* Streptocoques *Hæmophilus influenzæ* *Lactobacillus*
Oreille externe	Staphylocoques à coagulase négative (dont *S. auricularis*) *Staphylococcus aureus* *Streptococcus pneumoniæ* Corynébactéries *Propionibacterium acnes* *Pseudomonas* Entérobactéries (rarement)
Nez et pharynx	*Staphylococcus epidermidis* et autres staphylocoques à coagulase négative *Staphylococcus aureus* *Streptococcus pneumoniæ* *Streptococcus* du groupe *viridans* *Streptococcus agalactiæ* *Neisseria sicca* *Moraxella catarrhalis* Corynébactéries aérobies *Hæmophilus influenzæ* *Hæmophilus parainfluenzæ*

Bouche	Staphylocoques à coagulase négative (dont *S. epidermidis*)
	Streptocoques du groupe *viridans*
	    Streptococcus sanguis
	    Streptococcus salivarius
	    Streptococcus mitis
	    Streptococcus mutans
	Moraxella catarrhalis
	Lactobacillus casei
	Bacteroides du groupe *fragilis*
	Prevotella (dont *P. melaninogenica* et *P. denticola*)
	Porphyromonas
	Fusobacterium nucleatum
	Treponema denticola
	Treponema vincentii
	Peptostreptococcus
	Clostridium
	Veillonella
	Neisseria
	Actinomyces
	Candida albicans

Tableau 7.1 (suite)

Parties du corps	Microorganismes
Estomac	*Streptococcus* *Staphylococcus* *Lactobacillus* *Peptostreptococcus*
Intestin grêle	*Lactobacillus* *Bacteroides* *Clostridium* Entérocoques Entérobactéries
Côlon	*Escherichia coli* *Enterococcus fæcalis* Staphylocoques à coagulase négative *Peptostreptococcus* *Bacteroides* du groupe *fragilis* *Prevotella* (dont *P. oralis* et *P. melaninogenica*) *Bacteroides melaninogenicus* *Eubacterium* *Fusobacterium nucleatum* *Fusobacterium necrophorum* *Bifidobacterium bifidus* *Lactobacillus* *Clostridium perfringens* *Klebsiella pneumoniæ* *Proteus mirabilis* *Enterobacter aerogenes* *Candida albicans* *Actinomyces* Enterocoques *Acinetobacter*
Organes génitaux externes	*Mycobacterium smegmatis* *Staphylococcus epidermidis* Streptocoques non hémolytiques Corynébactéries Microorganismes de la flore fécale
Urètre	Staphylocoques à coagulase négative *Streptocoques* *Mycobactéries* *Bacteroides* du groupe *fragilis* *Fusobacterium* *Peptostreptococcus*
Vagin	*Lactobacillus* *Bacteroides* du groupe *fragilis* *Peptostreptococcus* Corynébactéries, dont *Propionibacterium acnes* *Staphylococcus epidermidis* Streptococques variés (dont *S. agalactiæ*) *Clostridium* *Gardnerella vaginalis* *Candida albicans* *Trichomonas vaginalis* *Staphylococcus aureus*

7.3 Flore de la peau

Organe aux multiples fonctions, la peau forme un revêtement continu qui protège les tissus profonds. Elle sert aussi de refuge à certaines espèces microbiennes, mais les microorganismes qui y vivent ne colonisent que la partie la plus superficielle de l'épiderme. En temps normal, le derme et les tissus sous-jacents sont stériles.

Les microorganismes colonisent les cellules de la couche superficielle de l'épiderme en desquamation. Ils vivent aussi dans les conduits des glandes sébacées et sudoripares ainsi que dans les follicules pileux. Ces cavités forment des abris naturels dont il est pratiquement impossible d'éliminer les microorganismes. C'est d'ailleurs à partir de ces cavités que la flore microbienne cutanée se renouvelle après des soins corporels.

On divise généralement la peau en endroits riches et en endroits pauvres selon la quantité de microorganismes qui y vivent. En fait, la densité de la population microbienne en un lieu donné dépend principalement du nombre de follicules pileux et sudoraux étant donné qu'ils offrent des conditions propices au développement microbien. Les zones corporelles les plus riches en microorganismes sont le cuir chevelu, certaines régions de la face, les aisselles, les plis interdigitaux des mains et des pieds, le périnée et, d'une façon plus générale, la peau à proximité des orifices naturels. Dans ces endroits, la population microbienne atteint facilement un à deux millions d'individus par cm^2. Les endroits du corps qui abritent des populations microbiennes moins denses sont la face externe des membres supérieurs et inférieurs, le thorax et l'abdomen. Les populations microbiennes y dépassent rarement quelques milliers d'individus par cm^2.

Constamment exposée à l'environnement, la flore commensale est susceptible d'accueillir des microorganismes transitoires, principalement des bactéries à Gram positif. Elle varie cependant selon les zones corporelles, car elle est généralement modifiée par les sécrétions des muqueuses ou les produits émis à l'orifice des cavités naturelles, surtout la bouche, le nez, l'anus et le vagin.

Parmi les microorganismes résidants (figure 7.1), on trouve, entre autres:

- *Staphylococcus epidermidis* et d'autres staphylocoques à coagulase négative, sur toute la peau;
- des corynébactéries aérobies, dont *Corynebacterium xerosis*, en particulier dans les plis cutanés;
- *Propionibacterium acnes*, surtout dans les glandes sébacées;
- *Micrococcus luteus*;
- *Acinetobacter*;
- *Brevibacterium*.

La peau n'est pas un milieu propice au développement des streptocoques, car ils sont inhibés par les acides gras produits par les propionibactéries. Toutefois, *Enterococcus fæcalis*, qui provient de l'intestin, peut être présent dans la région périnéale. La peau abrite aussi plusieurs espèces de levures appartenant aux genres *Pitysporum* (*P. orbiculare*, *P. ovale*) et *Candida* (*C. albicans*).

Parmi les bactéries à Gram négatif, on trouve notamment *Escherichia coli* et d'autres entérobactéries. Toutes ces espèces sont d'origine fécale. On constate que les bactéries à Gram négatif vivent moins facilement sur la peau que les bactéries à Gram positif probablement en raison de la faible humidité qui y règne. Par ailleurs, comme les bactéries à Gram négatif occupent le terrain rapidement après l'élimination des bactéries à Gram positif, par antibiothérapie par exemple, on ne peut exclure l'hypothèse d'un effet de barrière des bactéries à Gram positif sur les bactéries à Gram négatif.

De plus, on trouve occasionnellement des levures (*Candida albicans*) et des microorganismes telluriques (qui proviennent du sol). On évalue qu'environ 25 % des individus sont porteurs de *Staphylococcus aureus*. Ce microorganisme potentiellement pathogène provient généralement des muqueuses nasales. De là, il peut être transporté ailleurs sur la peau, ce qui explique qu'on le trouve sur la face, sur les mains et sur le périnée.

Le lavage fréquent à l'eau et au savon permet de se débarrasser d'un grand nombre de microorganismes transitoires qui

Figure 7.1 Microorganismes résidants de la peau

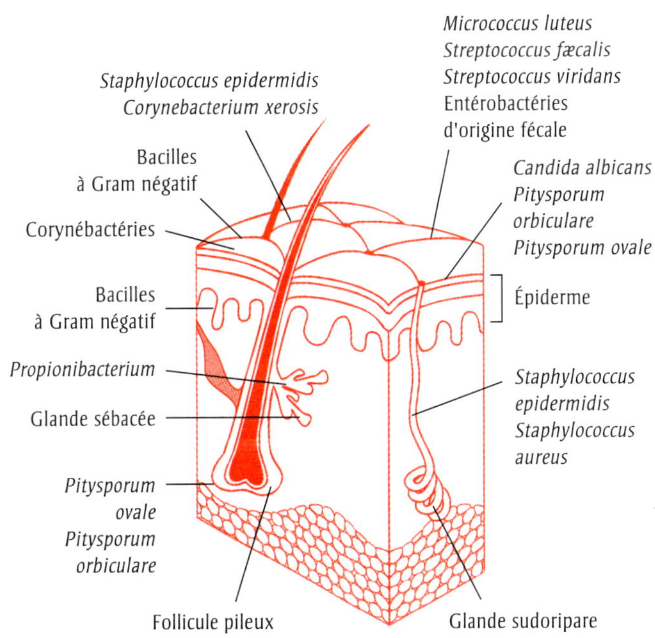

La peau sert de refuge à d'importantes populations microbiennes. Les microorganismes qui y vivent se trouvent sur la partie la plus superficielle de l'épiderme, dans les conduits des follicules pileux ainsi que dans le canal des glandes sébacées et sudoripares.

s'installent dans la sueur et les autres sécrétions cutanées et muqueuses. Le personnel soignant devrait être particulièrement attentif à cette mesure préventive simple mais efficace. On peut ainsi réduire le risque de contamination à partir de la flore cutanée personnelle et réduire le risque d'infecter les personnes souffrant de blessures, de brûlures, ou qui présentent des plaies chirurgicales.

7.4 Flore de l'appareil respiratoire

De tout l'appareil respiratoire, seules les voies supérieures, principalement le nez et le pharynx, abritent un grand nombre de microorganismes (figure 7.2). La trachée, les bronches, les bronchioles et les alvéoles pulmonaires contiennent très peu de microorganismes et sont normalement stériles. En effet, à mesure que l'air progresse dans les ramifications de l'arbre pulmonaire, il y a épuration graduelle des microorganismes (voir le chapitre 8, *Barrières naturelles*).

La flore de l'appareil respiratoire est surtout composée d'espèces aérobies. On y trouve occasionnellement des anaérobies comme *Bacteroides, Veillonella* ou certains streptocoques anaérobies, mais toujours en très petite quantité. Parmi la vingtaine de microorganismes colonisant habituellement le nez et le pharynx, on identifie le plus souvent :

- des staphylocoques à coagulase négative, dont *Staphylococcus epidermidis* ;
- *Staphylococcus aureus* ;
- *Streptococcus pneumoniæ* ;
- des streptocoques alpha-hémolytiques et non hémolytiques (dont *S. viridans*) ;
- *Streptococcus pyogenes* ;
- *Neisseria sicca* ;
- *Moraxella catarrhalis* ;
- des corynébactéries aérobies ;
- des anaérobies tels *Veillonella*, *Actinomyces*, *Peptostreptococcus* et *Fusobacterium*.

Hæmophilus influenzæ et *Hæmophilus parainfluenzæ* ont également été identifiés chez certains individus. En période hivernale surtout, un certain nombre d'individus sont aussi porteurs sains de *Neisseria meningitidis* et de *Corynebacterium diphteriæ*. Enfin, *Pneumocystis carinii*, un microorganisme généralement inoffensif, peut se mettre à proliférer de façon incontrôlable et causer des pneumonies graves chez les individus souffrant d'immunodéficience.

On connaît peu de choses sur le rôle de la flore microbienne de l'appareil respiratoire. On a toutefois constaté que des streptocoques du groupe *viridans* inhibent la colonisation et le développement de *Streptococcus pyogenes* (angine et scarlatine) et que la présence combinée de certaines espèces de *Neisseria* non pathogènes et des streptocoques du groupe *viridans* exerce un effet de barrière sur *Staphylococcus aureus* et *Neisseria meningitidis*.

Figure 7.2 **Microorganismes résidants des voies respiratoires**

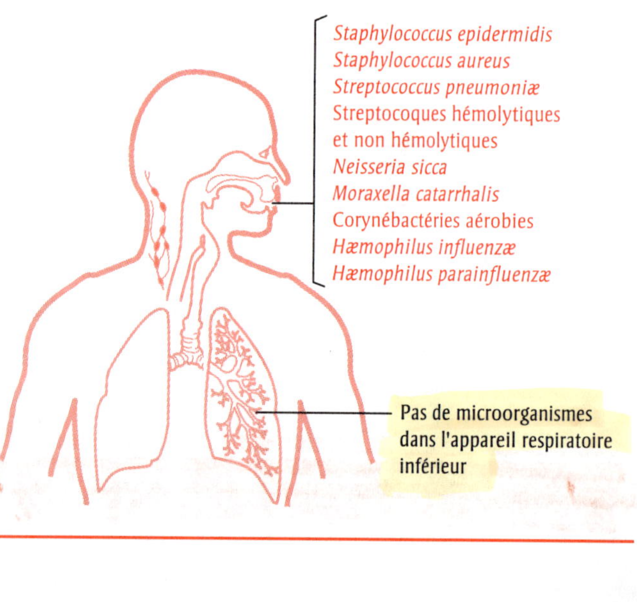

7.5 Flore de l'appareil digestif

L'appareil digestif constitue un écosystème complexe et diversifié. Dans certains des organes qui le constituent, on trouve des populations microbiennes d'une extraordinaire densité. Le tableau 7.2 permet de comparer la densité de la flore intestinale à celle de la peau, de la bouche et des organes génitaux.

On insistera surtout sur les flores de la bouche et du côlon qui sont les plus abondantes à cause des conditions favorables qu'y trouvent les microorganismes : la bouche, à cause des aliments qui y pénètrent, notamment les glucides, et le côlon, à cause du contenu riche en cellulose et de pH neutre ou légèrement alcalin qu'il contient. En revanche, l'acidité de l'estomac et du jéjunum freine la prolifération microbienne.

7.5.1 Flore buccale

La bouche constitue un milieu propice à la vie microbienne de par l'humidité créée par la sécrétion salivaire et de par la présence de résidus alimentaires. Plusieurs espèces différentes y prolifèrent et leur population totale est considérable : chaque millilitre de salive contient plus d'un million de bactéries. D'un individu à un autre, la flore microbienne buccale est sujette à de très grandes variations mais le nombre d'espèces se situe généralement à une quinzaine, ces dernières formant la fraction la plus importante de la flore buccale. Parmi les microorganismes aérobies, citons :

- *Staphylococcus epidermidis*;
- des streptocoques du groupe *viridans*: *S. sanguis*; *S. salivarius*, *S. mitis*, *S. mutans*;
- *Moraxella catarrhalis*.

Les différentes espèces de streptocoques colonisent des endroits précis de la bouche. Ainsi, *Streptococcus mitis* se tient surtout à la surface de la muqueuse buccale alors que *Streptococcus salivarius* se multiplie principalement sur la muqueuse linguale. En revanche, *Streptococcus mutans* et *Streptococcus sanguis* se trouvent surtout sur les dents et dans la plaque dentaire. Ces espèces, entre autres, sont responsables de la carie dentaire.

Les principaux représentants des microorganismes anaérobies (facultatifs et stricts) de la flore buccale sont:

- *Lactobacillus casei*;
- *Bacteroides* du groupe *fragilis*;
- *Prevotella melaninogenica*;
- *Fusobacterium nucleatum*;
- *Treponema denticola*;
- *Treponema vincentii*;
- *Peptostreptococcus*;
- *Clostridium*;
- *Actinomyces*;
- *Candida albicans*.

Ces microorganismes anaérobies vivent principalement dans les crevasses se formant à la surface et au collet des dents, là où la pression partielle d'oxygène est inférieure à 0,5 %.

Notons que ces différentes espèces sont celles de la bouche des enfants ou des adultes et que la flore buccale des nouveau-nés ne contient pas les mêmes espèces. En effet, peu après la naissance, la première contamination par les microorganismes s'effectue lors de l'accouchement. Il n'est donc pas surprenant de retrouver dans la bouche du nouveau-né les différents éléments de la flore vaginale maternelle: des lactobacilles, des corynébactéries, des streptocoques, des staphylocoques, des entérocoques, des coliformes et des levures. Il faut de deux à cinq jours pour que cette flore initiale soit remplacée par la flore buccale permanente, à l'exception de *Streptococcus mutans* qui ne fait son apparition qu'à la poussée des premières dents.

Tableau 7.2 Densité de quelques populations microbiennes

Flores microbiennes	Densité
Flore cutanée	
Endroits riches	$10^6 - 2{\cdot}10^6/cm^2$
Endroits pauvres	$10^2 - 10^3/cm^2$
Flore buccale	
Salive	10^6/ml
Plaque dentaire	$10^{11} - 10^{12}$/g
Flore intestinale	
Estomac	10^3/g
Jéjunum	10^4/g
Iléon	10^8/g
Côlon	10^{11}/g
Matières fécales	$10^{11} - 10^{12}$/g
Flore génitale	
Organes génitaux externes	$2{\cdot}10^6 - 3{\cdot}10^6/cm^2$
Sécrétions vaginales	10^9/ml

7.5.2 Flore intestinale

La flore intestinale est, chez l'Homme, la flore microbienne la plus abondante et la plus diversifiée, avec plus de 400 espèces différentes identifiées et plusieurs dizaines de milliards de bactéries. Malgré les apports de microorganismes exogènes apportés par les aliments, la flore intestinale est remarquablement stable.

Dans le tube digestif proprement dit, la flore microbienne n'est pas répartie également, car les microorganismes ne bénéficient pas partout des conditions optimales de développement. Parmi les facteurs les plus importants, mentionnons le pH, qui doit être neutre ou légèrement alcalin, et le transit intestinal, qui doit être assez lent.

On distingue donc des endroits pauvres en raison de l'acidité qui y règne, soit l'estomac, le duodénum et le jéjunum, et des endroits très riches, soit l'iléon et le côlon (figure 7.3). D'une manière générale, il existe une augmentation progressive de la densité microbienne de l'estomac au côlon; de 10^3 par gramme de matières dans l'estomac et le duodénum, la densité passe à 10^4 dans le jéjunum, à 10^8 dans l'iléon et s'élève à 10^{11} dans le côlon.

Estomac

À cause de la forte acidité du milieu stomacal et de la présence de pepsinogène, ne peuvent survivre dans l'estomac que les microorganismes acidophiles, telles les bactéries lactiques (lactobacilles et streptocoques) et *Helicobacter pylori*. Toutefois, certains états pathologiques (cancer de l'estomac) et l'utilisation de médicaments qui diminuent la sécrétion d'acide chlorhydrique ou qui le neutralisent peuvent entraîner des modifications importantes de la flore stomacale.

Figure 7.3 **Flore microbienne intestinale**

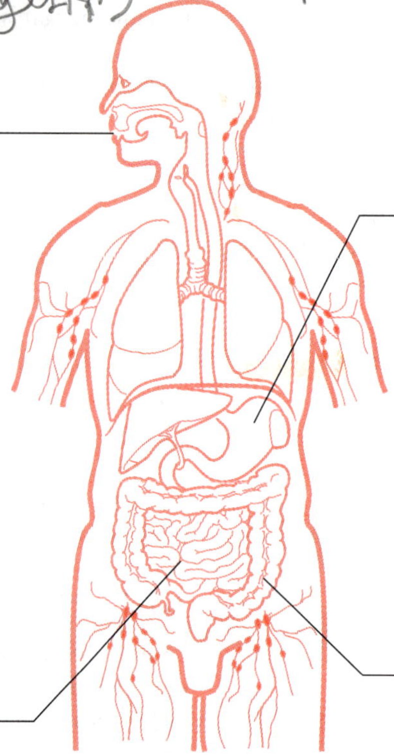

La flore microbienne intestinale est la plus abondante et la plus diversifiée de toutes les flores microbiennes de l'Homme. On y compte plus de 400 espèces différentes et on évalue à cent millions de millions (10^{14}) le nombre de microorganismes qui colonisent en permanence le tube digestif.

Intestin grêle

L'intestin grêle n'est pas un milieu très propice à la présence microbienne. D'une part, la bile déversée dans le duodénum inhibe la croissance d'un certain nombre d'espèces de bactéries. D'autre part, le transit intestinal est rapide : il faut généralement moins de cinq heures pour que le contenu stomacal traverse tout l'intestin grêle, ce dernier formant les trois quarts du tube digestif. On suppose donc que, dans cette partie du tube digestif, seuls peuvent vivre les microorganismes capables de se fixer à la surface des cellules épithéliales afin de ne pas être entraînés avec le chyme.

Parmi les bactéries les plus susceptibles d'y être rencontrées, mentionnons *Lactobacillus* et *Streptococcus*, qui prédominent en raison de leur tolérance aux pH acides. Sont aussi présentes des bactéries des genres *Staphylococcus*, *Streptobacillus*, *Veillonella*, *Clostridium perfringens*, ainsi que *Peptostreptococcus*, *Porphyromonas* et *Prevotella*. On trouve aussi, quoique plus rarement, *Bacteroides*, plusieurs espèces d'entérobactéries et des levures.

Côlon

C'est dans le côlon que les microorganismes sont les plus abondants. Nul part ailleurs, on n'en trouve autant dans l'organisme, sauf dans le mucus à la surface de l'épithélium buccal. En raison du ralentissement du transit intestinal et du pH neutre ou légèrement alcalin qui y règne, le côlon constitue un milieu extrêmement favorable au développement microbien. Les microorganismes peuvent donc y proliférer abondamment, tant à la surface de la muqueuse qu'au sein des matières contenues dans le côlon. Par ailleurs, un gramme de matières fécales contient généralement de 10 milliards à 100 milliards de bactéries, qui forment entre 20 et 40 % de la matière fécale.

La flore microbienne intestinale se subdivise en trois groupes. Le premier groupe renferme les espèces majoritaires, présentes chez tous les individus et qui forment près de 99 % de la flore totale cultivable. Appartiennent principalement à ce groupe les genres suivants :

- *Bifidobacterium* (*B. breve*, *B. longum*, *B. adolescentis*, *B. bifidum* et, chez l'enfant uniquement, *B. infantis*);

- *Bacteroides* (*B. thetaiotaomicron*, *B. fragilis*, *B. caccæ*, *B. merdæ*);
- *Eubacterium* (*E. aerofaciens*);
- *Clostridium* (*C. perfringens*, *C. ramosum*);
- *Peptostreptococcus*;
- *Peptococcus*.

Le second groupe réunit les espèces naturellement présentes mais moins nombreuses que les premières:

- *Lactobacillus* (*L. acidophilus*, *L. salivarius*, *L. fermentum*);
- *Enterococcus* (*E. fæcalis*, *E. fæcium*);
- *Escherichia coli*.

Le troisième groupe est formé des microorganismes transitoires. Quoique numériquement peu important, ce dernier groupe doit être considéré car il constitue un réservoir d'espèces potentiellement pathogènes. Il comprend les genres:

- *Bacillus*;
- *Corynebacterium*;
- *Staphylococcus*;
- *Klebsiella*, *Citrobacter*, *Proteus*, tous trois de la famille des *Enterobacteriaceæ*.

Une antibiothérapie peut perturber rapidement la flore microbienne intestinale. Les bactéries sensibles sont tuées et remplacées par des espèces antibiorésistantes, tels les entérocoques, les *Pseudomonas* ou *Clostridium difficile*. Ces bactéries sont responsables de complications infectieuses plus ou moins graves (voir chapitre 29).

7.5.3 Rôles de la flore intestinale

La flore microbienne commensale de l'intestin joue un rôle capital dans le développement et le fonctionnement du tube digestif et dans la protection de cet appareil contre l'implantation des pathogènes. En fait, sur le plan structural et fonctionnel, les microorganismes de la flore microbienne auraient un quadruple effet: métabolique, histologique, physiologique et immunitaire.

Rôle métabolique

La flore microbienne intestinale joue un rôle important dans différentes activités de la digestion. Les bactéries de la flore colique métabolisent les polysaccharides, comme la cellulose, qui n'ont pas été digérés dans l'intestin grêle puisqu'il n'y a pas de cellulase. Elles métabolisent aussi les protides, de même que les lipides qui n'ont pas été absorbés ou qui sont rejetés avec la bile. À partir de ces substances, les bactéries produisent un grand nombre de métabolites qu'elles utilisent pour leurs propres besoins ou qui sont absorbés.

Par exemple, des acides gras à chaîne courte, issus du processus digestif de ces bactéries, peuvent être utilisés sur place par les cellules épithéliales du côlon et, absorbés par le sang, servir à différents tissus de l'organisme, dont le foie.

Comme le milieu intestinal est anaérobie, une partie importante du processus du tube digestif est de nature fermentative, avec production de gaz: ammoniac, méthane, sulfure d'hydrogène et autres qui, ajoutés au gaz carbonique, forment les gaz intestinaux expulsés tels quels. Leur production en excès cause la flatulence.

En plus de ces gaz, les bactéries élaborent divers produits organiques. Certains sont des dérivés élaborés à partir des acides aminés. C'est le cas des amines, de l'indole et du scatole, composés volatils qui donnent aux matières fécales leur odeur caractéristique.

Les bactéries de la flore colique synthétisent aussi plusieurs vitamines hydrosolubles. Elles contribuent ainsi à couvrir partiellement les besoins en niacine, en thiamine, en riboflavine, en pyridoxine, en acide folique, en acide pantothénique et en vitamine K.

Enfin, les bactéries de l'intestin dégradent un certain nombre de déchets du métabolisme hépatique rejetés avec la bile. Elles transforment les acides biliaires qui sont par la suite réabsorbés et retournés au foie; elles transforment aussi la bilirubine, un produit de dégradation de l'hémoglobine, en urobilinogène. Ce dernier est réabsorbé par l'intestin, puis excrété de nouveau dans la bile et dans l'urine.

Rôle histologique

Les microorganismes commensaux ont aussi un effet histologique sur le tube digestif. La comparaison de coupes histologiques du tube digestif d'animaux axéniques et d'animaux holoxéniques fait ressortir des différences intéressantes. D'une part, on constate que la paroi du tube digestif est plus mince chez l'animal axénique car le tissu musculaire de la musculeuse y est moins développé. D'autre part, il y a moins de cellules à mucus dans l'épithélium intestinal. Sur un autre plan, on constate aussi que les cellules épithéliales de l'intestin, les entérocytes, se renouvellent deux fois plus lentement que chez des animaux holoxéniques. Ces différences ne sont pas sans conséquence sur le fonctionnement du tube digestif et sur la physiologie de la digestion.

Rôle physiologique

Dans une certaine mesure, l'absence de flore microbienne perturbe indirectement les fonctions digestives. Le développement moindre de la musculeuse entraîne un ralentissement du transit intestinal, ce qui favorise l'accumulation des matières dans le tube digestif et prolonge le séjour d'éventuelles substances toxiques dans l'intestin. L'absorption de l'eau est aussi plus lente, ce qui explique que les selles des animaux axéniques sont toujours plus molles que les selles des animaux normaux.

Comme le transit intestinal est rapide dans l'intestin grêle et que c'est à ce niveau que la majeure partie de l'eau traverse la barrière intestinale, on suppose que les bactéries agissent à distance par l'intermédiaire de substances chimiques. Le grand nombre de bactéries présentes dans le côlon élaboreraient des substances qui, véhiculées par le sang, seraient capables d'agir localement au niveau de l'intestin grêle.

Rôle immunitaire

Sur le plan immunitaire, les bactéries commensales paraissent jouer un rôle important, notamment dans le développement et le fonctionnement du système immunitaire associé à la muqueuse de l'appareil digestif.

En l'absence de ces bactéries, on observe entre autres:

- l'atrophie des plaques de Peyer, des formations lymphoïdes situées dans la muqueuse intestinale et contenant des cellules immunitaires participant à la défense anti-infectieuse;
- une réduction importante, dans la paroi des villosités intestinales, du nombre de lymphocytes producteurs d'immunoglobulines A, anticorps qui abondent dans les sécrétions intestinales et qui constituent la première ligne de défense anti-infectieuse de l'intestin.

Tout se passe donc comme si la flore microbienne intestinale constituait un stimulus essentiel au développement du système immunitaire.

Effet de barrière

Les bactéries commensales de l'intestin exercent un effet de barrière sur les bactéries pathogènes (figure 7.4). En effet, la flore commensale empêche les pathogènes de s'installer dans l'intestin ou limite leur prolifération, un facteur important de l'expression de la virulence chez certains microorganismes pathogènes. Ces pathogènes se trouvent en compétition avec les microorganismes commensaux pour les sites de fixation sur les cellules épithéliales et pour les éléments nutritifs essentiels. De plus, les commensaux synthétisent des substances antimicrobiennes qui créent un environnement défavorable à la croissance des microorganismes exogènes qui tentent de s'installer dans le tube digestif. Ce rôle particulièrement important des microorganismes commensaux sera décrit en détail au chapitre 8 qui traite des barrières naturelles de l'organisme.

Outre l'effet de barrière de la flore intestinale, il est reconnu que les entérobactéries produisant du H_2S inhibent ou tuent d'autres espèces microbiennes comme *Escherichia coli*. On a aussi constaté que les acides gras à courte chaîne produits par les bactéries résidantes de l'intestin inhibent la multiplication de *Salmonella*, de *Shigella*, de *Klebsiella* et de *Pseudomonas*.

À cause des effets bénéfiques sur le fonctionnement du tube digestif et sur la santé en général, on offre maintenant des aliments enrichis en bifidobactéries et en lactobacilles qui viennent renouveler ou entretenir la flore microbienne. On trouve maintenant sur le marché des yogourts enrichis de *Bifidobacterium bifidus* pour réimplanter cette bactérie dans le tube digestif des adultes qui n'en possèdent plus ou pour entretenir une flore microbienne intestinale où cette bactérie constitue l'élément prépondérant. Les bifidobactéries et les lactobacilles sont qualifiées de probiotiques. De même, on recommande de consommer régulièrement des fibres alimentaires particulières (ou prébiotiques) qui stimulent la croissance de ces bactéries utiles.

Figure 7.4 **Principe de l'effet de barrière**

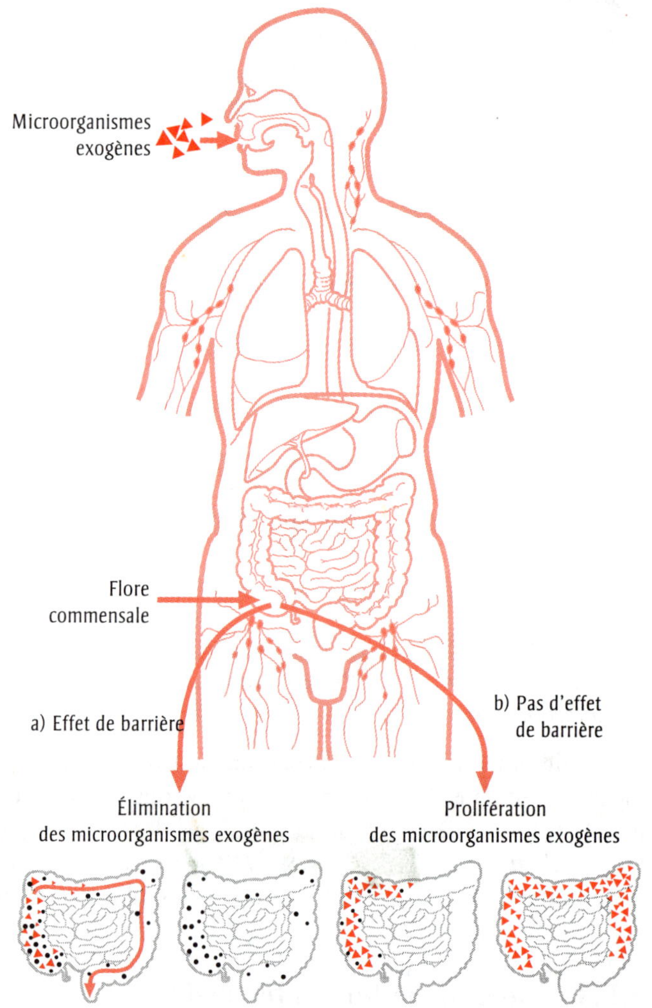

L'effet de barrière empêche l'implantation ou réduit la prolifération de microorganismes exogènes indésirables.

7.6 Flore de l'appareil génito-urinaire

L'appareil urinaire inférieur, les organes génitaux externes des deux sexes et le vagin abritent des populations microbiennes importantes à cause des conduits naturels qui y débouchent, de l'humidité permanente entretenue par l'urine et les sécrétions génitales, et à cause de la proximité de l'anus (figure 7.5).

7.6.1 Flore de l'appareil urinaire

Comme l'urètre débouche à l'extérieur, il est normal que sa portion terminale abrite des microorganismes. Toutefois, l'épithélium urétral n'est pas un milieu très propice à la prolifération microbienne : le flot urinaire élimine un certain nombre de microorganismes à chaque miction ; le pH légèrement acide de l'urine inhibe la multiplication des bactéries contaminantes provenant de l'anus. En temps normal, l'urètre inférieur est la seule partie de l'appareil urinaire à contenir des microorganismes : la vessie, les uretères et les reins sont stériles.

Les microorganismes les plus nombreux vivant dans l'urètre sont des lactobacilles, des streptocoques et des staphylocoques à coagulase négative. De façon transitoire, l'urètre peut abriter des microorganismes d'origine fécale, tels les entérocoques, les entérobactéries et des levures (*Candida*), qui peuvent se comporter comme des pathogènes opportunistes.

7.6.2 Flore de l'appareil génital

Sur les organes génitaux externes des femmes et des hommes non circoncis, on trouve fréquemment une mycobactérie inoffensive, *Mycobacterium smegmatis*. Comme l'indique son qualificatif spécifique, cette bactérie vit dans le smegma, une matière blanchâtre formée de cellules épithéliales desquamées qui s'accumule à la base du prépuce chez l'homme, et entre les petites lèvres et le clitoris chez la femme. Outre cette bactérie, on trouve des streptocoques non hémolytiques, des staphylocoques non pathogènes (*Staphylococcus epidermidis*), des corynébactéries et des microorganismes de la flore fécale.

En revanche, chez la femme, il faut distinguer entre la flore de la vulve, riche et variée, constituée d'espèces microbiennes avoisinantes (provenant en particulier du périnée) et la flore du vagin, plus spécifique, généralement stable mais variable avec l'âge. Cette flore microbienne est aussi très abondante : il y a environ 10^9 bactéries par millilitre de sécrétions.

Dans la petite enfance et au cours de la période prépubertaire, les organes génitaux sont colonisés principalement par les bactéries à Gram positif de la peau, c'est-à-dire les streptocoques, les staphylocoques et les diphtéroïdes. Après la puberté, la flore microbienne change par suite du développement prépondérant des lactobacilles. Comme l'explique la figure 7.6, les lactobacilles contribuent à maintenir un sain équilibre microbien au niveau de la muqueuse vaginale. Avec la ménopause, marquée notamment par l'arrêt de la sécrétion d'œstrogènes, la flore microbienne redevient identique à celle qui était présente à la période prépubertaire.

On compte généralement une quinzaine d'espèces différentes. Les plus significatives sont :

- *Lactobacillus* ;
- *Bacteroides* du groupe *fragilis* ;
- *Peptostreptococcus*[a] ;
- *Corynebacterium* ;
- *Staphylococcus epidermidis*.

Figure 7.5 Localisation des flores commensales des appareils génito-urinaires de l'homme et de la femme

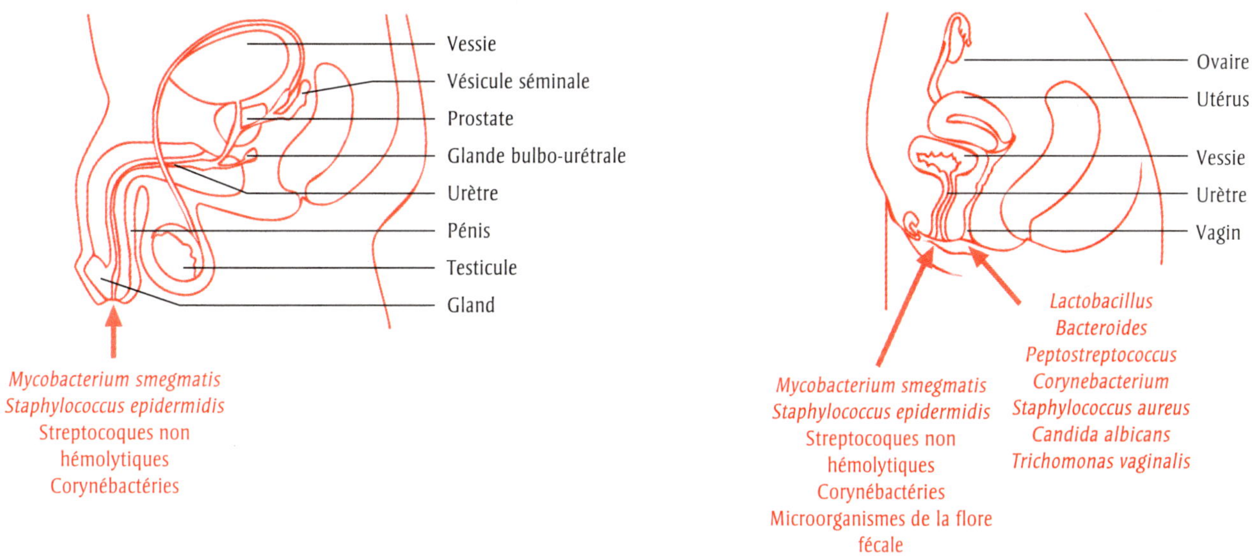

À ces espèces s'ajoutent plusieurs streptocoques, dont *Streptococcus agalactiæ*, et des entérobactéries. Certains auteurs considèrent *Candida albicans*, *Trichomonas vaginalis* et *Staphylococcus aureus* comme des espèces résidantes au même titre que les commensaux vrais quoiqu'elles soient dotées de pouvoir pathogène.

Figure 7.6 **Rôle des lactobacilles dans l'équilibre de la flore vaginale**

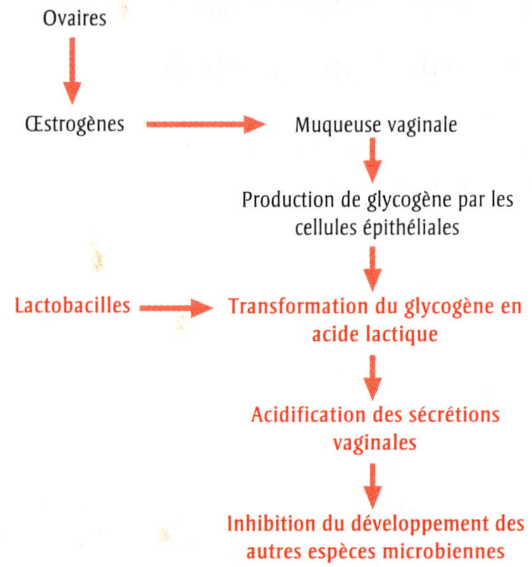

L'acide lactique produit par les lactobacilles acidifient les sécrétions vaginales. L'acidité du milieu ralentit la multiplication de microorganismes indésirables.

Concepts clés à retenir

1. La **flore cutanée** est une flore abondante, principalement composée de **bactéries à Gram positif** et de **levures**.
2. Seule la partie supérieure de l'**appareil respiratoire** est colonisée par les microorganismes commensaux.
3. L'**appareil digestif** abrite la flore microbienne la plus dense de tout l'organisme. En plus d'un **effet de barrière**, cette flore exerce des effets métaboliques, histologiques, physiologiques et immunitaires.
4. La flore microbienne intestinale se caractérise par une présence prédominante des **bactéries anaérobies**.
5. Les microorganismes commensaux colonisent les **organes génitaux externes** de l'homme et de la femme, l'**urètre** et le **vagin**.

Références et lectures suggérées

Arunachalam, K. D. « Role of Bifidobacteria in Nutrition, Medicine and Technology ». *Nutrition Research*. 1999, vol. 19, n°10, p. 1559-1597.

Avril, J.-L. *Nouveau dictionnaire de bactériologie clinique*. Paris, Ellipses, 1997.

Bach, JF. « Ces virus et bactéries qui nous protègent ». *La Recherche*., décembre 1999, n° 326, p. 48-53.

Couture, B. *Bactériologie médicale*. 3e éd., Montréal, Décarie, 1997.

Gorbach, S. L. « Efficacy of *Lactobacillus* in Treatment of Acute Diarrhea ». *Nutrition Today*, 1996, vol. 31, n°6, p. 19S-23S.

Gournier-Chateau, N., Larpent, J-P., Castellanos, M-I., et J-L Larpent. *Les probiotiques en alimentation animale et humaine*. Paris, Technique et Documentation Lavoisier, 1994.

Hiramaya, K. et J. Rafter. « The role of probiotic bacteria in cancer prevention ». *Microbes and Infection*, 2000, vol. 2, p. 681-686.

Macfarlane, J. T., et J. H. Cummings. « Prebiotics and Probiotics: can Regulating the Activities of Intestinal Bacteria Benefit Health ? » *British Medical Journal*, 1999, vol. 318, p. 999-1003.

Mackie, R. I. et H. R. Gaslins. « Gastrointestinal Microbial Ecology ». *Science & Medicine*, novembre-décembre 1999, p. 18-27.

Mims, C. A., Playfair, J., Roitt, Y., Wakelin, D. et R. Williams. *Medical Microbiology*. Londres, Mosby, 1998.

Murray, P. R., Rosenthal, K. S., Kobayashi, G. S. et M. A. Pfaller. *Medical Microbiology*. 3e éd., St Louis, Mosby, 1998.

Newman, J. « L'allaitement maternel protège le nourrisson ». *Pour la science*, n° 220, février 1996, p. 46-51.

Noble, W. C. *Microbiology of Human Skin*. 2e éd., Londres, Lloyd-Luke Medical Books, 1981.

Prescott, L., Harley, J. P. et D. A. Klein. *Microbiologie*. Bruxelles, De Boeck, 1995.

Raibaud, P. et R. Ducluzeau. « Les bactéries du tube digestif ». *La Recherche*, vol. 15, n° 151 (janvier 1984), p. 12-21.

Reid, G. et J. Burton. « Use of *Lactobacillus* to Prevent Infections by Pathogenic Bacteria ». *Microbes and Infection*, 2002, Vol. 4, n°3, p. 319-324.

Revillard, J.-P. « Écologie moléculaire des interactions hôtes-agents infectieux ». *Médecine sciences*, vol. 6, supplément au n° 7 (août 1990), p. 31-39.

Roberfroid, M. B. « Prebiotics and Symbiotics: Concepts and Nutritional Properties ». *British Journal of Nutrition*, 1998, vol. 80, suppl. 2, p. S197-S202.

Rouabhia, M. « Interaction between Host and Oral Commensal Microorganisms Are Key Events in Health and Disease Status. *Canadian Journal of Infectious Diseases*, 2002, vol. 13, p. 47-51,

Ruby, J. et J. Barbeau. « The Buccale Puzzle: The symbiotic Nature of endogenous infections of the Oral Cavity ». *Canadian Journal of Infectious Diseases*, 2002, vol. 13, p. 34-41.

Salminen, S., Bouley, C., Boutron-Ruault, M-C., Cummings, J. H., Franck, A., Gibson, G. R., Isolauri, E., Moreau, M. C., Roberfroid, M. et I. Rowland. « Functional Food Science and Gastrointestinal Physiology and Function ». *British Journal of Nutrition*, 1998, vol. 80, suppl. 1, p. S147-S171.

Salminen, S., Isolauri, E. et E. Salminen. « Clinical uses of Probiotics for Stabilizing the Gut Mucosal Barrier: Successful Strains and Future Challenges ». *Antonie van Leeuwenhoek*, 1996, vol. 70, p. 437-358.

Skinner, F. A. et J. G. Carr. *The Normal Microbial Flora of Man*. New York, Academic Press, 1974.

Triller, M. « La carie dentaire ». *La Recherche*, vol. 12, n° 124 (juillet-août 1981), p. 800-809.

Yasui, H., Shida, K., Matsuzaki, T. et T. Yokokura. « Immunomodulatory Function of Lactic Acid Bacteria ». *Antonie van Leewenhoeck*, 1999, vol. 76, p. 383-389.

Chapitre 8

Barrières naturelles

Sommaire

8.1 Introduction

Les microorganismes qui proviennent de l'environnement entrent constamment en contact avec la peau et les muqueuses des humains. Mais il est rare que ces microorganismes réussissent à se multiplier en grand nombre sur ces tissus protecteurs ou à les franchir et causer des infections.

En effet, les microorganismes exogènes sont arrêtés par une première ligne de défense formée d'une série de barrières naturelles (figure 8.1). Ils ne pourront se propager dans l'organisme et atteindre les tissus ou les organes profonds qu'après avoir déjoué cette ligne de défense. Ils se heurteront d'abord à la peau et aux muqueuses, aux sécrétions qu'elles produisent et aux flores commensales qu'elles abritent (tableau 8.1). Ils seront aussi la cible des cellules immunitaires disséminées dans les tissus superficiels.

S'ils réussissent à franchir ces premiers remparts, ils risquent d'être retenus par le système lymphatique. Ils se heurteront aussi à la barrière formée par les vaisseaux sanguins.

Figure 8.1 **Principales barrières à l'agression**

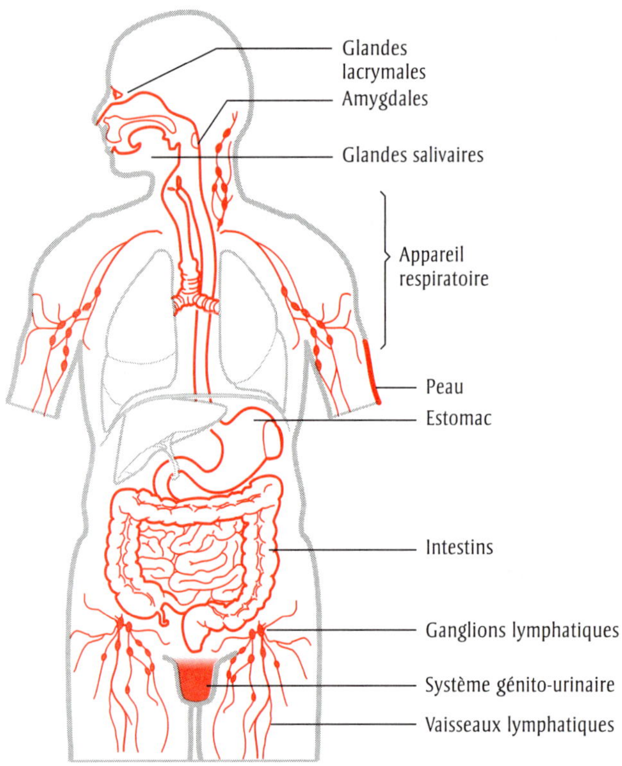

Situées aux portes d'entrée de l'organisme, les barrières naturelles constituent une première ligne de défense efficace contre d'éventuels agresseurs. La peau et les muqueuses tapissant les cavités naturelles empêchent les microorganismes de s'introduire dans les tissus profonds. Par ailleurs, le système lymphatique contribue à éliminer ceux qui auraient pu franchir ces lignes de défense à la suite de leur rupture accidentelle.

Quoique important, le rôle de ces barrières est limité: elles peuvent être rompues à la suite d'une blessure ou d'une irritation. Elles ne réussissent généralement pas à s'opposer aux microorganismes les plus virulents, que l'organisme devra combattre par des moyens plus efficaces et spécifiquement adaptés à la nature de l'agresseur. Mais il ne faut pas pour autant en sous-estimer l'importance. Les recherches en immunologie et en physiologie montrent que ces barrières participent constamment et activement au maintien de l'équilibre de l'organisme. C'est pourquoi nous leur consacrerons entièrement ce chapitre. Après avoir décrit les grands types de barrières naturelles, nous présenterons dans une approche intégrée les aspects anatomiques, physiologiques, microbiens et immunitaires des principaux mécanismes qui interviennent aux portes d'entrée de l'organisme pour prévenir l'agression.

8.2 Types de barrières

On distingue généralement deux types de barrières naturelles: les barrières mécaniques et les barrières physiologiques.

8.2.1 Barrières mécaniques

Les barrières mécaniques sont des structures anatomiques qui forment un obstacle continu à la pénétration des microorganismes. Elles jouent un rôle passif: elles n'assurent pas l'élimination des microorganismes; elles les empêchent plutôt de pénétrer dans les tissus profonds et dans certains organes. Font partie de ce type de barrières les structures suivantes:

- la peau;
- les muqueuses;
- les vaisseaux sanguins;
- les vaisseaux lymphatiques;
- le placenta.

8.2.2 Barrières physiologiques

Les barrières physiologiques constituent un second type de barrières naturelles. Elles résultent de la sécrétion de divers produits antibactériens par l'organisme et de l'effet de barrière assuré par les microorganismes des flores commensales.

Dans cette section, nous ne présenterons que l'effet de barrière, dont il est possible de dégager des caractéristiques générales. Nous reporterons l'étude des barrières physiologiques faisant appel à des sécrétions antimicrobiennes dans les sections suivantes de ce chapitre qui traitent en détail de la peau et des muqueuses des voies respiratoire, digestive et génito-urinaire.

Effet de barrière

L'effet de barrière constitue le premier rempart dressé contre les microorganismes exogènes. Il se définit comme l'effet par lequel des bactéries commensales résidantes empêchent ou ralentissent l'implantation ou la prolifération de microorganismes exogènes indésirables sur la peau ou les muqueuses.

On doit cet effet de barrière à la remarquable stabilité de la flore commensale : une fois qu'elle est implantée, elle varie très peu. Par exemple, pour un être humain en bonne santé, le fait de consommer un fruit non pelé ou des crudités mal lavées, de manger un yogourt ou de la choucroute, de cacheter une enveloppe en la léchant, ne modifient pas la flore microbienne intestinale et ne causent pas d'infection. Attention, l'effet de barrière n'est pas absolu. Certains microorganismes particulièrement agressifs peuvent se développer dans l'organisme et causer des maladies.

Les mécanismes de ces effets de barrière sont encore hypothétiques. On invoque souvent des phénomènes comme l'antagonisme et la compétition entre les différentes espèces commensales et pathogènes. On a aussi découvert la sécrétion, par les commensaux, d'antibiotiques naturels qui pourraient empêcher les espèces pathogènes de s'implanter sur certaines muqueuses.

8.3 La peau

La peau est une barrière essentielle, qu'elle soit considérée comme un élément de défense passive ou active. On se rend compte de cette importance chez les grands brûlés, chez lesquels les infections microbiennes par voie cutanée sont toujours à craindre. C'est pourquoi les grands hôpitaux sont dotés d'unités de soins isolées pour traiter ces patients.

Formant la partie supérieure du derme, l'épithélium stratifié empêche les microorganismes de pénétrer dans les tissus sous-jacents (figure 8.2). Par ailleurs, les virus sont incapables de se multiplier dans les cellules mortes de la partie superficielle de l'épiderme. La kératine qui imprègne les cellules de la couche cornée de l'épiderme contribue à la protection : c'est une substance que peu d'espèces microbiennes peuvent hydrolyser. La desquamation continue de la couche cornée assure l'élimination partielle des microorganismes résidants habituels. De plus, une toilette assidue contribue à éliminer un nombre important de microorganismes.

Tableau 8.1 Principales barrières naturelles de la peau et des muqueuses

	Barrières mécaniques	Barrières chimiques	Barrières physiologiques
Peau	Épithélium stratifié kératinisé	Sécrétions de substances antimicrobiennes par les glandes sudoripares et sébacées	Effet de barrière de la flore résidante cutanée
Appareil respiratoire	Épithélium simple cilié	Sécrétion de mucus et de produits antimicrobiens	Appareil muco-ciliaire Toux, réflexe pharyngé, macrophages
Appareil digestif	Épithélium simple	pH acide du suc gastrique et du suc intestinal (i. grêle), bile et autres composés à action antimicrobienne	Effet de barrière des bactéries commensales
Appareil urinaire	Épithélium transitionnel Élimination d'une partie des microorganismes résidants à chaque miction	pH de l'urine et composés antimicrobiens	
Appareil génital féminin	Épithélium stratifié de la muqueuse vaginale	Substances antimicrobiennes (lysozyme) dans les sécrétions vaginales	Effet de barrière des lactobacilles de la flore commensale
Placenta	Séparation complète des circulations sanguines fœtale et maternelle		
Système nerveux central	Barrière hémato-céphalique		
Yeux	Battement des paupières Effet de chasse des larmes	Substances antimicrobiennes (lysozyme) dans les larmes	

Les glandes sudoripares et sébacées constituent des abris naturels pour les microorganismes, mais ces derniers sont normalement repoussés vers l'extérieur des glandes en même temps que sont expulsés les produits de sécrétion, sueur et sébum. Ces sécrétions ont un pH acide, qui ralentit le développement microbien, et elles contiennent des acides gras qui ont un effet antimicrobien. Par ailleurs, on a isolé de la sueur un peptide antimicrobien. *In vitro*, ce produit, nommé dermcidine, est actif contre *Escherichia coli*, *Enterococcus fæcalis*, *Staphylococcus aureus* et *Candida albicans*. Il semble suffisamment puissant pour bloquer un début d'infection par ces microorganismes.

On notera que la plante des pieds est plus sensible aux infections fongiques car elle est dépourvue de glandes sébacées.

Toute modification des sécrétions cutanées exerce un effet nocif sur l'équilibre de la flore cutanée. Il en est de même de l'humidité. C'est pourquoi les pansements occlusifs et humides favorisent les infections. Ils sont donc à surveiller.

Aujourd'hui, on ne considère plus la peau comme une barrière passive mais plutôt comme une structure essentielle du système immunitaire humain en raison des différentes catégories de cellules immunitaires qu'elle abrite en grand nombre. On trouve dans ce tissu une importante population de lymphocytes T, des kératinocytes et des cellules de Langerhans (figure 8.2). Il semble que ces deux dernières catégories de cellules jouent un rôle essentiel dans les réactions immunitaires cutanées (voir chapitre 9 *Organes et cellules immunitaires*).

Figure 8.2 **Coupe transversale schématique de la peau**

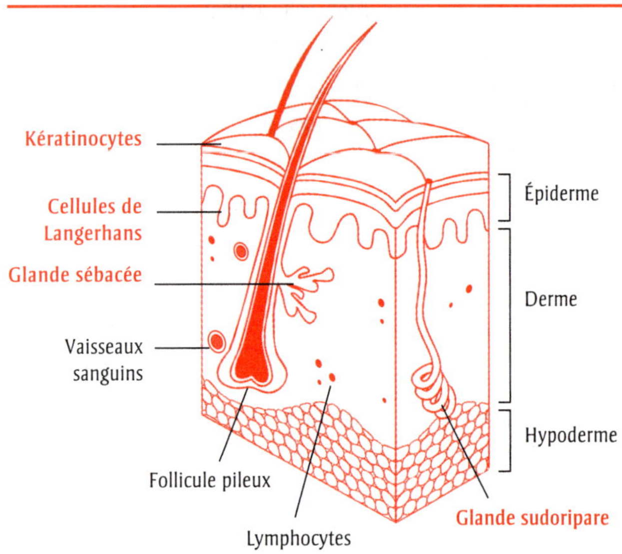

La peau protège l'organisme par des moyens mécaniques, chimiques et physiologiques. L'épithélium stratifié kératinisé constitue une barrière anatomique infranchissable tant qu'elle n'est pas rompue. La desquamation continue des cellules épithéliales mortes entraîne une partie des microorganismes. D'autres sont éliminés par une toilette assidue. Les sécrétions des glandes sudoripares et sébacées contiennent plusieurs produits antimicrobiens. Enfin, à la jonction du derme et de l'épiderme se trouvent des cellules particulières, les cellules de Langerhans, qui sont à l'origine des réactions immunitaires cutanées.

8.4 Système lymphatique

Le système lymphatique constitue une barrière naturelle qui participe activement à la protection de l'organisme en détruisant les bactéries et les particules étrangères.

Grâce à sa constitution, aux cellules qu'il abrite et à sa position dans l'organisme, ce système draine les microorganismes qui ont pénétré dans les tissus sous-cutanés et sous-muqueux. Transportés avec la lymphe, ils sont normalement éliminés au moment de leur passage dans les ganglions lymphatiques. Le système lymphatique réussit à arrêter et à détruire de nombreuses espèces microbiennes.

Les capillaires lymphatiques assurent le retour vers le système circulatoire du liquide interstitiel. Très perméables, ces capillaires laissent entrer du liquide interstitiel, ou lymphe, les protéines circulantes et les éventuels microorganismes présents dans les tissus drainés. Ces capillaires se réunissent pour former des vaisseaux lymphatiques qui débouchent dans les ganglions lymphatiques.

Les ganglions lymphatiques représentent l'un des moyens de défense les plus sûrs contre de nombreuses infections bactériennes locales. Ils contiennent en effet toutes les catégories de cellules immunitaires qui interviennent dans la lutte anti-infectieuse. Cette barrière est donc presque infranchissable par les bactéries pyogènes telles que les streptocoques et les staphylocoques ainsi que de nombreuses autres espèces qui sont rapidement détruites.

La figure 8.3 montre la localisation particulière des ganglions lymphatiques : situés à l'aisselle, à l'aine, au cou, au thorax ainsi qu'au niveau du mésentère, ils ont pour fonction d'empêcher qu'une infection locale n'atteigne les organes essentiels en arrêtant les microorganismes drainés par les voies lymphatiques.

Aux endroits où les microorganismes sont susceptibles de franchir la barrière cutanéo-muqueuse, on rencontre aussi des formations lymphoïdes.

8.5 Système circulatoire

De par sa structure, le système circulatoire s'oppose naturellement à la pénétration des microorganismes. Mais une invasion microbienne est toujours possible par suite d'un traumatisme vasculaire provoqué par une blessure cutanéo-muqueuse.

Dans ce cas, les microorganismes qui réussissent à s'introduire dans le sang se heurtent à plusieurs mécanismes chargés de les éliminer. Parmi ces mécanismes, il faut retenir :

- l'action des cellules phagocytaires, qui participent activement à la destruction des bactéries présentes dans le sang;
- la participation de substances plasmatiques telles que les opsonines et le complément. Les opsonines sont des anticorps qui favorisent l'adhésion des bactéries aux cellules phagocytaires; quant au complément, un élément de la défense immunitaire non spécifique, il intervient notamment par son pouvoir cytolytique (voir chapitre 11, *Immunité naturelle*).

8.6 Voies respiratoires

Deux réflexes protecteurs, la toux et l'éternuement, contribuent à empêcher l'entrée de particules étrangères dans l'appareil respiratoire. Au delà de cet empêchement à l'entrée, trois mécanismes importants constituent la barrière naturelle des voies respiratoires contre les microorganismes: l'appareil muco-ciliaire, les macrophages et les formations lymphoïdes pulmonaires.

8.6.1 Appareil muco-ciliaire

Tapissant tout l'intérieur de l'arbre respiratoire, du nez jusqu'aux alvéoles pulmonaires, l'appareil muco-ciliaire constitue un système d'épuration mécanique (figure 8.4). La muqueuse qui tapisse les voies respiratoires porte à sa surface un épithélium spécialisé et composé de deux types de cellules. Les premières sont des cellules ciliées. Le battement perpétuel de leurs cils produit un effet de vague qui crée un mouvement de reflux vers l'extérieur. Les secondes cellules de cet épithélium sont des cellules qui sécrètent un mucus qui s'étale en une mince pellicule continue sur toute la surface de l'épithélium. Doué de propriétés élastiques et visqueuses, le mucus emprisonne les particules étrangères. De plus, il contient des substances solubles qui inhibent la multiplication des microorganismes. Cet appareil d'épuration permet l'élimination d'environ 50 millions de particules quotidiennement inspirées.

On évalue qu'à son arrivée dans les alvéoles pulmonaires, l'air est débarrassé de toutes les particules dont le diamètre est supérieur à 0,5 µm. Les particules dont le diamètre est inférieur à 0,5 µm sont rejetées à l'expiration suivante. Celles dont le diamètre est compris entre 0,5 et 0,3 µm sont prises en charge et détruites par les macrophages. La figure 8.5 présente l'ensemble des processus assurant l'épuration de l'air dans l'appareil pulmonaire. Cependant, certaines substances telles le tabac, les poussières, les gaz d'échappement ou l'alcool, peuvent perturber ces fonctions d'épuration. Remarquons aussi que cet appareil muco-ciliaire s'affaiblit avec l'âge. C'est pourquoi les encombrements broncho-pulmonaires surviennent plus fréquemment chez les personnes âgées.

8.6.2 Macrophages

Les macrophages alvéolaires, aussi appelés cellules à poussières, sont des cellules capables d'ingérer et de détruire les corps étrangers qui ont atteint les alvéoles pulmonaires.

Figure 8.3 **Schéma d'ensemble du système lymphatique**

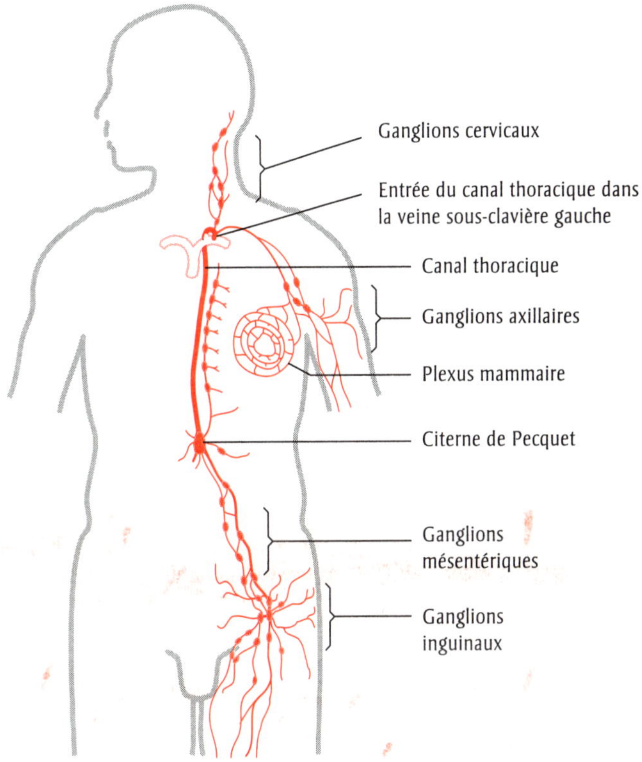

La plupart des ganglions lymphatiques se présentent en groupes aux endroits stratégiques de l'organisme: le cou, l'aine, l'aisselle, le mésentère, l'appareil respiratoire. En éliminant les agresseurs, ils ont pour fonction d'éviter qu'une infection n'atteigne les organes vitaux.

Figure 8.4 **Appareil muco-ciliaire**

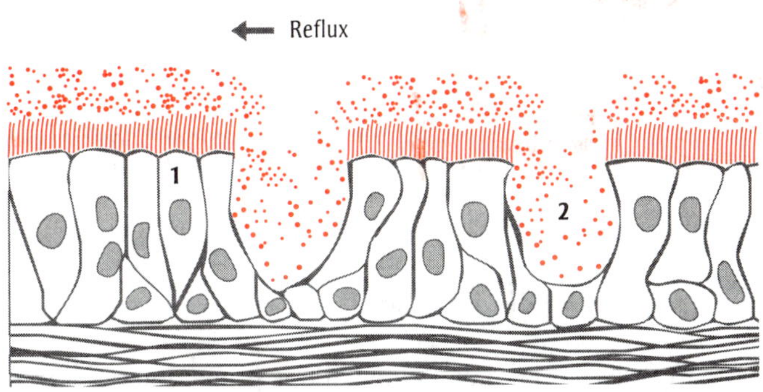

L'appareil muco-ciliaire est constitué par l'épithélium tapissant les voies respiratoires. Cet épithélium spécialisé est formé de deux types de cellules: les cellules ciliées (1) et les cellules à mucus (2). Le battement perpétuel des cils assure l'élimination des particules emprisonnées dans le mucus.

Figure 8.5 **Épuration de l'air dans les voies respiratoires**

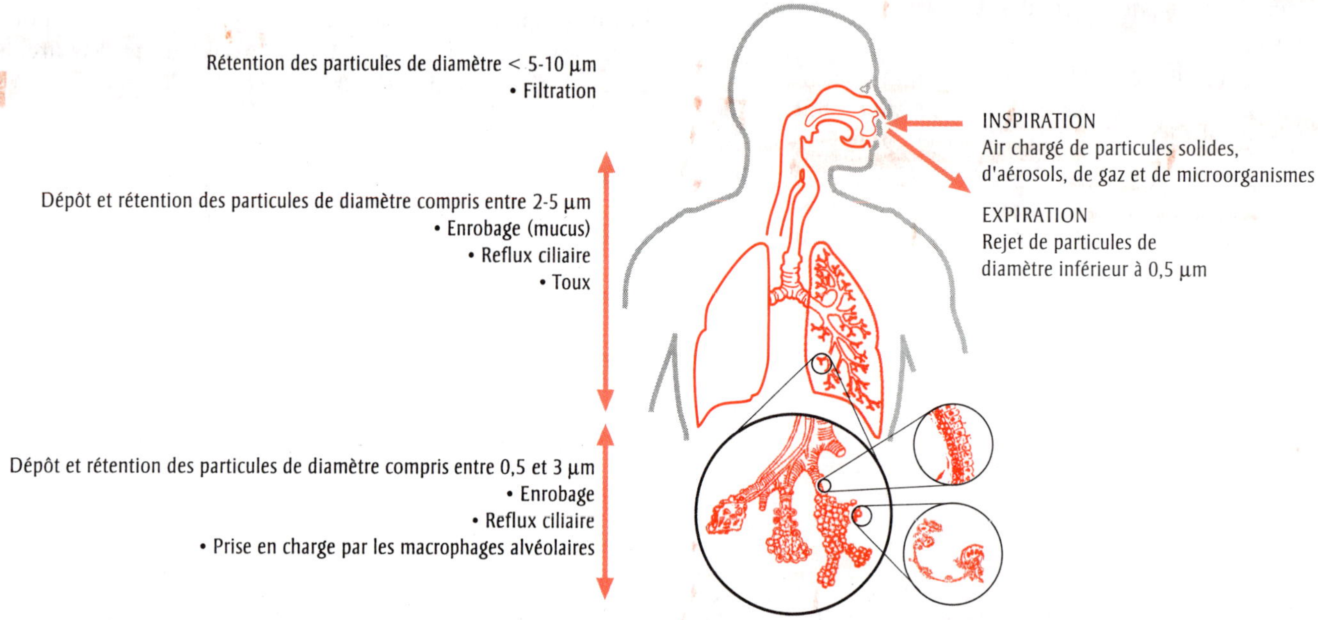

À mesure qu'il progresse dans les voies respiratoires, l'air est progressivement débarrassé des particules qu'il contient. L'appareil muco-ciliaire permet l'élimination des particules de diamètre supérieur à 3 μm. Dans les alvéoles pulmonaires, les macrophages phagocytent les particules de diamètre inférieur à 3 μm.

On situe entre 1,5 et 2 milliards le nombre de macrophages alvéolaires; on en compte environ cinq par alvéole. Les macrophages alvéolaires jouent un rôle important dans les premières étapes de la présentation des antigènes aux lymphocytes T (voir chapitre 9).

Quand les particules étrangères sont très nombreuses, un certain nombre d'entre elles traversent la muqueuse et passent dans le tissu interstitiel. De là, elles sont emportées par le système lymphatique avant d'être éliminées dans les ganglions lymphatiques.

8.6.3 Formations lymphoïdes pulmonaires

La présence de nombreuses formations lymphoïdes dans la région pulmonaire témoigne de l'importance de sa participation à l'élimination des plus petites particules. En contact avec l'épithélium pulmonaire, ces masses lymphoïdes sont placées stratégiquement de manière à éliminer les particules inhalées. En plus de la phagocytose, il ne faut pas sous-estimer l'importance des réactions immunitaires locales assurées par des lymphocytes T et B comme nous le verrons au chapitre 9.

8.7 Appareil digestif

L'appareil digestif fait aussi l'objet d'une protection qui limite efficacement la prolifération des microorganismes pathogènes. Cette protection, dont la force et la nature varient selon les endroits considérés du tube digestif, n'est cependant pas absolue. En effet, certaines bactéries, certains virus ou certains parasites sont capables de contourner ces défenses, de se multiplier et de provoquer des infections plus ou moins graves.

Il est probable qu'une partie des antigènes qui pénètrent dans le tube digestif sont hydrolysés par les enzymes digestives et peuvent, de ce fait, perdre totalement ou partiellement leur pouvoir immunogène. Les antigènes qui ont résisté à l'action des sucs digestifs ou qui ont conservé leur pouvoir immunogène déclenchent une réaction immunitaire locale.

Les mécanismes les plus efficaces sont surtout localisés dans l'intestin. Cependant, la partie supérieure du tube digestif n'est pas exempte de toute protection. Dans la bouche, par exemple, la salive a un effet de chasse: les microbes introduits dans la bouche avec les aliments ou simplement présents sur la muqueuse de la cavité buccale sont déglutis. Par ailleurs, on a découvert dans la salive des anticorps et d'autres substances qui inhibent le développement des bactéries.

Dans l'estomac, l'acide chlorhydrique sécrété par la muqueuse gastrique possède un fort pouvoir bactéricide. Il contribue à abaisser de façon significative la population microbienne, sans toutefois jamais la détruire totalement, comme en témoigne la présence d'une riche flore microbienne commensale et d'autres espèces responsables d'éventuelles infections virales, bactériennes ou parasitaires.

Dans l'intestin, la protection à l'égard des agresseurs repose sur deux éléments: la présence d'une importante flore commensale responsable d'effets de barrière et d'une importante réaction immunitaire locale caractérisée par la sécrétion d'anticorps particuliers, les IgA sécrétoires (voir chapitre 10). À la suite des recherches entreprises ces dernières années, on a émis l'hypothèse de l'existence d'étroites relations entre la flore microbienne intestinale et un système immunitaire local efficace. On note enfin que les sels biliaires ont un effet bactéricide sur plusieurs microorganismes.

8.8 Appareil génito-urinaire

8.8.1 Appareil urinaire

Le système génito-urinaire est lui aussi protégé de l'agression, par l'épithélium qui recouvre ses muqueuses. De plus, à chaque miction, l'urine entraîne avec elle une partie des microorganismes se trouvant sur son passage. L'épithélium est également protégé par des sécrétions acides qui créent des conditions défavorables au développement microbien. Notons aussi que la vessie n'est pas un réservoir inerte. Sa paroi sécrète du mucus; elle est capable de réaction inflammatoire et on observe une production locale d'anticorps.

Le pouvoir antibactérien de l'urine proviendrait de son pH et de sa composition. L'hypertonicité observée au niveau de la médulla rénale ainsi que la présence de plusieurs composés chimiques (urée, acide urique, etc.) empêchent le développement microbien.

La longueur de l'urètre constitue en soi un facteur de protection contre les infections de la vessie. Chez l'homme, le liquide prostatique contient des substances antimicrobiennes, et, surtout, les microorganismes remontent difficilement jusqu'à la vessie en raison de la longueur de l'urètre. Celui-ci mesure près de 20 cm, une distance considérable à parcourir pour les microorganismes, comparativement aux 5 cm de l'urètre d'une femme. De plus, chez ces dernières, le risque d'invasion microbienne est encore aggravé par la proximité de l'anus et par la présence d'une importante flore périnéale et vulvaire.

8.8.2 Appareil génital

En plus des effets mécaniques protecteurs associés aux épithéliums stratifiés, les muqueuses génitales féminines sont le lieu de réactions immunitaires identiques à celles que l'on a décrites dans le tube digestif. La présence d'anticorps (IgA sécrétoires) et de lysozyme peut aussi être décelée dans les sécrétions vaginales.

De plus, il existe aussi au niveau de la muqueuse vaginale un effet de barrière qui contribue à limiter la prolifération de microorganismes indésirables. Cet effet est causé par *Lactobacillus* qui, métabolisant le glycogène contenu dans les sécrétions vaginales, produit de l'acide lactique. Le pH se trouve de ce fait abaissé, ce qui inhibe le développement des microorganismes exogènes.

Dans les voies génitales de la femme, la prolifération des microorganismes indésirables est ralentie par les nombreux macrophages présents dans l'utérus et qui éliminent les microorganismes qui franchissent le canal cervical.

En revanche, chez l'homme, il n'existe pas de tels effets de barrière. Les microorganismes présents dans l'urètre sont éliminés régulièrement avec le flot urinaire. L'urètre, qui sert aussi à acheminer les cellules sexuelles, est donc relativement protégé mais les glandes annexes de l'appareil sexuel masculin, la prostate et les vésicules séminales, ne disposent que de peu de défenses antimicrobiennes. On note, toutefois, que la prostate sécrète un polypeptide antibactérien et que le sperme contient des anticorps.

8.9 Les yeux

Les yeux, qui constituent une porte d'entrée pour les microorganismes, sont principalement protégés par les sécrétions des glandes lacrymales. En plus de lubrifier les yeux chaque seconde, les larmes exercent un effet de chasse par lequel elles éliminent les agresseurs. L'effet mécanique du battement des cils et des larmes est renforcé par l'action du lysozyme, une enzyme hydrolytique à l'égard de laquelle bien peu d'espèces bactériennes arrivent à résister, *Chlamydia trachomatis*, responsable du trachome, étant une des rares espèces bactériennes à se développer dans la conjonctive.

8.10 Système nerveux central

Le système nerveux central bénéficie de structures protectrices d'une grande efficacité à l'égard des chocs et des agresseurs microbiens. Les os du crâne et les vertèbres protègent respectivement le cerveau et la moelle épinière. À cette première barrière anatomique s'ajoute celle que constituent les méninges et le liquide cérébro-spinal. De plus, le système nerveux central est entouré par la barrière hémato-céphalique. En effet, les capillaires sanguins qui irriguent le cerveau et les méninges présentent plusieurs particularités anatomiques. D'une part, l'endothélium des capillaires de l'encéphale est continu: il n'y a pas de contact direct entre le sang et l'espace extracellulaire et les neurones. D'autre part, la membrane basale des capillaires de l'encéphale est plus épaisse que celle que l'on trouve dans les autres capillaires. De ce fait, de nombreuses substances (urée, créatinine), certaines toxines, la plupart des médicaments et, bien sûr, les microorganismes, ne peuvent pénétrer dans le tissu nerveux.

8.11 Placenta

Outre ses fonctions d'organe d'échange fœto-maternel, le placenta doit aussi être considéré comme une barrière naturelle qui protège le fœtus d'un certain nombre d'agresseurs passés dans le sang maternel. Le placenta est aussi le siège de mécanismes qui bloquent les réactions immunitaires maternelles qui auraient pour effet de rejeter le fœtus, identifié au non-soi.

Le placenta agit d'abord comme barrière mécanique puisque le sang fœtal n'est pas en contact avec le sang maternel pendant la grossesse. Mais les macrophages et les anticorps maternels agissent aussi localement et peuvent assurer l'élimination d'un certain nombre d'agresseurs. Toutefois, le placenta ne les retient pas tous. Les virus de la rubéole, de l'herpès, les cytomégalovirus, les parasites de la toxoplasmose et du paludisme, les bactéries de la syphilis et celles des listérioses, entre autres, peuvent être la cause d'infections fœtales d'origine transplacentaire.

Concepts clés à retenir

1. Les **barrières naturelles** constituent la première ligne de défense de l'organisme à l'égard des agresseurs.
2. La **peau** et les **muqueuses** forment des **barrières mécaniques** et **phy**Bernier, P. et C. Florent. « Les défenses de l'estomac ». *La Recherche*, vol. 17, n° 177 (mai 1986), p. 614-621.
3. L'**appareil muco-ciliaire**, les **macrophages alvéolaires** et les **formations lymphoïdes pulmonaires** sont les trois principaux éléments du système de défense de l'appareil respiratoire.
4. Au niveau des appareils digestif et génito-urinaire, l'**effet de barrière** exercé par les bactéries commensales et la production d'**anticorps** limitent efficacement la prolifération des microorganismes pathogènes.
5. Les **ganglions lymphatiques** assurent une lutte efficace contre les infections microbiennes locales.
6. Les **larmes** et le **lysozyme** éliminent les agresseurs microbiens et protègent les yeux.
7. Les **os** du crâne, les **méninges** et la **barrière hémato-céphalique** constituent des structures qui empêchent généralement les microorganismes de s'introduire dans les tissus du système nerveux central.
8. Le **placenta** agit comme une barrière mécanique et immunitaire.

Références et lectures suggérées

Bernier, P. et C. Florent. « Les défenses de l'estomac ». *La Recherche*, vol. 17, n° 177 (mai 1986), p. 614-621.

Edelson, R. et J. Fink. « Le rôle immunitaire de la peau ». *Pour la science*, n° 94 (août 1985), p. 59-67.

Mascart, F. « Les muqueuses sources d'immunité ». *Pour la science*, n° 273, juillet 2000, p 52-59.

Milon, G. et G. Marchal. « La défense antibactérienne ». *La Recherche*, 1986, vol. 177, p. 652-661.

Mims, C. A., Nash, A., et J. Stephen. *Mim's Pathogenesis of Infectious Diseases*. 5e éd., San Diego, Academic Press, 2001.

Murray, P. R., Rosenthal, K. S., Kobayashi, G. S. et M. A. Pfaller. *Medical Microbiology*. 3e éd., St Louis, Mosby, 1998.

Neish, A. S. « The Gut Microflora and Intestinal Epithelial Cells: a Continuing Dialogue ». *Microbes and Infection*, vol. 4, n°3, 2002, p. 309-318.

Prescott, L., Harley, J. P. et D. A. Klein. *Microbiologie*. Bruxelles, De Boeck, 1995.

Raibeau, P. et R. Ducluzeau. « La flore du tube digestif ». *La Recherche*, vol. 15, n° 151 (janvier 1984), p. 12-21.

Rumyantsev, S. N. « Observations on Constitutional Resistance to Infection ». *Immunology Today*, 1992, vol. 13; p. 184-187.

Schittek, B., Hipfel, R., Sauer, B., Bauer, J., Kalbacher, H., Stevanovic, S., Schirle, M., Schroeder, K., Blin, N., Meier, F., Rassner, G. et C. Garbe. « Dermcidin: a Novel Human Antibiotic Peptide Secreted by Sweat Glands ». *Natural Immunology*, 2001, vol. 2, n° 12, p.1133-1137.

Schlesinger, R. B. « Defense Mechanisms of the Respiratory System ». *BioScience*. 1982, vol. 32, p. 45-50.

Svanborg, C. « Resistance to Urinary Infection ». *New England Journal of Medicine*, 1993, vol. 329, p. 802.

Thivolet, J. et D. Schmidtt. « La transmission des virus VIH-1 par les muqueuses orogénitales ». *Médecine sciences*, vol. 8, n° 4 (avril 1992), p. 352-358.

Chapitre 9

Organes et cellules immunitaires

Sommaire

9.1 Introduction

Comme on l'a constaté au fil des précédents chapitres, l'Homme vit entouré de microorganismes. Il vit avec eux dans un équilibre précaire mais harmonieux, sauf s'il est assailli par des agents pathogènes qui causent des infections et compromettent sa santé.

Mais l'organisme est loin d'être démuni contre ses assaillants. Il dispose de barrières naturelles et d'un système immunitaire qui lui permettent de réagir contre eux. Il les combat, les élimine et, généralement, recouvre la santé. De plus, certains mécanismes intervenant au cours de cet affrontement lui font acquérir un état de résistance qui le protégera d'une agression ultérieure et l'aidera à se maintenir en bonne santé.

Nous consacrerons plusieurs chapitres à l'étude de l'immunité mais, avant de décrire dans le détail les réactions immunitaires proprement dites, il faut d'abord aborder un certain nombre de concepts et répondre à plusieurs questions importantes, caractériser les substances qui stimulent le système de défense de l'organisme et celles qui sont produites en réponse à cette stimulation, présenter le support de l'immunité et décrire les organes et les cellules immunitaires.

9.2 Organes lymphoïdes

Les organes lymphoïdes sont les organes responsables des réactions immunitaires. On distingue généralement les organes lymphoïdes primaires et les organes lymphoïdes secondaires. Cette distinction repose sur des caractéristiques structurales et fonctionnelles propres à chaque groupe. Désormais, les termes d'organes lymphoïdes primaires et secondaires remplacent les termes d'organes lymphoïdes centraux et périphériques.

Le tableau 9.1 énumère les principaux organes lymphoïdes, le tableau 9.2 présente les caractéristiques distinctives de ces deux catégories d'organes et la figure 9.1 les situe chez l'Homme.

Tableau 9.1 Organes lymphoïdes primaires et secondaires

Organes lymphoïdes primaires	Organes lymphoïdes secondaires
Moelle osseuse	Rate
Thymus	Ganglions lymphatiques Amygdales Plaques de Peyer Formations lymphoïdes associées aux muqueuses Ganglions mésentériques

9.2.1 Organes lymphoïdes primaires

Chez les mammifères, les organes lymphoïdes primaires sont la moelle osseuse et le thymus. D'une façon générale, ces organes lymphoïdes primaires sont responsables de la maturation et de la différenciation de cellules immunocompétentes, c'est-à-dire dotées de pouvoir immunitaire. Plus précisément, ils sont le lieu de l'acquisition de l'immunocompétence. Par ce terme, on désigne la propriété de certaines cellules immunitaires de reconnaître les marqueurs du soi ou de réagir avec des antigènes particuliers.

Moelle osseuse

En plus de ses fonctions hématopoïétiques par lesquelles est assuré le renouvellement des globules sanguins à partir des cellules souches, la moelle osseuse remplit des fonctions immunitaires importantes. Elle est considérée aujourd'hui comme un

Tableau 9.2 Caractéristiques distinctives des organes lymphoïdes primaires et secondaires

Organes lymphoïdes primaires	Organes lymphoïdes secondaires
Développement embryonnaire précoce	Développement embryonnaire tardif
Développement indépendant de toute stimulation antigénique	Développement complet dépendant des sollicitations antigéniques extérieures
Production des lymphocytes T dans le thymus à partir de cellules précurseurs provenant de la moelle osseuse Production des lymphocytes B dans la moelle osseuse	Colonisés par les lymphocytes T et B provenant des organes lymphoïdes primaires
Lieux d'acquisition de l'immunocompétence (thymus pour les lymphocytes T et moelle osseuse pour les lymphocytes B)	Aires spécialisées à lymphocytes T et à lymphocytes B
Régression précoce au cours de la vie de l'individu (pour le thymus seulement)	En constant remaniement

organe lymphoïde primaire puisque c'est dans cet organe que les lymphocytes B acquièrent leur immunocompétence et que sont normalement éliminés les clones susceptibles de s'attaquer aux molécules du soi immunologique.

Chez l'adulte, on trouve des quantités importantes de moelle osseuse dans les os plats, dans les côtes et le sternum, dans les vertèbres, dans le bassin, dans le crâne ainsi que dans les épiphyses des os longs (fémur, humérus, etc.). C'est dans la moelle rouge que se trouve le tissu hématopoïétique actif, alors que la moelle jaune est constituée de cellules adipeuses et de cellules hématopoïétiques inactives.

La majeure partie des cellules nouvellement formées quitte la moelle osseuse et gagne la circulation sanguine. Transportées par le sang, ces cellules vont coloniser les organes lymphoïdes primaires et secondaires. L'autre contingent de cellules formées dans la moelle reste sur place. Il forme les lymphocytes et les monocytes médullaires.

Thymus

Le thymus est un organe composé de tissu lymphoïde et de tissu épithélial formant une multitude de petits lobules.

Figure 9.1 **Localisation des organes lymphoïdes centraux et périphériques**

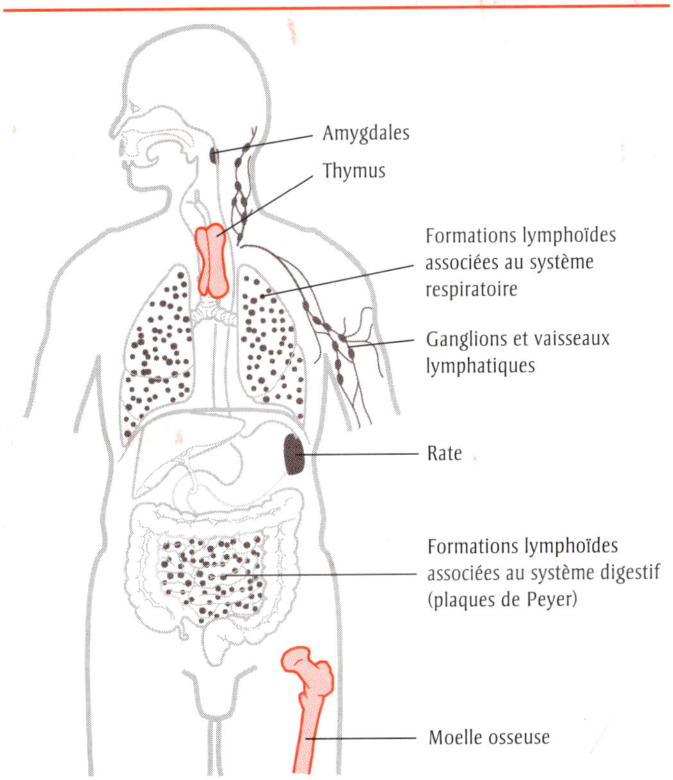

Le système immunitaire est composé d'organes primaires (le thymus et la moelle osseuse) et d'organes secondaires disséminés dans tout l'organisme: la rate, les ganglions lymphatiques et les formations lymphoïdes associées aux muqueuses. Après la vie fœtale, les lymphocytes produits dans la moelle osseuse migrent dans le thymus et dans les organes lymphoïdes secondaires.

Ces lobules contiennent des cellules épithéliales, des cellules dendritiques et une catégorie particulière de lymphocytes, les lymphocytes T (T pour thymus), ou thymocytes. On y trouve aussi des macrophages qui participent à l'élimination des débris de certains groupes de lymphocytes qui sont détruits pour éviter qu'ils ne s'attaquent au soi immunologique et déclenchent des réactions contre l'organisme.

C'est dans cet organe que les cellules précurseurs des lymphocytes T se différencient en lymphocytes T fonctionnels et deviennent immunocompétents. Au cours de cette étape, les lymphocytes acquièrent des molécules de surface particulières grâce auxquelles ils seront en mesure de distinguer le soi du non-soi et d'assurer les réactions immunitaires à médiation cellulaire. La maturation des lymphocytes T se produit essentiellement durant la vie embryonnaire et peu de temps après la naissance.

On estime que seulement 5 à 10 % des futurs lymphocytes T qui entrent dans le thymus survivront et quitteront cet organe lymphoïde primaire après avoir acquis la capacité de s'attaquer aux antigènes. Cette acquisition est très spécifique. Elle met en jeu un processus complexe, au cours duquel sont éliminés les lymphocytes T autoréactifs, c'est-à-dire les lymphocytes qui prendraient pour cible les structures même de l'organisme au lieu de s'attaquer aux agresseurs étrangers. Ces lymphocytes meurent par apoptose, un processus d'autodestruction programmée, dont le mécanisme est décrit plus loin.

Évolution du thymus

Le thymus est un organe qui se développe précocement au cours de la vie fœtale, en l'absence de toute sollicitation antigénique, c'est-à-dire en dehors de tout contact antigénique. Mais il régresse rapidement. Chez l'être humain, le thymus atteint son poids maximal avant la puberté (figure 9.2). Passé cette période, on observe une régression progressive. Cependant, l'involution n'est jamais totale. Cette régression est à mettre en relation avec la baisse de l'immunité à médiation cellulaire que l'on observe au cours du vieillissement.

Figure 9.2 **Évolution du thymus en fonction de l'âge**

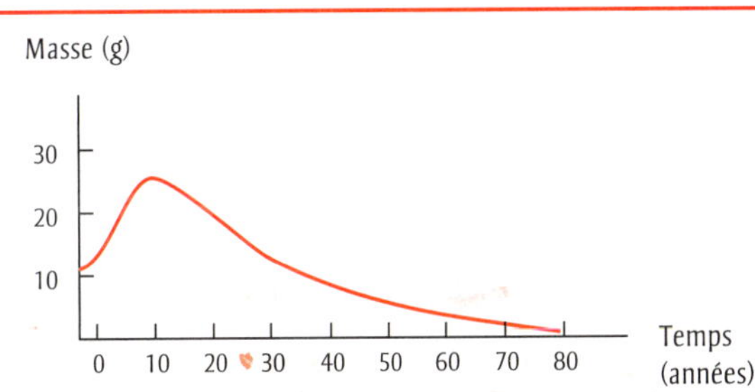

Le volume du thymus est maximal juste avant la puberté. Après cette période, la glande diminue de volume progressivement.

Circulation des lymphocytes

Une fois matures, les cellules T et B quittent leur lieu de différenciation (moelle osseuse et thymus) et gagnent la circulation sanguine. Elles migrent alors vers les organes secondaires. La plupart d'entre elles participeront aux réactions immunitaires locales; les autres continueront de circuler par le biais de la circulation sanguine. La figure 9.3 décrit ce trajet.

Cette recirculation est d'une grande importance physiologique: elle permet aux lymphocytes circulants, porteurs de récepteurs de surface, de détecter les antigènes spécifiques qui leur correspondent n'importe où dans l'organisme. Quand les lymphocytes traversent un ganglion lymphatique dans lequel l'antigène a été capté, ils se lient à cet antigène grâce à leurs récepteurs et restent dans le ganglion afin de participer à la défense immunitaire locale.

9.2.2 Organes lymphoïdes secondaires

Les organes lymphoïdes secondaires accomplissent une tâche différente des organes primaires: ce sont les organes effecteurs de l'immunité. En d'autres termes, ils interviennent directement dans le déroulement de la réponse immunitaire. Ces organes sont peuplés par diverses cellules immunitaires mais le groupe numériquement le plus important est constitué par les lymphocytes regroupés en unités de fonction particulières, les follicules lymphoïdes.

Figure 9.3 **Recirculation des lymphocytes**

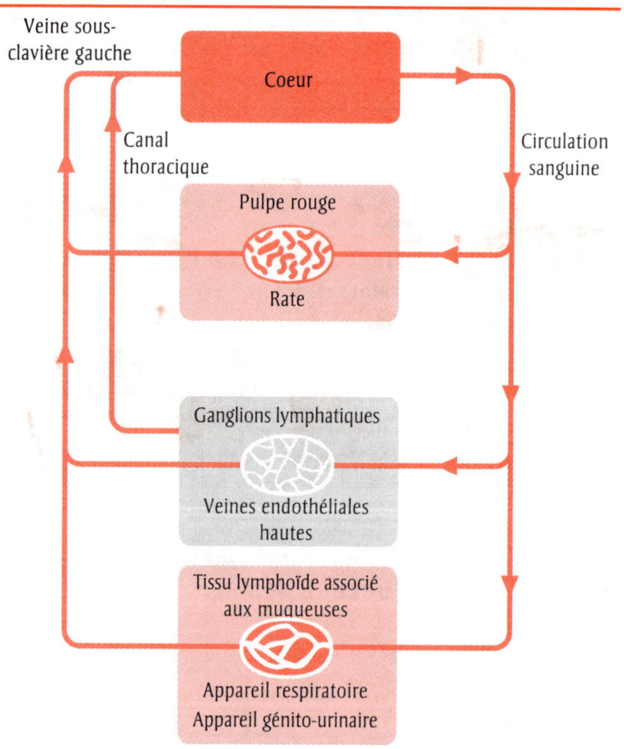

Les lymphocytes recirculent constamment dans l'organisme par les voies lymphatiques et sanguines. Ils regagnent les ganglions lymphatiques par les voies capillaires et certaines structures qui leur sont associées. Ils les quittent en empruntant les canaux lymphatiques efférents. Ils sont transportés avec la lymphe puis repassent dans le sang en empruntant le canal thoracique. Par la circulation sanguine, ils sont emportés vers la rate, le tissu lymphoïde associé aux muqueuses et repassent dans les ganglions.

Redessiné à partir de: Lydyard, P. M., Whelan, A. et M. W Fanger. *Instant notes in Immunology*. New York, Springer-Verlag, 2000.

On distingue les follicules primaires et les follicules secondaires. Les follicules primaires sont des unités de fonction à l'état de repos: ils contiennent des petits lymphocytes et une autre population de cellules dites dendritiques. Qualifiées de cellules dendritiques folliculaires, ces cellules sont impliquées dans la présentation des antigènes aux lymphocytes B. Les follicules secondaires sont des follicules primaires entrés en activité à la suite d'une stimulation antigénique.

Les principaux organes lymphoïdes secondaires sont la rate et les ganglions lymphatiques. À ces organes s'ajoutent les amygdales et les formations lymphoïdes associées aux muqueuses digestives, respiratoires et génito-urinaires. Ces formations portent le nom de tissu lymphoïde associé aux muqueuses (ou *MALT – Mucosa Associated Lymphoïd Tissue*). Enfin, d'autres formations lymphoïdes sont associées aux glandes exocrines, notamment les glandes salivaires et les glandes mammaires, dont les sécrétions contiennent des anticorps et des substances antimicrobiennes.

Le développement des organes lymphoïdes secondaires est plus tardif que celui des organes primaires. Les organes secondaires ne terminent leur développement qu'après la naissance sous l'influence des stimulations antigéniques dont sont responsables les agents infectieux qui parasitent l'organisme. Par ailleurs, leur degré de développement dépend des sollicitations antigéniques dont ils sont l'objet. En d'autres termes, plus la sollicitation antigénique est forte et plus l'organe est actif et développé. C'est le cas, par exemple, d'un ganglion lymphatique, hypertrophié à la suite d'une infection locale et dans lequel on note une intense activité lymphocytaire et macrophagique.

Rate

La rate est le plus volumineux des organes lymphoïdes. Elle possède de nombreuses fonctions non immunologiques, mais elle peut être avant tout considérée comme un filtre placé dans le courant sanguin. En ce sens, la rate est au système sanguin ce que les ganglions lymphatiques sont au système lymphatique: les particules étrangères, les antigènes, les débris cellulaires y sont captés et détruits.

La rate répond puissamment aux stimulations antigéniques et assure deux fonctions immunologiques importantes:

- la production d'anticorps et de lymphocytes T immunocompétents contre les antigènes introduits par voie sanguine;
- l'élimination des particules étrangères par les macrophages présents en grand nombre.

La structure microscopique de cet organe est organisée autour d'un réseau sanguin complexe: le versant artériel est associé à la pulpe blanche, chaque artériole étant entourée d'un manchon lymphoïde, tandis que le versant veineux, séparé du versant artériel par la zone marginale, est associé à la pulpe rouge, un tissu dans lequel abondent les lymphocytes et les macrophages. C'est dans la pulpe rouge et dans la zone marginale que le sang est filtré.

Ganglions lymphatiques

Les ganglions lymphatiques sont des organes arrondis ou réniformes, de couleur blanchâtre et dont la taille varie de 1 à 25 mm. Ils sont le lieu de stockage et de prolifération des lymphocytes à la suite d'une stimulation antigénique. La figure 9.4 illustre l'organisation d'un ganglion lymphatique et la localisation des différents groupes cellulaires.

Très nombreux, souvent réunis en groupe, ils occupent des positions stratégiques dans l'organisme de façon à protéger les organes vitaux (figure 9.5). Ils filtrent la lymphe et la débarrassent des corps étrangers avant de la retourner vers le sang. Arrivant par les vaisseaux afférents situés en périphérie, la lymphe traverse lentement le ganglion et en ressort par un vaisseau efférent au niveau du hile.

Les ganglions lymphatiques sont des lieux de stockage et de prolifération des cellules immunitaires. Ces cellules participent à plusieurs activités importantes:

- Présents en très grand nombre, les macrophages détruisent les bactéries et les corps étrangers contenus dans la lymphe. Avec d'autres catégories de cellules présentatrices de l'antigène, ils traitent les antigènes phagocytés avant de les présenter aux lymphocytes.
- Les lymphocytes assurent les réactions immunitaires spécifiques. Les lymphocytes T interviennent dans les réactions à médiation cellulaire et stimulent les lymphocytes B dont les clones spécifiques se mettent à produire les anticorps.

Lors d'une infection, on observe une augmentation du volume de certains ganglions. Cette augmentation résulte:

- de la dilatation des vaisseaux sanguins ganglionnaires sous l'effet de facteurs chimiques sécrétés par les lymphocytes;
- de l'accumulation de cellules phagocytaires (macrophages et granulocytes) attirées sur les lieux;
- de la multiplication des lymphocytes immunocompétents.

Formations lymphoïdes associées aux muqueuses

Situé dans le tissu conjonctif supportant l'épithélium, le tissu lymphoïde associé aux muqueuses détermine une ligne de défense quasi continue tout le long des appareils digestif, respiratoire et génito-urinaire. Ces formations lymphoïdes des

Figure 9.4 **Organisation d'un ganglion lymphatique**

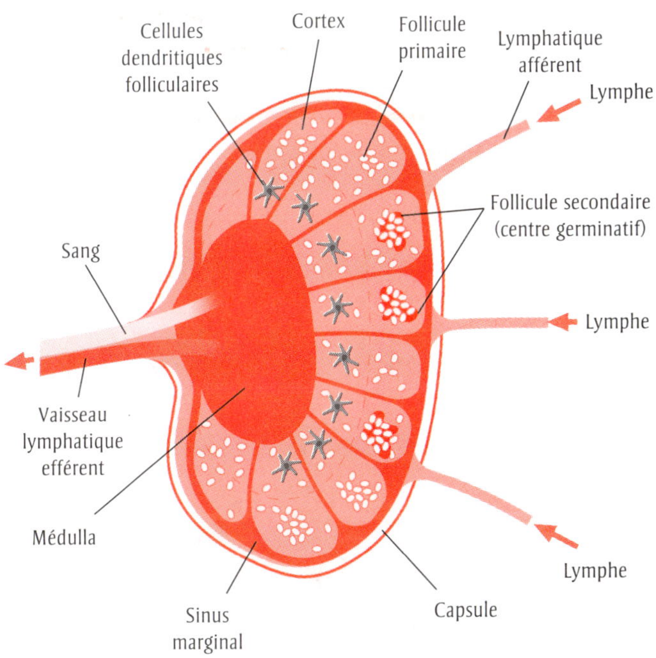

Tiré de: Lydyard, P. M., Whelan, A. et M. W Fanger. *Instant notes in Immunology.* New York, Springer-Verlag, 2000. (avec permission)

Figure 9.5 **Schéma d'ensemble du système lymphatique**

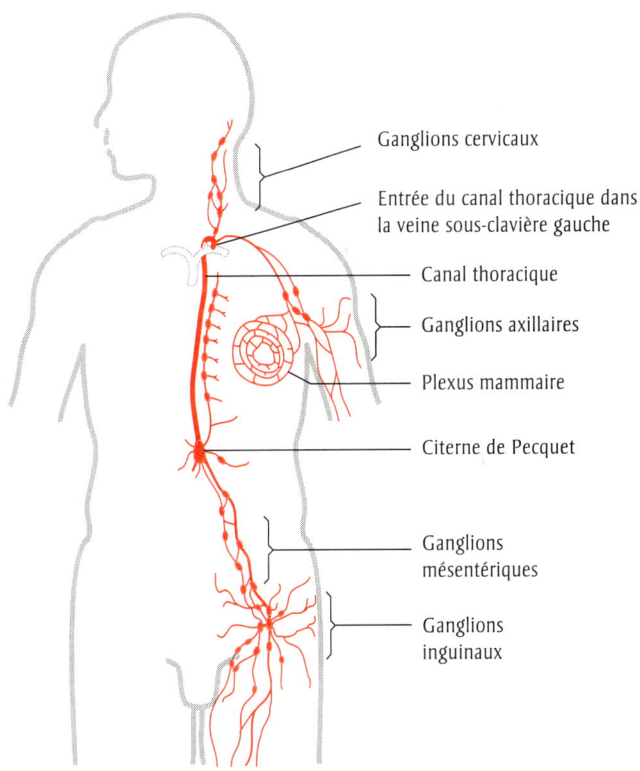

La plupart des ganglions lymphatiques se présentent en groupes aux endroits stratégiques de l'organisme: le cou, l'aine, l'aisselle, le mésentère, l'appareil respiratoire. En éliminant les agresseurs, ils ont pour fonction d'éviter qu'une infection n'atteigne les organes vitaux.

muqueuses portent le nom de MALT (pour *Mucosa-associated lymphoid tissue*). Constitué par des ganglions lymphatiques et diverses formations lymphoïdes, un système particulièrement développé est associé aux muqueuses respiratoires et digestives. Il joue un rôle important en intervenant localement dans l'élimination des agresseurs.

Tissu lymphoïde associé au tube digestif

Le tissu lymphoïde associé au tube digestif forme un véritable système immunitaire muqueux auquel on donne parfois le nom de GALT (*Gut-associated lymphoid tissue*). Par endroits, les cellules lymphoïdes se rassemblent pour former des follicules et des structures bien individualisées : les amygdales, les follicules clos et les plaques de Peyer. Ces formations lymphoïdes se différencient notamment des ganglions lymphatiques par l'absence de vaisseaux lymphatiques afférents. Toutes ces structures abritent la plupart des groupes de cellules immunitaires : macrophages et autres cellules présentatrices de l'antigène (voir section 9.8.5), granulocytes, lymphocytes, cellules tueuses naturelles, etc.

Dans le tube digestif, le tissu lymphoïde remplit un double rôle :

- il participe activement à la défense de l'hôte contre les microorganismes pathogènes introduits avec les aliments, contre certaines toxines microbiennes et contre certains antigènes alimentaires ;
- il assure une certaine tolérance immunitaire au niveau du tube digestif.

La tolérance immunitaire représente une facette extrêmement particulière et capitale des réactions immunitaires intestinales. Par ce terme, on désigne un ensemble de phénomènes qui permettent à l'organisme :

- de tolérer des substances qu'il devrait normalement reconnaître comme « étrangères », autrement dit comme ne faisant pas partie du soi immunologique ;
- de discriminer entre les bactéries commensales, inoffensives, voire essentielles au développement et au fonctionnement de ces formations lymphoïdes, et les bactéries pathogènes.

La tolérance immunitaire résulte de l'action d'un ensemble complexe et régulé de mécanismes qui exercent localement et dans les tissus périphériques des effets suppressifs et régulateurs. Le principe de la tolérance immunitaire permettrait aussi de comprendre pourquoi les phénomènes d'hyperéactivité et d'hypersensibilité aux protéines alimentaires ne surviennent que rarement.

Amygdales

Les amygdales sont constituées par des amas de follicules lymphoïdes identiques à ceux que l'on observe dans les ganglions lymphatiques. Ces follicules contiennent des lymphocytes producteurs d'anticorps.

Les amygdales encerclent le pharynx selon quatre localisations :

- les amygdales linguales, à la racine de la langue (surface postérieure) ;
- les amygdales palatines, disposées entre les piliers du palais ;
- les amygdales pharyngées, situées sur la face postérieure du pharynx ;
- les amygdales tubaires, situées près de l'orifice des trompes d'Eustache.

Plaques de Peyer

Les plaques de Peyer sont formées d'amas lymphoïdes envahissant le chorion de la muqueuse au niveau de l'iléon. Les follicules présentent des centres germinatifs actifs identiques à ceux des ganglions lymphatiques.

De plus, au niveau de ces formations lymphoïdes, l'épithélium intestinal contient de cellules épithéliales particulières, appelées cellules M. Ces cellules se caractérisent par les nombreux replis microscopiques de leur membrane plasmique, d'où leur nom de cellules M (M pour *Microfolds*, en anglais). Les cellules M capturent les antigènes et constituent, de ce fait, le point de départ de la stimulation antigénique locale (figure 9.6). Les cellules M transmettent l'antigène qu'elles ont capté aux cellules dendritiques et aux macrophages présents dans les plaques de Peyer. Ces deux groupes de cellules agissent comme des cellules présentatrices de l'antigène aux lymphocytes T et B.

Ganglions mésentériques

Les ganglions mésentériques forment une chaîne particulièrement développée tout le long de l'intestin. Ces ganglions ont une structure identique à celle des autres ganglions, mais ils présentent un très grand nombre de follicules secondaires, témoignant de la stimulation antigénique permanente dont ils sont l'objet. En effet, le tube digestif constitue une porte d'entrée importante pour les agresseurs transportés par l'eau et les aliments.

Figure 9.6 **Relations entre les entérocytes, les cellules M et les plaques de Peyer**

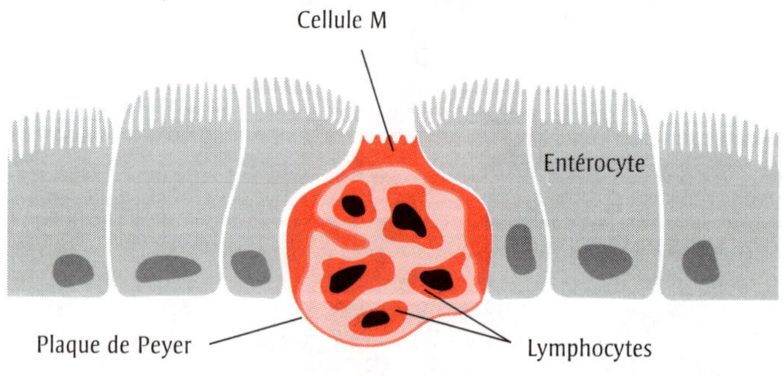

Ces ganglions mésentériques drainent et filtrent la lymphe qui provient des chylifères. Ils contiennent de nombreux lymphocytes producteurs d'anticorps.

9.3 Cellules immunitaires : généralités

Les cellules effectrices des réactions immunitaires sont les globules blancs, ou leucocytes, ainsi que certaines cellules apparentées. Ces globules blancs proviennent de la moelle osseuse et dérivent des cellules souches hématopoïétiques. Comme le montre la figure 9.7, les leucocytes proviennent des lignées lymphoïde et myéloïde.

Par ailleurs, sur le plan fonctionnel, on distingue trois catégories de cellules immunitaires : les cellules lymphoïdes, les cellules phagocytaires et les cellules accessoires. Le tableau 9.3 résume les principales fonctions de ces différents groupes cellulaires. Ces trois catégories de cellules sont présentées séparément, mais il est important de se rappeler que toutes ces cellules interagissent les unes avec les autres.

Les cellules immunitaires représentent moins de 1 % de la fraction cellulaire du sang d'un adulte en bonne santé. La numération globulaire donne une valeur moyenne de 7500 globules blancs par mm^3 de sang (soit 7, 5 x 10^9/l). La proportion des différents groupes de globules blancs est donnée par le tableau 9.4.

Les leucocytes présents dans le sang ne constituent qu'une fraction du total, car un grand nombre de ces cellules sont cantonnées dans les organes lymphoïdes ou dispersées dans les tissus. Ainsi, on évalue à 1500 g le poids de tous les lymphocytes d'un organisme humain adulte.

9.4 Lymphocytes

Les lymphocytes sont responsables des réactions immunitaires spécifiques et constituent les cellules immunocompétentes. Ils se différencient des autres globules blancs par un certain nombre de propriétés, les plus remarquables étant :

- la présence de marqueurs et de récepteurs de surface dont dépendent les propriétés fonctionnelles des lymphocytes ;
- la capacité de se transformer en cellules matures et fonctionnelles ;
- l'incapacité de réaliser la phagocytose.

9.4.1 Caractéristiques générales

En microscopie optique, les lymphocytes sont des cellules arrondies, dont le diamètre varie entre 6 et 9 µm, et possèdent un volumineux noyau. Ce noyau occupe les 9/10 du volume cellulaire. Il est rond, ovoïde ou légèrement réniforme et paraît dense. Le cytoplasme, basophile, bleu aux colorations habituelles, est peu abondant. Il ne forme qu'une mince bande, visible seulement à l'un des pôles de la cellule (figure 9.8).

On distingue trois sous-populations de lymphocytes :

Figure 9.7 Origine hématopoïétique des cellules intervenant dans les réactions immunitaires

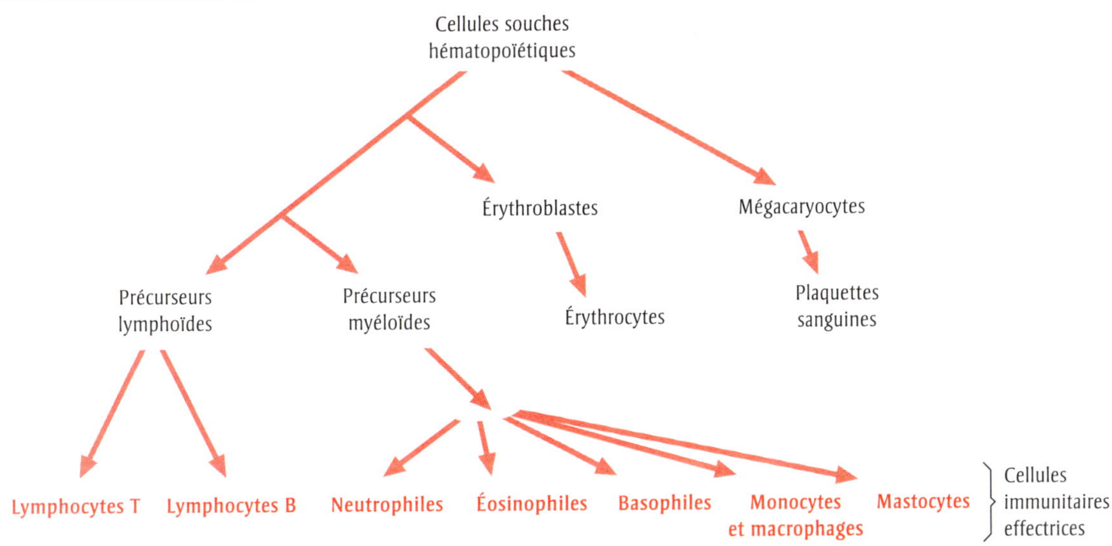

Toutes les cellules immunitaires effectrices ont une origine commune : elles proviennent des cellules souches hématopïétiques de la moelle osseuse. Il se forme d'abord deux lignées principales : la lignée lymphoïde et la lignée myéloïde. La lignée lymphoïde donne naissance aux lymphocytes T et B, et probablement aux cellules tueuses naturelles (cellules NK). La lignée myéoloïde conduit à la formation des granulocytes neutrophiles, éosinophiles et basophiles. Elle donne aussi naissance aux monocytes et aux mastocytes.

– les lymphocytes T, qui interviennent de façon prépondérante dans les réactions immunitaires spécifiques, soit en coordonnant l'intervention des différents groupes cellulaires, soit en assurant l'immunité à médiation cellulaire (réaction de cytotoxicité);
– les lymphocytes B, responsables des réactions à médiation humorale (production d'immunoglobulines);
– les cellules nulles (non-T, non-B), ou cellules tueuses naturelles, qui participent à l'immunité naturelle (ou non spécifique) par le biais de leur pouvoir cytotoxique.

Tableau 9.3 Principales fonctions des cellules immunitaires

Groupes cellulaires	Cellules	Fonctions
Cellules Lymphoïdes	Lymphocytes	Les lymphocytes sont les cellules immunocompétentes. Ils interviennent dans les réactions immunitaires spécifiques.
	Lymphocytes T	Les lymphocytes T ont des fonctions régulatrices par lesquelles ils contrôlent l'action de plusieurs groupes de cellules immunitaires. Ils interviennent aussi dans les réactions immunitaires à médiation cellulaire (réactions de cytoxicité).
	Lymphocytes B	Les lymphocytes B sont responsables des réactions à médiation humorale.
	Plasmocytes	Les plasmocytes sécrètent les anticorps.
Cellules phagocytaires	Monocytes sanguins Macrophages Granulocytes neutrophiles	Les cellules phagocytaires captent les antigènes, les microorganismes et les détruisent en les phagocytant.
Cellules accessoires	Cellules présentatrices de l'antigène	Les cellules présentatrices de l'antigène (cellules dendritiques, cellules de Langerhans) traitent les antigènes avant de les présenter aux lymphocytes et de les activer.
	Granulocytes éosinophiles	Les granulocytes éosinophiles interviennent dans certaines réactions immunitaires antiparasitaires et dans le contrôle de la réaction inflammatoire.
	Granulocytes basophiles Mastocytes	Les granulocytes basophiles et les mastocytes produisent des médiateurs chimiques qui interviennent dans les réactions inflammatoires.
	Plaquettes sanguines	Les plaquettes sanguines contiennent des médiateurs chimiques qui participent aux réactions inflammatoires.

Tableau 9.4 Valeurs normales (relatives et absolues) des différents groupes de globules blancs présents dans le sang[1]

Groupes de cellules	Pourcentage	Nombre normal absolu (x 10^9/l)
Granulocytes		
Neutrophiles	40 – 75	2 – 7, 5
Éosinophiles	1 – 2	0, 05 – 0, 2
Basophiles	0 – 1	0, 02 – 0, 06
Stabs[2]	0 – 5	0 – 0, 5
Lymphocytes	25 – 33	1, 5 – 3, 5
Monocytes	4 – 8	0, 2 – 0, 8

1 Les macrophages n'apparaissent pas dans ce tableau, car ils ne sont présents que dans les tissus et les organes lymphoïdes. Ils ne sont jamais rencontrés dans le sang en tant que cellules circulantes.

2 On appelle stabs, les neutrophiles juvéniles à noyau non segmenté (ou à noyau en bâtonnet). Leur noyau en forme de U permet de les distinguer et de les différencier des granulocytes neutrophiles adultes au noyau plurilobé.

Figure 9.8 **Lymphocyte**

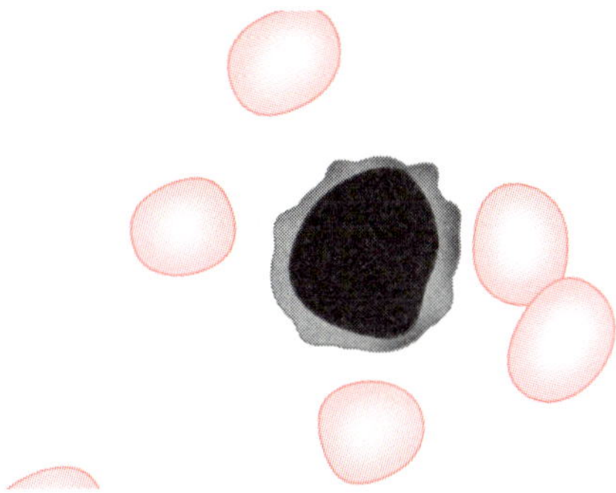

Un lymphocyte typique tel qu'il apparaît sur un frottis sanguin périphérique après coloration ; on voit également sur la figure des globules rouges et des plaquettes.

Par ailleurs, ces trois catégories de cellules se distinguent par la présence de marqueurs différents et remplissent des rôles distincts. De plus, les lymphocytes B et les lymphocytes T acquièrent leur immunocompétence dans des organes différents. Les lymphocytes T acquièrent leur immunocompétence dans le thymus, tandis que les lymphocytes B acquièrent la leur dans la moelle osseuse. Ces lymphocytes migrent ensuite dans des zones distinctes des organes lymphoïdes secondaires.

9.4.2 Marqueurs de surface

Les lymphocytes portent sur leur membrane cellulaire des molécules de surface caractéristiques. La plupart de ces molécules ont des rôles fonctionnels. Elles interviennent notamment dans les communications entre les groupes de cellules immunitaires ou participent à l'activation et à la maturation des cellules chargées d'éliminer l'agresseur. De plus, ces molécules particulières sont des « marqueurs » que l'on utilise pour caractériser les différentes sous-classes fonctionnelles.

En premier lieu, il convient de mentionner le marqueur fonctionnel le plus important que l'on trouve chez les deux catégories de lymphocytes, les lymphocytes B et T. Il s'agit du récepteur pour l'antigène :

- les lymphocytes B portent des immunoglobulines membranaires spécifiques, auxquelles se lient les antigènes qui leur sont complémentaires. On désigne à l'occasion ce récepteur par l'abréviation BcR (pour *B cell Receptor*) ;
- les lymphocytes T portent des récepteurs pour l'antigène qui reconnaissent des peptides, provenant de fragments d'antigènes. Le récepteur des lymphocytes T est aussi qualifié de TcR (*T cell Receptor*).

Le tableau 9.5 résume les caractéristiques distinctives de ces deux grands groupes de lymphocytes.

Marqueurs spécifiques des sous-classes de lymphocytes

Certains marqueurs sont spécifiques d'une sous-classe donnée de lymphocytes, ou caractérisent une phase particulière de leur différenciation. D'autres marqueurs ne sont portés que par certaines cellules activées ou en cours de prolifération.

Les marqueurs CD4 ou CD8 (CD pour *Cluster Differentiation*, ou Classe de différenciation) des lymphocytes sont les marqueurs les plus connus.

9.5 Lymphocytes T

Les lymphocytes T forment un groupe hétérogène, contenant plusieurs sous-groupes que l'on peut classer selon 1) le type de récepteur pour l'antigène (TcR, pour *T cell Receptor*) et 2) la nature de certains marqueurs qui les caractérisent (CD4, CD8, etc.) (voir figure 9.9) :

- les cellules T dont le récepteur est formé de chaînes polypeptidiques αβ (alpha-bêta), qui représentent de 90 à 95 % des lymphocytes T, et au sein desquelles on peut distinguer plusieurs sous-groupes fonctionnels selon qu'elles portent les marqueurs CD4 ou CD8 ;
- les cellules T dont le récepteur est formé de chaînes polypeptidiques δγ (delta-gamma), qui forment une petite population (de 5 à 10 %), surtout concentrée dans certains sites (intestin, peau et vagin) et qui participent à la surveillance des épithéliums.

La structure et le fonctionnement du récepteur des lymphocytes T seront décrits ultérieurement. En effet, ce récepteur fonctionne en association avec des molécules de reconnaissance particulières, les molécules du complexe majeur d'histocompatibilité, qui sont décrites dans le chapitre suivant (Chapitre 10, *Reconnaissance de l'agresseur*).

9.5.1 Lymphocytes T CD4

Un premier sous-groupe de lymphocytes T, qui représente environ 60 % de tous les lymphocytes T, se distingue par le marqueur CD4. Cette molécule CD4 possède des sites de liaison avec les molécules de classe II du complexe majeur d'histocompatibilité (CMH) et participe à la reconnaissance du soi (le rôle de ces molécules sera décrit au chapitre 10).

En raison des fonctions qu'ils remplissent, ces lymphocytes T portent le nom de lymphocytes T auxiliaires (T *helpers* ou Th), ou de lymphocytes amplificateurs. Ce sont de véritables « chefs d'orchestre » des réactions immunitaires. Ils permettent une réponse immunitaire coordonnée et efficace. De par leurs fonctions amplificatrices :

- ils activent les lymphocytes B, qui interviennent dans les actions immunitaires humorales en produisant des immunoglobulines ;

Tableau 9.5 Principales propriétés différentielles des lymphocytes B et T

	Lymphocytes B	Lymphocytes T
Origine	Moelle osseuse	Moelle osseuse
Différenciation	Moelle osseuse	Thymus
Durée de vie	Courte (pour la majorité)	Longue ou courte (selon les sous-populations)
Récepteurs pour l'antigène	Immunoglobuline de surface spécifique de l'antigène (BcR)	Récepteur T spécifique de l'antigène (TcR)
Marqueurs de surface caractéristiques	Immunoglobuline de surface CD19, CD 20, CD 21, CD 79	CD3 pour tous les lymphocytes T CD4 pour les lymphocytes T auxiliaires (Th) CD8 pour les lymphocytes T cytotoxiques (Tc)
Participation du CMH à la reconnaissance de l'antigène	Non	oui
Localisation		
Rate	Centres germinatifs de la pulpe rouge (65 %)	Pulpe blanche (35 %)
Ganglions	Centres germinatifs du cortex externe (15 %)	Cortex profond (85 %)
Sang	15 %	85 %
Canal thoracique	10 %	90 %
Thymus	3 %	97 %
Recirculation	Faible	Intense
Cellules mémoires	Oui	Oui
Produits synthétisés	Immunoglobulines Cytokines (IL-1, IL-10, IL-12)	Cytokines IFNγ et TNFα par les lymphocytes Th1 IL-4, Il-5, IL-6 par les lymphocytes Th2 Perforines (par les lymphocytes T cytotoxiques)
Fonctions immunitaires	Élimination des agents infectieux à développement extracellulaire	Élimination des agents infectieux à développement intracellulaire
Rôles dans l'hypersensibilité	Réactions d'hypersensibilité médiées par les anticorps	Réactions d'hypersensibilité retardée (médiation cellulaire) Rejet des greffes

- ils activent les lymphocytes T cytotoxiques, qui participent aux réactions immunitaires spécifiques à médiation cellulaire (réactions de cytotoxicité) ;
- ils agissent sur certaines cellules phagocytaires.

Les lymphocytes T CD4 produisent des cytokines, médiateurs chimiques qui jouent un rôle capital dans de multiples facettes des réactions immunitaires (Voir section 9.9). Par ailleurs, on reconnaît deux sous-classes de lymphocytes T CD4, les lymphocytes Th1 et Th2, en fonction du type de cytokines qu'ils sécrètent (figure 9.10). Les lymphocytes Th1 interviennent dans plusieurs fonctions immunitaires à médiation cellulaire (cytotoxicité). De par les réactions de cytotoxicité qu'ils assurent, les lymphocytes Th1 jouent un rôle important dans la lutte anti-infectieuse à l'égard des agents infectieux à développement intracellulaire : virus, parasites et certaines bactéries. Cette catégorie de lymphocytes intervient aussi dans les réactions d'hypersensibilité retardée.

Quant aux lymphocytes Th2, ils stimulent plutôt la différenciation et la multiplication des lymphocytes B producteurs d'anticorps. Ils interviennent dans les défenses immunitaires

1 Le rôle de ces molécules est décrit au chapitre 10, *Reconnaissance de l'agresseur.*

humorales dirigées contre les pathogènes à développement extracellulaire. Les lymphocytes Th2 interviennent aussi dans les réactions d'hypersensibilité immédiate, qui sont médiées par les anticorps (IgE).

Cette distinction entre lymphocytes auxiliaires Th1 et Th2 n'est pas uniquement de portée théorique. Elle a d'importantes conséquences pathologiques. Comme on le verra plus loin, la réponse immunitaire peut être polarisée, et faire intervenir soit

Figure 9.9 **Classification sommaire des lymphocytes T**

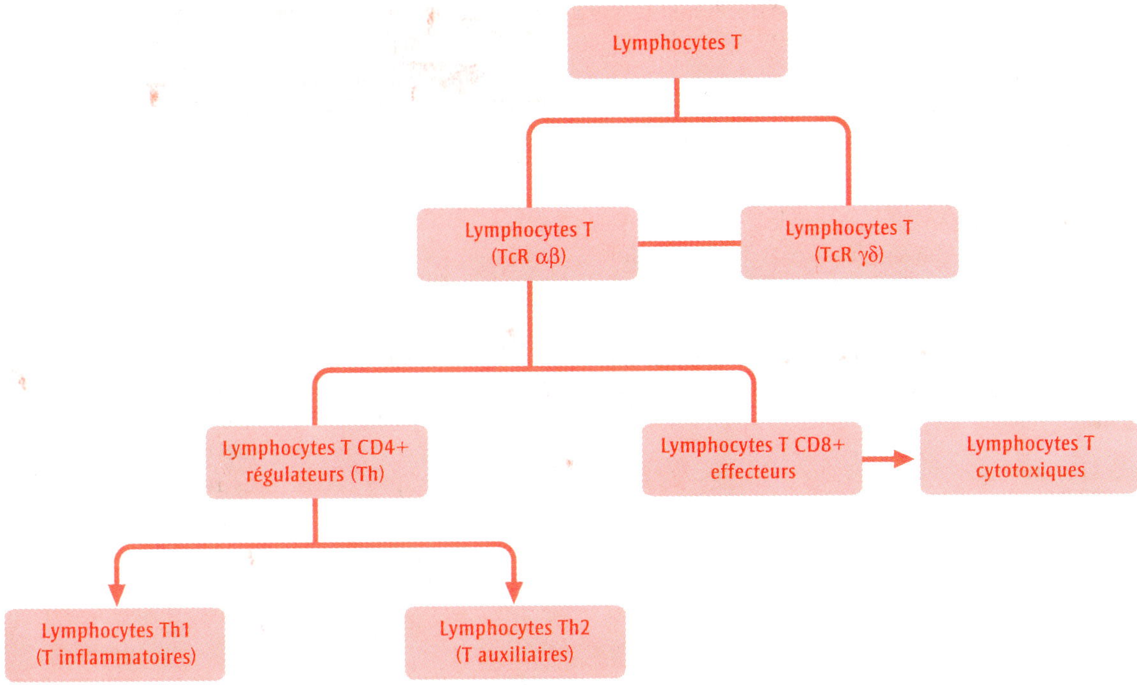

Figure 9.10 **Sous-populations de lymphocytes T auxiliaires sécréteurs de cytokines**

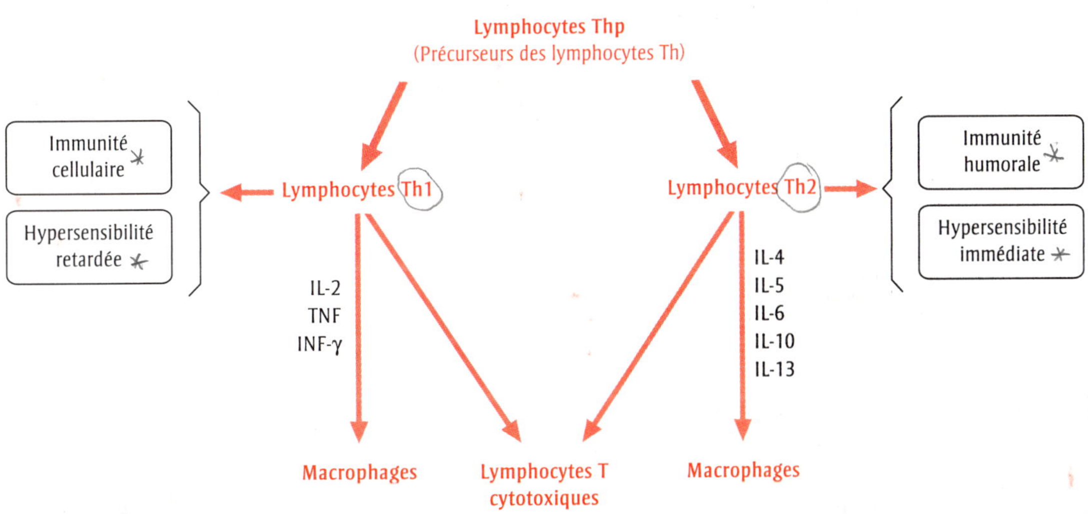

Il se forme deux sous-populations de lymphocytes T auxiliaires (Th1 et Th2) à partir des lymphocytes T précurseurs. Les Th1 et Th2 se distinguent par la nature des cytokines qu'ils sécrètent. De ce fait, ils agissent sur des cellules immunitaires effectrices distinctes et donnent une prépondérance aux réactions cellulaires ou humorales, ainsi qu'aux types de réactions d'hypersensibilité qu'ils entraînent.

des lymphocytes Th1, soit des lymphocytes Th2, selon que prédominent, respectivement, les réactions immunitaires à médiation cellulaire (Th1) ou humorale (Th2).

9.5.2 Lymphocytes T CD8

Le second groupe de lymphocytes T, qui représente environ 40 % du total, porte le marqueur CD8. Ce marqueur possède des sites de liaison avec les molécules de classe I du complexe majeur d'histocompatibilité. Les lymphocytes T CD8 sont avant tout des lymphocytes effecteurs responsables des réactions de cytotoxicité.

Outre le marqueur CD8, les lymphocytes T cytotoxiques se distinguent des autres sous-groupes de lymphocytes par les propriétés suivantes :

- la présence de récepteurs spécifiques qui leur permettent de reconnaître les cellules cibles à détruire, telles les cellules infectées par des virus ou les cellules tumorales ;
- la capacité de produire des substances à pouvoir cytotoxique (principalement des enzymes) et d'exprimer certaines molécules sur leur membrane cellulaire afin d'exercer leur activité cytolytique.

Les substances cytotoxiques sont contenues dans des granules intracytoplasmiques. Ces substances sont la perforine, une molécule similaire au composant C9 du complément, des granzymes et des protéases.

Mécanismes des réactions de cytotoxicité

Les réactions de cytotoxicité reposent sur l'intervention de deux mécanismes : la cytolyse et l'apoptose.

Cytolyse

Au cours de la réaction de cytolyse, le lymphocyte T cytotoxique s'approche de la cellule cible et s'y accole. Lors de la fusion des deux membranes plasmiques, les granules libèrent les perforines. Ces substances perforent la membrane plasmique de la cellule cible, provoquant la formation de pores, puis le passage des protéases. Les enzymes clivent les protéines cellulaires et induisent la destruction cellulaire par cytolyse.

Apoptose

L'apoptose se définit comme la destruction d'une cellule ou d'un groupe de cellules cibles par un ensemble de mécanismes endogènes, qui proviennent de la cellule elle-même. Tout se passe comme si la cellule cible se suicidait après l'activation du signal de sa destruction programmée dans ses propres gènes. Le signal de cette destruction est déclenché par le contact entre une molécule particulière portée par le lymphocyte cytotoxique activé et un récepteur porté par la cellule cible. Sous l'action de ce signal, les protéines cellulaires et l'ADN sont détruits. La cellule n'explose pas ; le noyau et le cytoplasme de la cellule se condensent, puis le noyau se fragmente et la membrane plasmique s'invagine. La cellule se brise et il se forme alors des corps apoptotiques qui seront rapidement captés et phagocytés par les macrophages.

Notons que ces deux mécanismes de mort cellulaire induite par les lymphocytes T cytotoxiques se distinguent du phénomène de nécrose causée par des facteurs exogènes, tels les traumatismes infligés par les microorganismes ou l'asphyxie qui survient dans les tissus ischémiés. Dans le cas de la nécrose, la cellule meurt passivement par suite des dommages infligés à la membrane plasmique. La membrane se rompt et le contenu cellulaire se répand aux alentours, ce qui cause souvent une réaction inflammatoire inopportune. La cytolyse et l'apoptose se déroulent donc de manière inverse, comme si la cellule mourait de « l'intérieur ». Le tableau 9.6 expose les différences entre nécrose et apoptose.

9.5.3 Lymphocytes T à activité suppressive

D'autres lymphocytes T remplissent des fonctions suppressives et freineraient la production d'anticorps par les lymphocytes B ou l'activité d'autres groupes de lymphocytes T. Les lymphocytes T suppresseurs ne semblent pas former un sous-groupe particulier : certains lymphocytes T CD4 et CD8 exercent des fonctions suppressives. Ces fonctions suppressives seraient assurées par deux mécanismes :

- par l'action de cytokines à effet suppresseur (IL-4, IL-10 et TGF-β) ;
- par cytotoxicité directe.

Les réactions de cytotoxicité seraient assurées par des lymphocytes T CD8 et dirigées contre les lymphocytes T CD4, mais cette question demeure encore largement hypothétique.

9.5.4 Lymphocytes T à mémoire

Les lymphocytes T à mémoire sont des lymphocytes T CD8 et, fort probablement aussi, des lymphocytes T CD4. Ces lymphocytes mémoires proviennent des lymphocytes sensibilisés qui sont intervenus dans l'élimination d'un agresseur. On estime qu'environ 95 % de ces lymphocytes meurent. Les 5 % restant survivent et forment un pool de cellules capables d'assurer une réponse plus rapide, plus intense et plus efficace lorsque l'organisme est exposé au même antigène une seconde fois. À ce signal, elles se multiplient très rapidement et se transforment en cellules effectrices. Ces lymphocytes ont une durée de vie très longue, comparativement aux cellules hématopoïétiques. Leur durée de vie est de l'ordre de un à cinq ans, peut-être plus.

9.5.5 Lymphocytes B

Les lymphocytes B représentent 5 à 15 % de tous les lymphocytes. Ils sont responsables des réactions immunitaires spécifiques à médiation humorale, caractérisées par la production d'anticorps. Tout comme les lymphocytes T, ils forment une population hétérogène dans laquelle on distingue :

Tableau 9.6 Comparaison de la nécrose et de l'apoptose

	Nécrose	Apoptose
Nature du processus	Processus passif causé par des événements externes à la cellule	Processus actif survenant au sein de la cellule et impliquant des signaux intracellulaires endogènes
Caractéristiques du processus cytotoxique		
Volume cellulaire	Augmentation du volume cellulaire	Réduction du volume cellulaire
Lésions membranaires et intracellulaires	Importantes lésions membranaires et cellulaires (formation de pores membranaires et lésions des organites intracellulaires)	Bourgeonnement de la membrane cellulaire Préservation de la morphologie des organites intracellulaires
Destruction de l'ADN	Destruction tardive et massive de l'ADN sous l'action de protéases et d'endonucléases	Condensation précoce de la chromatine au centre de la cellule Fragmentation de l'ADN
Effet du processus	Éclatement de la cellule et libération du contenu cellulaire dans le milieu extracellulaire	Invagination de la membrane cellulaire Formation de corps apoptotiques qui seront phagocytés par les macrophages.

- les précurseurs des cellules (plasmocytes) qui produiront les différentes classes d'anticorps;
- les cellules mémoires, qui forment des groupes d'une importance primordiale puisqu'elles assurent une réponse rapide et intense lorsque l'organisme est exposé au même antigène une seconde fois : elles se multiplieront alors très rapidement et se transformeront en plasmocytes sécréteurs d'anticorps;
- les lymphocytes B régulateurs, qui assureraient des fonctions analogues aux lymphocytes T régulateurs.

Les lymphocytes B sont issus des cellules souches de la moelle osseuse. On n'a jamais découvert chez les mammifères un organe responsable de l'induction et de la différenciation de ces lymphocytes. La moelle osseuse constitue le microenvironnement dans lequel s'effectue cette différenciation. Plus précisément, cette différenciation s'effectue par l'intermédiaire de contacts avec des cellules particulières de la moelle osseuse, les cellules stromales, et des facteurs de croissance qu'elles sécrètent.

Marqueurs de surface des lymphocytes B

Les lymphocytes B présentent plusieurs marqueurs de surface. En premier lieu, ils expriment des récepteurs pour l'antigène (en anglais B cell Receptor ou BcR). Ce récepteur est constitué par des immunoglobulines de surface associées à deux polypeptides (Ig alpha et Ig bêta). Ces polypeptides, qui constituent le marqueur CD79, interviennent dans la transmission des signaux intracellulaires nécessaires à l'activation des lymphocytes B.

Les lymphocytes B expriment aussi sur leur membrane plasmique des molécules du CMH de classe II qui jouent un rôle fondamental dans la coopération cellulaire entre lymphocytes B et lymphocytes T.

Plasmocytes

Les plasmocytes sont des cellules issues de la transformation des lymphocytes B à la suite d'une stimulation antigénique.

Les plasmocytes sont des cellules plus volumineuses, ovoïdes, mesurant entre 12 et 15 µm. Le noyau, excentré et réniforme, est caractéristique de ces cellules. Ce sont elles qui synthétisent les immunoglobulines. On estime que chaque plasmocyte produit plusieurs milliers de molécules d'immunoglobulines par seconde. Ces immunoglobulines sont spécifiques d'un seul antigène. En d'autres termes, un plasmocyte ne produit jamais d'immunoglobulines contre deux antigènes différents.

Faiblement mobiles, les plasmocytes sont concentrés dans les organes lymphoïdes secondaires, dans la moelle osseuse, dans le tissu conjonctif des muqueuses tapissant les voies digestives et respiratoires ainsi que dans la peau. Ces plasmocytes sont stationnaires; c'est pourquoi, à l'état normal, on ne trouve pas de plasmocytes dans le sang et on n'en retrouve qu'une quantité minime dans la lymphe.

9.6 Cellules tueuses naturelles

Les cellules tueuses naturelles, ou cellules NK (*Natural Killer*) sont des cellules lymphoïdes particulières qui n'expriment aucun récepteur connu spécifique de l'antigène. Pour cette raison, elles sont aussi qualifiées de cellules non-T, non-B. Elles portent cependant un certain nombre de marqueurs spécifiques.

Les cellules NK sont présentes dans la rate, dans les ganglions lymphatiques, dans le sang circulant et dans le péritoine. On les trouve aussi dans la moelle osseuse hématopoïétique où elles stimulent l'hématopoïèse par les cytokines qu'elles sécrètent.

Les cellules NK possèdent des propriétés cytotoxiques naturelles. Ce sont des cellules de l'immunité naturelle. En effet, elles peuvent détruire des cellules à l'égard desquelles elles n'ont pas été sensibilisées, c'est-à-dire sans immunisation préalable :

- elles possèdent une forte activité cytotoxique naturelle à l'égard des cellules tumorales ;
- elles détruisent les cellules des tissus allogéniques (greffes) ;
- elles détruisent les cellules infectées par les virus ;
- elles participeraient à la régulation de la réponse immunitaire.

Les cellules NK détruisent les cellules cibles soit par contact direct, avec des interactions membranaires, soit par l'intermédiaire d'anticorps fixés sur les cellules cibles. Ce second processus cellulaire porte le nom de cytotoxicité à médiation cellulaire dépendante des anticorps (en anglais, ADCC pour *Antibody-dependant cell-mediated cytotoxicity*).

9.7 Cellules phagocytaires

Les cellules phagocytaires possèdent la propriété de capter les particules étrangères, les débris cellulaires ou les cellules âgées et de les détruire. Le groupe des cellules phagocytaires comprend les granulocytes, les macrophages et les monocytes, qui sont les précurseurs des macrophages. Granulocytes et macrophages sont des effecteurs de l'immunité non spécifique.

Les cellules phagocytaires ont, elles aussi, une origine médullaire. Après une période de prolifération et de maturation, elles quittent la moelle osseuse pour la circulation sanguine. De là, elles peuvent gagner les tissus et certains organes.

Contrairement aux lymphocytes, les cellules phagocytaires adultes sont dépourvues de pouvoir de multiplication. Elles ont donc une vie relativement courte.

9.7.1 Fonctions immunitaires des cellules phagocytaires

Les cellules phagocytaires interviennent dans de multiples réactions immunitaires mais leur fonction principale est la phagocytose.

Phagocytose

La phagocytose est caractérisée par l'adhésion, l'ingestion et éventuellement la digestion de particules de diamètre microscopique. Comme cette activité constitue un élément essentiel de l'immunité naturelle, elle est décrite en détail dans ce chapitre. Hormis quelques différences, le processus de la phagocytose est fondamentalement le même chez les granulocytes et les macrophages. Il est habituellement découpé en trois phases : adhésion, ingestion et digestion. Toutefois, cette dernière n'est pas inéluctable, car il arrive que la particule ne soit pas détruite.

Autres fonctions

Outre la phagocytose, les cellules phagocytaires jouent un rôle important dans les réactions inflammatoires et les réactions immunitaires antitumorales par le biais des cytokines qu'elles sécrètent. Parmi ces médiateurs chimiques, mentionnons l'interleukine 1 (IL-1) et le facteur nécrosant des tumeurs (TNF-α). En plus de son activité antitumorale, le TNF-α est un médiateur inflammatoire capital et agit sur plusieurs groupes cellulaires : granulocytes, macrophages, cellules endothéliales et fibroblastes.

9.7.2 Granulocytes

Les granulocytes sont appelés ainsi car leur cytoplasme contient de nombreuses granulations. Ils sont aussi appelés (à tort) polynucléaires en raison de leur noyau plurilobé. Les granulocytes constituent la fraction la plus importante des globules blancs : ils représentent en moyenne 60 % du total. Par comparaison, les lymphocytes ne forment en moyenne que 30 % du total.

Les granulocytes constituent un ensemble hétérogène que l'on classe en trois groupes selon l'affinité tinctoriale de leurs granulations cytoplasmiques. On distingue des granulocytes neutrophiles, éosinophiles et basophiles. À peine visibles, les granulations des neutrophiles sont beige rosé, celles des éosinophiles sont colorées en rose orangé et celles des basophiles sont colorées en bleu-noir. De morphologie semblable, ces trois groupes jouent néanmoins des rôles particuliers (tableau 9.7 et figure 9.11).

Propriétés des granulocytes

Les granulocytes possèdent plusieurs propriétés qui les distinguent des autres groupes de cellules immunitaires. Parmi ces propriétés, nous retiendrons : l'adhérence et la déformabilité, la diapédèse, la chimiotaxie, la présence de récepteurs membranaires ainsi que leur intervention précoce dans la défense anti-infectieuse.

Les granulocytes sont des cellules adhérentes et déformables. Ces propriétés favorisent leur déplacement. C'est aussi grâce à ces propriétés qu'ils sont capables de diapédèse, une activité au cours de laquelle ils passent du système circulatoire aux tissus en se glissant entre les cellules endothéliales des capillaires sanguins. En fait, ils se déplacent et captent les particules à l'aide de pseudopodes, des prolongements cytoplasmiques émis en tous sens.

Les granulocytes constituent la première catégorie de cellules à intervenir dans la réaction immunitaire. Ce sont les premiers à arriver en grand nombre sur les lieux de l'infection, mais ce sont aussi les premiers à disparaître en raison de leur courte durée de vie (quelques jours seulement) et de l'absence de tout pouvoir de multiplication. De ce fait, ils doivent être continuellement produits par la moelle osseuse. C'est pourquoi on trouve de grandes quantités de jeunes granulocytes au noyau non encore segmenté – appelés stabs – chez les personnes souffrant d'infections chroniques.

La chimiotaxie est une autre propriété remarquable des granulocytes. Par ce terme, on désigne la capacité pour les granulocytes du système circulatoire de se diriger dans une direction particulière, vers un foyer infectieux, par exemple, sous l'influence de composés auxquels ils sont sensibles. Parmi ces composés, on trouve notamment :

- des substances présentes en concentrations élevées dans le milieu extravasculaire après l'apparition de microorganismes ;
- des substances produites par des cellules lésées ou par des tissus nécrosés ;
- les anaphylatoxines, qui sont des fragments du complément activé ;
- des substances sécrétées par les lymphocytes.

Par ailleurs, les granulocytes possèdent plusieurs types de récepteurs membranaires qui leur permettent de fixer diverses substances intervenant dans les réactions immunitaires.

Fonctions immunitaires des granulocytes neutrophiles

Les neutrophiles sont reconnus comme des agents essentiels de la défense antibactérienne. Grâce à la chimiotaxie, ils traversent la paroi des vaisseaux sanguins, gagnent les foyers infectieux où ils détruisent un grand nombre d'agents pathogènes. D'une part, ils phagocytent les microorganismes et, d'autre part, ils libèrent des métabolites et des médiateurs qui interviennent à leur tour en renforçant la réaction inflammatoire, en provoquant la dégranulation des mastocytes ou en induisant la fièvre par la sécrétion de substances pyrogènes.

Figure 9.11 **Granulocytes éosinophile, neutrophile et basophile tels qu'ils apparaissent sur un frottis sanguin périphérique après coloration**

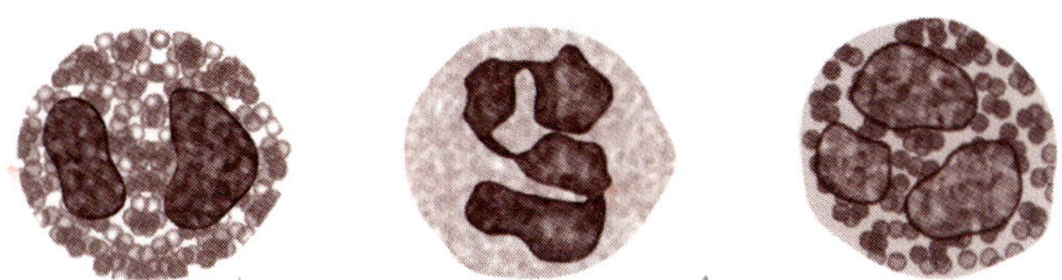

Tableau 9.7 **Caractères distinctifs des granulocytes**

Type	Morphologie	Fonctions
Neutrophiles	Noyau segmenté (2 lobes et plus) Cytoplasme rose acidophile Granulations beige rosé et à peine visibles	Destruction de nombreux agents pathogènes par phagocytose. Sécrétion et excrétion de métabolites et de médiateurs causant le renforcement de la réaction inflammatoire, la dégranulation des mastocytes et induisant la fièvre.
Éosinophiles	Noyau bisegmenté Cytoplasme rose, presque incolore Granulations orangé, rondes et de taille uniforme	Participation à la lutte anti-infectieuse dirigée contre les protozoaires et les helminthes (vers). Intervention dans certains états allergiques. Phagocytose des complexes antigène anticorps. Transport du plasminogène intervenant dans la fibrinolyse et la cicatrisation. Ralentissement de la réaction inflammatoire par inhibition de l'action des médiateurs chimiques (histamine, sérotonine, etc.).
Basophiles	Noyau segmenté et très volumineux Cytoplasme réduit, rosé, parfois incolore Granulations nombreuses et presque noires	Intervention dans les réactions d'hypersensibilité immédiate.

9.7.3 Macrophages

Les macrophages représentent un autre groupe de cellules effectrices. Ils proviennent de la différenciation des monocytes formés dans la moelle osseuse. Une fois dans le sang, les monocytes gagnent par diapédèse les tissus où ils se transforment en macrophages doués de phagocytose.

Les macrophages se distinguent des granulocytes par leur grande taille (10 à 40 μm), par leur noyau homogène, ovale ou réniforme, et par la présence d'organites cytoplasmiques, tels les lysosomes. Ces lysosomes contiennent des enzymes hydrolytiques grâce auxquelles les produits phagocytés sont détruits. Le nombre de ces organites varie selon le degré d'activation des macrophages. Par ailleurs, la membrane plasmique des macrophages présente des ondulations membranaires caractéristiques. Ces voiles membranaires sont l'équivalent des pseudopodes émis par les granulocytes et servent à capter les particules étrangères.

Les macrophages remplissent plusieurs fonctions immunitaires et non immunitaires. Ces multiples activités font des macrophages un groupe de cellules essentiel au bon fonctionnement de l'organisme.

Fonctions immunitaires des macrophages

Les macrophages ont une double fonction immunitaire: ils assurent la phagocytose et assurent la présentation des antigènes aux lymphocytes T.

Tout comme les granulocytes, les macrophages se déplacent par chimiotaxie. Grâce aux propriétés particulières de leur membrane plasmique, les macrophages sont des agents efficaces de la phagocytose. Ils captent et ingèrent les agents pathogènes et les débris cellulaires afin de les détruire. Au cours de la phagocytose, les particules captées adhèrent à la membrane plasmique et s'y fixent par des récepteurs spécifiques et non spécifiques.

Sur le plan immunitaire, les macrophages jouent aussi le rôle de cellules présentatrices de l'antigène. En effet, avec d'autres groupes de cellules immunitaires, les macrophages présentent les antigènes aux lymphocytes T et sécrètent des médiateurs chimiques qui interviennent dans l'activation des lymphocytes T. Après avoir reçu ce premier signal, ces lymphocytes se différencient et se multiplient pour former des populations cellulaires fonctionnelles.

Fonctions sécrétoires

De plus, les macrophages possèdent des fonctions métaboliques et sécrétoires importantes. Ils sont mis en jeu dans de nombreuses activités métaboliques. Une cinquantaine de produits différents ont déjà été identifiés (tableau 9.8). Un certain nombre d'entre eux interviennent dans la réaction inflammatoire. D'autres sont des enzymes ou des produits à action physiologique participant à des réactions aussi diverses que la coagulation, la fibrinolyse, le contrôle de l'activité des enzymes protéolytiques, l'adhérence des macrophages et la régulation des fonctions cellulaires.

9.8 Autres cellules immunitaires

9.8.1 Plaquettes

Les plaquettes ont des fonctions immunitaires importantes, principalement liées à la réaction inflammatoire, en plus du rôle premier qu'elles jouent dans l'hémostase. En effet, les plaquettes libèrent des médiateurs chimiques à effet vasoactif et perméabilisant ainsi que des substances activant le complément.

9.8.2 Granulocytes éosinophiles

Les éosinophiles ont un rôle encore assez mal connu. On constate que leur nombre augmente à la suite d'infections à protozoaires et à helminthes (vers) et dans certains états allergiques. Ils assurent aussi la phagocytose des complexes antigène-anticorps. Ils seraient mis en jeu dans le transport du plasminogène qui intervient dans la fibrinolyse et dans la cicatrisation. Enfin, comme les granules des éosinophiles contiennent des substances inhibitrices de l'histamine, de la sérotonine et de la bradykinine, on suppose qu'ils pourraient contribuer à diminuer les effets de ces médiateurs de la réaction inflammatoire.

9.8.3 Granulocytes basophiles

Les basophiles possèdent un pouvoir phagocytaire limité. On ne connaît pas précisément leur rôle dans la défense anti-infectieuse. On sait qu'ils possèdent une fonction sécrétoire de premier plan. Les granules qu'ils contiennent sont riches en amines vasoactives, notamment en histamine. Sensibles au chimiotactisme, on les trouve dans les foyers d'inflammation. Ils sont mis en cause directement dans les réactions d'hypersensibilité immédiate (chapitre 14, *Immunopathologies*).

9.8.4 Mastocytes

Les mastocytes ont été longtemps confondus avec les granulocytes basophiles à cause de leur ressemblance: tous les deux prennent les colorants basiques (bleus ou violacés) et ont des granulations riches en histamine, en sérotonine et en héparine. Ces médiateurs provoquent la vasodilatation, augmentent la perméabilité capillaire et ont un effet chimiotactique sur les granulocytes.

Les mastocytes contiennent aussi d'autres médiateurs de la réaction inflammatoire:

- des cytokines (interleukine 4 et facteur nécrosant les tumeurs), qui interviennent dans les réactions immunitaires;

– des prostaglandines et des leucotriènes, notamment responsables de la bronchoconstriction, de la sécrétion de mucus et de l'œdème.

Ces substances sont rejetées dans le milieu extracellulaire sous l'action des produits du complément (C3a et C5a–voir chapitre 11) ou par suite de la fixation des IgE sur les récepteurs spécifiques exprimés sur la membrane plasmique. Basophiles et mastocytes ont en commun de posséder des récepteurs pour les IgE, immunoglobulines mises en jeu dans les réactions d'hypersensibilité immédiate.

Pourtant, les mastocytes se distinguent des basophiles par plusieurs caractères. En effet, les mastocytes :

– sont issus d'une lignée cellulaire indépendante ;
– possèdent des noyaux plus sphériques que ceux des basophiles ;
– contiennent un grand nombre de petites granulations alors que les basophiles possèdent un petit nombre de granules plus volumineux.

Les mastocytes sont localisés dans différents endroits de l'organisme. On les rencontre surtout dans les organes lymphoïdes

Tableau 9.8 Principaux groupes de substances biologiquement actives produites par les macrophages

Produits	Rôles
Facteur d'activation du plasminogène	Transformation du plasminogène en plasmine active
Collagénases	Hydrolyse des fibres de collagène du tissu conjonctif
Lysozyme Hydrolases (protéases, peptidases, glycosidases, phosphatases et lipases)	Hydrolyse de différents composés chimiques
Protéines plasmatiques	
α_2-macroglobuline	Contrôle de l'activité (inhibition) des enzymes protéolytiques
Transcobalamine II	Transport de la vitamine B_{12}
Facteurs de coagulation (facteurs V, VII, IX et X)	Coagulation sanguine
Thromboplastine tissulaire	Coagulation sanguine
Composants du complément (composants C1, C2, C3, C4 et C5)	Cytolyse
Prostaglandines	Intervention dans les réactions inflammatoires, altération des activités cellulaires, dont celles des macrophages, et prolifération des lymphocytes B
Leucotriènes	Intervention dans les réactions inflammatoires
Cytokines	
Interleukine 1 (IL-1)	Prolifération des lymphocytes B et T activés Stimulation de la production d'IL-2 par les lymphocytes T Stimulation de la sécrétion de prostaglandines Intervention dans le déclenchement de la fièvre
Interleukine 6 (IL-6)	Prolifération des lymphocytes T et B activés, des mastocytes et des cellules souches hématopoïétiques, induction de la synthèse des protéines de phase aiguë
Interleukine 12 (IL-12)	Induction des réponses de type Th1 (stimulation de la différenciation des lymphocytes Th1 et inhibition de la différenciation des Th2), Activation des cellules NK
TNFα	Cytotoxicité tumorale, induction de la synthèse des protéines de phase aiguë, activités antivirales et antiparasitaires, activation des cellules phagocytaires, Induction de la synthèse de plusieurs cytokines (IFN-gamma, IL-1, IL-6, GM-CSF) Intervention dans les syndromes de choc et dans la genèse de la fièvre Action sur les cellules endothéliales et la perméabilité vasculaire

secondaires, dans la moelle osseuse, dans le tissu conjonctif qui entoure les vaisseaux sanguins, les nerfs, les glandes et, enfin, dans les tissus conjonctifs sous-cutanés.

Les mastocytes interviennent dans les réactions inflammatoires, en particulier dans les réactions d'hypersensibilité immédiate. La dégranulation massive de ces cellules contribue largement au choc anaphylactique. Les mastocytes participent aussi à la défense antiparasitaire (*Schistosoma mansoni*, *Trichinella spiralis*). Enfin, ils pourraient intervenir dans la défense anti-tumorale.

9.8.5 Cellules présentatrices de l'antigène

On qualifie de cellules présentatrices de l'antigène, ou CPA, plusieurs catégories de cellules qui assurent un traitement préalable de l'antigène avant de le présenter aux lymphocytes T sous une forme qu'ils peuvent reconnaître. Plus précisément, ces cellules captent les antigènes, les fractionnent en petits peptides qu'elles présentent aux lymphocytes T en association aux molécules de classe II du complexe majeur d'histocompatibilité. En plus de présenter l'antigène, les CPA assurent une certaine costimulation des lymphocytes, notamment en sécrétant différents médiateurs, les cytokines.

Font partie de ce groupe les cellules dendritiques et les macrophages (déjà décrits). Les cellules dendritiques sont reconnaissables par leurs fins prolongements cytoplasmiques ressemblant aux dendrites des neurones (d'où leur nom). Après avoir capté l'antigène, elles migrent vers les ganglions lymphatiques ou d'autres organes lymphoïdes secondaires en empruntant les vaisseaux lymphatiques afférents. On trouve aussi des cellules dendritiques dans le thymus, où elles participent à l'élimination des lymphocytes T auto-réactifs.

9.9 Cytokines

Les cytokines sont des substances produites par différentes catégories de cellules immunitaires (tableau 9.9), principalement les lymphocytes T et les cellules présentatrices de l'antigène (macrophages et cellules dendritiques), ainsi que par certaines cellules non immunitaires (cellules épithéliales). Ces substances constituent des signaux chimiques qui permettent aux différents groupes cellulaires de communiquer entre eux. Comme le montre le tableau 9.10, elles remplissent des fonctions très variées.

La nomenclature des cytokines diffère selon les auteurs. La plupart du temps, elles sont désignées par l'abréviation IL- (pour *interleukine*) et un numéro (exemple IL-2). Nous n'emploierons que le terme général de cytokines et leur abréviation officielle.

Les lymphocytes Th (lymphocytes T auxiliaires) sont les principales cellules productrices de cytokines, mais d'autres groupes cellulaires en sécrètent aussi (tableau 9.9). On notera aussi qu'une cytokine donnée peut être sécrétée par plusieurs catégories de cellules ou remplir différentes fonctions.

Tableau 9.9 Cellules immunitaires productrices de cytokines

Cellules immunitaires	Cytokines
Lymphocytes	
Lymphocytes Th1	IL-2, INFγ, TNFβ TNFα, IL-3
Lymphocytes Th2	IL-4, IL-5, IL-6, IL-10, IL-13, TNFα, IL-3
Lymphocytes T cytotoxiques	INFγ, TNF
Cellules NK	INFγ, TNF
Macrophages	Il-1, IL-6, IL-8, Il-12, TNFα
Mastocytes	IL-3, IL-4, IL-5, IL-6, TNFα

Figure 9.12 Modes d'action des cytokines

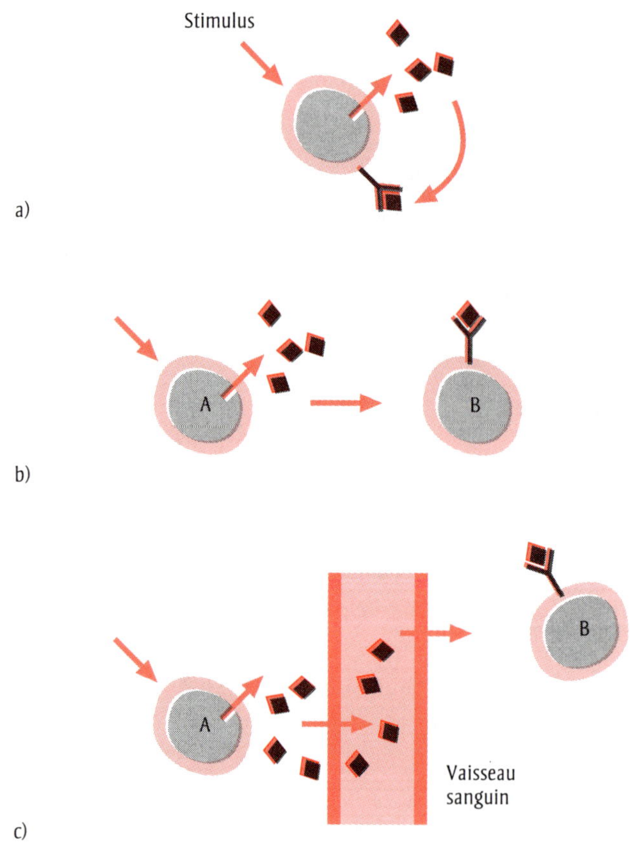

a) autocrine (la cellule agit sur elle-même) ;
b) paracrine (le médiateur sécrété agit sur les cellules voisines) ;
c) endocrine (le médiateur transporté par le sang agit à distance).

Inspiré de Daëron, M. et coll. *Le système immunitaire*. Paris, Inserm-Nathan, 1995.

Les cytokines sont sécrétées durant une brève période, au cours d'une réaction inflammatoire, d'une réaction immunitaire ou au cours d'un processus pathologique. Elles agissent sur leurs cellules cibles en se fixant à des récepteurs spécifiques.

On reconnaît trois modes d'action aux cytokines (figure 9.12):

- une action autocrine, quand la cytokine agit sur la cellule qui l'a synthétisée (elle a un effet amplificateur, par exemple); leur mode d'action diffère selon les cytokines;
- une action paracrine, quand elle agit sur des cellules voisines;
- une action endocrine, quand elle agit à distance sur des groupes cellulaires situés à distance des cellules productrices.

Tableau 9.10 Principales propriétés biologiques et immunomodulatrices des cytokines

Cytokines	Principales sources	Principales fonctions effectrices
IL-1	Macrophages	Prolifération des lymphocytes B et T activés; induction de la production de PGE2 et d'autres cytokines par les macrophages Induction de la production des molécules d'adhésion des neutrophiles et des lymphocytes T sur les cellules endothéliales Induction de la fièvre et des protéines de phase aiguë de la réaction inflammatoire
IL-2	Lymphocytes T	Croissance des lymphocytes B et T activés, ainsi que des cellules NK.
IL-3	Lymphocytes T, cellules thymiques, mastocytes	Multiplication et différenciation des cellules souches hématopoïétiques
IL-4	Lymphocytes Th2, mastocytes	Prolifération des lymphocytes T et B activés, des mastocytes et des cellules souches hématopoïétiques Intervention dans la synthèse des IgE Induction de l'activation des lymphocytes Th2 et inhibition de l'activation des lymphocytes Th1
IL-5	Lymphocytes Th2	Différenciation et croissance des granulocytes éosinophiles, activation des lymphocytes B, intervention dans la synthèse d'IgA
IL-6	Lymphocytes T, macrophages	Prolifération des lymphocytes T et B activés, des mastocytes et des cellules souches hématopoïétiques, induction de la synthèse des protéines de phase aiguë
IL-10	Lymphocytes Th2, macrophages	Activation des lymphocytes B Suppression de l'activité des macrophages Induction de la différenciation des lymphocytes Th2 et inhibition de la différenciation des Th1 Suppression de la production des cytokines par les Th1
IL-12	Lymphocytes B, macrophages	Induction des réponses de type Th1 (stimulation de la différenciation des lymphocytes Th1 et inhibition de la différenciation des Th2), Activation des cellules NK
TNFα	Macrophages, lymphocytes T	Cytotoxicité tumorale, induction de la synthèse des protéines de phase aiguë, activités antivirales et antiparasitaires, activation des cellules phagocytaires, induction de la synthèse de plusieurs cytokines (IFNγ, IL-1, IL-6, GM-CSF) Intervention dans les syndromes de choc et la fièvre Action sur les cellules endothéliales et la perméabilité vasculaire
IFNγ	Lymphocytes T, Cellules NK	Activation des macrophages et des granulocytes, activités antivirales, activation des macrophages, stimulation de la différenciation des lymphocytes T cytotoxiques Induction de la différenciation des lymphocytes Th1 et inhibition de la différenciation des Th2

Concepts clés à retenir

1. Support de l'immunité, le **système lymphoïde** comprend des **organes lymphoïdes** et des **cellules immunitaires**.
2. Le **thymus** et la **moelle osseuse** sont les **organes lymphoïdes primaires** responsables de la production de **cellules immunocompétentes**.
3. Les **organes lymphoïdes secondaires** sont les **organes effecteurs** de l'immunité. Ils comprennent la **rate**, les **ganglions lymphatiques** et les **formations lymphoïdes associées aux muqueuses**.
4. Les cellules immunitaires comprennent les **cellules lymphoïdes**, les **cellules phagocytaires et les cellules présentatrices de l'antigène**.
5. Les cellules lymphoïdes comprennent les **lymphocytes B**, les **lymphocytes T** et les **cellules tueuses naturelles**.
6. Selon les groupes, les lymphocytes T assurent des **fonctions régulatrices** et des réactions de **cytotoxicité**.
7. Les lymphocytes B sont responsables de la production des **anticorps**.
8. Au cours des réactions immunitaires, des lymphocytes B et T se transforment en **cellules mémoire**.
9. Les **cellules phagocytaires** assurent la **phagocytose** et participent à la **réaction inflammatoire**. Elles comprennent les **granulocytes** et les **macrophages** qui interviennent dans les **réactions immunitaires non spécifiques**.
10. Les **cellules présentatrices de l'antigène** captent les antigènes et en présentent des fragments aux lymphocytes T en association avec des **molécules du CMH**. Elles comprennent les macrophages et différentes catégories de **cellules dendritiques**.
11. Les **plaquettes**, les **granulocytes basophiles** et les **mastocytes** interviennent dans les réactions inflammatoires.
12. Les **cytokines** sont des médiateurs chimiques qui interviennent dans la régulation des réactions immunitaires.

Références et lectures suggérées

Abraham, S. N. « Discovering the Benign Traits of the Mast Cell ». *Science & Medicine*, septembre-octobre 1997, p. 46-55.

Akbar, A. N. et M. Salmon. « Selection and Survival of Activated Lymphocytes ». *Science & Medicine*, mars-avril 1995, p. 48-56.

Ameisen, J.-C. « Le suicide des cellules et le système immunitaire ». *Pour la science*, octobre 2000, numéro spécial *Les défenses de l'organisme*, p. 54-61.

Bach, J-F. *Immunologie. De la biologie à la clinique*. 3e éd., Paris, Flammarion, Médecine-Sciences, Paris, 1999.

Bagot, M. et L. Dubertret. « La peau : un organe lymphoïde périphérique ». *Médecine sciences*, vol. 4, n° 5 (mai 1988), p. 311-316.

Benjamini, E., Coico, R. et Sunshine. *Immunology, A Short Course*. 4e éd., Wiley-Liss, New York, 2000.

Boehmer, H. von et P. Kisilow. « L'apprentissage du soi ». *Pour la science*, n° 170 (décembre 1991), p. 58-66.

Boehmer, von H. et P. Kisielow. « L'apprentissage du soi ». *Pour la Science*, n° 170, décembre 1991, p. 58-66.

Daëron, M., Fougereau, M., Fridman, W. H., Moulin, A-M. et J-P. Revillard. *Le système immunitaire ou l'immunité cent ans après Pasteur*. Dossiers documentaires. Paris, Inserm Nathan, 1995.

Fougereau, M. « La reconnaissance immunitaire ». *La Recherche*, supplément au n° 237 (novembre 1991), p. 4-10.

Fougereau, M. « Les acteurs du système immunitaire ». *Pour la Science*, n° spécial *Les défenses de l'organisme*, octobre 2000, p. 18-23.

Golde, D. « Les cellules souches ». *Pour la science*, n° 172 (février 1992), p. 62-69.

Grey, H., Sette, A. et S. Buus. « Comment les lymphocytes T reconnaissent les antigènes ». *Pour la science*, n° 147 (janvier 1990), p. 52-62.

Groux, H. « An Overview of Regulatory T cells » *Microbes and Infection*, 2001, vol. 3, p. 883-889.

Janeway, C. A. « How the Immune System Recognizes Invaders ». *Scientific American*, 1993, vol. 269, p. 72-79.

Janeway, C. A., Travers, P., Walport, M. et J. D. Capra. *Immunobiology*. 4e éd., Garland, 1999.

Marrack, P. et J. W. Kappler. « How the Immune System Recognizes the Body ». *Scientific American*, 1993, vol. 269, p. 80-89.

Mascart, F., et C. Locht. « Les muqueuses, sources d'immunité ». *Pour la science*, n° 273 (juillet 2000), p. 52-59.

Mosmann, T. R. et S. Sad. « The Expanding Universe of T-cell Subsets : Th1, Th2 and More » *Immunology Today*, 1996, vol. 17, p. 142-146.

Paul, W. E. *Fundamental Immunology*. 4e éd., Philadelphie, Lippincott-Raven, 1999.

Roitt, I., Brostoff, J. et D. Male. *Immunology*. 5e éd., Londres, 1998.

Romagnani, S. « Th1 and Th2 Subsets of CD4+ T lymphocytes ». *Science & Medicine*, mai-juin 1994, p. 68-77.

Rook, G. « Educating the Immune System ». *Science & Medicine*. juillet-août 1999, p. 54-63.

Schmidtt, B., Dezutter-Dambuyrant, C., Stacquet M. J. et J. Thivolet. « La cellule de Langerhans ». *Médecine sciences*, vol. 5, n° 2 (février 1989), p. 103-111.

Tran, P. B., et R. J. Miller. « Apoptosis : Death and Transfiguration ». *Science & Medicine*, mai-juin 1999, p. 18-27.

Veiga-Fernandez, H. « La cellule-mémoire, gardien de l'immunité ». *La Recherche*, n° 349, janvier 2002, p. 38-41.

Virella, G. (coordonateur). *Introduction to Medical Immunology*. 4e éd., New York, M. Dekker, 1998.

Weissman, I. L. et M. D. Cooper. « How the Immune System Developps ». *Scientific American*, 1993, vol. 269, p.64-71.

Chapitre 10

Reconnaissance de l'agresseur

Sommaire

10.1 Introduction

Dans le chapitre précédent, nous avons décrit les organes et les cellules du système immunitaire. Il nous faut maintenant remonter au niveau moléculaire et considérer, d'une part, quelles sont les substances qui induisent la réponse immunitaire et, d'autre part, quelles sont celles qui sont produites en réponse à ces substances immunogènes.

Comment le système immunitaire reconnaît-il les antigènes ? Comment un organisme peut-il distinguer ses propres structures des structures qui lui sont étrangères afin de ne s'attaquer qu'aux agresseurs ? Comment reconnaît-il et élimine-t-il le soi modifié qui caractérise les cellules mortes ou altérées par suite de modifications génétiques, comme celles qui accompagnent la cancérisation cellulaire ? Ce pouvoir de discrimination entre le soi immunologique et le non-soi est un élément fondamental de notre compréhension du fonctionnement du système immunitaire.

Il faut d'abord se rappeler que le fonctionnement du système immunitaire repose sur sa capacité de reconnaître les antigènes tout en distinguant et en préservant le soi immunologique. On se souviendra que ce terme désigne l'ensemble des organes, des tissus et des molécules codés par le génome. Inversement, le non-soi se définit comme l'ensemble des molécules, des cellules ou des organes étrangers à un individu, autrement dit tout ce qui n'est pas issu de la programmation génétique caractéristique de cet individu.

Comme chaque individu est génétiquement différent de tous les autres, à l'exception des jumeaux homozygotes, il possède un soi immunologique distinct. Nous verrons que cette identité biologique et immunologique propre à chaque individu est déterminée par le complexe majeur d'histocompatibilité, ou CMH, un ensemble de gènes qui contrôle la synthèse de molécules jouant le rôle de marqueurs du soi.

10.2 Antigènes et immunogènes

Au tout début de l'immunologie, on a donné le nom d'antigènes aux substances capables d'induire la production d'anticorps et de réagir spécifiquement avec eux. Cependant, avec le développement de l'immunologie et la découverte de nouveaux aspects des réactions immunitaires, on s'est rendu compte que cette première définition ne rendait pas vraiment compte de la réalité.

En effet, de nombreuses molécules sont incapables d'induire une réponse immunitaire, bien qu'elles puissent réagir avec des éléments du système immunitaire. C'est ce qui se produit, par exemple, dans le cas de molécules de faible masse moléculaire. En elles-mêmes, ces molécules sont incapables d'induire une réponse immunitaire mais elles en provoquent une quand elles sont couplées avec des molécules plus grosses, des protéines par exemple. On qualifie d'haptènes ces petites molécules incapables d'induire une réponse immunitaire, à moins d'être couplées à une autre molécule plus volumineuse, appelée porteur.

Aujourd'hui, on emploie le terme d'immunogènes pour qualifier les éléments moléculaires ou cellulaires étrangers dont l'introduction dans l'organisme déclenche une réaction immunitaire. Le terme d'antigène est employé pour désigner des substances susceptibles de réagir spécifiquement avec un anticorps. Le tableau 10.1 résume ces définitions.

10.3 Pouvoir immunogène

Le pouvoir immunogène ne peut être vraiment compris que sur le plan moléculaire, car il repose sur la présence d'agencements moléculaires particuliers, appelés déterminants antigéniques. Par ailleurs, le pouvoir immunogène dépend de multiples facteurs, souvent interdépendants.

10.3.1 Déterminants antigéniques

Sur le plan moléculaire, le pouvoir immunogène repose sur la présence de déterminants antigéniques. Ces déterminants, appelés aussi épitopes, sont des sites particuliers de la molécule d'antigène qui peuvent s'unir aux récepteurs des lymphocytes B et T. C'est aussi au niveau de ces déterminants que se fixent les anticorps. En d'autres termes, ces déterminants, plus ou

Tableau 10.1 Définitions

Immunogène	Substance entraînant une réaction immunitaire spécifique reposant sur la participation de cellules lymphoïdes.
Antigène	Substance capable de provoquer la formation d'anticorps spécifiques et de réagir spécifiquement avec eux.
Haptènes	Catégorie de substances chimiques simples qui réagissent avec des anticorps préformés, mais qui sont incapables d'en induire la formation, à moins d'être couplées à un porteur
Porteurs	Substances chimiques auxquelles se fixent les haptènes pour former un tout immunogène

moins nombreux, constituent la partie spécifique de la molécule antigénique.

À titre d'exemple, prenons le système antigénique ABO des groupes sanguins, qui permet d'illustrer ce concept et de préciser la notion de spécificité appliquée aux déterminants antigéniques (figure 10.1).

Tous les antigènes de surface du système ABO sont formés des mêmes chaînes polysaccharidiques : seul le dernier composé varie. Sur les globules rouges du groupe A, le composé terminal est la N-acétylgalactosamine, tandis que sur les globules rouges du groupe B ce composé terminal est le D-galactose. C'est ce composé terminal qui constitue le déterminant antigénique.

Les globules rouges du groupe AB portent les deux types de déterminants. Quant aux globules rouges du groupe O, ils ne portent ni l'un ni l'autre de ces déterminants. Ainsi, dans le système ABO, la spécificité antigénique porte sur la présence ou l'absence d'une molécule particulière à l'extrémité d'une chaîne commune de polysaccharides.

La figure 10.2 illustre aussi ce concept de déterminant antigénique et montre que, dans les protéines globulaires, ce sont de courtes séquences d'acides aminés, moins de six en général, qui constituent les déterminants antigéniques.

10.3.2 Facteurs influant sur le pouvoir immunogène

Plusieurs facteurs influent sur le pouvoir immunogène d'une substance. Le tableau 10.2 présente les plus importants qui sont : l'origine étrangère, la nature chimique, la masse moléculaire, la voie d'administration, la dose d'antigènes et l'utilisation d'adjuvants.

Les facteur relatifs à la voie d'administration et à l'utilisation d'adjuvants sont importants à considérer au regard de la vaccination. En effet, les immunisations sous-cutanée, intramusculaire, intraveineuse et intrapéritonéale déclenchent les réactions immunitaires les plus fortes si on les compare aux voies digestives ou respiratoires. Cela s'explique par le fait qu'après l'administration parentérale, l'antigène se trouve très rapidement en contact avec les cellules immunocompétentes. À la suite d'une injection intraveineuse, c'est dans la rate que s'effectue principalement la réponse immunitaire, et la réponse sera principalement humorale : il y aura production d'anticorps. Quand l'introduction de l'antigène se fait par voie intramusculaire, sous-cutanée ou intrapéritonéale, la réponse immunitaire se déroule essentiellement dans les ganglions lymphatiques, et elle fait appel aux médiations cellulaire et humorale.

Par ailleurs, les adjuvants injectés en même temps que l'antigène provoquent une réaction plus intense et plus durable. Les adjuvants sont des substances qui amplifient les réactions immunitaires quand ils sont administrés au même point que l'antigène. Les substances utilisées comme adjuvants sont principalement :

- des sels minéraux insolubles, comme l'alun de potassium et les hydrates d'alumine ;
- des substances tensio-actives, comme la lanoline et les sels d'ammonium quaternaire ;
- des extraits microbiens et des endotoxines ;
- des substances huileuses ;
- les complexes stimulateurs de l'immunité (ISCOM, pour *Immunostimulating Complex*. Voir chapitre 31, *Prophylaxie*).

Figure 10.1 Concept de déterminant antigénique

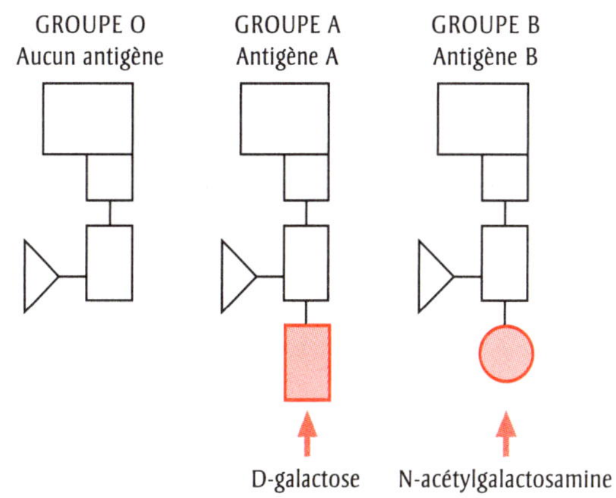

Un déterminant antigénique est un site particulier qui assure la spécificité de l'antigène. Dans le système ABO, la spécificité antigénique repose sur la présence d'une molécule particulière à l'extrémité d'une chaîne polysaccharidique commune.

Figure 10.2 Localisation des déterminants antigéniques sur une protéine globulaire

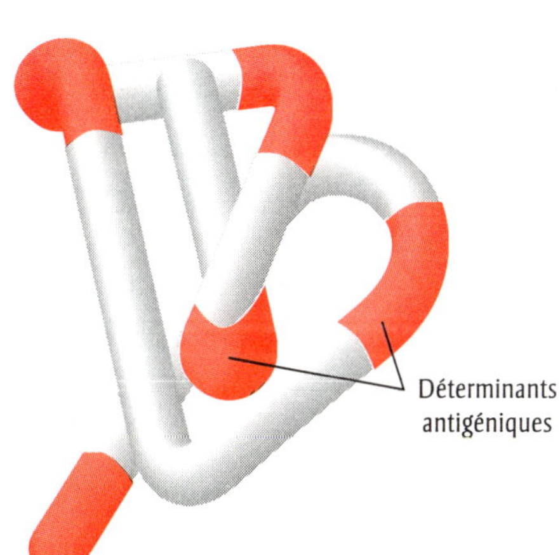

Tableau 10.2 Principaux facteurs influant sur l'immunogénicité

Facteurs	Remarques
Origine étrangère	L'organisme réagit contre des structures ou des substances qu'il ne possède pas.
Nature chimique	De tous les composés organiques, les protéines sont les immunogènes les plus puissants. Les polyosides sont plus faiblement immunogènes, tandis que les lipides et les acides nucléiques ne le sont pas. Cependant, ces deux dernières catégories de composés peuvent se comporter comme des haptènes. Les substances inorganiques ne sont pas immunogènes.
Masse moléculaire	Plus la masse moléculaire est élevée, plus la substance est immunogène. Masse moléculaire minimale : 10 000 daltons.
Voies d'administration	La voie d'administration parentérale est la plus efficace.
Doses d'antigènes utilisées	Une dose minimale est nécessaire; la réaction est proportionnelle à la quantité d'antigène, jusqu'à un seuil maximal.
Utilisation d'adjuvants	Les adjuvants exercent un effet stimulant.

10.4 Spécificité antigénique

La reconnaissance de l'antigène par l'anticorps est généralement très stricte. C'est pourquoi on parle de spécificité antigénique; l'anticorps ne se lie qu'à l'antigène qui en a induit la formation. C'est aussi pourquoi une telle réaction immunitaire est qualifiée de réaction immunitaire spécifique. On peut illustrer ce concept de spécificité antigénique par l'image de la clé et de la serrure : il n'existe qu'une seule clé complémentaire d'une serrure donnée.

Théoriquement, cette spécificité implique que chaque déterminant antigénique d'antigène réagit avec un anticorps qui lui est complémentaire (figure 10.3).

La notion de spécificité antigénique peut être appliquée aux organismes d'espèces différentes. En effet, il existe des antigènes spécifiques d'espèces que l'on ne rencontre que chez les membres d'une espèce donnée. Cette propriété repose sur la présence de protéines particulières spécifiques à cette espèce.

Cette constatation a conduit à distinguer trois catégories d'antigènes spécifiques selon leur répartition dans les espèces : les xéno-antigènes, les allo-antigènes et les auto-antigènes (figure 10.4 et tableau 10.3).

Figure 10.3 Représentation schématique de la spécificité antigénique

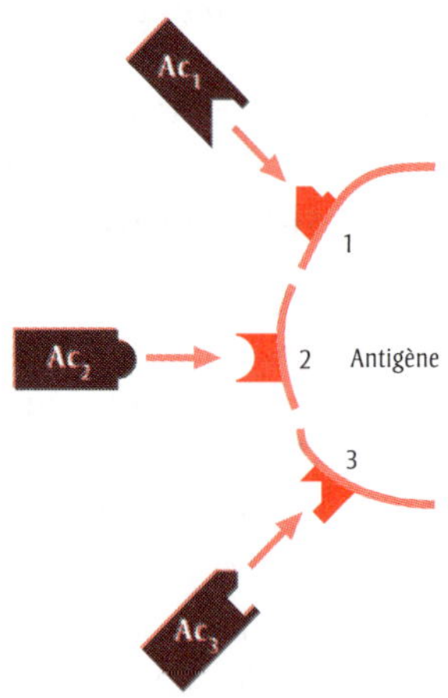

Chaque déterminant antigénique, 1, 2, 3, etc., réagit avec un anticorps qui lui est complémentaire.

Figure 10.4 Xénogreffe, allogreffe et autogreffe

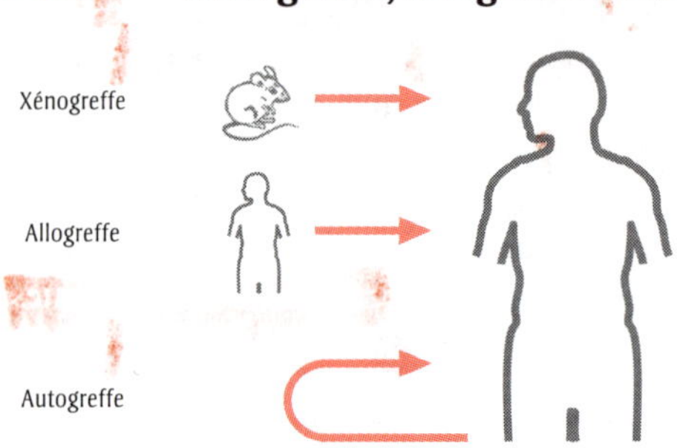

10.5 Reconnaissance de l'antigène

La reconnaissance de l'antigène est un phénomène d'une grande complexité qui fait appel à trois acteurs moléculaires différents :

- les immunoglobulines portées par les lymphocytes B;
- les récepteurs des lymphocytes T;
- les molécules du complexe majeur d'histocompatibilité.

Avant de décrire le rôle que jouent ces trois catégories de molécules dans la reconnaissance des antigènes et la mise en route des réactions immunitaires, il importe d'en préciser quelques propriétés intéressantes.

Tableau 10.3 Définition des différentes catégories d'antigènes naturels selon leur répartition dans les espèces

Catégories	Définition
Xéno-antigènes	Antigène qui provient d'une espèce différente de celle du sujet immunisé.
Allo-antigènes	Antigène provenant d'individus de la même espèce mais génétiquement différents
Auto-antigènes	Antigène capable de susciter, chez l'individu auquel il appartient une réaction immunitaire dirigée contre lui.

10.5.1 Propriétés des molécules de reconnaissance de l'antigène

Les immunoglobulines, les récepteurs des lymphocytes T et les molécules dont la synthèse est contrôlée par le CMH appartiennent à la superfamille des immunoglobulines. Toutes ces molécules se caractérisent par la présence de régions constantes et de régions variables. On appelle région constante une région de la chaîne polypeptidique qui est constituée des mêmes acides aminés d'une molécule à l'autre. Cette région n'est pas impliquée dans la reconnaissance de l'antigène. Par opposition, on appelle région variable, la portion de la chaîne polypeptidique qui présente des séquences d'acides aminés différentes d'une molécule à une autre. Cette région variable permet à une molécule d'immunoglobuline ou au récepteur d'un lymphocyte T de s'adapter à un antigène particulier.

En d'autres termes, les zones constantes sont formées de séquences polypeptidiques identiques d'une molécule à une autre, tandis que les séquences polypeptidiques des zones variables varient d'une molécule à une autre. Grâce à cette variabilité, les immunoglobulines et les récepteurs des lymphocytes T présentent des séquences distinctes et forment des arrangements moléculaires particuliers, des sites de reconnaissance spécifiques. C'est là que se fixent les antigènes qui présentent des séquences polypeptidiques complémentaires.

De plus, ces trois groupes de molécules partagent une autre propriété: leur synthèse est génétiquement codée. Elle fait intervenir trois ensembles génétiques distincts, et qui partagent une extraordinaire variabilité. C'est ce qui explique, notamment, qu'un organisme peut élaborer une infinité de récepteurs T, d'immunoglobulines ou de lymphocytes pour réagir avec les multiples antigènes présents dans la nature.

En revanche, les modes de reconnaissance de l'antigène par les lymphocytes B et les lymphocytes T sont très différents:

- la reconnaissance est directe chez les lymphocytes B, entre le site anticorps et l'antigène (l'épitope);
- les lymphocytes T identifient un petit peptide dérivé de l'antigène et présenté par des cellules présentatrices de l'antigène (des macrophages, par exemple). De plus, la reconnaissance ne peut se faire sans l'association des molécules codées par le complexe majeur d'histocompatibilité.

10.5.2 Récepteur des lymphocytes B

Le récepteur pour l'antigène des lymphocytes B est constitué d'immunoglobulines de surface. Chaque lymphocyte B synthétise une immunoglobuline spécifique d'un antigène donné (il y a donc en théorie autant de sortes d'immunoglobulines que d'antigènes). Ces molécules d'immunoglobulines sont externalisées, c'est-à-dire transportées et fixées sur la face externe de la membrane plasmique. Elles sont alors prêtes à se lier à l'antigène qui lui est spécifique, advenant qu'il soit introduit dans l'organisme.

10.5.3 Structure des immunoglobulines

Toutes les immunoglobulines présentent la même structure de base: chaque molécule est formée de quatre chaînes polypeptidiques identiques deux à deux, reliées par des ponts disulfures et formant deux sites anticorps semblables. Comme l'illustre la figure 10.5, une molécule d'immunoglobuline contient deux types de chaînes polypeptidiques: les chaînes lourdes, contenant 450 acides aminés, et les chaînes légères, contenant 212 acides aminés. Chaînes lourdes et chaînes légères sont réunies par des ponts disulfures.

Figure 10.5 Structure générale des immunoglobulines

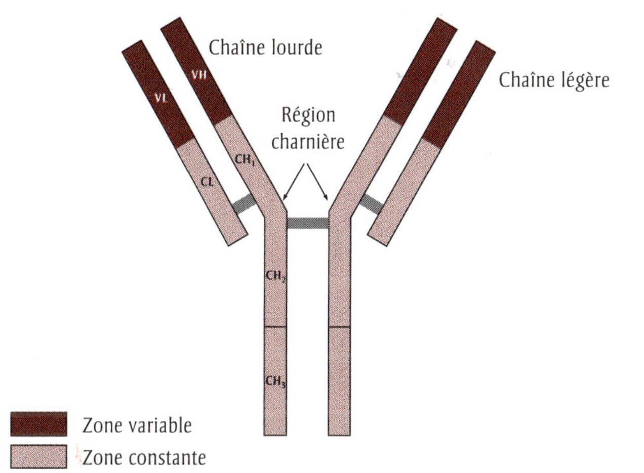

Une immunoglobuline est constituée par la réunion de quatre chaînes polypeptidiques identiques deux à deux: deux chaînes légères et deux chaînes lourdes réunies par des ponts disulfures. Chaînes lourdes et chaînes légères sont constitués de régions variables (VH et VL) et de régions constantes (CL et CH_1, CH_2 et CH_3).

Les deux extrémités d'une molécule d'immunoglobuline sont différentes sur le plan structural comme sur le plan fonctionnel. L'extrémité qui n'est formée que de deux chaînes lourdes, et qui porte le nom de fragment Fc (« c » pour cristallisable), est responsable de différentes fonctions effectrices; l'autre extrémité est caractérisée par la présence d'une chaîne lourde et d'une chaîne légère. C'est au niveau de cette extrémité, nommée fragment Fab (*antigen binding*), que se trouve le site de liaison avec l'antigène, c'est-à-dire la zone de la molécule au niveau de laquelle l'antigène se fixe. Ainsi, une molécule d'immunoglobuline porte deux sites de liaison identiques.

Des études plus fouillées ont montré qu'il existait en fait cinq types de chaînes lourdes respectivement appelées gamma (γ), alpha (α), mu (μ), delta (δ) et epsilon (ε). Chacun de ces types de chaînes lourdes caractérise une classe d'immunoglobulines: IgG, IgA, IgM, IgD et IgE. Par ailleurs, il existe deux types de chaînes légères, les chaînes kappa (κ) et lambda (λ).

De plus, chaque type de chaîne lourde et chaque type de chaîne légère présente deux zones caractéristiques. L'une est qualifiée de région constante, car d'une chaîne à une autre de même type on trouve une séquence d'acides aminés relativement constante; l'autre zone est qualifiée de région variable, car la séquence d'acides aminés qui la constituent y présente des variations considérables.

La région constante participe aux fonctions effectrices, tandis que les régions variables participent à la reconnaissance de l'antigène. La structure des immunoglobulines reflète donc bien la dualité fonctionnelle des anticorps.

On observe sur la figure 10.6 que les quatre chaînes sont maintenues deux à deux par des ponts disulfures. On observe aussi que les chaînes lourdes et légères sont repliées sur elles-mêmes, déterminant des boucles maintenues elles aussi par des ponts disulfures. Elles sont qualifiées de domaines et chaque domaine possède une fonction biologique distincte:

- la combinaison des domaines variables des chaînes lourdes et légères forme le site de liaison avec l'antigène;
- le domaine constant CH_2 sert de point de fixation au complément;
- le domaine constant CH_3 sert de lieu de fixation de certaines immunoglobulines aux basophiles, aux mastocytes et aux macrophages.

Hétérogénéité des immunoglobulines: isotypes, allotypes et idiotypes

Au delà de la structure fondamentale que possèdent toutes les immunoglobulines, un certain nombre de variations peuvent être remarquées d'une molécule à une autre, au sein d'une même classe d'immunoglobulines. On distingue aussi des différences entre les immunoglobulines de groupes d'individus appartenant à la même espèce. C'est ce qui explique qu'au sein d'une même espèce, des immunoglobulines peuvent se comporter comme des immunogènes. En effet, les immunoglobulines sont des molécules protéiques et lorsqu'elles sont injectées à un animal, ce dernier réagit en élaborant des anticorps dirigés contre les immunoglobulines vis-à-vis desquelles il a été sensibilisé. C'est par cette technique que l'on a pu démontrer l'existence de déterminants antigéniques particuliers sur les molécules d'immunoglobulines d'individus appartenant à la même espèce. Cette hétérogénéité antigénique des immunoglobulines existe à trois niveaux (figure 10.7):

Figure 10.6 Organisation des immunoglobulines en domaines

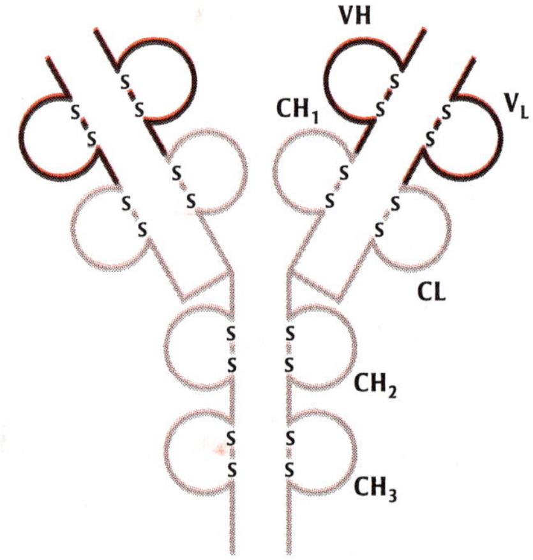

Les chaînes lourdes et légères des molécules d'immunoglobulines sont constituées en un certain nombre d'unités nommées domaines. Chaque domaine forme une boucle maintenue par un pont disulfure.

Le complément se fixe sur le domaine CH2, tandis que les globulines cytophiles se fixent par le domaine CH_3.

Figure 10.7 Variations isotypiques, allotypiques et idiotypiques

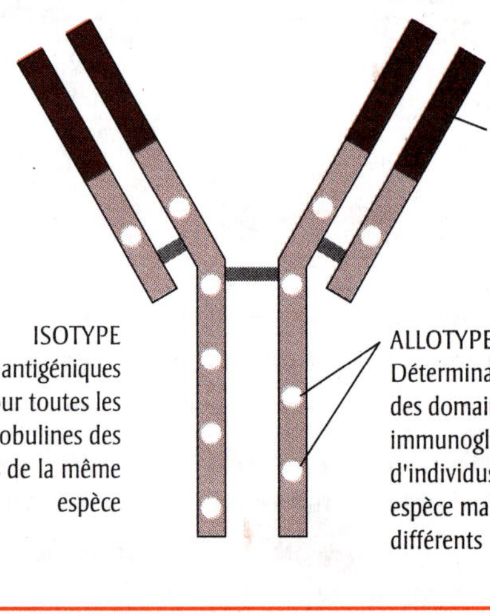

- des déterminants antigéniques spécifiques sont présents chez tous les individus d'une même espèce, mais pas chez les individus d'une autre espèce. Ces déterminants constituent un caractère propre à cette espèce. On a donné le nom d'isotypie à ce premier niveau d'hétérogénéité;
- des déterminants antigéniques spécifiques diffèrent d'un groupe d'individus à un autre au sein d'une même espèce; ce second niveau d'hétérogénéité définit l'allotypie;
- des déterminants antigéniques spécifiques relatifs au site anticorps lui-même diffèrent d'un groupe de molécules à un autre; cette caractéristique propre à chaque immunoglobuline définit l'idiotypie.

L'isotypie et l'allotypie concernent la partie constante des chaînes lourdes et légères de la molécule. Au contraire, l'idiotypie relève directement de la zone variable ou site anticorps (aussi appelé paratope). Cette caractéristique concerne la partie variable de la molécule d'immunoglobuline. Plus précisément, elle regarde la spécificité du site anticorps d'une immunoglobuline pour un déterminant antigénique particulier.

Fonctions des immunoglobulines

On reconnaît aux immunoglobulines deux grandes catégories de fonctions: des fonctions de reconnaissance de l'antigène et des fonctions effectrices (figure 10.8). Ces deux catégories de fonctions sont indépendantes.

Reconnaissance des antigènes

La fonction de reconnaissance des antigènes est assurée par les sites de liaison à l'anticorps. Ces sites de liaison sont caractérisés par leur très grande spécificité. Autrement dit, une molécule d'immunoglobuline donnée ne reconnaît qu'un seul antigène. Il doit donc exister autant de types différents d'immunoglobulines qu'il existe d'antigènes (figure 10.9).

En fait, il serait plus juste d'affirmer qu'un anticorps donné ne reconnaît qu'un déterminant antigénique particulier. Comme une molécule d'antigène peut contenir plusieurs déterminants antigéniques différents, plusieurs types d'anticorps spécifiques peuvent être nécessaires pour la neutraliser. De ce fait, il est souvent impossible d'obtenir des anticorps homogènes. Ce problème a été résolu récemment grâce à la production d'anticorps monoclonaux, c'est-à-dire d'anticorps dirigés contre un déterminant antigénique unique (voir encadré 10.1).

Fonctions effectrices

Les molécules d'immunoglobulines ont aussi des fonctions effectrices. Parmi celles-ci, il faut retenir:

- la fixation du complément;
- la fixation aux récepteurs de certaines cellules (basophiles, mastocytes);
- le passage transplacentaire;

Figure 10.8 Dualité fonctionnelle des immunoglobulines

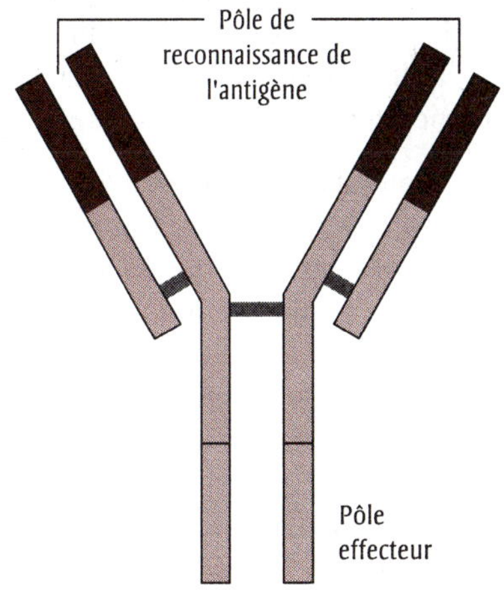

Les immunoglobulines remplissent des fonctions de reconnaissance de l'antigène et des fonctions effectrices. Chaque type de fonction est assuré par une région différente de la molécule.

Figure 10.9 Reconnaissance spécifique des antigènes par les anticorps

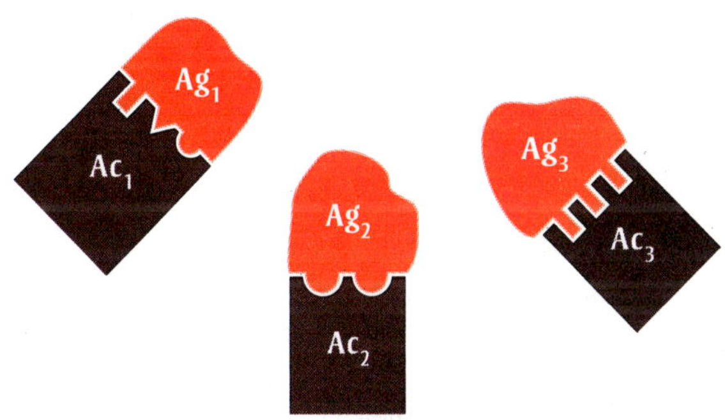

Une des propriétés fondamentales des anticorps est la reconnaissance spécifique des antigènes: l'antigène Ag_1 ne peut être reconnu et neutralisé que par l'anticorps Ac_1.

Contrairement aux fonctions de reconnaissance, les fonctions effectrices ne sont pas spécifiques.

Origine de la diversité des anticorps

L'observation et l'expérimentation montrent que l'Homme et les autres vertébrés sont capables de produire des anticorps en réponse à n'importe quelle stimulation antigénique. Comment expliquer cette extraordinaire capacité de réaction et d'adaptation? Cette capacité de produire des anticorps contre n'importe quel antigène potentiel repose sur l'existence, dans les lymphocytes B en développement, d'un système génétique aux propriétés particulières. Ce système est composé d'un ensemble de gènes fragmentés qui sont réassociés de façon indépendante et aléatoire. Ces recombinaisons permettent la formation d'un très grand nombre de gènes fonctionnels différents qui coderont autant de régions variables différentes.

Par ailleurs, des mutations surviennent en grand nombre dans les lymphocytes B activés par l'antigène. Les mutations provoquent des modifications mineures dans les polypeptides d'immunoglobulines. Il en résulte la synthèse d'immunoglobulines encore mieux adaptées à cet antigène, permettant ainsi la réponse la plus efficace possible.

Grâce à ces mécanismes, la diversité est telle que tout antigène introduit dans l'organisme trouvera inévitablement l'immunoglobuline complémentaire qui réagira avec lui et le neutralisera. On estime qu'un être humain produirait plus de 10 millions de types différents d'anticorps. Comme on le verra un peu plus loin, la diversité des récepteurs des lymphocytes T repose sur l'existence de processus semblables.

10.5.4 Classes d'immunoglobulines

Les immunoglobulines sont réparties en cinq classes : IgG, IgA, IgM, IgD et IgE, selon leur structure et leurs propriétés. Ces cinq classes d'immunoglobulines présentent toutes l'unité structurale de base précédemment décrite (deux chaînes lourdes et deux chaînes légères réunies par des ponts disulfures), mais elles présentent une organisation particulière : une molécule peut être constituée par un monomère (une unité de base), un dimère ou un polymère. De plus, chaque classe d'immunoglobulines possède des fonctions de reconnaissance de l'antigène et des fonctions effectrices particulières. La figure 10.11 représente de façon schématique la structure des IgG, des IgM et des IgA.

IgG

Les IgG représentent la fraction la plus importante de toutes les immunoglobulines (70 à 80 %). Elles sont présentes dans les liquides extravasculaires et remplissent des fonctions de reconnaissance des antigènes et des fonctions effectrices importantes.

Dotées d'un faible pouvoir agglutinant, les IgG sont surtout mises en jeu dans la neutralisation des toxines bactériennes et l'opsonisation. Les réactions d'agglutination sont des réactions au cours desquelles les anticorps forment des ponts entre les antigènes particulaires (bactéries, virus, globules rouges, etc.) avec lesquels ils ont réagi. L'opsonisation est le processus par lequel les anticorps, dont les IgG, favorisent et renforcent la phagocytose de l'antigène particulaire avec lequel ils se sont combinés. Les IgG jouent un rôle important dans la réponse humorale secondaire, c'est-à-dire une réponse immunitaire induite par l'introduction d'un antigène vis-à-vis duquel l'organisme est déjà sensibilisé.

Les IgG sont les seules immunoglobulines capables de traverser le placenta et de gagner la circulation fœtale. Elles protègent

Encadré 10.1

Anticorps monoclonaux.

L'année 1975 marque une révolution d'importance en immunologie. C'est l'année où C. Milstein et G. Koehler ont réussi à fusionner des lymphocytes B et des cellules tumorales provenant d'un myélome[1]. Ce faisant, ils obtiennent un hybridome, c'est-à-dire une cellule hybride possédant les caractères génétiques des deux lignées parentales. Le plasmocyte apporte la capacité de produire un anticorps contre un antigène donné vis-à-vis duquel il a été sélectionné, la cellule tumorale fournit la capacité de multiplication indéfinie en culture.

L'hybridome se multiplie et donne naissance à un clone et, par cette nouvelle technique (figure 10.10), il devient possible d'obtenir une population cellulaire génétiquement identique qui ne sécrète qu'une immunoglobuline dirigée contre un déterminant antigénique unique, absolument pure et en quantités illimitées.

La découverte des anticorps monoclonaux a conduit à plusieurs applications tant en recherche fondamentale qu'en recherche appliquée et en médecine. Au plan de la recherche fondamentale, c'est dans le domaine de la biologie des membranes cellulaires que l'utilisation des anticorps monoclonaux s'est révélée la plus fructueuse[2]. Ils ont en effet permis de caractériser certaines cellules par les marqueurs qu'elles portent aux différentes étapes de leur différenciation. C'est d'ailleurs grâce à ces anticorps monoclonaux que l'on a pu identifier, ces dernières années, les différents sous-groupes de lymphocytes T ainsi que les étapes de leur différenciation.

En médecine, les anticorps monoclonaux ont largement contribué à faciliter et à normaliser le typage des tissus destinés aux greffes et aux transplantations. Ils sont aussi utilisés pour l'identification et l'étude épidémiologique de microorganismes pathogènes et pour l'identification d'antigènes tumoraux et pour la classification des leucémies. On peut prévoir leur utilisation future pour le traitement de certaines tumeurs. On peut fabriquer des immunotoxines, des substances composées de drogues antitumorales couplées à des anticorps monoclonaux spécifiques des tissus d'un organe particulier. Les immunotoxines tuent les cellules cancéreuses et épargnent les cellules saines car les anticorps se fixent sélectivement aux antigènes de surface présents seulement sur les cellules cibles. Après s'être fixée sur la membrane cellulaire, l'immunotoxine pénètre dans les cellules cancéreuses et les tue en interférant avec leur métabolisme.

1 Tumeur maligne développée aux dépens du tissu médullaire et caractérisée par une multiplication indéfinie des plasmocytes.

2 Les nombreux anticorps monoclonaux produits par les différents laboratoires ont été regroupés sur la base de leur spécificité, c'est-à-dire de la molécule ou du récepteur qu'ils reconnaissent, en différentes classes de différenciation (*Cluster of Differenciation*), ou CD.

Figure 10.10 Technique d'obtention des anticorps monoclonaux

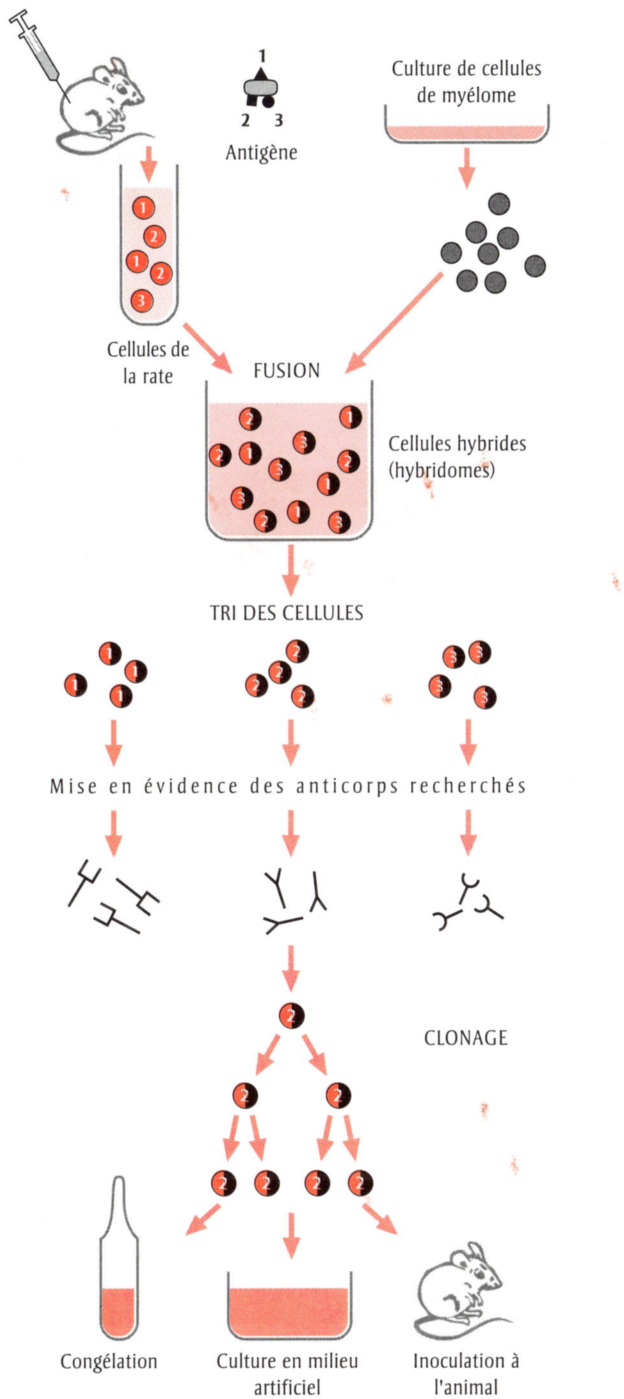

Après immunisation d'une souris contre un antigène donné, la rate est prélevée. On fusionne les plasmocytes contenus dans la rate avec des cellules de myélome. Les cellules sont mises en culture dans un milieu qui ne permet que la croissance des cellules hybrides ou hybridomes. Les cellules non fusionnées meurent. Comme la rate contient des lymphocytes producteurs d'anticorps contre de nombreux antigènes, les hybridomes doivent être triés puis les anticorps recherchés isolés. On procède alors au clonage. Au cours de cette opération, les hybridomes sont triés un à un et placés dans des milieux de culture différents afin d'obtenir des clones séparés. À mesure que les cellules des différents clones se reproduisent, on extrait l'anticorps monoclonal et on sélectionne les clones les plus stables et les plus productifs. Ces clones sont alors repiqués et cultivés *in vitro* sur des milieux de culture neufs ou *in vivo*, par injection dans le péritoine de souris. Après l'introduction des hybridomes, l'animal développe une tumeur qui produit d'énormes quantités de l'anticorps monoclonal. Les clones peuvent aussi être conservés par congélation.

donc le fœtus et constituent la première ligne de défense du nouveau-né, puisque les immunoglobulines exercent leur effet plusieurs mois après la naissance. Les IgG traversent le placenta par un mécanisme actif qui implique le fragment Fc de la molécule d'immunoglobuline. Enfin, les IgG fixent et activent le complément. Le complément est un système enzymatique qui intervient dans diverses activités immunitaires.

IgM

Les IgM sont les premiers anticorps produits par les lymphocytes B et exprimés à leur surface. Sur ces cellules, les IgM se comportent comme des récepteurs pour l'antigène. Dans le sang, les IgM sont présentes sous forme de pentamères (figure 10.11). Elles sont constituées de cinq sous-unités réunies par des ponts disulfures, ce qui lui donne une forme d'étoile à cinq branches, Chaque sous-unité possède la structure générale des immunoglobulines: deux chaînes lourdes du type μ et deux chaînes légères. Une chaîne polypeptidique supplémentaire, la chaîne J, ou chaîne de jonction, réunit deux des monomères, contribuant ainsi à la stabilité de la molécule. Chaque IgM possède 10 sites de reconnaissance de l'antigène, ce qui lui confère une grande avidité pour les antigènes.

Les IgM représentent environ 10 % de toutes les immunoglobulines. Elles sont surtout présentes dans le sang. Pour cette raison, elles forment une première ligne de défense efficace dans le cas d'infections sanguines (septicémie). Elles ont des fonctions agglutinantes et cytolytiques. Elles interviennent efficacement lors d'infections bactériennes et virales, en particulier lors d'infections primaires, c'est-à-dire au moment où l'organisme entre en contact pour la première fois avec un antigène donné. C'est à cette catégorie d'immunoglobulines qu'appartiennent les agglutinines anti-A et anti-B qui interviennent dans l'agglutination des globules rouges portant des allo-antigènes.

Les IgM sont les premières immunoglobulines synthétisées en réponse à l'infection primaire. Elles apparaissent très tôt et atteignent leur concentration maximale entre le 5e et le 6e jour. Cependant, cette réponse est brève, de l'ordre de quelques semaines; par la suite, les IgG prennent la relève. De ce fait, la présence des IgM témoigne d'une infection récente. Les IgM ne traversent pas le placenta et, de toutes les immunoglobulines, ce sont les IgM qui fixent le plus efficacement le complément.

IgA

Les IgA représentent environ 12 % des immunoglobulines sériques. Les IgA sériques ne représentent cependant que 40 % de toutes les IgA. En effet, ces immunoglobulines sont principalement trouvées dans les sécrétions et les liquides biologiques.

Les IgA sériques et sécrétoires se différencient par plusieurs propriétés physico-chimiques. Les IgA sériques se présentent, pour la plupart, sous forme de monomères: elles ne sont formées que par une seule unité constitutive. De leur côté, les IgA sécrétoires se présentent principalement sous forme dimérique et polymérique. Les sous-unités des IgA sont alors réunies entre elles par une chaîne J et par une pièce sécrétoire. Cette pièce sécrétoire, de nature glycoprotéique, n'est trouvée nulle part ailleurs que dans les liquides biologiques. Elle est élaborée par les cellules épithéliales intestinales et elle a une fonction protectrice : elle protège les IgA sécrétoires de l'action protéolytique des enzymes intestinales, favorisant ainsi leur persistance et prolongeant leur action protectrice au niveau de la muqueuse intestinale.

Les IgA participent à la première ligne de défense anti-infectieuse. C'est la classe d'immunoglobulines la plus abondante dans les sécrétions. On les décèle notamment dans le colostrum et le lait, les larmes, la salive, les sécrétions (mucus) respiratoires et digestives, le liquide séminal et les sécrétions vaginales. Elles constituent un moyen de défense efficace contre les bactéries et, plus encore, contre les virus.

On ne connaît pas aux IgA d'activités effectrices particulières. Elles ne traversent pas le placenta, quoiqu'elles traversent la barrière hémato-méningée ; elles n'activent pas le complément,

Figure 10.11 **Structure comparée des IgG, des IgA sécrétoires et des IgM**

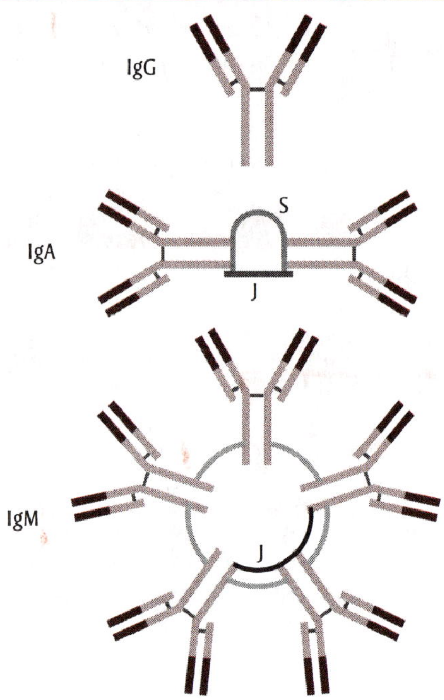

Toutes les immunoglobulines ou leurs unités constitutives présentent la même structure de base : elles sont formées de deux chaînes lourdes et de deux chaînes légères. Cependant, chaque classe d'immunoglobuline possède des chaînes lourdes distinctes.

Noter que les IgA sécrétoires sont des dimères dont les deux unités sont réunies par deux petits polypeptides, la chaîne sécrétoire (S) et une chaîne de jonction (J). Les IgM sont des pentamères dont les unités sont jointes par des ponts disulfure ; en plus, trois des cinq unités sont jointes par un petit polypeptide, la chaîne de jonction (J).

Les IgA sériques, les IgD et les IgE sont des monomères semblables aux IgG.

du moins par la voie directe. Enfin, les IgA ne se fixent ni aux mastocytes ni aux basophiles.

IgD

Les IgD, qui représentent moins de 1 % de toutes les immunoglobulines, ne présentent aucune des propriétés biologiques des autres classes d'immunoglobulines. Leur rôle reste encore hypothétique aujourd'hui : elles pourraient intervenir dans la différenciation des lymphocytes B.

IgE

Les IgE, qui forment environ 0,004 % des immunoglobulines sériques, n'interviennent pas dans la défense anti-infectieuse, sauf vis-à-vis des helminthes. Elles sont surtout connues pour leur capacité de se fixer aux granulocytes basophiles et aux mastocytes. Elles interviennent dans les réactions d'hypersensibilité immédiate, telles que le choc anaphylactique, le rhume des foins, l'asthme ou l'urticaire. Après qu'un antigène a stimulé leur production, les IgE se fixent aux récepteurs des mastocytes et des basophiles. Quand l'antigène est réintroduit dans l'organisme sensibilisé, le contact antigène – IgE entraîne la libération des amines vaso-actives contenues dans ces cellules et la mise en route d'une réaction inflammatoire qui caractérise la crise allergique (Voir chapitre 14).

10.5.5 Les molécules du complexe majeur d'histocompatibilité

Le deuxième groupe de molécules qui participent à la reconnaissance de l'antigène comprend les molécules codées par le complexe majeur d'histocompatibilité. Ce complexe est formé d'un ensemble de gènes qui, chez l'Homme, sont situés sur le bras court du chromosome 6.

Même si cette expression semble quelque peu obscure au premier abord, elle décrit bien les trois caractéristiques du CMH :

- complexe : il contient plus d'une centaine de gènes ;
- majeur : ses produits sont à l'origine des différences antigéniques importantes entre les individus d'une même espèce ;
- histocompatibilité : les molécules qu'il code sont à l'origine des réactions de rejet des greffes entre sujets incompatibles.

Si l'on parle de complexe majeur d'histocompatibilité, c'est que l'existence de ces gènes a d'abord été mise en évidence par les immunologistes qui s'intéressaient à la transplantation et aux greffes d'organes. Par la suite, on s'est rendu compte que la portée des molécules du CMH était bien plus grande. En fait, ce sont des molécules de communication sans lesquelles ne peuvent se réaliser les interactions cellulaires essentielles au fonctionnement du système immunitaire.

Organisation du CMH

Le CMH est formé par un ensemble de gènes regroupés en trois classes (figure 10.12 et tableau 10.4).

Les gènes de classe I comprennent les gènes HLA-A, HLA-B et HLA-C. Les gènes de classe II comprennent les gènes HLA-DP, HLA-DR et HLA-DQ. Les gènes des classes I et II codent la synthèse de plusieurs classes de molécules qui participent à la reconnaissance du soi et à l'élimination du non-soi :

Figure 10.12 Localisation du complexe majeur d'histocompatibilité sur le bras court du chromosome 6

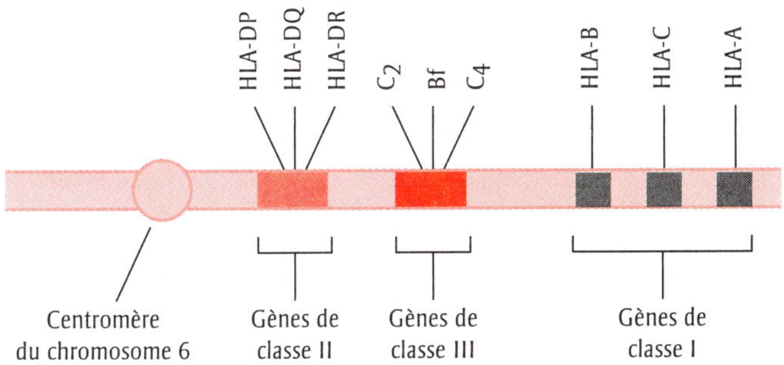

- elles se lient à des morceaux d'antigènes qui proviennent des agents microbiens ;
- elles les disposent à la surface des cellules présentatrices de l'antigène pour en permettre la reconnaissance par les lymphocytes T.

Plus précisément, les molécules de classe I présentent les antigènes aux lymphocytes T cytotoxiques CD8. Ces antigènes proviennent notamment des cellules tumorales ou des cellules infectées par des parasites intracellulaires (entre autres les virus). De leur côté, les molécules de classe II présentent aux lymphocytes CD4 des antigènes qui proviennent d'agents infectieux à développement extracellulaire. Par ailleurs, les molécules du CMH participent à d'autres fonctions immunitaires et au rejet des greffes.

On trouve des molécules de classe I sur toutes les cellules nucléées, à l'exception des cellules du système nerveux central et des cellules embryonnaires. Quant aux molécules de classe II, elles ne sont présentes que sur différentes catégories de cellules immunitaires :

Tableau 10.4 Caractéristiques et fonctions des produits du CMH

Classes HLA	Loci	Produits	Caractéristiques et distribution	Fonctions	Structure
Classe I	HLA – A HLA – B HLA – C	Molécules de classe I	Protéines membranaires exprimées par toutes les cellules nucléées et par les plaquettes sanguines	Molécules impliquées dans la reconnaissance de l'antigène par les lymphocytes T cytotoxiques (CD8) impliqués dans le rejet des greffes et la destructions des cellules infectées par des virus et des cellules transformées (cancéreuses)	Formée par un glycopeptide traversant la membrane plasmique et dont la partie extracellulaire est formée de rois domaines (α1, α2 et α3). Le domaine α3 est associé à une molécule de β2-microglobuline et possède un site de fixation pour le CD8. Les domaines α1 et α2 déterminent un sillon qui constitue le site de fixation du peptide antigénique à présenter au lymphocyte T.
Classe II	HLA – DP HLA – DQ HLA- DR	Molécules de classe II	Protéines membranaires exprimées par les cellules dendritiques, les lymphocytes B, les macrophages, les monocytes et certains lymphocytes T activés (TCD4)	Molécules impliquées dans la reconnaissance de l'antigène présenté par les cellules présentatrices de l'antigène aux lymphocytes T CD4	Formée par deux glycopeptides (peptides α et β) traversant la membrane plasmique. À l'extérieur de la cellule, chaque polypeptide est composé de deux domaines (α1, β1 et α2 et β2). Le domaine β2 possède un site de fixation pour le CD4.
Classe III			Protéines diverses : Composants du complément (C4, C2, Bf) Protéines de choc thermique Cytokines		

– les cellules présentatrices de l'antigène (cellules dendritiques, macrophages activés, etc.);
– les lymphocytes B et certains lymphocytes T activés.

La figure 10.13 illustre la structure des molécules de classe I et II du CMH. Quant à la figure 10.14, elle explique le processus de la présentation des peptides antigéniques aux lymphocytes T auxiliaires et aux lymphocytes T cytotoxiques.

Caractéristiques génétiques du CMH

Le complexe majeur d'histocompatibilité présente trois caractéristiques génétiques importantes: transmission en haplotype, polymorphisme et expression codominante.

Transmission en haplotype

Les gènes du CMH sont très proches les uns des autres sur le chromosome 6. Ils forment un haplotype, c'est-à-dire un groupe solidaire de gènes qui sont transmis en bloc à la descendance. Comme chaque individu est diploïde (il possède deux chromosomes 6), il hérite d'un des deux haplotypes paternels et d'un des deux haplotypes maternels.

Polymorphisme

Le CMH est un système polymorphe, c'est-à-dire extrêmement diversifié. Cette extraordinaire diversité provient du fait que chaque locus du complexe majeur d'histocompatibilité présente de nombreuses variantes, ou allèles. Autrement dit, à chacun des loci HLA (HLA-A, HLA-B, HLA-C, etc.) correspondent de très nombreux allèles. Tous n'ont probablement pas encore été dénombrés ou formellement identifiés.

Ce polymorphisme explique pourquoi il est pratiquement impossible que deux individus possèdent le même génotype HLA (à moins d'être jumeaux homozygotes), c'est-à-dire des copies génétiquement identiques.

Codominance

La troisième caractéristique génétique importante du complexe majeur d'histocompatibilité est la codominance. L'expression *codominance* signifie, en d'autres termes, que les cellules expriment simultanément les caractères HLA-A, HLA-B et HLA-C paternels et les caractères HLA-A, HLA-B et HLA-C maternels. Mais cela signifie aussi que chaque individu est hétérozygote pour chaque locus HLA sauf si, par le plus grand des hasards, les deux parents ont transmis des allèles identiques.

10.5.6 Récepteurs des lymphocytes T

Les lymphocytes T reconnaissent les antigènes à l'aide de récepteurs. Ces récepteurs sont des protéines membranaires dont la constitution ressemble à celle des immunoglobulines, avec des régions constantes et des régions variables (voir figure 10.15). Toutefois, la reconnaissance de l'antigène repose sur un processus différent et plus complexe.

Figure 10.13 Structure des molécules du CMH de classe I et de classe II

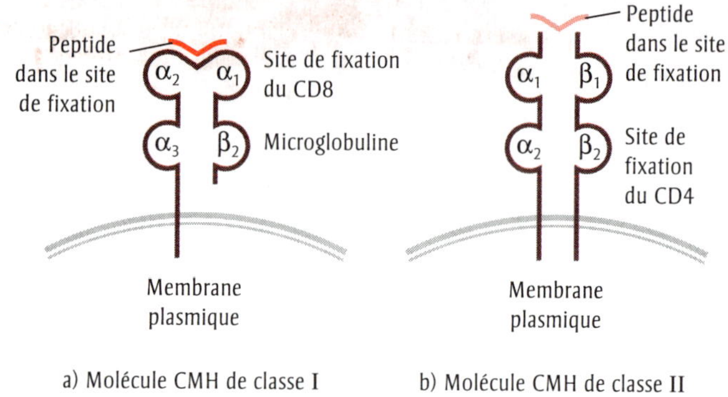

Les molécules de classe I sont formées par un polypeptide traversant la membrane *cytoplasmique* et dont la partie extracellulaire se compose de trois domaines (α1, α2 et α3). Le domaine α3 est associé à une molécule de β2 microglobuline et possède un site de fixation pour le récepteur CD8 porté par certains lymphocytes T (les lymphocytes T cytotoxiques). Les domaines α1 et α2 déterminent un sillon qui constitue le site de fixation du peptide antigénique à présenter au lymphocyte T.

Quant aux molécules de classe II, elles sont formées par deux polypeptides (α et β) traversant la membrane cytoplasmique. À l'extérieur de la cellule, chaque polypeptide est composé de deux domaines (α1, β2 et α2 et β2). Le domaine β2 possède un site de fixation pour le récepteur CD4 porté par les lymphocytes T auxiliaires.

Figure 10.14 Présentation des peptides antigéniques par les molécules du CMH aux lymphocytes T auxiliaires et aux lymphocytes T cytotoxiques

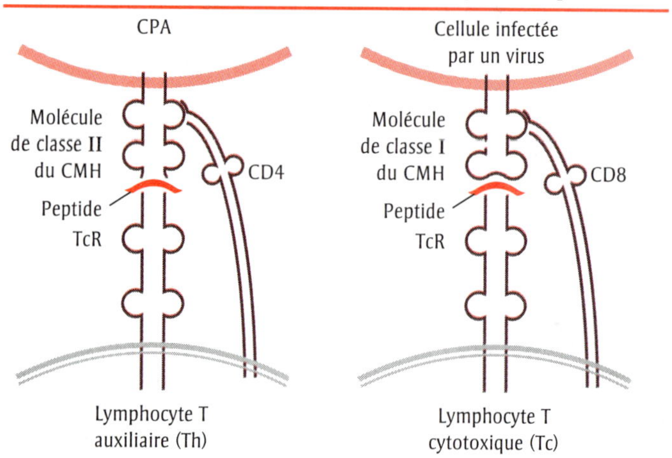

Les molécules de classe II présentent les peptides antigéniques aux lymphocytes T auxiliaires (Th), tandis que les molécules de classe I présentent des peptides antigéniques aux lymphocytes T cytotoxiques.

On note que ces phénomènes de présentation implique la participation de corécepteurs. Les corécepteurs assurent la stabilisation des cellules en contact avec les lymphocytes. Le corécepteur CD4 porté par les lymphocytes T auxiliaires se lie aux molécules du CMH de classe II portées par les cellules présentatrices de l'antigène. Le corécepteur CD8 est porté par les lymphocytes T cytotoxiques. Il se lie aux molécules du CMH de classe I portées par les cellules du soi modifié (cellules infectées par des virus, cellules tumorales, etc.).

Figure 10.15 **Représentation schématique du TcR**

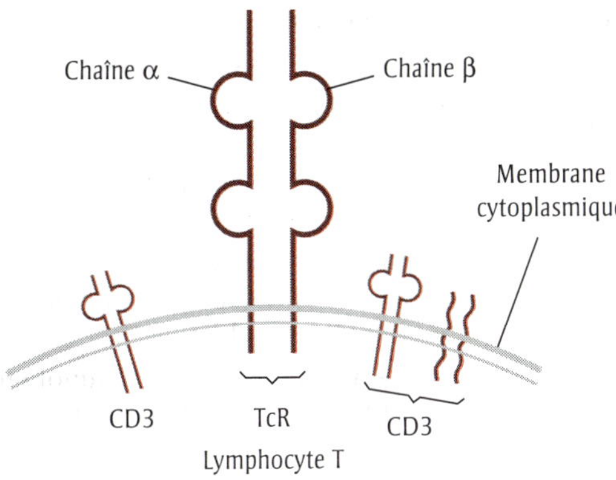

Le récepteur du lymphocyte T, ou TcR, est constitué par deux chaînes polypeptidiques (chaînes α et β), auxquelles s'ajoutent les polypeptides du complexe CD3. Ce complexe moléculaire intervient dans le transport du TcR de l'intérieur du lymphocyte vers la membrane cytoplasmique.

La reconnaissance de l'antigène par les lymphocytes T implique la participation de molécules codées par le complexe majeur d'histocompatibilité. De plus, la reconnaissance ne peut se faire sans la contribution des cellules présentatrices de l'antigène, comme les macrophages. Ces cellules font subir un traitement préalable à l'antigène. Celui-ci est découpé en petits fragments peptidiques qui sont ensuite présentés en association avec les molécules du CMH portées par les cellules présentatrices. Il s'agit là d'une différence importante par rapport aux lymphocytes B, dont les récepteurs peuvent reconnaître des antigènes de natures différentes et plus volumineux.

Concepts clés à retenir

1. L'**immunogénicité** correspond à l'induction d'une réaction immunitaire spécifique, humorale ou cellulaire, tandis que l'**antigénicité** correspond à la capacité de réaction de l'antigène avec les produits de cette même réaction.
2. **La spécificité antigénique** repose sur la présence de **déterminants antigéniques**. Ces déterminants sont des sites particuliers qui stimulent les récepteurs des lymphocytes et au niveau desquels se fixent les anticorps.
3. Une substance est d'autant plus immunogène qu'elle est d'**origine étrangère** et **de masse moléculaire élevée**.
4. La **reconnaissance de l'antigène** est assurée par les **immunoglobulines** portées par les lymphocytes B, les **récepteurs** des lymphocytes T et les molécules du **complexe majeur d'histocompatibilité**.
5. Ces **molécules de reconnaissance de l'antigène** sont codées par des **systèmes génétiques** complexes responsables de leur **diversité** et de leur **variabilité**.
6. Les immunoglobulines sont formées par l'assemblage de **deux chaînes lourdes** et de **deux chaînes** légères contenant des régions constantes et des régions variables. Les **régions variables** participent à la **reconnaissance de l'antigène**; les **régions constantes** assurent diverses **fonctions effectrices**.
7. L'**isotypie**, l'**allotypie** et l'**idiotypie** traduisent respectivement l'hétérogénéité des molécules d'immunoglobulines entre les individus d'espèces différentes, entre les individus d'une même espèce et chez un individu donné.
8. Les immunoglobulines sont réparties en **IgG**, **IgM**, **IgA**, **IgE** et **IgD**.
9. Les lymphocytes T portent des **récepteurs** qui reconnaissent des peptides antigéniques en association avec les **molécules du complexe majeur d'histocompatibilité**.
10. Les **molécules de classe I** présentent les antigènes aux **lymphocytes T CD8** (cytotoxiques), et les **molécules de classe II** présentent les antigènes aux **lymphocytes T CD4** (auxiliaires).
11. Du point de vue génétique, le **complexe majeur d'histocompatibilité** présente trois propriétés importantes: la **transmission en haplotypes**, le **polymorphisme** et la **codominance**.

Références et lectures suggérées

Allison, A. C. et N. E, Byars. « Immunological Adjuvants and their Mode of Action ». *Biotechnology*. 1992, vol. 20, p. 431-49.

Bach, J-F. *Immunologie. De la biologie à la clinique*. 3ᵉ éd., Paris, Flammarion, Médecine-Sciences, 1999.

Benjamini, E., Coico, R. et Sunshine. *Immunology, A Short Course*. 4ᵉ éd., Wiley-Liss, New York, 2000.

Burmester, G. R. et A. Pezzutto. *Atlas de poche d'immunologie*. Paris, Flammarion, Médecine-Sciences, 2000.

Daëron, M., Fougereau, M., Fridman, W. H., Moulin, A-M. et J-P. Revillard. *Le système immunitaire ou l'immunité cent ans après Pasteur*. Dossiers documentaires. Paris, Inserm Nathan, 1995.

Elliot, T. « T cell Recognition of Glycosylated Peptides ». *Science & Medicine*, mai-juin 1998, p. 44-53.

Genetet, N. (coordinateur). *Immunologie*. 3ᵉ éd., Paris, Techniques et Documentation. 1997.

Janeway, C. A. « How the Immune System Recognizes Invaders ». *Scientific American*, 1993, vol. 269, p. 72-79.

Janeway, C. A., Travers, P., Walport, M. et J. D. Capra. *Immunobiology*. 4ᵉ éd., Garland, 1999.

Marrack, P. et J. W. Kappler. « How the immune system recognizes the body ». *Scientific American,* 1993, vol. 269, p. 80-89.

Roitt, I., Brostoff, J. et D. Male. *Immunology*. 5ᵉ éd., Londres, 1998.

Schiff, C. et M. Fougereau. « L'origine génétique de la diversité des anticorps ». *Pour la Science*, n° spécial *Les défenses de l'organisme*, octobre 2000, p. 24-28.

Scott, A. M. et S. Welt. « Antibody-based Immunological Therapies ». *Current Opinion in Immunology*, 1997, vol. 9, p. 717-722.

Virella, G. (coordonateur). *Introduction to Medical Immunology*. 4ᵉ éd., New York, M. Dekker, 1998.

Welt, S. et G. Ritter. « Antibodies in the Therapy of Colon Cancer ». *Seminar in Oncology*, 1999, vol. 26, p. 683-90.

Chapitre 11

Immunité naturelle

Sommaire

11.1 Introduction

Aussi efficaces soient-elles, les premières lignes de défense ne peuvent bloquer tous les agresseurs. Ceux-ci se heurtent alors à une deuxième ligne de défense, dont les réactions immunitaires constituent l'élément principal.

Le présent chapitre décrit l'immunité naturelle, aussi qualifiée d'innée, de spontanée ou de non spécifique. En effet, les mécanismes des réactions de ce type d'immunité ne sont pas spécifiques d'un agent infectieux particulier. De plus, l'immunité naturelle est une immunité sans mémoire : ne conservant pas de traces du passage de l'agresseur, elle ne peut pas intervenir de façon plus efficace lors d'un contact subséquent. Ces deux caractéristiques distinguent fondamentalement l'immunité naturelle de l'immunité spécifique dont les réactions sont adaptées à la nature de l'agresseur (voir chapitre 12).

Avant d'entrer dans le détail des réactions immunitaires naturelles, le lecteur est invité à considérer un schéma d'ensemble de la réponse à un agresseur (figure 11.1) afin d'en constater l'intégration et l'interdépendance. En effet, les cellules de l'immunité adaptative, en particulier les lymphocytes T, peuvent influer sur l'activité de certains facteurs de l'immunité naturelle.

Les réactions de l'immunité naturelle sont assurées principalement par les cellules phagocytaires, par les cellules tueuses naturelles (cellules NK) et par des substances habituellement présentes dans le plasma.

L'immunité naturelle s'inscrit essentiellement dans un processus que l'on a qualifié de réaction inflammatoire. Comme le montre la figure 11.2, la réaction inflammatoire peut être déclenchée par quatre catégories de facteurs :

- les agressions microbiennes ;
- les allergènes ;
- les traumatismes tissulaires causés par des agents chimiques ou physiques ;
- les processus auto-immunitaires.

Aux manifestations classiques de la réaction inflammatoire qui affectent les tissus lésés, s'ajoutent plusieurs mécanismes systémiques importants destinés à combattre l'infection :

- la fièvre ;
- l'augmentation de la production de globules blancs ;
- l'activation du complément, un système enzymatique intervenant dans la défense anti-infectieuse ;
- la synthèse de différents facteurs humoraux (les interférons, les protéines de la phase aiguë de l'inflammation).

11.2 Réaction inflammatoire

Toute personne connaît les symptômes de la réaction inflammatoire pour s'être brûlée, coupée ou blessée d'une façon ou d'une autre. La blessure est douloureuse, les tissus aux alentours deviennent chauds et rouges, puis enflent. Ces réactions complexes, stéréotypées et interdépendantes sont enclenchées, développées et renforcées par des substances chimiques qui agissent comme médiateurs de l'inflammation.

La réaction inflammatoire est un processus d'une grande complexité. D'une part, elle fait intervenir plusieurs groupes de cellules et elle est contrôlée par de nombreux médiateurs chimiques qui exercent souvent plusieurs effets, simultanément et sur plusieurs cibles. D'autre part, elle est marquée par l'activation de plusieurs systèmes enzymatiques présents dans le plasma qui participent en même temps à la réaction inflammatoire et à des fonctions reliées à l'hémostase.

De façon schématique, la réaction inflammatoire se traduit par des modifications vasculaires qui visent à augmenter localement le débit sanguin, à favoriser la diffusion de différentes substances et à faciliter l'émigration des globules blancs vers les tissus lésés. Ces modifications vasculaires sont la plupart du temps bénéfiques, car l'augmentation du débit sanguin favorise l'arrivée au site de l'inflammation des cellules phagocytaires et la sortie d'anticorps, de composants du complément, de substances bactéricides et de facteurs de la coagulation.

11.2.1 Déclenchement de la réaction inflammatoire

La réaction inflammatoire débute au moment où les tissus subissent l'agression, lorsque des vaisseaux sanguins sont rompus, ou quand des agents infectieux sont présents dans les tissus. Plus précisément, le déclenchement de la réaction inflammatoire repose sur l'action de substances vasoactives et sur l'intervention prépondérante de deux groupes cellulaires (figure 11.3). Ces cellules sont les plaquettes, activées lors de la rupture des vaisseaux capillaires, et les mastocytes, présents dans les tissus.

Plaquettes et mastocytes activés par l'agression rejettent dans les tissus avoisinants de l'histamine et de la sérotonine. Ces produits provoquent d'importantes modifications vasculaires, lesquelles sont renforcées par l'action des kinines plasmatiques (elles-mêmes activées lors de la mise en route de la coagulation). Les modifications vasculaires induites par ces médiateurs sont responsables des quatre manifestations classiques de la réaction inflammatoire que sont la rougeur, la chaleur, l'œdème et la douleur :

- la rougeur causée par une augmentation du débit sanguin, par suite de la dilatation artériolaire, et que l'on observe au niveau de la peau ou des muqueuses ;
- la chaleur qui résulte de l'augmentation locale de la circulation sanguine ;
- l'œdème qui résulte de l'accumulation dans les tissus de liquides et de diverses substances par suite d'une modification locale des gradients de concentration ;

Figure 11.1 **Place de l'immunité naturelle, ou non spécifique, dans le schéma général de la réponse immunitaire à un agresseur**

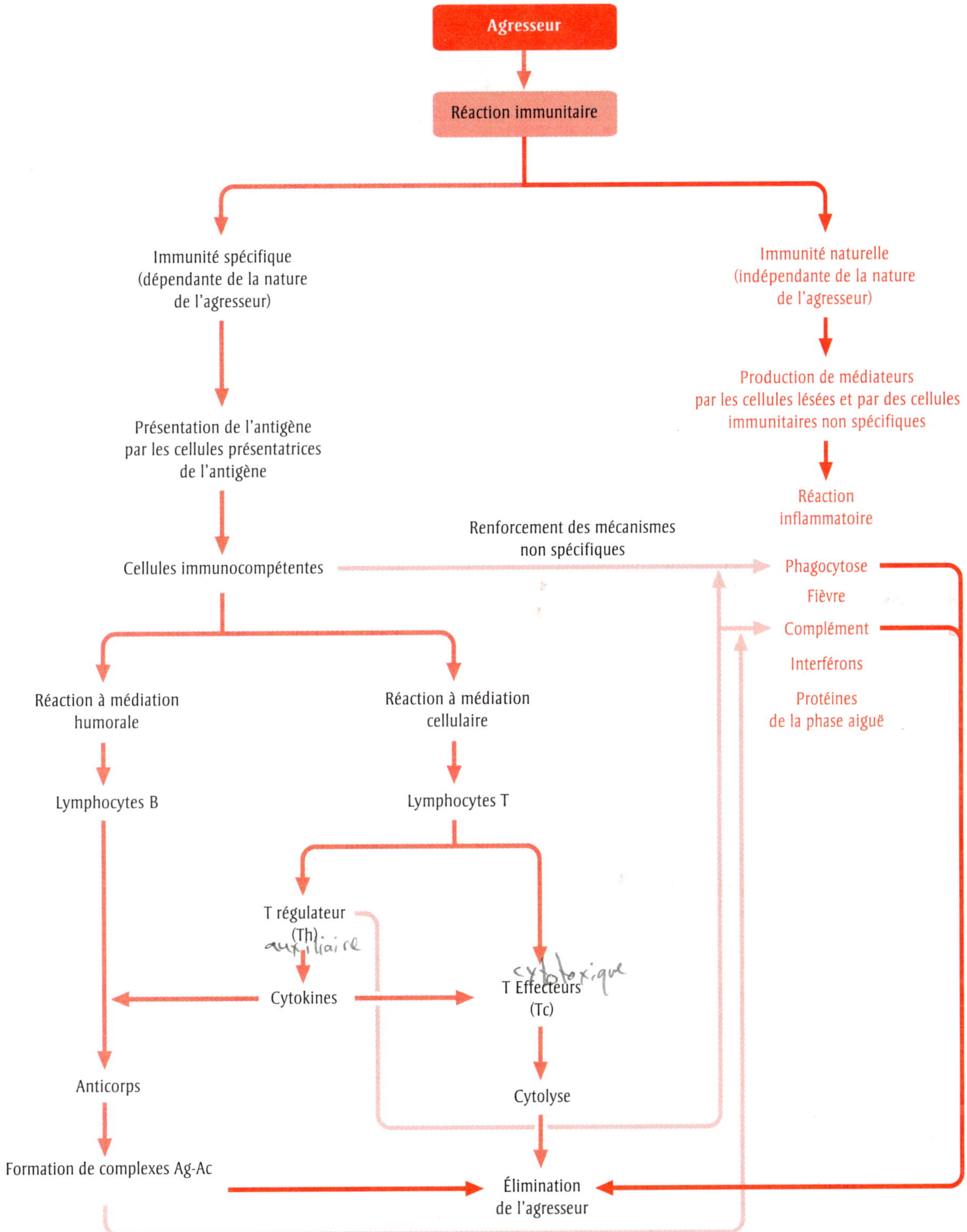

Le terme agresseur est pris au sens large. Il peut s'agir d'un virus, d'une bactérie, d'un traumatisme, d'une substance chimique, etc. L'agresseur déclenche une réaction non spécifique (immunité naturelle), spécifique (immunité adaptative), ou les deux. Il faut noter que ces deux types de réactions sont interreliées (coopération cellulaire et présence de médiateurs) et que l'intervention du complément s'effectue en contrepartie après la formation de complexes antigène-anticorps.

Figure 11.2 **Facteurs susceptibles de déclencher une réaction inflammatoire**

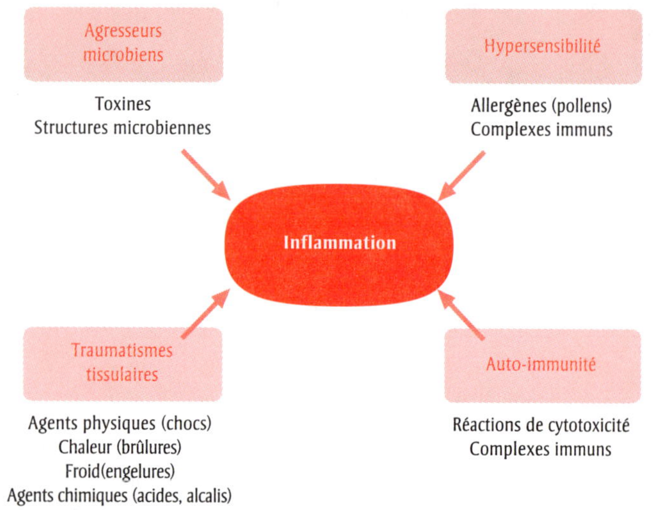

- la douleur causée, sous l'action de la bradykinine, par une augmentation de l'intensité du signal nerveux ainsi qu'une augmentation de la rapidité avec laquelle il est transmis par les récepteurs sensoriels.

Avec l'agrégation plaquettaire commence aussi la première étape de la coagulation, qui est intimement liée à la réaction inflammatoire. Les principaux facteurs ou produits de la coagulation qui agissent aussi comme médiateurs de la réaction inflammatoire sont le facteur de Hageman (facteur XII), activé lors de l'agrégation plaquettaire, la thrombine et la fibrine.

11.2.2 Renforcement de la réaction inflammatoire

Une fois enclenchée, la réaction inflammatoire s'amplifie et se renforce d'elle-même. C'est une rétroaction positive qui augmente les modifications vasculaires, attire les cellules immunitaires au foyer inflammatoire, renforce l'activité de ces cellules, accroît la libération de médiateurs ainsi que le pouvoir phagocytaire des granulocytes neutrophiles et des macrophages attirés sur place. La figure 11.3 propose un schéma d'ensemble des éléments intervenant dans la réaction inflammatoire.

Durant cette phase, en plus des amines vasoactives, plusieurs autres médiateurs pro-inflammatoires sont produits par différents groupes cellulaires.

Les mastocytes synthétisent différents médiateurs que l'on qualifie de néoformés puisque, contrairement aux amines vasoactives stockées dans des granules intracytoplasmiques, ce second groupe de médiateurs est sécrété dans les instants qui suivent le déclenchement de la réaction inflammatoire. Ces médiateurs néoformés sont produits à partir de l'acide arachidonique, un acide gras provenant de la dégradation des phospholipides membranaires. Parmi ces métabolites, mentionnons les prostaglandines, les leucotriènes, les thromboxanes, dont les différentes fonctions pro-inflammatoires sont décrites dans le tableau 11.2 (voir plus loin). Il est à noter que l'action des prostaglandines peut être contrecarrée par l'aspirine.

De plus, les mastocytes sécrètent des cytokines (IL-1, IL-6) qui exercent de multiples effets sur plusieurs groupes de cellules immunitaires et non immunitaires ainsi que du facteur nécrosant les tumeurs (TNF-α). Ce médiateur active les cellules endothéliales et différentes catégories de cellules, et possède aussi une action pyrogène (fièvre).

De leur côté, les granulocytes neutrophiles et les macrophages participent aussi à la réaction inflammatoire en sécrétant plusieurs médiateurs chimiques (des cytokines) et en assurant la phagocytose des microorganismes agresseurs et des cellules mortes. Ils sécrètent notamment de l'interleukine 1 (IL-1), de l'interleukine 6 et du TNFα, doués de nombreuses propriétés biologiques :

- ce sont les pyrogènes endogènes responsables de l'élévation de la température et de la fièvre, ainsi que de la modification de certains comportements commandés par le système nerveux central (diminution de l'appétit, augmentation du besoin de sommeil) ;
- ils sont à l'origine de la phase aiguë de la réaction inflammatoire, marquée par la production des protéines de phase aiguë par les hépatocytes.

11.2.3 Attraction des cellules immunitaires et diapédèse

L'attraction des cellules phagocytaires et la diapédèse constituent une autre étape importante de la réaction inflammatoire. C'est un processus complexe caractérisé par d'étroites interactions entre les cellules endothéliales des vaisseaux et les globules blancs, et dans lequel interviennent des facteurs chimiotactiques et des molécules d'adhésion (figure 11.4). La diapédèse se déroule rapidement et elle est terminée de 30 à 60 minutes après le début de la réaction inflammatoire.

Une fois dans l'espace extravasculaire, granulocytes et monocytes se déplacent vers les substances et les microorganismes responsables de l'agression. Dès qu'ils sont sur place, les globules blancs captent les microorganismes infectieux et les détruisent. Ils détruisent les débris cellulaires et, s'il y a lieu, ils phagocyteront les complexes antigène-anticorps formés.

Il est à remarquer que, avec le temps, ce ne sont pas les mêmes catégories de globules blancs que l'on trouve au niveau du foyer inflammatoire. Au début de l'inflammation, ce sont les neutrophiles qui prédominent car ce sont eux qui migrent en premier. Mais dépourvus de pouvoir de multiplication et moins résistants que les macrophages, les neutrophiles disparaissent en quelques jours. Ils sont remplacés par les macrophages issus des monocytes circulants.

Par ailleurs, la réaction inflammatoire attire aussi des cellules lymphoïdes. Une fois sur place, les lymphocytes entrent en contact avec les antigènes. Les clones spécifiques activés produisent d'autres cytokines (IL-1, IL-4 et TNF-α) qui amplifient l'émigration cellulaire vers le foyer inflammatoire ou qui attirent de nouvelles cellules et contribuent à les activer, telles l'interleukine 8 (IL-8).

11.2.4 Phagocytose

La phagocytose consiste en la captation et la digestion des agents agresseurs. Elle est principalement réalisée par les granulocytes neutrophiles et les macrophages. Une fois sur place, les monocytes se transforment en macrophages. Toutes ces cellules phagocytaires réduisent les antigènes en fragments peptidiques. Présentés par les macrophages, ces peptides stimulent la participation des lymphocytes T qui interviennent dans les réactions immunitaires spécifiques. La figure 11.5 illustre le déroulement de la phagocytose.

Plusieurs facteurs contribuent à la phagocytose, parmi lesquels il faut mentionner les mouvements membranaires des cellules phagocytaires, ainsi que l'action du complément et certains anticorps, en particulier les opsonines.

Figure 11.3 Mise en route de la réaction inflammatoire

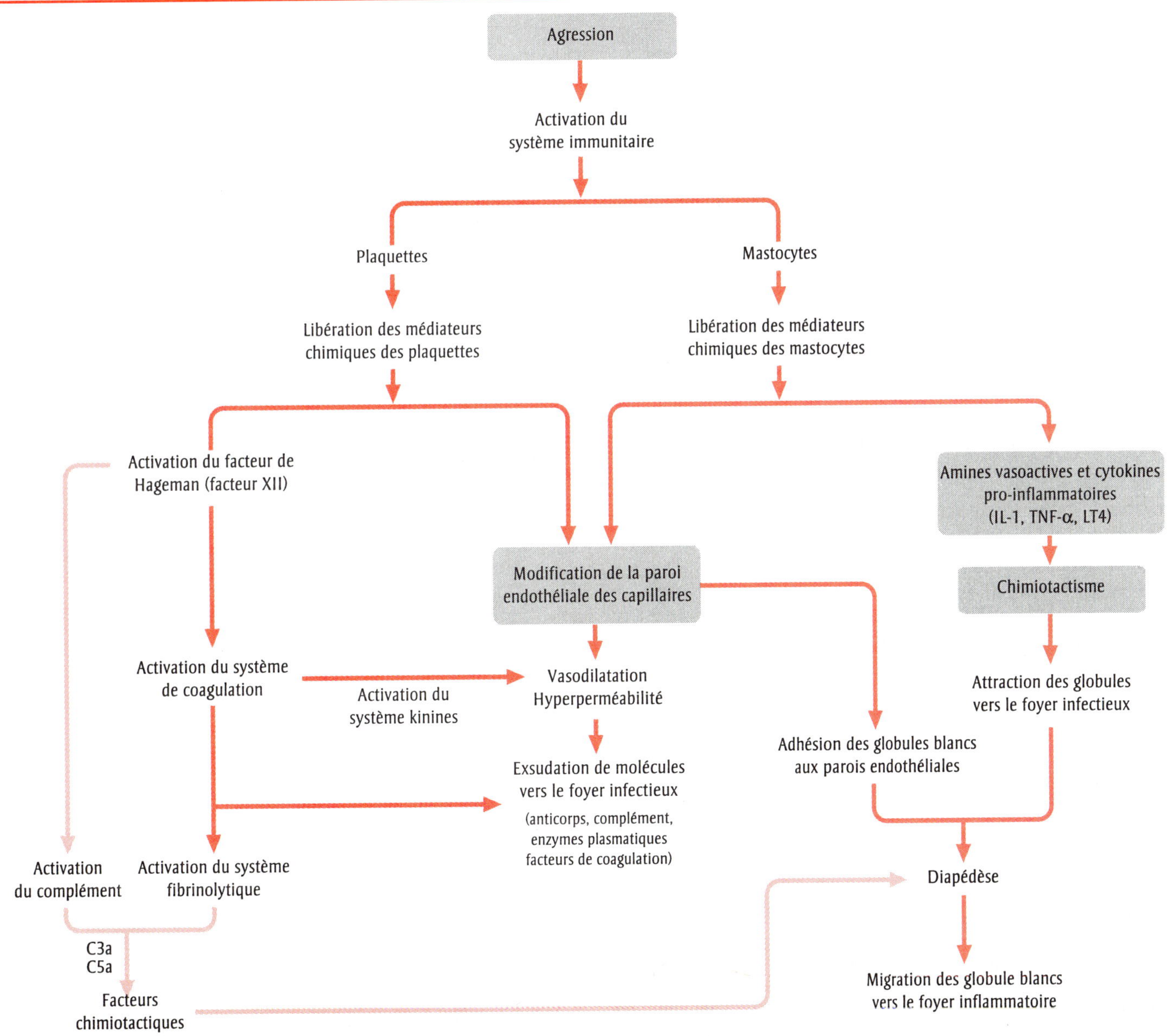

Dans un premier temps, les lésions tissulaires et vasculaires entraînent la libération de médiateurs chimiques (amines vasoactives et cytokines) de la part des plaquettes et des mastocytes. Ces médiateurs ont pour effet de provoquer la vasodilatation et l'hyperperméabilité, d'attirer les globules blancs et de les faire adhérer aux parois des vaisseaux sanguins. Ces globules blancs sortent des vaisseaux (diapédèse) et gagnent le foyer inflammatoire.

Figure 11.4 Étapes de la diapédèse

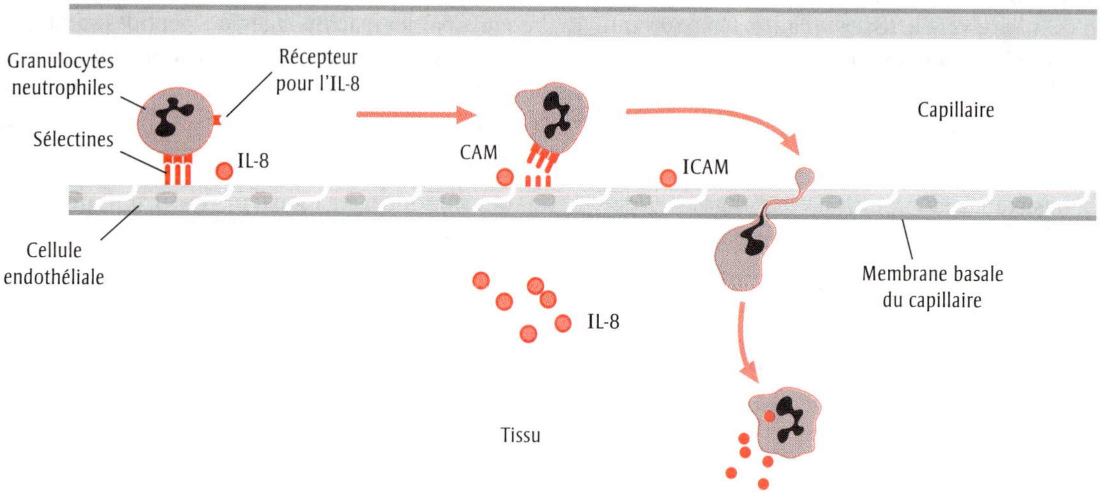

Les cellules phagocytaires sont d'abord attirées par des facteurs chimiotactiques comme l'interleukine 8 (IL-8). D'autres facteurs, tels l'interleukine 1 et le facteur nécrosant des tumeurs (TNFα) ont pour fonction initiale de stimuler la synthèse de molécules d'adhésion par les cellules endothéliales, puis l'expression de ces molécules sur la membrane plasmique. Une première catégorie de molécules sécrétées par les cellules endothéliales a pour fonction de ralentir les granulocytes et de les empêcher d'être emportés par le courant sanguin. Ces molécules, nommées sélectines, se lient à des molécules complémentaires portées sur la membrane plasmique des globules blancs.

Ensuite, les granulocytes se fixent aux cellules endothéliales par l'intermédiaire d'une deuxième série de molécules qui jouent le rôle de facteurs d'adhésion, les CAM (*Cellular Adhesion Molecules*). Puis les globules blancs se glissent entre les cellules endothéliales en émettant des pseudopodes. Ils empruntent un chemin balisé par une troisième série de molécules, les ICAM (*Intercellular Adhesion Molecules*) situées au niveau des jonctions intercellulaires. Enfin, ils sortent des vaisseaux après avoir dissous la membrane basale à l'aide d'enzymes protéolytiques.

Sans être primordiale, l'opsonisation est une étape importante qui facilite les contacts membranaires, surtout pour les granulocytes. Elle est principalement réalisée par l'intermédiaire des IgG (voir chapitre 10, *Reconnaissance de l'agresseur*) et de certains composants du complément.

Il est à noter qu'un certain nombre d'espèces bactériennes (*Streptococcus pneumoniæ*, *Klebsiella pneumoniæ*, *Hæmophilus influenzæ* et *Neisseria meningitidis*, par exemple) résistent à la phagocytose. Cette résistance est due à la présence de polysaccharides capsulaircs.

Devenir des particules ingérées

Dans la très grande majorité des cas, la particule ingérée est catabolisée. Il arrive cependant que certaines particules ingérées ne soient pas détruites (figure 11.6). C'est ce que l'on observe notamment à la suite de la pénétration de particules de silice, de carbone ou d'amiante dans les voies respiratoires. Les macrophages peuvent retenir indéfiniment ces substances non biodégradables et d'autres telles que les colorants ou le métal. De même, des bactéries peuvent vivre à l'intérieur des cellules phagocytaires, voire s'y multiplier (tableau 11.1).

11.2.5 Évolution de la réaction inflammatoire

La diminution et l'arrêt de la réaction inflammatoire est
...s complexe contrôlé par plusieurs médiateurs
...ui inhibent la sécrétion des cytokines pro-inflam-
...ette inhibition est assurée notamment par l'inter-
...-4), l'interleukine 10 (IL-10) et le *Tumor Growth*

Figure 11.5 Déroulement de la phagocytose

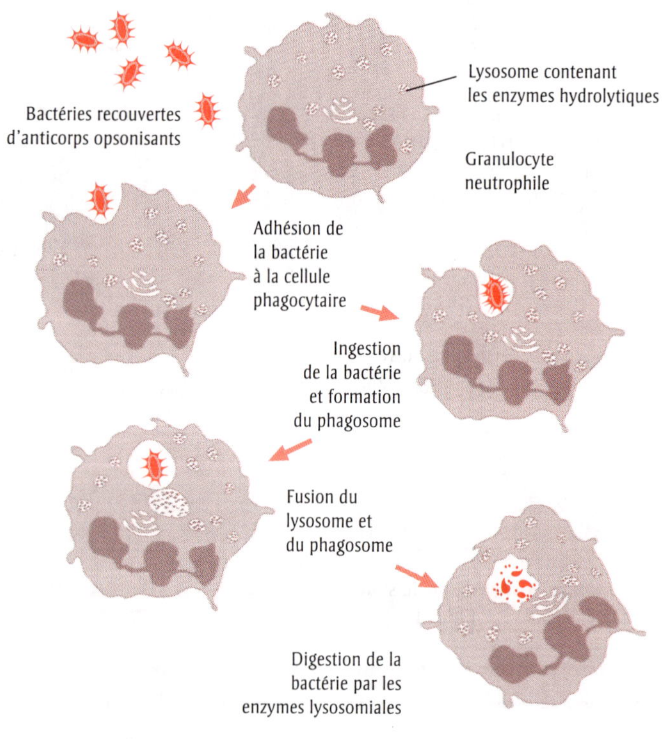

Dans une première étape, les bactéries recouvertes d'anticorps adhèrent à la membrane plasmique des granulocytes. L'adhésion détermine la formation d'une invagination de la membrane plasmique puis la formation d'une vacuole intracytoplasmique nommée phagosome. Ce phagosome fusionne avec un lysosome. La bactérie ingérée est alors digérée par les enzymes contenues dans le lysosome.

Factor β (TGFβ), ainsi que par des composants présents dans le plasma, notamment la protéine C. La cytokine IL-4 est synthétisée par les lymphocytes Th2, inhibant ainsi l'action des cytokines pro-inflammatoires sécrétées par les lymphocytes Th1.

Figure 11.6 Devenir des particules ingérées

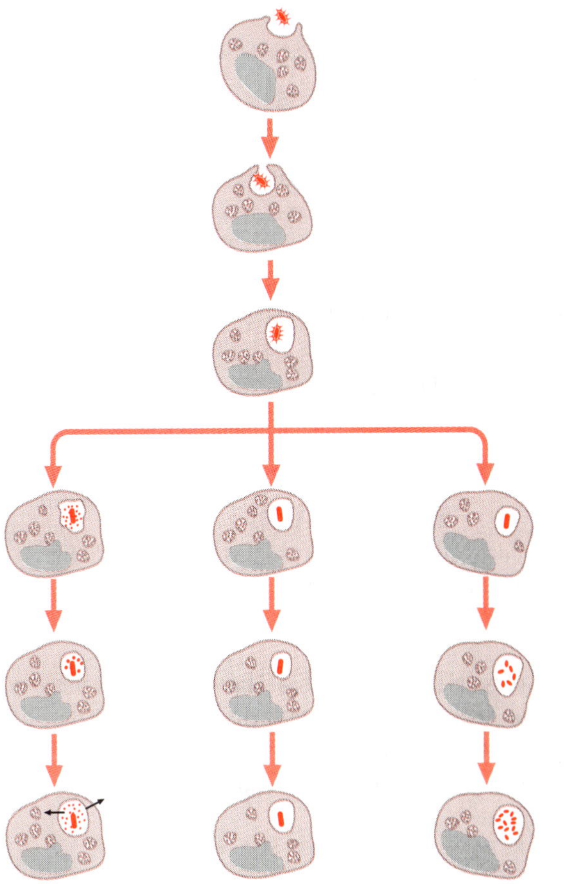

Il arrive que les microorganismes ne soient pas tués et digérés. Ils peuvent soit persister, soit se multiplier dans le cytoplasme de la cellule phagocytaire.

Tableau 11.1 Quelques genres de microorganismes capables de survivre ou de se multiplier à l'intérieur des cellules phagocytaires

Microorganismes	
Mycobacterium	*Listeria*
Salmonella	*Brucella*
Pasteurella	*Legionella*
*Staphylococcus**	*Streptococcus**
Toxoplasma	*Histoplasma*
Candida	Certains virus

*seulement quelques espèces

Normalement, en quelques jours, l'infection est jugulée, l'inflammation régresse et laisse place à la réparation tissulaire. Ce processus est particulièrement visible sur les plaies cutanées, où l'on peut observer la cicatrisation qui correspond à la réparation des tissus lésés lors de l'agression microbienne ou du traumatisme. Plusieurs cytokines interviennent dans la réparation tissulaire en induisant la multiplication et la différenciation cellulaires.

Au niveau des plaies cutanées, il se forme une croûte protectrice composée des débris des tissus superficiels, d'exsudat plasmatique et de cellules phagocytaires. Sous la croûte, les cellules phagocytaires éliminent les débris tissulaires, et les fibroblastes du tissu conjonctif entrent en intense activité. Ces cellules sécrètent de grandes quantités de collagène qui permettront une réparation complète. De plus, il se forme de nouveaux capillaires sanguins à partir des cellules endothéliales. Cette étape de la réparation tissulaire est marquée par l'apparition du tissu de bourgeonnement. Les granules rougeâtres qu'il contient correspondent aux zones de revascularisation. Ce tissu est fragile, saigne facilement et contient encore de nombreuses cellules phagocytaires. Plus tard, les cellules épidermiques se multiplient et les nouvelles couches cellulaires recouvrent le tissu de bourgeonnement.

Le revêtement cutané porte souvent des cicatrices : à ce niveau, la peau apparaît plus dure, plus épaisse, moins élastique. Cela s'explique par le fait que les fibres élastiques du tissu conjonctif – qui confèrent à la peau sa souplesse – ne se renouvellent pas. Il arrive aussi qu'un abcès se forme, surtout à la suite d'infections graves. Dans ce cas, la réparation tissulaire n'est pas complète. Au cours de la régénération tissulaire, les fibroblastes forment une poche de collagène contenant du pus, lequel est constitué d'un mélange de neutrophiles morts et de microorganismes. Cet abcès ne disparaît pas spontanément : il doit être ouvert et drainé.

11.2.6 Effets pathologiques de la réaction inflammatoire

On a présenté jusqu'ici les effets positifs de la réaction inflammatoire, c'est-à-dire comme ils surviennent la plupart du temps à la suite d'une infection légère, d'une blessure, d'une brûlure ou d'un simple coup de soleil. Mais il arrive parfois que l'agent agresseur ne puisse être éliminé : il persiste dans les tissus. C'est le cas des particules minérales (silice, carbone, etc.) et des cristaux d'urates responsables des crises de goutte dont la présence attire les globules blancs qui les phagocytent. Mais de tels cristaux résistent à l'action des enzymes lysosomiales. Incapables de s'en débarrasser, les globules blancs rejettent ces cristaux et leurs enzymes dans les tissus aux alentours. La persistance de l'agent agressant entretient l'état inflammatoire qui devient chronique. La présence de cristaux et de particules minérales attire continuellement de nouveaux globules blancs, en même temps que les enzymes lysosomiales rejetées attaquent les cellules saines. Ces tissus lésés, apparentés au non-soi, déclenchent alors une réaction immunitaire.

Tableau 11.2 Effets et origines des principaux médiateurs de la réaction inflammatoire

Médiateurs	Origines	Effets
Amines vasoactives		
Histamine	Granulocytes Basophiles Mastocytes Plaquettes	Accroît la perméabilité vasculaire, la contraction des muscles lisses et la chimiokinésie (déplacement au hasard des globules blancs).
Sérotonine	Mastocytes Plaquettes	Accroît la perméabilité vasculaire et stimule la contraction des muscles lisses.
Facteurs de coagulation		
Facteur de Hageman (Facteur XII)	Présent dans le plasma, activé lors de l'adhésion plaquettaire consécutive à la rupture d'un vaisseau sanguin	Assure la première étape de la coagulation, intervient dans l'activation du système producteur de kinines et favorise l'adhésion des globules blancs.
Thrombine	Présente dans le plasma, activée par la prothrombine	Catalyse la transformation du fibrinogène en fibrine et favorise la libération de la sérotonine des plaquettes.
Fibrine	Issue de la transformation du fibrinogène	Exerce un effet chimiotactique sur les macrophages et les granulocytes neutrophiles.
Protéases		
Kallicréine	Présente dans le plasma	Transforme et active le système kinine.
Plasmine	Présente dans le plasma	Intervient dans la formation des anaphylatoxines en clivant le composant C3 du complément.
Polypeptides		
Bradykinine	Présente dans le plasma sous forme de kininogène	Accroît la vasodilatation, la perméabilité vasculaire et stimule la contraction des muscles lisses; intervient dans la genèse de la douleur.
Kallidine	Présente dans le plasma	Stimule les récepteurs sensoriels de la douleur, la production de prostaglandines, la division des lymphocytes et la vasodilatation capillaire.
Complément		
C3a	Fraction C3 du complément inactif	Provoque la dégranulation des mastocytes, ainsi que la contraction des muscles lisses.
C5a	Fraction C5 du complément inactif	Accroît la perméabilité vasculaire, provoque la dégranulation des mastocytes, exerce un effet chimiotactique sur les cellules phagocytaires, stimule la sécrétion des neutrophiles et la contraction des muscles lisses.
Interleukines		
IL-1	Macrophages	Active de nombreux groupes de cellules lymphocytaires (lymphocytes T et B, cellules NK) et macrophagiques, active les cellules endothéliales et stimule leur pouvoir procoagulant, favorise la production des protéines de la phase aiguë de l'inflammation, agit sur le système nerveux central (augmentation de la synthèse d'ACTH, diminution de l'appétit, augmentation du sommeil et fièvre) et induit la production de nombreuses autres cytokines.
IL-6	Cellules endothéliales Monocytes	Induit la production par les hépatocytes des protéines de la phase aiguë de l'inflammation, exerce un effet pyrogène et active les cellules endothéliales.

Tableau 11.1 (suite)

Médiateurs	Origines	Effets
TNFα	Macrophages	Induit la production par les hépatocytes des protéines de la phase aiguë de l'inflammation, exerce un effet pyrogène et active les cellules endothéliales.
IL-8	Cellules endothéliales et épithéliales, monocytes et macrophages	Recrute les cellules circulantes dans les foyers inflammatoires.
Métabolites de l'acide arachidonique		
Prostaglandines (PGE_2)	Mastocytes Métabolisme de l'acide arachidonique (voie de la cyclo-oxygénase)	Provoque la vasodilatation et la perméabilité vasculaire, renforce l'action de l'histamine, de la bradykinine et des leucotriènes.
Leucotriènes (LTB_4)	Mastocytes Métabolisme de l'acide arachidonique (voie de la lipo-oxygénase)	Attire les neutrophiles, stimule la contraction du muscle lisse et la vasodilatation, agit en synergie avec la PGE2 pour la vasoperméabilité.
Leucotriènes (LTD_4)	Mastocytes Métabolisme de l'acide arachidonique (voie de la lipo-oxygénase)	Provoque la contraction des muscles lisses et augmente la vasoperméabilité.
Protéines de la phase aiguë de l'inflammation		
Protéine C réactive	Cellules hépatiques en réponse à un stimulus infectieux sous l'influence de l'IL-1, de l'IL-6, de l'IFNγ et du TNFα libérés par les macrophages activés et les cellules NK	Renforce l'activation du complément, participe à l'opsonisation des microorganismes (par l'intermédiaire du C3b) et contribue à limiter les dommages tissulaires causés par les agents infectieux.

On verra au chapitre 14 (*Immunopathologies*) que les réactions d'hypersensibilité immédiate ou retardée, locales ou générales, sont en fait des réactions inflammatoires de type immunitaire. Pour ne citer qu'un exemple, voyons ce qui se passe lorsqu'une personne a le rhume des foins. La présence de l'allergène chez un sujet sensibilisé déclenche la dégranulation des mastocytes et des granulocytes basophiles qui portent les IgE spécifiques de cet allergène. Les médiateurs chimiques de ces cellules (histamine et sérotonine, etc.), une fois rejetés, agissent localement et entraînent une vasodilatation capillaire et une exsudation plasmatique à l'origine des symptômes classiques du rhume des foins: congestion, écoulement nasal, rougeur, sensations de picotement, etc.

11.3 Éléments humoraux

Le sérum contient, en dehors de tout état infectieux, un certain nombre de substances qui participent de diverses façons aux réactions immunitaires naturelles. Parmi celles-ci, on trouve principalement le complément, les interférons, les protéines dites de la phase aiguë et les cytokines.

11.3.1 Complément

Le complément est un ensemble de protéines sériques (globulines) formant un système biologique complexe et intervenant de façon prépondérante dans la défense anti-infectieuse naturelle.

Le complément agit principalement comme un système hydrolytique déterminant des lésions au niveau des membranes. Il provoque l'éclatement de cette membrane, causant la destruction de la cellule. Le complément agit aussi à l'égard des virus ainsi que des hématies dont il provoque l'hémolyse. Il est à noter, toutefois, que l'activité lytique du complément ne se produit que lorsque les structures cellulaires ou virales sont recouvertes d'anticorps. Le complément agit aussi sur les complexes immuns et sur les cellules immunitaires intervenant dans la réaction inflammatoire. Il joue également sur la perméabilité des vaisseaux sanguins, sur la contraction des muscles lisses et sur la coagulation.

Caractéristiques générales

Les protéines du complément représentent environ 15 % des globulines plasmatiques présentes dans la circulation sanguine.

En temps normal, ces protéines sont inactives car elles se trouvent sous forme de proenzymes, c'est-à-dire d'enzymes dépourvues de leur pouvoir catalytique. Elles ne sont activées qu'à la suite de circonstances particulières et acquièrent alors leurs propriétés fonctionnelles. Par ailleurs, tout comme le système de coagulation, les protéines du complément sont activées séquentiellement, en cascade, c'est-à-dire l'une après l'autre et dans un ordre bien défini.

Le complément est formé d'au moins onze composants dont la nomenclature fonctionne comme suit :

- les neufs composants natifs (ou non activés) sont représentés par la lettre C et par un numéro de 1 à 9, qui correspond à l'ordre dans lequel ces protéines ont été découvertes : C1, C2, C3, C4, C5, C6, C7, C8 et C9 ;
- une lettre minuscule permet, s'il y a lieu, d'identifier les sous-unités d'un composant (C1q, C1s, etc.) ou les sous-produits résultants de l'activation du composant natif (C3a, C3b, etc.) ;
- une barre placée au dessus du numéro d'ordre symbolise les composants activés ($C\bar{1}s$, $C\bar{3}$, $C\overline{42}$, etc.) ;
- des lettres majuscules désignent certaines protéines de la voie alterne (P, properdine, facteur B, facteur D, etc.).

Sur le plan opérationnel, le complément est divisé en trois unités : deux unités de reconnaissance appelées la voie classique et la voie alterne, conduisant à des activations parallèles mais distinctes, puis une unité effectrice (tronc commun) qui assure l'attaque de la membrane cellulaire (figure 11.7).

Activation du complément par la voie classique

L'activation par la voie classique est assurée principalement par les complexes immuns. Cette voie est aussi qualifiée de voie immunitaire d'activation du complément car elle implique la fixation du composé C1 sur un complexe antigène-anticorps. En effet, les IgM et la majorité des IgG possèdent sur leur chaîne lourde un site de fixation pour le C1. Cependant, ce site de fixation n'est accessible que lorsque l'anticorps est lié à l'antigène. Comme le montre la figure 11.7, la fixation du composant C1 enclenche alors une réaction en chaîne qui entraîne l'activation séquentielle des autres composants de l'unité de reconnaissance, C1 —>C4 —>C2 —>C3, puis des composants C5 à C9 formant l'unité effectrice terminale responsable de l'attaque de la membrane cellulaire.

Activation du complément par la voie alterne

L'activation par la voie alterne survient en l'absence d'anticorps, notamment par des substances non immunitaires (polysaccharides) et par les endotoxines.

La voie alterne permet l'activation directe du composant C3 en court-circuitant les trois premiers composants de l'unité de reconnaissance C1 —>C4 —>C2. Indépendante de la présence d'anticorps, la voie alterne représente un moyen de défense anti-infectieux immédiat car elle permet au complément d'intervenir avant le développement de toute immunité adaptative.

Au cours de l'activation du complément, les composants sont fragmentés et forment des substances dotées de puissantes

Figure 11.7 Activation du complément

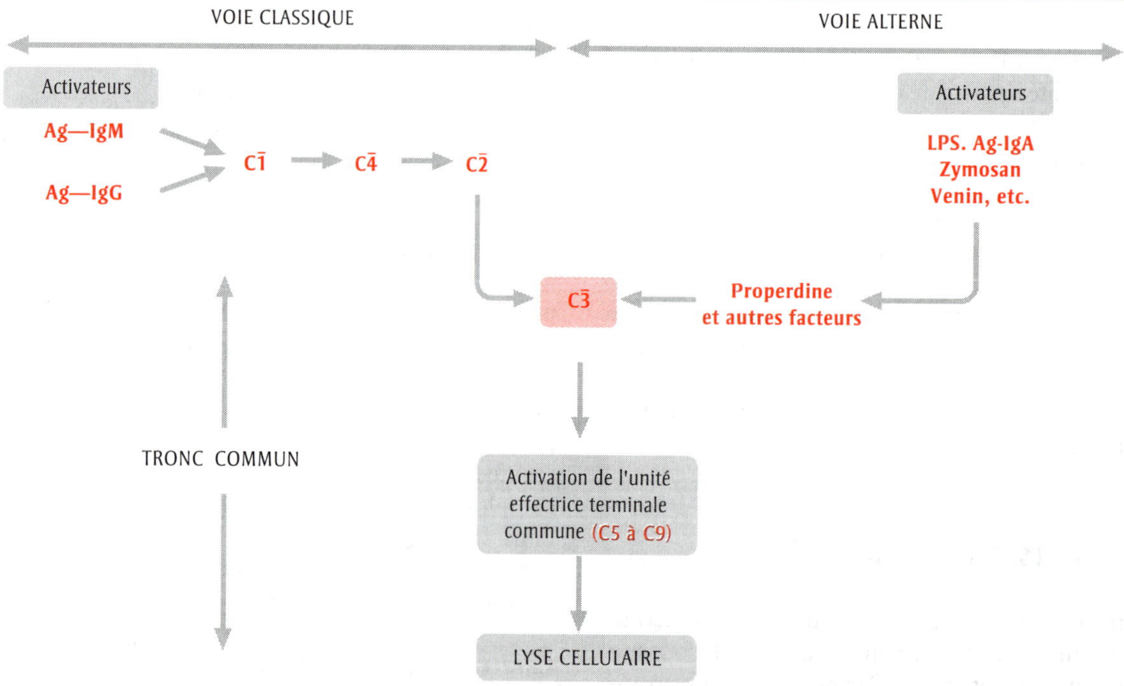

Le complément peut être activé par la voie classique (immunologique) après la formation d'un complexe antigène-anticorps par des immunoglobulines possédant un récepteur pour le C1. Il peut aussi être activé par la voie alterne, en court-circuitant les trois premiers composants de l'unité de reconnaissance.

propriétés biologiques: ce sont les anaphylatoxines qui résultent du clivage des composants C4, C3 et C5. Ces sous-produits portent le nom de C4a, C3a et C5a. Le C5a possède l'action anaphylatoxique la plus puissante. Ces anaphylatoxines contribuent aux modifications vasculaires et à la contraction des muscles lisses. Capables de pouvoir chimiotactique, elles attirent les globules blancs et stimulent leurs activités métaboliques.

Même si bactéries, virus, mycètes et protozoaires activent le complément, il arrive qu'un certain nombre d'agents échappent à son action. Par exemple, *Hæmophilus influenzæ*, *Pseudomonas aeruginosa* ou *Toxoplasma gondii* n'activent pas le complément. La présence d'une capsule épaisse peut empêcher la reconnaissance du C3b par les cellules phagocytaires (*Neisseria meningitidis*, *Escherichia coli*); d'autres microorganismes hydrolysent le C3a (*Pseudomonas*).

Activités biologiques du complément

Le complément est associé à de nombreuses activités biologiques. La cytolyse est certes une activité prépondérante mais le complément est aussi impliqué dans la neutralisation des virus, dans la précipitation et la solubilisation des complexes immuns ainsi que dans le renforcement de la réaction inflammatoire. Le tableau 11.3 présente l'ensemble de ces activités.

Par ailleurs, le complément est en relation avec d'autres systèmes biologiques: système de coagulation, système de fibrinolyse et système kinine. De ce fait, il joue un rôle essentiel dans le maintien de l'intégrité de l'organisme. D'ailleurs, une plus grande susceptibilité à l'infection microbienne ou à certaines affections (maladies auto-immunes) peut être mis en relation avec un déficit héréditaire de composés particuliers du complément (tableau 11.4).

11.3.2 Interférons

Les interférons sont des substances protéiques produites notamment par les cellules infectées par des virus. De façon plus générale, ils jouent un rôle important dans la défense naturelle précoce de l'organisme car ils interviennent bien avant les anticorps, qui n'apparaissent que quelques jours après l'introduction de l'agresseur (figure 11.8). Ils sont produits par les

Tableau 11.3 Activités biologiques du complément

Activités	Remarques	Composants impliqués
Cytolyse	Destruction de la cellule par éclatement de la membrane plasmique. Les bactéries à Gram négatif[1], les cellules tumorales et des cellules normales peuvent être détruites par cytolyse.	C1, C2, C3, C4, C5, C6, C7, C8, C9
Neutralisation des virus	Le complément possède un pouvoir neutralisant à l'égard de certains virus et vis-à-vis des virus oncogènes et dans la lyse des cellules infectées par ces virus. En se liant au virus, les composants du complément impliqués, activés par la voie classique, empêchent ce dernier de se fixer à la surface cellulaire.	C1 et C4
Augmentation de la vasoperméabilité	L'action du complément sur la vasoperméabilité et sur les fibres musculaires lisses est le résultat de la présence des anaphylatoxines. Celles-si stimulent les basophiles et les mastocytes à rejeter l'histamine et la sérotonine qu'ils contiennent. Ces anaphylatoxines sont aussi impliquées dans les réactions d'hypersensibilité immédiate.	C3a, C5a,
Action sur les cellules immunitaires	Effets chimiotactiques sur les neutrophiles et les macrophages	C3a, C5a, C5b67
	Inibition de la migration des macrophages	Bb
	Mobilisation des neutrophiles médullaires	C3e
	Stimulation des activités métaboliques des cellules phagocytaires	C5a
	Synthèse des protéases par les macrophages	C3b
	Opsonisation	C3b
	Immunoadhérence	C3a, C5a, C5b67
	Stimulation des lymphocytes B	C3b
Action sur les complexes immuns	Agrégation	C1q
	Solubilisation	C3b
Action sur les plaquettes	Libération d'histamine	C3, C1-6, C1-9

1 Les bactéries à Gram positif ne sont pas détruites sous l'action du complément. Cependant, certains fragments du complément peuvent se fixer à la surface de la cellule et faciliter la phagocytose par les neutrophiles et les macrophages.

cellules infectées, libérés dans le milieu et peuvent induire la résistance à l'infection dans d'autres cellules (figure 11.9). De par leur action, ils tendent donc à limiter l'extension des infections virales.

Il existe trois grandes catégories d'interférons : les interférons α (alpha), les interférons β (bêta) et l'interféron γ (gamma), chaque catégorie contenant plusieurs variétés de molécules.

Les interférons α et β sont produits par toutes les cellules nucléées, en particulier par les fibroblastes et les macrophages. Leur production est induite par des virus, par certaines cytokines, telles l'interleukine 1 (IL-1) et le facteur nécrosant des tumeurs (TNFα). Les endotoxines des bactéries à Gram négatif, certaines bactéries intracellulaires (Rickettsies et *Chlamydia*) et des protozoaires (*Toxoplasma*) induisent aussi la synthèse d'interférons α et β.

La fonction des interférons α et β est principalement antivirale. Ils inhibent la synthèse des protéines dans les cellules infectées par les virus en empêchant la traduction de l'ARNm et la réplication de l'ADN. De plus, ces interférons amplifient l'expression des composés de classe I du CMH. Ils activent aussi les cellules NK, un groupe de cellules importantes de l'immunité naturelle puisqu'elles sont douées d'activités cytotoxiques spontanées (sans sensibilisation préalable).

Tableau 11.4 Relations entre le déficit en certains éléments du complément et l'apparition de certaines affections ou une plus grande susceptibilité aux infections

Composants	Manifestations cliniques
C1	Lupus érythémateux disséminé
C4	Lupus érythémateux disséminé
C2	Lupus érythémateux disséminé Infections microbiennes récurrentes
C3	Infections pyogènes récurrentes
C5	Susceptibilité aux infections Gonococcémie récidivante
C6	Septicémies à gonocoque et méningococcémie Syndrome de Raynaud
C7	Polyarthrite, pyélonéphrite Infections microbiennes récidivantes Syndrome de Raynaud
C8	Lupus érythémateux disséminé Xeroderma pigmentosum Infections à méningocoque et à gonocoque
C1-INH	Œdème angio-neurotique héréditaire
C3b-INA	Susceptibilité aux infections

Produit par les cellules NK, les lymphocytes Th1 et les lymphocytes T CD8 (lymphocytes T cytotoxiques), l'interféron gamma agit surtout comme immunorégulateur. Il induit chez les macrophages et les granulocytes l'augmentation de l'expression des récepteurs Fc pour les immunoglobulines ainsi que celle des molécules de classe II du CMH sur un grand nombre de cellules.

L'interféron γ intervient dans la défense immunitaire non spécifique de multiples façons. Entre autres, il est responsable de :

- La stimulation des macrophages ; l'interféron agit comme un facteur d'activation des macrophages. Il stimule la phagocytose et la production d'enzymes qui participent à la destruction de la particule phagocytée.
- La modulation de la réponse immunitaire, en particulier au niveau des lymphocytes T. De plus, l'interféron amplifierait la réceptivité des lymphocytes B à l'égard des substances produites par les lymphocytes T activés.
- Le ralentissement de la croissance des cellules tumorales.

Ces propriétés justifieraient l'utilisation de l'interféron dans le traitement des maladies virales et cancéreuses humaines.

11.3.3 Protéines de la phase aiguë

Les protéines de la phase aiguë forment un groupe hétérogène de protéines plasmatiques intervenant dans l'immunité naturelle anti-infectieuse, en particulier dans les infections bactériennes. Ces protéines sont synthétisées rapidement par le foie en réponse à un stimulus infectieux. La production est déclenchée par l'IL-1, l'IL-6, l'IFN-γ et le TNF-α libérés par les macrophages activés et les cellules NK.

Figure 11.8 Rôle de l'interféron dans la défense antivirale

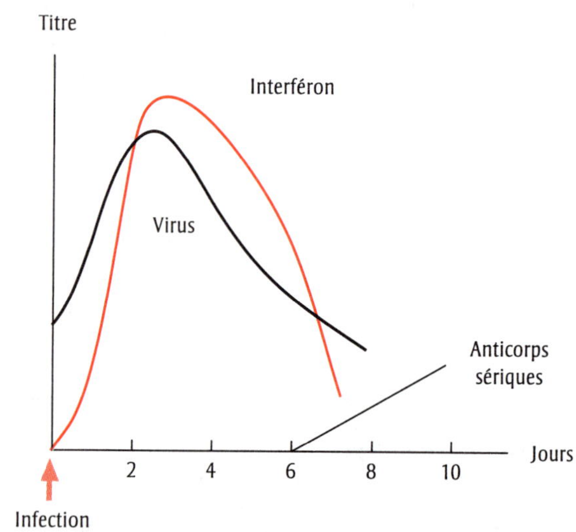

On constate que l'infection virale est d'abord ralentie par la sécrétion d'interféron. La production d'anticorps, plus tardive, met fin à l'infection.

Figure 11.9 Mécanismes d'induction et d'action des interférons

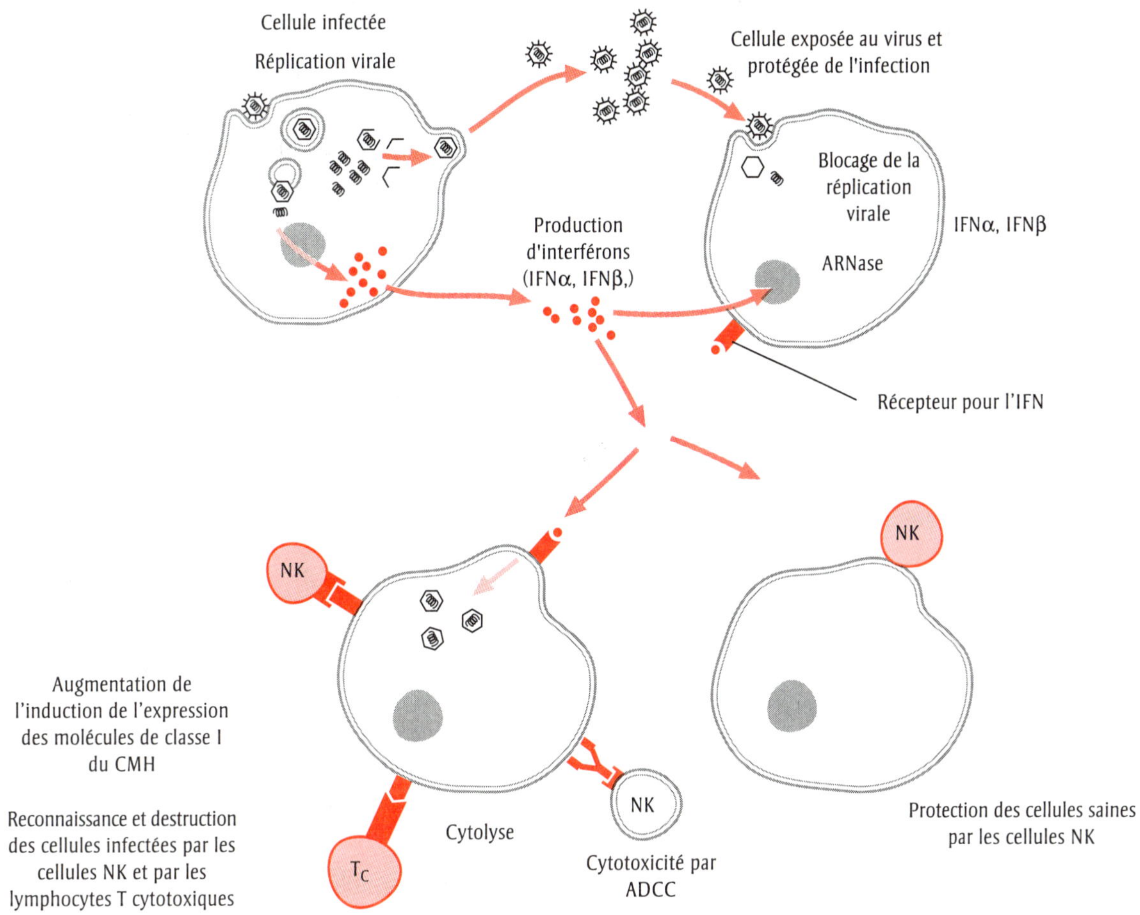

La présence d'un virus dans une cellule induit la production d'interféron. Cette substance diffuse et pénètre dans les cellules saines. Sous l'influence de l'interféron, les cellules saines pourront synthétiser une ribonucléase (RNAse) qui bloque la reproduction virale sans affecter le métabolisme cellulaire. De plus, l'interféron amplifie la production de molécules du CMH de classe I par les cellules infectées et il active les cellules NK. Ces lymphocytes participent à la destruction des cellules infectées par les virus.

Les protéines de la phase aiguë agissent en renforçant l'activation du complément et en contribuant à l'opsonisation des microorganismes (par l'intermédiaire du C3b). Elles contribuent aussi à limiter les dommages tissulaires causés par les agents infectieux. L'opsonisation rend plus efficace la phagocytose des microorganismes en facilitant l'adhésion des complexes immuns à la membrane plasmique des cellules phagocytaires.

La plus connue des protéines de la phase aiguë est la protéine C réactive, ainsi nommée en raison de sa capacité de réagir avec la protéine C des pneumocoques. D'une façon générale, la protéine C agit comme une opsonine en se fixant sur la paroi des bactéries et en activant le complément par la voie alterne. Parmi les autres protéines de la phase aiguë, mentionnons aussi le MBL (*Mannan Binding Lectin*) qui se lie au mannose, un glucide que contient la paroi de nombreuses bactéries, et qui possède des propriétés analogues à celles de la protéine C.

11.4 Fièvre

La fièvre constitue un autre élément de la défense naturelle à l'égard des agents infectieux, en particulier les bactéries et les virus. On a remarqué, en effet, que les bactéries – et surtout les virus – exercent un pouvoir pyrogène par lequel le centre hypothalamique de la régulation de la température interne, habituellement maintenue à 37 °C, élève la température de quelques degrés.

11.4.1 Mécanismes de la fièvre

Les mécanismes de l'activation de la fièvre ne sont pas encore totalement élucidés. Il est toutefois clairement établi que les globules blancs jouent un rôle déterminant dans son apparition. En effet, c'est la stimulation des globules blancs par différents produits infectieux ou par des allergènes qui déclenche la fièvre. Celle-ci s'installe à la suite d'une cascade d'événements qui conduiront les centres nerveux responsables de la température corporelle à ajuster le thermostat à une valeur de référence supérieure à la température corporelle normale.

Ces produits pyrogènes (du grec *puros*, feu) sont qualifiés de pyrogènes exogènes, en raison de leur origine extérieure à l'organisme. Appartiennent notamment à ces produits diverses substances constitutives et des métabolites des différents groupes d'agents infectieux :

- lipopolysaccharides de la paroi des bactéries à Gram négatif ;
- peptidoglycanes et dérivés de l'acide muramique des bactéries à Gram positif ;
- toxines de *Staphylococcus aureus*, toxine érythrogénique des streptocoques du groupe A ;
- mannanes et glycanes des mycètes (*Candida*) ;
- composés viraux, etc.

En réponse à ces pyrogènes exogènes, les globules blancs stimulés (monocytes, macrophages et granulocytes neutrophiles) produisent des médiateurs pyrogènes. Ces médiateurs sont principalement des interleukines (IL-1, IL-6, et TNFα), mais d'autres facteurs, comme le complément, pourraient aussi intervenir. On qualifie ces médiateurs de pyrogènes endogènes pour les distinguer des pyrogènes exogènes provenant des agresseurs microbiens.

Ce sont donc les globules blancs qui donnent le signal qui provoquera le dérèglement du centre hypothalamique qui, normalement, par un mécanisme très précis, réussit à maintenir constante notre température corporelle malgré les variations continuelles de la température ambiante.

Toutefois, on ne peut encore décrire en détail ce qui se passe au niveau du groupe de neurones de l'hypothalamus constituant le thermostat de l'organisme. On ne sait pas exactement non plus par quel mécanisme ce thermostat est réglé à une température supérieure. Cependant, le rôle de la prostaglandine E_2 semble acquis (figure 11.10).

Rappelons que sous l'influence de la fièvre, l'organisme met en marche les mécanismes de thermogenèse :

- la vasoconstriction, qui diminue la perte de chaleur au niveau de la circulation périphérique ;
- les frissons, causés par des contractions musculaires involontaires, qui génèrent de la chaleur par suite de l'augmentation de l'activité musculaire.

11.4.2 Utilité de la fièvre

On s'est longtemps interrogé sur l'utilité de la fièvre. Même si l'on ne comprend pas encore toutes les implications de ce phénomène, on se rend compte que la fièvre n'est pas que la conséquence inutile de l'infection et la source d'un inconfort pour l'individu qui la subit.

La fièvre intervient de multiples façons en compromettant l'activité des virus, des bactéries et en stimulant celle des globules blancs. Par ailleurs, la température stimule l'activité des globules blancs. Une fièvre modérée, située aux alentours de 38,5 °C a pour effet :

- d'accélérer le processus de production des globules blancs dans la moelle osseuse ;
- d'amplifier la mobilité et le pouvoir phagocytaire des globules blancs ;
- de stimuler la multiplication des cellules immunocompétentes, les lymphocytes B et T, responsables des réactions immunitaires spécifiques ;
- de stimuler la production d'interféron.

Figure 11.10 Synthèse de la PGE_2 dans la genèse de la fièvre

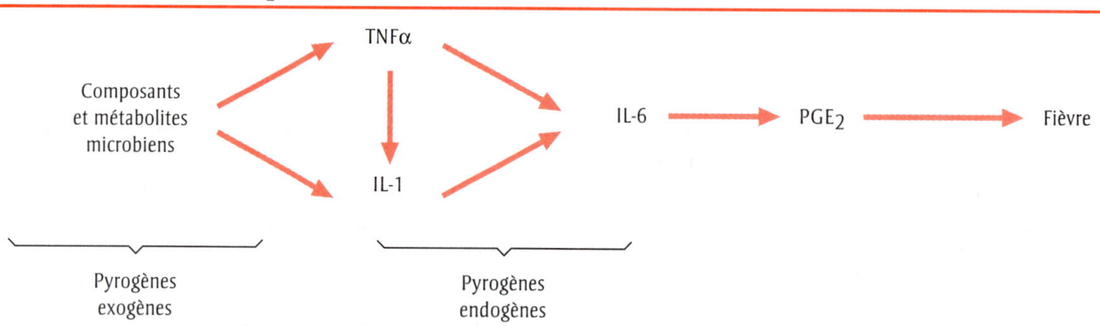

La prostaglandine E_2 joue un rôle déterminant dans la genèse de la fièvre. Sous l'influence des composants et des métabolites microbiens (pyrogènes exogènes), les globules sécrètent des pyrogènes endogènes (TNF-α, IL-1). Ces substances endogènes stimuleraient la synthèse de PGE_2, laquelle agirait sur le centre de régulation de la température corporelle.

Concepts clés à retenir

1. Sous le terme d'**immunité naturelle**, on désigne l'ensemble des mécanismes non spécifiques de la défense humorale et cellulaire.
2. Les **mastocytes**, les **granulocytes**, les **macrophages** et les **cellules NK** sont les cellules effectrices de l'immunité naturelle.
3. La **réaction inflammatoire aiguë** constitue l'élément principal de l'immunité naturelle. Elle est causée par des **médiateurs chimiques** et se caractérise principalement par des **modifications vasculaires**.
4. La **rougeur**, la **chaleur**, l'**œdème** et la **douleur** sont les quatre manifestations de la réaction inflammatoire aiguë.
5. La **diapédèse** désigne la migration des cellules phagocytaires hors des capillaires sous l'action de facteurs chimiotactiques.
6. La **phagocytose** est le processus par lequel les globules blancs captent, absorbent et digèrent des agents infectieux ou différentes substances.
7. Le **complément** et les **interférons** sont deux éléments importants de la réaction humorale non spécifique.
8. La **fièvre** est causée par des substances **pyrogènes** qui modifient le réglage du centre de contrôle de la température corporelle.

Références et lectures suggérées

Aderem, A. et D. M. Underhill. « Mechanisms of Phagocytosis in Macrophages ». *Annual Review of Immunology*, 1999, vol. 17, p. 593-623.

Bach, J-F. *Immunologie. De la biologie à la clinique*. 3e éd., Paris, Flammarion, Médecine-Sciences, 1999.

Baumann, H. et J. Gauldie. « The acute Phase Response ». *Immunology Today*, 1994, vol. 15, p. 74-80.

Benjamini, E., Coico, R. et Sunshine. *Immunology, A Short Course*. 4e éd., Wiley-Liss, New York, 2000.

Bevilacqua, M. P. « Endothelial Leukocyte Adhesion Molecules ». *Annual Review of Immunology*, 1993, vol. 11, p. 767-804.

Blatteis, C. M., Shic, E. et S. Li. « Pyrogen Sensing and Signaling: Old Views and New Concepts ». *Clinical Infectious diseases*. 2000, vol. 31, p. S168-S177.

Borel, J.-P. et M. Macquard. « La cicatrisation des blessures ». *La Recherche*, vol. 22, n° 236 (octobre 1991), p. 1174-1181.

Burmester, G. R. et A. Pezzutto. *Atlas de poche d'immunologie*. Paris, Flammarion, Médecine-Sciences, 2000.

Cavaillon, J. M. *Les cytokines*. Paris, Masson, 1996.

Collins, T. « Adhesion molecules in Leucocytes Emigration ». *Science & Medicine*, novembre-décembre 1995 ; p. 28-37.

Downey, G. P. « Mechanisms of Leukocytes Motility and Chemotaxis ». *Current Opinion in Immunology*, 1994, vol. 11, p. 113-124.

Franck, M. M. et Fries, L. F. « The role of Complement in Inflammation and Phagocytosis » *Immunology Today*, 1991 ; vol. 12, p. 322-326.

Galli, S. J., Naurer, M. et S. C. Lantz. « Mast Cells as Sentinels of Innate Immunity ». *Current Opinion in Immunology*, 1999, vol. 11, p. 53-59.

Janeway, C. A., Travers, P., Walport, M. et J. D. Capra. *Immunobiology*. 4e éd., Garland, 1999.

Kluger, M. J., Kozak, W., Conn, A., Leon, L. R. et D. Soszinski. « Role of Fever in Disease ». *Annals of New York Academy of Sciences*, 1998, vol. 856, p. 224-233.

Lydyard, P.M, Whelam, A. et M. W. Fanger. *Instant Notes in Immunology*. New York, Springer-Verlag, 2000.

Mackowiack, P. A. « Concept of Fever ». *Archives of Internal Medicine*, 1998, vol. 158, p. 1870-1881.

Mold, C. « Role of Complement in Host Defense Against Bacterial Infection » *Microbes and Infection*, 1999, vol. 1, p. 633-638.

Morgan, B. P. and M. J. Walport. « Complement Deficiency and Diseases ». *Immunology Today*, 1991 ; vol. 12, p. 301-306.

Moshage, H. « Cytokines and the Hepatic Acute Phase Response ». *Journal of Pathology*, 1997, vol. 181, p. 257-266.

Mueller-Eberhard, H. J. et R. D. Schreiber. « Molecular Biology and Chemistry of the Alternaive Pathway of the Complement ». *Advances in Immunology*, 1980, vol. 29, p. 1-53.

Netea, M. G., Kullberg, B. J. et J. W. Van der Meer. « Circulating Cytokines and Mediators of Fever ». *Clinical Infectious diseases*, 2000, vol. 31, p. S178-S184.

Roberts, N. J. « Impact of Temperature Elevation on Immunological Defenses ». *Review of Infectious Diseases*, 1991 ; vol. 13, p. 462.

Roch-Arveiller, M. et J. Fontagne. « Modification des défenses de l'organisme au cours de la brûlure ». *Médecine sciences*, vol. 6, n° 7 (août 1990), p. 64-68.

Russel. D. G. « Of Microbes and Macrophages: Entry, Survival and Persistence ». *Current Opinion in Immunology*, 1995, vol. 74, p. 479-484.

Samuel, C. E. « Antiviral Action of Interferon ». *Virology*, vol. 183, p. 1-11.

Chapitre 12

Immunité spécifique

Sommaire

12.1 Introduction

L'immunité spécifique désigne l'ensemble des réponses mises en œuvre pour éliminer un agent immunogène particulier. Autrement dit, elle est spécifique de l'agresseur qui l'a initiée.

La réponse spécifique peut être de nature humorale ou cellulaire (ou à la fois humorale et cellulaire, c'est à dire mixte). La réponse humorale se traduit par l'apparition d'anticorps circulants et elle est assurée par les lymphocytes B. La réponse cellulaire se traduit par des phénomènes de cytotoxicité et elle est assurée par les lymphocytes T.

Ces deux types de réaction se caractérisent aussi par la nature des cibles vers lesquelles elles sont dirigées et par la nature de leur transmissibilité. Les réactions humorales apparaissent surtout à l'égard d'agresseurs microbiens à développement extracellulaire, alors que les réactions cellulaires sont principalement mises en œuvre dans la destruction des cellules présentant des marqueurs apparentés au non-soi. Ces marqueurs apparaissent suite au développement d'organismes intracellulaires ou à des modifications de la cellule. Les réactions cellulaires interviennent donc de façon prépondérante dans la lutte antivirale, l'immunité antitumorale, le rejet des allogreffes, la réaction du greffon contre l'hôte et les réactions d'hypersensibilité retardée (tableau 12.1).

La réponse spécifique peut être découpée en quatre phases :

- une phase d'induction, au cours de laquelle les clones cellulaires spécifiques de l'antigène sont sélectionnés et activés ;
- une phase d'amplification, durant laquelle les clones activés se multiplient et se différencient en cellules effectrices ;
- une phase effectrice, caractérisée par l'intervention d'effecteurs cellulaires (cellules cytotoxiques) et humoraux (anticorps) ;
- une phase de mémorisation, au cours de laquelle des cellules mémoires emmagasinent l'information relative à l'agresseur afin de déclencher une réponse plus rapide et plus intense lors d'un second contact avec ce même agresseur.

12.2 Phase d'induction

12.2.1 Généralités

Le déclenchement de la réaction spécifique s'effectue au moment où l'antigène introduit dans l'organisme est reconnu par les lymphocytes.

La nature de la réaction qui sera déclenchée (humorale, cellulaire ou mixte) dépend de nombreux facteurs, et en particulier de la voie d'introduction de l'agent agresseur. Par exemple, s'il est introduit directement dans le sang, la réponse aura lieu dans la rate et sera de nature essentiellement humorale ; s'il est introduit par voie sous-cutanée ou par voie digestive, la réponse sera d'abord locale (ganglions lymphatiques) et de type mixte.

Cette mise en route n'est pas apparente immédiatement, car elle exige la mobilisation des cellules effectrices, puis la différenciation et la multiplication de ces cellules avant que leur intervention ne puisse être détectée.

La sélection des clones de lymphocytes spécifiques de l'antigène constitue la phase initiale de toute réponse immunitaire spécifique. Les clones qui sont sélectionnés sont les clones qui portent les récepteurs membranaires complémentaires des déterminants antigéniques comme nous l'avons vu au chapitre 10.

12.2.2 Sélection et activation des lymphocytes T

Les lymphocytes T auxiliaires ne reconnaissent l'antigène que s'il a été préalablement traité et apprêté. Ce processus de traitement peut être assuré par les cellules présentatrices de l'antigène (CPA), par les lymphocytes B activés (voir plus loin), ou par les cellules infectées par des parasites à développement intracellulaire (figure 12.1). Quel que soit le mécanisme mis en jeu, l'activation exige le déroulement de deux étapes distinctes : d'une part, le contact entre une cellule présentatrice de l'antigène et le lymphocyte et, d'autre part, l'échange de signaux d'activation.

Tableau 12.1 Caractéristiques distinctives des réactions humorales et cellulaires de l'immunité spécifique

Caractéristiques	Immunité humorale	Immunité cellulaire
Lymphocytes	Lymphocytes B	Lymphocytes T
Médiation	Anticorps circulants	Cytotoxocité
Cibles	Agresseurs microbiens à développement extracellulaire	Agresseurs microbiens à développement intracellulaire Tissus étrangers
Intervention	Bactéries et autres parasites Toxines Réactions d'hypersensbilité immédiate	Virus Tumeurs Rejet des greffes Réaction d'hypersensibilité retardée

Figure 12.1 Présentation de l'antigène aux lymphocytes T

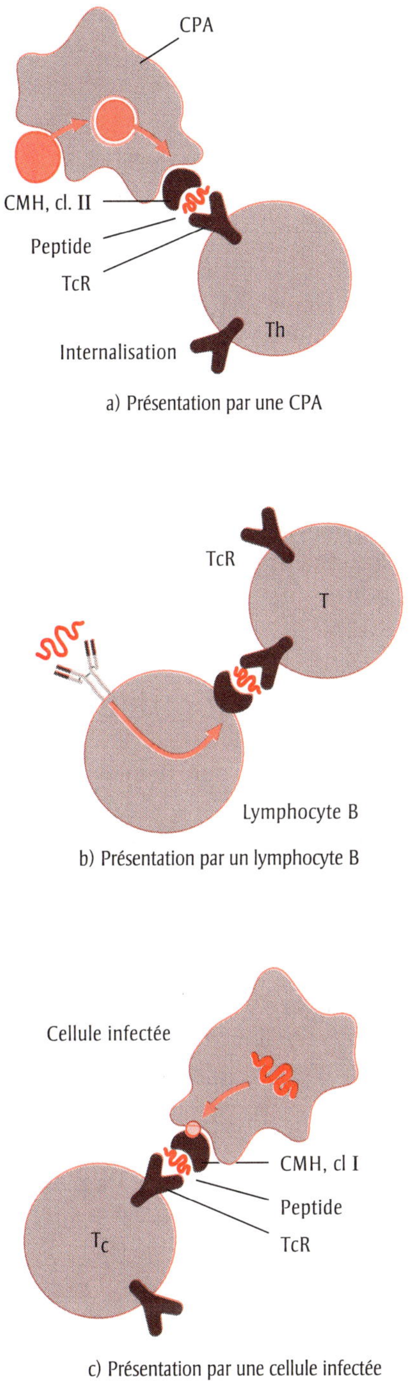

a) Présentation de l'antigène apprêté (un peptide) par une cellule présentatrice, impliquant des molécules de classe II du CMH et le récepteur du lymphocyte T (TcR).

b) Présentation par une cellule infectée. L'antigène du parasite intracellulaire (un virus, par exemple) est externalisé et présenté au TcR en conjonction avec des molécules de classe I du CMH.

c) Présentation de l'antigène par un lymphocyte B. L'antigène est capté par l'Ig de membrane, internalisé, puis présenté en conjonction avec les molécules de classe II du CMH au TcR (redessiné d'après Genetet).

Présentation de l'antigène

La présentation par les cellules présentatrices de l'antigène, auxquelles appartiennent les cellules dendritiques et les macrophages, peut se résumer comme suit :

- l'antigène est internalisé, c'est-à-dire transporté à l'intérieur de la cellule, puis il est découpé en petits fragments peptidiques ;
- les fragments peptidiques sont transportés sur la membrane plasmique de la cellule présentatrice et présentés en association avec des molécules de présentation (les molécules du complexe majeur d'histocompatibilité) ;
- selon que ce peptide est associé avec des molécules du CMH de classe II ou de classe I, les peptides antigéniques seront respectivement reconnus par des lymphocytes T auxiliaires (qui interagiront avec les lymphocytes B et avec d'autres catégories de cellules immunitaires) ou par des lymphocytes T cytotoxiques.

De plus, les cellules présentatrices de l'antigène sécrètent des cytokines dans l'environnent des lymphocytes T. Le type de cytokines sécrétées dépend de la nature des informations échangées avec les lymphocytes T durant la présentation. Les cytokines influencent les étapes ultérieures d'activation et la différenciation fonctionnelle du lymphocyte T (en lymphocytes Th1 ou Th2).

Notons que les lymphocytes B peuvent aussi participer à l'activation des lymphocytes T en leur présentant des antigènes :

- les lymphocytes B reconnaissent l'antigène par l'intermédiaire du récepteur qui leur est spécifique (immunoglobuline de membrane) ;
- le contact antigène-récepteur déclenche un processus d'internalisation, au cours duquel cet antigène est transporté à l'intérieur du lymphocyte B ;
- l'antigène y est scindé en fragments peptidiques – il est traité et apprêté ;
- le peptide est externalisé sur la membrane du lymphocyte B, c'est-à-dire incorporé à la structure membranaire du lymphocyte, en conjonction avec des molécules de classe II du complexe majeur d'histocompatibilité ;
- il est alors présenté au lymphocyte T.

Les cellules infectées par des parasites à développement intracellulaire (les virus, par exemple) peuvent aussi participer à la présentation de fragments d'antigènes provenant des parasites intracellulaires. Pour activer les lymphocytes, ces fragments d'antigènes doivent être présentés en conjonction avec des molécules de classe I du CMH. Dans ce cas, ce sont des lymphocytes T cytotoxiques qui seront activés.

Signaux d'activation

Le contact entre le peptide antigénique et le récepteur du lymphocyte ne suffit pas à déclencher l'activation. Celle-ci nécessite l'intervention de signaux de co-stimulation échangés entre les CPA et les lymphocytes T. Au cours de ce processus, des signaux d'activation sont transmis et les lymphocytes T sont activés. En réponse à cette activation, les lymphocytes T se mettent à sécréter de l'interleukine 2. Cette cytokine exerce un effet autocrine : autrement dit, les lymphocytes produisent leur propre facteur de croissance. Les lymphocytes T se mettent alors à proliférer pour former un clone par divisions successives.

Il est important de noter que l'absence de signaux de co-stimulation inactive les lymphocytes T et les plonge dans un état d'anergie : ils sont incapables de produire l'IL-2 nécessaire à leur prolifération et à leur différenciation. Ce processus contribue à l'établissement de la tolérance immunitaire, grâce à laquelle le système immunitaire ne s'attaque pas à ses propres structures, sauf lors de maladies auto-immunes (voir chapitre 14, *Immunopathologies*).

Les lymphocytes T cytotoxiques sont activés par l'intermédiaire des cellules présentatrices de l'antigène, avec l'intervention des lymphocytes T auxiliaires, ou non.

Dans le premier cas, les cellules présentatrices stimulent simultanément les lymphocytes T auxiliaires et les lymphocytes T cytotoxiques.

L'antigène apprêté est présenté aux lymphocytes T auxiliaires en conjonction avec les molécules de classe II du CMH, alors qu'il est présenté au lymphocyte T cytotoxique en association avec les molécules de classe I du CMH. Au cours de ce contact, le lymphocyte cytotoxique peut être stimulé de trois façons :

- la CPA active le lymphocyte T auxiliaire et celui-ci, en retour, stimule cette CPA à produire des signaux de co-stimulation qui activeront le lymphocyte T cytotoxique en induisant la production de cytokines ;
- la CPA active le lymphocyte T auxiliaire qui produit de l'IL-2 nécessaire à l'activation et à la prolifération du lymphocyte T cytotoxique.
- les lymphocytes T cytotoxiques sont activés sans la participation des lymphocytes T auxiliaires. En effet, dans certaines conditions, les cellules présentatrices de l'antigène produisent suffisamment de signaux de stimulation pour induire la production d'IL-2 par les lymphocytes T cytotoxiques, assurant ainsi directement leur stimulation et leur différenciation.

12.2.3 Sélection et activation des lymphocytes B

Au cours de l'étape de la sélection, le lymphocyte B qui porte le récepteur spécifique de l'antigène est sélectionné parmi le répertoire de tous les lymphocytes B disponibles. À l'issue de cette sélection, le lymphocyte est activé et forme un clone de nombreuses cellules filles qui produiront des immunoglobulines spécifiques de cet antigène.

Cependant, l'activation des lymphocytes B implique généralement la participation des lymphocytes T auxiliaires (Th). Au cours de l'interaction, le lymphocyte T sécrète des cytokines et envoie un signal d'activation au lymphocyte B. Le type de cytokines sécrétées par les lymphocytes Th influera sur les classes d'immunoglobulines qui seront synthétisées par les lymphocytes B. La classe dépend aussi de la commutation des immunoglobulines synthétisées au cours de la réponse immunitaire (passage des IgM aux IgG).

Le lymphocyte B activé entame alors une phase de multiplication et de différenciation à l'issue de laquelle seront produits des plasmocytes sécréteurs d'immunoglobulines. La figure 12.2 illustre le principe de la sélection clonale et de l'activation des lymphocytes B.

La stimulation des lymphocytes B peut aussi s'effectuer sans l'intervention des lymphocytes T, notamment à l'égard de certains antigènes (lipopolysaccharides de la paroi des bactéries à Gram négatif, polysaccharides des pneumocoques, etc.). On remarque cependant que la réponse dirigée contre de tels antigènes est principalement le fait des IgM. En revanche, on note que la production d'IgG, d'IgA et d'IgE requiert la participation des lymphocytes T. Par ailleurs, les lymphocytes B activés par ces antigènes thymo-indépendants ne donnent pas de cellules mémoires.

12.3 Phase d'amplification

La phase d'amplification, qui dure de cinq à huit jours, correspond à la période durant laquelle les lymphocytes activés se multiplient par mitoses successives pour former des clones de cellules spécifiques d'un antigène. À l'issue de ce processus de différenciation, il se formera donc trois catégories possibles de lymphocytes effecteurs :

- les lymphocytes T auxiliaires qui sécrètent des interleukines qui participeront aux coopérations entre les différents groupes de cellules impliquées dans la réponse immunitaire ;
- les lymphocytes T CD8, qui évoluent en lymphocytes T cytotoxiques et qui interviendront dans les réactions de cytotoxicité ;
- les lymphocytes B, qui deviennent des plasmocytes sécréteurs d'anticorps circulants produisant la réponse humorale.

12.4 Phase effectrice

La phase effectrice est caractérisée par deux types de réponses. Généralement combinées, leur importance et leur efficacité dépendent de la nature des cibles vers lesquelles elles sont dirigées. Les réactions humorales apparaissent surtout à l'égard d'agresseurs microbiens à développement extracellulaire, alors que les réactions cellulaires sont principalement mises en œuvre dans la destruction des parasites à développement intracellulaire ou des cellules reconnues comme étrangères. Elles interviennent donc dans la lutte antivirale, l'immunité antitumorale, le rejet des greffes, la réaction du greffon contre l'hôte et les réactions d'hypersensibilité retardée. Ces aspects spécifiques de l'immunité à médiation cellulaire sont traités dans les chapitres 13 et 14.

12.4.1 Réponse humorale

La réponse humorale se traduit par la synthèse et la sécrétion, par les lymphocytes B (ou les plasmocytes issus de leur prolifération), d'immunoglobulines spécifiques des antigènes qui ont déclenché la réaction immunitaire.

Spécificité de la réponse humorale selon les tissus

La nature des anticorps produits lors d'une réponse humorale varie selon le lieu d'introduction de l'antigène.

Les antigènes introduits dans le sang sont généralement captés par les macrophages et les cellules dendritiques de la rate. Ces cellules présentatrices traitent l'antigène et le présentent aux lymphocytes T spécifiques en association avec les molécules de classe II du CMH. Ils stimulent les lymphocytes B présentant le même antigène à produire des IgG.

Quant aux antigènes introduits dans les tissus, ils sont emportés par la lymphe jusqu'aux ganglions lymphatiques. C'est là qu'ils sont captés et traités par les lymphocytes B, les macrophages et les cellules dendritiques. Par un mécanisme similaire, les lymphocytes B sont stimulés et produisent des immunoglobulines.

Enfin, s'ils sont introduits dans les muqueuses, les antigènes entrent en contact avec les lymphocytes T situés dans la muqueuse. Une réaction humorale particulière est mise en œuvre et aboutit à la production d'IgA qui assureront la protection de ces muqueuses. C'est ce qui se passe en particulier au niveau du tube digestif auquel est associé un système immunitaire muqueux particulièrement développé.

Figure 12.2 Sélection clonale et activation des lymphocytes B

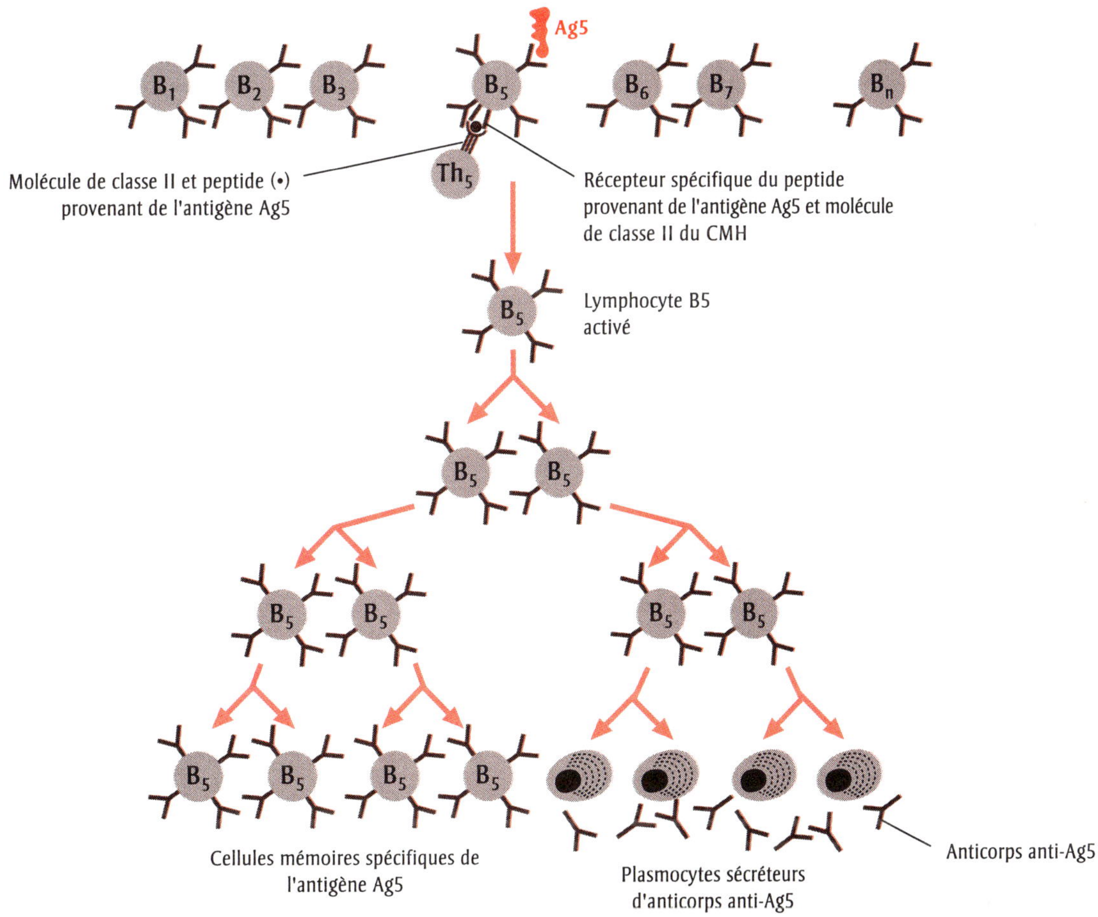

Le lymphocyte B dont le récepteur est spécifique de l'antigène présent (par exemple un antigène spécifique quelconque que nous appellerons ici Ag5) est sélectionné parmi le répertoire de tous les lymphocytes B disponibles. Après avoir été apprêté à l'intérieur du lymphocyte, l'antigène est présenté aux lymphocytes Th spécifiques en conjonction avec des molécules de classe II du complexe majeur d'histocompatibilité. À l'issue de l'interaction entre les deux lymphocytes, des signaux d'activation sont échangés et le lymphocyte B entreprend une phase de multiplication.

Aspects quantitatifs de la réponse humorale

La mesure qualitative et quantitative des anticorps formés permet de faire la distinction entre la réponse primaire et la réponse secondaire, selon qu'il s'agit d'un premier contact avec l'antigène ou d'un rappel, c'est-à-dire de tout contact subséquent.

Réponse primaire

Trois phases caractéristiques peuvent être décrites (figure 12.3) pour la réponse primaire : phases de latence, de croissance et de décroissance.

La mesure quantitative montre qu'il existe un temps de latence avant que les anticorps n'apparaissent. Plusieurs facteurs influent sur la durée de cette période : nature de l'antigène, état du développement du système immunitaire, voie de pénétration de l'antigène, dose d'antigène, etc.

Au cours de la phase de croissance, la quantité d'anticorps croît exponentiellement avant d'atteindre un plateau correspondant à une concentration maximale.

La phase de décroissance est caractérisée par la diminution plus ou moins rapide de la classe d'immunoglobulines produite.

Réponse secondaire

Une seconde injection du même antigène avant la disparition des anticorps (aussi appelée rappel) entraîne une réponse secondaire caractérisée par sa précocité, son intensité et sa durée. Le temps de latence est habituellement deux fois plus court ; la phase de croissance est exponentielle, mais la concentration maximale est plus forte et est atteinte plus rapidement qu'au cours de la réponse primaire. De plus, la concentration des anticorps décroît beaucoup plus lentement.

Par ailleurs, l'existence d'une réponse secondaire illustre le concept de mémoire immunologique. Un organisme est capable de répondre rapidement à un antigène une fois qu'il y a été sensibilisé. La mémoire est telle qu'elle peut persister plusieurs années chez l'Homme, voire le restant de sa vie, longtemps après que les anticorps sont encore en concentrations mesurables ou alors qu'ils ont totalement disparu. C'est ce principe qui est à l'origine des injections de rappel dans les vaccinations anti-infectieuses.

Aspects qualitatifs

On note généralement une variation qualitative des anticorps produits au cours des réponses primaire et secondaire. Ces variations concernent notamment la classe des anticorps produits.

Au début de la réponse primaire, les anticorps produits sont des IgM (figure 12.4). Ils sont progressivement remplacés par des IgG. Dans la réponse secondaire, ce sont presque exclusivement des IgG qui sont produites.

12.4.2 Réponse cellulaire

La réponse spécifique à médiation cellulaire est essentiellement dirigée vers des antigènes de surface reconnus comme étrangers, c'est-à-dire vers les cellules parasitées par des virus, les allogreffes et les cellules tumorales, qui partagent la caractéristique de présenter à leur surface cellulaire des marqueurs antigéniques reconnus comme étrangers. Dans le cas d'une infection causée par un agresseur à développement intracellulaire, l'agresseur et la cellule hôte sont détruits. Il peut être avantageux que le mécanisme de destruction puisse à la fois

Figure 12.3 **Aspects quantitatifs des réponses primaire et secondaire**

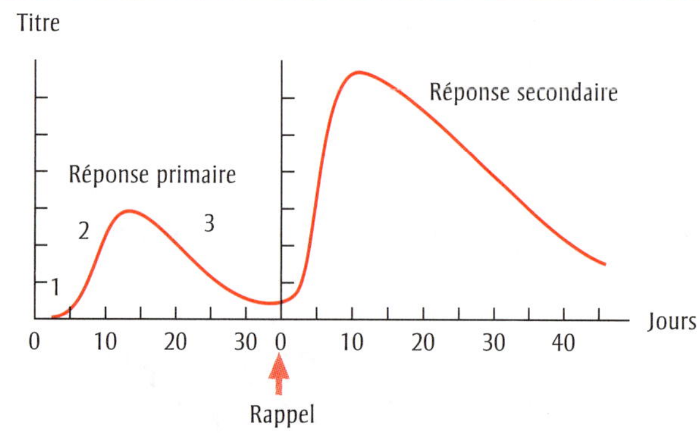

La réponse primaire est lente à s'établir. Elle est caractérisée par un titre d'anticorps relativement faible. À la suite d'une injection de rappel apparaît une réponse secondaire caractérisée par sa précocité (le temps de latence est très court), son intensité et sa durée. 1) phase de latence ; 2) phase de croissance ; 3) phase de décroissance.

Figure 12.4 **Aspects qualitatifs des réponses primaire et secondaire**

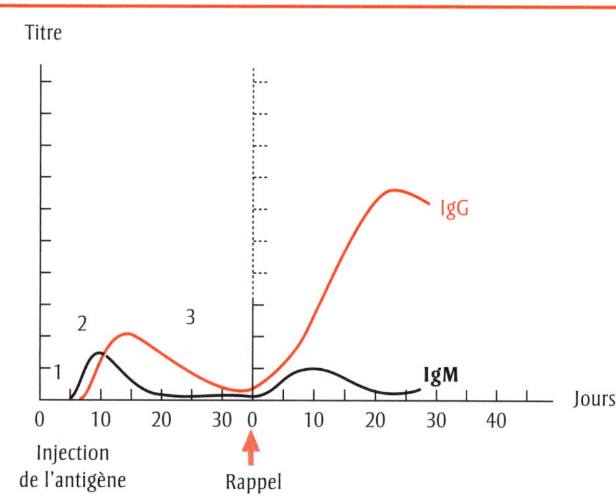

On observe une variation de la classe des immunoglobulines produites au cours des réponses primaire et secondaire. On note que les IgM apparaissent d'abord et sont progressivement remplacées par les IgG. En revanche, au cours de la réponse secondaire, la quasi-totalité des immunoglobulines produites sont des IgG.

détruire non seulement la cellule infectée, mais aussi le matériel génétique de l'hôte infectieux. La réponse cellulaire est assurée par les lymphocytes T cytotoxiques.

Ces lymphocytes T cytotoxiques sont principalement des lymphocytes CD8. Ils reconnaissent les antigènes des cellules cibles en conjonction avec des molécules de classe I du CMH et détruisent ces cellules par apoptose.

Les lymphocytes T CD8 détruisent les cellules cibles par apoptose grâce aux molécules toxiques qu'ils ont mis en réserve dans leur cytoplasme. En se liant aux antigènes portés par la cellule cible, ces lymphocytes T cytotoxiques établissent un contact étroit indispensable au déroulement de l'apoptose. La figure 12.5 illustre ce processus.

Il est à noter que, dans certaines conditions, des lymphocytes T CD4 peuvent aussi exercer des fonctions cytotoxiques. Dans ce cas, les molécules de reconnaissance sont des molécules de CMH de classe I et la cytotoxicité est assurée par des cytokines particulières.

12.5 Phase de mémorisation

La phase de mémorisation est assurée par des cellules mémoires qui se sont différenciées au cours de la phase d'amplification de la réponse primaire vis-à-vis d'un agent infectieux donné. Cette phase de mémorisation constitue une caractéristique intéressante de la réponse spécifique (voir figure 12.2). En effet, les cellules mémoires permettront au système immunitaire de répondre ultérieurement de façon plus rapide et plus intense,

Figure 12.5 **Mécanisme de l'apoptose**

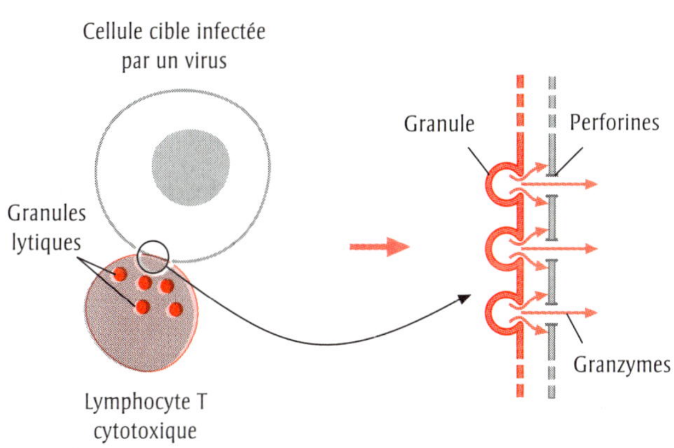

Les lymphocytes T cytotoxiques détruisent les cellules cibles par l'intermédiaire de substances à pouvoir lytique contenues dans des granulations. Les lymphocytes établissent un contact étroit avec les cellules cibles et libèrent le contenu de leurs granules. La perforine entraîne la formation de pores dans la membrane plasmique, ce qui permet aux granzymes de pénétrer dans la cellule et de détruire la cellule.

donc plus efficace, à l'égard de cet agent car il dispose d'un certain nombre de cellules prêtes à réagir contre ce même antigène en cas de besoin.

Produites dans les centres germinatifs des ganglions lymphatiques et de la rate, les cellules mémoires sont des lymphocytes B et des lymphocytes T qui arrêtent leur différenciation. Toutefois, le mécanisme de cette mémoire immunologique n'est pas encore clairement établi.

12.6 Régulation de la réponse immunitaire

Plusieurs mécanismes contribuent à réguler le déroulement des réponses immunitaires. Cette régulation permet de limiter les réactions immunitaires, d'éviter des réactions immunitaires inappropriées et d'éliminer les cellules qui ont rempli leur fonction.

À la fois fine et complexe, la régulation des réponses immunitaires repose sur l'intervention des lymphocytes T auxiliaires (Th), sur la production de cytokines, sur la participation probable de cellules à activité suppressive, sur l'élimination des cellules différenciées et sur d'autres facteurs.

Certains lymphocytes T pourraient se comporter comme des cellules suppressives qui bloquent la réponse mise en œuvre par d'autres lymphocytes vis-à-vis d'un antigène particulier. Toutefois, leur existence ne fait pas l'unanimité et on n'a pas encore réussi à les isoler. On pensait que ces lymphocytes Ts (T suppreseurs) étaient CD8, mais aucun marqueur spécifique n'a pu être mis en évidence.

L'élimination des cellules différenciées qui ont participé à la réponse immunitaire est un autre moyen de régulation. La destruction des cellules pourrait faire appel à deux mécanismes :

- la privation des facteurs de croissance nécessaires à leur survie, expliquant la durée de vie limitée des cellules effectrices une fois qu'elles ont quitté l'environnement dans lequel elles se sont différenciées (les organes lymphoïdes secondaires);
- la mort par apoptose des lymphocytes B et T.

La production des anticorps fait elle aussi l'objet d'une régulation. Cette régulation reposerait sur l'intervention d'anticorps dirigés contre des sites particuliers des immunoglobulines qui se comportent comme des antigènes (théorie du réseau idiotypique).

Concepts clés à retenir

1. L'**immunité spécifique** désigne l'ensemble des réactions immunitaires spécifiques destinées à éliminer un agent immunogène particulier.
2. Ces réactions reposent sur la production d'**anticorps** par les **lymphocytes B**, et les **réactions de cytotoxicité** assurées par les **lymphocytes T**.
3. Le déroulement des réactions immunitaires spécifiques s'effectue en quatre phases : **induction**, **amplification**, **phase effectrice**, **mémorisation**.
4. La phase d'induction est marquée par la **sélection** et l'**activation** des clones de cellules spécifiques de l'antigène.
5. L'activation des lymphocytes T met en jeu l'intervention de **cellules accessoires**, des **molécules du CMH** et de **signaux de costimulation**. L'activation des lymphocytes B est assurée par l'intermédiaire d'**immunoglobulines de membrane**.
6. La phase d'amplification est caractérisée par la **multiplication** et la **différenciation** des clones activés de cellules effectrices. Ce processus aboutit à la formation de trois catégories possibles de lymphocytes effecteurs : des **lymphocytes T auxiliaires**, des **lymphocytes T cytotoxiques** et des **lymphocytes B**.
7. La phase effectrice est caractérisée par le déroulement de réactions à **médiation humorale (anticorps)** et à **médiation cellulaire (réactions de cytotoxicité)**.
8. Les réactions humorales sont assurées par les **lymphocytes B**. Au premier contact avec l'antigène, la production d'anticorps de la **réponse primaire** est faible, lente à apparaître et caractérisée par la production successive d'IgM et d'IgG.
9. La **réponse secondaire** vis-à-vis du même antigène se caractérise par sa précocité, son intensité, sa durée et par une production d'IgG.
10. Les réactions de cytotoxicité sont assurées par les **lymphocytes T cytotoxiques** qui détruisent les cellules cibles par **apoptose**.
11. Les réactions immunitaires spécifiques sont caractérisées par la production de **cellules mémoires** qui produiront une réponse secondaire plus intense et plus rapide lors de contacts ultérieurs avec le même antigène.

Références et lectures suggérées

Bach, J-F. *Immunologie. De la biologie à la clinique*. 3e éd., Paris, Flammarion, Médecine-Sciences, 1999.

Bellardelli, F., « Roles of Interferons and Others Cytokines in the Regulation of the Immune System ». *Acta Pathologica, Microbiologica, et Immunologica Scandinavica (APMIS)*, 1995, vol. 103, p. 161-179.

Benjamini, E., Coico, R. et Sunshine. *Immunology, A Short Course*. 4e éd., Wiley-Liss, New York, 2000.

Burmester, G. R. et A. Pezzutto. *Atlas de poche d'immunologie*. Paris, Flammarion, Médecine-Sciences, 2000.

Daëron, M., Fougereau, M., Frifman, W. H., Moulin, A-M. et J-P. Revillard. *Le système immunitaire ou l'immunité cent ans après Pasteur*. Dossiers documentaires. Paris, Inserm Nathan, 1995.

Genetet, N. (coordinateur). *Immunologie*. 3e éd., Paris, Techniques et Documentation. 1995.

Groux, H. « An Overview of Regulatory T cells » *Microbes and Infection*, 2001, vol. 3, p. 883-889.

Homberg, J. C. *Immunologie fondamentale*. Paris, Éditions ESTEM. 2000.

Janeway, C. A., Travers, P., Walport, M. et J. D. Capra. *Immunobiology*. 4e éd., Garland, 1999.

Lydyard, P.M, Whelam, A. et M. W. Fanger. *Instant Notes in Immunology*. New York, Springer-Verlag, 2000.

Macpherson, A. J., Hunzinker. McCoy, K. et A; Lamarre. « IgA Responses in the Intestinala Mucosa Against Pathogenic and Non-pathogenic Microorganisms » *Microbes and Infection*, 2001, vol. 3., p 1021-1035.

Revillard, J. P. *Immunologie*. Bruxelles, De Boeck, 1995.

Virella, G. (coordonateur). *Introduction to Medical Immunology*. 4e éd., New York, M. Dekker, 1998.

Chapitre 13

Immunité antitumorale et de la transplantation

Sommaire

13.1 Introduction

L'apparition d'une tumeur et la tranplantation d'un organe ou d'un tissu étranger s'accompagnent généralement de phénomèmes immunitaires.

L'immunologie s'intéresse activement aux phénomènes immunitaires qui accompagnent l'apparition et le développement des tumeurs. Comme on le verra plus loin, la présence d'antigènes particuliers à la surface des cellules tumorales est une marque de leur transformation. Elles deviennent ainsi étrangères à l'hôte, mais elles n'en sont pas moins acceptées très souvent, ce qui traduit la complexité du mécanisme de reconnaissance du soi et du non-soi.

Par ailleurs, grâce aux progrès de la chirurgie et au raffinement des thérapeutiques immunosuppressives, la transplantation d'organes est une alternative thérapeutique à laquelle on a régulièrement recours pour pallier la défaillance irréversible d'un organe (cœur, poumons, foie, rein, cornée, etc.) ou pour traiter d'autres pathologies (greffe de moelle osseuse). Le taux de réussite de ces transplantations est élevé mais la réaction immunitaire de rejet demeure toujours un problème important. Ce rejet est causé par le système immunitaire du receveur qui associe le greffon au non-soi.

13.2 Immunité antitumorale

Sur le plan immunologique, le développement d'une tumeur constitue un véritable paradoxe : tout se passe comme si le système immunitaire devenait incapable de détruire des cellules qu'il reconnaît pourtant comme étrangères et contre lesquelles il produit effectivement des anticorps et des cellules cytotoxiques. Avant d'aborder les aspects immunitaires de la défense antitumorale, et quelques applications relatives au diagnostic, au traitement et à la prévention des cancers, il convient de préciser les caractéristiques des cellules cancéreuses.

13.2.1 Caractéristiques des cellules cancéreuses

Pendant des années, on s'est demandé ce qui transformait une cellule normale et disciplinée en une cellule rebelle qui se multiplie de façon anarchique, qui envahit les tissus avoisinants, formant des métastases et altérant les fonctions vitales de l'organisme (figure 13.1).

On sait aujourd'hui qu'une cellule cancéreuse est une cellule transformée sous l'action de différents facteurs (radiations, composés chimiques, virus). Les cellules cancéreuses se distinguent des cellules normales par plusieurs caractéristiques :

- multiplication incontrôlée ;
- désorganisation du contrôle des gènes ;
- absence de réponse aux substances régulatrices de croissance ;
- modification de l'état de différenciation ;
- perturbations des fonctions cellulaires ;
- production de substances particulières ;
- désorganisation du cytosquelette ;
- perte d'adhérence ;
- présence d'antigènes tumoraux.

Figure 13.1 Développement des tumeurs

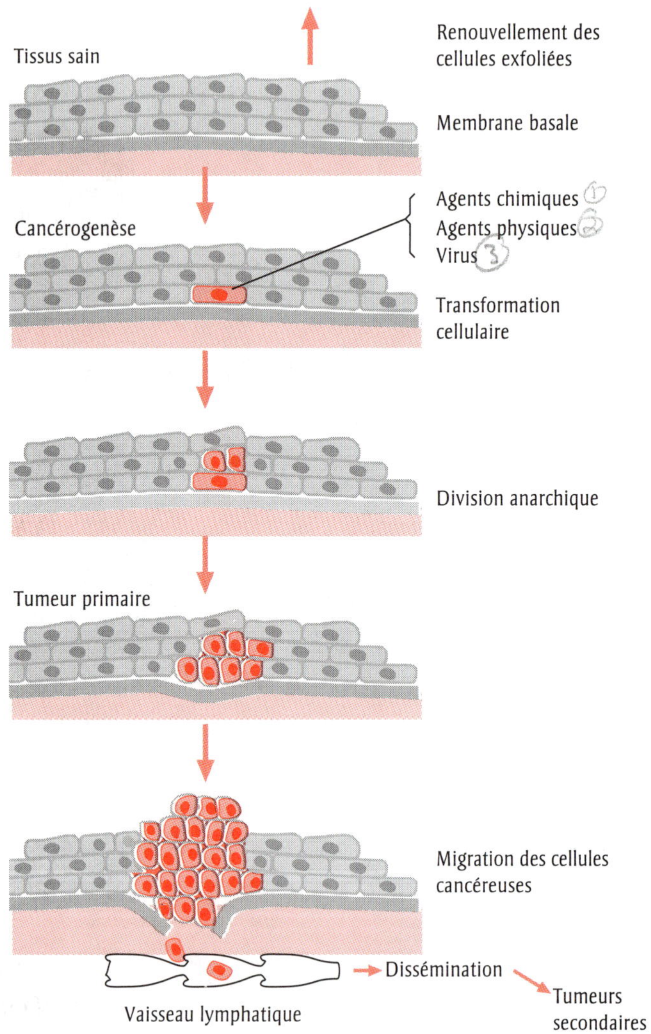

Le développement des tumeurs est induit par l'action de divers facteurs sur les cellules souches qui assurent le renouvellement des cellules adultes. Sous l'action de facteurs cancérogènes, une cellule souche peut être transformée et acquérir de nouvelles caractéristiques. Les différentes fonctions de la cellule transformée sont profondément perturbées : elles sont incapables de contrôler leur division et présentent une perte d'adhérence. Les cellules tumorales envahissent progressivement les tissus sains avoisinants. Beaucoup moins adhérentes, les cellules tumorales peuvent se détacher de la tumeur primaire. : emportées par les vaisseaux sanguins et les vaisseaux lymphatiques, ces cellules donnent naissance à des métastases et forment des tumeurs secondaires.

Antigènes tumoraux

Les antigènes tumoraux sont des molécules dont la production résulte du dérèglement du contrôle de l'activité des gènes dans les cellules tumorales. On pense que la réaction immunitaire antitumorale est dirigée contre ces antigènes, lesquels constituent aussi des cibles idéales pour des agents cytotoxiques liés à des anticorps monoclonaux spécifiques.

On distingue généralement trois mécanismes d'apparition des antigènes tumoraux :

- la synthèse de nouvelles molécules, que l'on observe le plus souvent dans le développement de tumeurs provoquées par des virus oncogènes ; ces nouveaux marqueurs présents à la surface cellulaire peuvent être codés par le génome viral ou par le génome de la cellule transformée ;
- la modification des constituants cellulaires normaux, qui peut résulter de la perte ou de l'addition de certains groupes moléculaires, de leur réarrangement spatial, ou de l'apparition de molécules normalement masquées ;
- la diffusion d'antigènes intracellulaires ; situés dans le noyau ou dans le cytoplasme, ces antigènes sont rejetés dans les liquides interstitiels après l'éclatement de la cellule tumorale.

Le tableau 13.1 donne les principales caractéristiques de ces différentes catégories d'antigènes tumoraux et des exemples de leur localisation. Certains de ces antigènes sont d'excellents candidats pour d'éventuelles immunothérapies.

13.2.2 Réaction immunitaire antitumorale

Les tumeurs sont l'objet d'une réaction immunitaire dirigée contre les différentes catégories d'antigènes qui caractérisent les cellules tumorales. La réaction immunitaire antitumorale repose surtout sur des mécanismes de cytotoxicité assurés par les lymphocytes T cytotoxiques et par les cellules tueuses naturelles (NK).

Réactions de cytotoxicité

Les tumeurs sont la cible des lymphocytes T cytotoxiques et des cellules tueuses naturelles (cellules NK).

Les lymphocytes T CD8 infiltrent les tumeurs en grand nombre. Ils détruisent ces cellules par l'intermédiaire de molécules toxiques qu'ils sécrètent après s'être fixés sur les antigènes de leur cible. Les lymphocytes détruisent la cellule cible par cytolyse ou par apoptose.

Les cellules NK possèdent la capacité de lyser spontanément les cellules tumorales, c'est-à-dire sans qu'aucune sensibilisation préalable ne soit nécessaire. Elles constituent donc une première ligne de défense antitumorale naturelle. Ce sont, en quelque sorte, des cellules sentinelles capables de reconnaître et de détruire précocement des cellules transformées. Les cellules NK exercent leur pouvoir cytolytique à l'aide de récepteurs spécialisés qui leur permettent de détruire les cellules qui portent peu ou pas de molécules d'histocompatibilité de classe I, une caractéristique que

Tableau 13.1 Antigènes tumoraux chez l'Homme

Antigènes	Caractéristiques	Noms	Tumeurs exprimant l'antigène
Antigènes spécifiques de cellules tumorales communs à plusieurs types de cancers	Initialement trouvés dans les cellules de mélanome, ces antigènes sont présents dans plusieurs types de cancers	Antigènes codés par les gènes MAGE, BAGE et RAGE	Mélanome Carcinomes du poumon, de la vessie, de l'estomac, de l'œsophage, de l'ovaire Carcinome hépatocellulaire
Antigènes de différenciation	Antigènes spécifiques de cellules normales et retrouvés sur les cellules tumorales correspondantes	Antigène carcino-embryonnaire Antigène prostatique Immunoglobuline de surface	Carcinome du côlon Prostate Lymphome
Antigènes issus de mutations	Antigènes synthétisés dans les cellules tumorales par suite de mutations	CDK4 *bcr-abl*	Mélanome Leucémie myéloïde chronique
Antigènes exprimés par les cellules normales et surexprimés par les cellules tumorales	Antigènes présents à faible densité sur les cellules normales, mais en grand nombre sur certaines cellules tumorales		Carcinomes du sein et de l'ovaire
Antigènes produits d'oncogènes		HPV type 16	Carcinome cervical

présentent notamment les cellules tumorales (voir Chapitre 9, *Organes et cellules immunitaires*).

En plus des réactions de cytotoxicité, les antigènes tumoraux induisent la production d'anticorps, mais on croit que la réponse humorale n'intervient que très faiblement dans l'élimination des tumeurs. Il est probable, cependant, que ces anticorps interviennent indirectement dans des réactions de cytotoxicité dépendante des anticorps (réactions ADCC) assurées par les cellules NK et par les macrophages qui possèdent des récepteurs pour les fragments Fc des immunoglobulines.

Mécanismes d'échappement des cellules tumorales au contrôle immunitaire

Comment les cellules tumorales peuvent-elles continuer de se développer malgré l'intervention des réactions immunitaires? Cette question est encore largement sans réponse, mais il est clair que les cellules tumorales échappent à la vigilance et à la destruction. Plusieurs stratégies d'évitement permettent aux cellules tumorales d'échapper à l'action du système immunitaire. Quelques hypothèses ont été avancées et montrent que les cellules tumorales pourraient faire appel à différentes tactiques:

- une faible expression des antigènes qui servent de cibles aux lymphocytes T cytotoxiques;
- des mutations entraînant la perte des antigènes tumoraux qui servent de cible aux cellules cytotoxiques;
- des cellules tumorales exprimant une très petite quantité d'antigènes de classe I;
- une faible expression des molécules de co-stimulation des lymphocytes T cytotoxiques;
- la production par les cellules tumorales de protéines inhibitrices, dont le TGF-bêta (*Transforming Growth Factor*)

13.2.3 Perspectives thérapeutiques

L'immunologie propose aujourd'hui différentes stratégies en vue d'éliminer les cellules tumorales, que l'on peut utiliser en remplacement des traitements conventionnels (ablation chirurgicale, radiothérapie, chimiothérapie) ou en complément de ceux-ci. Plusieurs moyens de lutte ont été développés dans le courant des dernières années (tableau 13.2), en particulier l'immunothérapie active, spécifique et non spécifique, ainsi que l'immunothérapie passive (figure 13.2).

13.3 Immunité de la transplantation

Avant d'envisager les aspects génétiques et le mécanisme du rejet des greffes, il importe de préciser que les termes *greffe* et *transplantation* ne devraient pas être utilisés indifféremment car ils ne sont pas synonymes. Le mot greffe est réservé au transfert de tissus ou de cellules (greffe de peau, greffe de moelle osseuse) tandis que le mot transplantation s'applique au transfert d'organes entiers (cœur, rein, poumon) nécessitant une anastomose vasculaire, c'est-à-dire l'abouchement des vaisseaux sanguins de l'organe transplanté à ceux de l'organisme.

On qualifie de donneur le sujet qui fournit le greffon, et de receveur celui qui le reçoit. Il faut préciser, par ailleurs, qu'il existe de multiples combinaisons entre donneurs et receveurs et que l'on emploie des termes différents selon que le greffon provient de l'individu à qui l'on fait la greffe (autogreffe), selon que donneurs et receveurs sont génétiquement identiques (syngreffe), qu'ils sont génétiquement différents mais de même espèce (allogreffe) ou d'espèces différentes (xénogreffe). Le tableau 13.3 rappelle ces définitions.

Tableau 13.2 Perspectives thérapeutiques en immunothérapie des tumeurs

Approches thérapeutiques	Caractéristiques
Immunothérapie active	
Spécifique	Immunisation du sujet contre les cellules de sa propre tumeur.
Non spécifique	Utilisation d'adjuvants qui amplifient la réponse immunitaire.
Immunothérapie passive	
Transfert de cellules immunitaires	Transfert de lymphocytes T sensibilisés ou de cellules NK.
Transfert d'anticorps	Utilisation d'anticorps monoclonaux radioactifs et d'immunotoxines capables de se fixer de manière élective aux cellules tumorales pour les détruire.
Normalisation cellulaire	Utilisation de substances induisant la reprise du programme génétique normal et le retour à l'état de différenciation initial. Ce retour à la normale s'accompagne de la perte de la malignité.

13.3.1 Origines génétiques et réactions de rejet

L'origine génétique des donneurs et des receveurs détermine la compatibilité des tissus qu'ils peuvent échanger et détermine le devenir de la greffe. En effet, pour être acceptées, les cellules des tissus greffés doivent porter des antigènes d'histocompatibilité identiques à ceux du receveur ou des antigènes qui sont à tout le moins compatibles avec ceux du receveur. Rappelons (chapitre 10) que les antigènes d'histocompatibilité présents à la surface des cellules sont contrôlés par les gènes du complexe majeur d'histocompatibilité et que les antigènes d'histocompatibilité constituent le support matériel de la distinction du soi et du non-soi. Ainsi, une autogreffe de peau est généralement bien tolérée puisque le transfert des tissus s'effectue d'une zone de l'individu à une autre zone (un morceau de peau prélevé sur la cuisse greffé sur la main ou le visage) et que l'on n'introduit pas de cellules porteuses d'antigènes étrangers. Par contre, des individus génétiquement éloignés ou étrangers

Figure 13.2 Immunothérapie des cancers

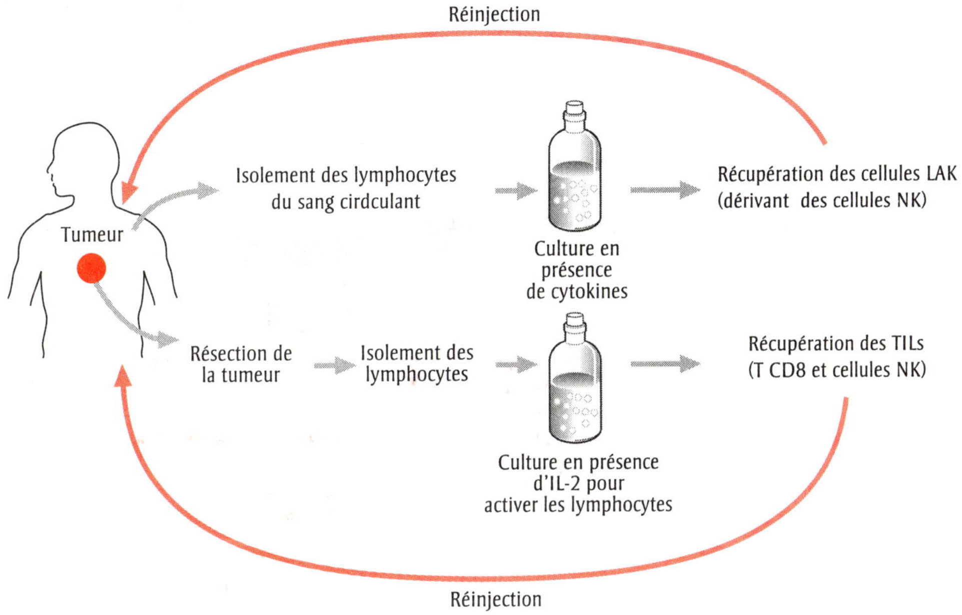

Il est possible de renforcer la réponse immunitaire antitumorale en stimulant l'activité cytotoxique des des cellules NK et des lymphocytes Tc (CD8).

a) Du sang circulant prélevé, on isole les lymphocytes d'une personne atteinte d'une tumeur. On les met en culture en présence de cytokines (IL-2). Ces cytokines stimulent la multiplication et l'activation des cellules NK qui se transforment en cellules LAK (*Lymphokine Activated Killer*). Les cellules LAK réintroduites s'attaquent aux cellules tumorales et les détruisent.

b) Des lymphocytes infiltrant la tumeur (ou TILs, pour *Tumor Infiltrating lymphocytes*) sont récupérés après résection de la tumeur. Leur culture *in vitro* en présence de cytokines permet de stimuler la multiplication de ces lymphocytes T CD8 et des cellules NK et d'amplifier leur pouvoir toxique à l'égard des cellules tumorales. On réussit ainsi à augmenter le nombre de lymphocytes T cytotoxiques spécifiques des antigènes tumoraux. Par la suite, les TILs réintroduits s'attaquent aux cellules tumorales.

Tableau 13.3 Définition des différents types de greffe selon les caractéristiques du donneur et du receveur

Types de greffe	Caractéristiques du donneur et du receveur
Autogreffe (greffe **autologue**)	Le donneur et le receveur sont le même individu
Syngreffe (greffe **syngénique**)	Le donneur et le receveur sont génétiquement identiques (jumeaux homozygotes)
Allogreffe (greffe **allogénique**)	Le donneur et le receveur sont génétiquement différents mais appartiennent à la même espèce
Xénogreffe (greffe **xénogénique**)	Le donneur et le receveur appartiennent à des espèces différentes

(et encore plus des individus provenant d'espèces différentes) ont de fortes chances de porter des gènes et des antigènes d'histocompatibilité différents. Reconnaissant le caractère étranger de ces antigènes, le système immunitaire déclenche une réaction de rejet : la greffe est inéluctablement rejetée. C'est une réaction de l'hôte contre le greffon qui survient dans la très grande majorité des cas.

Il arrive en plus, dans des circonstances particulières, que le greffon réagisse contre l'hôte. Cette réaction du greffon contre l'hôte est due au fait que certains greffons contiennent un nombre important de cellules lymphoïdes capables d'induire une telle réaction, ce qui entraîne la destruction des tissus de l'hôte.

13.3.2 Devenir des greffes

Le devenir d'une greffe dépend dans une large mesure du degré de compatibilité entre les tissus du receveur et du donneur. Cette compatibilité est génétiquement commandée et détermine la compatibilité des tissus qu'ils peuvent échanger et le devenir de la greffe.

Autogreffe et greffe syngénique de peau

Dans le cas d'autogreffe et de greffe syngénique, les tissus greffés sont compatibles et ne déclenchent pas de réaction de rejet. Dès le deuxième jour, la peau greffée est vascularisée ; elle présente rapidement un aspect normal sans infiltration cellulaire ainsi qu'une intense activité mitotique. Vers le huitième jour, la prise est définitive.

Allogreffe

Lorsqu'il s'agit d'une allogreffe, les tissus incompatibles sont rejetés. Dans le cas d'un rejet aigu précoce, le rejet s'effectue dans les 10 jours suivant la greffe. Mais on observe parfois des rejets deux ou trois ans après la greffe.

Vers le troisième jour après la greffe, on observe l'établissement d'une vascularisation mais on note aussi une importante infiltration par des lymphocytes, des lymphoblastes, des plasmocytes et des macrophages. Au cinquième jour, on observe une modification de la vascularisation : les vaisseaux sanguins sont dilatés, engorgés et ils se rompent. Les cellules immunitaires envahissent le greffon. Une semaine après la greffe, les premiers signes de nécrose tissulaire apparaissent. L'accumulation de liquide exsudé puis l'arrêt de l'afflux sanguin entraînent une modification de la peau greffée : d'abord rose, la peau devient rouge puis vire au jaune et au brun. La nécrose s'intensifie et le greffon est éliminé.

Transplantations d'organes allogéniques

Les organes allogéniques transplantés subissent le même sort que les allogreffes de peau mais le rejet est plus lent : l'infiltration cellulaire est modérée et la nécrose progressive. De plus, le rejet est accompagné d'une dépression graduelle de la fonction de l'organe transplanté. Cette manifestation est importante car elle permet de détecter les signes précoces de rejet. Ainsi, le rejet du rein est accompagné d'une diminution progressive de la fonction rénale et du débit sanguin rénal ; le rejet du cœur s'accompagne de la diminution du débit cardiaque et l'électrocardiogramme présente un certain nombre d'anomalies.

13.3.3 Mécanismes du rejet des greffes

Le rejet des allogreffes survient à la suite de diverses réactions immunitaires à médiation cellulaire et à médiation humorale mais, parmi les nombreux agents effecteurs en cause dans ces réactions, les lymphocytes T jouent un rôle déterminant.

La réaction de rejet peut être divisée en trois étapes : sensibilisation des lymphocytes, migration des cellules sensibilisées et destruction du greffon (figure 13.3).

Sensibilisation

La première étape est une étape de sensibilisation caractérisée par l'activation, la prolifération et la différenciation des lymphocytes T cytotoxiques en réponse aux alloantigènes de transplantation. Ils peuvent être reconnus sur place, dans la greffe, par les macrophages attirés par la réaction inflammatoire ainsi que par les lymphocytes qui circulent constamment. Les antigènes de transplantation peuvent aussi être reconnus dans les ganglions régionaux. Cette étape de sensibilisation implique des lymphocytes TCD4, des lymphocytes T CD8 et les cellules dendritiques.

La reconnaissance des alloantigènes s'effectue conjointement par deux mécanismes. Le premier est sous la responsabilité des cellules dendritiques présentes dans le greffon. Ces cellules migrent par voie sanguine (transplantation d'organes) ou par voie lymphatique vers les ganglions lymphatiques régionaux (greffe de peau, par exemple). Ce sont elles qui stimulent les lymphocytes alloréactifs dont les récepteurs sont spécifiques des molécules du complexe majeur d'histocompatibilité. Le second mécanisme est sous la dépendance des lymphocytes T dont les récepteurs sont spécifiques des peptides allogéniques provenant du greffon. Dans ce cas, les lymphocytes T sont activés par l'intermédiaire des CPA du receveur.

Migration

Les cellules sensibilisées quittent les centres lymphatiques par les vaisseaux lymphatiques efférents. Elles passent dans la circulation sanguine et traversent la paroi endothéliale des vaisseaux sanguins. Elles gagnent alors le greffon qu'elles infiltrent rapidement.

Destruction du greffon

La destruction du greffon résulte de l'intervention d'effecteurs cellulaires et de l'action des anticorps. Les vaisseaux sanguins et les tissus du greffon sont la cible de la réaction de rejet. Cette réaction est causée par l'intervention des effecteurs suivants :

Figure 13.3 Les étapes du rejet d'une allogreffe

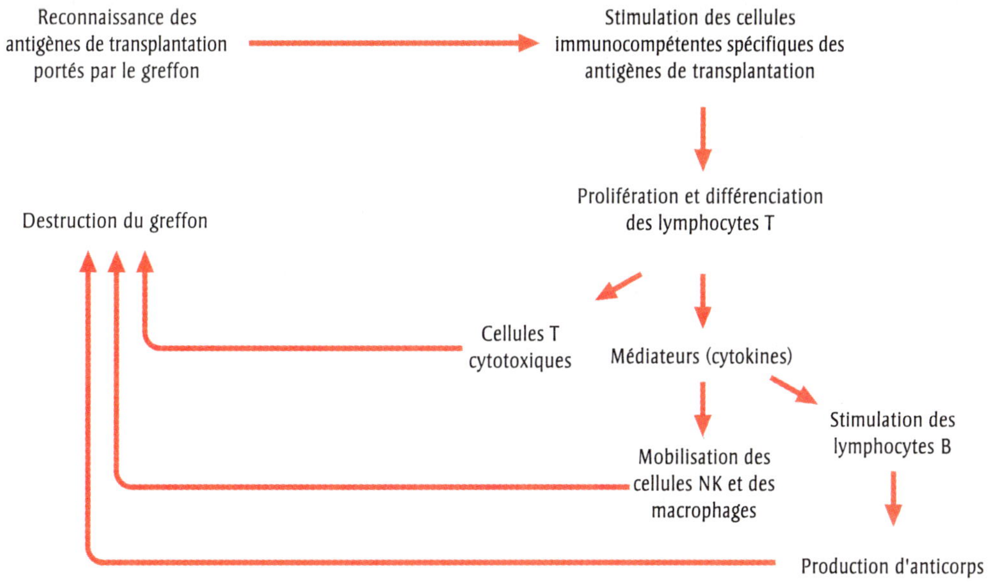

- les lymphocytes T CD4, qui sécrètent des lymphokines responsables de l'activation des macrophages qui sont responsables des premiers dommages causés au greffon;
- les lymphocytes T cytotoxiques (CD8), présents en grand nombre dans les tissus en cours de rejet, et qui s'attaquent aux membranes plasmiques des cellules du greffon.

Les cellules NK constituent un groupe de cellules qui pourraient intervenir dans le rejet des greffes car l'activité de ces cellules semble relever de la présence d'antigènes d'histocompatibilité différents de ceux qui sont codés par le complexe majeur d'histocompatibilité du sujet receveur.

Quoique leur rôle paraisse secondaire, des anticorps interviennent aussi dans le rejet des greffes. D'apparition tardive durant le processus de rejet, ces anticorps exercent une action cytotoxique responsable de la lyse des cellules cibles. Cette destruction s'effectue en présence du complément. Par ailleurs, d'autres anticorps pourraient être impliqués dans des réactions de cytotoxicité à médiation cellulaire (ADCC) auxquelles participeraient notamment les cellules NK.

13.3.4 Prévention du rejet des greffes

La réussite d'une greffe repose sur la compatibilité des tissus du donneur et du receveur. À moins que ces derniers soient des jumeaux homozygotes, il est nécessaire de vérifier la compatibilité des tissus et de faire appel à des traitements immunosuppresseurs.

Compatibilité HLA

La compatibilité HLA est la clé d'une transplantation réussie puisque ce sont les antigènes d'histocompatibilité, codés par le complexe majeur d'histocompatibilité, qui sont à l'origine du rejet des allogreffes.

Pour sélectionner parmi les receveurs celui chez qui l'organe greffé aura les meilleures chances de survie, il faut, après avoir confirmé la compatibilité ABO, entreprendre les tests suivants:

- effectuer le typage des antigènes HLA-A, B, C et DR;
- détecter la présence éventuelle d'anticorps anti-HLA dans le sérum du receveur;
- rechercher la compatibilité lymphocytaire entre donneur et receveur.

Traitements immunosuppresseurs

Il est possible d'augmenter la survie de greffes allogéniques en faisant appel à des traitements immunosuppresseurs (tableau 13.4). Comme l'indique leur qualificatif, ces traitements ont pour effet de ralentir ou de bloquer la réaction de rejet. L'immunosuppression peut être obtenue par l'action d'agents chimiques, physiques ou par l'administration de sérums antilymphocytaires. Les figures 13.4 et 13.5 expliquent le principe de la prévention du rejet des greffes par les traitements immunosuppresseurs et l'effet immunosuppresseur de la cyclosporine.

Figure 13.4 Prévention du rejet des greffes par traitements immunodépresseurs

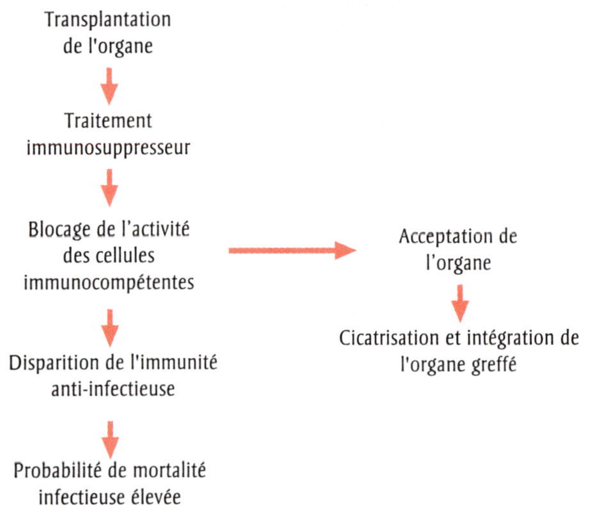

La plupart des traitements immunodépresseurs favorisent l'acceptation du greffon mais bloquent toute capacité de défense anti-infectieuse, ce qui augmente la mortalité infectieuse.

Figure 13.5 Effets immunodépresseurs de la cyclosporine

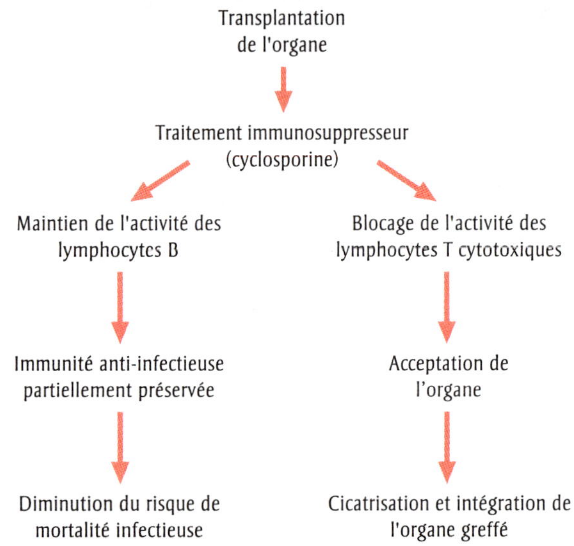

La cysclosporine A exerce une action sélective sur les lymphocytes T. Elle ne bloque pas l'activité des lymphocytes B, laissant intacte une partie des défenses immunitaires anti-infectieuses.

Tableau 13.4 Principales substances à effets immunosuppresseurs utilisées pour la prévention du rejet des allogreffes

Immunosuppresseurs	Effets
Agents chimiques	
Alkylants (Cyclophosphamide, Chlorambucil)	Bloquent la croissance, la division et la différenciation cellulaires Agissent surtout sur les lymphocytes B
Antimétabolites	
Améthoptérine, aminoptérine[1],	Bloquent la prolifération cellulaire
Azathioprine, mercaptopurine	Effet antiprolifératif vis-à-vis des lymphocytes T
Corticostéroïdes	Détruisent les lymphocytes du cortex thymique et les lymphocytes B en cours de différenciation Inhibent l'activité des macrophages et des granulocytes
Cyclosporine	Prévient l'activation des lymphocytes T par inhibtion de la synthèse de l'IL-2, mais sans bloquer l'activité des lymphocytes B
FK 506	Mode d'action identique à celui de la cyclosporine, mais à dose plus faible. Surtout utilisé lors de greffes du foie
Rapamycine	Bloque l'expansion clonale des lymphocytes T cytotoxiques
Agents physiques	
Radiations ionisantes	Détruisent les cellules immunitaires[2]
Agents biologiques	
Sérums antilymphocytaires	Favorisent la destruction des lymphocytes par suite de leur opsonisation. Utilisés surtout dans la prévention et le traitement des rejets.
Anticorps monoclonal	
anti-CD3	Bloquent la stimulation des lymphocytes T en les empêchant de reconnaître leurs antigènes spécifiques

1 L'aminoptérine est aussi connue sous le nom de Méthotrexate.

2 Les radiations ionisantes doivent être employées en doses sublétales à cause de la très grande sensibilité des cellules immunitaires à ces radiations

Concepts clés à retenir

1. Les **cellules cancéreuses** se distinguent des cellules normales par des **perturbations des fonctions cellulaires** et la présence d'**antigènes tumoraux**.
2. La présence des tumeurs induit une r**éponse immunitaire antitumorale**. Cette réponse repose sur l'intervention d'**anticorps** et sur la participation de différentes catégories de **cellules cytotoxiques**.
3. Pour être acceptés, les tissus greffés doivent porter des **antigènes d'histocompatibilité** compatibles avec ceux du receveur. Les tissus incompatibles sont rejetés après avoir été identifiés au non-soi et induit des réactions de **cytotoxicité** et la production d'**anticorps**.

Références et lectures suggérées

Bach, J-F. *Immunologie. De la biologie à la clinique*. 3e éd., Paris, Flammarion, Médecine-Sciences, 1999.

Benjamini, E., Coico, R. et Sunshine. *Immunology, A Short Course*. 4e éd., Wiley-Liss, New York, 2000.

Boon, T., Coulie P. G. et B. J. Van den Eynde. « Tumors Antigens Recognized by T cells » *Immunology Today*. 1997, vol. 18, n° 18, p. 267-268.

Burmester, G. R. et A. Pezzutto. *Atlas de poche d'immunologie*. Paris, Flammarion, Médecine-Sciences, 2000.

Fernandez, N., Abina, M. A., Duffour, M. T. et H. Haddada. « Vaccination antitumorale et thérapie génique ». *Médecine/sciences*, 1995, vol. 11, p. 975-983.

Janeway, C. A., Travers, P., Walport, M. et J. D. Capra. *Immunobiology*. 4e éd., Garland, 1999

Revillard, J. P. *Immunologie*. Bruxelles, De Boeck, 1995.

Roitt, I., Brostoff, J. et D. Male. *Immunology*. 5e éd., Londres, Mosby, 1998.

Scott, A. M. et Welt, S. « Antibody-based Immunological Therapies ». *Current Opinions in Immunology*, 1997, vol. 9, p. 717-722.

Welt, S. et G. Ritter. « Antibodies in the Therapy of Colon Cancer ». *Seminar in Oncology*, 1999, vol. 26, p. 683-90.

Chapitre 14

Immunopathologies

Sommaire

14.1 Introduction

Comme tous les systèmes du corps humain, le système immunitaire n'est pas à l'abri des défaillances. La régulation extrêmement précise dont il fait preuve généralement peut être perturbée. Il arrive alors que le système immunitaire se mette à fonctionner de manière exagérée ou désordonnée ou, au contraire, de façon déficiente.

Ces dysfonctions sont à l'origine de trois grandes catégories d'immunopathologies : les hypersensibilités, les déficits immunitaires et les maladies auto-immunes.

Les réactions d'hypersensibilité sont les réactions inopportunes les plus fréquentes. Elles sont induites par des mécanismes identiques à ceux des réponses immunitaires normales, mais elles ont des conséquences indésirables.

Un autre groupe d'immunopathologies, plus rares, relèvent de déficits du système immunitaire. Celui-ci est alors incapable de produire les effecteurs cellulaires ou humoraux nécessaires aux réactions immunitaires. Ces déficits sont soit héréditaires ou congénitaux, soit acquis (comme le SIDA).

Il arrive enfin que le système immunitaire pourtant entraîné à distinguer le soi du non-soi ne reconnaisse plus les cellules ou les tissus qui lui appartiennent. Il considère alors ces cellules comme des intrus et les détruit. Ces réactions immunitaires anormales sont à l'origine des maladies auto-immunes.

14.2 Hypersensibilités

14.2.1 Définition

Les réactions d'hypersensibilité sont des manifestations pathologiques qui résultent de la mise en jeu anormale des réactions immunitaires, dans des conditions particulières, vis-à-vis d'antigènes divers. Ces réactions immunitaires défavorables peuvent se manifester sous différents aspects et être induits par des mécanismes différents. Le choc anaphylactique constitue la forme la plus grave de la réaction d'hypersensibilité, mais il existe aussi de nombreux états d'hypersensibilité aigus ou chroniques et de nombreuses manifestations localisées.

14.2.2 Classification des réactions d'hypersensibilité

La classification de Gell et Coombs définit quatre grands types de réactions d'hypersensibilité selon leur vitesse de réaction et le mécanisme impliqué. Les types I, II et III sont à médiation humorale et celle de type IV est à médiation cellulaire. L'hypersensibilité de type I est aussi appelée hypersensibilité immédiate et le type IV hypersensibilité retardée. Le tableau 14.1 présente les caractéristiques des différentes réactions d'hypersensibilité et donne quelques exemples de manifestations allergiques de chaque type.

Tableau 14.1 Principales caractéristiques différentielles des réactions d'hypersensibilité selon Gell et Coombs

Hypersensibilités	Type I	Type II	Type III	Type IV
Apparition des symptômes	(2 à 30 min)	(5-8 h)	(2-8 h)	(24-72 h)
Médiation	Humorale (IgE)	Humorale (IgG, IgM + Complément)	Humorale (IgG, IgM + Complément)	Cellulaire
Déroulement de la réaction	Dégranulation des basophiles et des mastocytes	Réactions d'anticorps contre les allo-antigènes portés par les membranes cellulaires	Précipitation des complexes immuns	Activation des lymphocytes T sensibilisés
	Libération d'amines vasoactives et autres médiateurs	Activation du complément	Activation du complément suivie de l'attraction des neutrophiles	Production de lymphokines
Manifestations	Modifications vasculaires, hypotension, contraction des muscles lisses, choc anaphylactique	Cytolyse	Lésions tissulaires causées par les enzymes lysosomiales	Attraction et immobilisation des macrophages
Exemples	• Choc anaphylactique • Hypersensibilités immédiates localisées (urticaire, asthme)	• Maladie hémolytique du nouveau-né • Allergies médicamenteuses	• Maladie sérique • Glomérulonéphrites aiguës • Lupus érythémateux disséminé	• Hypersensibilité tuberculinique • Allergies médicamenteuses • Rejet des greffes • Dermatites de contact

14.3 Hypersensibilité de type I

Les hypersensibilités de type I sont des hypersensibilités immédiates. Elles sont causées par des IgE produites en réponse à un contact répété de l'organisme avec un allergène particulier et se manifestent par des réactions inflammatoires plus ou moins violentes. C'est le cas des allergies au pollen, aux aliments, aux médicaments, aux piqûres de guêpes, par exemple.

Un allergène est un antigène capable de provoquer une réaction d' hypersensibilité. Il faut noter que tous les antigènes ne sont pas allergènes et que leur pouvoir allergène varie selon les individus. Ces allergènes déclenchent des crises allergiques chez certains sujets alors qu'ils sont inoffensifs chez d'autres. On n'a pas encore complètement élucidé les facteurs responsables de ces différences de comportement. Toutefois, des facteurs génétiques et environnementaux sont vraisemblablement en cause. Du point de vue génétique, il est maintenant admis que la prédisposition à produire en grand nombre des lymphocytes Th2, qui contrôlent notamment l'expression des IgE, est d'origine génétique. On observe aussi une prédisposition familiale transmissible à la descendance. Les enfants nés de parents atopiques, donc allergiques eux-mêmes, risquent généralement de souffrir aussi d'atopies. Ce risque est respectivement de 50 % si l'un des deux parents est atopique et de 75 % si les deux parents le sont. Parmi les autres facteurs mentionnons :

- les facteurs infectieux et environnementaux, tels la pollution et le stress ;
- la porte d'entrée de l'allergène (les muqueuses respiratoires et digestives sont les sites qui induisent la plus forte production d'IgE).

14.3.1 Déroulement des réactions d'hypersensibilité de type I

Le déroulement des réactions d'hypersensibilité de type I peut être divisé en deux étapes : la sensibilisation et la crise allergique proprement dite.

Sensibilisation

La sensibilisation est une étape silencieuse. Elle n'est accompagnée d'aucun symptôme apparent. Elle constitue l'étape préliminaire à la crise allergique proprement dite. C'est l'étape au cours de laquelle l'allergène entre en contact pour la première fois avec l'organisme (figure 14.1). À cette première introduction, l'organisme réagit en produisant les IgE spécifiques de l'allergène.

La réponse allergique implique des interactions entre différents groupes de cellules immunitaires :

- les lymphocytes T auxilliaires (Th2)
- les lymphocytes B, qui produisent les IgE, une classe d'immunoglobulines qui possèdent une affinité pour les mastocytes et les basophiles, sous l'influence des lymphocytes T ;
- les mastocytes, les granulocytes basophiles et parfois les éosinophiles, qui sécrètent des médiateurs chimiques responsables des symptômes.

Les lymphocytes Th2, jouent probablement un rôle déterminant dans les hypersensibilités de type I. D'ailleurs, les lymphocytes Th2 sont plus nombreux chez les sujets allergiques que chez les personnes non allergiques. Ces lymphocytes induisent probablement la production d'IgE plutôt que celle d'IgG par les lymphocytes B.

Il s'écoule toujours une période d'au moins 15 jours entre la sensibilisation et le début de la crise allergique. Ce temps de latence correspond à la période au cours de laquelle l'organisme synthétise une quantité suffisante d'IgE pour que se déclenche la crise allergique. Lorsque l'allergène pénètre de nouveau dans l'organisme, il est reconnu par les IgE et c'est cette interaction allergène-IgE qui déclenche la crise allergique.

Figure 14.1 Réaction d'hypersensibilité de type I : étape de sensibilisation

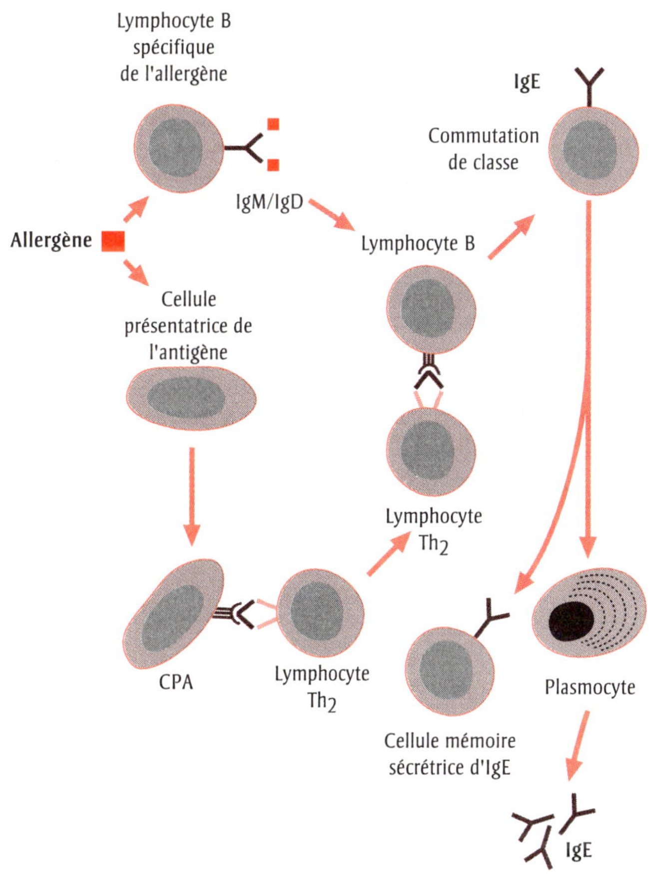

L'allergène peut stimuler des lymphocytes B spécifiques ou être capté par des cellules présentatrices de l'antigène et présenté aux lymphocytes Th2. Ces lymphocytes Th2 interagissent avec les lymphocytes B. Une commutation des Ig sécrétées fait suite à cette interaction : au lieu de produire des IgM ou des IgD, ces lymphocytes B produiront des IgE après s'être transformés en plasmocytes.

D'après Lydyard, P. M. et al. *Instant Notes in Immunology.*

Crise allergique

La crise allergique est déclenchée quand l'allergène réagit avec les IgE fixées sur les récepteurs membranaires spécifiques que portent les granulocytes basophiles et les mastocytes. Cette interaction constitue un puissant signal d'activation sous l'influence duquel ces cellules libèrent des médiateurs de l'inflammation (tableau 14.2).

La figure 14.2 montre comment les IgE produites par les lymphocytes B et les plasmocytes induisent la dégranulation des mastocytes, avec libération de médiateurs de l'inflammation. D'autres cellules, telles les granulocytes neutrophiles et basophiles, les macrophages, ainsi que les plaquettes, dégranulent aussi de la même façon sous la stimulation des IgE.

La figure 14.3 illustre comment ces médiateurs contribuent aux manifestations de la crise allergique.

Comme le montre la figure 14.4, les manifestations de la crise allergique diffèrent selon qu'elles se déroulent au niveau de l'appareil respiratoire, de l'appareil digestif ou de la peau.

Chez une personne sensibilisée, il s'écoule habituellement de 2 à 30 minutes entre le moment où l'allergène est ré-introduit dans l'organisme et le début de la crise allergique. Par ailleurs, il est à noter que dans certains cas, la phase immédiate est suivie par une phase tardive. Cette seconde phase débute entre la 6e et la 12e heure et se prolonge plusieurs heures. Elle est causée par les cytokines sécrétées par les mastocytes et elle se manifeste :

Tableau 14.2 Médiateurs des réactions d'hypersensibilité immédiate

Médiateurs	Origine	Propriétés
Histamine	Basophiles Mastocytes	Augmente la vasodilatation périphérique responsable de la chute de la pression sanguine Provoque la contraction des bronchioles Stimule la sécrétion des glandes muqueuses nasales et bronchiques.
Sérotonine	Mastocytes Plaquettes	Effets identiques à l'histamine[1]
PAF **(*Platelet Activating Factor*)**[2]	Basophiles Macrophages alvéolaires	Stimule l'agrégation des plaquettes, lesquelles libèrent la sérotonine qu'elles contiennent Provoque la contraction du muscle lisse (effet bronchoconstricteur)
ECF-A **(*Eosinophil Chemotactic Factor of Anaphylaxis*)**	Mastocytes	Effet chimiotactique sur les granulocytes éosinophiles
Métabolites de l'acide arachidonique :		
Prostaglandines		
PGF_{2a}	Neutrophiles Macrophages	Bronchoconstriction
PGD_2	Mastocytes	Vasodilatation
PGE_1	Neutrophiles Macrophages	Bronchodilation et vasodilatation
PGE_2	Neutrophiles Macrophages	Bronchodilation et vasodilatation
Thromboxane	Neutrophiles et macrophages	Vasoconstriction Bronchoconstriction Agrégation plaquettaire
Leucotriènes		
LTC_4, LTD_4, LTE_4		Bronchoconstriction prolongée Vasoperméabilité
LTB_4		Action chimiotactique

1 Le rôle de la sérotonine été démontré chez l'animal, mais il n'a pas été clairement établi chez l'Homme.

2 Le PAF intervient aussi dans d'autres réactions d'hypersensibilité, en particulier dans le dépôt des complexes immuns, dans le phénomène d'Arthus et dans le lupus érythémateux disséminé (hypersensibilités de type III). Ces réactions sont traitées plus loin dans le chapitre.

Figure 14.2 **Réaction d'hypersensibilité de type I : dégranulation des mastocytes**

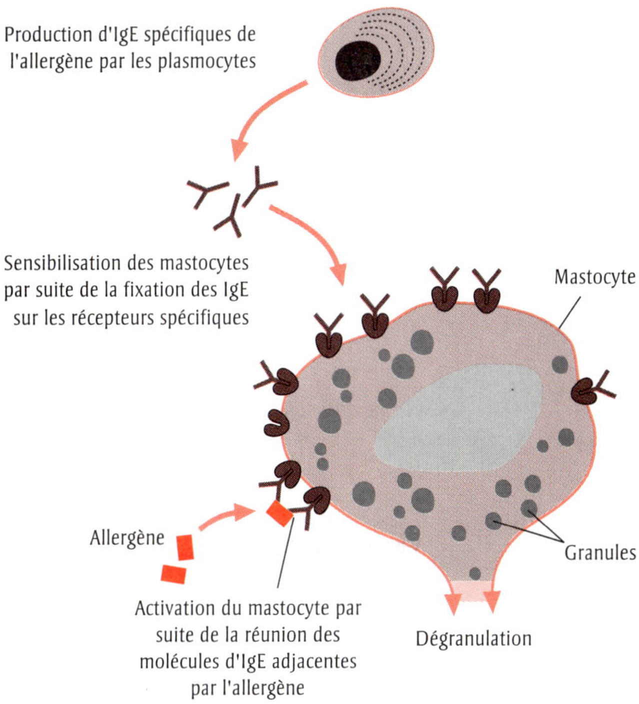

Les IgE produites lors de la période de sensibilisation (figure précédente) se fixent sur des récepteurs spécifiques exprimés à la surface des mastocytes (ainsi que des basophiles). La fixation de l'allergène aux molécules d'IgE constitue un signal d'activation des mastocytes, lesquels rejettent à l'extérieur les granules contenant des médiateurs de l'inflammation (histamine, etc.). En outre, ce signal déclenche la synthèse de médiateurs néoformés à partir de l'acide arachidonique (leucotriènes, prostaglandines).

- au niveau cutané, par un œdème et l'infiltration du derme par différentes catégories de cellules ;
- au niveau bronchique par une infiltration cellulaire et une inflammation chronique.

14.3.2 Allergènes et réactions d'hypersensibilité de type I

Toutes les réactions d'hypersensibilité de type I sont déclenchées par des allergènes, dont on distingue plusieurs catégories :

- les allergènes respiratoires, ou pneumoallergènes, qui comprennent notamment les pollens des plantes herbacées et les poussières de maison ;
- les allergènes alimentaires, ou trophoallergènes ; les plus fréquemment incriminés étant le lait de vache, les œufs et les fruits de mer, ainsi que les arachides.
- les médicaments, comme la pénicilline, parfois responsable de manifestations anaphylactiques ;
- les venins d'insectes, comme les guêpes.

Il faut aussi ajouter à cette liste les agents infectieux (spores de mycètes, virus et vers). En effet, certains de leurs composants sont responsables de réactions d'hypersensibilités qui surviennent dans le cadre de la défense anti-infectieuse.

Figure 14.3 **Réaction d'hypersensibilité de type I : crise allergique**

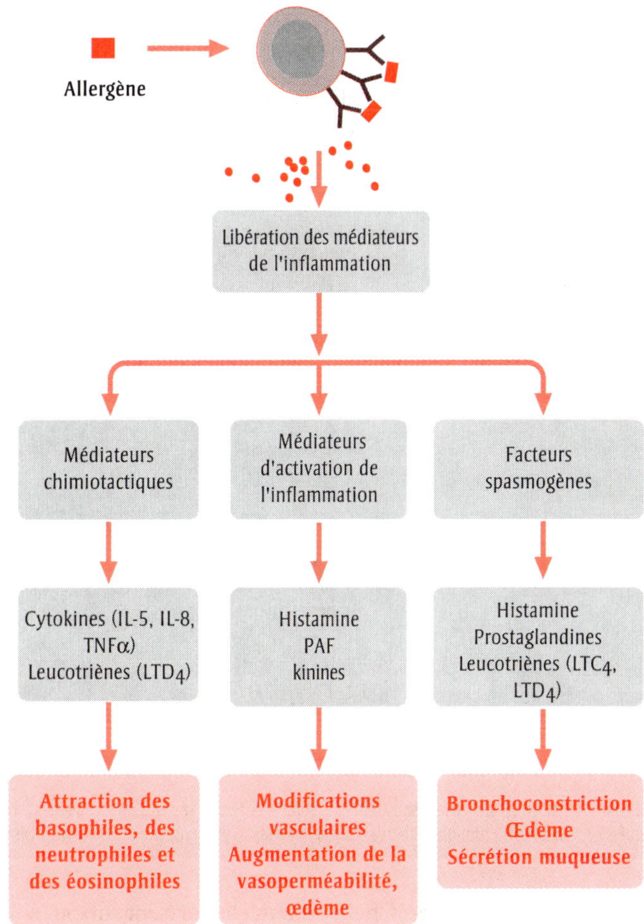

La réaction allergique est provoquée par la libération de différentes catégories de médiateurs chimiques préformés et néoformés. Ces médiateurs sont à l'origine des différentes manifestations de la réaction d'hypersensibilité de type I : outre l'attraction d'autres cellules qui participeront à la réaction inflammatoire, ces médiateurs sont responsables des modifications vasculaires (vasodilatation et œdème), ainsi que de la bronchoconstriction et de la sécrétion de mucus.

14.4 Manifestations cliniques de l'hypersensibilité de type I

L'hypersensibilité de type I se manifeste par des réactions de forme, d'intensité et de gravité variables. La plus grave d'entre elles, à cause de son caractère généralisé, est le choc anaphylactique. Les autres réactions allergiques, incommodantes mais bénignes la plupart du temps, sont qualifiées d'atopies. Sous ce terme, on regroupe diverses manifestations allergiques de nature respiratoire, cutanée et digestive. Chez l'adulte, les manifestations les plus fréquentes de l'atopie sont la rhinite allergique, plus connue sous le nom de rhume des foins, l'asthme bronchique, la dermatite atopique, les urticaires atopiques et les allergies alimentaires. En revanche, chez le nouveau-né et le nourrisson, l'atopie se manifeste le plus souvent sous forme de réactions

Figure 14.4 Manifestations locales de l'hypersensibilité de type I

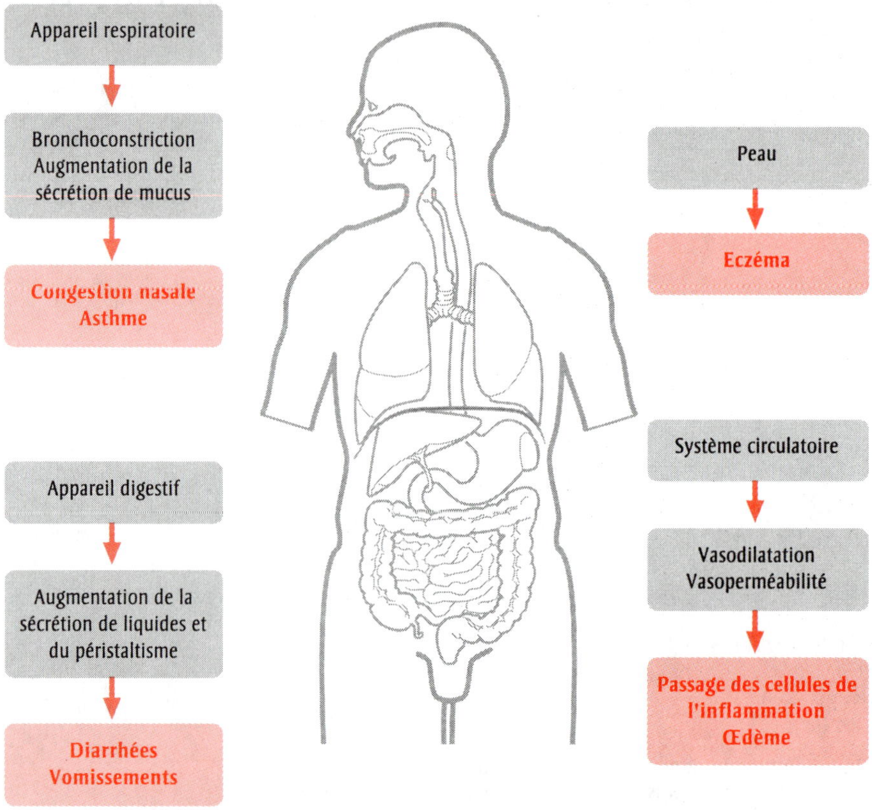

Les manifestations de l'hypersensibilité de type I diffèrent selon leur localisation. Les mêmes médiateurs chimiques libérés à partir des mastocytes engendrent des symptômes différents selon que l'allergène est introduit dans les voies digestives, les voies respiratoires, le système circulatoire ou dans la peau.

allergiques alimentaires. Chez l'enfant, elle survient surtout sous forme d'eczéma. Celui-ci tend à disparaître spontanément vers 4 ou 5 ans, mais ces enfants développent souvent des allergies respiratoires à l'âge adulte.

14.4.1 Choc anaphylactique

Le choc anaphylactique est une forme grave de réaction allergique immédiate. Accompagnée d'une sensation de malaise, ses principaux symptômes sont l'hypotension, l'œdème, les nausées et les vomissements, l'urticaire et le prurit (démangeaisons). L'évolution du choc peut être rapidement fatale: la mort peut survenir en quelques minutes. En effet, le choc anaphylactique peut entraîner une insuffisance respiratoire aiguë avec bronchospasme et œdème laryngé. Il peut aussi causer un collapsus (arrêt cardiaque par suite d'un effondrement rapide de la pression sanguine), ou les deux à la fois.

Le choc anaphylactique peut survenir par suite:

- d'une injection de sérum hétérologue (antitétanique, antilymphocytaire), c'est-à-dire d'un sérum provenant d'une autre espèce);
- de piqûres d'insectes (guêpes, abeilles);
- de traitement de désensibilisation allergique;
- d'injection d'antibiotiques (pénicillines, céphalosporines) ou de médicaments comme la streptokinase;
- de l'utilisation de produits de contraste (iode, baryum);
- d'injection d'anesthésiques locaux.

Les corticostéroïdes et l'adrénaline sont les médicaments de choix pour le traitement du choc anaphylactique.

14.4.2 Rhinites allergiques

Les rhinites résultent de l'inhalation d'allergènes tels que les poussières de maison et les pollens des plantes herbacées, à l'origine du rhume des foins. Elles sont donc saisonnières et liées à la période de floraison de l'espèce responsable.

Ces rhinites se manifestent par des éternuements, un écoulement séreux et clair appelé rhinorrhée, et une obstruction nasale. Ces symptômes peuvent être accompagnés d'une réaction analogue au niveau des yeux, causant rougeur et larmoiement.

Ces manifestations allergiques sont essentiellement causées par l'histamine. De ce fait, les antihistaminiques sont efficaces dans le traitement des rhinites allergiques. Dans les cas rebelles, outre la soustraction de l'antigène quand celle-ci est possible (allergies aux poussières de maison), une désensibilisation peut être entreprise.

14.4.3 Asthme atopique

L'asthme est un trouble inflammatoire chronique des voies respiratoires dû à différents allergènes respiratoires. Les allergènes les plus fréquemment en cause sont les poussières de maison, le pollen des graminées et les animaux (le chat, en particulier). D'autres allergènes sont responsables d'asthmes professionnels, comme cela survient après une sensibilisation aux sels de platine, aux animaux de laboratoire, à des enzymes ou aux poussières de farines ou de grains.

La prévalence de l'asthme, ainsi que celle des autres allergies respiratoires, augmente constamment depuis plusieurs décennies. Dans de nombreux pays, l'asthme est devenu une cause importante d'hospitalisation en pédiatrie et représente un problème majeur de santé publique.

Mécanisme

L'asthme atopique résulte de la constriction des bronchioles et des bronches. Cette constriction est accompagnée d'hypersécrétion de mucus et d'insuffisance respiratoire (sensation d'essoufflement, de manque d'air), et de toux, la nuit en particulier.

La crise d'asthme se déroule en deux phases : une phase immédiate et une phase tardive (figure 14.5).

La phase immédiate est déclenchée quelques minutes après le contact avec la substance allergène. L'activation des mastocytes présents dans la muqueuse bronchique est déclenchée par suite du contact entre l'allergène et les IgE spécifiques. Ceux-ci dégranulent rapidement. Ils libèrent deux types de médiateurs :

- des médiateurs à effet spasmogène (histamine, prostaglandines, leucotriènes et PAF) qui provoquent la brochoconstriction (phase immédiate) ;
- des médiateurs à effet chimiotactique (cytokines, leucotriènes, PAF, etc.), qui attirent et activent les autres acteurs cellulaires participant à la crise d'asthme : neutrophiles, éosinophiles, basophiles, macrophages et plaquettes (phase tardive).

La phase tardive débute une heure environ après le début de la crise d'asthme. Caractérisée par une réaction inflammatoire chronique, elle est enclenchée par les médiateurs sécrétés par les plaquettes, les granulocytes et les macrophages attirés dans la muqueuse bronchiale. Les produits excrétés comprennent divers médiateurs pro-inflammatoires (histamine, prostaglandines, etc.) et des enzymes lysozomiales. L'action de ces médiateurs, combinée à celle du complément activé (notamment les anaphylatoxines C3a et C5a), entraîne une réaction locale marquée par plusieurs signes. Les principaux sont l'hyperréactivité des muscles lisses, une importante production de mucus et une forte infiltration cellulaire.

Plusieurs médicaments soulagent les symptômes de l'asthme, mais il n'y pas de traitement. On utilise des substances comme le cromoglycate ou le kétotifen qui bloquent la dégranulation des mastocytes. Par leur action, ces substances bloquent la libération des produits vasoactifs et, par conséquent, les événements de la phase tardive. On peut aussi utiliser de la théophylline pour soulager la bronchoconstriction et des corticostéroïdes pour réduire l'infiltration cellulaire. Ces derniers bloquent le métabolisme de l'acide arachidonique, donc la synthèse des prostaglandines et des leucotriènes qui stimulent la bronchoconstriction, la vasoperméabilité et la sécrétion de mucus.

On peut aussi réduire la fréquence et la gravité des crises en éliminant l'allergène ou par désensibilisation. Cette dernière méthode donne toutefois des résultats inconstants.

14.4.4 Eczéma atopique

L'eczéma atopique, aussi appelé dermatite atopique survient surtout chez l'enfant. Chez les bébés, il apparaît vers trois ou quatre mois, généralement dans une famille qui connaît des problèmes allergiques. La dermatite atopique chez l'adulte est beaucoup plus rare. Sa prévalence est de 1 % et sa chronicité est exceptionnelle.

L'eczéma atopique se manifeste sous forme de rougeurs, le plus souvent sur le visage, de petites vésicules qui suintent, et très rapidement, de démangeaisons. L'éruption se produit par poussées, séparées de rémissions. C'est donc une maladie chronique mais, dans la plupart des cas, la maladie disparaît vers quatre ou cinq ans.

L'eczéma atopique doit être distingué de l'eczéma de contact qui, lui, est un phénomène d'hypersensibilité retardée.

Il est rare que la sensibilisation puisse être rattachée à un allergène défini. Même si elle est souvent associée à une hypersensibilité aux acariens, il est impossible d'affirmer qu'elle joue un rôle de déclenchement ou d'entretien. D'autres facteurs pourraient aussi être incriminés : une infection virale, certains aliments, le stress, etc.

14.4.5 Allergies alimentaires

L'ingestion de certains aliments peut entraîner deux types de réactions néfastes, les allergies alimentaires et les intolérances alimentaires. Ces réactions ne devraient pas être confondues, même si leurs manifestations cliniques se ressemblent.

Les allergies alimentaires sont des phénomènes immunologiques, causés par des trophoallergènes, qui mettent en jeu différentes catégories de cellules immunitaires et la production d'IgE. En revanche, les intolérances sont des réactions non immunologiques. Elles sont beaucoup plus fréquentes que les réactions allergiques, contrairement à ce que l'on pense généralement. L'intolérance au lactose est la plus connue et probablement la plus fréquente.

Les allergies alimentaires sont quatre fois plus fréquentes chez les enfants que chez les adultes. La susceptibilité à ce type d'allergie semble relever essentiellement des facteurs physiologiques et environnementaux gastro-intestinaux, mais il y a probablement une prédisposition héréditaire.

Figure 14.5 Déroulement de la crise d'asthme

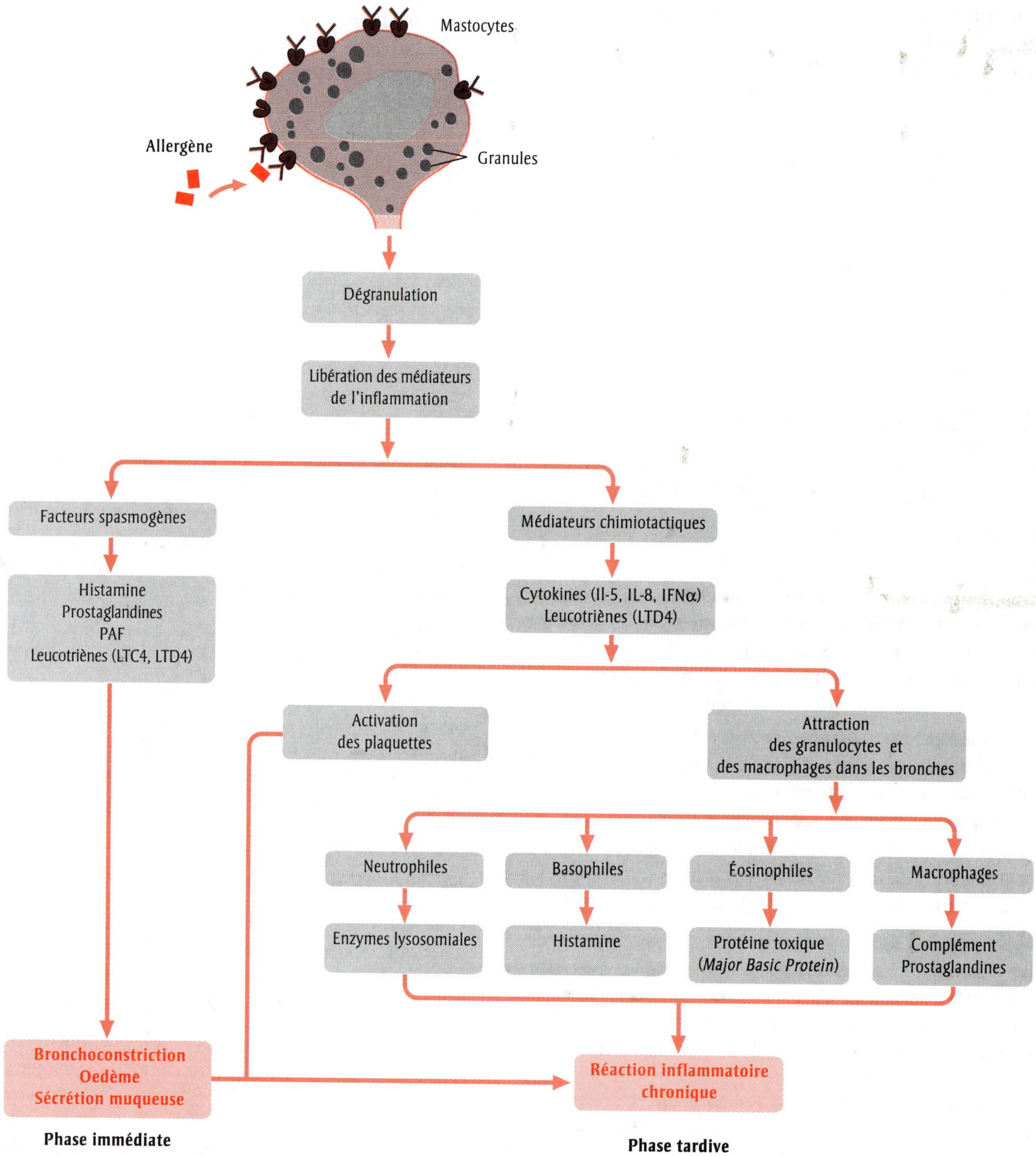

La crise d'asthme se déroule en deux phases. Au cours de la première phase (phase immédiate), le contact allergène-IgE déclenche la libération de médiateurs par les mastocytes. Ces médiateurs provoquent une bronchoconstriction ainsi que l'attraction et l'accumulation de granulocytes et de macrophages dans la muqueuse bronchiale, ainsi que l'activation des plaquettes.

Les médiateurs et les produits métaboliques rejetés par les cellules activées enclenchent la seconde phase (phase tardive) de la crise d'asthme. Cette phase est marquée par une réaction inflammatoire chronique avec infiltration cellulaire de la muqueuse, bronchoconstriction et hypersécrétion de mucus.

Aliments allergènes

La plupart des trophoallergènes sont des glycoprotéines de faible masse moléculaire. Ils sont thermostables et résistent généralement aux traitements que subissent les denrées alimentaires, la chaleur en particulier. En outre, un aliment donné peut contenir plusieurs allergènes. Par exemple, le lait de vache contient une quarantaine de protéines douées de propriétés allergènes (la bêta-lactoglobuline serait l'allergène principal). Il en est de même des protéines de l'œuf de poule, de la chair de certain poissons et des arachides.

Chez l'enfant, les aliments les plus fréquemment responsables d'allergies sont le lait de vache, les œufs, les poissons, les noix (amandes), les arachides, le soya, et le blé (gluten). Parmi les allergies à ces aliments, les réactions causées par les arachides sont les plus à craindre car elles peuvent induire des réactions anaphylactiques. Les arachides contiennent plusieurs allergènes agressifs que l'on trouve soit tels quels, soit sous forme cachée dans de nombreux aliments : laits pour nourrissons, biscuits, nutella, etc. Le tableau 14.3 indique les principaux aliments responsables des allergies alimentaires chez l'adulte.

Pathogenèse

Normalement, les barrières naturelles empêchent l'absorption de protéines potentiellement allergènes. Quand ces barrières sont rompues, le risque de sensibilisation augmente. La sensibilisation à des protéines alimentaires pourrait être favorisée par les facteurs suivants :

- perméabilité de la muqueuse digestive ;
- états allergiques à d'autres aliments ou à des particules inhalées ;
- gastro-entérites virales.

Manifestations cliniques

Les manifestations cliniques varient avec l'âge. Chez les nouveau-nés, les réactions aux allergènes alimentaires entraînent surtout des manifestations gastro-intestinales : coliques persistantes, vomissements, diarrhées, présence de sang dans les selles ou entéropathie exsudative (entéropathie avec perte de protéines). Ces réactions sont provoquées par le contact d'un allergène avec les IgE fixées à la surface des mastocytes.

Chez les nourrissons, les enfants plus âgés et les adultes, les allergies alimentaires se manifestent plutôt par des symptômes cutanés : eczéma, urticaire, exanthème (rougeurs cutanées) et démangeaisons, voire des réactions de type asthmatique (tableau 14.4). Ces symptômes cutanés et respiratoires surviennent lorsque les allergènes traversent la muqueuse intestinale et sont emportés vers des sites éloignés. Ils peuvent aussi diffuser librement vers d'autres sites, tels la peau ou les poumons, où ils provoquent des réactions locales. On comprend ainsi comment boire du lait de vache ou manger des fruits de mer peut entraîner une crise d'urticaire. De même, chez d'autres personnes sensibilisées, manger un œuf déclenche une crise d'asthme.

Tableau 14.3 Aliments responsables de réactions allergiques

Aliments fréquemment incriminés	Aliments plus rarement incriminés
Laits et produits laitiers	Sucre
Œufs	Céréales (riz, orge, avoine)
Noix et arachides	Fruits (abricots, canneberges, raisins, pêches, poires, prunes)
Poissons et fruits de mer	Légumes (asperges, laitue, chou-fleur, brocoli, épinards, artichauts)
Blé et soja	Thé, café
Volailles et viandes de porc et de bœuf	Viandes (agneau, dinde)
Légumes (tomates, carottes, céleri, champignons, maïs)	Huiles
Fruits (fraises, oranges, ananas, kiwi)	
Épices et condiments (ail, basilic, sarriette, paprika, moutarde)	
Colorants alimentaires et agents de conservation	

Tiré de : Chandra, RK., et al. Food Allergy and Atopic Diseases. *Clin Rev Allergy Immunol.* 1995 ; 13 : 293-314.

Tableau 14.4 Symptômes des allergies alimentaires

Symptômes gastro-intestinaux	Symptômes cutanés	Symptômes respiratoires
Nausées	Eczéma atopique	Œdème de Quincke
Vomissements	Urticaire	Rhinite
Diarrhées	Démangeaisons	Respiration sifflante
Crampes abdominales		Asthme

Les allergies alimentaires sont plus fréquentes chez les personnes qui souffrent d'autres problèmes allergiques (rhume des foins, eczéma, etc.).

Les symptômes d'une réaction allergique alimentaire peuvent apparaître soudainement. Les manifestations cliniques sont habituellement modérées, mais parfois elles sont graves, voire mortelles. La durée des effets allergiques est très variable — de quelques minutes à quelques heures. Elle dépend principalement de la quantité de l'aliment allergène consommé et de l'importance de l'allergie.

L'évolution de la crise anaphylactique consécutive à une allergie alimentaire est rapide : elle peut conduire à l'arrêt cardio-respiratoire en deux ou trois heures. Les premiers symptômes à se manifester sont des picotements, puis un œdème de la langue ou du palais. Surviennent ensuite des manifestations respiratoires, telles une sensation de constriction du pharynx, une respiration sifflante ainsi qu'une cyanose. On peut noter aussi l'apparition d'urticaire, de douleurs thoraciques et de symptômes gastro-intestinaux (vomissements, diarrhées, etc.). L'évolution des symptômes peut conduire à l'insuffisance respiratoire, à l'hypotension, puis au collapsus cardio-vasculaire.

Il est possible de traiter les crises allergiques aiguës à l'aide de différents médicaments, mais il est toujours souhaitable de les prévenir en éliminant l'aliment allergène.

14.4.6 Diagnostic et traitement des atopies

Nombreux sont les enfants et les adultes qui souffrent de maladies atopiques comme la rhinite allergique, l'asthme bronchique, l'eczéma ou l'urticaire.

Ces maladies atopiques, dont seraient atteints 20 % de la population, sont à l'origine de troubles et d'inconfort que l'allergologue cherche à soulager.

Il faut tout d'abord identifier l'allergène responsable avant dc pouvoir entreprendre un traitement efficace soit en éliminant l'allergène, soit en entreprenant une désensibilisation.

Identification de l'allergène

L'origine atopique des symptômes observés peut être établie à l'aide de l'interrogatoire du malade, mais l'allergène responsable ne peut être identifié que par des tests cutanés, des tests de provocation ou par l'identification des IgE sériques spécifiques.

Tests cutanés

Les tests cutanés constituent un moyen simple et efficace d'identifier les substances responsables des allergies respiratoires causées par des pollens ou des poussières de maison. Au cours de ces tests, on injecte dans la peau différentes concentrations d'allergènes. Les tests cutanés peuvent être réalisés selon plusieurs méthodes. On peut déposer les allergènes sur la peau après avoir effectué des scarifications; on peut aussi les introduire par injection intradermique ou en appliquant directement sur la peau des morceaux de papier ou de tissu imprégnés d'allergènes. Si l'individu est sensibilisé à l'un de ces allergènes, on note l'apparition, au point d'injection ou de contact, d'une réaction inflammatoire d'intensité variable. Comme les doses d'allergènes utilisées sont très faibles, les risques de choc anaphylactique sont minimes. Cependant, ces tests doivent toujours être effectués en présence d'un médecin afin d'éviter tout risque d'accident.

Tests de provocation

Il est nécessaire, dans certains cas, de faire appel à des tests de provocation au cours desquels les sujets font une véritable crise allergique. Plus délicats à réaliser, désagréables pour les patients qui les subissent, ces tests ne sont utilisés que lorsqu'on observe des réactions cutanées positives à plusieurs allergènes ou des réactions positives inexpliquées. Dans le cas d'allergies respiratoires, on recourt alors à des tests d'inhalation ou à des tests muqueux (dans lesquels l'allergène est introduit dans l'œil ou dans le nez). Dans les cas d'allergies alimentaires, on ajoute l'allergène soupçonné à un aliment qui en a été préalablement débarrassé.

Recherche des IgE spécifiques

Plusieurs méthodes permettent de révéler la présence des IgE spécifiques des allergènes. Il s'agit des méthodes :

- Fondées sur les réactions d'anaphylaxies passives (réaction de Prausnitz-Küstner) et sur les réactions d'anaphylaxie active (réaction de Schultz-Dale). Ces méthodes sont tombées en désuétude, la première en raison des risques de transmission de maladies comme l'hépatite B, la seconde à cause de sa réalisation délicate.
- Radioimmunologiques dont le développement a redonné un gain d'intérêt au dosage des IgE sériques. Le Rast (*Radio AllergoSorbent Test*) s'est avéré une méthode précieuse pour doser des doses infimes d'IgE spécifiques d'un allergène.
- Permettant de mesurer la quantité d'IgE spécifiques fixées sur les basophiles et les mastocytes ainsi que des méthodes évaluant la dégranulation de ces cellules. Comme la crise allergique dépend directement de la dégranulation, ces méthodes se révèlent d'un grand intérêt. Cependant, elles ne sont pas encore l'objet d'applications diagnostiques courantes.

Traitement des atopies

Deux types de traitements peuvent être utilisés pour soulager les sujets atteints d'allergie :

- La soustraction de l'allergène de l'environnement du malade, ce qui reste la solution la plus efficace. Cependant, elle n'est pas toujours possible.
- La désensibilisation spécifique, une autre approche thérapeutique couramment utilisée. C'est une méthode très ancienne mais dont on ne connaît encore ni les mécanismes ni l'efficacité réelle, sauf en ce qui concerne la désensibilisation au

pollen de l'herbe à poux (*ragweed*) et aux poussières de maison.

Les traitements désensibilisants reposent sur l'injection, à intervalles réguliers, de doses croissantes d'allergènes. On note d'abord une augmentation du taux d'IgE sériques spécifiques. Cette élévation du taux des IgE est suivie d'une décroissance progressive puis d'une stabilisation durable. Quand le traitement est prolongé, le patient présente une hyposensibilisation à l'allergène : les crises allergiques disparaissent ou diminuent d'intensité.

L'apparition de cet état réfractaire n'est pas encore expliqué de manière satisfaisante. D'une part, on observe que l'injection de doses croissantes d'allergène entraîne la production d'IgG capables de réagir avec l'allergène mais incapables de se fixer aux basophiles et aux mastocytes, ce qui bloque le développement de la réaction allergique. À cause de leur fonction, les IgG produites lors de la désensibilisation sont appelées anticorps bloquants. D'autre part, on observe que l'élévation du taux d'IgG s'accompagne de la diminution du taux des IgE et de la diminution de la libération d'histamine. Cette observation fait l'objet d'explications contradictoires.

14.5 Hypersensibilité de type II

Les réactions d'hypersensibilité de type II sont des réactions dépendantes des anticorps. En effet, leur déroulement implique la participation d'anticorps qui induisent des réactions de cytotoxicité en présence du complément. Ces réactions sont aussi assurées par les cellules NK qui interviennent dans les réactions de cytotoxicité dépendante des anticorps (ADCC).

Les réactions d'hypersensibilité de type II sont dirigées contre la membrane des globules rouges et les antigènes des cellules nucléées. De telles réactions sont impliquées dans des phénomènes d'auto-immunité (myasthénie, syndrome de Goodpasture, maladie de Grave, par exemple). Les anticorps s'attaquent aussi aux cellules étrangères qui créent des allo-immunisations, comme cela peut survenir accidentellement dans les transfusions sanguines non compatibles, et dans certaines greffes de peau ou d'organes. La figure 14.6 illustre le mécanisme des hypersensibilités de type II.

14.5.1 Manifestations de l'hypersensibilité de type II

Les manifestations allergiques rattachées aux réactions d'hypersensibilité de type II surviennent à la suite d'allo-immunisations et sont caractéristiques de certaines allergies médicamenteuses.

Allo-immunisations

Les allo-immunisations résultent de l'introduction dans l'organisme d'allo-antigènes, c'est-à-dire des antigènes que l'on rencontre chez des individus de la même espèce.

Figure 14.6 Mécanismes de l'hypersensibilité de type II

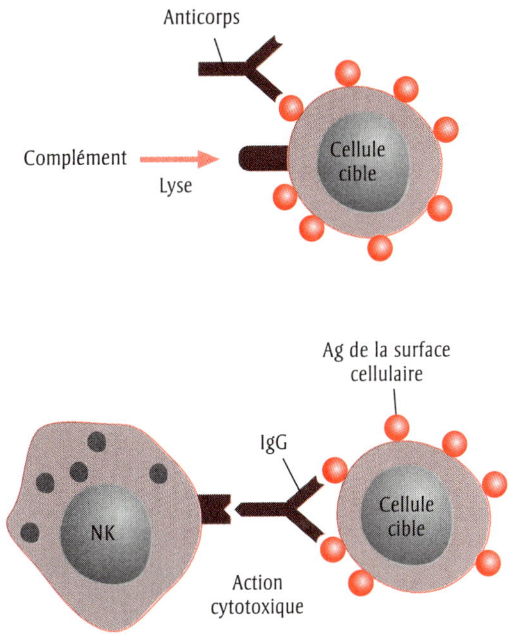

Les réactions d'hypersensibilité de type II sont médiées par des anticorps dirigés contre des alloantigènes portés par les membranes cellulaires. La formation de complexes antigène-anticorps active le complément qui attaque les cellules et les lysent.

Les cellules NK, qui possèdent des récepteurs pour les immunoglobulines, peuvent aussi intervenir par cytotoxicité directe.

Parmi ces allo-antigènes, on trouve les antigènes des groupes sanguins ABO et Rh, les antigènes d'histocompatibilité et les antigènes de différenciation des lymphocytes. Les antigènes sériques font aussi partie de cette catégorie.

Ces allo-immunisations surviennent principalement:

- au cours de la maladie hémolytique du nouveau-né par allo-immunisation fœto-maternelle;
- à la suite de transfusions sanguines incompatibles;
- à la suite de greffes de peau ou d'organes.

Maladie hémolytique du nouveau-né

La maladie hémolytique du nouveau-né résulte d'une incompatibilité érythrocytaire fœto-maternelle. La plupart du temps, il s'agit d'une réaction à l'égard de l'antigène D du système Rhésus. La maladie survient quand la mère est Rh négatif et le fœtus Rh positif (figure 14.7).

La stimulation primaire survient à la fin de la première grossesse et surtout au cours de l'accouchement, quand des hématies fœtales D positif passent dans le sang maternel dont les hématies sont D négatif. Ce contact déclenche une réponse immunitaire au cours de laquelle la mère produit des anticorps anti-D. Cette réponse primaire est lente à se développer. C'est ce qui explique qu'un éventuel passage transplacentaire

Figure 14.7 Maladie hémolytique du nouveau-né

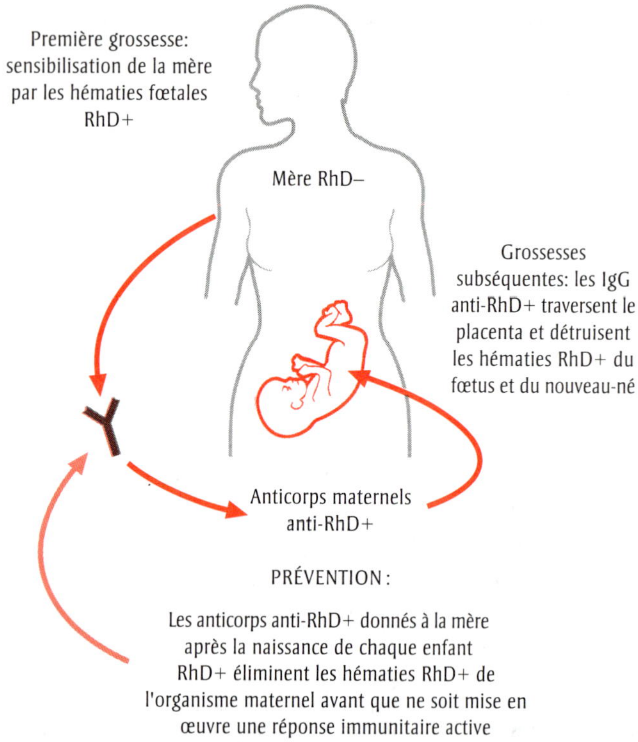

La maladie hémolytique résulte d'une incompatibilité fœto-maternelle entre les groupes sanguins Rh. Elle survient quand une femme RhD- donne naissance à un enfant RhD+. La sensibilisation a lieu à la naissance quand les hématies RhD+ du bébé passent dans la circulation maternelle et induisent la formation d'IgG anti-RhD+. Lors de la grossesse suivante, les IgG anti-RhD+ traversent le placenta et détruisent les hématies du fœtus et du nouveau-né.

Il est possible de prévenir la maladie à l'accouchement en donnant à la mère des immunoglobulines anti-RhD+. Ces anticorps reconnaissent les hématies fœtales passées dans la circulation maternelle. Ces hématies sont détruites avant qu'elles n'induisent une réaction immunitaire active par l'organisme maternel.

d'hématies fœtales vers la fin de la première grossesse ne provoque pas la maladie ou ne cause que des symptômes de moindre gravité (pas d'anémie).

Mais, au cours d'une seconde grossesse, le passage transplacentaire d'hématies fœtales, même en très petite quantité, déclenche une réponse secondaire intense et rapide au cours de laquelle est produite une grande quantité d'anticorps anti-D. Or les anticorps produits sont des IgG capables de traverser le placenta. Ce passage est lent, mais il pénètre suffisamment d'anticorps dans la circulation fœtale pour que cerux-ci se lient aux hématies et les détruisent. Le catabolisme de l'hémoglobine (provenant des globules rouges hémolysés) provoque une augmentation de la bilirubine fœtale, une anémie et de l'hypoxie. Le fœtus compense par une érythroblastose, c'est-à-dire une augmentation du nombre d'érythroblastes dans les organes hématopoïétiques et dans le sang circulant. Cette érythroblastose cause une hépatosplénomégalie et un œdème placentaire. Ce dernier peut être fatal pour le fœtus. En l'absence de traitement approprié (exanguino-transfusion avec du sang compatible), la bilirubine présente en grande concentration dans le sang du nouveau-né peut provoquer des séquelles neurologiques irréversibles.

Un traitement prophylactique permet d'éviter tout risque de maladie hémolytique en cas d'incompatibilité Rhésus fœto-maternelle. Il consiste à injecter des anticorps anti-Rh chez les femmes Rh négatif venant d'accoucher d'un premier enfant Rh positif. Ces anticorps éliminent les hématies fœtales (donc Rh positif) introduites dans la circulation sanguine maternelle et empêche la mère de se sensibiliser à ces hématies.

Hypersensibilités médicamenteuses

Les hypersensibilités médicamenteuses de type II sont provoquées par des substances qui se fixent sur les globules rouges, les plaquettes ou les granulocytes. C'est le cas de plusieurs médicaments, dont les antibiotiques comme la pénicilline, l'érythromycine, la streptomycine ou les tétracyclines. Ces molécules se comportent comme des haptènes : elles se fixent sur les protéines cellulaires et c'est le complexe haptène-protéine qui constitue l'immunogène. La prise initiale du médicament constitue l'étape sensibilisante ; une prise subséquente déclenche la réaction allergique. Les anticorps détruisent alors la cellule avec le concours du complément selon le mécanisme décrit plus haut. Quand il s'attaque aux hématies, ce type d'hypersensibilité est responsable d'états anémiques.

14.6 Hypersensibilité de type III

Les réactions d'hypersensibilité de type III sont des réactions induites par le dépôt de complexes immuns dans des tissus (peau), dans des organes (rein) ou dans les vaisseaux sanguins. Ce type d'hypersensibilité est caractéristiques de certaines affections comme la maladie du sérum, le phénomène d'Arthus et du lupus érythémateux disséminé. Ces réactions surviennent généralement dans les 5 à 8 heures qui suivent le contact avec l'antigène. La figure 14.8 illustre le mécanisme des hypersensibilités de type III.

14.6.1 Maladies d'hypersensibilité de type III

Les maladies d'hypersensibilité de type III surviennent dans trois types de circonstances qui ont en commun la formation persistante d'importantes quantités de complexes immuns et leur dépôt dans les tissus (tableau 14.5). Les principales manifestations cliniques de ce type de réaction d'hypersensibilité sont la maladie du sérum, le phénomène d'Arthus et la maladie du poumon de fermier, le lupus érythémateux disséminé (voir la section 14.9), ainsi que certaines glomérulonéphrites.

14.7 Hypersensibilité de type IV

Les réactions d'hypersensibilité de type IV, telle la réaction tuberculinique, sont des réactions à médiation cellulaire

Figure 14.8 Mécanisme de l'hypersensibilité de type III

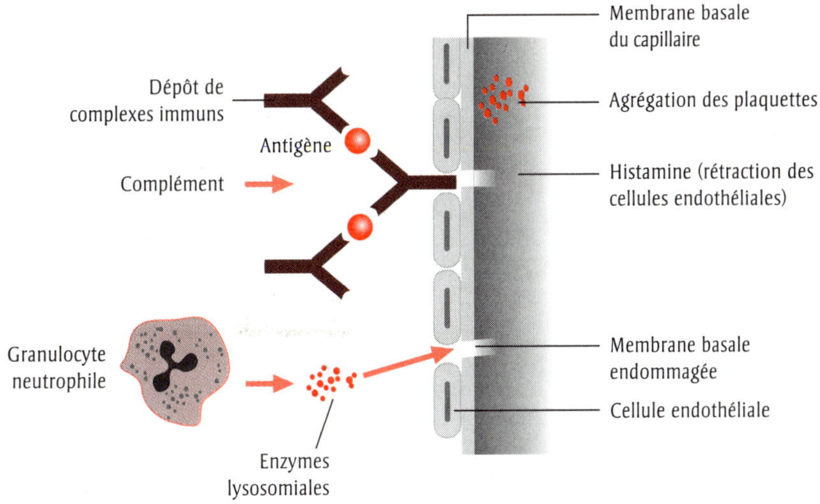

L'hypersensiblité de type III est déclenchée par des complexes immuns. La formation de ces complexes entraîne l'activation du complément. Les anaphylatoxines ainsi formées (C3a et C5a) attirent des granulocytes qui sécrètent des cytokines pro-inflammatoires et des amines vasoactives. L'histamine provoque la rétraction des cellules endothéliales.

Les complexes immuns se déposent sur la membrane basale à laquelle ils adhèrent. Incapables de les phagocyter, les granulocytes excrètent leurs enzymes lysosomiales qui endommagent la paroi endothéliale.

Tableau 14.5 Causes des maladies d'hypersensibilité de type III

Groupes	Exemples
Infections persistantes	Lèpre Paludisme Dengue Hépatite virale Endocardite infectieuse à staphylocoques
Maladies auto-immunes	Lupus érythémateux disséminé Arthrite rhumatoïde
Inhalation de substances antigéniques	Maladie du poumon de fermier

caractérisées par des manifestations inflammatoires apparaissant 48 à 72h après l'introduction de l'antigène. Ces réactions sont induites par des lymphocytes sensibilisés. Ces lymphocytes recrutent des lymphocytes T cytotoxiques et des macrophages responsables de l'inflammation.

14.7.1 Caractéristiques générales

Contrairement aux autres réactions d'hypersensibilité, l'hypersensibilité de type IV ne fait pas intervenir d'anticorps. Elle apparaît après l'injection de certains antigènes et se manifeste par une réaction inflammatoire localisée au point d'inoculation de l'antigène. On peut aussi observer une nécrose locale, une légère fièvre et une sensation de malaise général.

L'hypersensibilité de type IV est aussi qualifiée d'hypersensibilité retardée car elle survient tardivement, soit de 24 à 48 heures après l'injection de l'antigène. L'illustration la plus typique du phénomène d'hypersensibilité retardée est la réaction à la tuberculine. Induite par une vaccination au BCG, la réaction d'hypersensibilité est déclenchée par l'injection intradermique de tuberculine. Elle se manifeste par l'apparition, 24 à 48 heures après l'injection, d'une induration au point d'injection qui paraît érythémateuse et infiltrée. On note la présence de nombreuses cellules mononucléées (lymphocytes et macrophages).

Cette réaction est spécifique: elle ne peut être déclenchée que par un antigène vis-à-vis duquel un organisme a été préalablement sensibilisé. Les principales substances antigéniques susceptibles de provoquer une hypersensibilité de type IV sont

- Les composants de certains microorganismes, dont le plus connu est *Mycobacterium tuberculosis*. Mais d'autres bactéries, comme *Brucella, Mycobacterium lepræ, Salmonella typhi*, les virus (oreillons, rougeole, herpès), les parasites (*Toxoplasma, Leishmania, Schistosoma*) et les mycètes (*Candida, Trichophyton, Aspergillus, Histoplasma*) peuvent aussi induire des réactions d'hypersensibilité retardée.

- Des protéines d'origine non bactérienne en présence d'adjuvants (adjuvant de Freund constitué d'une suspension huileuse de bacilles tuberculeux tués).
- De nombreux produits chimiques d'origines diverses qui peuvent provoquer des réactions d'hypersensibilité : les dermites de contact en sont des manifestations fréquemment rencontrées. Parmi ces produits chimiques, on trouve des substances naturelles, des produits cosmétiques, des métaux, des préparations commerciales de différents produits d'usage courant.

14.7.2 Mécanisme

Le mécanisme des réactions d'hypersensibilité de type IV repose principalement sur l'intervention des lymphocytes T.

Au cours d'un premier contact avec l'antigène spécifique, des lymphocytes T ont été sensibilisés. Une seconde injection de ce même antigène déclenche la réaction d'hypersensibilité. L'antigène est capté par les cellules dendritiques présentes dans le derme en grand nombre. Ces cellules migrent vers les ganglions lymphatiques régionaux et présentent l'antigène aux lymphocytes spécifiques de cet antigène. La figure 14.9 illustre le mécanisme de l'hypersensibilité de type IV en prenant l'exemple de la réaction à la tuberculine.

Lors d'un contact subséquent avec ce même antigène, les lymphocytes T sensibilisés se dirigent vers le lieu d'introduction de l'antigène. Les lymphocytes spécifiques se mettent à produire des lymphokines et d'autres cytokines pro-inflammatoires. Ces lymphokines attirent les macrophages vers le lieu d'introduction de l'antigène puis les immobilise. Elles sont aussi responsables des manifestations inflammatoires locales, rougeur et induration, dues à la vasodilatation et à l'œdème. Les macrophages attirés sur place éliminent l'antigène en le phagocytant.

14.7.3 Manifestations de l'hypersensibilité de type IV

On distingue trois grandes manifestations d'hypersensibilité de type IV : l'hypersensibilité de type tuberculinique, l'hypersensibilité de contact et l'hypersensibilité granulomateuse.

De plus, de tels phénomènes d'hypersensibilité interviennent dans le rejet des greffes et certaines pathologies auto-immunes d'organes.

Hypersensibilité de type tuberculinique

L'hypersensibilité tuberculinique constitue le meilleur modèle expérimental de l'hypersensibilité de type IV. Elle a été décrite pour la première fois en 1890 par Robert Koch. Elle peut être induite par une tuberculose ou par une vaccination au BCG.

La réaction d'hypersensibilité survient après une exposition à différents antigènes solubles provenant de différents microorganismes (*Mycobacterium tuberculosis, Mycobacterium lepræ, Leishmania*). Cette réaction permet de vérifier si un individu a été exposé au bacille tuberculeux ou de vérifier l'état de son immunité à la suite d'une vaccination (test de Mantoux).

On utilise, pour ce test, de la tuberculine, un extrait purifié de *M. tuberculosis* (figure 14.9). Appliquée sur la peau scarifiée

Figure 14.9 **Mécanisme de l'hypersensibilité de type IV**

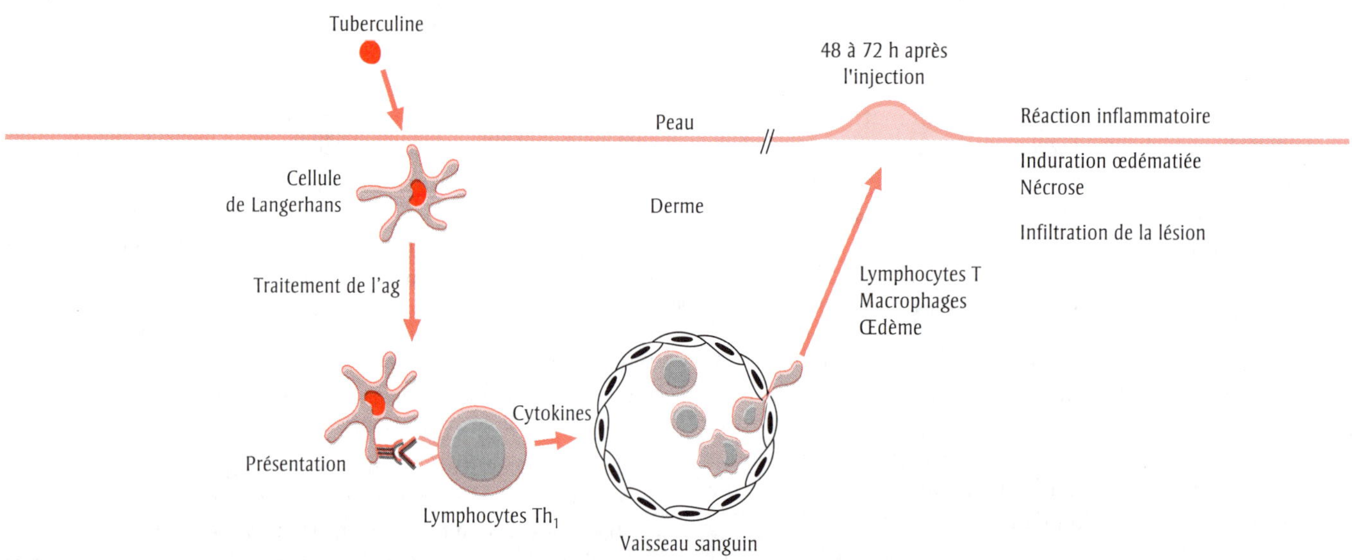

La tuberculine injectée dans le derme d'un individu sensibilisé (par la maladie ou la vaccination) est captée par les cellules dendritiques et présentée aux lymphocytes Th1. Les Th1 activés sécrètent des lymphokines qui attirent des lymphocytes T cytotoxiques et des macrophages vers le lieu d'introduction de la tuberculine et s'y accumulent. Elles sont responsables d'une réaction d'inflammation localisée marquée par une induration œdématiée et rouge, plus ou moins nécrosée.

ou injectée dans le derme, la tuberculine entraîne en moins de 10 heures une réaction cellulaire visible au point de contact. Après cette phase de latence apparaissent une induration et un érythème qui augmente dans les 24 à 48 heures, pour ensuite régresser et disparaître. Cette réaction porte le nom d'intradermo-réaction. L'intensité des manifestations dépend de l'état de sensibilisation du sujet et de la dose de tuberculine injectée.

Hypersensibilité de contact

Les hypersensibilités de contact, ou dermites de contact, sont des réactions qui se manifestent par un eczéma survenant après un contact de la peau avec des substances allergènes de nature très variée. Ces allergènes peuvent être des molécules de faible masse moléculaire, autrement dit des haptènes, qui se combinent avec des protéines de la peau pour former des composés fortement immunogènes pour les lymphocytes T.

La réaction aiguë se traduit par l'apparition de rougeurs, d'œdème et de vésicules, de sensations de brûlures et de démangeaisons. Ces lésions se forment d'abord aux points d'exposition de la peau avec l'allergène.

La phase de sensibilisation est plus ou moins longue: elle peut s'étendre sur plusieurs années. Généralement, cette sensibilisation survient durant l'enfance. Une fois le sujet sensibilisé, la réaction d'hypersensibilité apparaît quatre ou cinq jours après un contact subséquent. Lente à s'établir, l'allergie de contact est aussi très durable; elle peut se prolonger plusieurs années, et des rechutes se produisent à chaque nouveau contact.

Le tableau 14.6 donne quelques exemples de substances allergènes parmi les 4000 substances qui ont été répertoriées. Ces substances sont présentes dans tous les secteurs de l'activité humaine. Le nickel est la principale cause d'eczéma de contact chez les femmes: c'est très souvent le percement des lobes auriculaires qui est à l'origine de l'allergie au nickel. Le latex est aussi une autre substance allergisante. Il est d'autant plus ennuyeux que cette substance soit allergisante qu'elle rentre dans la composition des gants de laboratoire et de chirurgie. Actuellement, les professions de la santé sont très touchées et cela pose de sérieux problèmes lors de techniques aseptiques ou d'interventions chirurgicales. Parmi les allergènes naturels responsables de ce type d'hypersensibilité, mentionnons les sécrétions irritantes du sumac vénéneux, mieux connu sous le nom d'herbe à puces.

Les dermites de contact sont fréquentes: elles représentent près de 10 % des consultations en dermatologie.

Hypersensibilité granulomateuse

L'hypersensibilité granulomateuse est une hypersensibilité marquée par la formation de granulomes. Cette réaction d'hypersensibilité est généralement dirigée contre des agents infectieux à développement intracellulaire et persistants que les macrophages n'arrivent pas à éliminer (figure 14.10).

Tableau 14.6 Principales catégories d'allergènes responsables d'eczéma de contact allergique
(D'après F. Perrin. *Allergologie pratique.* Paris, Masson, 1984.)

Allergènes	Exemples
Chrome	Ciments, peintures, détergents
Nickel	Bijoux de fantaisie, boucles et boutons métalliques
Cobalt	Peintures et colorants, détergents, résines, polyesters, huiles de graissage
Amines aromatiques	Teintures capillaires, sulfamides, anesthésiques locaux, colorants azoïques, écrans solaires
Résines d'époxy	Appareils électriques, prothèses orthopédiques, colles et adhésifs, vernis
Caoutchouc, latex	Pneux, accessoires d'automobile, gants, bottes, chaussures, adhésifs
Térébenthine	Solvants de peintures, vernis, produits d'entretien
Colophane	Pansements adhésifs et sparadraps, colle de néoprène, vernis, cosmétiques
Parfums	Essences de citronelle, de lavande, de thym, etc.
Formol	Cosmétiques (déodorants, vernis à ongles), bactéricides, insecticides et fongicides, textiles synthétiques
Lanoline	Excipients médicamenteux pour pommade, crèmes et émulsions pour cosmétiques, crème à raser, produits antisolaires
Allergènes végétaux	Herbe à puces

14.8 Déficits immunitaires

Les déficits immunitaires résultent de réponses immunitaires anormales ou insuffisantes pour assurer l'élimination d'un agent infectieux qui le serait dans des conditions normales de fonctionnement. En plus d'entraîner une plus grande susceptibilité aux infections, les déficits immunitaires augmentent le risque de certains cancers.

Figure 14.10 Hypersensibilité granulomateuse

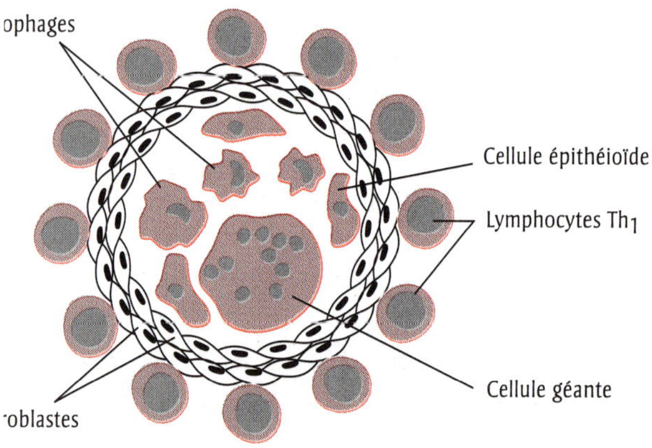

L'hypersensibilité granulomateuse est dirigée contre des agents infectieux à développement intracellulaire que le système immunitaire est incapable d'éliminer complètement. La réaction granulomateuse tente de protéger l'organisme en isolant l'antigène. Les granulomes sont formés de différents types de cellules: cellules géantes, cellules épithéloïdes, macrophages, lymphocytes T et fibroblastes.

14.8.1 Déficits immunitaires primaires

Les déficits immunitaires primaires sont des maladies d'origine héréditaire ou congénitale marquées par des agammaglobulinémies, des leucopénies ou des déficiences du complément, ou encore par un dysfonctionnement du système phagocytairc. Toutes se traduisent par une diminution des défenses de l'organisme et par une susceptibilité accrue aux infections. Le tableau 14.7 en expose les différentes catégories ainsi que leur traitement.

Les déficits immunitaires sont généralement révélés par des infections graves et récurrentes, ou par des manifestations allergiques ou auto-immunes. En général, leur apparition est précoce, elle survient habituellement dans la première année, parfois dès la naissance, sauf pour les déficits en lymphocytes B qui apparaissent plus tardivement.

Plusieurs traitements permettent de guérir ou d'atténuer les conséquences des déficits immunitaires primaires:

- l'apport d'immunoglobulines pour fournir les anticorps manquants;
- la greffe de moelle osseuse;

Tableau 14.7 Classification des déficits immunitaires primaires

Type de déficits	Causes et caractéristiques	Conséquences immunitaires	Traitement
Déficits immunitaires combinés	Affections caractérisées par une forte diminution du nombre de lymphocytes T ou par des troubles fonctionnels qui les empêchent d'assurer leurs fonctions. Cette absence des lymphocytes T peut être combinée, ou non, à une absence de lymphocytes B; elle s'accompagne alors d'une agammaglobulinémie.	L'absence de lymphocytes T entraîne un dysfonctionnement global des réactions imunitaire anti-infectieuses Les sujets sont particulièrement vulnérables à toutes les catégories d'agents infectieux, mais en particulier au cytomégalovirus, à *Pneumocystis carinii* et à *Candida albicans*. Chez ces personnes, la vaccination à l'aide de virus vivants atténués peut être fatale	Greffe de moelle osseuse
Déficits imunitaires combinés accompagnés d'autres anomalies	Affections résultant de l'association d'un déficit immunitaire et de troubles d'origine congénitale qui affectent plusieurs appareils ou organes.	Syndrome de Di George, caractérisé sur le plan immunitaire, par une anomalie du développement du thymus[1]. Le déficit peut être total ou partiel; il affecte les lymphocytes T; les lymphocytes B sont normaux, mais la production des immunoglobulines est généralement compromise par suite de l'absence de lymphocytes T auxiliaires nécessaires à l'activation des lymphocytes B.	Injection d'hormones et d'extraits thymiques Greffe de thymus

1 Ce syndrome s'accompagne aussi d'une atrophie des glandes parathyroïdes, des malformations cardiaques et d'une hypocalcémie (faible teneur plasmatique en calcium) responsable de convulsions.

Tableau 14.7 (suite)

Type de déficits	Causes et caractéristiques	Conséquences immunitaires	Traitement
		Ataxie-telangiectasie, marquée sur le plan immunitaire par des troubles de l'immunité cellulaire et humorale causés par la présence de nombreux lymphocytes T non fonctionnels[2].	Traitement immunologique des infections récurrentes à l'aide d'immunoglobulines
Déficit en lymphocytes B	Affections caractérisées par une agammaglobulinémie ou par une hypogammaglobulinémie consécutives à un blocage d'une étape de la diférenciation des lymphocytes B. Elles peuvent aussi résulter d'une régulation anormale des lymphocytes T auxiliaires. Elles sont alors marquées par des déficits sélectifs en certaines immunoglobulines.	Les déficits en lymphocytes B se manifestent souvent par des infections bactériennes fréquentes et une plus grande vulnérabilité aux infections bactériennes récurrentes, en particulier aux streptocoques, aux pneumocoques et à *Hæmophilus*	Antibiothérapie et imunoglobulines en perfusion
Déficits en cellules phagocytaires	Affections caractérisées soit par un nombre insuffisant de cellules phagocytaires (leucopénies), soit par divers troubles fonctionnels (incapacité de réaliser la diapédèse, d'assurer la phagocytose et de détruire les microorganismes phagocytés.	Les déficits en lymphocytes B se manifestent souvent par des infections bactériennes fréquentes et une plus grande vulnérabilité aux infections bactériennes récurrentes, en particulier aux streptocoques, aux pneumocoques et à *Hæmophilus*	Antibiothérapie Greffe de moelle osseuse
Déficits du complément	Affections caractérisées par un déficit en composants de la voie classique d'activation (C1, C2, C4 et C3) ou par un déficit en composants de l'unité d'attaque (C5 à C9)	Un déficit en composants de la voie classique entraîne une plus grande sensibilité aux infections causées par des microorganismes encapsulés (*S. pyogenes, S, pneumoniæ, H. influenzæ*). Il est aussi associé au lupus érythémateux disséminé.	Antibiothérapie
		Un déficit en composants de l'unité d'attaque est marquée par une plus grande vulnérabilité aux infections causées par les bactéries à Gram négatif, en particulier *Neisseria gonorrhoeæ*.	Antibiothérapie

2 Outre ces anomalies immunitaires, la maladie est caractérisée par de l'ataxie (instabilité en station debout et pendant la marche) et des télangiectasies sur les conjonctives oculaires (dilatation anormale des vaisseaux sanguins).

– l'emploi de cytokines, telles l'interféron gamma, ou l'IL-2, quand les déficits sont causés par une déficience de leur production, ou l'utilisation d'hormones thymiques (syndrome de Di George).

La greffe de moelle osseuse donne d'excellents résultats; elle a beaucoup amélioré les chances de survie à long terme des enfants atteints de tels déficits. Idéalement, la compatibilité HLA doit être parfaite, sinon partielle. Il faut aussi faire attention aux risques de réaction du greffon contre l'hôte. Cette réaction immunitaire inverse survient quand des lymphocytes T matures de la moelle osseuse du donneur, donc du greffon, réagissent contre les cellules de l'hôte. Cette réaction peut entraîner la mort du receveur.

14.8.2 Déficits immunitaires secondaires

Les déficits immunitaires secondaires sont des déficits acquis au cours de la vie d'un individu. On distingue trois grandes catégories de déficits secondaires (tableau 14.8):

– les déficits associés aux néoplasies touchant le système lymphoïde;
– les déficits associés aux maladies infectieuses (SIDA);
– les déficits des cellules T associés aux troubles métaboliques.

Parmi les déficits immunitaires secondaires, mentionnons le virus de l'immunodéficience humaine responsable d'un syndrome grave, souvent mortel. Cette maladie est étudiée au chapitre 21, *Infections génito-urinaires*.

Tableau 14.8 Classification des déficits immunitaires secondaires

Types de déficits	Causes
Déficits immunitaires associés à différentes néoplasies du système immunitaire[1].	Leucémie lymphoïde chronique Myélomes[2] Lymphomes Maladie de Hodgkin
Déficits immunitaires transitoires post-infectieux	Infections bactériennes Tuberculose miliaire Lèpre Coqueluche Infections virales Virus de l'immunodéficience humaine Cytomégalovirus Virus de la rougeole Virus d'Epstein-Barr Virus de la polomyélite
Déficits immunitaires consécutifs à des troubles métaboliques	Malnutrition protéique grave[3] Carences en certains micronutriments (zinc et fer) Diabète (insulino-dépendant) Insuffisance rénale Cirrhose éthylique
Déficites immunitaires transitoires consécutifs à des traumatismes	Brûlures Interventions chirurgicales

1 Les cancers qui affectent les autres organes ou tissus de l'organisme s'accompagnent souvent d'une baisse de l'immunité à médiation cellulaire et des réactions d'hypersensibilité à médiation cellulaire.
2 Tumeur cancéreuse développée aux dépens des éléments cellulaires de la moelle osseuse.
3 Comme le kwashiorkor, qui est à l'origine de désordres immunologiques complexes affectant principalement les réactions à médiation cellulaire.

14.9 Auto-immunité

Le maintien de l'intégrité de l'organisme impose au système immunitaire une double mission : éliminer les agresseurs potentiels tout en protégeant les structures de l'organisme. La protection des structures dépend du développement rapide d'un état de tolérance à l'égard des constituants propres de l'organisme.

La perte de cette capacité de distinguer le soi du non soi et de maintenir la tolérance est à l'origine de troubles et d'affections diverses qui portent le nom de maladies auto-immunes. Au cours de ces maladies, le système immunitaire s'attaque à certaines structures faisant partie du soi. Les maladies auto-immunes apparaissent soit à la puberté, soit vers la cinquantaine, et elles évoluent par poussées successives séparées par des périodes de rémission plus ou moins longues. Elles sont causées par des facteurs génétiques et environnementaux.

Sur le plan génétique, ces maladies sont presque toujours associées au complexe majeur d'histocompatibilité, surtout aux molécules de classe II. Les maladies reliées au molécules de classe II du CMH frappent les femmes plus souvent que les hommes.

Parmi les facteurs environnementaux, il faut mentionner le rôle de plusieurs bactéries et virus dans l'étiologie des maladies auto-immunes.

14.9.1 Mécanismes de l'auto-immunité

On ne connaît pas encore avec précision les causes de la rupture de la tolérance immunitaire. Mentionnons parmi les mécanismes invoqués :

- Le mimétisme moléculaire de certains antigènes d'agents infectieux identiques ou très proches de certains antigènes cellulaires. Ces molécules antigéniques sont à l'origine d'une réactivité croisée qui peut stimuler les lymphocytes B et T autoréactifs. Les anticorps spécifiques produits attaquent simultanément l'antigène microbien et les structures cellulaires comme cela se produit dans le rhumatisme articulaire aigu.
- L'activation des lymphocytes B par des composés bactériens ou viraux, en l'absence de toute intervention des lymphocytes Th, qui sont court-circuités. Des lymphocytes B autoréactifs peuvent être activés et produire des auto-anticorps, comme cela survient dans le cas de la protéine A de *Staphylococcus aureus*, des virus d'Epstein-Barr et de la rougeole, ainsi que des *Plasmodium*.
- La modification des membranes cellulaires par suite de l'action de certains médicaments qui agissent comme des haptènes. En se fixant sur les protéines membranaires, ils deviennent immunogènes.

– Un défaut de régulation par suite d'une sécrétion insuffisante de cytokines suppressives.

14.9.2 Principales maladies auto-immunes

Plus d'une vingtaine d'affections sont considérées comme des maladies auto-immunes. Ces maladies forment deux groupes distincts : les maladies spécifiques d'un organe et les maladies systémiques. Ces dernières s'attaquent simultanément à plusieurs types de cellules et de tissus de l'organisme.

On trouve aux tableaux 14.9 et 14.10 la description des dix maladies auto-immunes les plus courantes. Elles sont classées en fonction du groupe auquel elles appartiennent. On donne aussi pour chacune la nature de l'auto-anticorps, les principales manifestations et les antigènes HLA auxquels sont associées ces maladies.

Tableau 14.9 Maladies auto-immunes spécifiques d'organes

Maladies spécifiques d'organes	Nature des effecteurs	Manifestations	Antigènes HLA associés
Glandes endocrines			
Thyroïdite d'Hashimoto	Auto-anticorps dirigés contre la thryroglobuline et les antigènes microsomiaux	Infiltration lymphocytaire, destruction de la thyroïde ; myxœdème	DR-5
Maladie de Basedow (Maladie de Grave)	Auto-anticorps dirigés contre les récepteurs de la thyréotrophine (TSH) présents sur les cellules thyroïdiennes (réaction d'hypersensibilité de type II)	Stimulation de la cellule par les auto-anticorps fixés au récepteur. Production continuelle de thyroglobuline entraînant une hyperthyroïdite et des troubles métaboliques	DR-3
Maladie d'Addison	Anticorps dirigés contre les cellules de la corticosurrénale	Insuffisance surrénalienne, hypotension, troubles électrolytiques et endocriniens	DR-3
Diabète insulino-dépendant (type I)	Autoanticorps dirigés contre les cellules β des ilôts de Langerhans Autoanticorps anti-insuline Destruction des ilôts de Langerhans	Infiltration lymphocytaire des ilôts de Langerhans Diminution, puis arrêt de la sécrétion d'insuline	DR-3 – DR-4
Rein			
Syndrome de Goodpasture	Auto-anticorps dirigés contre la membrane basale du glomérule (réaction d'hypersensibilité de type II)	Glomérulonéphrite Insuffisance rénale Nécrose néphrotique	DR-2
Muscle			
Myasthénie	Auto-anticorps dirigés contre les récepteurs de l'acétylcholine (réaction d'hypersensibilité de type II)	Faiblesse musculaire profonde Perturbations de la contraction musculaire	DR-3
Système digestif			
Anémie de Biermer (anémie pernicieuse)	Auto-anticorps dirigés contre les cellules pariétales de l'estomac et auto-anticorps dirigés contre le facteur intrinsèque Anémie mégaloblastique	Blocage de l'absorption intestinale de la vitamine B_{12}	DR-5
Articulations			
Polyarthrite rhumatoïde	Auto-anticorps (facteur RF) dirigés contre les gammaglobulines	Dépôts de complexes immuns dans les articulations entraînant l'arthrite inflammatoire (raideur, douleur, gonflement) et la déformation des articulations	DR-4

Tableau 14.10 Maladies auto-immunes systémiques

Maladies systémiques	Nature des effecteurs	Manifestations	Antigènes HLA associés
Lupus érythémateux disséminé	Auto-anticorps dirigés contre les acides nucléiques (ADN et ARN) et contre les nucléoprotéines	Maladie chronique à complexes immuns (glomérulonéprhite, insuffisance rénale) Atteines articulaires, cutanées et neurologiques Anomalies immunitaires (complexes immuns, anomalies du complément, anomalies de l'immunité cellulaire)	DR-2, DR-3
Psoriasis	Rôle suspecté des lymphocytes Th1 et T cytotoxiques. Aucun auto-anticorps n'a été mis en évidence. Les Th1 sécrètent des cytokines pro-inflammatoires qui recrutent des cellules inflammatoires	Affection de la peau caractérisée par une prolifération sans fin de l'épithélium par suite d'anomalies des kératinocytes. De plus, les fibroblastes du derme induiraient un développement anormal des vaisseaux sanguins sous-cutanés. Le psoriasis se manifeste par l'apparition de plaques inflammatoires formant des squames sèches et blanchâtres, localisées ou généralisées et saignant facilement.	DR-4
Sclérose en plaques	Lymphocytes T cytotoxiques dirigés contre la myéline Auto-anticorps dirigés contre une protéine de la myéline	Maladie dégénérative du système nerveux caractérisée par une démyélinisation graduelle du système nerveux. La disparition des gaines de myéline entraîne une diminution de la vitesse de propagation de l'influx nerveux, puis celui-ci cesse complètement. Les symptômes les plus fréquents sont des troubles de la vision, une perte de la maîtrise musculaire, un déficit moteur au niveau des membres inférieurs et des troubles sphinctériens.	DR-2
Anémies hémolytiques auto-immunes	Auto-anticorps dirigés contre les constituants antigéniques de la membane des globules rouges	Activation du complément par suite de la formation de complexes immuns et de la lyse des membranes plasmiques Hémolyse et hémoglobinurie	

Note : le mécanisme de la sclérose en plaque demeure encore hypopthétique

Concepts clés à retenir

1. Les **réactions d'hypersensibilité** sont des réactions défavorables causées par l'intervention de certains effecteurs immunitaires.
2. Les réactions d'hypersensibilités sont classées selon les **mécanismes humoraux et cellulaires** mis en jeu.
3. Les hypersensibilités de **type I, II et III** sont des réactions à **médiation humorale** ; l'hypersensibilité de **type IV** est à **médiation cellulaire**.
4. Les **hypersensibilités de type I** impliquent la participation des **IgE** en réponse à un **allergène** particulier.
5. Le déroulement des réactions d'hypersensibilité de type I se divise en deux étapes : la **sensibilisation** et la **crise allergique** proprement dite.
6. La crise allergique est causée par la **dégranulation des médiateurs chimiques** contenus dans les **basophiles** et les **mastocytes**. Ces médiateurs causent **inflammation**, **œdème**, **contraction des muscles lisses** et **bronchospasme**.
7. Le **choc anaphylactique**, la **rhinite allergique**, l'**asthme**, l'**eczéma atopique**, ainsi que les **allergies alimentaires** sont les principales manifestations cliniques associées aux hypersensibilités de type I.
8. Les réactions d'**hypersensibilité de type II** sont des réactions de cytoxicité causées par l'action des **anticorps** et du **complément**.
9. La **maladie hémolytique** du nouveau-né est une des manifestations cliniques des réactions d'hypersensibilité de type II.
10. Les réactions d'**hypersensibilité de type III** sont des réactions induites par des **complexes immuns**.
11. L'**hypersensibilité de type IV** est une réaction à **médiation cellulaire** induite par des **lymphocytes T** sensibilisés dont les **cytokines** attirent et immobilisent les **macrophages**.
12. La **réaction tuberculinique**, les **dermatites de contact** et la formation de **granulomes** sont les trois manifestations de l'hypersensibilité de type IV.
13. Les **déficits immunitaires** résultent de réponses immunitaires anormales ou insuffisantes. Les **déficits primaires** sont d'origine génétique ; les **déficits secondaires** sont acquis et consécutifs à des infections ou à certains traitements.
14. Les **maladies auto-immunes** sont causées par l'incapacité du système immunitaire de maintenir la **tolérance** vis-à-vis du soi immunologique d'un individu.

Références et lectures suggérées

Akdis, C. et K. Blaser. « Role of IL-10 in Allergen-specific Immunotherapy and Normal Response to Allergens ». *Microbes and Infection*, 2001, vol. 3, p. 891-898.

Amoura, Z. et J. C. Piette. « Le lupus systémique ». *Pour la science*, dossier *Les défenses de l'organisme*, octobre 2000, p. 93-94.

Anderson, J.A. « Milk, Eggs and Peanuts: Food Allergies in Children ». *American Family Physician*, octobre 1995; vol. 56, p. 1365-1374.

Asher, I., et coll., Johansson, S. G. O. et T. Haahtela, rédacteurs. Management of Noncommunicable Diseases Departement. « Chronic Respiratory Diseases and Arthritis ». Organisation Mondiale de la Santé, 2000, Édition provisoire.

Bach, J-F. *Immunologie. De la biologie à la clinique*. 3e éd., Paris, Flammarion, Médecine-Sciences, 1999.

Bach, J. F. « Ces virus et bactéries qui nous protègent ». *La Recherche*, décembre 1999, n° 326, p. 48-53.

Bachelez, H. et L. Dubertret. « Le psoriasis ». *Pour la science*, dossier *Les défenses de l'organisme*, octobre 2000, p. 95-100.

Bellanti, J. A. « Therapeutic Perspectives in Food » *Allergy*, 1999, vol. 54, p. 46-49.

Benjamini, E., Coico, R. et Sunshine. *Immunology, A Short Course*. 4e éd., Wiley-Liss, New York, 2000.

Björksten, B. « The Environmental Influence on Chilhood Asthma ». *Allergy*, 1999, vol. 54, p. 17-23.

Boitard, C. « Le diabète insulino-dépendant ». *Pour la science*, dossier *Les maladies émergentes*, octobre 1995, p.84-90.

Boitard, C. « Le diabète ». *Pour la science*, dossier *Les défenses de l'organisme*, octobre 2000, p. 89-90.

Boitard, C. « Les maladies auto-immunes ». *Pour la science*, dossier *Les défenses de l'organisme*, octobre 2000, p. 86.

Burmester, G. R. et A. Pezzutto. *Atlas de poche d'immunologie*. Paris, Flammarion, Médecine-Sciences, 2000.

Charpin, J. et D. Vervloet. *Allergologie*. Paris, Flammarion, Médecine-Sciences, 1992.

Daëron, M., Fougereau, M., Fridman, W. H., Moulin, A-M. et J-P. Revillard. *Le système immunitaire ou l'immunité cent ans après Pasteur*. Dossiers documentaires. Paris, Inserm Nathan, 1995.

David, B. « Allergie immédiate, allergie retardée ». *Pour la science*, dossier *Les défenses de l'organisme*, octobre 2000, p. 74-78.

Dupuis-Girod, S. et J. L. Casanova. « Les déficits immunitaires héréditaires ». *Pour la science*, dossier *Les défenses de l'organisme*, octobre 2000, p. 80-85.

Durham, S. R. « Allergic Inflammation: Cellular Aspects ». *Allergy*, 1999, vol. 54, p. 18-20.

Genetet, N. (coordinateur). *Immunologie*. 3e éd., Paris, Techniques et Documentation. 1997.

Homberg, J. C. *Immunologie fondamentale*. Paris, Éditions ESTEM. 2000.

Humbert, M. « Les nouvelles armes contre l'asthme ». *Pour la science*, dossier *Les défenses de l'organisme*, octobre 2000, p. 102-108.

Janeway, C. A., Travers, P., Walport, M. et J. D. Capra. *Immunobiology*. 4e éd., Garland, 1999.

Kahn, J.-F., Peltier, A.-P., Meyer, O. et J.-C. Piette. *Maladies et syndromes systémiques*. Paris, Flammarion, Médecine-Sciences, 2000.

Kirjavainen P. V., et coll. « New Aspects of Probiotics – A Novel Approach in the Management of Food Allergy ». *Allergy*, 1999, vol. 54, p. 909-915.

Kurup, V. P., Der-Shen, H. t B. Banerjee. « Respiratory Fungal Allergy ». *Microbes and Infection*, 2000, vol. 2, p. 1101-1110.

Lydiard, P. M., Whelan, A. et M. W. Fanger. *Instant Notes in Immunology*. New York, Springer-Verlag, 2000.

Morgan, P. *Complement Clinical Aspects and Relevance to Disease*. Londres, Academic Press, 1990.

Mutius, von, E. « Allergy and the Environment ». *Allergy*, 1999, vol. 54, p. 16-17.

Sabbah, A. (coordinateur). *Allergologie et immunologie clinique*. Cachan, EM Inter, 1994.

Samartin, S., Marcos, A. et R. K. Chandra « Food Hypersensitivity ». *Nutrition Research*, 2001, vol. 21, p. 473-497.

Sion, H. V. *CRC Desk Reference for Allergy and Asthma*. Boca Raton, CRC Press, 2000.

Soumaille, S. *Les allergies*. Genève, Ed. Médecine et Hygiène, 1999.

Steinman, L. « Les maladies auto-immunes ». *Pour la science*, dossier *Les maladies émergentes*, octobre 1995, p. 94-100.

Stephen, L. A. et D. Mason. « Characterisation of Thymus-derived Regulatory T Cells that Protect Against Organ-specific Autoimmune Disease ». *Microbes and Infection*, 2001, vol. 3, p. 905-910.

Wal, J. M. « OGM et allergies: constater ou prédire ? ». *La Recherche*, n°339, février 2001, p. 87-89.

Waubant, E. « La sclérose en plaque ». *Pour la science*, dossier *Les défenses de l'organisme*, octobre 2000, p. 87-89.

Wilson, C., Tiwana, H. et A. Ebringer. « Molecular Mimicry Between HLA-DR Alleles Associated with Rheumatoid Arthritis and *Proteus mirabilis* as the Ætiological Basis for Autoimmunity ». *Microbes and Infection*, 199, vol. 1, p. 1489-1496.

Yssel, H., Lécart, S. et J. Pène. « Regulatory T cells and Allergic Asthma ». *Microbes and Infection*, 2001, vol. 3, p. 899-904.

Troisième partie

Le processus infectieux

Chapitre 15

Pathogenèse des infections

Sommaire

15.1 Introduction

L'infection causée par les microorganismes pathogènes est un processus complexe qui se traduit par deux types de dommages :

- des dommages directs, causés par l'agent infectieux ;
- des dommages indirects qui résultent, la plupart du temps, des effets secondaires des réactions immunitaires induites par l'hôte pour chasser l'agresseur.

Dans ce chapitre, nous traiterons des facteurs de virulence des agents pathogènes et des effets néfastes immunitaires. Les facteurs qui déterminent et modulent le degré de sensibilité de l'hôte à l'infection, tels l'âge, l'état physiologique, l'état nutritionnel, divers facteurs génétiques et environnementaux sont traités au chapitre 16, *Susceptibilité de l'hôte*.

15. 2 Infection

On appelle infection le processus au cours duquel un agent pathogène pénètre chez un hôte, s'installe dans ses tissus et s'y multiplie. Généralement, la présence de l'agent infectieux perturbe les activités physiologiques normales et se manifeste par divers signes cliniques.

Une infection ne peut survenir et se développer sans que certaines conditions ne soient réunies. Un agent infectieux doit tout d'abord parvenir jusqu'à un hôte, ce qui implique sa transmission, soit directement, soit indirectement, d'un hôte infecté ou d'un réservoir à un nouvel hôte sain (les modalités de cette transmission seront étudiées au chapitre 18) ; il doit ensuite :

- contourner les barrières naturelles et s'introduire dans les tissus de l'hôte ;
- échapper aux mécanismes de défense mis en œuvre par l'hôte en réponse à l'agression microbienne ;
- se fixer aux cellules, coloniser les tissus et s'y multiplier, ou s'introduire dans les cellules ;
- produire des substances toxiques qui détruisent les tissus de l'hôte ou perturbent à divers degrés certaines activités physiologiques.

15.3 Virulence

La virulence désigne le degré de pathogénicité d'un microorganisme ou de son aptitude à se développer dans un organisme hôte et à y provoquer des troubles morbides. Il est à noter que virulence et pathogénicité ne sont pas synonymes, la pathogénicité désignant plutôt la simple capacité de causer une maladie.

La virulence est déterminée par plusieurs facteurs relevant de l'agent pathogène et de l'hôte agressé :

- le pouvoir invasif, qui se réfère à la capacité de l'agent infectieux de s'introduire dans les tissus de l'organisme agressé ;
- la nature et la force du pouvoir pathogène, qui correspond à la capacité de l'agresseur de causer des dommages importants chez l'hôte ;
- le pouvoir toxinogène, qui représente la capacité de produire des toxines.
- la sensibilité et la capacité de défense de l'hôte.

Par ailleurs, la notion de virulence se différencie de celle de pathogénicité par son aspect quantitatif et mesurable. On mesure généralement la virulence par le taux de morbidité ou par le taux de mortalité, c'est-à-dire par le pourcentage d'individus d'une population donnée atteints de la maladie et le pourcentage d'individus mourant de cette infection.

15.4 Franchissement des barrières naturelles

Avant de s'installer dans les tissus et de s'y multiplier, les agents infectieux se heurtent aux barrières naturelles de l'hôte. Ils doivent trouver les moyens de les franchir d'une manière ou d'une autre. Les principales barrières naturelles se retrouvent au niveau de la peau ainsi que de la paroi des voies respiratoires et digestives ; leur fonctionnement fut traité au chapitre 8. Rappelons rapidement que :

- Au niveau cutané, les lésions microscopiques, les blessures, les coupures ou les brûlures constituent les portes d'entrée les plus fréquentes.
- Au niveau des voies respiratoires, les agents infectieux doivent résister à l'action nettoyante de l'appareil mucociliaire. Autrement, ils risquent d'être emprisonnés dans le mucus ou d'être déglutis avec la salive ou les sécrétions pharyngées.
- Quant à l'appareil digestif, il comporte plusieurs mécanismes qui empêchent les microorganismes de s'installer facilement dans le tube digestif. L'acidité gastrique, les sels biliaires et les enzymes protéolytiques de l'estomac et de l'intestin inhibent bon nombre de bactéries et de virus.

15.5 Fixation et adhésion aux cellules de l'hôte

La fixation aux cellules ou aux tissus de l'hôte est un facteur important de la virulence car elle permet aux agents pathogènes de ne pas être chassés lors de la déglutition, de la miction ou de la digestion. De plus, elle renforce la pathogénicité des microorganismes dont les toxines se fixent aux récepteurs cellulaires et entrent rapidement dans les cellules au lieu d'être hydrolysées ou neutralisées.

La capacité de fixation est due à plusieurs facteurs physicochimiques:

- des forces d'attraction électrostatiques;
- des relations, à la surface des parasites, entre les régions hydrophobes des lipides ou des acides aminés et celles de la membrane plasmique de la cellule hôte;
- des interactions entre des protéines particulières, les lectines et les adhésines des microorganismes, et certains composés présents dans les récepteurs cellulaires ou dans la membrane plasmique.

15.5.1 Bactéries

Chez les bactéries, plusieurs composés facilitent la fixation aux cellules de l'hôte. Parmi ces composés, se trouvent des constituants de la paroi:

- les acides teichoïques de la paroi des bactéries à Gram positif;
- les lectines, des protéines qui ont la propriété de se combiner à certains constituants de la membrane plasmique ou à des récepteurs cellulaires. Ces lectines sont portées par la paroi bactérienne (*Streptococcus mutans, Neisseria gonorrhoeæ*);
- les adhésines, des molécules de surface qui permettent aux bactéries de se fixer sur les cellules hôtes (*Escherichia coli*);
- les polysaccharides capsulaires, qui permettent à *Streptococcus mutans* d'adhérer à l'émail dentaire, ou à *Hæmophilus influenzæ*, *Streptococcus pneumoniæ*, *Klebsiella pneumoniæ* d'adhérer aux cellules épithéliales.

La fixation aux cellules de l'hôte est généralement sélective. Parmi les microorganismes connus pour la capacité d'attachement sélectif, mentionnons:

- les streptocoques pyogènes, qui adhèrent surtout à la muqueuse rhinopharyngée;
- *Vibrio choleræ*, *Salmonella typhi* et *Escherichia coli*, qui s'attachent aux cellules épithéliales de l'intestin grêle;
- certaines souches d'*Escherichia coli*, qui se fixent sur les cellules épithéliales des voies urinaires;
- *Bordetella pertussis*, responsable de la coqueluche, qui se fixe sur les macrophages et les cellules ciliées de l'épithélium respiratoire;
- *Helicobacter pylori*, qui se fixe à des antigènes de groupes sanguins (antigènes H et Lewis b) portés par les cellules épithéliales de l'estomac;
- *Neisseria gonorrhoeæ*, qui se fixe préférentiellement sur l'épithélium urétral.

15.5.2 Virus

Comme on l'a vu au chapitre 5, la fixation d'un virus donné sur les cellules d'un tissu particulier dépend de la présence de récepteurs cellulaires spécifiques. Cette capacité est désignée par le terme de tropisme, dont voici trois exemples:

- les rhinovirus se fixent sur les cellules de l'épithélium respiratoire qui portent le récepteur ICAM-1 (*Intercellular Adhesion Molecule*);
- Le virus de l'immunodéficience humaine a pour cellules cibles les lymphocytes T CD4+;
- Le virus d'Epstein-Barr a pour cible les lymphocytes B porteurs du récepteur CD11.

15.5.3 Protozoaires

Les protozoaires parasites font appel à divers mécanismes pour se fixer aux cellules de l'hôte. Ces mécanismes comprennent des structures anatomiques, des interactions spécifiques entre la surface du parasite et des récepteurs spécifiques de la membrane cellulaire (glycoprotéines ou glycolipides).

Ainsi, *Giardia lamblia* se fixe sur les entérocytes grâce à une ventouse, et probablement aussi grâce à des adhésines et à des substances qui recouvrent le parasite. Il en est de même pour *Entamœba histolytica* qui se fixe sur les entérocytes et sur les globules blancs grâce à des lectines. Les amibes ne peuvent exprimer leur pouvoir cytolytique si elles sont dépourvues de ces lectines. Cette caractéristique permet d'ailleurs de distinguer les souches pathogènes des souches inoffensives.

Plasmodium vivax, un agent du paludisme, utilise les antigènes Duffy comme récepteurs pour se fixer sur les hématies.

D'autres protozoaires sont capables de perforer les membranes cellulaires afin d'y introduire leur matériel infectieux, comme le font certains sporozaires.

15.5.4 Helminthes

Un certain nombre d'helminthes intestinaux possèdent des structures grâce auxquelles ils s'accrochent à la paroi intestinale. On trouve principalement:

- des crochets, comme chez *Echinococcus granulosus*, *Hymenolepis nana* (agent des téniases) ou *Ancylostoma duodenale*;
- des ventouses, comme chez *Diphillobothrium latum* ou *Fasciola hepatica*,
- ou les deux, comme chez *Tænia solium*.

15.5.5 Mycètes

Le pouvoir pathogène des mycètes résulte de leur action invasive et destructive au sein des tissus. Par exemple, les mycètes dermatophytes colonisent la peau grâce à leur capacité de dégrader la kératine. Ces mycètes s'introduisent à la faveur d'un microtraumatisme, ou en colonisant un pli cutané. D'autres dermatophytes s'attaquent aux cheveux ou aux poils à l'aide d'organes perforateurs ou les dégradent à l'aide d'enzymes protéolytiques.

Une fois implanté dans les couches superficielles de l'épiderme, leur mycélium envahit les tissus et détruit les cellules de la peau et des muqueuses. La lésion progresse par suite de l'extension du mycélium ou s'étend de proche en proche par essaimage. Il arrive aussi que les mycètes envahissent les tissus, s'introduisent dans les vaisseaux lymphatiques ou dans les vaisseaux sanguins et aillent se fixer dans certains organes profonds (foie, poumons, cerveau, cœur, etc.).

15.6 Échappement aux mécanismes de défense de l'hôte

La capacité d'échapper aux mécanismes de défense mis en œuvre par l'hôte agressé constitue une seconde condition déterminante du pouvoir infectieux. Elle permet aux microorganismes de se multiplier impunément ou de survivre longtemps dans l'organisme, causant ainsi des infections chroniques ou difficiles à traiter. Le tableau 15.1 énumère les moyens dont disposent les agents infectieux pour échapper aux défenses spécifiques et non spécifiques.

15.6.1 Défenses non spécifiques

Pour plusieurs catégories d'agents infectieux, le pouvoir d'invasion repose sur la capacité de contourner les défenses non spécifiques de l'hôte. Ils s'attaquent aux cellules phagocytaires, ils bloquent l'action de différents facteurs humoraux non spécifiques (complément, interféron) ou

Tableau 15.1 **Échappement aux mécanismes de défense de l'hôte**

Mécanismes de défense de l'hôte	Réponse des microorganismes	Exemples
Barrières naturelles		
Surface épithéliale	Fixation sur des récepteurs cellulaires portés par les surfaces épithéliales	*Neisseria gonorrhoeæ*
Appareil muco-ciliaire	Inhibition de l'activité muco-ciliaire	*Bordetella pertussis* *Streptococcus pneumoniæ* *Pseudomonas aeruginosa* *Hæmophilus influenzæ* *Mycoplasma pneumoniæ*
Phagocytose	Inhibition de la phagocytose par la capsule	*Streptococcus pneumoniæ* *Hæmophilus influenzæ*
	Blocage de la chimiotaxie Destruction des globules blancs à l'aide de leucocidines, d'hémolysines	*Staphylococcus aureus* *Streptococcus pneumoniæ*
Développement intracellulaire	Survie dans les globules blancs	*Legionella pneumophila* *Coxiella burnetii* *Listeria monocytogenes* *Salmonella* *Mycobacterium tuberculosis* *Leishmania donovani*
Complément	Inactivation enzymatique des composants du complément	*Pseudomonas aeruginosa*
Réactions immunitaires	Dégradation enzymatique des anticorps	*Neisseria gonorrhoeæ* *Hæmophilus influenzæ* *Streptococcus pyogenes*
	Variation antigénique	*Borrelia recurrentis* *Neisseria gonorrhoeæ* Virus de la grippe Virus du SIDA
	Mimétisme moléculaire	Virus de la grippe Virus des oreillons *Schistosoma mansoni*
	Immunosuppression	Virus de la rougeole Virus de l'herpès Virus du SIDA

recourent à différentes stratégies pour combler des besoins nutritifs particuliers.

Destruction des cellules phagocytaires

Les cellules phagocytaires constituent les principales cibles de nombreuses espèces bactériennes.

Par exemple, les streptocoques et les pneumocoques sécrètent des enzymes qui tuent les globules blancs chargés de les phagocyter. La protéine M des streptocoques bêta-hémolytiques provoque la lyse des globules blancs et perturbe l'activité du complément. De son côté, la protéine A de *Staphylococcus aureus* perturbe la phagocytose en bloquant la fonction d'opsonisation des immunoglobulines A et en bloquant l'activation du complément.

Développement intracellulaire

D'autres bactéries ou certains protozoaires survivent au sein même des globules blancs qui les ont phagocytés en sécrétant des enzymes, telles la catalase ou la superoxyde dismutase, bloquant ainsi leur destruction. Comme le montre le tableau 15.2, certaines cellules, comme les cellules épithéliales, peuvent accueillir des agents infectieux qui déclenchent un processus d'endocytose.

Le fait même que certaines espèces réussissent à se développer dans les globules blancs constitue en soi un facteur de virulence important. En effet, le parasitisme intracellulaire confère à ces pathogènes plusieurs avantages :

- la mise à l'abri des défenses de l'hôte ;
- la capacité de prospérer à l'abri de la concurrence et de la compétition des autres espèces microbiennes ;
- une source inexploitée de nourriture et d'agents métaboliques (enzymes) ;
- une protection contre certains antibiotiques qui ne peuvent pénétrer à l'intérieur des cellules hôtes.

Certaines espèces microbiennes sont tellement bien adaptées au parasitisme intracellulaire qu'elles sont devenues incapables de se multiplier en dehors des cellules, telles les chlamydia et certaines rickettsies. Il est à noter aussi que les globules blancs ne sont pas les seules cellules à être parasitées par les microorganismes. Les cellules épithéliales, les hépatocytes, les globules rouges et les neurones sont aussi la cible de différentes catégories de bactéries, de protozoaires et de virus.

Action sur les facteurs humoraux non spécifiques

Certains virus profitent de leur insensibilité à l'interféron (adenovirus) ou induisent une faible synthèse d'interféron (hépatite B). D'autres envahissent les cellules immunitaires, perturbent leur fonctionnement (VIH) et les tuent. Les virus peuvent aussi stimuler des réponses immunitaires qui ne leur sont pas spécifiques, donc inutiles pour l'hôte (virus d'Epstein-Barr).

Mise en disponibilité des éléments nutritifs essentiels

Les microorganismes infectieux ont généralement besoin de fer pour leur développement. Pour ralentir ce développement, l'organisme sécrète de la lactoferrine, un composé qui capte le fer, afin d'en priver les bactéries. Cependant, nombre d'espèces de bactéries pathogènes disposent d'autres moyens de se procurer le fer nécessaire à leur développement. Les staphylocoques, *Streptococcus pyogenes*, certaines souches d'*Escherichia coli* et *Clostridium perfringens*, par exemple, sécrètent des hémolysines. Sous l'action de ces enzymes, les globules

Tableau 15.2 Bactéries et protozoaires à développement intracellulaire

Microorganismes	Cellules hôtes
Bactéries	
Coxiella burnetii	Macrophages
Chlamydia trachomatis	
Chlamydia pneumoniæ	Cellules épithéliales
Legionella pneumophila	Macrophages
Listeria monocytogenes	Cellules épithéliales, macrophages, hépatocytes
Mycobacterium tuberculosis	Macrophages
Rickettsia prowasekii	Cellules endothéliales
Rickettsia rickettsii	Cellules endothéliales, cellules musculaires lisses
Salmonella typhi	Cellules épithéliales, macrophages
Shigella flexneri	Cellules épithéliales
Yersinia enterolytica	Macrophages
Protozoaires	
Leishmania donovani	Macrophages
Toxoplasma gondii	Nombreux types de cellules
Trypanosoma cruzi	Macrophages, cellules musculaires

rouges éclatent, rendant le fer disponible. D'autres bactéries, telles les entérobactéries, les mycobactéries, les espèces des genres *Neisseria* et *Pseudomonas*, certaines souches de *Yersinia enterolytica* synthétisent des sidérophores, petites molécules chargées de capter le fer.

15.6.2 Défenses spécifiques

Les agents infectieux disposent de plusieurs moyens pour échapper aux défenses spécifiques de l'hôte: destruction des anticorps, variation ou mimétisme antigéniques et immunosuppression.

Destruction des immunoglobulines

Certaines espèces microbiennes, dont *Streptococcus pneumoniæ*, sécrètent des protéases qui hydrolysent les immunoglobulines A en fragments dépourvus de leurs propriétés fonctionnelles.

Variation antigénique

Certains agents pathogènes changent périodiquement la composition chimique de leurs antigènes de surface. En modifiant leurs protéines antigéniques, ils échappent aux effecteurs immunitaires (anticorps, cellules cytotoxiques et cellules mémoires) dirigés contre les antigènes précédents mais incapables de reconnaître les nouveaux variants. La plupart des agents infectieux responsables d'infections récurrentes recourent à la variation antigénique pour échapper aux défenses de l'hôte.

Parmi les bactéries connues pour leur variation antigénique, mentionnons *Borrelia recurrentis*, responsable de la fièvre ondulante, et *Neisseria gonorrhoeæ*.

Les trypanosomes sont un exemple de protozoaires qui modifient régulièrement leurs antigènes de surface. Les virus de la grippe et le virus de l'immunodéficience humaine sont deux exemples de virus qui présentent un degré de variabilité élevé. Notons au passage que la variation antigénique complique considérablement la production de vaccins.

Mimétisme moléculaire

Plusieurs agents infectieux échappent à la destruction grâce à leur mimétisme moléculaire. Autrement dit, ces agents infectieux se dissimulent en prenant l'apparence de leur hôte. C'est ce que font les virus enveloppés, comme ceux de la grippe, de la rougeole ou des oreillons. En sortant des cellules qu'ils ont infectées, ils se recouvrent d'un morceau de membrane plasmique. Cette enveloppe contient des antigènes de l'hôte qui masquent partiellement les antigènes viraux qui font saillie de l'enveloppe. Ces virus déguisés n'empêchent pas pour autant le système immunitaire de reconnaître les cellules infectées et de les détruire.

Schistosoma mansoni fait aussi du mimétisme. Arrivé au stade adulte, ce trématode se protège du système immunitaire en se recouvrant d'une couche d'antigènes cellulaires de l'hôte.

Immunosuppression

Pour résister aux défenses immunitaires, certains agents infectieux induisent une immunosuppression spécifique ou généralisée en faisant appel à plusieurs mécanismes:

- compétition antigénique,
- induction des cellules suppressives,
- production de médiateurs suppresseurs des lymphocytes spécifiques.

Dans d'autres cas, les virus survivent après que les anticorps antiviraux aient éliminé les antigènes viraux (rougeole), ou parce qu'ils ne synthétisent aucun antigène (virus herpès dans les neurones sensori-moteurs). D'autres virus inhibent le transport des molécules du complexe majeur d'histocompatibilité de classe I à la surface de la cellule hôte, évitant ainsi la destruction des cellules hôtes par les lymphocytes cytotoxiques. D'autres induisent une immunosuppression en envahissant les cellules immunitaires (VIH, rougeole).

15.7 Invasion et propagation dans l'organisme

Après s'être introduits dans l'organisme, les agents infectieux peuvent se multiplier localement, envahir les tissus profonds, ou gagner la circulation lymphatique ou la circulation sanguine. Outre ces voies circulatoires, les microorganismes peuvent aussi progresser le long des nerfs, et atteindre le système nerveux central. Enfin, ils peuvent se disséminer dans l'organisme à partir de la cavité pleurale ou de la cavité péritonéale, respectivement par suite de blessures thoraciques ou de l'infection d'un organe abdominal, ou encore d'une intervention chirurgicale abdominale septique. La figure 15.1 illustre les principales voies de propagation des infections dans l'organisme.

L'infection peut demeurer localisée aux portes d'entrée respiratoires, digestives ou génito-urinaires, comme c'est le cas notamment dans le rhume, une gastro-entérite ou une infection à chlamydia. Mais ce n'est pas toujours vrai. Les infections peuvent aussi former des foyers secondaires ou se généraliser puisque, dans certaines circonstances, bactéries, virus, mycètes et protozoaires réussissent à franchir les barrières naturelles:

- ils envahissent les tissus sous-cutanés et muqueux;
- ils s'introduisent dans la circulation lymphatique ou sanguine;
- ils franchissent la barrière intestinale au niveau des cellules M en contact avec les plaques de Peyer;
- ils traversent les barrières hémato-céphalique ou hémato-méningée;
- ils pénètrent dans les neurones et remontent vers le système nerveux central.

Quand les agents infectieux franchissent les barrières naturelles et s'introduisent dans les tissus sous-jacents, ils sont emportés

Figure 15.1 **Voies de propagation des infections dans l'organisme**

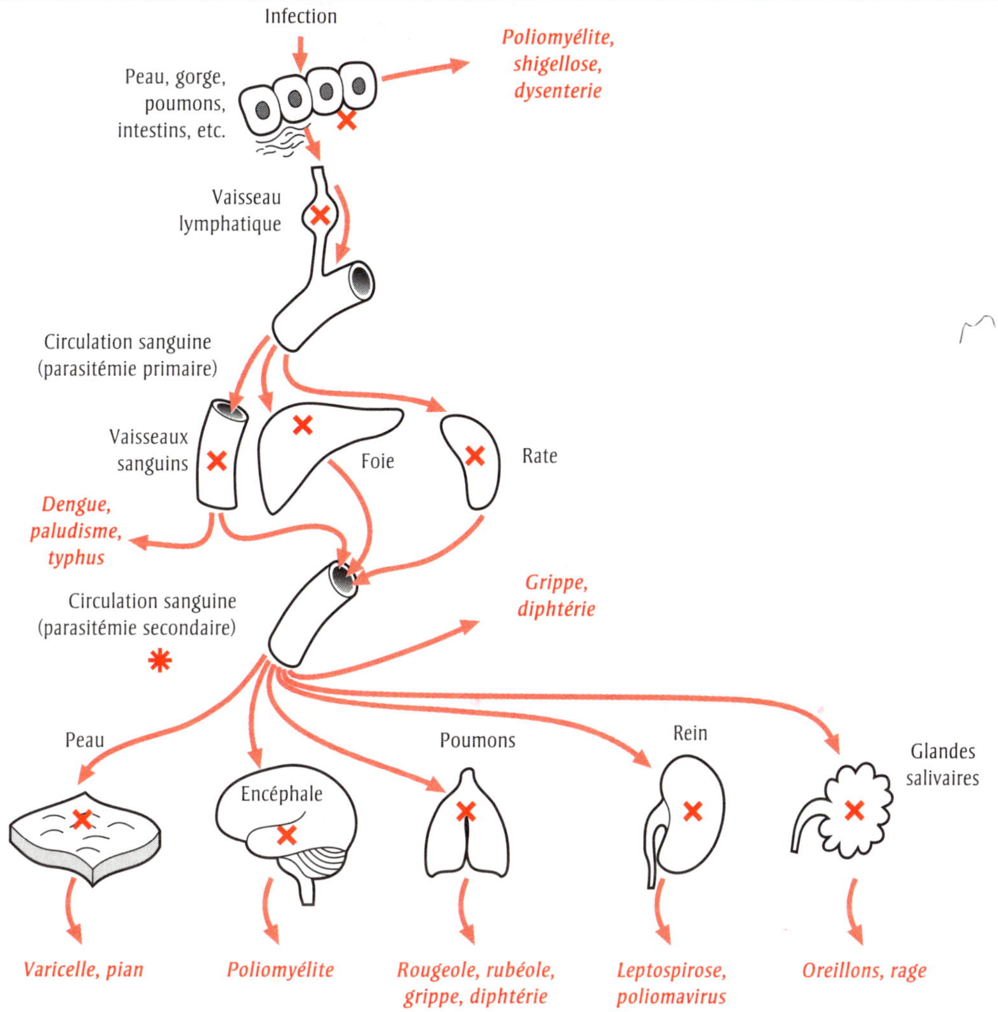

✕ Site d'une éventuelle multiplication des agents infectieux
→ Voies de sortie
✱ Multiplication dans la circulation sanguine ou dans l'endothélium vasculaire plutôt que dans les viscères

D'après Mims, C. et all. *Pathogenesis of Infectious Diseases*. 5ᵉ ed., San Diego, Academic Press, 2001.

avec le liquide extracellulaire et sont entraînés par la circulation lymphatique. La plupart du temps, les microbes sont détruits quand ils atteignent les ganglions lymphatiques. Situés aux endroits stratégiques de l'organisme, afin de protéger les organes vitaux, les ganglions lymphatiques contiennent des macrophages qui éliminent généralement les intrus.

15.7.1 Système circulatoire

De par sa fonction d'irrigation des tissus et des organes, le système circulatoire constitue un moyen de transport efficace pour les microorganismes qui ont échappé à la destruction dans les ganglions lymphatiques ou qui utilisent les cellules sanguines comme lieu de multiplication. Le plasma, les globules blancs et rouges peuvent contenir des microbes (tableau 15.3). Une fois dans la circulation sanguine, ils sont emportés partout dans l'organisme. Les termes de bactériémie et de virémie désignent respectivement la présence de bactéries et de virus dans le sang (voir chapitre 25).

15.7.2 Système nerveux central

Malgré la barrière hémato-céphalique formée par l'endothélium continu des capillaires cérébraux, il arrive que des virus et des bactéries réussissent à traverser les vaisseaux sanguins et à s'introduire dans le système nerveux central. Les microorganismes présents dans le sang peuvent aussi franchir la barrière hémato-méningée et s'introduire dans le liquide céphalo-rachidien au niveau des méninges ou du plexus choroïde. Ces agents infectieux causent des encéphalites ou des méningites. Les encéphalites sont plus fréquentes chez les

Tableau 15.3 Transport des microorganismes par le sang

Éléments sanguins	Exemples
Plasma	Pneumocoques, rickettsies Virus de l'hépatite B, de la fièvre jaune *Trypanosoma*
Globules blancs mononucléés (monocytes et lymphocytes)	*Mycobacterium, Listeria, Brucella* Virus de la rougeole, d'Epstein-Barr, de l'immunodéficience humaine Cytomégalovirus, Herpès simplex *Leishmania, Toxoplasma*
Granulocytes	Bactéries pyogènes (streptocoques)
Globules rouges	*Bartonella bacilliformis* Parvovirus humain B19, virus de la fièvre à tiques du Colorado Virus de la lympho-chorioméningite[1] *Plasmodium*

1 Habituellement, les virus ne parasitent pas les globules rouges car, étant dépourvues de noyaux, ces cellules ne peuvent assurer ou coordonner la réplication virale. Dans les rares cas où des virus sont présents dans les globules rouges, on présume qu'ils ont infecté les cellules souches présentes dans la moelle osseuse.

enfants car la membrane basale de l'endothélium est plus mince, donc plus facile à traverser que chez l'adulte. C'est pourquoi les enfants sont plus vulnérables aux affections neurologiques causées par les virus de l'herpès et de la rougeole. Quant aux bactéries, mentionnons les méningites, souvent mortelles, causées par *Neisseria meningitidis*, *Streptococcus pneumoniæ* et *Hæmophilus influenzæ*.

15.7.3 Placenta

Le placenta constitue une voie de transmission de certaines infections de la mère à l'enfant. La rubéole, la syphilis, le syndrome d'immunodéficience humaine, la listériose et la toxoplasmose sont les plus connues (voir Chapitre 22 *Infections congénitales et néonatales*). Les agents infectieux utiliseraient deux mécanismes pour franchir la barrière fœto-maternelle:

- ils se multiplient dans les vaisseaux de la partie maternelle du placenta, endommagent les vaisseaux sanguins, brisant l'intégrité de la barrière placentaire (exemples: *Toxoplasma gondii* et *Treponema pallidum*);
- ils se multiplient dans la portion maternelle du placenta et franchissent la barrière au niveau de la caduque basale (exemples: rubéole ou infections à cytomégalovirus).

15.8 Toxines bactériennes

Une bonne partie du potentiel d'agression des bactéries repose sur leur capacité de produire des substances toxiques susceptibles d'endommager les tissus de l'hôte, de perturber des activités physiologiques, ou de provoquer des réactions immunitaires inappropriées.

Par le mot toxine, on désigne divers métabolites et constituants toxiques. Ces produits agissent même à faible dose et, de par leur pouvoir antigénique, provoquent la formation d'anticorps.

Les toxines provoquent des lésions ou des nécroses tissulaires, altèrent des activités physiologiques ou favorisent la dissémination des bactéries dans l'organisme. Elles sont responsables de plusieurs symptômes que l'on observe dans les maladies infectieuses.

La capacité d'élaborer ces substances toxiques est génétiquement contrôlée. De plus, elle peut être acquise ou perdue par mutation ou lors d'échanges d'information génétique.

On distingue deux groupes de toxines:

- les exotoxines, qui sont des substances toxiques produites dans le cytoplasme d'une bactérie en croissance et qui, libérées à l'extérieur de la cellule, diffusent dans les liquides environnants (milieu de culture ou liquides tissulaires et sang);
- les endotoxines, qui sont des substances toxiques appartenant à la paroi de certaines bactéries et qui sont libérées au moment où les cellules bactériennes sont lysées.

Exotoxines et endotoxines diffèrent par plusieurs propriétés (tableau 15.4). À cette subdivision classique, s'ajoute maintenant un troisième groupe: celui des superantigènes, qui présentent des propriétés biologiques particulières et qui seront vus à la section 15.8.3.

15.8.1 Exotoxines

Les exotoxines sont des composés, généralement de nature protéique, diffusant à l'extérieur de la bactérie et agissant à très faible doses sur des cellules ou des organes cibles. Ces toxines causent la nécrose des cellules ou en perturbent les activités physiologiques.

Propriétés générales

Comme toutes les protéines, les exotoxines peuvent être dénaturées par la chaleur, par une variation de pH ou par des agents chimiques comme le formol. À cause de leur sensibilité à la chaleur, les exotoxines sont dites thermolabiles: il suffit d'une exposition à 60 °C pendant une heure pour transformer les exotoxines en anatoxines. Par ce terme, on désigne des substances dont le pouvoir toxique a été atténué ou détruit mais qui n'ont pas perdu leur pouvoir antigénique. Autrement dit, les anatoxines sont inoffensives mais elles suscitent la production d'anticorps. De ce fait, les anatoxines peuvent être utilisées sous forme de vaccins pour stimuler les défenses de l'organisme et pour le prémunir contre la toxine produite lors de l'infection. C'est ainsi que sont produits les vaccins contre la diphtérie et le tétanos.

Un certain nombre d'affections causées par les bactéries qui produisent des exotoxines sont plutôt des empoisonnements que des infections proprement dites. Peu virulents, les microorganismes ne se multiplient presque pas. Les effets pathologiques sont dus essentiellement sinon exclusivement à l'action des toxines. C'est le cas de *Clostridium tetani*, l'agent du tétanos, qui, installé dans une plaie, élabore une toxine qui se diffuse dans l'organisme pour bloquer les activités neuromotrices. La multiplication du microorganisme n'intervient pratiquement pas dans la maladie, sinon en prolongeant la production de la toxine. L'exemple du botulisme est encore plus frappant: les symptômes de la maladie sont provoqués par la seule ingestion de toxine préformée dans les aliments contaminés par *Clostridium botulinum* (notamment le poisson fumé).

Les exotoxines ont généralement une action très spécifique. Cependant, cette spécificité n'est pas une règle absolue; on connaît des exotoxines qui agissent sur plus d'une cible. C'est le cas notamment des exotoxines produites par un des agents des gangrènes gazeuses, *Clostridium perfringens*. Ces toxines ont de multiples effets: hémolyse, nécrose, perturbation des activités neuromusculaires, des fonctions hépatiques, etc.

La spécificité d'action relève d'affinités étroites de chaque toxine pour un type particulier de récepteur cellulaire. On note toujours une période de latence entre la sécrétion des exotoxines et l'apparition de leurs premiers effets. Le tableau 15.5 résume le mode d'action des exotoxines et indique les cibles contre lesquelles elles sont dirigées. On remarquera que la plupart des bactéries qui produisent des exotoxines sont à Gram positif.

Types d'exotoxines

Il existe plusieurs catégories d'exotoxines. On distingue généralement:

– les toxines qui protègent les bactéries ou qui favorisent leur pouvoir d'invasion;

Tableau 15.4 Propriétés des exotoxines et des endotoxines

Propriétés	Exotoxines	Endotoxines
Origine	Bactéries à Gram positif (principalement)	Bactéries à Gram négatif (principalement)
Nature chimique	Protéique Composés séparables en sous-unités	Complexe Lipopolysaccharides de la paroi
Dénaturation par la chaleur	Oui En 30 minutes à 60 °C (thermolabiles)	Non Résistent à la température de l'autoclave (thermostables)
Formation d'anatoxines	Oui	Non
Neutralisation par les antitoxines	Oui	Non
Modes d'action	Généralement très spécifiques Cellules ou organes cibles Nécrose cellulaire Généralement non pyrogènes Perturbations d'activités physiologiques spécifiques Agissent à très faibles doses avec période de latence	Généralement peu spécifiques Effets variés Fort pouvoir pyrogène Syndrome de choc (troubles circulatoires vasomoteurs et troubles de la coagulation) Réactions d'hypersensibilité Agissent à des doses plus fortes que les exotoxines, mais sans période de latence

Tableau 15.5 Mode d'action et cibles de quelques exotoxines

Bactéries	Toxines	Tissus et organes cibles	Mode d'action	Maladie
Bordetella pertussis	Toxine pertussique	Épithélium de la trachée Globules blancs	Blocage de l'activité phagocytaire des globules blancs Lymphocytose Immunosuppression temporaire par suite de l'inhibition de la migration des lymphocytes T	Coqueluche
	Cytotoxine trachéale	Épithélium de la trachée	Action nécrotique sur les cellules ciliées	
	Toxine adénylate cyclase	Globules blancs	Destruction des cellules par suite de la perturbation de leurs activités Rôle probable d'hémolysine	
	Toxine dermo-nécrotique	Muscles lisses des vaisseaux sanguins	Lésions nécrotiques	
Corynebacterium diphteriæ	Toxine diphtérique	Épithélium pharyngé Muscle cardiaque Système nerveux périphérique	Action nécrotique sur les cellules par suite du blocage de la synthèse des protéines	Diphtérie
Clostridium tetani	Tétanospasmine (toxine tétanique)	Neurones moteurs (cornes antérieures de la moelle épinière)	Blocage de la synthèse des médiateurs pré-synaptiques de la contraction	Tétanos
Clostridium botulinum	Toxine botulique (neurotoxine)	Jonction nerf-muscle	Blocage de l'excrétion ou de l'action de l'acétylcholine qui intervient dans la transmission de l'influx nerveux à la jonction nerf-muscle	Botulisme
Clostridium difficile	Entérotoxine A	Muqueuse intestinale	Nécrose de l'épithélium du côlon Accumulation de liquides dans l'intestin	Diarrhées consécutives aux antibiothérapies
	Cytotoxine B		Action cytopathogène	Entérocolite pseudomembraneuse
Clostridium perfringens	Toxine alpha (lécithinase) Hémolysines Collagénases Hyaluronidases DNases	Globules rouges Plaquettes Globules blancs Cellules endothéliales Tissu musculaire	Action nécrotique et hémolytique Putréfaction des tissus, notamment le tissu musculaire	Gangrène gazeuse
	Entérotoxine	Entérocytes	Diarrhées par suite du blocage de l'absorption de l'eau contenue dans le tube digestif	Intoxications alimentaires
Escherichia coli	Entérotoxine	Entérocytes	Perturbations des échanges ioniques et liquidiens	Gastro-entérites

Tableau 15.5 (suite)

Bactéries	Toxines	Tissus et organes cibles	Mode d'action	Maladie
Legionella pneumophila	Protéases	Globules blancs (neutrophiles)	Cytolyse Destruction localisée du tissu pulmonaire	Maladie du légionnaire (pneumonie)
Listeria monocytogenes	Hémolysine (listériolysine)	Globules blancs (neutrophiles, monocytes)	Cytolyse des globules blancs et des cellules épithéliales	Listériose
Pseudomonas aeruginosa	Exotoxine A Protéases Élastases	Différentes catégories de cellules	Action nécrotique sur les cellules par suite du blocage de la synthèse des protéines	Infections urinaires Infections systémiques
Shigella dysenteriæ	Entérotoxine	Muqueuse intestinale Système nerveux	Inhibition de l'absorption des sucres et des acides aminés	Coma Dysenterie
Staphylococcus aureus	Toxine alpha et delta (hémolysines)	Globules rouges et globules blancs	Hémolyse et cytolyse Action dermo-nécrotique	Abcès
	Leucocidines	Globules blancs	Destruction des globules blancs Inhibition du chimiotactisme Formation de pus	Abcès
	Coagulases Fibrinolysine (staphylolysine)	Sang Sang	Coagulation du sang Fibrinolyse (hydrolyse des caillots sanguins)	Abcès
	Collagénase Hyaluronidase	Tissu conjonctif	Destruction de la substance fondamentale du tissu conjonctif	
	Entérotoxines A et D	Entérocytes	Perturbation des activités des entérocytes (diarrhées, vomissements)	Empoisonnements alimentaires
	TSST-1		Sécrétion de cytokines et de médiateurs vaso-actifs	Syndrome de choc toxique
	Toxine exfoliative (SSST)	Épiderme	Destruction et décollement des couches superficielles de l'épiderme	Érythrodermie bulleuse avec épidermolyse
Streptococcus pyogenes	Streptolysine O	Globules rouges et globules blancs	Hémolyse Action leucotoxique	Infections suppurées
	Streptolysine S		Hémolyse[1] Action leucotoxique et destruction du tissu conjonctif adjacent à l'infection	
	Nucléases (DNases et RNases)	Pus	Dégradation des acides nucléiques	
	Streptokinase	Sang	Fibrinolyse	Infections suppurées

1 La streptolysine S est responsable de l'hémolyse que l'on observe autour des colonies de *S. pyogenes* cultivé sur gélose-sang.

Tableau 15.5 (suite)

Bactéries	Toxines	Tissus et organes cibles	Mode d'action	Maladie
***Streptococcus pyogenes* (suite)**	Toxine érythrogène	Vaisseaux capillaires	Réaction d'hypersensibilité retardée (responsable de l'exanthème écarlate généralisé de la peau) Desquamation de la peau Inhibition de la formation d'anticorps et de la phagocytose	Scarlatine
Vibrio choleræ	Entérotoxine	Entérocytes	Déséquilibres électrolytiques responsables de diarrhées par suite de la perte d'eau et d'électrolytes	Choléra

- les toxines qui s'attaquent aux cellules de l'hôte, les cytolysines ou hémolysines;
- les exotoxines qui interfèrent avec des activités métaboliques spécifiques et qui perturbent le fonctionnement de cellules particulières ou d'organes cibles.

Notons que les microorganismes fortement pathogènes élaborent généralement plusieurs toxines en même temps. Ainsi, les streptocoques responsables de la scarlatine, *Streptococcus pyogenes*, produisent de la toxine érythrogène, de la ß-hémolysine, de la hyaluronidase, de la fibrinolysine et des leucocidines.

Toxines favorisant le pouvoir d'invasion des bactéries

D'une façon générale, les toxines de ce premier groupe favorisent la dispersion des agents pathogènes dans les tissus profonds ou leur permettent d'échapper à la défense immunitaire. Certaines d'entre elles hydrolysent le ciment intercellulaire et le tissu conjonctif. C'est le cas de la collagénase et de la hyaluronidase, qui hydrolysent respectivement le collagène et l'acide hyaluronique, deux composants fondamentaux des tissus que l'on trouve notamment dans le derme, les muqueuses et les séreuses. C'est en quelque sorte un matériau d'emballage qui protège les tissus profonds et les organes vitaux. Quand il est détruit, les microbes peuvent facilement gagner les vaisseaux sanguins ou entrer dans les organes. On retrouve ces enzymes notamment chez les *Clostridium* responsables des gangrènes, chez les staphylocoques et les streptocoques pathogènes. On les trouve aussi chez *Pseudomonas* et *Legionella*.

Les coagulases et les fibribolysines agissent sur les produits de la coagulation. Les coagulases, notamment produites par *Staphylococcus aureus*, transforment le fibrinogène en fibrine et entraînent la formation de caillots. En stoppant le flot sanguin dans les capillaires, ces caillots protègent les bactéries de l'action des phagocytes. Les fibrinolysines produisent l'effet inverse: elles hydrolysent la fibrine des petits caillots qui se forment dans les capillaires entourant une plaie ou une zone infectée. De cette façon, elles favorisent la propagation des bactéries emportées par le courant sanguin.

Quant aux leucocidines, elles protègent les bactéries de la destruction par les globules blancs. C'est à cette catégorie d'enzymes que nombre d'espèces de streptocoques doivent une grande partie de leur action pathogène. Les leucocidines agissent de plusieurs façons: certaines attirent les globules blancs sur les lieux de l'infection et les tuent; d'autres inhibent leur chimiotactisme, empêchant ainsi leur déplacement vers le foyer infectieux. Les globules blancs forment le pus, c'est pourquoi les bactéries produisant les leucocidines sont dites pyogènes (du grec *puon*, pus).

Toxines attaquant les membranes cellulaires

Plusieurs toxines s'attaquent aux membranes cellulaires en perturbant alors leurs activités d'échanges. C'est ce qui se produit, par exemple, chez certains *Escherichia coli* entéropathogènes, responsables des diarrhées par suite de la perturbation des échanges ioniques entre les milieux extracellulaire et intracellulaire.

D'autres toxines de ce deuxième groupe détruisent la membrane plasmique. Citons les protéases sécrétées par *Pseudomonas aeruginosa* ou *Legionella pneumophila*, les phospholipases de *Clostridium perfringens*, mais surtout les hémolysines. Ces enzymes sont ainsi qualifiées en raison de leur action lytique sur les globules rouges. On sait maintenant qu'elles s'attaquent aussi à la membrane plasmique d'autres catégories de cellules, contrairement à ce que laisse supposer leur nom. Les hémolysines se fixent sur les molécules de cholestérol qui stabilisent les phospholipides de la membrane plasmique. Sous l'action de cette toxine, il se forme des complexes toxine-cholestérol qui modifient l'agencement des molécules des couches lipidiques. Les réarrangements moléculaires entraînent alors la formation de pores dans la membrane par lesquels s'échappe le contenu cellulaire (figure 15.2).

Il existe de nombreux types d'hémolysines dont les principales sont les hémolysines bêta et alpha. La bêta-hémolysine détruit complètement les globules rouges, ce qui se traduit par la formation d'une zone claire autour des colonies. On peut facilement déceler sa production en ensemençant des bactéries sur une gélose au sang (figure 15.3). Quant à l'hémolysine alpha, elle cause une hémolyse partielle reconnaissable par l'apparition d'un cerne verdâtre autour des colonies. Parmi les bactéries hémolytiques, on trouve notamment des streptocoques, dont *Streptococcus pyogenes*, et les staphylocoques. Les hémolysines des streptocoques sont des streptolysines. Les plus importantes sont les streptolysines O et S. La streptolysine O est une bêta-hémolysine produite par des streptocoques responsables d'endocardites aiguës. Les hémolysines des staphylocoques sont des staphylolysines; on en connaît au moins quatre types antigéniques identifiés alpha, bêta, gamma et delta. Elles sont spécifiques des globules rouges des animaux et de l'Homme. Seules les staphylolysines alpha et delta sont toxiques pour l'Homme.

Toxines à cibles intracellulaires

Les exotoxines élaborées par *Corynebacterium diphteriæ*, *Vibrio choleræ*, les *Escherichia coli* entéropathogènes, *Pseudomonas aeruginosa*, *Clostridium tetani* et *Clostridium botulinum*, ont une structure analogue. Ce sont toutes des protéines formées de deux sous-unités peptidiques distinctes. Elles sont produites et excrétées sous forme d'une protéine unique mais après leur fixation sur des récepteurs spécifiques portés par certaines cellules de l'hôte, la molécule protéique se scinde en deux sous-unités de tailles inégales. La plus petite sous-unité pénètre à l'intérieur de la cellule et y perturbe une activité métabolique particulière (figure 15.4).

15.8.2 Endotoxines

Découvertes par Pfeifer au début du siècle, les endotoxines sont des lipopolysaccharides (LPS) faisant partie intégrante des structures cellulaires des bactéries à Gram négatif. C'est pourquoi les endotoxines ne diffusent pas tant que les bactéries sont vivantes; elles sont libérées seulement lors de la lyse de la cellule bactérienne.

Propriétés générales

Les endotoxines ont des propriétés physiques et biologiques très différentes de celles des exotoxines. Leur composition chimique les rend thermostables; elles ne peuvent donc pas être dénaturées par la chaleur ni être transformées en anatoxines. Contrairement aux exotoxines, l'activité des endotoxines se manifeste à des doses plus élevées et leur pouvoir toxique apparaît sans période de latence. Les endotoxines sont faiblement immunogènes.

Les endotoxines sont responsables d'une série de manifestations biologiques caractéristiques et provoquent:

Figure 15.2 Mode d'action des exotoxines perturbant les échanges membranaires

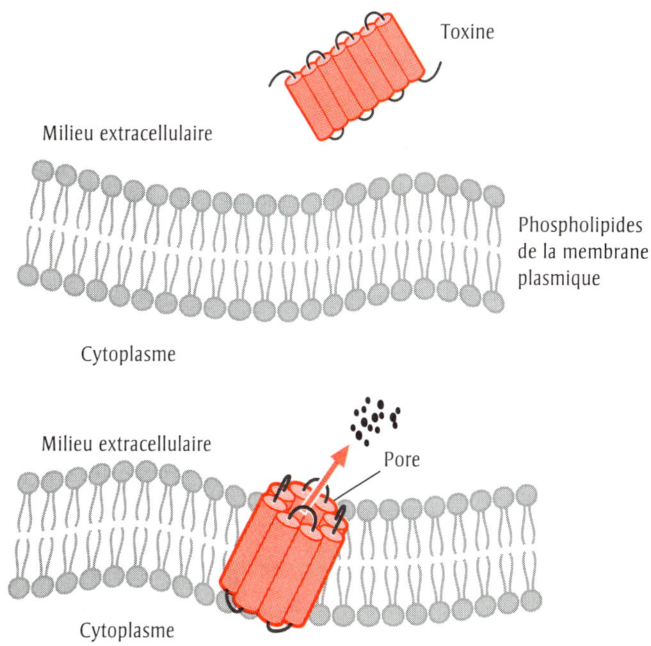

Figure 15.3 Hémolyse β

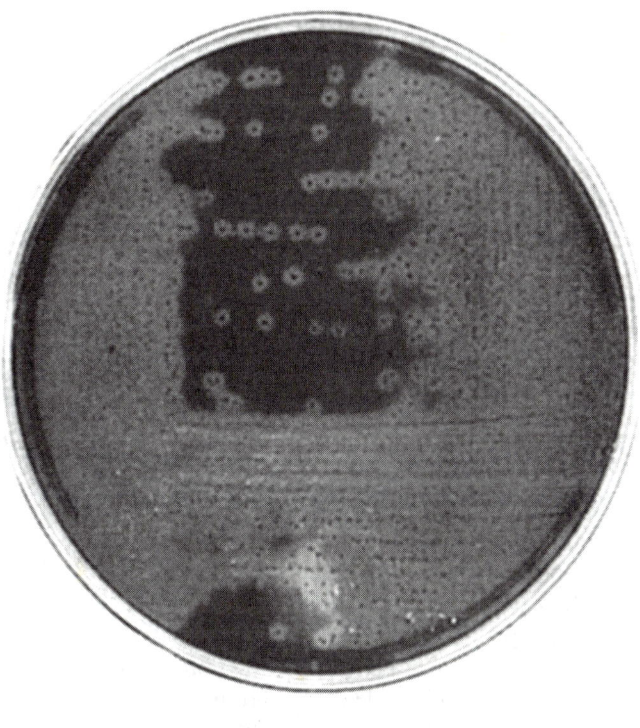

L'hémolyse β, causée par l'action d'une hémolysine sur les globules rouges, se traduit par la formation d'une zone claire autour des colonies de *Streptococcus pyogenes* ensemencé sur une gélose au sang.

Figure 15.4 **Mode d'action des exotoxines sous unitaires, telle la toxine de *C. diphteriæ***

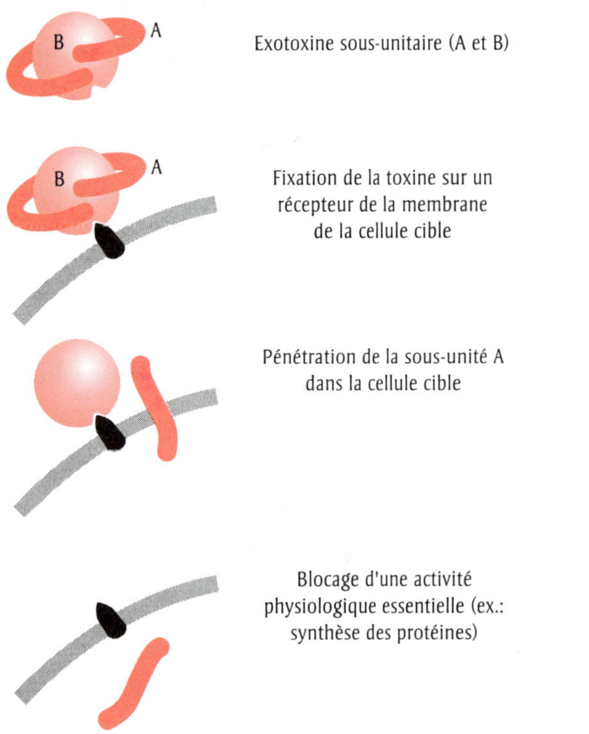

- de la fièvre (pouvoir pyrogène), soit en agissant directement sur l'hypothalamus, soit en induisant la synthèse de pyrogènes endogènes, comme l'interleukine 1, et de prostaglandines;
- la production du facteur nécrosant des tumeurs (TNF), un médiateur qui joue un rôle clé dans le déroulement du choc toxique;
- la production d'interféron;
- l'activation du complément (par la voie alterne–voir chapitre 11).

Par ailleurs, les endotoxines agissent comme des agents mitogènes vis-à-vis des lymphocytes B.

Mode d'action des endotoxines

Le mode d'action des endotoxines est très différent de celui des exotoxines. Il est d'abord beaucoup moins spécifique. À faible dose, lors d'infections légères, les endotoxines causent des symptômes peu spécifiques: maux de tête, malaises, fièvre. En revanche, lors d'infections graves, les endotoxines provoquent un syndrome particulier, le choc septique, caractérisé notamment par des troubles circulatoires d'ordre vaso-moteur, des perturbations de la coagulation, de la formule sanguine et de la glycémie. Les syndromes de choc sont décrits en détails dans le chapitre 25, *Infections du système circulatoire*.

15.8.3 Superantigènes

Les superantigènes sont des toxines douées d'activités biologiques multiples et qui jouent un rôle important en immunopathologie. Ces toxines sont qualifiées de superantigènes en raison de leur puissante immunogénicité et de leur capacité d'activer directement les lymphocytes T présentant des récepteurs particuliers, autrement dit sans traitement préalable par des cellules présentatrices de l'antigène (voir Chapitre 10, *Reconnaissance de l'agresseur*). Les superantigènes se lient directement aux molécules de classe II du Complexe majeur d'histocompatibilité (CMH) situées à la surface des cellules présentatrices d'antigènes, comme les macrophages. Une fois fixés à ces molécules, les superantigènes peuvent établir un pont avec une zone particulière du récepteur du lymphocyte T. Cette zone ne fait pas partie du site de fixation auquel se fixent les antigènes conventionnels.

Les superantigènes ont une action sélective sur les lymphocytes T CD4+, vis-à-vis desquels ils exercent un effet hyperstimulant. La fixation du superantigène aux lymphocytes T constitue un signal d'activation qui entraîne la différenciation de ces lymphocytes et la formation de clones cellulaires qui se mettent à sécréter d'importantes quantités de cytokines et d'autres médiateurs. Ces produits affectent plusieurs systèmes biologiques et sont à l'origine de nombreux symptômes du choc toxique.

La plupart des superantigènes sont d'origine bactérienne. Font partie de cette catégorie:

- les toxines érythrogéniques-pyogènes A et C de *Streptococcus pyogenes*;
- les entérotoxines staphylococciques;
- la toxine staphylococcique 1 responsable du syndrome de choc toxique (TSST-1) causé par *Staphylococcus aureus* (voir chapitre 25);
- la toxine exfoliative (TSSS), responsable de l'épidermolyse superficielle staphylococcique (*Staphylococcal scaled skin syndrome*) sécrétée elle aussi par *Staphylococcus aureus* (voir Chapitre 24, *Infections de la peau, des muscles, des articulations et des os*);
- la protéine M des streptocoques;
- les endotoxines de *Clostridium perfringens* et de *Yersinia enterolytica*.

Il est à noter, par ailleurs, que les superantigènes bactériens pourraient stimuler des clones de lymphocytes autoréactifs, donc être à l'origine de certaines réactions auto-immunes en rompant la tolérance immunitaire vis-à-vis des auto-antigènes de l'organisme (le soi).

On connaît aussi quelques superantigènes d'origine virale. La nucléocapside du virus de la rage se comporte comme un superantigène. De plus, certains éléments structuraux des virus EBV, HTLV-1 et VIH pourraient se comporter comme tels.

15.9 Mycotoxines

Dans certaines conditions, certaines espèces de mycètes sécrètent des toxines. Ces toxines sont responsables d'intoxications alimentaires, de syndromes hépatiques, hémorragiques et rénaux, ainsi que de désordres nerveux. Certaines de ces toxines sont également cancérigènes.

Les mycotoxines sont produites par des moisissures qui se développent sur les céréales (orge, avoine, maïs, riz) et sur les graines oléagineuses comme les arachides. Parmi les mycètes reconnus pour leur pouvoir mycotoxique, mentionnons:

- *Aspergillus flavus*, qui se développe sur les arachides et qui produit des aflatoxines. L'une d'elle, l'aflatoxine B_1, est la substance dotée du plus fort pouvoir cancérigène que l'on connaisse. Elle cause des cancers du foie;
- *Claviceps pupurea*, qui se développe sur le seigle et est responsable de l'ergotisme, la plus ancienne mycotoxicose humaine connue. Cette toxine entraîne des désordres nerveux graves et la gangrène des membres.

15.10 Composés toxiques sécrétés par les protozoaires

Certains protozoaires renferment des produits toxiques qui endommagent les cellules ou les tissus de l'hôte, mais sans aucune comparaison avec les toxines bactériennes. Il s'agit la plupart du temps d'enzymes (protéases, phospholipases, etc.) qui sont rejetées lors de la mort des parasites. Ces substances endommagent les tissus de l'hôte. Par exemple, *Entamœba histolytica* produit des enzymes qui endommagent les entérocytes, brisant ainsi la barrière épithéliale intestinale. Ces enzymes s'attaquent aussi aux granulocytes neutrophiles. Quand ces derniers sont tués, ils rejettent à leur tour des produits qui attaquent les tissus avoisinants.

15.11 Effets cytopathologiques des virus

Les virus sont des parasites intracellulaires qui perturbent généralement le fonctionnement cellulaire. En prenant le contrôle des activités cellulaires afin de se répliquer, ils causent divers effets cytopathologiques:

- l'inhibition de la synthèse de l'ADN et de l'ARNm cellulaires;
- la synthèse d'enzymes qui dégradent les acides nucléiques cellulaires dont les molécules constitutives sont ensuite réutilisées à la réplication du génome viral;
- le blocage de la synthèse des protéines cellulaires, ce qui rompt plus ou moins gravement l'équilibre cellulaire;
- l'autolyse cellulaire, causée par la destruction des structures cellulaires sous l'action des enzymes lysosomiales rejetées dans le cytoplasme;
- les modifications de la perméabilité de la membrane plasmique;
- la formation de cellules géantes (syncytiums) par suite de la fusion des membranes plasmiques des cellules avoisinantes;
- l'hémolyse causée par les hémolysines virales;
- des aberrations chromosomiques, qui se traduisent par la présence de chromosomes brisés ou sectionnés.

15.12 Dommages immunopathologiques

Les dommages immunopathologiques sont des dommages qui ne relèvent pas directement de l'action pathogène de l'agent infectieux. Ils résultent principalement de la destruction des cellules et des tissus sous l'action des réactions immunitaires induites par l'hôte pour tenter de se débarrasser de l'agresseur.

Ces effets immunopathologiques sont surtout causés par les réactions inflammatoires et les réactions d'hypersensibilité consécutives à l'intervention des différentes catégories d'effecteurs immunitaires. La plupart du temps, ces manifestations sont bénignes et passagères, mais il arrive qu'elles soient très graves, voire mortelles.

15.12.1 Inflammation

Les maladies infectieuses entraînent inévitablement des réactions inflammatoires (voir chapitre 11). Quoique destinées en premier lieu à éliminer l'agent pathogène, elles ne sont pas sans effets secondaires indésirables pour l'hôte. L'inflammation cause la rougeur, l'œdème, la douleur et parfois la perte de fonction du tissu ou de l'organe affecté. Elles constituent donc généralement une cause majeure des dommages tissulaires observés, des signes et des symptômes de la maladie.

Ces réactions sont souvent à l'origine des signes avant-coureurs (ou prodrome) qui accompagnent les infections, surtout d'origine virale. Dans ces infections, l'apparition de fièvre, de congestion nasale, de rhinorrhée ou de maux de tête relèvent de l'induction précoce d'une réaction inflammatoire initiée par les premiers dommages cellulaires, par la sécrétion d'interféron et des lymphokines, ou par l'activation du complément par la voie alterne.

Durant l'infection proprement dite, appelée aussi période d'état, les réactions inflammatoires se poursuivent. En fait, dans certaines infections virales, telles la rougeole ou les oreillons, les manifestations cliniques relèvent plutôt de ces réactions inflammatoires et d'hypersensibilité retardée que des effets cytopathologiques dus à la présence du virus.

D'une façon générale, les réactions inflammatoires ont une double origine, mais il est difficile de mesurer la part de l'inflammation due à la présence microbienne et celle qui relève de l'hôte.

Par exemple, dans les abcès causés par les staphylocoques, en plus de produire des produits inflammatoires, les bactéries tuent les leucocytes attirés par l'infection. En mourant, ces derniers libèrent des enzymes lysosomiales qui renforcent la réaction inflammatoire. Il en est de même au cours de certaines infections streptococciques.

Dans le cas d'infections chroniques, quand le parasite séjourne longtemps dans l'organisme, il arrive que les inflammations entraînent des dommages tissulaires irréversibles et provoquent des modifications fonctionnelles définitives des tissus affectés.

15.12.2 Réactions d'hypersensibilité

On distingue quatre grandes catégories de manifestations d'hypersensibilité, selon le mécanisme en cause. Ces manifestations correspondent à la classification de Gell et Coombs (voir chapitre 14).

Hypersensibilités de type I

Les manifestations d'hypersensibilité de type I sont causées par la réaction des IgE spécifiques avec les antigènes. On les observe surtout dans les helminthiases, mais il n'est pas impossible que certaines manifestations respiratoires ou que des éruptions consécutives à des infections virales soient causées par des réactions d'hypersensibilité de ce type.

Les formes graves des réactions d'hypersensibilité de type I sont rares. Elles surviennent occasionnellement chez les personnes souffrant d'échinococcose, une helminthiase causée par *Echinococcus granulosus*, ou d'ascaridiase.

Hypersensibilités de type II

Les hypersensibilités de type II sont causées par des réactions de cytotoxicité résultant de l'action combinée des anticorps (généralement des IgG) et du complément. Ces réactions endommagent les tissus de l'hôte. Une partie des dommages hépatiques consécutifs à l'hépatite et à la fièvre jaune pourraient être causés par de telles réactions immunitaires.

C'est de cette manière que sont détruits les globules rouges parasités par *Plasmodium* chez les personnes souffrant de paludisme. L'hémolyse survient quand les anticorps se fixent sur les antigènes des parasites présents à la surface des érythrocytes. Il en est de même des cellules parasitées par des virus. De plus, dans les pneumonies causées par *Mycoplasma pneumoniæ*, des anticorps formés détruisent les hématies de type O.

Hypersensibilités de type III

Les hypersensibilités de type III sont des réactions induites par les complexes immuns. Elles font intervenir des IgG, des IgM, le complément et les granulocytes neutrophiles.

Les complexes immuns sont responsables de diverses pathologies, notamment des glomérulo-néphrites, des vasculites et des alvéolites. L'étiologie de ces complications post-infectieuses a été décrite dans le chapitre 14 (*Immunopathologies*). La plupart des infections causées par des bactéries, des virus, des protozoaires s'accompagnent de la présence dans le sang d'antigènes de ces agents infectieux. Dès que les anticorps passent dans le sang, il se forme des complexes immuns.

Le tableau 15.6 donne des exemples d'agents infectieux susceptibles de causer des glomérulonéphrites à complexes immuns. Les streptocoques semblent fréquemment incriminés dans ce type de pathologie. On ignore toutefois quel antigène streptococcique serait à l'origine de la pathologie, dont le développement demeure obscur.

Par ailleurs, les complexes immuns peuvent aussi déclencher des réactions de coagulation intravasculaire disséminée, comme cela peut survenir au cours de septicémies à germes Gram négatif, de septicémies méningococciques, de la peste ou de la fièvre jaune. Les complexes immuns activent indirectement les enzymes du système de coagulation, entraînant la formation et le dépôt de microcaillots dans les poumons et les reins, entre autres.

Il est probable aussi que des immunopathologies à complexes immuns accompagnent plusieurs autres maladies infectieuses. La fièvre, la polyarthrite, les rougeurs cutanées et les atteintes rénales qui accompagnent les méningites méningococciques et les septicémies gonococciques sont des manifestations qui attestent du dépôt de complexes immuns.

Hypersensibilités de type IV

Les hypersensibilités de type IV sont des hypersensibilités retardées. Ces hypersensibilités sont médiées par des effecteurs

Tableau 15.6 Microorganismes infectieux associés à des glomérulonéphrites à complexes immuns

	Microrganismes
Bactéries	*Streptococcus pyogenes* Staphylocoques blancs Entérocoques *Streptococcus pneumoniæ* *Treponema pallidum* *Salmonella typhi*
Virus	Rougeole Epstein-Barr Varicelle Hépatite B
Parasites	*Plasmodium* *Schistosoma mansoni* *Toxoplasma gondii* *Loa loa*

cellulaires et non par des effecteurs humoraux. La tuberculose constitue l'exemple classique des immunopathologies dues à des réactions d'hypersensibilité retardée. Ces réactions sont principalement marquées par une infiltration du tissu lésé par des cellules mononucléées, par la dégénérescence des macrophages parasités et par la formation de cellules géantes. Ces cellules s'accumulent et forment des granulomes.

Les granulomes s'observent dans diverses maladies infectieuses chroniques: syphilis, lymphogranulome vénérien, lèpre.

Les lymphocytes et les macrophages qui interviennent dans les réactions immunitaires à médiation cellulaire causent aussi des dommages aux tissus avoisinants en détruisant des cellules saines, comme cela se produit dans un certain nombre de maladies virales: hépatite B, herpès et poxvirus.

15.12.3 Réactions immunitaires inopportunes

Comme on l'a vu précédemment, les superantigènes sécrétés par *Staphylococcus aureus* ou *Streptococcus pyogenes* sont aussi en mesure de déclencher des réactions immunitaires inopportunes. Indépendamment de tout autre mécanisme, les superantigènes constituent les plus puissants agents mitogènes des lymphocytes T. La stimulation du système immunitaire qu'ils induisent peut entraîner une anergie ou, au contraire, une activation généralisée du système immunitaire, donc inefficace, comme cela survient dans le choc toxique.

15.12.4 Auto-immunité

Il arrive que des phénomènes d'auto-immunité surviennent après des infections. Ces réactions néfastes seraient dues à certains anticorps destinés à détruire les antigènes bactériens et qui s'attaqueraient aux cellules de l'hôte. En effet, il arrive que certaines cellules portent des marqueurs de surface ressemblant aux antigènes bactériens. C'est ce qui se produit, par exemple, lors des manifestations cardiaques du rhumatisme articulaire aigu (RAA). Les complexes antigènes-anticorps sont formés quand les anticorps antistreptococciques réagissent avec les antigènes marqueurs du soi portés par les cellules musculaires cardiaques. Il s'ensuit une activation du complément, de l'inflammation et, éventuellement, une destruction du tissu cardiaque.

15.13 Effets cancérogènes

En plus d'être infectieux, certains agents pathogènes sont dotés de pouvoir cancérogène. Parmi ceux-ci, les virus sont les plus connus, mais certaines bactéries et quelques helminthes responsables d'infections chroniques pourraient être associés à la cancérogenèse.

Parmi les helminthes, *Opistorchis sinensis* et *Schistosoma hæmatobium* pourraient être associés aux cancers des canaux biliaires et de la vessie, respectivement. Chez les bactéries, mentionnons *Helicobacter pylori* que plusieurs études épidémiologiques semblent incriminer dans le cancer de l'estomac.

Les virus doués de pouvoir cancérogène sont des virus persistants. Autrement dit, ils ne détruisent pas les cellules hôtes qu'ils infectent. Le mécanisme par lequel ces virus interviennent dans le développement des cancers est encore très mal connu. Dans certains cancers, il existe une forte corrélation entre la présence de ces virus dans les cellules et le dérèglement des activités cellulaires, tout particulièrement le contrôle génétique. Par leur simple présence, ces virus exerceraient un pouvoir transformant: ils provoqueraient le déblocage de certains gènes normalement réprimés, c'est-à-dire muets, chez l'adulte. Ils pourraient aussi provoquer la rupture de fragments de chromosomes et des réarrangements anormaux. De tels accidents auraient été observés dans le cas du développement du lymphome de Burkitt.

Parmi les agents des tumeurs bénignes, on connaît:

- les papillomavirus, qui causent notamment l'apparition de verrues (cutanées, plantaires ou planes), de papillomes laryngés et des condylomes ano-génitaux;
- certains poxvirus, dont celui du *Molluscum contagiosum*, une maladie transmissible sexuellement.

Tous ces virus ont pour propriété d'être contagieux et de se transmettre par contact indirect ou direct (le rôle de l'eau des piscines dans la transmission des verrues est bien connu) ou exclusivement par contact direct (condylomes, *Molluscum*).

La liste des virus cancérogènes (oncogènes) appartenant au second groupe ne cesse de s'allonger. On y classe maintenant:

- le virus d'Epstein-Barr, responsable du lymphome de Burkitt et du cancer du nasopharynx, qui agit en stimulant la prolifération anarchique des lymphocytes B et en inhibant leur apoptose;
- les virus HTLV (*Human T Cell Lymphotropic Virus*), des rétrovirus qui sont responsables d'une forme particulière de leucémie et qui s'attaquent aux lymphocytes T;
- le virus de l'hépatite B, qui s'intègre dans le génome humain et qui cause le cancer primitif du foie (hépatocarcinome);
- le virus herpès simplex type 2, qui constituerait un cofacteur important du cancer du col de l'utérus;
- certains papillomavirus associés au développement de cancers de la peau et du col utérin;
- le cytomégalovirus et le sarcome de Kaposi, un cancer du tissu conjonctif que l'on observe principalement chez les personnes souffrant du syndrome d'immunodéficience acquise.

Concepts clés à retenir

1. On appelle **infection** le processus au cours duquel un agent pathogène pénètre chez un hôte, s'installe dans ses tissus et perturbe les activités physiologiques normales.
2. La **pathogénicité** représente la capacité d'un microorganisme de causer une maladie.
3. La **virulence** désigne le degré de pathogénicité d'un microorganisme exprimé par sa facilité de proliférer chez un hôte et par la gravité de la maladie qu'il cause.
4. Les principaux facteurs de la virulence sont la capacité de franchir les **barrières naturelles**, d'**adhérer** aux cellules de l'hôte ou d'y **pénétrer**, d'**échapper** aux mécanismes de défense de l'hôte.
5. Le pouvoir d'invasion de certains agents infectieux repose sur leur capacité de contourner les défenses de l'hôte par la **destruction des cellules phagocytaires**, par le **parasitisme intracellulaire**, par les **variations antigéniques**, la **destruction des anticorps** et l'**immunosuppression**.
6. Le pouvoir pathogène des bactéries repose entre autres sur la sécrétion de **toxines**.
7. Les **exotoxines** sont des substances produites par les bactéries en croissance, libérées à l'extérieur de la cellule bactérienne et qui diffusent dans les liquides environnants. Les exotoxines se caractérisent par leur **nature protéique**, leur **thermolabilité**, leur capacité d'être transformées en **anatoxine** et leur **spécificité** d'action.
8. Les **endotoxines** sont des composés biochimiques constituant la paroi de certaines bactéries qui ne sont libérés qu'au moment où les cellules bactériennes sont lysées. Les endotoxines sont **thermostables**, ne se transforment pas en anatoxines et ont une action peu spécifique (syndromes de choc).
9. Les **superantigènes** sont des substances qui ont la capacité d'activer directement certaines catégories de lymphocytes T.
10. Le pouvoir pathogène des **mycètes** dépend surtout de leur capacité d'**invasion** et de **destruction** des tissus, et des réactions d'**hypersensibilité** qu'ils induisent. Certaines espèces produisent des **mycotoxines**.
11. Les parasites exercent leur pouvoir pathogène en sécrétant des produits **toxiques**, en **détournant des éléments nutritifs** ou en provoquant des réactions d'**hypersensibilité**.
12. Les virus sont responsables d'**effets cytopathologiques** dans les cellules qu'ils parasitent : **inhibition de la synthèse** des acides nucléiques et des protéines cellulaires, modification de la **perméabilité cellulaire**, formation de **syncytiums**.
13. La pathogenèse infectieuse résulte aussi d'**effets immunopathologiques** causés par les réactions immunitaires induites par l'hôte pour tenter d 'éliminer l'agresseur.

Références et lectures suggérées

Ahmed, A., Smoor, D., Littleton, G., Tackey, R., Walters, C. S., Kashanchi, F., Allen, C. AR. et H. Ashktorab. « *Helicobacter pylori* Inhibits Gastric Cell Cycle Progression ». *Microbes and Infection*, 2000. vol. 2, p. 1159-1169.

Bermudez, L. E. et F. J. Sangari. « Cellular and Molecular Mechanisms of Internalization of Mycobacteria by Host Cells ». *Microbes and Infection*, 2001, vol. 3, p. 37-42.

Borén, T. et P. Falk. « *Helicobacter pylori* Binds to Blood Group Antigens ». *Science & Medicine*, septembre-octobre. 1994, p. 28-37.

Bottone, E. J. « *Yersinia enterolytica*: Overview and Epidemiologic Corelates ». *Microbes and Infection*, 1999, vol. 1, 323-333.

Braun, L. et P. Cossart. « Interaction Between *Listeria monocytogenes* and Host Mamalian Cells ». *Microbes and Infection*, 2000, vol. 2, p. 803-811.

Dabernet, H., Petijean,)., Schlemmer, B., Stahl, J.-P. et P. Wreinbeck (coordonnateurs). *Infectiologie de A à Z*. Paris, Arnette, 1997.

Dalgleish, A. G. « Viruses and cancer ». *British Medical Bulletin*, 1991, vol. 47, p. 21-46.

Ewald, P. « L'évolution de la virulence ». *Pour la Science*, 1993, n° 188, p. 90-97.

Finlay, B. « Bacterial Virulence Factors ». *Science & Medicine*, mai-juin 1995, p. 16-25.

Fischetti, V. A. « Streptococcal M protein ». *Scientific American*, n° spécial, *Medicine*, 1993, p. 134-141.

Homberg, J. C. *Immunologie fondamentale*. Paris, Éditions ESTEM, 2000.

Johnson, H., Russel, J. et C. Pontzer. « Les superantigènes ». *Pour la science*, 1992, n° 176, p. 64.

Joklik, W. K., Willlet, H. P. et D. B. Amos. *Zinsser Microbiology*. 20e éd., Norwalk, Appleton & Lange, 1992.

Kievit, T. R., de, et B. H. Iglewski. « Quorum Sensing and Virulence in *Pseudomonas* ». *Science & Medicine*, novembre-décembre 1999, p. 42-50.

Marrack, P. et J. Kappler. « Subversion of the Immun System by Pathogens » *Cell*, 1994, vol. 76, p. 323-332.

Mills, H. G. « Immunity to *Bordetella pertussis* ». *Microbes and Infection*, 2001, vol. 3, p. 655-677.

Mims, C. A., Playfair, J., Roitt, Y., Wakelin, D. et R. Williams. *Medical Microbiology*. Londres, Mosby, 1998.

Mims, C., Nash, A. et J. Stephen. *Mim's Pathogenesis of Infectious Diseases*. San Diego, Academic Press, 2001.

Murray, P. R., Rosenthal, K. S., Kobayashi, G. S. et M. A. Pfaller. *Medical Microbiology*. 3e éd., St Louis, Mosby, 1998.

O'Boyle, C. J., MacFie, J., Mitchell, C. J., Johnstone, D., Sagar, P. M. et P. C. Sedman. « Microbiology of Bacterial Translocation in Humans ». *Gut*, 1998, vol. 42, p. 29-35.

O'Loughlin, E. V. et R. M. Robisn-Browne. « Effect of Shiga Toxin and Shiga-like Toxins on Eukaryotic cells ». *Microbes and Infection*, 2001, vol. 3, p. 493-507.

Ojcius, D., et A. Dautry-Varsat. « Les mille et une ruses des microbes intracellulaires ». *La Recherche*, 1995, vol. 26, n°273, p 142-148.

Prescott, L., Harley, J. P. et D. A. Klein. *Microbiologie*. Bruxelles, De Boeck, 1995.

Preston, C. W. « Repression of Viral Transcription During Herpes simplex ». *Journal of General Virology*, 2000, vol. 81, p. 1-19.

Rietschel, E. T., et H. Brade. « Les endotoxines bactériennes ». *Pour la science*, 1992, n° 180, p. 48.

Rodrigues, M. L., Alviano, C. S. et L. R. Travassos. « Pathogenicity of *Cryptococcus neoformans*: Virulence Factor and Immunological Mechanisms. *Microbes and Infection*, 1999, vol. 1, p. 293-301.

Zhong, G. et R. C. brunham. « Chlamydial Resistance to Host Defense ». *Science & Medicine*, septembre-octobre 1998, p. 38-47.

Chapitre 16

Susceptibilité de l'hôte

Sommaire

16.1 Introduction

Une infection est un processus dynamique qui met en jeu à la fois l'action de l'agent pathogène et la réponse de l'hôte. Dans ce chapitre, nous montrerons qu'en plus de la virulence de l'agresseur, la susceptibilité de l'hôte constitue un facteur déterminant dans le développement de l'infection.

Cette susceptibilité dépend de deux grandes catégories de facteurs. Les premiers relèvent de l'individu, tels l'âge, le sexe, l'état physiologique ou l'état nutritionnel. Les seconds dépendent de l'environnement. Mais il faut garder à l'esprit que la plupart de ces facteurs sont interdépendants et s'influencent mutuellement. Quoique tous ces facteurs jouent un rôle indéniable sur la vulnérabilité aux infections, il est encore difficile de préciser le retentissement réel de chaque facteur sur les capacités de défense de l'hôte et sur sa sensibilité réelle aux infections.

16.2 Facteurs génétiques

Au sein d'une espèce, des facteurs génétiques interviennent probablement dans la résistance, ce qui expliquerait la moindre susceptibilité de certains individus.

Pour la plupart des maladies, on s'explique encore mal les raisons de ces différences de susceptibilité ou de résistance. Mais le facteur génétique est bien réel, même s'il est difficile à dissocier des autres. On a réussi à démontrer chez l'animal et chez l'Homme qu'une partie de la susceptibilité aux infections relevait bien de facteurs génétiques, tels :

- Une sélection naturelle des personnes moins vulnérables, qui expliquerait pourquoi, chez l'Homme, certains groupes ethniques sont plus sensibles à certaines infections et plus résistants à d'autres. Ainsi, il est notoire que les Amérindiens et les Noirs sont plus sensibles à la tuberculose que les Européens.
- Des facteurs génétiques qui ne relèvent pas de l'immunité, comme c'est le cas de la plus grande résistance au paludisme chez les sujets porteurs du gène de l'anémie falciforme.
- Des différences physiologiques génétiquement dépendantes. Par exemple, la brucellose (*Brucella abortus*) cause des avortements chez la vache mais non chez la femme. *B. abortus* ne peut se multiplier dans le placenta de la femme, car cette bactérie n'y trouve pas un des facteurs de croissance nécessaires à son développement.
- Des variations dans le contrôle génique de l'intensité de la réponse immunitaire, comme cela a été démontré chez l'animal.

Il est possible aussi que le complexe majeur d'histocompatibilité intervienne indirectement puisque les réponses immunitaires vis-à-vis des antigènes sont sous le contrôle de ce groupe de gènes. Il semble que plusieurs combinaisons HLA confèrent une plus grande sensibilité à certaines maladies. Par exemple, on a montré que HLA-DR2 et DQ1 étaient associés à une plus grande susceptibilité à la lèpre lépromateuse et HLA-DR3 à la lèpre tuberculoïde. HLA-DR2 est aussi associé à une plus grande susceptibilité à la tuberculose.

16.3 Âge

La sensibilité de l'organisme à l'égard des agents infectieux varie avec l'âge. En général, les jeunes enfants et les personnes âgées sont les deux groupes les plus sensibles, en particulier aux infections respiratoires. Cette plus grande sensibilité est due à l'immaturité du système immunitaire chez les premiers, et à une diminution de son efficacité chez les seconds.

16.3.1 Enfants

Durant la grossesse, le fœtus est protégé par les anticorps maternels et par le placenta qui fait office de barrière, ce qui réduit les risques de contamination. Cependant, la barrière placentaire n'offre pas une protection absolue : un certain nombre d'agents infectieux peuvent la franchir, contaminer l'embryon ou le fœtus et provoquer des troubles graves. Certains agents infectieux perturbent l'embryogenèse et causent des malformations irréversibles de plusieurs systèmes. C'est le cas de la rubéole, de la syphilis, de la toxoplasmose, des infections à *Cytomegalovirus* et du SIDA.

Les mois suivant la naissance constituent une période critique. En effet, les nourrissons sont exposés à de nombreux agents infectieux, alors que leur système immunitaire commence seulement à produire des anticorps (voir Chapitre 22).

On explique aussi la plus grande vulnérabilité des bébés et des jeunes enfants par plusieurs facteurs anatomiques et physiologiques :

- Si les enfants sont plus sensibles que les adultes aux infections respiratoires telles la coqueluche ou les pneumonies bactériennes c'est que leurs voies respiratoires sont plus étroites et qu'elles s'obstruent plus rapidement par suite de la présence de sécrétions et d'exsudats. De même, il y a un lien entre la longueur de la trompe d'Eustache chez l'enfant et la susceptibilité vis-à-vis des otites moyennes.
- Certaines infections peuvent se développer à la faveur de barrières naturelles moins efficaces. Par exemple, les enfants sont plus sensibles aux dermatomycoses jusqu'à la puberté.
- Les enfants souffrent plus – et plus rapidement – que les adultes des effets de pertes liquidiennes et d'électrolytes. C'est pourquoi les infections accompagnées de fortes fièvres, de diarrhées ou de vomissements tendent à être plus graves dans ce groupe d'âge.

16.3.2 Personnes âgées

Chez les personnes âgées, la plus grande susceptibilité aux infections aurait des causes immunitaires et physiologiques.

Un affaiblissement du fonctionnement du système immunitaire semble ne pas faire de doutes. À partir de la quarantaine, la plupart des hommes montrent une légère diminution de la production d'anticorps, de l'immunité à médiation cellulaire et de la fonction phagocytaire.

La diminution de l'immunité à médiation cellulaire expliquerait, par exemple, chez une personne âgée, la réactivation d'une tuberculose guérie, ou l'activation du virus de la varicelle (*Varicella-Zoster*). L'immunosénescence serait aussi responsable de la réactivité inférieure à la vaccination que l'on rencontre chez les personnes âgées.

Plusieurs facteurs physiologiques contribueraient aussi à augmenter la susceptibilité des personnes âgées vis-à-vis des infections, en particulier des infections respiratoires. Seraient en cause, une diminution du tissu élastique ceinturant les alvéoles pulmonaires, un affaiblissement de la force des muscles respirateurs et une diminution du réflexe de la toux. Enfin, de nombreuses études récentes mettent en lien l'immunodépression et l'état nutritionnel des personnes âgées, par ailleurs en bonne santé apparente. Ces études révèlent l'impact des déséquilibres alimentaires sur la résistance aux maladies, notamment la restriction alimentaire en macronutriments (protéines, lipides, glucides) et en micronutriments (vitamines, minéraux).

16.4 Sexe

Le sexe n'est probablement pas un facteur déterminant de la susceptibilité aux infections. Toutefois, on ne peut écarter que la surmortalité masculine soit due, bien après les accidents, les guerre et les suicides, à une susceptibilité infectieuse légèrement supérieure à celle des femmes. Cependant, de façon générale, cela ne les empêche généralement pas de vaincre les infections et, pour certains immunologistes, cette moindre efficacité immunitaire expliquerait pourquoi les hommes sont moins fréquemment affectés que les femmes par les immunopathologies (maladies auto-immunes).

La plus grande résistance des femmes aux maladies infectieuses pourrait avoir des causes hormonales, puisque les œstrogènes agissent aussi sur le système immunitaire. En effet, on a démontré que ces hormones influaient sur l'activation, la différenciation et la migration des lymphocytes, sur l'activité des cellules tueuses naturelles et sur le pouvoir phagocytaire des macrophages. On constate que les femmes ont généralement des taux supérieurs d'IgG et d'IgM et développent de plus fortes réactions immunitaires à médiation cellulaire (pour cette raison, par contre, elles pourraient souffrir plus fréquemment de troubles immunopathologiques divers).

16.5 État physiologique

L'état physiologique et l'état hormonal influent sur le fonctionnement du système immunitaire, et donc sur la résistance anti-infectieuse. Les hormones corticoïdes, les glycocorticoïdes notamment, produisent un effet négatif sur diverses activités du système immunitaire (production d'anticorps, réaction inflammatoire, phagocytose). Ces hormones interviennent dans la régulation du stress et sont connues pour leur action immunosuppressive (voir section 16.7, *Facteurs émotionnels*).

La grossesse est un état physiologique qui influe sur la susceptibilité aux infections. Sans que l'on sache exactement pourquoi et comment, on observe que certaines maladies infectieuses sont plus graves chez les femmes enceintes. C'est le cas, par exemple, du paludisme et des hépatites A et B. Par ailleurs, les femmes souffrent plus fréquemment d'infections urinaires durant la grossesse et les risques de pyélonéphrite sont plus élevés.

La résistance anti-infectieuse est aussi influencée par d'autres maladies. Il est notoire que les personnes souffrant de troubles hépatiques comme la cirrhose ou de maladies non infectieuses comme les cancers sont plus exposées aux infections.

Les personnes alcooliques présentent des infections bactériennes plus graves, plus fréquentes et plus lentes à guérir que la normale. On observe une leucopénie, surtout lymphocytaire, une diminution du chimiotactisme et de la migration des globules blancs. Il est probable qu'une partie de ces troubles immunitaires sont en relation avec un régime alimentaire déséquilibré. L'éthanol constitue une part importante de l'apport énergétique et les apports en protéines et en micronutriments sont inférieurs aux besoins, ce qui a des répercussions sur le fonctionnement du système immunitaire.

16.6 État nutritionnel

L'état nutritionnel est un autre facteur qui influe largement sur le degré de résistance des individus aux agents infectieux, ainsi que sur la genèse et l'évolution d'un certain nombre de pathologies non infectieuses, ou tout simplement sur le potentiel de récupération des personnes qui viennent de subir des interventions chirurgicales. Il est reconnu depuis longtemps que les personnes bénéficiant d'un régime alimentaire riche en protéines et en vitamines sont moins affectées par les maladies infectieuses et que la cicatrisation s'effectue beaucoup plus rapidement. Ces facteurs nutritionnels ont conduit à reconsidérer la réalimentation des malades et des opérés afin d'optimiser leur récupération.

Dans les états infectieux, le facteur nutritionnel doit être considéré sous deux aspects :

- l'infection perturbe souvent l'état nutritionnel, ce qui n'est pas sans effet sur l'état général du sujet;

– l'état nutritionnel, et surtout la malnutrition protéino-énergétique influe sur l'évolution de l'infection.

Ainsi, les apports alimentaires et l'infection constituent les causes immédiates de la malnutrition et elles se renforcent l'une l'autre de façon synergique (figure 16.1).

16.6.1 Impact de l'infection sur l'état nutritionnel

Les infections s'accompagnent généralement d'une perte de l'appétit, donc d'une diminution des apports nutritionnels à un moment où l'organisme peut avoir des besoins nutritifs particuliers. Les états fébriles infectieux s'accompagnent d'une augmentation du catabolisme azoté. Le bilan azoté devient rapidement négatif, ce qui peut avoir des conséquences fâcheuses, surtout si cette situation se prolonge durant plusieurs semaines.

Les infections intestinales entraînent souvent des diarrhées. Il y a donc des pertes supplémentaires d'eau et d'électrolytes. De plus, l'absorption intestinale est ralentie. On estime que l'absorption des protéines, des lipides et de glucides est réduite de 20 à 30 %, parfois plus. L'absorption des vitamines et des minéraux est également perturbée. La figure 16.2 met en relation les différents facteurs susceptibles de perturber l'état nutritionnel d'un individu souffrant d'une infection.

16.6.2 Impact de l'état nutritionnel sur le système immunitaire

L'état nutritionnel influe généralement sur le fonctionnement du système immunitaire et sur l'évolution des l'infections. Les déséquilibres nutritionnels sont particulièrement dus à des apports protéino-énergétiques insuffisants ainsi qu'à des carences en micronutriments (minéraux et vitamines) et en certains acides aminés ou en acides gras particuliers (tableau 16.1).

Figure 16.1 Interrelations entre la malnutrition, l'immunité et les infections

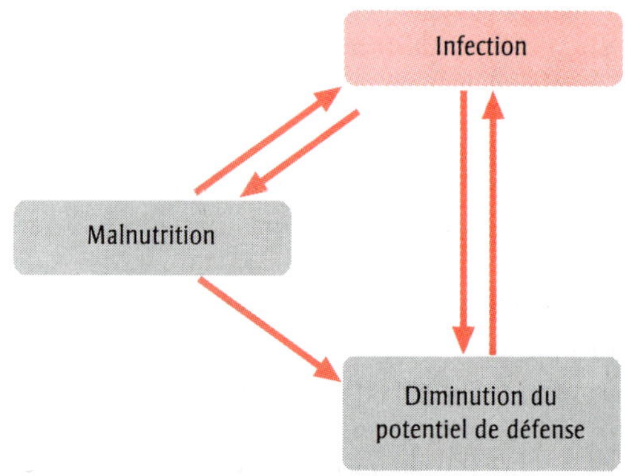

Figure 16.2 Impact de l'infection sur l'état nutritionnel

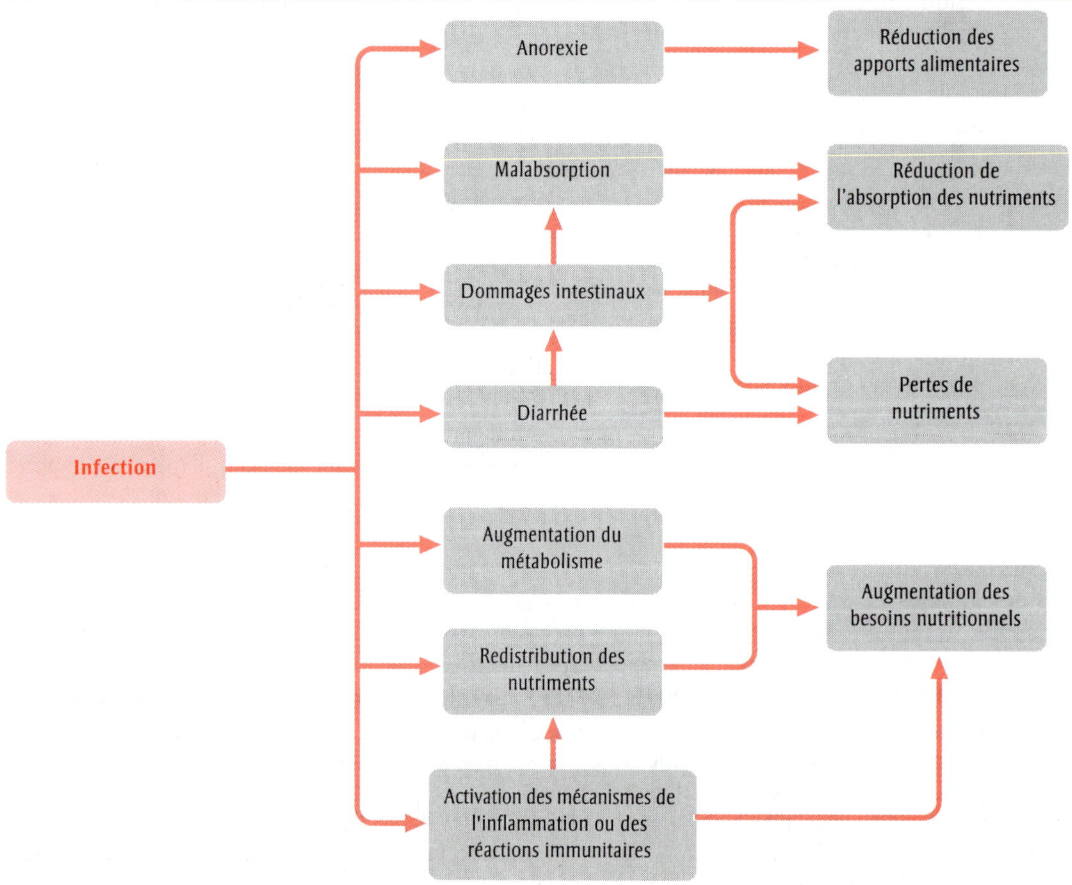

Tableau 16.1 Rôles de certains micronutriments dans le fonctionnement du système immunitaire et effets de leur carence

Micronutriments	Fonctions	Carence
Vitamines		
Vitamine A	**Lymphopoïèse**	Diminution de la multiplication des cellules souches dans la moelle osseuse
	Barrières muqueuses	Altération de l'intégrité des muqueuses favorisant la pénétration des agresseurs microbiens par suite de déficiences dans la synthèse de mucus et la synthèse de kératine dans les cellules épithéliales
	Modifications de la membrane plasmique des lymphocytes	Perturbation du fonctionnement des récepteurs de surface pour les antigènes, les cytokines ou les facteurs de croissance. Altération des molécules intervenant dans la reconnaissance du soi immunologique
	Phagocytose et réponses cytotoxiques	Perte de la capacité d'éliminer les agresseurs par ces processus
	Réactions métaboliques	Perturbations du métabolisme oxydatif des granulocytes et des macrophages
Vitamine B6	**Maturation des lymphocytes**	Réduction du nombre de lymphocytes et de leur différenciation Atrophie du thymus et faible activité de l'hormone thymique
	Synthèse des anticorps	Diminution des réactions humorales (réactions primaires et secondaires)
Vitamine C	**Stimulation des activités phagocytaires**	Perturbations de la chimiotaxie des neutrophiles et des macrophages
	Fonctions antioxydantes	La vitamine C influe sur la concentration du glutathion, un antioxydant essentiel pour le fonctionnement des lymphocytes
Vitamine E	**Renforcement de l'activité du système immunitaire**	Renforcement du fonctionnement du système immunitaire par le pouvoir antioxydant qu'elle exercerait sur les lipides membranaires des différentes catégories de cellules immunitaires.
	Modulation des réactions inflammatoires	Diminution de l'intensité des réactions inflammatoires par suite de la réduction de la synthèse des cytokines pro-inflammatoires sécrétées par les macrophages
Éléments minéraux		
Zinc	**Développement des tissus lymphoïdes**	Atrophie des tissus et des formations lymphoïdes (thymus, ganglions lymphatiques, plaques de Peyer et autres formations lymphoïdes intestinales)
	Production des cellules immunitaires	Forte diminution de la lymphopoïèse (diminution du nombre total des lymphocytes, sous-populations lymphocytaires anormales)
	Activités des cellules immunitaires	Forte diminution des réponses prolifératives des lymphocytes aux agents mitogènes Diminution de l'activité des cellules tueuses naturelles
	Fonctions phagocytaires	Perturbation de la chimiotaxie Perturbation des activités membranaires préalables à la phagocytose
Fer	**Différenciation et maturation lymphocytaires**	Inhibition de la multiplication des lymphocytes causée par des perturbations de la synthèse des acides nucléiques
	Réactions de cytotoxicité	Perturbation des réactions de cytotoxicité des lymphocytes T tueurs et des cellules tueuses naturelles
	Activités phagocytaires des neutrophiles	Perturbation des activités phagocytaires des neutrophiles par suite d'un mauvais fonctionnement de plusieurs enzymes (myéloperoxydase et cytochromes) et d'une production insuffisante d'oxyde nitrique

Tableau 16.1 (suite)

Micronutriments	Fonctions	Carence
Cuivre	**Production des cellules immunitaires**	Diminution de 25 % du nombre de lymphocytes T
	Différenciation et maturation lymphocytaires	Blocage de la stimulation et de la différenciation des lymphocytes T par inhibition de la réactivité aux agents mitogènes
	Réactions de cytotoxicité	Diminution de l'activité cytolytique des cellules tueuses naturelles
	Activités phagocytaires	Ralentissement des activités phagocytaires par suite de perturbations de certaines activités métaboliques (poussée respiratoire) qui accompagnent la phagocytose

De telles situations surviennent fréquemment dans les pays en développement, où la malnutrition protéino-énergétique est fréquente. Mais il serait erroné de croire qu'ils en ont l'exclusivité. On observe aussi des déséquilibres nutritionnels importants dans les pays riches, en particulier dans les groupes de population vivant sous le seuil de la pauvreté et chez les personnes âgées qui vivent à la maison. Par ailleurs les pays riches, en particulier, sont aux prises avec plusieurs problèmes de comportement alimentaire. Des études récentes ont montré que l'anorexie, la boulimie nerveuse et l'obésité pourraient altérer le fonctionnement du système immunitaire.

La malnutrition a de multiples impacts sur les défenses de l'organisme, ses répercussions affectant l'immunité spécifique et non spécifique, ainsi que les barrières naturelles.

Immunité spécifique

Tant chez l'Homme que chez l'animal, la malnutrition s'accompagne d'une atrophie des tissus lymphoïdes. Le thymus est immanquablement affecté. De ce fait, il est généralement considéré comme un indicateur extrêmement sensible de la malnutrition. La taille et le poids de cet organe lymphoïde sont considérablement réduits, et on y observe peu de cellules lymphoïdes.

De nombreux problèmes immunitaires affectent les sujets présentant des carences protéiques et caloriques. Ce sont surtout les réactions immunitaires cellulaires médiées par les lymphocytes T qui sont affectées. Ce type d'immunodépression chez les sujets malnutris serait causé par la diminution du nombre de lymphocytes T matures. Le stress nutritionnel causerait la mort programmée des thymocytes immatures, vidant ainsi l'organe de son contenu.

Cette diminution du nombre de lymphocytes serait elle-même due à une plus faible activité des hormones thymiques, la thymosine et la thymopoïétine. Ces deux hormones stimulent la prolifération et la différenciation des lymphocytes T. Par ailleurs, on observe une modification du rapport entre les lymphocytes T4 et T8 et on note une diminution du nombre des cellule productrices d'anticorps que l'on peut mettre en relation avec une baisse du nombre de lymphocytes T auxiliaires (Th).

Barrières naturelles et immunité non spécifique

Il est probable que la malnutrition affecte les barrières naturelles qui constituent en temps normal une première ligne de défense efficace. Par exemple, il est bien connu que les carences en vitamine A affectent l'intégrité de la peau et des muqueuses. Chez les personnes malnutries, on observe aussi une diminution de la sécrétion du lysozyme, une enzyme hydrolytique contenue dans plusieurs sécrétions glandulaires, et une diminution de la quantité de mucus sécrété. D'autre part, les bactéries ont tendance à adhérer plus facilement à la surface des cellules épithéliales, probablement par suite de l'altération des récepteurs glycoprotéiques des membranes cellulaires.

Par ailleurs, plusieurs mécanismes de l'immunité non spécifique sont affectés par la malnutrition. Un apport protéique insuffisant peut réduire la production de la plupart des composants du complément. On a noté une diminution des composants C3 et C5, du facteur B, ainsi qu'une diminution de l'activité hémolytique totale du complément.

La phagocytose est elle aussi perturbée. Bien que les phagocytes soient encore capables de capter et d'ingérer des particules, on observe que l'activation métabolique et la destruction des bactéries est beaucoup moins efficace.

On a montré aussi que la malnutrition protéino-calorique s'accompagnait d'une diminution de la sécrétion d'un certain nombre de cytokines. Enfin, il semble que l'activité des cellules tueuses naturelles (cellules NK) soit aussi perturbée. L'activité lytique est plus faible, ce qui ralentit l'élimination des cellules infectées par des virus ou par certaines bactéries parasites intracellulaires.

16.6.3 Influences des nutriments sur l'immunocompétence

De nombreuses études ont montré que plusieurs nutriments jouent un rôle déterminant sur le fonctionnement du système immunitaire. Ces nutriments interviennent dans plusieurs voies métaboliques et plusieurs fonctions cellulaires. Ils agissent comme des modulateurs physiologiques, c'est-à-dire comme des substances qui influent sur différents mécanismes physiologiques et physiopathologiques. Parmi les micronutriments connus pour leur action sur le système immunitaire, on peut mentionner les vitamines A, C et E, la bêta-carotène, plusieurs vitamines du groupe B, certains minéraux, dont le fer, le zinc, le cuivre et le sélénium, et enfin plusieurs acides aminés dont la glutamine.

Les carences en vitamine A sont connues pour augmenter la morbidité et la mortalité infectieuse chez les enfants et prédisposent aux infections respiratoires ainsi qu'à la diarrhée. Dans le cas de la vitamine A, il est intéressant de constater que la survenue d'une infection induit ou aggrave la carence en cette vitamine. C'est ce que l'on observe, par exemple, chez les personnes souffrant de diarrhée, d'infections respiratoires, de la rougeole, de la varicelle et du SIDA. Le tableau 16.1 précise les rôles connus de ces micronutriments sur le système immunitaire.

16.6.4 Surnutrition et obésité

Si des apports nutritionnels insuffisants, tant du point de vue qualitatif que quantitatif, affectent l'immunité, la surconsommation alimentaire aurait, elle aussi, des répercussions sur l'état immunitaire.

L'obésité humaine est un syndrome causé par de nombreux facteurs physiologiques, génétiques et psycho-sociaux. Dans tous les pays occidentaux, la surnutrition et l'obésité gagnent du terrain. Depuis plus de 20 ans, l'obésité progresse constamment chez les enfants. Or l'obésité est connue pour avoir de nombreuses conséquences défavorables sur la santé à l'âge adulte: hypertension, diabète, maladies cardio-vasculaires. cancers. etc. Il faudra peut-être y ajouter les désordres immunitaires causés par des apports alimentaires excessifs.

On mesure encore mal l'impact de l'obésité sur l'immunité et la vulnérabilité aux infections , même si l'on observe que la suralimentation perturbe les réactions immunitaires. Les animaux de laboratoire dont l'obésité est d'origine génétique présentent plusieurs types de troubles immunitaires. Chez l'Homme, on a observé que les adolescents et les adultes obèses sont plus vulnérables aux infections, y compris les infections post-opératoires, que les personnes maigres. Les fortes obésités s'accompagnent de perturbations des fonctions respiratoires et d'hypoxie: la diminution de la ventilation pulmonaire prédispose aux infections respiratoires. Par ailleurs, on observe une légère dysfonction des réactions d'hypersensibilité retardée, une réponse plus faible des lymphocytes aux agents mitogènes et un pouvoir phagocytaire plus faible chez les granulocytes neutrophiles. Ces signes traduisent des perturbations immunitaires qui pourraient être causées par des carences en fer ou en zinc, plus fréquentes chez les personnes obèses que chez les sujets maigres.

16.7 Facteurs émotionnels

Des travaux récents dans le domaine de la neuro-psycho-immunologie et la découverte de liens entre le système nerveux et le système immunitaire semblent confirmer le fait que les chocs affectifs peuvent perturber le fonctionnement du système immunitaire. Ainsi, l'état affectif pourrait constituer un facteur non négligeable de la susceptibilité aux infections et à plusieurs autres maladies.

Contrairement à ce que l'on a cru pendant longtemps, le système immunitaire n'est pas un système indépendant des autres systèmes de l'organisme: il est en étroite relation avec le cerveau, par exemple. De plus, ces relations sont bidirectionnelles: le cerveau agit sur le système immunitaire, et réciproquement, le système immunitaire influe sur le système nerveux. Le cerveau est informé à chaque instant des activités du système immunitaire et il utilise cette information pour réguler cette activité par des hormones qui la freinent ou l'amplifient.

On peut donc considérer que le système immunitaire est influencé par certaines informations qui proviennent de l'environnement et par les émotions que génèrent nos relations avec le monde physique et les personnes qui nous entourent. Ces relations provoquent des tensions émotionnelles, du stress, auquel l'organisme tente de répondre. L'inhibition de l'action contribuerait à la genèse de plusieurs maladies psychosomatiques telles l'ulcère gastrique, l'hypertension artérielle, le syndrome du côlon irritable, certaines formes d'asthme et les migraines. Se pourrait-il que les troubles émotionnels entraînent aussi une plus grande susceptibilité aux infections ou à d'autres maladies qui impliquent la participation du système immunitaire, telles le cancer ou les maladies auto-immunes ?

Dans le courant des années 1980, plusieurs enquêtes épidémiologiques ont révélé l'existence d'un tel lien. C'est aussi vers cette époque que d'autres études ont montré, chez des personnes soumises à des stress importants, une variation d'un certain nombre de paramètres de l'immunité. Il n'en fallait pas plus pour que l'on se pose plusieurs questions: y-a-t-il une association entre le stress et une plus grande susceptibilité aux infections ? Notre psychisme peut-il déclencher certaines maladies non infectieuses, en aggraver l'évolution ou en accélérer la guérison ? L'existence de ces liens entre cerveau et immunité peut-elle expliquer l'effet placebo ?

16.7.1 Réponse au stress et immunodépression

Dans le cerveau, la réponse au stress se manifeste par une réaction émotionnelle, d'une part, c'est-à-dire de l'anxiété, de la colère, ou de la dépression, par exemple, et par une réponse biologique, d'autre part.

La réponse biologique est bidirectionnelle. Dans le sens cerveau —> système immunitaire, cette réponse repose sur l'intervention de deux systèmes:

- le système hypothalamo-pituitaire-adrénocortical (ou HPAC), qui met en jeu l'hypothalamus, la glande pituitaire, ou hypophyse, et la zone corticale de la glande surrénale.

La réponse initiée est de nature hormonale, par le biais du cortisol.

- le système adrénomédullaire (ou SAM), qui repose sur l'intervention de la branche sympathique du système nerveux autonome et la zone médullaire de la glande surrénale. Le système sympathique innerve, entre autres, le cœur, les organes lymphoïdes et la médullo-surrénale. La réponse est de nature neuro-hormonale, et elle est assurée par les catécholamines. Font notamment partie des catécholamines l'adrénaline (épinéphrine) et la noradrénaline (norépinéphrine).

La figure 16.3 illustre les relations probables entre le système nerveux, le système hormonal et le système immunitaire.

Réponse du système HPAC

La réponse du HPAC prend naissance dans l'hypothalamus. Cette région du cerveau, en relation avec le système limbique, qui relaie les émotions, sécrète la corticolibérine, un facteur qui stimule la sécrétion de la corticostimuline (ACTH), par le lobe antérieur de l'hypophyse. Transportée par le sang, cette hormone se rend jusque dans les glandes surrénales. Elle entraîne alors la sécrétion par la corticosurrénale de glucocorticoïdes, dont le cortisol, la cortisone et la corticostérone.

Figure 16.3 **Relations entre le système nerveux central et le système immunitaire ; (+) stimulation ; (–) inhibition.**

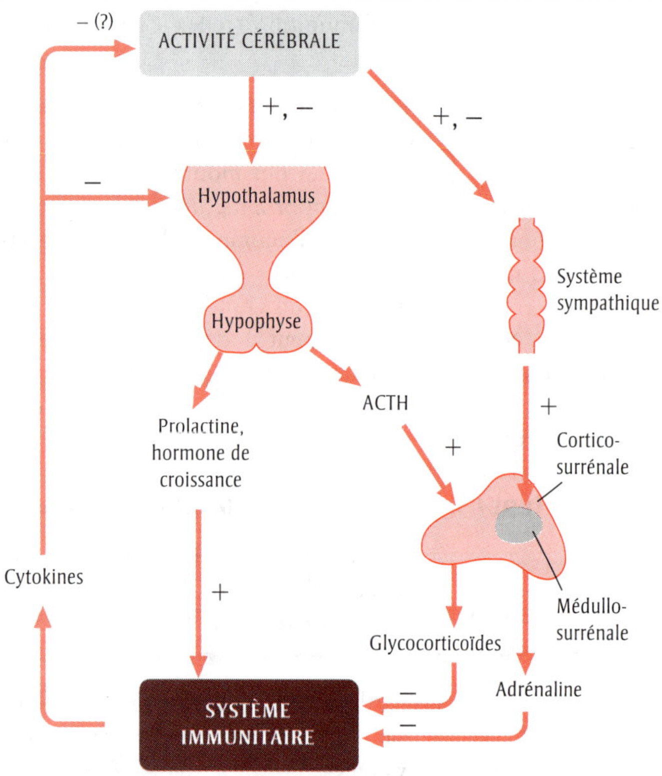

Les glucocorticoïdes exercent de nombreux effets sur le système immunitaire :

- diminution du nombre de leucocytes circulants (lymphocytes, monocytes et éosinophiles) ;
- diminution de l'immunité à médiation cellulaire, par suite de l'inhibition de la sécrétion des interleukines pro-inflammatoires (IL-1, 2 et 6, IFNγ et TNFα) ;
- diminution de la présentation des antigènes ;
- diminution de l'activité des mastocytes ;
- inhibition de la réaction inflammatoire.

Deux autres hormones produites par l'hypophyse, l'hormone de croissance et la prolactine, semblent intervenir dans la modulation des réactions immunitaires. On a démontré la présence de récepteurs pour ces deux hormones sur les lymphocytes. Ces deux hormones ont un effet immunostimulant et contribuent à la régulation de diverses fonctions des lymphocytes T et des macrophages. Il est intéressant de noter que l'hormone de croissance et la prolactine sont sécrétées surtout durant le sommeil, alors que les concentrations de corticostéroïdes et de catécholamines sont au plus bas, ce qui permettrait d'assurer la restauration des fonctions immunitaires durant le sommeil.

Réponse du système SAM

La réponse du SAM repose sur la sécrétion de neurotransmetteurs par le système sympathique. Les influx nerveux relayés par cette branche du système nerveux autonome stimulent la production de catécholamines et d'enképhalines[1] par la médullosurrénale.

Plusieurs neurotransmetteurs participent à la modulation du système immunitaire. En effet, les lymphocytes et d'autres cellules immunitaires possèdent des récepteurs pour l'adrénaline, la noradrénaline, la substance P, le peptide vaso-actif (VIP), et la 5'hydroxyptamine.

16.7.2 Influence du système immunitaire sur le cerveau

Dans le sens système immunitaire —> cerveau, la réponse est médiée par des cytokines qui agissent directement sur l'hypothalamus. Certains neuro-immunologistes pensent que ces cytokines pourraient agir sur le système nerveux et modifier plusieurs comportements :

- Somnolence — IL-1 et 6, TNFα ;
- diminution de l'appétit — IL-1, TNFα et IFNα
- diminution de l'activité motrice — IL-1 et IFNα

1 Les enképhalines sont des neurotransmetteurs analgésiques. Ces euphorisants naturels diminuent la perception de la douleur et l'anxiété dans certaines situations stressantes.

– diminution de la libido	IL-1
– diminution des comportements d'exploration	IL-1

Toutefois, les résultats des études actuelles ne permettent pas d'établir avec certitude le rôle de ces médiateurs de l'immunité. La prudence reste de mise.

16.8 Facteurs environnementaux

Les facteurs environnementaux constituent des déterminants importants de la susceptibilité aux infections et jouent un rôle important dans la transmission de nombreuses maladies infectieuses. Nous y reviendrons donc au chapitre 18, qui traite de l'épidémiologie.

16.8.1 Mode de vie

Le mode de vie influe grandement sur la vulnérabilité des individus aux infections. Celle-ci n'est pas influencée uniquement par la salubrité des habitations ou par les systèmes d'égouts et d'adduction d'eau potable. Les déchets usuels de l'Homme constituent la cause première de la pollution biologique des milieux aquatiques: de tout temps, les détritus de la vie quotidienne ont abouti dans les cours d'eau. Ce mal n'est pas nouveau mais il est devenu plus critique à cause de la plus grande concentration des individus dans les zones urbaines.

Dans les pays développés, la plupart des habitants des régions urbaines passent plus de 90 % de leur temps à l'intérieur des édifices. Et lorsqu'ils en sortent, ils sont souvent exposés à de nombreux polluants atmosphériques, notamment à la pollution provenant des moteurs automobiles et des systèmes de chauffage. Ils respirent des aérosols de SO_2, d'ozone, de benzène, d'acides ainsi que différentes particules en suspension. Ces particules, dont le diamètre est inférieur à 2 mm, ne sont pas arrêtées par le système muco-ciliaire. Elles pénètrent dans les voies respiratoires inférieures et sont responsables de problèmes respiratoires, cardio-respiratoires et d'asthme. On note que la morbidité et la mortalité respiratoires augmentent proportionnellement à la charge en polluants atmosphériques. Ces problèmes respiratoires surviennent surtout en périodes de smog urbain et affectent principalement les jeunes enfants et les personnes âgées.

16.8.2 Facteurs géographiques et climatiques

Les conditions géographiques et climatiques constituent des facteurs non négligeables d'infection, puisqu'elles favorisent ou freinent la prolifération de certains microorganismes et leur transmission à l'Homme par des agents vecteurs. Certaines maladies sont plus fréquentes dans certaines régions du monde, voire exclusives à ces régions. Un des exemples les plus caractéristiques est la trypanosomiase africaine, ou maladie du sommeil, causée par *Trypanosoma gambiense*. Cette maladie ne se manifeste qu'entre le 15° de latitude N. et le 15° de latitude S., car son vecteur qu'est la mouche tsé-tsé, *Glossina palpalis*, ne peut vivre sous d'autres latitudes.

L'augmentation de la circulation des personnes et les échanges de produits entre les différentes régions du globe et la rapidité des moyens de transport sont aussi la cause de maladies tropicales que l'on trouve de plus en plus fréquemment parmi les malades vivant sous nos latitudes. La propagation du virus du Nil occidental en Amérique du Nord ces dernières années en est un exemple. L'aire de dispersion du virus du Nil occidental comprenait plusieurs foyers répartis en Afrique du Nord, en Afrique tropicale, au Moyen-Orient, en Inde et en Asie centrale. Ce virus se propage princpalement par les moustiques infectés qui piquent des oiseaux. Chez l'Homme, ce virus cause des encéphalites (Chapitre 27). On croit que ce virus se serait tout simplement propagé jusqu'en Amérique par l'un des nombreux vols internationaux. Faute de mesures appropriées de décontamination, l'un de ces avions aura probablement transporté quelques moustiques infectés.

Les épidémiologistes redoutent que les changements climatiques que connaîtra problablement notre planète dans les prochaines années n'entraînent une modification importante de l'aire de distribution géographique de maladies infectieuses transmises par des insectes vecteurs. Ce pourrait être le cas pour le paludisme, la dengue et la fièvre jaune, car les insectes vecteurs sont très sensibles aux conditions météorologiques. Le froid vient au secours des hommes en limitant la dissémination des moustiques sous les latitudes septentrionales. Le froid tue les œufs et les insectes ne vivent en grand nombre que dans les régions où la température ne descend pas en dessous d'un certain minimum. Par exemple, les anophèles, responsables de la transmission des *Plasmodium* responsables du paludisme, ne vivent que dans les régions où la température ne descend pas en dessous de 15 °C, et les moustiques vecteurs de la dengue et de la fièvre jaune en dessous de 10 °C.

En plus de l'effet direct du réchauffement du climat sur le développement des insectes, il faut aussi prendre en considération l'augmentation de la pluviosité qui risque d'augmenter la superficie des zones inondées humides et des marécages dans lesquels ces insectes se multiplient. On craint aussi une augmentation des cas de maladies infectieuses transmises par l'eau.

16. 9 Circonstance favorisante

Aussi pathogène soit-il, un microorganisme n'est pas automatiquement virulent. Pour que s'exprime la virulence, il faut parfois le concours d'une circonstance favorisante, c'est-à-dire un événement particulier permettant au microorganisme de s'introduire dans l'organisme et de s'y multiplier. La nature de la circonstance est variable, mais elle se traduit la plupart du temps par une rupture des barrières naturelles ou par un affaiblissement de l'hôte. Le plus souvent, il s'agit soit d'un traumatisme accidentel (brûlures, blessures) ou chirurgical (points de suture, cathéters, sondes, prothèses), soit d'une baisse d'efficacité du système immunitaire. Les personnes qui se droguent par injection intraveineuse sont particulièrement sensibles aux infections, principalement par suite de manque d'hygiène (pas de désinfection) et d'utilisation de seringues souillées. Le partage des seringues est responsable de la transmission et de la propagation du virus de l'hépatite B et du virus du SIDA. On a remarqué que la multiplication du virus du SIDA dans les lymphocytes T est amplifiée par l'alcool, la morphine et la cocaïne. Par ailleurs, l'utilisation régulière de marijuana diminue la sécrétion d'acide gastrique; il en résulte une augmentation de la susceptibilité aux infections bactériennes intestinales.

Les facteurs physiologiques et environnementaux énumérés plus haut constituent autant de circonstances permettant aux microorganismes de proliférer et d'exprimer leur potentiel pathogène.

Concepts clés à retenir

1. La **susceptibilité** de l'hôte constitue un élément important du développement d'une infection. Le degré de susceptibilité dépend de facteurs génétiques, de l'âge et des états physiologique, nutritionnel et émotionnel de l'hôte.
2. Des différences de vulnérabilité relèvent de caractéristiques physiologiques dépendant de **facteurs génétiques**, notamment des variations affectant les gènes contrôlant l'**intensité** de la réponse immunitaire.
3. L'**âge** des individus influe sur la sensibilité de l'organisme à l'égard des agents infectieux.
4. L'**état physiologique** et l'**état hormonal** influent sur le fonctionnement du système immunitaire, et donc sur la résistance anti-infectieuse.
5. L'**état nutritionnel** est un autre facteur qui influe largement sur le degré de résistance des individus aux agents infectieux.
6. Le **stress** et l'**état émotionnel** influe sur la résistance aux maladies infectieuses et non infectieuses en raison de l'existence de relations neuro-endocriniennes entre le système nerveux central et le système immunitaire.
7. Les **facteurs environnementaux** constituent un autre groupe de facteurs de vulnérabilité qui comprennent la **salubrité** et l'**hygiène publique**, la **pollution**, les **conditions géographiques** et **climatiques**.

Références et lectures suggérées

Beck, M. « Antioxidants and Viral Infections: Host Immune response and Viral Pathogenicity ». *Journal of the American College of Nutrition*, 2001, vol. 20, n°5, p. 384S-388S.

Bhaskaram, P. « Immunobiology of Mild Micronutrient Deficiencies » *Journal of Nutrition*, 2001, vol. 85, suppl. 2, p. S75-S80.

Black, P. H. « Psychoneuroimmunoloy: Brain and Immunity ». *Science & Medicine*, novembre-décembre 1995, p. 16-25.

Calder, P. et A. A. Jackson.« Undernutrition, Infection and Immune Function ». *Nutrition Research Review*, 2000, vol. 13, p. 3-29.

Cohen, S. et G. M. Williamson. « Stress and Infectious Diseases » *Psychological Bulletin*, 1991, p. 5-24.

Dantzer, R., Wollman, E. et R. Yirmiya. « Cytokines, Stress and Depression. Conclusion and Perspectives ». *Advances in Experimental Medicine and Biology*, 1999, vol. 461, p. 328-332.

Epstein, P. R. « Climate Change and Emerging Infectious Diseases ». *Microbes and Infection*, 2001, vol. 3, p. 747-754.

Epstein, P. R. « Is global Warming Harmful to Health ? ». *Scientific American*, août 2000, p. 50-57.

Friedman, H., T. W. Klein, et A. L. Friedman (editeurs). *Psychoneuroimmunology, Stress and Infection.* Boca Raton, CRC Press, 1996.

Gardner, I. D. « The effect of Ageing on Susceptibility to Infection » *Review of Infectious Diseases*, 1980, vol. 2, 801-810.

Ginaldi, L., Loreto, M. F., Corsi, M. P., Modesti, M. et M. De Martinis. « Immunosenescence and Infectious Diseases ». *Microbes and Infection*, 2001, vol. 3., p. 851-857.

Grimble, R. F. « Modification of Inflammatory Aspects of Immune Function by Nutrients ». *Nutrition Research*, 1998, vol. 18, p. 1297-1317.

Guilhermet, R.-G. et A. Cochard. « L'arginine. Fonctions cicatrisantes, immunitaires et endocrines ». *Cahiers de nutrition et de diététique*, 1998, p. 19-24.

Lesourd, B. « Immune Response During Disease and Recovery in the Elderly » *Proceedings of the Nutrition Society*, 1999, vol. 58, p. 85-98.

Lesourd, B. et L. Mazari. « Nutrition and Immunity in the Elderly ». *Proceedings of the Nutrition Society*, 1999, vol. 58, p. 685-695.

Maier, S. F. et L. R. Watkins. « Cytokins for Psychologists: Implications of Bidirectional Immune-to-brain Communication for Understanding Behavior, Mood and Cognition ». *Psychological Review*, 1998, vol. 105, p. 83-107.

Mims, C., Nash, A. et J. Stephen. *Pathogenesis of infectious disease*. 5e éd., San Diego, Academic Press, 2001.

Newsholme, P. « Why is L-glutaime Metabolism Important to Cells of the Immune System in Health, Postinjury, Surgery or Infection ? ». *Journal of Nutrition*, 2001, vol. 131, p. 2515S-2522S.

Oppenheimer, S. J. « Iron and its Relation to Immunity and Infectious Disease ». *Journal of Nutrition*, 2001, vol. 131, p. 616S-635S.

Packer, L. « Vitamine E is Nature's Master Antioxidant ». *Science & Medicine*, 1994, mars-avril, p. 54-63.

Pascual, M., Bouma M. J. et A. P, Dobbson. « Cholera and climate: revisiting the quantitative evidence ». *Microbes and Infection*, Vol. 4, n°2, 2002, p. 237-246.

Pawlec, G. et R. Solana. « Immunosenescence ». *Immunology Today*, 1997, vol. 18, p. 514-516.

Peterson, P. K. et C. C. Chao. « Stress and the Pathogenesis of Infectious Diseases ». *Review of Infectious Diseases*, 1991, vol 13 p. 710-712.

Pincus, S. H., Rosa, P. A., Spangrude, G. J. et J. A. Heineman. « The Interplay of Microbes and their Hosts ». *Immunology Today*, 1992, vol. 13, p. 471-473.

Plata-Salaman, C. R. « The Immune System in Eating Disorders: an Overview » *Nutrition*, 1997, vol. 13, p. 853-862.

Rink, L. et P. Gabriel. « Zinc and the Immune System ». *Proceedings of the Nutrition Society*, 2000, vol. 59, p. 541-552.

Samartin, S. et R. K. Chandra. « Obesity, Overnutrition and the Immune System ». *Nutrtion Research*, 2001, vol. 21, p. 243-262.

Schoor, E. C. et B. G. W. Arnason. « Interactions Between the Sympathetic Nervous System and the Immune System ». *Brain, Behavior and Immunity*, 1999, vol. 13, p. 271-278.

Scrimshaw, N. et J. P. SanGiovanni. « Synergism of Nutrition, Infection and Immunity ». *American Journal of Clinical Nutrition*, 1997, vol. 66, 464S-477S.

Suchner, U., Kuhn, K. S. et P. Fürst. « The Scientific Basis of Immunonutrition ». *Proceedings of the Nutrition Society*, 2000, vol. 59, p. 553-563.

Chapitre 17

Syndrome infectieux

Sommaire

17.1 Introduction

L'infection est un processus au cours duquel un agent pathogène pénètre chez un hôte et s'y multiplie. Dans ce chapitre, nous décrirons les caractéristiques générales des infections, les différentes formes qu'elles peuvent prendre et leur évolution habituelle chez l'Homme.

17.2 Origine de l'infection

De façon générale, l'infection peut avoir une origine exogène ou une origine endogène.

17.2.1 Origine exogène

L'origine est dite exogène quand les agents infectieux proviennent de l'extérieur de l'organisme, c'est-à-dire de l'environnement. C'est sur ce mode que s'effectue la contamination par les agents dotés d'un véritable pouvoir d'agression et que se transmettent la plupart des maladies contagieuses, comme la grippe, la rougeole, la scarlatine, etc.

La contamination s'effectue par l'intermédiaire d'autres humains infectés, d'animaux malades ou de l'environnement, qui constituent les réservoirs des agents responsables d'un certain nombre de maladies infectieuses.

La transmission de ces infections d'origine exogène s'effectue soit directement, comme dans le cas des maladies transmissibles sexuellement, soit indirectement, par l'intermédiaire de sécrétions contaminées en suspension dans l'air, par l'intermédiaire d'eau ou d'aliments contaminés ou souillés par les personnes malades qui les ont manipulés.

Selon le cas, ces agents infectieux pénètrent dans l'organisme par voies transcutanée ou transmuqueuse, digestive, respiratoire, génito-urinaire ou parentérale.

Les infections exogènes mettent en jeu ce que l'on appelle une chaîne épidémiologique, dont les réservoirs d'agents infectieux, la transmission et l'introduction chez l'individu sain constituent trois maillons essentiels (voir chapitre 18).

17.2.2 Origine endogène

Une infection est qualifiée d'endogène lorsque les agents infectieux proviennent de l'organisme lui-même. Il peut s'agir de pathogènes opportunistes ou de microorganismes commensaux qui profitent d'une rupture de l'équilibre de l'écosystème humain-microbe. Le déséquilibre peut avoir plusieurs causes. Il peut provenir :

- d'un affaiblissement passager des défenses immunitaires, comme cela survient à la suite d'un traitement immunosuppresseur ;
- de la rupture accidentelle d'une barrière naturelle (peau et muqueuses) ;
- de l'infection d'une plaie.

De nos jours, les infections d'origine endogène et les infections causées par des microorganismes commensaux constituent une part importante de la morbidité infectieuse. Nous consacrerons le chapitre 29 aux infections opportunistes.

Le tableau 17.1 donne des exemples d'agents infectieux dont la transmission est exogène ou endogène. Certaines infections peuvent être exogènes ou endogènes. Par exemple, la source infectieuse initiale d'une crise d'herpès peut être exogène (par suite d'un contact sexuel) ou endogène (par suite de la réactivation du virus en latence chez un individu donné). Une tuberculose primaire peut survenir chez un individu contaminé par des aérosols infectés (origine exogène), mais, 10 ou 15 ans plus tard, le microorganisme encore présent (en latence) peut se réactiver par suite d'une immunodépression et causer la maladie de nouveau (origine endogène).

17.3 Phases de l'infection

Une infection se déroule généralement en quatre phases : l'incubation, l'invasion, la période d'état et la guérison (figure 17.1). À ces phases normales s'ajoutent éventuellement des complications infectieuses ou des séquelles.

17.3.1 Incubation

L'incubation correspond à la période comprise entre l'entrée de l'agent infectieux dans l'organisme et l'apparition des premiers symptômes. La durée de la période d'incubation varie selon les infections. Elle est de un à deux jours pour le rhume, de quatre jours pour la scarlatine, de 15 à 21 jours pour la varicelle et de 18 à 21 jours pour les oreillons. Elle n'est pas toujours fixe (de 7 à 21 jours pour le tétanos) et peut s'étendre sur plusieurs mois (tuberculose, rage, hépatite, etc.), voire sur plusieurs années pour le SIDA (10 ans en moyenne). La période d'incubation n'est marquée d'aucun symptôme ; on dit qu'elle est silencieuse. De ce fait, un individu ne sait pas qu'il abrite un agent pathogène. C'est un porteur sain pouvant transmettre involontairement son infection. Le tableau 17.2 donne la durée d'incubation de plusieurs autres maladies infectieuses.

17.3.2 Invasion

L'invasion, aussi appelée prodrome, est une étape généralement courte. Elle se caractérise par une intense prolifération de l'agent infectieux, par un risque élevé de transmission et par l'apparition des premiers symptômes généraux : sensation de fatigue, fièvre, courbatures, syndrome pseudo-grippal. Mais ces manifestations non spécifiques ne permettent pas encore de

Tableau 17.1 Quelques exemples d'infections exogènes et endogènes

	Infections exogènes	Infections endogènes
Définition	Infections causées par des agents infectieux provenant de l'extérieur de l'organisme (autres humains, animaux ou environnement)	Infections causées par l'introduction accidentelle de l'agent infectieux dans des tissus normalement stériles, consécutive à une rupture de l'équilibre au sein de la flore microbienne ou à une immunodéficence
Infections bactériennes	Bronchites Coqueluche Tétanos Choléra Tuberculose Salmonellose	Salmonellose Tuberculose Pneumonies, otites, sinusites secondaires à la grippe ou à la rougeole, ou consécutives à une immunodépression, ou à un état non infectieux (fibrose kystique, personne inconsciente) Septicémies Infections urinaires chroniques
Infections virales	Rhume Grippe Varicelle Rougeole Oreillons Herpès	Cytomegalovirus Herpès Varicelle (zona)
Infections parasitaires	Giardiase Trypanosomiase Paludisme Ascaridiose Trichinose Schistosomiase	Toxoplasmose Pneumocystose
Infections fongiques (mycoses)	Dermatomycoses Histoplasmose	Aspergillose Histoplasmose Cryptococcose Candidose

diagnostiquer l'infection. C'est pourquoi on qualifie souvent cette phase d'anonyme.

17.3.3 Période d'état

La période d'état voit apparaître les signes cliniques spécifiques à chaque infection. Par exemple, le rhume se manifeste par le mal de gorge, la rhinite et la congestion des sinus. Les oreillons se caractérisent par une enflure des glandes parotides, l'hépatite par l'ictère et la scarlatine par l'apparition de l'exanthème écarlate généralisé de la peau.

17.3.4 Guérison

L'évolution de la maladie s'achève le plus souvent par la guérison du malade. Celui-ci se rétablit progressivement et recouvre la santé au cours d'une étape transitoire appelée convalescence. La convalescence est principalement marquée par le rétablissement des fonctions normales de l'organisme et par la réparation des dégâts tissulaires éventuellement causés par l'agent infectieux. La durée de la convalescence dépend de la gravité de l'infection et de l'état de santé général du malade. Elle peut prendre quelques jours ou plusieurs mois.

La guérison survient soit par la seule intervention des mécanismes naturels de défense, soit grâce à l'intervention de la médecine, notamment par l'antibiothérapie. Le malade peut être immunisé ou non. Dans le premier cas, il devient réfractaire à cet agent infectieux; dans le second, il y a risque de rechute (avant la guérison complète) ou de récidive (après la guérison complète). Il arrive aussi que l'infection entraîne des complications ou laisse des séquelles.

17.3.5 Complications et séquelles

Les complications traduisent une aggravation de l'infection. Celles-ci se manifestent par l'apparition de symptômes nouveaux qui affaiblissent le malade. Le rhumatisme articulaire aigu, les pyélonéphrites, les endocardites infectieuses sont des exemples de complications consécutives aux infections causées

Figure 17.1 **Les étapes d'une infection**

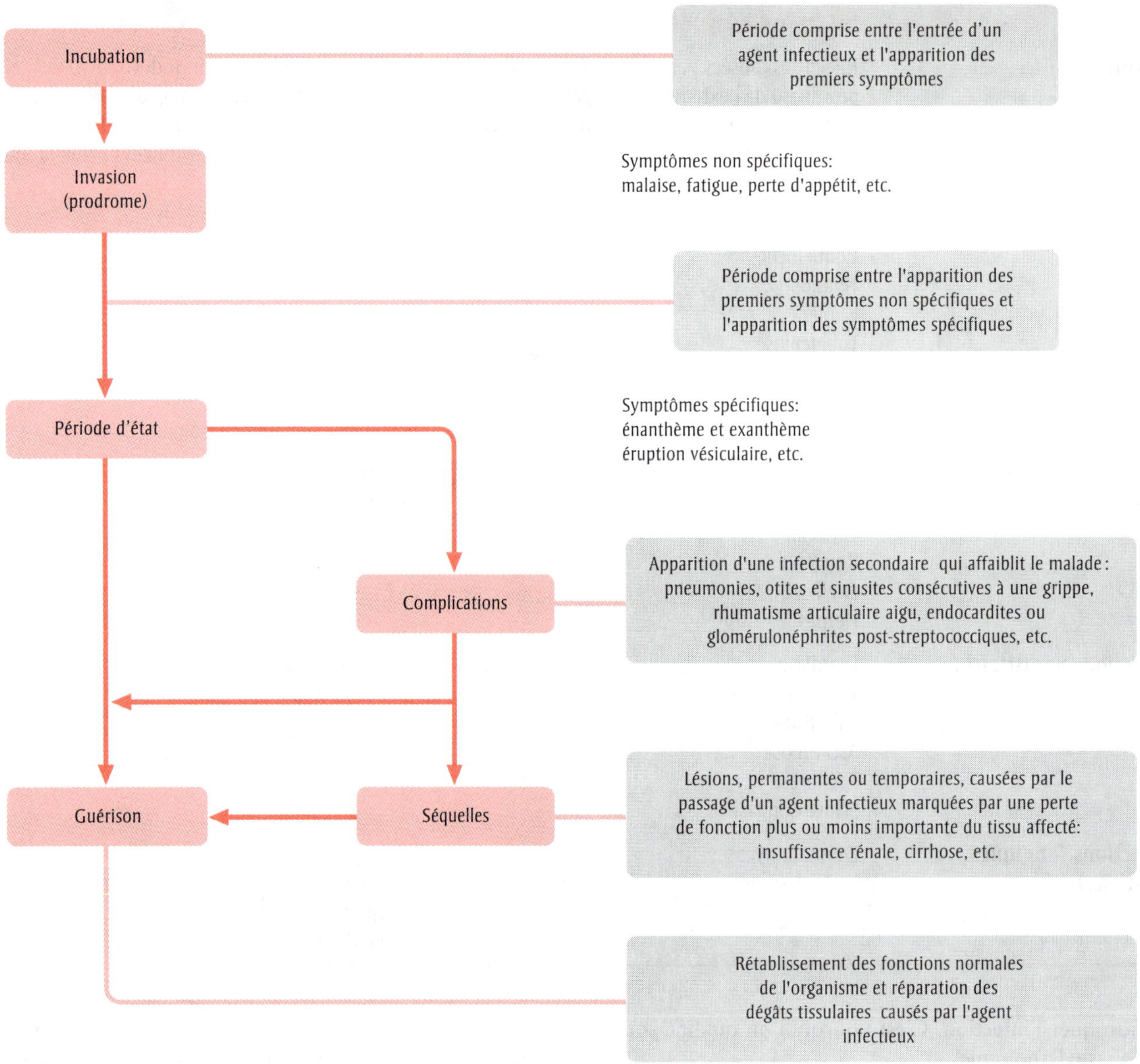

par les streptocoques bêta-hémolytiques du groupe A. La rougeole est un exemple probant de complications. Au cours de cette virose, un état d'immunodépression passagère favorise l'apparition de complications neurologiques (méningo-encéphalite) et de surinfections broncho-pulmonaires par *Hæmophilus influenzæ*, une bactérie qui vit habituellement dans le rhyno-pharynx sans causer de problèmes infectieux. Il en est de même des infections opportunistes qui emportent un bon nombre de personnes atteintes du SIDA.

Les séquelles sont des lésions causées par le passage d'un agent infectieux. Elles peuvent durer longtemps après la disparition de l'agent infectieux, surtout si l'infection est accompagnée d'une destruction importante de tissus (cirrhose, insuffisance rénale, par exemple). Les risques de séquelles ont considérablement diminué avec l'avènement des thérapeutiques anti-infectieuses, mais on en observe encore. La rubéole et la toxoplasmose contractées au cours de la grossesse peuvent laisser des séquelles neurologiques.

17.3.6 Cycle infectieux et contagiosité

La contagiosité, qui se définit comme la capacité d'une infection de se transmettre d'un individu à un autre, varie au cours des étapes du cycle infectieux. Le degré de contagiosité varie aussi selon les agents infectieux.

La plupart du temps, la contagiosité est maximale au cours de la période d'état, mais, dans certains cas, le risque maximal de transmission se situe à la période d'incubation ou au moment de l'invasion. Dans certaines maladies, il arrive même que la contagion puisse s'effectuer au cours de la convalescence, voire après la guérison clinique complète. Parfois à leur insu, les sujets continuent d'abriter les agents pathogènes pendant un temps plus ou moins prolongé, de façon continue ou intermittente, comme dans l'hépatite B par exemple.

Tableau 17.2 Périodes d'incubation de maladies virales et bactériennes

Maladies	Périodes d'incubation
Maladies virales	
Rhume	1 – 3 jours
Grippe	1 – 2 jours
Herpes simplex	5 – 8 jours
Dengue	5 – 8 jours
Entéroviroses	6 – 12 jours
Rougeole	9 – 12 jours
Varicelle	13 – 17 jours
Oreillons	16 – 20 jours
Rubéole	17 – 20 jours
Mononucléose	30 – 50 jours
Hépatite A	15 – 40 jours
Rage	30 – 100 jours
Hépatite B	50 – 150 jours
SIDA	1 à 10 ans
Bactéries	
Salmonellose	6 – 8 heures
Intoxications alimentaires à *C. perfringens*	
Botulisme	12 – 46 heures
Myonécrose (gangrène gazeuse)	12 – 48 heures
Choléra	12 h – 3 jours
Shigellose	24 – 48 heures
Intoxication alimentaire (*E. coli* entéropathogène)	24 – 72 heures
Campylobacteriose	1 – 7 jours
Diphtérie	2 – 5 jours
Gonorrhée	2 – 8 jours
Infections génitales à *Chlamydia*	2 – 8 jours
Légionellose	2- 10 jours
Maladie de Lyme	2 – 32 jours
Trachome	3 – 10 jours
Coqueluche	6 – 10 jours
Typhoïde	7 – 14 jours
Lymphogranulone vénérien	7 – 28 jours
Syphilis	10 – 90 jours

Note : le temps d'incubation est calculé entre l'entrée de l'agent infectieux et l'apparition des premiers symptômes prodromaux. Les symptômes spécifiques apparaissent généralement 3 à 4 jours plus tard.

17.4 Formes cliniques d'infection

On distingue plusieurs formes cliniques d'infection selon l'étendue des territoires infectés, la nature et l'intensité des symptômes observés et la rapidité de l'évolution de l'infection.

Cependant, on connaît des cas où l'infection est inapparente. On dit alors qu'elle est asymptômatique ou infraclinique.

Par ailleurs, on distingue plusieurs types d'infections selon que l'on considère, d'une part, l'étendue du territoire et, d'autre part, la rapidité avec laquelle se développe et évolue la maladie.

17.4.1 Formes cliniques selon la localisation

Selon la localisation, les infections peuvent être subdivisées en infections locales, régionales et générales.

Infections locales

Les infections locales sont celles qui affectent un territoire réduit. Elles peuvent être superficielles ou profondes. Elles sont superficielles lorsque l'agent infectieux demeure au point de pénétration cutanéo-muqueux ou dans son voisinage immédiat. Elles sont profondes lorsque l'agent attaque un organe ou un tissu particulier situé à l'intérieur de l'organisme.

Les organes atteints, qui dépendent de l'affinité des agents pathogènes pour les tissus, sont alors qualifiés d'organes cibles. Par exemple, les staphylocoques sont responsables d'infections secondaires du poumon, du foie ou de la moelle osseuse. De leur côté, les streptocoques sont une cause indirecte de rhumatisme articulaire, de pyélonéphrite et d'endocardite.

Les tableaux 17.3 et 17.4 donnent quelques exemples de localisation d'infections bactériennes et virales.

Dans les infections virales localisées, les virus passent d'une cellule à l'autre soit par diffusion dans l'espace extracellulaire (à la suite de la lyse cellulaire), soit par transmission intercellulaire. Par exemple, lors de la grippe, le virus se développe dans les cellules superficielles de la muqueuse qui tapisse l'appareil respiratoire, du nez jusqu'aux bronchioles. Les manifestations cliniques observées lors de la grippe–écoulement nasal puis congestion, fièvre et toux–traduisent la destruction cellulaire.

Enfin, certains mycètes et certains parasites sont aussi responsables d'infections localisées. Parmi les infections causées par les mycètes, mentionnons les candidoses qui affectent les muqueuses buccale et pharyngée (muguet) ou la muqueuse vaginale. Parmi les infections localisées causées par les parasites, on peut citer la pneumocystose, une pneumonie causée

Tableau 17.3 Infections bactériennes localisées

Localisation	Exemples
Peau	Suppurations cutanées Furoncles Impétigo
Tissus sous-cutanés	Panaris
Gorge	Angines
Oreilles	Otites
Sinus	Sinusites
Système respiratoire	Pneumonies Broncho-pneumonies
Système nerveux	Méningites Méningo encéphalites Encéphalites
Organes profonds	Abcès hépatiques, cérébraux, rénaux, etc.
Système digestif	Gastro-entérites Salmonelloses Choléra
Système génito-urinaire	Cystites (inflammation de la vessie) Néphrites Urétrites Maladies transmissibles sexuellement

par *Pneumocystis carinii*, la giardiase, une entérite, et la trichomonase, une parasitose transmissible sexuellement. Par ailleurs, les parasitoses causées par les helminthes intestinaux entrent aussi dans la catégorie des infestations localisées.

Infections régionales

Les infections régionales surviennent lorsque les agents infectieux atteignent les ganglions lymphatiques, qui constituent une première barrière immunitaire à la progression de l'infection. Les infections régionales sont généralement des complications d'infections cutanées non traitées. Elles se traduisent principalement par des lymphangites et des adénites satellites.

Infections généralisées

Lors d'infections générales ou systémiques, comme la rougeole ou la poliomyélite, par exemple, l'agent pathogène envahit tout l'organisme. Sa progression est généralement lente: elle prend parfois plusieurs semaines.

La généralisation de l'infection découle de la dissémination des agents infectieux par suite de leur passage dans les vaisseaux sanguins ou lymphatiques. Les infections systémiques sont surtout le fait des virus et des mycètes. La rubéole, la varicelle, les oreillons et la mononucléose infectieuse sont d'autres exemples d'infections virales systémiques. Les infections systémiques causées par les mycètes sont plus rares et surviennent principalement chez les personnes souffrant de troubles immunitaires graves. L'aspergillose et la candidose en sont deux exemples.

Tableau 17.4 Organes cibles et affinité tissulaire des virus

Organes cibles	Affinité	Exemples
Peau et muqueuses	Dermotrope	Rougeole Varicelle Zona Rubéole Herpès
Système respiratoire	Pneumotrope	Rhume Grippe Pneumonies virales
Système digestif	Entérotrope	Echovirus Virus Coxsackie
Système nerveux	Neurotrope	Poliomyélite Encéphalites Rage SIDA
Organes internes	Viscérotrope	Hépatites
Système immunitaire	Lymphotrope	SIDA

Évolution d'une infection générale

L'exemple de la varicelle permet d'illustrer l'évolution d'une maladie générale (figure 17.2).

Le virus de la varicelle pénètre dans l'organisme par les voies respiratoires et se réplique abondamment dans les ganglions lymphatiques régionaux. Les virus nouvellement formés passent ensuite dans le sang, ce qui détermine une virémie à l'issue de laquelle les virus se propagent dans tout l'organisme. Les principaux organes affectés sont la peau, la muqueuse du système respiratoire et le système nerveux.

L'incubation dure de 10 à 20 jours. L'apparition des premières vésiculo-papules sur la peau met fin à la période silencieuse de la maladie et constitue la principale manifestation clinique de la maladie (du moins chez l'enfant). En 24 heures, des lésions apparaissent sur toute la peau et d'autres lésions se forment deux à trois jours après l'apparition des premières. Les vésicules sèchent rapidement; elles se recouvrent d'une croûte

Figure 17.2 Évolution de la varicelle

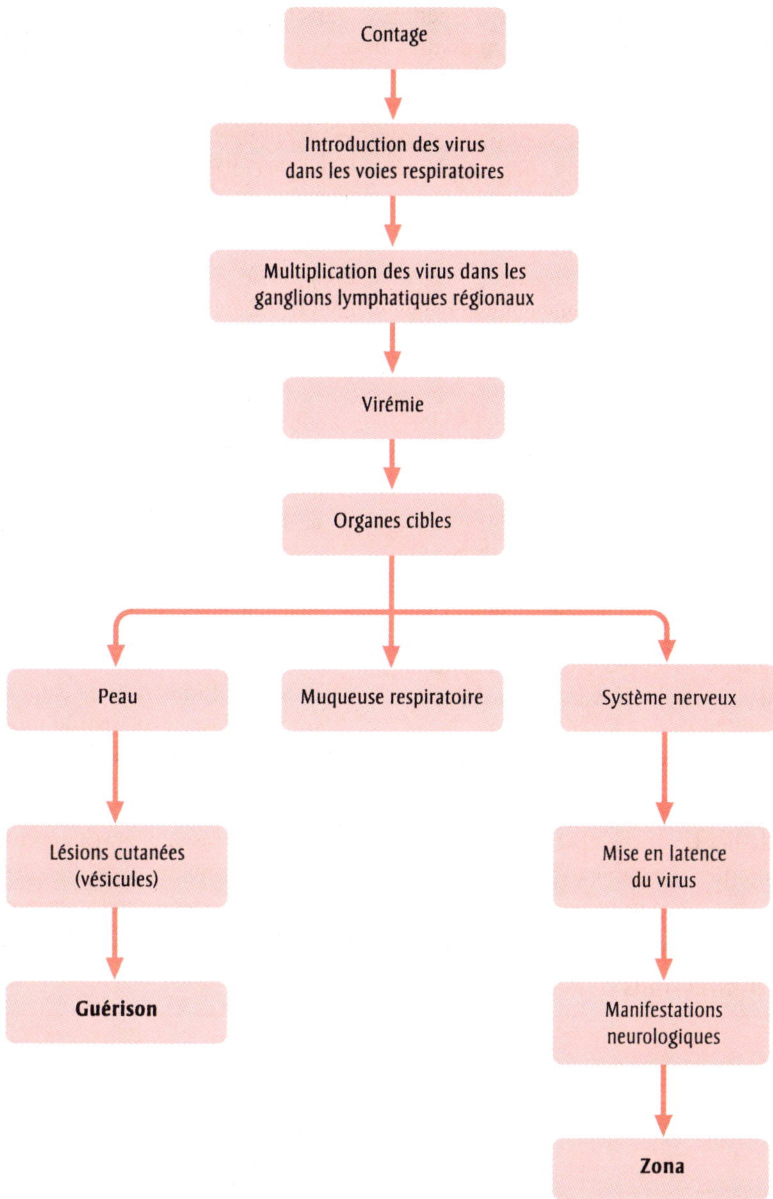

qui tombe sans laisser de cicatrice environ sept jours après l'apparition des premiers symptômes. Chez l'enfant, la maladie est généralement bénigne et la guérison rapide ; chez l'adulte la varicelle peut être plus grave en raison des symptômes respiratoires (pneumonie) qui peuvent l'accompagner. Par ailleurs, le virus n'est pas éliminé de l'organisme. Il entre en latence et risque, plus tard, de provoquer un zona caractérisé par des manifestations neurologiques.

17.4.2 Formes cliniques selon l'intensité

Une classification des formes d'infections selon l'intensité permet de distinguer des infections aiguës, persistantes et lentes.

Infections aiguës

Les infections aiguës se caractérisent par l'intensité des symptômes observés. Dans ce groupe, on distingue les infections typiques et les infections à manifestations non spécifiques. Les premières sont accompagnées de symptômes cliniques spécifiques, c'est-à-dire propres aux agents infectieux qui les causent. Les secondes ne se manifestent que par des signes biologiques qui traduisent l'état infectieux. En l'absence de signes cliniques évidents, il n'est pas possible de diagnostiquer la maladie, sauf à l'aide de tests sérologiques. Appartiennent à ce type d'infection la grippe, les infections à rotavirus et la coqueluche.

Infections persistantes

Lors d'infections persistantes, les agents pathogènes séjournent longuement, voire définitivement, dans l'organisme. On distingue les infections persistantes épisodiques (ou récurrentes) et les infections persistantes chroniques. Les premières sont caractérisées par la latence et la récurrence de l'agent infectieux, c'est-à-dire par sa présence silencieuse dans l'organisme en dehors des épisodes infectieux et par sa réactivation dans des circonstances particulières. Elle accompagne généralement une modification de l'état immunitaire de l'individu :

- chez les personnes âgées, le virus de la varicelle peut se réactiver et causer un zona ; une tuberculose guérie peut se réactiver ;
- une immunodépression postgreffe constitue une circonstance favorable à la réactivation de plusieurs virus (herpesvirus, cytomégalovirus, virus d'Epstein-Barr, virus de la varicelle, etc.) ;
- une infection par le VIH entraîne la réactivation de *Pneumocystis carinii*, de *Toxoplasma gondii*, de mycobactéries, etc.

Le paludisme, qui évolue par accès intermittents et rythmiques, les infections par les virus herpès 1 (herpès labial) et herpès 2 (herpès génital) constituent des exemples classiques d'infections latentes et épisodiques.

Les infections persistantes chroniques sont caractérisées par l'apparition rapide des symptômes mais par une évolution lente et constante de la maladie. L'hépatite B est un exemple d'infection persistante chronique. Le tableau 17.5 présente quelques exemples d'infections persistantes.

Infections lentes

Dans les infections lentes et progressives, les symptômes reliés à la présence des agents pathogènes apparaissent plusieurs années après le contact avec l'agent infectieux, ou contage.

Les trypanosomiases africaine et américaine, la tuberculose et la lèpre peuvent être considérées comme des exemples d'infection à évolution lente.

La syphilis est une autre maladie infectieuse à évolution lente, puisqu'elle peut s'étendre sur plusieurs dizaines d'années (voir chapitre 21). Elle peut être divisée en trois phases :

- la phase primaire, débutant environ trois semaines après le contact infectieux et principalement marquée par l'apparition d'un chancre induré contenant de nombreux tréponèmes ;
- la phase secondaire, survenant plusieurs mois après le début de l'infection et caractérisée par des symptômes cutanéomuqueux, notamment une éruption maculo-papuleuse que l'on peut observer sous forme de plaques rosées sur le torse pendant plusieurs semaines ;
- la phase tertiaire, apparaissant plusieurs années après le début de l'infection et dont les principales manifestations sont des lésions neurologiques et des complications cardiovasculaires (anévrisme de l'aorte).

On classe aussi le SIDA dans ce groupe d'infections en raison du délai de plusieurs années entre le contact infectieux et l'apparition des premières attaques du système immunitaire. Le kuru, la maladie de Creutzfeldt-Jakob, la tremblante du mouton et

Tableau 17.5 Exemple d'infections persistantes

Microorganismes	Sites de persistance
Bactéries	
Mycobacterium tuberculosis	Poumons ou macrophages des ganglions lymphatiques
Salmonella typhi	Vésicule biliaire Système urinaire
Ricketties	Ganglions lymphatiques
Chlamydia	Conjonctive
Virus	
Herpes simplex	Glandes salivaires Racine dorsale du ganglion du nerf trijumeau
Varicelle	Racine dorsale des nerfs
Cytomegalovirus	Tissu lymphoïde
VIH	Lymphocytes, macrophages
Hépatite B	Foie
Protozoaires	
Plasmodium vivax	Foie
Toxoplasma gondii	Tissu lymphoïde, muscle, système nerveux central

l'encéphalopathie spongiforme bovine, ou maladie de la vache folle, sont des maladies à prions à évolution lente.

17.5 Manifestations cliniques du syndrome infectieux

Plusieurs manifestations cliniques accompagnent les infections microbiennes. Les unes sont universelles, d'autres sont fréquentes ou simplement occasionnelles. Elles dépendent aussi de la localisation et du degré d'extension de l'infection. Nous ne décrirons pas les signes objectifs (observés par le médecin) ou les signes fonctionnels (ressentis par le malade), car ils varient selon les agents infectieux en cause. Nous ne traiterons ici que des manifestations cliniques non spécifiques, c'est-à-dire celles qui sont le dénominateur commun à de nombreuses infections.

17.5.1 Réaction inflammatoire

La manifestation la plus générale d'une infection bactérienne locale ou régionale est la réaction inflammatoire. Le suffixe *ite* que l'on trouve dans la plupart des termes désignant les différentes infections montre bien l'universalité de cette réaction que l'on observe à différents niveaux de l'appareil respiratoire (pharyngite, laryngite, bronchite, etc.), de l'appareil digestif (gastro-entérite), de l'appareil génito-urinaire (urétrite, cystite, néphrite, salpingite, épididymite, etc.), de l'œil (conjonctivite) ou de l'oreille (otite), etc.

Que l'infection soit localisée ou étendue, la rougeur, la chaleur et l'œdème de la région infectée traduisent la présence de l'agresseur bactérien (voir chapitre 11). Toutefois, elles ne sont apparentes que si l'infection affecte les revêtements cutanéo-muqueux, car alors on peut observer les tissus tuméfiés ou œdématiés. De plus, une douleur vive ou diffuse, selon les régions anatomiques affectées, constitue une autre manifestation fréquente de la réaction inflammatoire.

Dans les cas d'infections des organes profonds comme celles qui affectent le foie, les reins, les poumons ou le cœur, la réaction inflammatoire ne se manifeste que par la fièvre et par une douleur plus ou moins bien localisée. Si les organes affectés affleurent la peau ou une muqueuse, il est toujours possible d'apprécier la tuméfaction par la palpation de la région présumément touchée. Autrement, il peut être nécessaire de recourir à différentes techniques d'imagerie médicale, telles l'échographie, la tomodensitométrie (aussi connue sous le nom de *scan*), ou la résonance magnétique nucléaire, afin d'apprécier les modifications qui surviennent au niveau des tissu profonds.

17.5.2 Pus

Un certain nombre d'infections sont dites purulentes, car elles sont marquées par la production de pus. Souvent qualifiées de pyogènes, ces infections sont notamment causées par des streptocoques et des staphylocoques. Le pus est formé des bactéries mortes ou vivantes et des globules blancs morts. Si l'infection est superficielle, le pus formé s'écoule spontanément à l'extérieur. Mais, si l'infection a lieu dans les tissus profonds, le pus reste emprisonné et forme un abcès. Si la pression dans l'abcès est élevée, le pus peut s'échapper par une fistule, c'est-à-dire par un canal qui relie le lieu de l'infection à la peau ou à la muqueuse la plus proche. Le pus peut aussi s'échapper vers les bronches, vers la cavité abdominale, etc. Très infectieux à cause des agents pathogènes qu'il contient, le pus collecté peut être à l'origine de surinfections. C'est ce que l'on observe, par exemple, dans le cas d'une péritonite consécutive à une appendicite. Dans certains cas, le pus peut être drainé par le système lymphatique et infecter les vaisseaux lymphatiques (lymphangite) ou les ganglions lymphatiques (adénite).

17.5.3 Fièvre

Sur le plan clinique, on définit la fièvre par une température rectale supérieure à 38,4 °C ou par une température buccale supérieure à 37,8 °C. La température observée généralement au cours d'une infection se situe entre 40 et 41 °C, sauf dans le cas d'infections touchant le système nerveux central où la fièvre est plus élevée. Par ailleurs, les jeunes enfants et les personnes âgées présentent des réponses fébriles particulières. Chez les enfants, une infection banale peut provoquer une fièvre de 40 °C ou de 40,5 °C. À l'inverse, chez les très jeunes enfants (moins de trois ans), on peut observer de faibles fièvres alors que la même infection déclenche chez l'adulte une élévation considérable de la température. Quant aux personnes âgées de plus de 65 ans, elles peuvent développer des infections graves sans présenter de forte fièvre, ou ne pas en faire du tout. La faiblesse ou l'absence de la réponse fébrile est à mettre en relation avec la diminution des fonctions assurées par les lymphocytes T.

L'allure de la fièvre varie selon les infections. Elle peut être régulière ou irrégulière. Dans ce cas, on distingue notamment:

- la fièvre rémittente, caractérisée par une alternance d'élévations et de chutes brutales de la température de l'ordre de 2 à 3 degrés, mais sans retour à la température normale;
- la fièvre intermittente, caractérisée par une élévation de la température le soir et la nuit, et par un retour à la normale durant la journée;
- la fièvre ondulante, qui s'élève puis décroît par ondulation progressive;
- la fièvre en plateau, caractérisée par des variations faibles et régulières.

17.5.4 Autres signes et symptômes biologiques

L'état infectieux s'accompagne de plusieurs autres signes et symptômes biologiques. Ils comprennent habituellement:

- l'augmentation de la fréquence cardiaque, qui se manifeste par l'accélération du pouls. En général, le pouls s'accélère proportionnellement à la fièvre. il arrive cependant qu'il soit abaissé (pouls dissocié);

- l'augmentation de la fréquence respiratoire;
- la transpiration, la pâleur;
- une sensation de fatigue, de lassitude;
- des réactions eczémateuses ou hémorragiques induites par les toxines bactériennes (par exemple, les pétéchies lors de la méningite à méningocoques);
- des manifestations neuro-musculaires, cardio-respiratoires ou gastro-intestinales.

Par ailleurs, les examens radiologiques ou échographiques peuvent révéler des infiltrations pulmonaires, un épaississement fibreux des tissus muqueux, etc. On peut aussi observer l'accumulation de gaz dans les tissus mous ou l'accumulation de liquide dans certains organes ou dans les cavités de l'organisme.

On note aussi une hypertrophie des ganglions lymphatiques. Les ganglions lymphatiques qui drainent les zones infectées sont dilatés, engorgés et deviennent sensibles à la palpation. Par exemple, un abcès dans la cavité abdominale entraîne une hypertrophie des ganglions de l'aine. De même, la dilatation des ganglions cervicaux peuvent indiquer une infection des voies respiratoires supérieures.

L'atteinte d'un organe ou d'un système particulier s'accompagne aussi de signes spécifiques. Par exemple, une pneumonie d'origine bactérienne s'accompagne d'une toux productive avec des expectorations purulentes. Une infection urinaire peut donner une urine trouble, à odeur nauséabonde, et une pyélonéprhite sera marquée par une hématurie.

Des perturbations métaboliques accompagnent généralement les syndromes infectieux. On observe fréquemment une augmentation du catabolisme azoté, ce qui risque d'entraîner un bilan azoté négatif (les pertes azotées, telles les protéines, dépassent les apports alimentaires). Or, l'organisme fait face à des besoins accrus afin de produire des anticorps et d'autres substances protéiques qui interviennent dans la défense contre l'agresseur microbien.

Enfin, durant les infections, la perte de l'appétit survient fréquemment, ce qui risque d'aggraver le déséquilibre du bilan azoté. De plus, des apports insuffisants de lipides ou de glucides, ainsi que de certains micronutriments, risquent de réduire le fonctionnement du système immunitaire ou de ralentir la cicatrisation des plaies.

Plusieurs paramètres sanguins permettent aussi de suggérer un syndrome infectieux alors que les symptômes sont encore vagues:

- augmentation de la vitesse de sédimentation globulaire;
- variations du nombre de globules blancs (leucocytose ou monocytose);
- modifications de la concentration sérique de différentes substances, telles les gamma-globulines ou la protéine C réactive;
- la présence d'anticorps spécifiques.

Le tableau 17.6 indique quelques épreuves de laboratoire permettant de déceler une infection. Comme on l'observe dans ce tableau, les infections bactériennes sont caractérisées par une augmentation des granulocytes neutrophiles, les infections virales par une augmentation des lymphocytes et une diminution des granulocytes, tandis que les parasitoses s'accompagnent généralement d'une éosinophilie, c'est-à-dire d'une augmentation du nombre des granulocytes éosinophiles.

Tableau 17.6 Analyses de laboratoires permettant d'orienter le diagnostic vers une infection

Analyses	Signes d'infections	Références
Numération leucocytaire	Augmentation du nombre de leucocytes durant une infection aiguë	5,0 à 10 x 10^9
Formule leucocytaire		
Neutrophiles	Augmentation lors d'infections suppurées aiguës	55 – 70 %
Éosinophiles	Augmentation lors d'infections parasitaires	1 – 4 %
Basophiles	Aucun changement durant les états infectieux	0,5 – 1 %
Lymphocytes	Augmentation lors d'infections virales et bactériennes chroniques	20 – 40 %
Monocytes	Augmentation lors d'infections causées par des protozoaires ou des rickettsies	2 – 8 %
Vitesse de sédimentation globulaire	Augmentation lors des états inflammatoires	15 mm/h chez les hommes 20 mm/h chez les femmes
Culture des plaies ou des différents prélèvements (urines, sang, sécrétions pharyngées, etc.)	Présence de microorganismes dans les liquides biologiques habituellement stériles et, ailleurs, de microorgansimes ne faisant pas partie de la flore commensale résidante ou en nombre inhabituel	Absence de microorganismes dans les liquides biologiques normalement stériles (sang et urine) Microorganismes de la flore résidante

Concepts clés à retenir

1. Les infections peuvent être d'origine **exogène** ou **endogène** selon qu'elles sont causées par des agents infectieux qui proviennent de l'extérieur ou de l'intérieur de l'organisme.
2. L'**incubation,** l'**invasion**, la **période d'état** et la **guérison** sont les quatre phases du cycle infectieux. Les infections sont parfois accompagnées de **complications** ou de **séquelles**.
3. Selon l'étendue du territoire concerné, on classe les infections en infections **locales, régionales** et **générales.**
4. Selon l'intensité et l'évolution des symptômes, on classe les infections en infections **aiguës** typiques, en infections à symptômes non spécifiques, en infections **persistantes** et en infections **lentes.**
5. La **réaction inflammatoire,** la **fièvre**, la modification des signes vitaux, l'augmentation de la **vitesse de sédimentation** et diverses variations de l'**hémogramme** sont des manifestations cliniques non spécifiques du syndrome infectieux.

Références et lectures suggérées

Bannister, B. A., Begg, N. T. et S. M. Gillespie. *Infectious Diseases*. 2e éd., Blackwell Sciences, Oxford, 2000.

Hoeprich, P. D. *Infectious Diseases*. 4e éd., Philadelphie, Lippincott, 1989.

Baron, E. Jo, Chang, R. S., Howard, D. H., Miller J. N., et J. A. Turner. *Medical Microbiology. A Short Course*. Wiley-Liss, New York, 1994.

Mims, C. A., Playfair, J., Roitt, Y., Wakelin, D. et R. Williams. *Medical Microbiology*. Londres, Mosby, 1998.

Mims, C., Nash, A. et J. Stephen. *Mim's Pathogenesis of Infectious Diseases*. San Diego, Academic Press. 2001.

Prescott, L., Harley, J. P. et D. A. Klein. *Microbiologie*. Bruxelles, De Boeck, 1995.

Rees, E. R, et R. F. Betts. *A Practical Approach to Infectious diseases*. 4e éd., Boston, Little, Brown and Co. 1996.

Youmans, G. P., Paterson, P. Y. et H. M. Sommers. *The Biologic and Clinical Basis of Infectious diseases*. 3e éd., Philadelphia, Saunders, 1985.

Chapitre 18

Épidémiologie

Sommaire

18.1 **Introduction**

L'épidémiologie traite de l'occurence des maladies transmissibles et non transmissibles ainsi que des facteurs qui favorisent leur apparition ou leur propagation au sein des populations. Elle permet aussi de reconnaître les facteurs de risque d'apparition de ces maladies et de proposer des moyens de lutte ou de prévention.

Dans ce chapitre, nous n'aborderons pas les aspects statistiques de l'épidémiologic. Nous nous limitcrons à l'étude des mécanismes de transmission des maladies infectieuses. Nous y décrirons les différents facteurs qui contribuent directement ou indirectement à l'apparition et au développement des maladies transmissibles afin de mieux comprendre la question de la prophylaxie, c'est-à-dire de la prévention, abordée dans le chapitre 31.

Nous commencerons par définir le concept de chaîne épidémiologique qui guide l'organisation des sections suivantes. Nous étudierons donc successivement les différents types de réservoirs d'agents infectieux, les modes de transmission, les portes d'entrée et les circonstances favorisantes. Enfin, nous décrirons les principaux modes de propagation des maladies transmissibles au sein des populations.

18.2 **Infection et contagion**

Les maladies infectieuses sont généralement contagieuses ou, en d'autres termes, transmissibles (de nos jours, on tend à abandonner le mot contagion au profit de transmission qui est plus neutre). On appelle contagieuses les infections qui se propagent au sein des populations humaines ou animales. La contagion est la transmission d'une maladie d'une personne à une autre, et le contage la matière ou substance vivante par laquelle se fait la contagion (particules, sécrétions, produits). La contagiosité varie d'une maladie à l'autre et dépend d'un certain nombre de facteurs: les uns relèvent de l'agent pathogène lui-même, de son mode de transmission ou de l'exaltation de sa virulence; les autres dépendent de l'environnement.

Signalons que les maladies infectieuses surviennent avec une prévalence et une incidence variable. L'organisation Mondiale de la Santé (OMS) définit ces termes de la façon suivante:

- l'incidence représente le nombre de nouveaux cas de la maladie dans une population donnée au cours d'une période donnée;
- la prévalence représente le nombre de cas de malades, dans une population donnée, sans distinction entre les cas anciens et les cas nouveaux.

Ces valeurs peuvent être exprimées en chiffres absolus ou en proportion par rapport au nombre d'individus, généralement pour 1000 ou 100 000 individus. Par exemple, au Canada, si le taux de prévalence du SIDA en 1999 était de 0,19 %, cela signifie que, depuis le premier cas signalé en 1982, 49 800 personnes ont contracté cette maladie. Quant à l'incidence, en 1999, elle était de 18/100 000, puisque 4900 nouveaux cas de SIDA ont été rapportés cette année là.

Mentionnons enfin que les pays occidentaux établissent des rapports mensuels pour un certain nombre de maladies infectieuses. Ces rapports permettent d'en suivre soigneusement l'évolution. Les centres de contrôle, tels les *Center for Disease Control* (CDC), aux États-Unis, ou la Direction générale de la santé de la population et de la santé publique, au Canada, peuvent alors entreprendre des campagnes de sensibilisation ou de prévention auprès du public. Cela permet aussi de prendre les mesures sanitaires nécessaires pour tenter de réduire ou d'éradiquer la maladie infectieuse en cause. Voilà pourquoi médecins et hôpitaux sont tenus de signaler chaque cas de maladie infectieuse répertorié dans le tableau 18.1, appelée maladies à déclaration obligatoire.

18.2.1 Chaîne de contagion

La transmission d'une infection suppose un ensemble d'éléments particuliers intervenant dans un ordre déterminé. Cet ensemble forme la chaîne de contagion, ou chaîne épidémiologique, dans laquelle on distingue six maillons (figure 18.1):

- l'agent infectieux;
- le réservoir de cet agent;
- la porte de sortie du réservoir;
- le mode de transmission;
- la porte d'entrée;
- l'hôte réceptif.

À ces six éléments s'ajoutent des événements fortuits, appelés circonstances favorisantes, qui concernent le réservoir, le mode de transmission et l'hôte réceptif.

18.3 **Agent infectieux**

L'agent infectieux constitue l'élément de départ de la chaîne épidémiologique, car c'est sur lui que repose toute possibilité d'infection.

Plusieurs chapitres étant consacrés aux agents infectieux et aux maladies dont ils sont responsables, nous ne mentionnerons que deux points d'importance pour bien comprendre l'épidémiologie des maladies transmissibles. Le premier concerne la virulence, le second la persistance de l'agent infectieux.

Toute maladie infectieuse met en jeu un agent pathogène virulent, c'est-à-dire capable de causer des troubles morbides chez un individu donné. La virulence dépend:

Tableau 18.1 Maladies infectieuses à déclaration obligatoire

Catégories de maladies infectieuses	Maladies
Maladies évitables par une vaccination systématique	
	Diphtérie Maladie invasive due à *Hæmophilus influenzæ* type b Hépatite B (cas aigus) Rougeole Oreillons Coqueluche Poliomyélite Rubéole Rubéole congénitale Tétanos
Pathogènes transmis sexuellement et pathogènes à diffusion hématogène	
	SIDA Chlamydiase Maladie de Creutzfeldt-Jakob Gonorrhée Hépatite C Infection par le virus de l'immunodéficience humaine (VIH) Syphilis
Maladies transmises par contact direct et par voie respiratoire	
	Streptococcie due au groupe B chez le nouveau-né Syndrome pulmonaire à hantavirus Streptococcie invasive due au streptocoque groupe A Pneumonie invasive Légionellose Lèpre (Maladie de Hansen) Méningococcie invasive Tuberculose
Entéropathies et maladies d'origine hydrique et alimentaire	
	Botulisme Campylobactériose Choléra Cryptosporidiose Cyclosporidiase Giardiase Hépatite A Salmonellose Shigellose Fièvre typhoïde Infections à *Escherichia coli*
Maladies à transmission vectorielle et autres zoonoses	
	Brucellose Paludisme Peste Rage humaine Fièvre jaune

Source : Rapport mensuel des maladies à déclaration obligatoire. DGSPSP, Santé Canada, 16/07/2001.

Figure 18.1 Chaîne de contagion

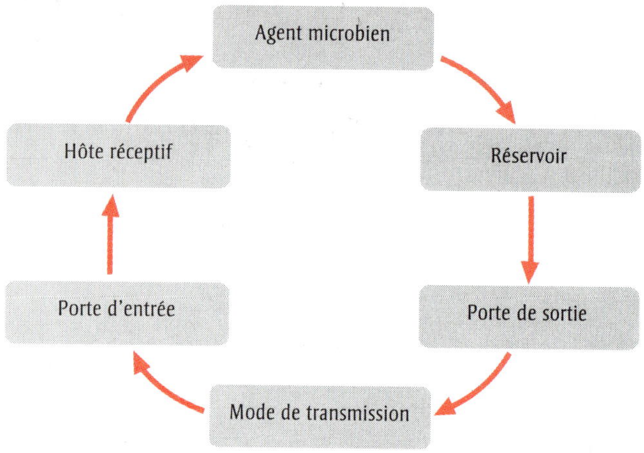

Une chaîne de contagion comprend six maillons : l'agent microbien, le réservoir, la porte de sortie, le mode de transmission, la porte d'entrée et l'hôte réceptif.

- du pouvoir d'agression de l'agent pathogène, lié à des facteurs anatomiques, physiologiques ou antigéniques. En plus de l'aider à contourner les défenses de l'hôte, ce pouvoir pathogène est responsable de la destruction des tissus de l'hôte ou de l'altération de certaines activités physiologiques;
- de la susceptibilité de l'hôte, dépendante de facteurs affectant sa capacité de résistance à l'agresseur.

Quant à la persistance de l'agent infectieux, elle dépend principalement de son degré de résistance dans le milieu extérieur. On sait, par exemple, que certains microorganismes résistent facilement à la dessiccation ou à une élévation modérée de la température, alors que d'autres meurent dans de telles conditions. La persistance des agents infectieux dépend aussi de leur résistance aux produits antimicrobiens.

D'une façon générale, la résistance d'un agent pathogène aux facteurs environnementaux conditionne largement son mode de transmission. En général, les agents bactériens et viraux en suspension dans l'air ou vivant dans le sol et dans l'eau sont plus résistants que ceux qui se transmettent directement d'un individu à un autre, sans jamais séjourner dans le milieu extérieur. Il en est de même de certains protozoaires qui survivent plusieurs mois dans le sol sous forme de kystes tout en résistant à des conditions défavorables. Pour ce qui est des virus, nous avons vu au chapitre 5 que la présence ou l'absence d'une enveloppe influe sur le mode de transmission. Quant aux mycètes, ils produisent des spores dotées d'un bon pouvoir de résistance.

18.4 Réservoirs de microorganismes

Un réservoir peut être défini comme le lieu dans lequel les microorganismes pathogènes survivent ou se multiplient entre les infections et à partir duquel s'effectuent la dispersion et la contamination.

L'existence des réservoirs animaux et humains explique la pérennité et la permanence des maladies infectieuses à travers les âges. En d'autres termes, il y a toujours dans le monde un nombre variable d'humains ou d'animaux malades ou porteurs sains qui transmettent leurs agents infectieux à des hôtes sensibles. À leur tour, les personnes malades prennent place dans la chaîne de contagion par laquelle les maladies se transmettent perpétuellement.

Le tableau 18.2 présente les principales catégories de réservoirs d'un certain nombre de maladies infectieuses et les met en relation avec la voie d'infection chez l'Homme.

18.4.1 Environnement physique

L'environnement physique, surtout le sol et l'eau, mais aussi les objets, contient des microorganismes susceptibles de contaminer accidentellement les humains. À proprement parler, l'air ne peut être considéré comme un réservoir au même titre que les autres milieux. En effet, les conditions environnementales qui y règnent, notamment les écarts importants de température et d'humidité ainsi que l'absence d'éléments nutritifs, en font plutôt un véhicule passif qu'un véritable lieu de multiplication.

Le tétanos, l'histoplasmose ou la cryptococcose sont des exemples de maladies infectieuses dont les agents responsables ont le sol pour habitat. Pour ces agents infectieux, le passage à l'état parasite, chez l'Homme ou l'animal, ne constitue pas une phase importante : ils vivent naturellement dans le sol et ce n'est qu'accidentellement qu'ils les colonisent.

Le sol abrite aussi les œufs, les larves ou les kystes de certains protozoaires et de certains helminthes parasites de l'Homme. À titre d'exemple, citons les kystes de *Giardia lamblia* ou d'*Entamœba histolytica*, les œufs des ténias ou les larves des ankylostomes.

Les eaux douces constituent un autre réservoir d'importance. En effet, les microorganismes pathogènes trouvent dans ce milieu des conditions favorables à leur survie, voire à leur multiplication, ce qui augmente le risque de contamination des individus sensibles. Il est fréquent de trouver dans l'eau de grandes quantités de microorganismes résidants de l'intestin de l'Homme et des animaux homéothermes. Ils y ont été introduits avec l'eau de ruissellement ou avec les eaux d'égouts. Parmi ces microorganismes, il y a des bactéries pathogènes responsables de la typhoïde, du choléra et des gastro-entérites bactériennes, des virus responsables de gastro-entérites et de la poliomyélite ainsi que des protozoaires (*Giardia*, *Amœba*, etc.). Dans cette optique, mentionnons aussi les systèmes de traitement et d'adduction de l'eau potable et les appareils, tels les chauffe-eau, les climatiseurs ou les humidificateurs, les tuyaux, les siphons, les pommes de douches, etc., qui peuvent être le point de départ de certaines infections. Citons, par

Tableau 18.2 Réservoirs

Réservoirs	Maladies	Agents étiologiques	Voie d'infection chez l'Homme
Sol			
	Botulisme	*Clostridium botulinum*	Aliments contaminés
	Tétanos	*Clostridium tetani*	Objets souillés provenant du sol
	Nocardiose	*Nocardia sp.*	Inhalation de poussières infectées
	Fièvre Q	*Coxiella burnetti*	Inhalation de poussières infectées
	Blastomycose	*Blastomyces*	Inhalation de spores
	Coccidioïdomycose	*Coccidioides immitis*	Inhalation de spores
	Histoplasmose	*Histoplasma capsulatum*	Inhalation de spores
	Sporotrichose	*Sporotrix schenkii*	Introduction de spores au niveau de lésions cutanées
Homme			
a) Réservoir unique			
	Rougeole	Virus de la rougeole	Sécrétions rhino-pharyngées
	Rubéole	Virus de la rubéole	Sécrétions rhino-pharyngées
	Oreillons	Virus des oreillons	Salive
	Grippe	Virus Influenza	Aérosols, contacts directs
	Rhume	Rhinovirus	Aérosols, contacts directs
	Herpès	Herpesvirus	Sécrétions génitales
	Poliomyélite	Poliovirus	Contact avec de l'eau contaminée
	Mononucléose	Virus d'Epstein-Barr	Salive
	Hépatite B	Virus de l'hépatite B	Sang
	Coqueluche	*Bordetella pertussis*	Sécrétions rhino-pharyngées
	Diphtérie	*Corynebacterium diphteriæ*	Sécrétions rhino-pharyngées
	Gonorrhée	*Neisseria gonorrhoeæ*	Sécrétions génitales
	Syphilis	*Treponema pallidum*	Sécrétions génitales
	Lymphogranulome vénérien	*Chlamydia*	Sécrétions génitales
	Trachome	*Chlamydia*	Sécrétions génitales
	Candidose	*Candida*	Sécrétions génitales
b) Seul réservoir vivant, avec réservoir secondaire dans l'environnement			
	Hépatite A	Virus de l'hépatite A	Eau et aliments contaminés
	Typhoïde	*Salmonella typhi*	Eau et aliments contaminés
	Choléra	*Vibrio choleræ*	Eau et aliments contaminés
	Tuberculose	*Mycobacterium tuberculosis*	Lait
	Infections staphylococciques et streptococciques (d'origine humaine)	*Staphyloccocus aureus* *Streptococcus pyogenes*	Transmission interhumaine Transmission interhumaine
	Amibiase	*Entamœba histolytica*	Eau et aliments contaminés
	Ascaridiase	*Ascaris lumbricoïdes*	Eau et aliments contaminés
	Entérobiase	*Enterobius vermicularis*	Aliments contaminés Contacts directs, inhalation d'œufs en suspension dans l'air

Tableau 18.2 (suite)

Réservoirs	Maladies	Agents étiologiques	Voie d'infection chez l'Homme
Aliments			
	Shigelloses	*Shigella dysenteriæ*	Transmission interhumaine
	Salmonelloses	*Salmonella enteritidis*	Aliments contaminés
	Infections alimentaires	*Escherichia coli* entéropathogènes	Aliments contaminés
		Vibrio parahæmolyticus	Aliments contaminés
		Listeria monocytogenes	Aliments contaminés
		Clostridium perfringens	Aliments contaminés
		Campylobacter jejuni	Aliments contaminés
	Intoxications alimentaires	*Staphylococcus aureus*	Aliments contaminés
		Clostridium botulinum	Aliments contaminés
		Bacillus cereus	Aliments contaminés
Animaux			
	Rage	Virus de la rage	Morsures d'animaux
	Encéphalites virales (encéphalite de Californie, de Saint-Louis, du Vénézuela, équine de l'Ouest)	Arbovirus	Moustiques
	Brucellose	*Brucella melintensis, B. abortus*	Lait contaminé, contacts directs et indirects avec les animaux
	Tuberculose	*Mycobacterium tuberculosis*	Lait contaminé
	Charbon	*Bacillus anthracis*	Contact direct, inhalation ou ingestion de spores
	Listériose	*Listeria monocytogenes*	Lait cru (non pasteurisé), fromages au lait cru, aliments divers.
	Leptospirose	*Lesptospira interrogans*	Contact avec l'urine d'animaux infectés (eaux de baignade souillées par des animaux infectés)
	Pasteurellose	*Pasteurella multocida*	Morsures d'animaux
	Psittacose	*Chlamydia psittaci*	Inhalation d'aérosols et de poussières infectées
	Tularémie	*Francisella tularensis*	Contact avec les cadavres d'animaux infectés, piqûres de mouches et de tiques
	Salmonellose	*Salmonella suis*	Contact direct, aliments
Insectes			
	Fièvre jaune	Virus de la fièvre jaune (arbovirus)	Moustiques
	Maladie de Lyme	*Borrelia burgdorferi*	Morsures de tiques infectées
	Peste bubonique	*Yersinia pestis*	Morsures de puces infectées
	Typhus endémique	*Rickettsia typhi*	Morsures de puces infectées

exemple, la légionellose causée par la bactérie *Legionella pneumophila*, qui colonise les chauffe-eau et les climatiseurs, et la cryptosporidiose.

18.4.2 Réservoirs humains

Un certain nombre d'agents pathogènes n'affectent que l'Homme. L'Homme en est donc le seul réservoir. C'est le cas de plusieurs maladies bactériennes et virales (tableau 18.2). La transmission effectuée d'un individu à un autre à l'exclusion de tout autre intermédiaire vivant est qualifiée de transmission humaine. Par exemple, les humains sont les seuls et uniques réservoirs de la plupart des infections respiratoires bactériennes et virales ainsi que des maladies transmissibles sexuellement. Il en est de même de la rougeole, de la diphtérie ou des infections causées par les staphylocoques ou les streptocoques, toutes spécifiques à l'Homme. Par contre, dans d'autres cas, quoique les humains soient le seul réservoir vivant, l'environnement inanimé peut constituer des réservoirs secondaires.

La plupart du temps, les humains qui font office de réservoirs d'agents infectieux sont eux-mêmes malades mais quelques-uns restent asymptomatiques. On les qualifie souvent de porteurs sains, car ils ne présentent aucun symptôme apparent de la présence du microbe. Par exemple, 25 % des individus abritent *Staphylococcus aureus* à leur insu dans leurs voies respiratoires sans en être incommodés. Une fraction non négligeable de la population abrite aussi *Neisseria meningitidis*. Ces porteurs constituent le point de départ des poussées de méningite que l'on observe occasionnellement. Parmi les porteurs sains, on trouve aussi des personnes qui ont déjà contracté l'infection et qui sont immunisées. Mais cela ne les empêche pas de porter ces microorganismes et de les transmettre à leur insu. Les porteurs sains comptent aussi des personnes convalescentes qui ne présentent plus de symptômes de la maladie mais qui en abritent encore les agents infectieux. C'est le cas des malades relevant de la typhoïde, de salmonelloses, de la tuberculose ou de l'hépatite B. C'est aussi celui des personnes contaminées par le virus de l'immunodéficience humaine qui peuvent vivre plusieurs années sans symptômes.

Porteurs sains et malades qui s'ignorent constituent un certain danger pour leur entourage, voire de véritables bombes à retardement. Les personnes porteuses de staphylocoques, de shigelles, de salmonelles, du virus de l'hépatite B, du VIH, de parasites ou d'helminthes intestinaux sont tout aussi dangereuses pour leur entourage que les porteurs de chlamydia ou de gonocoques. À moins de passer des tests de dépistage, la plupart de ces personnes ignorent leur état. Dans la vie de tous les jours, rares sont ceux et celles qui songent à modifier spontanément leurs comportements pour se protéger ou pour protéger leur entourage. Pour la majorité, c'est à l'occasion des premiers symptômes ou d'un test de dépistage fortuit qu'ils apprennent leur état et qu'ils prennent conscience de leur rôle dans la propagation des infections dans leur milieu.

Dans les établissements de santé et de soins prolongés, le personnel qui travaille auprès des malades souffrant d'infections devrait s'entourer de toutes les précautions pour se protéger et pour éviter de servir d'agents de transmission vers d'autres malades. Il faut se rappeler que les microorganismes peuvent être transportés d'une personne à une autre par les mains, par les vêtements et par différents objets et appareils. Le lavage des mains et les techniques aseptiques doivent être effectués scrupuleusement, en particulier avant d'approcher ou de traiter une personne que la fragilité rend plus susceptible au risque infectieux. C'est notamment le cas dans les services de pédiatrie, de gériatrie, de chirurgie, de gynécologie-obstétrique.

Il arrive parfois qu'un humain constitue son propre réservoir. Dans ce cas, il y auto-infection. Par exemple, à la suite d'une augmentation de l'agressivité du microbe ou de la diminution des défenses de l'hôte, l'agent infectieux trouve des conditions favorables à sa multiplication et cause la maladie. Généralement, les personnes infectées une première fois par les virus de l'herpès, de la varicelle (pour le zona) ou par le bacille tuberculeux, deviennent leur propre réservoir. L'auto-infection, au sens strict du terme, est le fait de microorganismes pathogènes ; on doit cependant mentionner l'existence d'auto-infection par des microorganismes des flores commensales, quand ceux-ci sont introduits dans des tissus normalement exempts de microorganismes. C'est le cas des infections urinaires causées par *Escherichia coli* ou de certaines pneumonies provoquées par des organismes résidants des voies respiratoires supérieures.

18.4.3 Aliments

Les aliments constituent un autre type de réservoir et la source de plusieurs infections et intoxications alimentaires (Voir Chapitre 20, *Infections du système gastro-intestinal*). Ce risque est d'autant plus élevé que, de par leur composition chimique, les aliments constituent des milieux très propices au développement microbien.

Certaines infections affectent seulement le tube digestif, telles la shigellose ou la giardiase, mais ce n'est pas toujours le cas. Le tube digestif peut constituer une porte d'entrée et le point de départ d'une pathogenèse systémique, comme dans le cas de la typhoïde, qui peut affecter plusieurs organes, ou du botulisme, une maladie dont les symptômes sont essentiellement neurologiques. Par ailleurs, l'être humain peut devenir un réservoir susceptible de transmettre cette infection à d'autres humains (shigellose) ou à des animaux.

C'est par des aliments que se transmettent un certain nombre d'helminthiases (téniases, douves, etc.) ainsi que plusieurs infections d'origine bactérienne, telles les salmonelloses, la brucellose, la tuberculose, ou les infections causées par *Campylobacter* ou *Yersinia*. Il en est de même de l'eau, qui peut être l'objet d'une contamination fécale et constituer un réservoir pour *Salmonella*, *Shigella*, *Yersinia*, *Campylobacter*, *Vibrio choleræ*, pour les poliovirus (poliomyélite) et le virus de l'hépatite A, de même que pour certains protozoaires pathogènes (*Giardia*, *Amœba*, *Cryptosporidium*, etc.).

18.4.4 Réservoirs animaux

Les animaux constituent aussi des réservoirs d'agents infectieux. On distingue deux types de réservoirs selon que les agents pathogènes abrités par les animaux s'attaquent indistinctement aux animaux ou à l'Homme ou qu'ils sont exclusivement pathogènes pour l'Homme.

Les animaux qui transmettent des maladies infectieuses à l'Homme sont nombreux : les chiens, les chats, les renards, les mouffettes, les bovins, les ovins, les caprins, etc. Les animaux domestiques constituent la source la plus commune des zoonoses (voir Chapitre 28), car ils vivent en contact étroit avec l'Homme. Les être humains se contaminent et s'infectent de différentes manières :

- par contact avec la chair d'animaux malades, au moment du dépeçage (tularémie) ;
- en consommant du lait (brucellose, tuberculose) ou des fromages à base de lait cru accidentellement contaminés (listériose)[1] ;
- par inhalation de poussières contaminées par des excréments ou des produits animaux (fièvre Q, charbon) ;
- par ingestion de viande insuffisamment cuite (salmonellose, toxoplasmose, maladie du hamburger, trichinose).

Enfin, plusieurs infections peuvent être transmises à l'occasion de griffures ou de morsures (rage).

De tous les animaux, ce sont cependant les insectes qui constituent le réservoir le plus important : araignées, tiques, puces, moustiques, maringouins et mouches. Parmi les maladies qu'ils transmettent, mentionnons la peste, le typhus, la fièvre jaune, la malaria, la trypanosomiase, la dengue et la maladie de Lyme.

18.5 Portes de sortie

Le troisième élément à considérer dans la chaîne de contagion est la voie qu'emprunte l'agent pathogène quand il quitte le réservoir. C'est la porte de sortie. Ce concept permet de comprendre comment se protéger d'une infection ou éviter qu'un agent infectieux ne se propage dans l'environnement.

La voie de sortie qu'emprunte l'agent pathogène dépend du réservoir dans lequel il se trouve. Il faut considérer deux cas distincts selon que le réservoir de l'agent infectieux est le milieu physique ou un être vivant :

- L'agent infectieux dont le réservoir est le sol ou l'eau peut être emporté par des poussières ou des aérosols mis en suspension dans l'air ou dans l'eau (figures 18.2 et 18.3). Il peut l'être aussi par l'intermédiaire des objets ou des aliments qui ont été en contact avec cet agent. C'est ce qui se produit dans le tétanos, une maladie causée par *Clostridium tetani*, une bactérie résidante du sol, dans

Figure 18.2 Voies de sortie des agents infectieux séjournant dans le sol

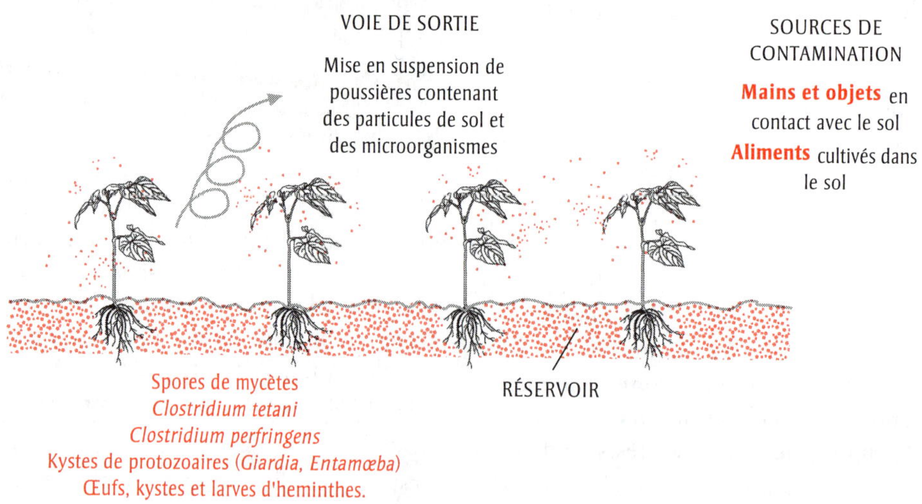

1 En règle générale, la fabrication de fromages au lait cru fait l'objet d'un contrôle microbien rigoureux à plusieurs étapes du processus. La consommation de ce type de fromages ne devrait pas susciter plus de craintes que celles d'autres aliments, tels le steak haché (maladie du hamburger), les œufs ou le poulet (salmonellose).

les parasitoses à helminthes dont les kystes ou les œufs proviennent du sol; c'est aussi le cas de certaines affections gastro-intestinales causées par des bactéries ou des virus que l'on trouve fréquemment dans l'eau.

– L'agent infectieux peut quitter l'être humain ou l'animal qu'il parasite par des chemins qui dépendent du site de l'infection (figure 18.4). Les voies de sortie peuvent être respiratoire, digestive, génito-urinaire, circulatoire, cutanée. Généralement, ces agents quittent le corps avec les sécrétions rhinopharyngées et bronchiques, les sécrétions génitales, les squames cutanés et muqueux, l'urine, les matières fécales, le sang, les exsudats comme le pus, etc.

Figure 18.3 **Voies de sortie des agents infectieux séjournant dans l'eau**

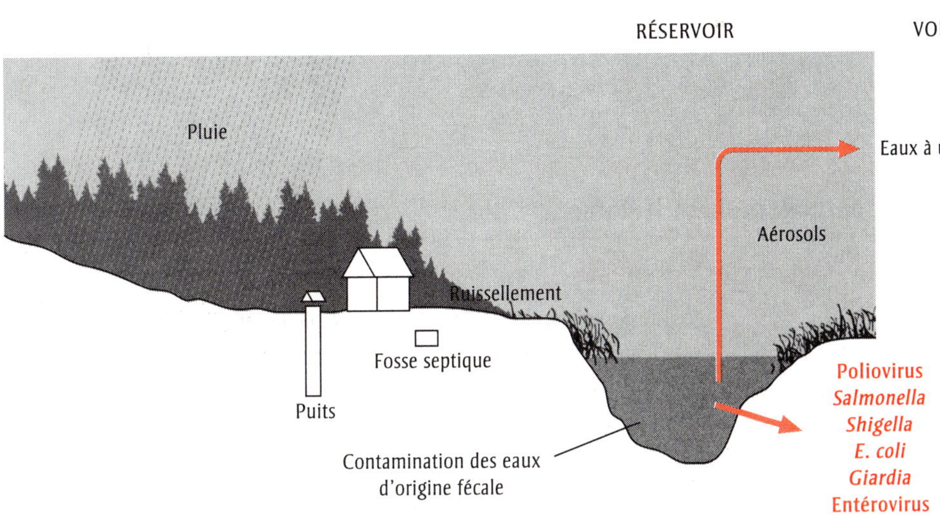

Figure 18.4 **Voies de sortie des agents infectieux séjournant chez un être humain**

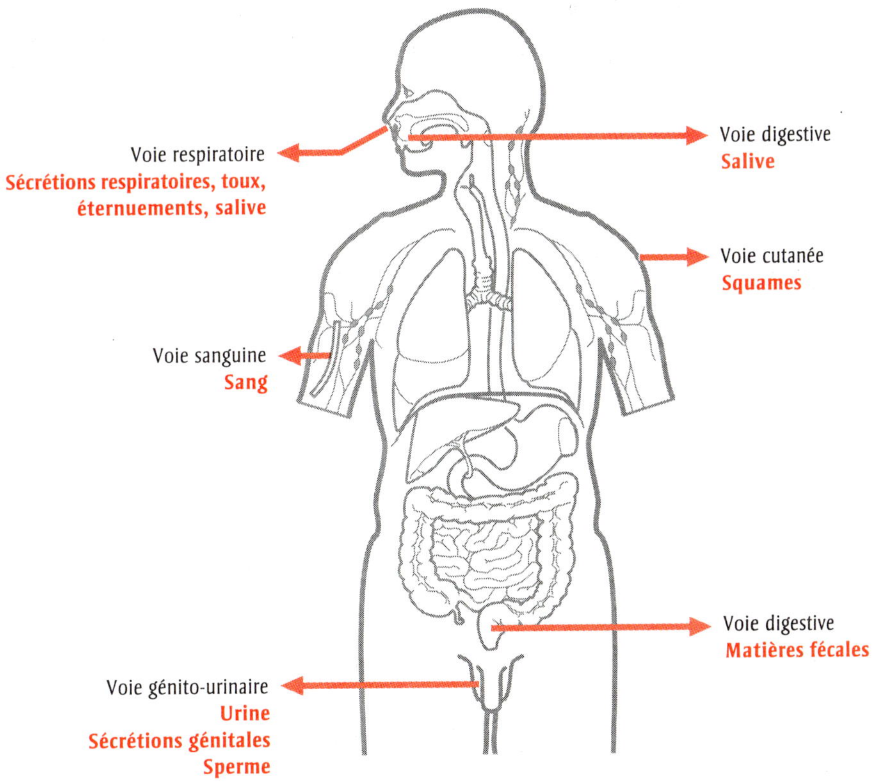

Le tableau 18.3 donne quelques exemples de voies de sortie de bactéries, de virus et de parasites responsables d'infections.

18.6 Modes de transmission des infections

La transmission est l'étape au cours de laquelle l'agent infectieux gagne un hôte et l'infecte.

La transmission peut être directe ou indirecte selon qu'elle s'effectue avec ou sans intermédiaire. Elle peut aussi être verticale ou horizontale (figure 18.5). Une maladie se transmet de façon horizontale quand elle s'étend au sein d'un groupe, de personne à personne, sans lien de parenté. C'est le cas de la grippe, des méningites, etc. Une maladie se transmet de façon verticale lorsqu'elle passe d'une génération à une autre, par exemple de la mère au fœtus. C'est ce qui se produit, par exemple, lorsqu'un fœtus contracte le SIDA, la rubéole, la toxoplasmose par voie transplacentaire au cours de la grossesse, ou l'herpès au cours de l'accouchement. Notons toutefois que cette distinction n'est pas toujours très nette. On connaît des cas de maladies qui peuvent se transmettre horizontalement et verticalement. L'hépatite B et le syndrome

Tableau 18.3 Voies de sortie des agents pathogènes de l'Homme

Voies de sortie	Agents pathogènes	Exemples
Voies digestives	**Bactéries**	*Salmonella typhi* (typhoïde), *Salmonella enteritidis* (salmonelloses), *Vibrio choleræ* (choléra), *Shigella dysenteriæ* (shigellose), *Clostridium botulinum*, staphylocoques entéropathogènes
	Virus	Virus des gastro-entérites (Echovirus, virus Coxsackie), virus de la poliomyélite
	Helminthes	Œufs et kystes des helminthes responsables des helminthiases intestinales (ankylostomes, ténias, trichines, douves, etc.), *Schistosoma mansoni* et *Schistosoma japonicum*
	Protozoaires	*Entamœba histolytica* (dysenterie amibienne), *Giardia lamblia* (giardiase)
Voies génito-urinaires	**Bactéries**	*Neisseria gonorrhoeæ* (blennorragie), *Treponema pallidum* (syphilis), *Chlamydia trachomatis* (infections à chlamydia), *Hæmophilus ducrei*, *Leptospira* (dans l'urine)
	Virus	Virus de l'herpès, virus de l'immunodéficience humaine
	Mycètes	*Candida albicans*
	Protozoaires	*Trichomonas vaginalis*
Système circulatoire	**Bactéries**	*Yersinia pestis, Francisella tularensis,* bactéries responsables des septicémies et des bactériémies (*Brucella, Streptococcus, Staphylococcus, Neisseria, Pasteurella, Leptospira, Treponema*), rickettsies (fièvre pourprée des Montagnes Rocheuses, typhus exanthématique), *Borrelia* (maladie de Lyme)
	Virus	Virus de l'hépatite B, virus de l'immunodéficience humaine
	Protozoaires	*Plasmodium, Trypanosoma, Leishmania*
Voies respiratoires	**Bactéries**	*Streptococcus pneumoniæ* (pneumonie), *Streptococcus pyogenes* (angines, scarlatine), *Bordetella pertussis* (coqueluche), *Mycobacterium tuberculosis* (tuberculose), *Corynebacterium diphteriæ* (dipthérie)
	Virus	Virus du rhume, de la grippe et des pneumopathies, oreillons, rougeole, varicelle, rage
	Mycètes	*Blastomyces dermatidis, Coccidioides immitis*
	Parasites	*Pneumocystis carinii*

de l'immunodéficience humaine causée par le VIH en sont deux exemples.

18.6.1 Transmission directe

La contagion peut être directe ou indirecte selon que les agents infectieux sont transmis directement ou indirectement d'un individu à un autre. Sont considérées comme directement transmises les maladies infectieuses qui passent d'un humain à un autre ou de l'animal à l'Homme.

Transmission interhumaine

Dans la transmission interhumaine, un individu en contamine un autre soit par l'intermédiaire de produits virulents, qui diffèrent selon les maladies, soit par contact direct (figure 18.6).

Figure 18.5 Modes de transmission des infections

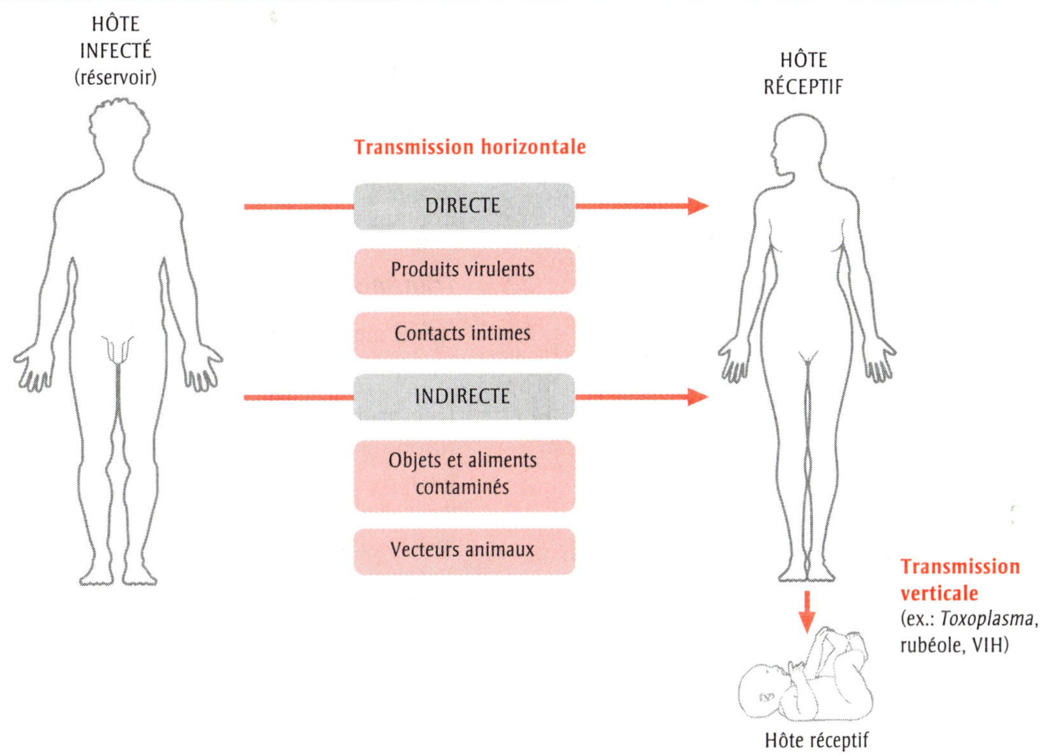

Figure 18.6 Transmission interhumaine par l'intermédiaire des produits virulents

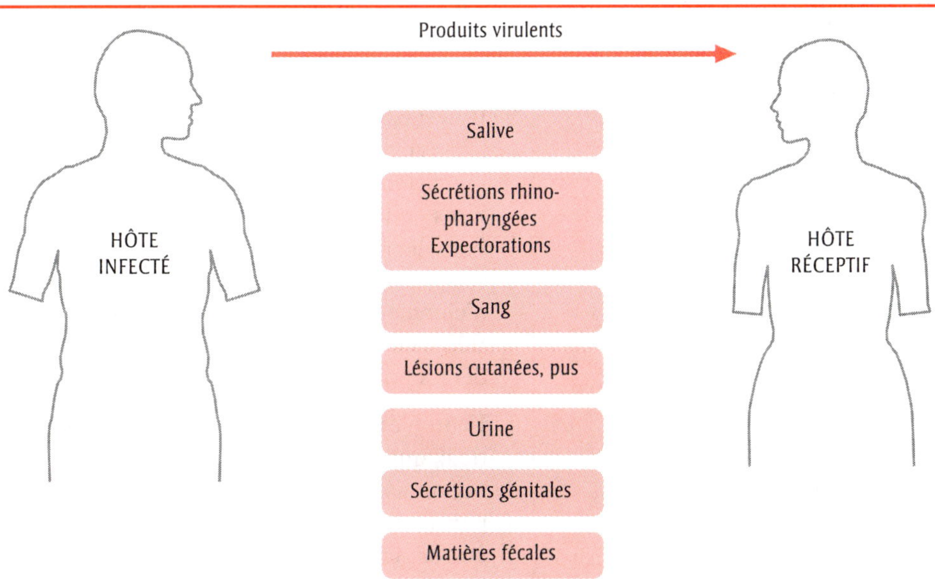

Le tableau 18.4 dresse la liste des principaux produits virulents responsables de la transmission des maladies infectieuses.

La plupart des maladies qui affectent les systèmes respiratoire et digestif sont transmises sans qu'un contact étroit entre les individus ne soit nécessaire. L'inhalation de poussières et d'aérosols peut assurer cette transmission; les poussières sont des particules solides contenant des microorganismes, alors que les aérosols sont formés de microgouttelettes de liquide en suspension dans l'air.

Une partie des aérosols provient de la toux ou des éternuements de personnes malades ou de porteurs sains. Les aérosols sont aussi produits par les chasses d'eau des toilettes, par les humidificateurs, par les climatiseurs et par les tours de refroidissement. Enfin, ils sont aussi formés au point de déversement des égouts dans les rivières ou au bord de la mer. Il suffit que ces poussières ou ces aérosols soient inhalés par une personne saine et la voilà peut-être contaminée. La voie aérienne constitue un mode de transmission efficace, car elle ne requiert pas de contact direct ou intime entre deux individus.

En revanche, dans d'autres maladies, comme les infections transmissibles sexuellement, les microorganismes sont trop fragiles, trop sensibles à la dessiccation pour survivre en dehors de l'organisme. Dans ce cas particulier, la transmission de la maladie requiert un contact intime entre les individus.

Tableau 18.4 Produits virulents responsables de la contamination par contact direct

Produits	Infections
Salive	Oreillons Rage
Sécrétions rhino-pharyngées	Rougeole Rubéole Coqueluche Scarlatine Rhume Grippe
Expectorations	Tuberculose Peste
Sang	SIDA Hépatite B
Urines	Leptospirose
Lésions cutanées	Varicelle Variole Impétigo Furonculose
Sécrétions génito-urétrales	Chlamydia Blennorragie Herpès génital
Lésions cutanéo-muqueuses	Syphilis

Transmission animal-Homme

On appelle zoonoses les maladies infectieuses animales occasionnellement transmises à l'Homme. Cette transmission s'effectue par exposition à des produits virulents, comme la salive dans le cas de la rage et par le sang dans le cas de la tularémie. La transmission peut aussi s'effectuer par l'intermédiaire du lait, comme dans le cas de la brucellose et de la tuberculose, ou par la viande, comme dans le cas des téniases, de la trichinose et d'autres helminthiases intestinales.

18.6.2 Transmission indirecte

La transmission indirecte peut être fécale-orale; elle peut aussi impliquer des objets ou des animaux vecteurs.

Transmission fécale-orale

Les aliments, l'eau et divers objets de la vie courante peuvent transporter les agents infectieux de certaines maladies.

La transmission fécale-orale joue un rôle important dans l'apparition de certaines maladies gastro-intestinales. En effet, des bactéries, des virus, des protozoaires et des vers atteignent l'appareil digestif par suite de consommation d'eau ou d'aliments contaminés.

Comme une bonne partie des eaux usées d'origine domestique ou industrielle ne sont pas traitées avant d'être rejetées, elles contiennent des populations microbiennes importantes capables d'y survivre longtemps. L'origine de ces microorganismes est avant tout fécale. On y trouve des bactéries et des virus résidants du tube digestif: *Escherichia coli* et *Streptococccus fæcalis*, dont l'omniprésence en fait d'excellents indicateurs de pollution fécale; *Proteus, Enterobacter, Clostridium* et *Bacteroides*, parmi les bactéries inoffensives; *Salmonella typhi, Vibrio choleræ*, les virus de la poliomyélite et les entérovirus, parmi les microorganismes pathogènes.

Il n'est pas rare de trouver de fortes concentrations virales dans les rivières, en aval des grands centres urbains. On isole régulièrement de ces eaux le virus de la poliomyélite, des Echovirus et des virus Coxsackie responsables de gastro-entérites. Par ailleurs, même si les usines de traitement d'eau sont dotées d'installations qui assurent l'élimination des bactéries, elles n'éliminent généralement pas tous les virus. Il est donc assez fréquent d'en retrouver en petite quantité dans les eaux considérées potables selon les normes en vigueur.

L'eau n'est pas le réservoir primaire puisque les agents infectieux qui s'y trouvent proviennent soit d'excréments, humains ou animaux, soit de produits étrangers à l'eau et contaminés par des microorganismes. Toutefois, deux exceptions doivent être signalées: pour *Pseudomonas aeruginosa* et *Flavobacterium meningosepticum*, l'eau constitue le milieu naturel.

Il est rare que l'infection soit provoquée par l'aliment lui-même. L'infection résulte plutôt de la consommation d'aliments contaminés au cours de la culture, de la récolte ou de la préparation et, dans ce dernier cas, surtout quand l'eau de lavage est contaminée par des microorganismes provenant de selles. Le choléra, l'amibiase, la dysenterie amibienne sont des maladies transmises par la voie fécale-orale. Parmi les infections virales actuellement transmises de cette façon, les plus importantes sont les entéroviroses causées par des virus présents dans l'eau. Citons aussi l'hépatite A dont le virus s'introduit dans l'organisme lors de la consommation d'aliments contaminés, notamment des fruits de mer, surtout des mollusques (huîtres et moules).

Transmission par des objets

Plusieurs infections se transmettent par l'intermédiaire d'objets contaminés et transportés par des personnes infectées. C'est de cette façon que se transmet la giardiase, une parasitose courante dans les garderies, soit parce qu'on ne lave pas correctement les jouets que les jeunes enfants portent spontanément à leur bouche, soit parce que le personnel ne se lave pas les mains après avoir changé la couche d'un enfant contaminé.

Eu égard à ce mode de transmission, il faut souligner le risque, toujours accru en milieu hospitalier, que se transmettent des infections par l'intermédiaire d'objets souillés tels que récipients, ustensiles, instruments, pansements, aiguilles hypodermiques, literie et appareils entourant les malades.

Transmission par des vecteurs animaux

Parallèlement à ces modes de transmission très fréquents, un certain nombre d'infections sont transmises à l'Homme par l'intermédiaire de vecteurs (tableau 18.5). On appelle vecteurs des hôtes animaux, intermédiaires ou non, qui transmettent aux humains des agents infectieux mais sans en être eux-mêmes affectés. En fait, il faut distinguer deux catégories de vecteurs : ceux qui n'agissent que comme agents de transport et ceux qui constituent une étape indispensable à la réalisation du cycle vital du parasite. Le premier cas peut être illustré par les mouches ; elles transportent des microbes et les déposent sur les muqueuses, les objets ou les aliments. Le second peut l'être par l'anophèle, un moustique au cycle vital complexe qui abrite l'agent du paludisme, dont le passage de l'animal à l'Homme constitue une étape obligatoire du cycle évolutif.

Soulignons le rôle particulier des vecteurs dits hématophages (littéralement : « qui se nourrissent de sang »), comme les moustiques. Si le moustique pique un individu infecté, le parasite passe chez l'insecte. Il s'y multiplie et gagne les glandes salivaires où il réalise une partie de son cycle vital. Lorsque l'insecte pique une autre victime, le parasite est transféré à ce nouvel individu. C'est de cette façon que le paludisme est transmis d'un individu à un autre. Dans ce cas, le vecteur joue un rôle actif puisque l'agent pathogène y réalise une partie de son cycle vital. En revanche, dans d'autres cas, le vecteur est passif : il n'intervient pas dans le déroulement du cycle vital du parasite. Il ne fait que le répandre dans la nature en le communiquant aux individus sensibles. Ce mode de transmission de

Tableau 18.5 Maladies transmises à l'Homme par des vecteurs animaux

Maladies	Vecteurs	Microorganismes
Trypanosomiase africaine (maladie du sommeil)	*Glossina palpalis* (mouche tsé-tsé)	*Trypanosoma gambiense*
Trypanosomiase américaine (maladie de Chagas)	*Panstrogylus triatoma* (insecte hématophage ailé)	*Trypanosoma cruzi*
Paludisme	*Anopheles maculipennis* (moustique)	*Plasmodium vivax* *Plasmodium falciparum* *Plasmodium ovale*
Fièvre pourprée des montagnes Rocheuses	*Dermacentor andersoni* (tique)	*Rickettsia rickettsii*
Fièvre Q	*Dermacentor andersoni*	*Coxiella burnetii*
Typhus exanthématique	*Pediculus* (pou du corps)	*Rickettsia prowasekii*
Peste	*Xenopsylla* (puce du rat)	*Yersinia pestis*
Dengue	*Ædes ægypti* (moustique)	Arbovirus (flavivirus)
Fièvre jaune	*Ædes ægypti* *Ædes africanus* (moustique)	Arbovirus (flavivirus)

l'infection est celui que l'on connaît chez les arbovirus (fièvre jaune, encéphalites, etc.).

La figure 18.7 résume les différents modes de transmission des agents infectieux.

18.7 Portes d'entrée

Quels que soient le microorganisme responsable et le mécanisme par lequel il provoque l'infection, le processus infectieux suppose une étape au cours de laquelle les microorganismes pénètrent chez l'hôte.

On appelle porte d'entrée le point de l'organisme par lequel des microorganismes s'introduisent dans les tissus. On distingue généralement les portes d'entrée cutanéo-muqueuse, respiratoire, digestive, génito-urinaire et parentérale (figure 18.8).

Il est à noter que certains agents d'agression ne peuvent exercer leur pouvoir pathogène que s'ils entrent dans l'organisme par une porte d'entrée déterminée. On dit de ces microorganismes qu'ils possèdent une porte d'entrée obligatoire. C'est le cas des bacilles tétaniques qui ne causeront le tétanos que s'ils pénètrent dans l'organisme par voie cutanée, ou des vibrions cholériques qui ne causeront le choléra que s'ils s'installent dans les voies digestives.

18.7.1 Porte d'entrée cutanéo-muqueuse

De nombreux agents infectieux s'introduisent par la peau et les muqueuses (tableau 18.6). La peau et les muqueuses peuvent être franchies à la suite de divers traumatismes provoquant la rupture des barrières cutanées et muqueuses tels que les coupures, les brûlures, etc. N'oublions pas que toutes les lésions cutanées et muqueuses ne sont pas nécessairement apparentes. Il peut exister des lésions microscopiques, donc invisibles. On soupçonne même l'agent de la syphilis, *Treponema pallidum*, de traverser la peau ou les muqueuses saines. On signale également quelques très rares cas de contamination cutanée causée par le virus de l'immunodéficience humaine chez des travailleurs sanitaires souffrant de gerçures, d'acné et de dermatoses. Certains auteurs affirment même que le virus du SIDA traverserait les muqueuses saines et gagnerait les lymphocytes T par l'intermédiaire des cellules de Langerhans.

Figure 18.7 **Modes de transmission des agents infectieux**

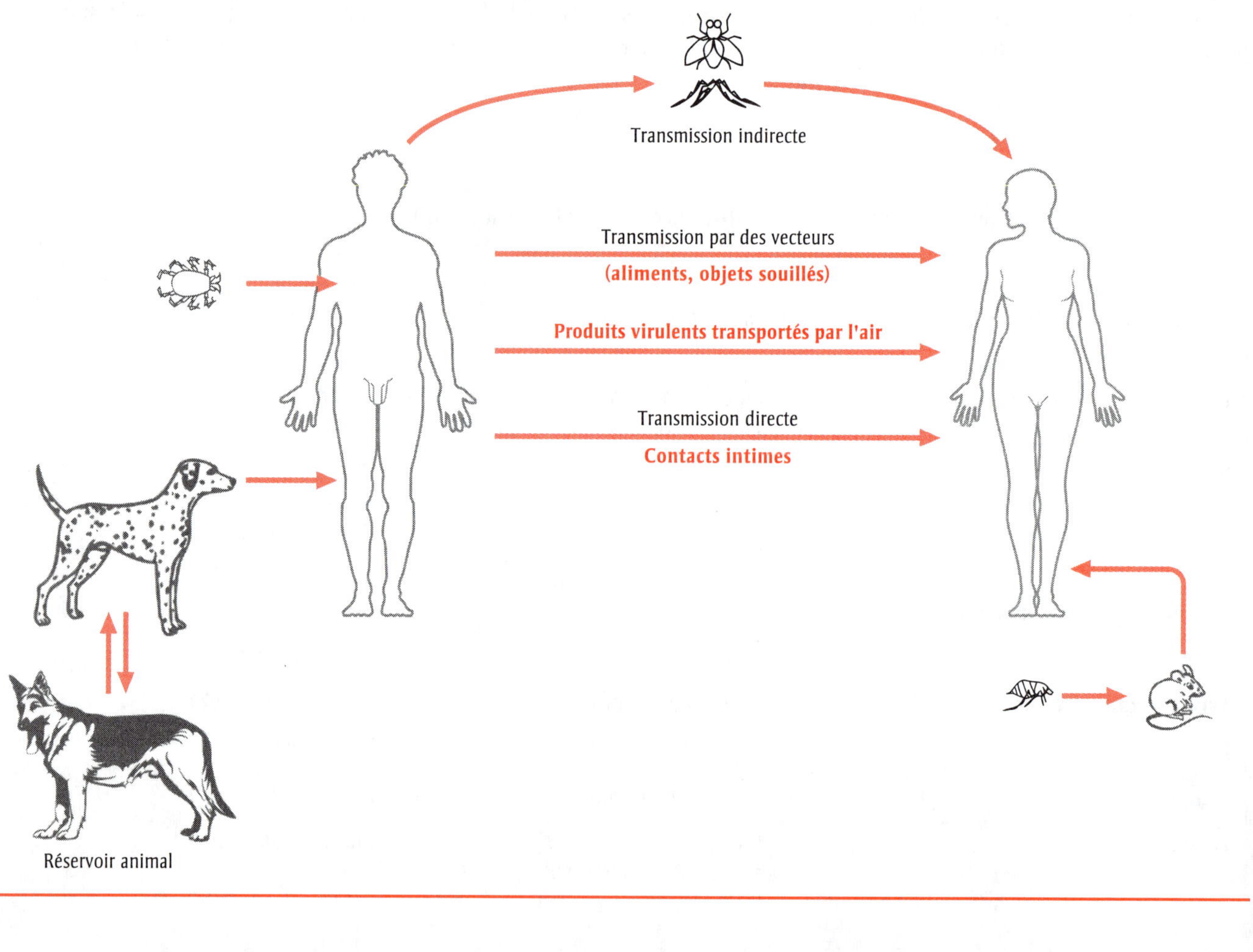

On se souviendra que ces cellules jouent un rôle essentiel dans la présentation aux lymphocytes T des antigènes introduits par voie cutanée.

Les bactéries responsables du tétanos, *Clostridium tetani*, de la gangrène, *Clostridium perfringens*, et des furoncles, *Staphylococcus aureus*, profitent d'une blessure de la peau pour s'installer dans les tissus profonds. D'autres microorganismes bénéficient de circonstances accidentelles : ils sont introduits dans l'organisme lors d'investigations instrumentales ou d'interventions chirurgicales et se multiplient en se protégeant des moyens de défense de l'hôte. Par exemple, les streptocoques prolifèrent parfois à la surface des valvules artificielles introduites dans le cœur. D'autres interventions peuvent entraîner l'introduction de certaines bactéries à l'intérieur des tissus profonds et causer des infections à staphylocoques (*Staphylococcus aureus*), à streptocoques (*Streptococcus fæcalis, Streptococcus viridans, Streptococcus pneumoniæ*), à *Pseudomonas* ou à diverses entérobactéries (*Escherichia coli, Proteus mirabilis, Serratia marcescens, Enterobacter aerogenes, Klebsiella pneumoniæ*).

Figure 18.8 **Portes d'entrée des microorganismes infectieux**

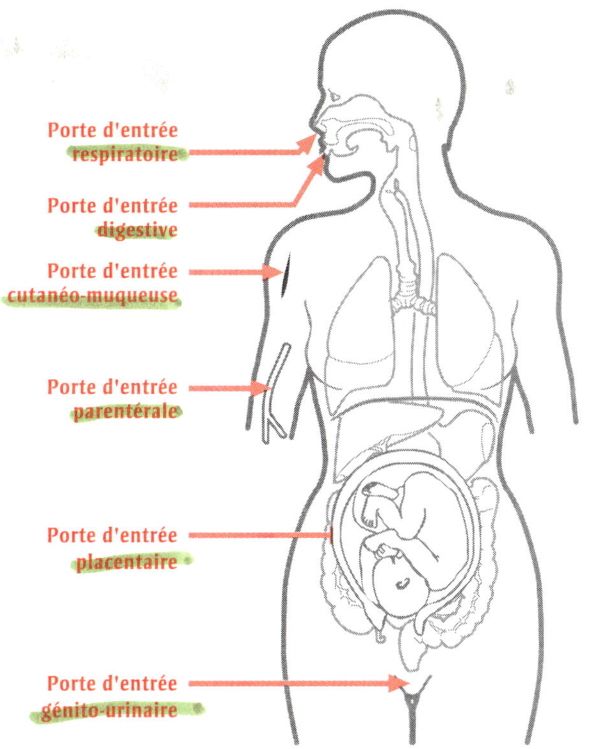

Les microorganismes utilisent diverses portes d'entrée pour s'introduire dans les tissus profonds : ils profitent d'une rupture de la barrière cutanéo-muqueuse ou de la paroi des vaisseaux sanguins. Ils peuvent aussi pénétrer directement dans les voies respiratoire, digestive et génito-urinaire.

18.7.2 Porte d'entrée respiratoire

Les voies respiratoires représentent une importante porte d'entrée pour les microorganismes pathogènes (tableau 18.7). Rappelons que c'est par les poussières et surtout les aérosols que les microorganismes y pénètrent. Comme les aérosols restent longtemps en suspension dans l'air et que la plupart des bactéries et des virus qu'ils peuvent contenir résistent assez bien à la dessiccation, la contamination peut survenir plusieurs heures, voire plusieurs jours, après que les agents infectieux ont été rejetés dans l'air. Notons que s'il est interdit aux utilisateurs des transports en communs de cracher par terre, ce n'est pas seulement par souci des convenances. Ces règlements datent de l'époque où la tuberculose était une maladie fréquente dont la transmission s'effectuait notamment par les crachats desséchés et réduits en poussières dans lesquels *Mycobacterium tuberculosis* pouvait survivre assez longtemps.

C'est par cette voie que pénètrent les bactéries responsables de la scarlatine (*Streptococcus pyogenes*), de la coqueluche (*Bordetella pertussis*), des méningites causées par *Neisseria meningitidis* et par *Hæmophilus influenzæ*. C'est aussi de cette manière que se propagent la diphtérie (*Corynebacterium diphteriæ*), la tuberculose (*Mycobacterium tuberculosis*) ou la peste pulmonaire (*Yersinia pestis*).

De nombreux virus pénètrent par les voies aériennes : c'est ainsi que se propagent les virus du rhume, de diverses pneumopathies, mais aussi ceux de maladies non respiratoires comme la grippe, les oreillons, la rougeole, la varicelle, la rubéole, etc. Un certain nombre d'entre eux gagnent d'autres régions de l'organisme ou d'autres organes après s'être multipliés sur les muqueuses de l'appareil respiratoire. C'est surtout par ce mode que se propagent les microorganismes responsables

Tableau 18.6 **Microorganismes pathogènes à porte d'entrée cutanéo-muqueuse**

Microorganismes	Exemples
Bactéries	*Staphylococcus aureus, Streptococcus pyogenes, Clostridium tetani, Clostridium perfringens, Treponema pallidum, Pseudomonas aeruginosa*, entérobactéries des infections opportunistes
Virus	Herpesvirus, papillomavirus (verrues), virus de l'hépatite B, arbovirus (fièvre jaune), virus de la rage
Parasites (helminthes)	*Schistosoma, Ancylostoma*
Mycètes	Dermatophytes (*Microsporum, Trichophyton, Epidermophyton*), *Candida albicans*

d'épidémies saisonnières. Enfin, c'est généralement par voie aérienne que s'introduisent les agents responsables des mycoses systémiques. Des mycètes comme *Histoplasma*, *Cryptococcus*, etc., causent d'abord des affections respiratoires. Ces mycoses respiratoires peuvent se généraliser chez les personnes atteintes de troubles immunitaires.

18.7.3 Porte d'entrée digestive

Des microorganismes pathogènes peuvent entrer dans l'organisme par les voies digestives en même temps que l'eau et les aliments consommés (tableau 18.8). La plupart du temps, la multiplication des microorganismes ingérés dans le tube digestif est à l'origine de l'infection. Cependant, la maladie peut aussi être causée par une toxine sécrétée par les microorganismes et accumulée dans les aliments avant leur consommation. Mentionnons l'entérotoxine produite par certaines souches de *Staphylococcus aureus* et l'exotoxine de *Clostridium botulinum*. Dans ce type d'infection, on parle plutôt d'intoxication alimentaire. Même si des maladies graves, comme le choléra ou la typhoïde, ont pratiquement disparu de nos régions, l'appareil digestif est toujours une cible importante pour les microorganismes, en particulier pour les virus entéropathogènes, pour le virus de la poliomyélite et pour certaines parasitoses transmises par l'intermédiaire des aliments.

18.7.4 Porte d'entrée génito-urinaire

Les muqueuses génitales et urinaires de l'homme et de la femme sont aussi la cible de certains microorganismes transmis par voie sexuelle (tableau 18.9). Parmi les agents pathogènes les plus communs, retenons *Neisseria gonorrheæ* (blennorragie), *Treponema pallidum* (syphilis), *Chlamydia trachomatis*, *Trichomonas vaginalis*, les virus herpès (type 2) et celui de l'immunodéficience humaine.

18.7.5 Porte d'entrée placentaire

Quelques microorganismes pathogènes présents dans l'organisme maternel peuvent traverser la barrière placentaire, contaminer l'embryon ou le fœtus et causer des dommages importants, parfois irrémédiables. Parmi ces microorganismes, on peut mentionner *Listeria monocytogenes*, *Treponema pallidum*, *Toxoplasma gondii* ainsi que les virus de la rubéole, de la varicelle, de l'immunodéficience humaine acquise et de l'érythème infectieux (parvovirus B-19). Le virus de la varicelle peut entraîner le syndrome de la varicelle congénitale (SVC), qui se caractérise par des lésions structurelles au cerveau, des anomalies ophtalmiques, une hypoplasie des membres, des lésions cicatricielles de la peau, etc. (Voir Chapitre 22, *Infections congénitales et néonatales*).

Tableau 18.7 **Microorganismes pathogènes à porte d'entrée respiratoire**

Microorganismes	Exemples
Bactéries	*Streptococcus pyogenes, Bordetella pertussis, Neisseria meningitidis, Hæmophilus influenzæ, Corynebacterium diphteriæ, Mycobacterium tuberculosis, Yersinia pestis*
Virus	Virus de la varicelle, rhinovirus, influenza virus, virus des oreillons, virus de la rubéole, de la rougeole, adénovirus, coronavirus, virus respiratoire syncytial, virus d'Epstein-Barr
Parasites	*Pneumocystis carinii*
Mycètes	*Histoplasma capsulatum, Blastomyces dermatidis, Cryptococcus neoformans, Coccidioides immitis, Aspergillus niger, Aspergillus fumigatus.*

Tableau 18.8 **Microorganismes pathogènes à porte d'entrée digestive**

Microorganismes	Exemples
Bactéries	*Salmonella typhimurium, Salmonella enteritidis, Staphylococcus aureus* enteropathogènes, *Escherichia coli* entéropathogènes, *Vibrio choleræ, Vibrio parahæmolyticus, Campylobacter jejuni, Helicobacter pylori, Clostridium botulinum, Clostridium perfringens, Listeria monocytogenes*
Virus	Poliovirus, herpesvirus, virus de l'hépatite B, virus de l'hépatite A, entérovirus, rotavirus, agent de Norwalk
Parasites (protozoaires et helminthes)	*Entamœba histolytica, Giardia lamblia, Toxoplasma gondii, Balantidium coli, Cryptosporidium parvum Tænia saginata, Ascaris lumbricoides, Trichinella spiralis, Fasciola hepatica, Clonorchis sinensis, Diphyllobothrium latum*

18.7.6 Porte d'entrée parentérale

Les microorganismes peuvent aussi être introduits directement par voie parentérale (littéralement « par voie non digestive »), c'est-à-dire dans la circulation sanguine par suite de piqûres d'insectes (paludisme, trypanosomiase, fièvre jaune, etc.) ou par l'intermédiaire de seringues ou d'aiguilles contaminées (tableau 18.10). Même s'ils sont essentiellement transmissibles par voie sexuelle, les virus de l'hépatite B et du syndrome d'immunodéficience acquise sont également susceptibles de s'introduire dans l'organisme par voie parentérale.

18.8 Hôte réceptif

La réceptivité de l'hôte, en d'autres termes sa susceptibilité, constitue un autre élément de la transmission d'une infection. On a vu au chapitre 16 que la susceptibilité dépend de plusieurs facteurs dont les plus importants relèvent de l'état de ses défenses immunitaires et d'états pathologiques non infectieux.

Cet élément de la chaîne épidémiologique est d'autant plus déterminant chez une personne hospitalisée, qui est rarement en bonne santé au moment de son hospitalisation. Elle est donc toujours plus exposée qu'une autre à un risque de contamination et, de surcroît, à des microorganismes souvent plus virulents et plus résistants aux antibiotiques.

18.9 Circonstances favorisantes

Les circonstances favorisantes sont des facteurs de renforcement du risque infectieux. Ces circonstances relèvent du réservoir, du mode de transmission et de l'individu.

18.9.1 Circonstances relatives au réservoir

Parmi les circonstances relatives au réservoir, il faut considérer toutes sortes de bouleversements écologiques, physiques et climatiques qui favorisent la prolifération des agents infectieux. C'est ce qui se produit, par exemple, quand des populations de rongeurs connaissent une explosion démographique, comme cela survenait au début des épidémies de peste ou de typhus murin. Il en est de même quand des installations sanitaires insalubres polluent le puits d'une exploitation agricole. Les catastrophes naturelles, tremblements de terre, inondations, etc., sont d'autres circonstances favorisantes des maladies infectieuses par suite du bouleversement du tissu social, de la destruction des systèmes d'approvisionnement d'eau et de la consommation d'eau polluée, de la malnutrition ou de la famine et de la pullulation des microorganismes décomposant les cadavres non enfouis.

18.9.2 Circonstances relatives à l'environnement

Des circonstances relatives à l'environnement favorisent la transmission des infections. Parmi celles-ci, on peut mentionner les conditions climatiques particulières, les déplacements et les rassemblements humains, certaines activités sociales et touristiques.

Tableau 18.9 Microorganismes pathogènes à porte d'entrée génito-urinaire

Microorganismes	Exemples
Bactéries	*Neisseria gonorrhoeæ, Treponema pallidum, Chlamydia trachomatis, Hæmophilus ducrei, Gardnerella vaginalis, Ureaplasma urealyticum*
Virus	Herpesvirus, virus de l'immunodéficience humaine, papillomavirus, virus de l'hépatite B
Parasites (helminthes)	*Trichomonas vaginalis*
Mycètes	*Candida albicans*

Tableau 18.10 Microorganismes pathogènes à porte d'entrée parentérale

Microorganismes	Exemples
Bactéries	*Yersinia pestis*[1], *Rickettsia rickettsii, Borrelia burgdorferi*
Virus	Virus de l'hépatite B, de l'hépatite C, cytomégalovirus, virus de l'immunodéficience humaine, papillomavirus, arbovirus, virus des fièvres hémorragiques, virus de la rage
Parasites (protozoaires)	*Trypanosoma gambiense, Plasmodium malariæ, Leishmania donovani*

1 Par piqûre d'arthropodes infectés.

Facteurs climatiques

Dans les régions tempérées, la recrudescence hivernale des infections à porte d'entrée respiratoire comme le rhume, la grippe, les méningites, la varicelle est un phénomène notoire. Ce phénomène est à mettre en relation avec la diminution de l'aération des locaux. L'incidence de la poliomyélite, des gastro-entérites et des intoxications alimentaires, notamment celle des salmonelloses, connaît aussi d'importantes variations saisonnières. Elles augmentent pendant la belle saison. Cette hausse s'explique par le fait que la température ambiante convient mieux à la multiplication des bactéries et que les conditions de préparation ou de conservation des aliments pour les pique-niques ou les banquets laissent parfois à désirer. Dans les régions tropicales, la saison des pluies favorise la pullulation des arthropodes vecteurs de certaines maladies parasitaires, ce qui explique l'augmentation importante de maladies comme le paludisme à certains moments de l'année.

Facteurs sociaux

La transmission des infections est aussi influencée par des facteurs sociaux. Parmi ces derniers, on peut retenir les bouleversements dus aux exodes des populations civiles lors de conflits, des pèlerinages où affluent des personnes des quatre coins de la planète ou, plus simplement, des grands rassemblements à l'occasion de spectacles ou de compétitions sportives.

Les activités professionnelles et les loisirs sont aussi des facteurs qui augmentent le risque d'exposition à certaines maladies transmissibles. Dans les pays de riziculture et de pêche, les bilharzioses, ou schistosomiases, sont presque inévitables à cause de la présence des larves de ce nématode dans les escargots vivant en eau douce.

Les voyages en avion, le développement du tourisme ont contribué à l'importation de maladies autrefois inconnues dans les régions tempérées. Il est certain qu'au moins une des dernières épidémies de variole enregistrées dans les pays européens à la fin des années cinquante a été importée des Indes par des personnes voyageant en avion. Plus près de nous, au début de l'année quatre-vingt-douze, des voyageurs atteints du choléra ont importé cette maladie aux États-Unis, déclenchant une véritable chasse à l'homme pour identifier les malades et les personnes qui les avaient côtoyés. Chaque année, plusieurs dizaines de touristes ou de gens d'affaires contractent le paludisme, des trypanosomiases, des amibiases ou des schistosomiases. Ces cas importés ainsi que l'immigration grandissante en provenance des régions tropicales ont entraîné la création d'unités de soins appropriées dans les grands centres hospitaliers.

18.9.3 Circonstances relatives à l'hôte réceptif

Enfin, il faut mentionner plusieurs circonstances relatives à l'hôte qui favorisent l'apparition des infections. Parmi celles-ci, rappelons que la réceptivité d'une personne est fortement influencée par sa capacité de défense anti-infectieuse. Or celle-ci dépend en grande partie de son état nutritionnel, de son mode de vie, de son état de santé générale ou des maladies non infectieuses dont il peut souffrir.

Hospitalisme infectieux (infections nosocomiales)

Les personnes qui contractent des infections au cours de leur hospitalisation constituent un cas particulier qui doit être souligné, car les hôpitaux sont des lieux à haut risque sur le plan infectieux. En effet, l'hôpital constitue un réservoir de microorganismes toujours plus résistants que ceux que l'on trouve ailleurs. En plus de causer des souffrances supplémentaires et d'augmenter les coûts des services de santé en prolongeant le séjour des malades hospitalisés, les infections hospitalières ou nosocomiales sont généralement plus graves pour deux raisons:

- elles sont causées par des microorganismes dont il est difficile de se débarrasser à cause de leur résistance aux antibiotiques;
- elles surviennent chez des malades anormalement réceptifs en raison même de leur hospitalisation: la gravité de leur état, le stress de la maladie, les examens subis, les traitements appliqués, les contacts avec le personnel soignant, les voisins de chambre, les objets venant de l'extérieur sont autant de facteurs favorisant l'infection.

Les microorganismes responsables des infections nosocomiales proviennent de trois principaux réservoirs:

- le malade qui abrite toujours d'abondantes flores commensales cutanées, respiratoires et intestinales – à moins que la plupart n'aient été éliminées par une antibiothérapie préventive. Mais, dans un cas comme dans l'autre, la porte est ouverte à l'invasion des tissus stériles en temps normal ou à la prolifération incontrôlée des microorganismes par suite d'un déséquilibre de l'écosystème microbien;
- le personnel soignant et l'entourage du malade, que l'on peut considérer comme des porteurs sains potentiels et dont les flores commensales s'avèrent tout aussi redoutables que celles du malade;
- les locaux dans lesquels est hospitalisé le malade, recelant les microorganismes des malades précédents, les microorganismes mis en suspension par les appareils de climatisation, par les humidificateurs ou au moment du ménage (en principe, l'emploi de balai, de chiffons ou d'aspirateur à poussière est interdit).

Des études épidémiologiques ont révélé que les différents services hospitaliers hébergent des espèces microbiennes particulières. Ainsi, les services d'orthopédie sont généralement aux prises avec des infections à *Staphylococcus aureus*, les pouponnières avec des infections à *Hæmophilus*, les services de réanimation avec des infections à *Pseudomonas*, la chirurgie intestinale avec des infections à entérobactéries, etc.

En milieu hospitalier, les modes de transmission sont identiques à ceux que l'on trouve ailleurs et, la plupart du temps, les microorganismes s'introduisent par les portes d'entrée habituelles. La contamination peut donc être cutanéo-muqueuse, respiratoire, digestive, urinaire ou parentérale. En revanche, la source de la contamination diffère passablement (Voir Chapitre 29, *Infections opportunistes*).

Contamination cutanéo-muqueuse

La contamination cutanéo-muqueuse peut survenir à l'occasion du changement d'un pansement, d'une injection intramusculaire, de l'installation d'un soluté, d'un drain, etc. Chez les personnes grabataires, les plaies de lit sont une source supplémentaire de contamination.

Contamination respiratoire

Dans les cas de contamination respiratoire, les microorganismes proviennent de l'air ambiant, par suite d'une aération insuffisante, d'une mauvaise ventilation, de systèmes de climatisation défectueux ou d'humidificateurs mal nettoyés. Par exemple, depuis quelques années, la contamination des systèmes de climatisation, de chauffage, des chauffe-eau, des humidificateurs et des bains tourbillon par *Legionella pneumophila* est en passe de devenir un véritable casse-tête.

Les microorganismes proviennent aussi des sondes d'intubation, des tubes d'aspiration, des appareils de ventilation assistée, des masques à oxygène, etc.

Contamination digestive

La contamination par les voies digestives survient principalement par suite de la déglutition des sécrétions rejetées par les voies respiratoires.

Contamination urinaire

La contamination urinaire peut avoir des causes naturelles. Elle dépend souvent de la flore microbienne naturelle, toujours importante au niveau du périnée. Elle peut aussi résulter de l'installation septique d'une sonde urinaire, d'un mauvais entretien de cette sonde ou de soins inappropriés des régions génito-urinaire et périnéale. Les personnes dont les fonctions urinaires sont altérées courent plus de risques d'infection.

Contamination parentérale

L'installation de cathéters pour la perfusion constitue la principale source de contamination parentérale par suite de l'introduction dans la plaie des staphylocoques de la peau.

18.10 Formes d'infections

Les maladies infectieuses peuvent survenir sous forme de cas sporadiques, d'endémies ou d'épidémies.

18.10.1 Cas sporadiques

Les cas sporadiques correspondent à un petit nombre de cas d'infection, isolés dans le temps, dans l'espace et dont on ne peut prévoir l'apparition ou l'évolution. Dans la plupart des pays développés, la typhoïde est une maladie rare mais on en observe toujours un petit nombre de cas. Il y a des foyers mais, d'un foyer à un autre, les personnes atteintes ne sont pas en contact : ce sont des cas isolés.

18.10.2 Endémies

On entend par endémie la persistance faible mais constante du nombre de cas d'une maladie donnée dans une région particulière. Dans une endémie, les cas sont disséminés, relativement constants ou surviennent à des périodes déterminées. Par exemple, on peut dire que le paludisme ou les maladies transmissibles sexuellement sont des maladies endémiques.

18.10.3 Épidémies

L'épidémie se définit par l'apparition, dans une région donnée, à un moment donné, d'un nombre élevé et simultané de cas d'une maladie infectieuse, puis par le retour à la normale (figure 18.9). Au cours de l'histoire, la peste, le choléra et la variole ont été des maladies épidémiques qui ont ravagé les pays européens ; la poliomyélite, les maladies éruptives (rougeole, rubéole, varicelle) et la grippe sont les principales maladies épidémiques actuelles.

La plupart des épidémies connaissent des variations saisonnières. Par exemple, on constate que les épidémies de grippe, de rhume, de varicelle ou de méningite surviennent surtout l'hiver, alors que les affections gastro-intestinales surviennent plutôt l'été. Ces variations tiennent à divers facteurs parmi lesquels le climat (froid, humidité) et les rapports sociaux jouent un rôle important. On comprendra que l'incidence des intoxications alimentaires soit plus élevée l'été que l'hiver. En effet, bien des gens profitent des beaux jours pour tenir des réunions de famille, des pique-niques, des banquets, sans prendre garde aux microorganismes qui profitent aussi de la chaleur pour se multiplier dans des aliments mal conservés ou préparés trop longtemps à l'avance.

L'épidémie affecte un territoire limité, un pays ou un continent. Quand la maladie se propage sur toute la planète, on parle de pandémie ; ce phénomène se produit occasionnellement avec la grippe (grippe espagnole, grippe asiatique). Mais la plupart des maladies infectieuses surviennent à l'état endémo-épidémique : il existe toujours quelques cas disséminés d'infection puis on assiste à l'apparition brutale d'un nombre élevé de malades dans une région ; la grippe et la rougeole suivent ce profil de développement.

En règle générale, une épidémie s'arrête d'elle-même quand environ 75 % de la population est immunisée par la maladie ou par la vaccination. Il n'y a alors plus assez de sujets réceptifs pour maintenir la chaîne.

Figure 18.9 **Évolution de quelques maladies infectieuses en mode épidémique au Canada**

a)

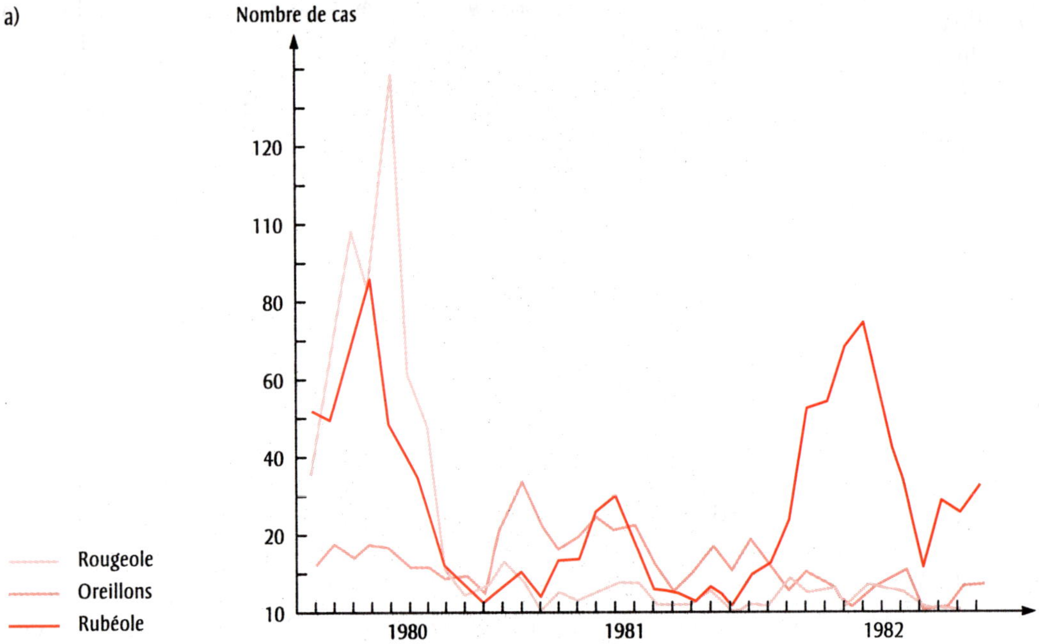

b)

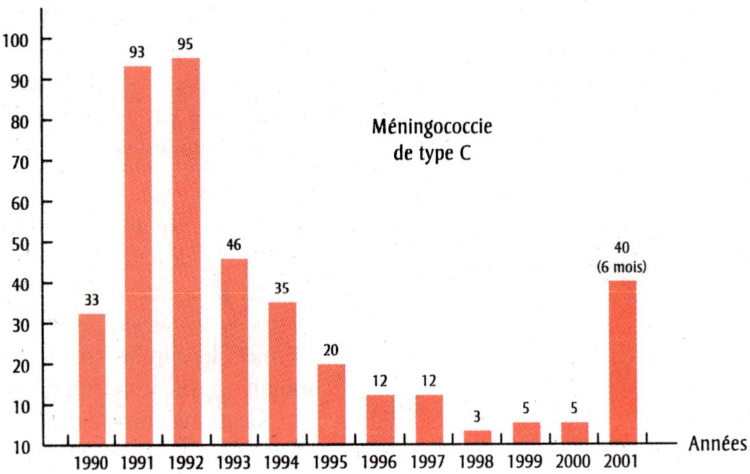

Ces deux graphiques montrent l'évolution de maladies épidémiques. On note une augmentation brutale du nombre de cas, puis un retour à la normale.

Source: a) Rapport hebdomadaire des maladies au Canada, vol. 9-34 (20 août 1983)
b) Le Médecin du Québec, vol. 36, n° 9, sept. 2001.

Concepts clés à retenir

1. **Les maladies infectieuses sont contagieuses :** elles se propagent dans les populations.
2. La transmission d'une infection met en jeu une **chaîne de contagion** dont les maillons sont l'agent infectieux, le réservoir, la porte de sortie, le mode de transmission, la porte d'entrée et l'hôte réceptif.
3. Un **réservoir** est un lieu où les microorganismes se multiplient.
4. La **porte de sortie** est la voie qu'empruntent les agents infectieux pour quitter leur réservoir avant de gagner un nouvel hôte réceptif.
5. Une **porte d'entrée** est un lieu par lequel un microorganisme pathogène s'introduit chez un hôte.
6. Les infections se transmettent de façon **directe** ou **indirecte**. Quand elle est directe, la transmission peut être interhumaine ou s'effectuer entre un animal et l'Homme.
7. La transmission indirecte est assurée par un **vecteur**.
8. Les **circonstances favorisantes** sont des facteurs qui renforcent le risque infectieux.
9. Les infections peuvent prendre la forme de **cas sporadiques**, d'**épidémies**, de **pandémies** ou d'**endémies**.

Références et lectures suggérées

Anderson, R. M. et R. M. May. « La pandémie de SIDA ». Pour la Science, 1992, n°177, p. 28-35.

Anderson, R. M. et R. M. May. *Infectious diseases of Humans: Dynamics and Control*. Oxford, Blakwell Scientific Publications, 1992.

Bannister, B. A., Begg, N. T. et S. M. Gillespie. *Infectious Diseases*. 2e éd., Oxford, Blackwell Sciences, 2000.

Baron, E. Jo, Chang, R. S., Howard, D. H., Miller J. N., et J. A. Turner. *Medical Microbiology. A Short Course*. Wiley-Liss, New York, 1994.

Fineberg, H. « Les dimensions sociales du SIDA ». *Pour la science*, n° 134 (décembre 1988), p. 114-119.

Gordis, L. *Epidemiology*. Philadelphia, W. B. Saunders, 1996.

Heyward, W. et J. Curran. « L'épidémiologie du SIDA aux États-Unis ». *Pour la science*, n° 134 (décembre 1988), p. 48-54.

Kaplan, M. et R. Webster. « L'épidémiologie de la grippe ». *Pour la science*, n° 4 (février 1978), p. 26-39.

Koneman, E. W., Allen, S. D., Janda, W. L., Schreckenberger et W. C Win Jr. *Color Atlas and Textbook of Diagnostic Microbiology*. 4e éd., Philadelphie, Lippincott, 1997.

Landon, J. F. et H. T. Sider. *Communicable Diseases*. 9e éd., Philadelphie, Davis Corp., 1969.

Lilienfeld, A. M. *Foundations of Epidemiology*. 2e éd., New York, Oxford University Press, 1980.

Mann, J., Chin, J., Piot, P. et T. Quinn. « Le SIDA dans le monde ». *Pour la science*, n° 134 (décembre 1988), p. 56-65.

Mausner, J. S. et S. Kramer. *Epidemiology, an Introductory Text*. 2e éd., Philadelphie, W. B. Saunders, 1985.

Mims, C. A., Playfair, J., Roitt, Y., Wakelin, D. et R. Williams. *Medical Microbiology*. Londres, Mosby, 1998.

Mims, C., Nash, A. et J. Stephen. *Mim's Pathogenesis of Infectious Diseases*. San Diego, Academic Press, 2001.

Murray, P. R., Rosenthal, K. S., Kobayashi, G. S. et M. A. Pfaller. *Medical Microbiology*. 3e éd., St Louis, Mosby, 1998.

Nicoli, R. M. et A. Penaud. *50 cycles épidémiologiques. Interrelations des êtres vivants*. Paris, Éditions Medsi, 1983.

Prescott, L., Harley, J. P. et D. A. Klein. *Microbiologie*. Bruxelles, De Boeck, 1995.

Thiollais, S. et D. Schmitt. « La transmission des virus VIH-1 par les muqueuses oro-génitales ». *Médecine sciences*, vol. 8, n° 4 (avril 1992), p. 352-358.

Vilain, R. « Écologie microbienne et hygiène hospitalière ». *Pour la science*, n° 55 (mai 1982), p. 105-118.

Quatrième partie

Les infections

Chapitre 19

Infections du système respiratoire

Sommaire

19.1 Introduction

De toutes les infections, celles du système respiratoire supérieur sont les plus fréquentes. Dans le courant de sa vie, nul n'échappe au rhume ou à la grippe qui le frapperont à plusieurs reprises. C'est d'ailleurs pour traiter les infections respiratoires causées par des bactéries que l'on prescrit le plus d'antibiotiques.

Ces infections sont causées par des agents infectieux capables de s'installer dans les tissus sains, mais aussi par des pathogènes opportunistes (tableau 19.1). Les premiers réussissent à contourner les défenses locales et se fixent aux cellules épithéliales; quant aux seconds, ils s'installent à la faveur des lésions causées par cette première vague d'envahisseurs ou d'un affaiblissement des défenses immunitaires.

Dans ce chapitre, nous décrirons succinctement les principales infections des voies respiratoires supérieures et inférieures, c'est-à-dire, respectivement:

- rhume, pharyngite, laryngite, épiglottite, otite et sinusite;
- grippe, bronchite, coqueluche, pneumonies et tuberculose.

Quant aux infections dont la porte d'entrée sont les voies respiratoires mais dont les manifestations sont systémiques, telles la rougeole ou les oreillons, elles seront étudiées au chapitre 27, *Infections systémiques*.

19.2 Infections du système respiratoire supérieur

Outre les rhumes, plusieurs infections d'origine virale ou bactérienne affectent régulièrement le système respiratoire supérieur. Ce sont les pharyngites, les amygdalites, les laryngites, les otites et les sinusites (figure 19.1, tableau 19.2). À ces infections généralement banales s'ajoutent la scarlatine, qu'il est nécessaire de traiter en raison des complications qu'elle peut occasionner, et la diphtérie, devenue très rare par suite de la vaccination systématique.

Près de 200 virus sont susceptibles de s'attaquer aux voies respiratoires supérieures. Parmi ceux-ci, les plus importants sont les rhinovirus, les virus influenza et parainfluenza, les coronavirus, les adénovirus, les échovirus, le virus respiratoire syncytial (ou RSV pour *Respiratory Syncytial Virus*), le virus d'Epstein-Barr ou EBV (*Epstein-Barr Virus*). Les bactéries constituent un autre groupe important d'agents pathogènes: les plus importantes sont les streptocoques, en particulier les streptocoques bêta-hémolytiques du groupe A et *Hæmophilus influenzæ*.

19.2.1 Rhinites

Les rhinites, communément appelées rhumes, sont généralement causées par les rhinovirus, les virus parainfluenzæ et les

Tableau 19.1 Quelques agents pathogènes et opportunistes responsables d'infections respiratoires

Microorganismes	Exemples
Agents pathogènes	Rhinovirus Influenza virus *Streptococcus pyogenes* *Streptococcus pneumoniæ* *Bordetella pertussis* *Corynebacterium diphteriæ* *Chlamydia trachomatis* *Mycobacterium tuberculosis* *Mycoplasma pneumoniæ* *Legionella pneumophila*
Agents opportunistes	Cytomégalovirus *Staphylococcus aureus* *Hæmophilus influenzæ* *Streptococcus pneumoniæ*[a] *Pseudomonas*[a] *Pneumocystis carinii*

Figure 19.1 Infections des voies respiratoires supérieures

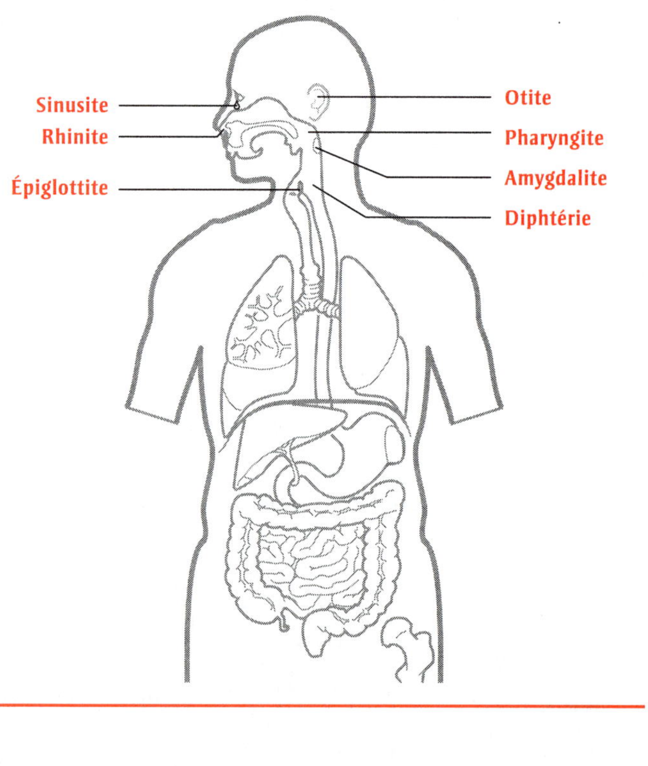

coronavirus. Habituellement bénignes, ces affections des voies respiratoires supérieures sont marquées par l'inflammation de la muqueuse tapissant le nez, le rhinopharynx et le pharynx. Il ne semble pas y avoir de destruction cellulaire importante. L'inflammation cause des éternuements. Surviennent ensuite un écoulement abondant (rhinorrhée), puis une obstruction nasale et une toux sèche.

Le rhume est une affection de la vie moderne. Il n'a jamais été aussi fréquent que depuis que les maisons bénéficient du chauffage central. La sécheresse et le confinement de l'air sont deux facteurs importants. Le faible taux hygrométrique dessèche les muqueuses et les rend plus sensibles aux virus. Quant au confinement, il en facilite la transmission. À ce propos, rappelons que le virus du rhume se transmet autant par les sécrétions rhinopharyngées mises en suspension dans l'air lorsque les gens malades se mouchent ou éternuent que par l'intermédiaire des mains ou des objets qu'ils ont touchés. C'est pourquoi le lavage systématique des mains est une façon efficace de prévenir la propagation du rhume. Les enfants représentent un réservoir important du virus: on estime que l'infection est transmise sept fois sur dix par les enfants.

Dans les pays au climat tempéré, les rhinites s'observent toute l'année, mais l'incidence est toujours beaucoup plus élevée en automne et en hiver. Plusieurs souches différentes circulent en même temps.

19.2.2 Pharyngites, épiglottites et laryngites

Plus des deux tiers des pharyngites sont d'origine virale. Les virus les plus fréquemment incriminés sont les rhinovirus, les coronavirus, les adénovirus, les virus influenzæ et parainfluenzæ et le virus d'Epstein-Barr. Parmi les bactéries, mentionnons *Streptococcus pyogenes*, *Neisseria gonorrhoeæ*, *Corynebacterium diphteriæ*, *Hæmophilus influenzæ*[a] et *Treponema vincentii*. Les principaux symptômes des laryngites sont l'inflammation de la muqueuse pharyngée, une douleur au niveau du pharynx, une déglutition difficile, accompagnés de fièvre ou non. Les pharyngites streptococciques, aussi appelées angines, sont bénignes en elles mêmes, mais graves par certaines de leurs complications. Parmi ces angines streptococciques, mentionnons la scarlatine, causée par des souches particulières de *Streptococcus pyogenes* renfermant un virus bactériophage sous l'influence duquel elles sécrètent la toxine érythrogène. Cette toxine est responsable des principaux symptômes de la maladie (voir tableau 19.2). La scarlatine doit absolument être traitée en raison des complications qu'elle peut entraîner (figure 19.2):

- Le rhumatisme articulaire aigu, ou RAA, qui se caractérise par des lésions inflammatoires au niveau des muscles (myocarde), des endothéliums (endocarde) et des séreuses (péricarde et articulations), de la peau et du cerveau. Le mécanisme du RAA n'est pas encore totalement élucidé. Les principales hypothèses font intervenir le rôle de la streptolysine O, la virulence de certaines souches particulières de streptocoques, des réactions croisées entre certains antigènes des cellules cardiaques et des streptocoques, le dépôt de complexes immuns sur les tissus lésés.
- Une endocardite subaiguë (maladie d'Osler), caractérisée par la colonisation par des streptocoques de lésions valvulaires préexistantes. Les lésions induisent la formation d'un thrombus à l'abri duquel les bactéries continuent de se développer, échappant aux défenses immunitaires.
- La glomérulonéphrite, dont les principales manifestations sont des lésions glomérulaires accompagnées de dépôts de complexes immuns sur la membrane glomérulaire.

On peut diagnostiquer la scarlatine par l'épreuve de Shultz-Charlton. Ce test consiste en l'injection intradermique d'antitoxine érythrogénique à un endroit où il y a de l'érythème. Une réaction positive se traduit par la disparition de la rougeur. Par ailleurs, le test de Dick permet de savoir si une personne est immunisée contre la maladie. Ce test respose sur l'injection intradermique de toxine érythrogénique sur l'avant-bras. Si le patient n'est pas immunisé, on observe l'apparition d'une rougeur au point d'injection, car la toxine n'a pas été neutralisée.

De façon plus générale, les pharyngites peuvent s'étendre et entraîner sinusites, otites ou mastoïdites.

L'angine de Vincent, ou angine pseudomembraneuse, est causée par *Treponema vincentii*. Cette angine se caractérise par des manifestations ulcéro-nécrotiques et pseudomembraneuses siégeant au niveau des gencives, des amygdales et du pharynx. Elle survient chez les personnes qui s'alimentent mal et qui ont une mauvaise hygiène buccale.

L'épiglottite est une affection grave, qui se manifeste par de la fièvre, de la difficulté à avaler et, surtout, par une inflammation et un œdème important des tissus entourant la glotte. La détresse respiratoire est fréquente. De progression rapide, l'épiglottite doit être diagnostiquée et traitée sans délai car elle peut être fatale par suite de l'obstruction des voies respiratoires. Même si l'occlusion n'est pas complète, la présence d'exsudats peut entraîner une grave dyspnée.

L'épiglottite survient principalement chez les enfants entre trois et sept ans, mais elle affecte les adultes occasionnellement. La plupart du temps, elle est causée par *Hæmophilus influenzæ*, type *b*, exceptionnellement par les pneumocoques, des streptocoques et des staphylocoques. Toutefois, l'incidence de l'épiglottite a considérablement diminué depuis que l'on dispose du vaccin Hib.

De leur côté, les laryngites sont marquées par l'inflammation de la muqueuse du larynx, soit au niveau de la glotte, soit au niveau de la trachée. Principalement d'origine virale, elles peuvent accompagner rhinites et pharyngites. La laryngite se manifeste par une inflammation du larynx avec œdème et érythème. L'obstruction cause des sifflements lors de l'inspiration, de la toux, de l'enrouement, et peut aller jusqu'à l'extinction de voix.

Tableau 19.2 Principales infections des voies respiratoires supérieures

Maladies	Agents étiologiques	Remarques	Détection des agents infectieux	Traitement/ prévention
Rhinites	Rhinovirus Virus respiratoire syncytial, virus parainfluenza et coronavirus (chez l'enfant)	Inflammation de la muqueuse tapissant le nez, le rhinopharynx et le pharynx, causant des éternuements, des picotements oculaires, et entraînant une rhinorrhée abondante, puis une obstruction nasale et de la toux	Si nécessaire, diagnostic par détection du virus ou de ses antigènes. Recherche d'antigènes viraux spécifiques du RSV par imunofluorescence directe et par techniques immunoenzymatiques	Pas de traitement préventif (pas de vaccins) Soulagement des symptômes à l'aide de décongestionnants et d'analgésiques
		Réservoir : Homme	Isolement en culture cellulaire et identification virale	Ribavirine chez les enfants atteints de bronchiolites importantes
		Transmission : interhumaine, par aérosols et sécrétions, par les mains des personnes infectées		
Pharyngites	*S. pyogenes* *H. influenzæ* *N. gonorrhoeæ* *C. diphteriæ*	Inflammation de la muqueuse pharyngée accompagnée d'une déglutition difficile, de douleur et parfois de fièvre Chez les enfants, ces symptômes sont parfois accompagnés de douleurs abdominales, de nausées et de vomissements	La détection des agents étiologiques des pharyngites d'origine bactérienne n'est généralement pas nécessaire, sauf cas particuliers. Ils sont alors identifiés après culture de prélèvements pharyngés.	Antibiothérapie pour les pharyngites d'origine bactérienne (pénicilline pour les streptocoques, ceftriaxone pour les pharyngites gonococciques)
		Les angines streptococciques sont bénignes en elles-mêmes mais graves par certaines de leurs complications (glomérulonéphrite, endocardite, rhumatisme articulaire aigu).	Il est important d'identifier *S. pyogenes* en raison des complications possibles, par culture ou en effectuant la recherche directe des antigènes dans les prélèvements rhinopharyngés	
		Réservoir : Homme		
		Transmission : interhumaine (sécrétions rhinopharyngées)		
	Rhinovirus Coronavirus Adénovirus Virus influenza et parainfluenza	Réservoir : Homme Transmission : interhumaine (sécrétions rhinopharyngées)	Les pharyngites d'origine virale ne sont pas l'objet d'identification particulière, sauf si l'on suspecte le virus d'Epstein-Barr (Test de Paul-Bunnel)	Pas de traitement spécifique

Tableau 19.2 **(suite)**

Maladies	Agents étiologiques	Remarques	Détection des agents infectieux	Traitement/ prévention
Scarlatine	*Streptococcus pyogenes*	Angine streptococcique causée par des souches de *Streptococcus pyogenes* produisant la toxine érythrogène. En plus des manifestations classiques des angines streptococciques, la scarlatine est caractérisée par l'énanthème (muqueuses buccale, linguale et palatine de couleur rouge framboise) et l'exanthème (rougeur cutanée prédominant sur le tronc, l'abdomen et les fesses). Réservoir : Homme Transmission : interhumaine (sécrétions rhinopharyngées)	Isolement de l'agent pathogène par culture de *S. pyogenes* ou par recherche directe des antigènes	Antibiothérapie (pénicilline V)
Laryngites	Virus parainfluenza de types 1, 2 et 3	La laryngite se manifeste par une inflammation du larynx avec œdème et érythème. Elle est caractérisée d'abord par de la toux, de l'enrouement, et peut aller jusqu'à l'extinction de voix. Réservoir : Homme Transmission : interhumaine (sécrétions rhinopharyngées)	Les laryngites d'origine virale ne sont pas l'objet d'identification particulière	Pas de traitement spécifique
Épiglottites	*Hæmophilus influenzæ* type b	Affection grave, qui se manifeste par de l'inflammation et un œdème important des tissus entourant la glotte. L'épiglottite aiguë peut s'accompagner de dyspnée et de détresse respiratoire. Elle doit être diagnostiquée et traitée sans délai car elle peut être fatale par suite de l'obstruction des voies respiratoires. Réservoir : Homme Transmission : interhumaine	Culture des prélèvements laryngés, hémoculture pour la recherche de *H. influenzæ* type b Recherche des antigènes capsulaires de type b	Intubation naso-trachéale Antibiothérapie : ceftriaxone, chloramphénicol Antibioprophylaxie (rifampicine) à l'entourage du malade pour éviter la propagation Prévention par le vaccin Hib
Otite moyenne aiguë	*Streptococcus pneumoniæ* *Hæmophilus influenzæ* *Moraxella catarrhalis* Virus respiratoire syncytial Virus influenza Adénovirus	Inflammation de l'oreille moyenne marquée par l'inflammation et le bombement du tympan, et par un écoulement séreux Réservoir : Homme Transmission : interhumaine	Recherche directe des antigènes microbiens dans les spécimens cliniques pour *S. pneumoniæ* et *H. influenzæ* ampicilline) Culture	Antibiothérapie pour les otites d'origine bactérienne (amoxicilline,

Tableau 19.2 (suite)

Maladies	Agents étiologiques	Remarques	Détection des agents infectieux	Traitement/ prévention
Sinusites	*Streptococcus pneumoniæ* *Hæmophilus influenzæ* Rhinovirus Virus influenza et parainfluenza	Inflammation des sinus marquée par une douleur faciale, de la fièvre, un écoulement nasal purulent persistant, de l'obstruction nasale et des maux de tête Réservoir : Homme Transmission : interhumaine	Culture des spécimens cliniques obtenus par aspiration sinusale	Antibiothérapie pour les sinusites d'origine bactérienne (amoxicilline, ampicilline)
Diphtérie	*Corynebacterium diphteriæ*	Les premiers symptômes de la diphtérie sont ceux d'une angine, mais accompagnée de la formation de fausses membranes caractéristiques. Par la suite apparaissent des symptômes généraux dus à la sécrétion de la toxine diphtérique : paralysie, myocardite et néphrite. Réservoir : Homme Transmission : interhumaine (surtout par les sécrétions rhino-pharyngées)	Isolement et identification du bacille diphtérique. Test de Elek (production de la toxine)	Trachéotomie Antitoxine diphtérique Antibiothérapie (pénicilline, érythromycine)

Les laryngites sont le plus souvent causées par des virus parainfluenzæ. La maladie est généralement bénigne et il n'y a pas de traitement spécifique. Les patients hospitalisés présentant une obstruction significative peuvent bénéficier d'une assistance respiratoire.

Figure 19.2 Complications de la scarlatine

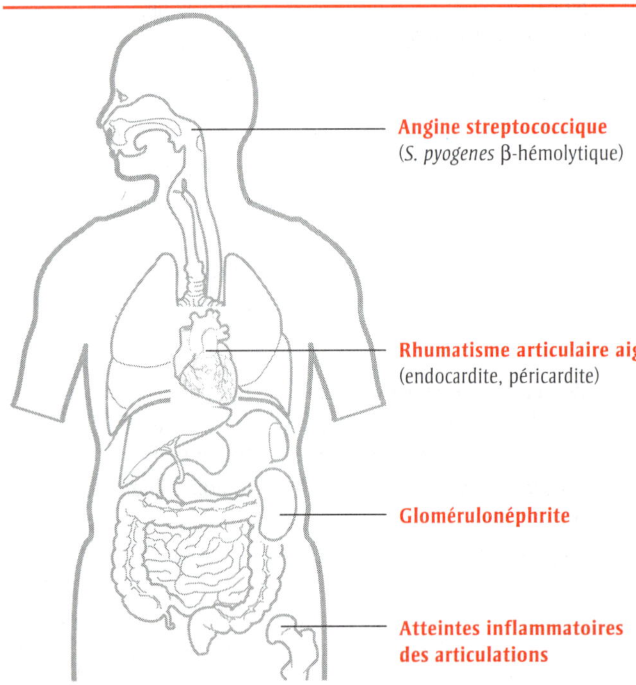

19.2.3 Otites et sinusites

Otites

Les otites sont des infections de l'oreille, externe, moyenne ou interne. Généralement, elles affectent l'oreille moyenne, surtout chez les enfants. Elles se manifestent sous forme aiguë, quoiqu'elles peuvent devenir chroniques. Elles constituent le diagnostic le plus fréquemment posé en pédiatrie. Leur nombre a considérablement augmenté ces dernières années, mais on ne peut dire si c'est parce que l'on porte un plus grand intérêt médical qu'auparavant ou s'il s'agit d'une véritable recrudescence. L'augmentation du nombre de cas d'otites pourrait être reliée à la fréquentation toujours plus importante des garderies par les jeunes enfants. À l'âge de trois ans, plus de 80 % des enfants ont souffert au moins une fois d'une otite et plus de 50 % en ont fait trois ou plus.

L'otite moyenne aiguë se manifeste par une inflammation du tympan qui, à l'examen, apparaît rouge et bombé, par un écoulement séreux et par de la fièvre.

Les otites sont causées par des bactéries et par des virus. *Streptococcus pneumoniæ* est, de loin, la bactérie la plus fréquemment identifiée, suivie de *Hæmophilus influenzæ*, de *Moraxella catarrhalis*, et plus rarement des streptocoques bêta-hémolytiques du groupe A, ainsi que de *Staphylococcus aureus*. Chez les baigneurs, les otites externes, qui surviennent assez fréquemment, sont causées par *Pseudomonas aeruginosa* et *Staphylococcus aureus*. Mentionnons aussi que les baigneurs souffrent fréquement d'otites externes causées par *Staphylococcus aureus* et *Pseudomonas aeruginosa*.

Parmi les virus, qui sont responsables d'au moins 50 % de toutes les otites moyennes, et qui jouent les rôles d'agents infectieux primaires ou secondaires, on trouve le virus respiratoire syncytial, les virus influenza et les adénovirus.

Sinusites

Les sinusites sont des inflammations des sinus, principalement le sinus sus-maxillaire, et sont généralement des complications des infections de l'appareil respiratoire supérieur. *Streptococcus pneumoniæ* et *Hæmophilus influenzæ* sont les deux bactéries les plus fréquemment incriminées. Les infections d'origine virale sont aussi fréquentes et sont alors causées par des rhinovirus, des virus influenza et parainfluenza.

19.2.4 Diphtérie

En raison d'une vaccination systématique, la diphtérie est devenue une maladie infectieuse rare dans les pays développés. Mais elle est commune dans les pays en développement. La maladie frappe surtout les enfants. *Corynebacterium diphteriæ* en est l'agent étiologique. La diphtérie se manifeste d'abord par une pharyngite débutant soudainement par de la fièvre, une sensation de malaise et un mal de gorge. Des sécrétions membraneuses formées de bactéries et de tissu nécrosé apparaissent rapidement et envahissent toute la région du pharynx et le larynx, causant une importante obstruction des voies respiratoires qui peut être fatale. De plus, *Corynebacterium diphteriæ* sécrète une toxine qui exerce une action nécrotique sur le tissu cardiaque et sur le tissu nerveux.

19.2.5 Faux croup ou croup viral

Le terme de croup vient d'un vieux mot anglo-saxon qui signifie *crier d'une voix enrouée*. Le croup viral désigne une laryngotrachéobronchite aiguë qui survient chez les enfants de moins de trois ans. Le terme de croup viral, ou faux croup, ne doit pas être confondu avec le croup proprement dit qui accompagne la diphtérie laryngée.

Le croup viral est causé par des virus parainfluenza types 1-3 et se manifeste par une inflammation sous-glottale, des accès de suffocation, une respiration sifflante (à l'inspiration). Ces symptômes surviennent souvent la nuit. Il n'y a pas de traitement; dans les cas graves, l'oxygène peut soulager l'anoxémie (diminution de la concentration plasmatique d'oxygène).

19.3 Infections du système respiratoire inférieur

Le système respiratoire inférieur est la cible d'un certain nombre d'agents infectieux, surtout des bactéries et des virus (figure 19.3). La plupart d'entre eux sont véhiculés par l'air,

Figure 19.3 Infections des voies respiratoires inférieures

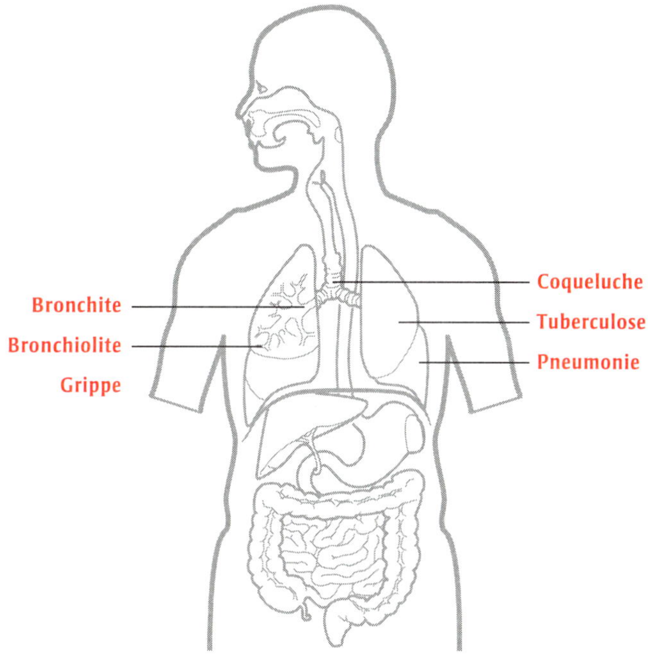

infectent les voies respiratoires supérieures mais s'installent dans les voies respiratoires inférieures à l'occasion de perturbations du fonctionnement des barrières naturelles, en particulier le système mucociliaire. Occasionellement, chez des personnes affaiblies par d'autres maladies ou soumises à certains traitements, les infections du système respiratoire inférieur sont causées par des microorganismes provenant de la flore oro-pharyngée. Les principales infections du système respiratoire inférieur sont la grippe, les bronchites aiguës, la coqueluche, les pneumonies bactériennes et virales, ainsi que la tuberculose (tableau 19.3).

19.3.1 Grippe

La grippe est la principale virose à syndrome grippal, mais on peut aussi classer dans ce groupe les affections causées par les adénovirus, les coronavirus, les virus Coxsackie, les Echovirus et les virus parainfluenza.

La grippe est causée par des virus du groupe des myxovirus. Il en existe trois types: A, B et C. Les virus de type A sont les plus virulents et sont responsables des grippes les plus graves et d'importantes épidémies, voire de pandémies, que l'on observe régulièrement. Les pandémies d'influenza sont habituellement associées à un changement antigénique majeur et à la propagation rapide du virus grippal de type A présentant un antigène H ou un antigène N différents de ceux des souches qui circulaient antérieurement. Comme d'autres pays, le Canada a été touché par des pandémies importantes d'influenza. Rappelons celle de 1889-1890 (H3N2), la grippe espagnole en 1918-1919 (H1N1), la grippe asiatique de 1957-1958 (H2N2)

Tableau 19.3 Principales infections des voies respiratoires inférieures

Maladies	Agents étiologiques	Remarques	Détection des agents infectieux	Traitement/ prévention
Grippe	Virus influenza types A, B et C	D'apparition brutale, le début du syndrome grippal est marqué par une fièvre élevée, des maux de tête, des courbatures et un abattement général. Surviennent ensuite des manifestations respiratoires, notamment la congestion broncho-pulmonaire.	Recherche des virus sur les prélèvements effectués par aspiration ou écouvillonnage nasal Détection rapide par fluorescence Isolement et identification du virus en culture sur œuf de poule embryonné Titrage des anticorps	Rimantadine et amantadine (blocage de la réplication des virus de type A)
Bronchites	*Streptococcus pneumoniæ* *Hæmophilus influenzæ* type b *Moraxella catarrhalis* *Mycoplasma pneumoniæ* *Chlamydia pneumoniæ*	Inflammation des bronches marquée par de la toux et des sécrétions purulentes, par de la fièvre (pour les bronchites d'origine bactérienne) et par une respiration sifflante	Culture microbienne des spécimens cliniques Recherche directe des antigènes dans les prélèvements (antigènes capsulaires de type b pour *H. influenzæ*)	Antibiothérapie pour les bronchites d'origine bactérienne
	Virus influenza et parainfluenza	Réservoir : Homme Transmission : interhumaine (sécrétions rhino-pharyngées)	Détection par immunoenzymologie, par réaction d'inhibition de l'agglutination ou par radio-immunologie	Prévention par le vaccin antigrippal et le vaccin Hib
Coqueluche	*Bordetella pertussis*	Infection respiratoire caractérisée par des quintes de toux spasmodiques, séparées par une inspiration longue et sifflante (dite chant du coq) et parfois accompagnée de vomissements Réservoir : Homme Transmission : interhumaine (inhalation de produits virulents)	Culture des prélèvements nasopharyngés Identification à l'aide d'anticorps spécifiques fluorescents	Antibiothérapie (érythromycine) Prévention : vaccin triple DCT
Pneumonies d'origine bactérienne	*Streptococcus pneumoniæ* *Hæmophilus influenzæ* *Moraxella catarrhalis* *Mycoplasma pneumoniæ* *Chlamydia pneumoniæ et C. psittacii* *Coxiella burnettii* *Staphylococcus aureus* *Pseudomonas aeruginosa*	Inflammation aiguë du poumon, caractérisée par la présence d'un exsudat dans les alvéoles pulmonaires, d'expectorations purulentes et d'hémoptisie. D'apparition brutale, la pneumonie est marquée par de la toux, des douleurs thoraciques et des sensations de gêne respiratoire. Réservoir : Homme, sauf pour *C. psittacii* et *C. burnettii*, qui proviennent d'animaux, et pour *L. pneumophila*, qui provient des eaux stagnantes, des chauffe-eau et des systèmes de climatisation	Examen microscopique des expectorations après coloration de Gram et colorations sélectives Culture des expectorations et hémoculture Recherche directe des antigènes microbiens dans les spécimens cliniques par immunoenzymologie, à l'aide de sondes nucléaires ou de réaction d'amplification en chaîne par polymérase (PCR)	Antibiothérapie : pénicilline pour les pneumonies à *S. pneumoniæ*, érythromycine + céphalosporine de 3e génération

Tableau 19.3 (suite)

Maladies	Agents étiologiques	Remarques	Détection des agents infectieux	Traitement/ prévention
		Transmission: interhumaine et auto-infection, selon les agents infectieux		
Pneumonies d'origine virale	Influenza (types A et B) Parainfluenza (types 1 à 4) Virus respiratoire syncytial Virus de la rougeole Adénovirus Cytomégalovirus	Inflammation aiguë du poumon, caractérisée par la présence d'un exsudat dans les alvéoles pulmonaires, d'expectorations purulentes et d'hémoptisie. D'apparition brutale, la pneumonie est marquée par de la toux, des douleurs thoraciques et des sensations de gêne respiratoire. Réservoir: Homme Transmission: interhumaine et auto-infection, selon les agents infectieux	Selon les virus en cause: Tests ELISA Réaction d'inhibition de l'hémagglutination Fixation du complément	Rimantadine et amantadine (contre le virus grippal type A) Vaccin antigrippal Pas de médicaments ou de vaccins contre les virus parainfluenza et les adénovirus. Vaccin antirougeoleux Ribavirine contre le virus respiratoire syncytial, mais pas de vaccin
Tuberculose	*Mycobacterium tuberculosis*	Infection chronique des poumons ou d'autres organes caractérisée par la formation de tubercules constitués d'un amas de macrophages et de cellules géantes (cellules de Langerhans) disposées en couronnes autour des bactéries. La baisse d'appétit, la fatigue générale et la fièvre en fin d'après-midi sont d'autres manifestations cliniques. En outre, les sujets présentent une allergie à la tuberculine. Réservoir: Homme et animaux (bovidés) Transmission: Interhumaine (inhalation de produits virulents[1]) ou par contact animal (consommation de produits laitiers provenant d'animaux contaminés)	Test de Mantoux[2] Coloration de Ziehl-Nielsen dans les spécimens cliniques[3] Culture Recherche directe de l'agent pathogène à l'aide de sondes nucléaires	Traitement: Antibiothérapie de longue durée: rifampicine, isoniazide et pyrazinamide Prévention: Vaccin BCG (test à la tuberculine au préalable)

1 Le bacille tuberculeux est un microorganisme extrêmement résistant: il survit jusqu'à huit mois dans les crachats desséchés.

2 Le test de Mantoux indique une exposition de l'organisme à *M. tuberculosis*, pas nécessairement une tuberculose active.

3 L'examen morphologique après une telle coloration est uniquement présomptif, car d'autres bactéries (*Nocardia*) réagissent positivement à cette coloration.

et la pandémie de 1968-1969 (H2N2). Des épidémies importantes d'influenza de type A, qui étaient associées à des variations antigéniques mineures, sont également survenues. Les épidémies causées par les virus du groupe B sont moins étendues et moins graves, et celles du groupe C n'entraînent que des cas sporadiques.

Les virus de la grippe présentent une grande variabilité antigénique, ce qui explique que l'on n'est jamais vraiment protégé contre les nouvelles souches virales qui apparaissent régulièrement.

D'apparition brutale, le début du syndrome grippal est marqué par une fièvre élevée durant trois à quatre jours, des maux de tête, des courbatures et un abattement général. Surviennent ensuite des manifestations respiratoires, notamment la congestion broncho-pulmonaire. Les cellules de l'épithélium respiratoire sont la cible du virus. Le virus se multiplie dans les cellules et se dissémine dans tout l'épithélium en se propageant de cellule en cellule. La virémie est rare mais peut survenir occasionnellement.

Les cellules épithéliales infectées meurent, entraînant la desquamation de l'épithélium et l'inflammation de la sous-muqueuse. La régénération de l'épithélium respiratoire est lente: elle demande environ un mois. L'appareil mucociliaire est endommagé, ce qui favorise les surinfections bactériennes, en particulier les pneumonies secondaires causées par *Streptococcus pneumoniæ* et *Staphylococcus aureus*. À une époque où l'on ne connaissait pas encore les antibiotiques, ces pneumonies furent les principales complications de la grippe espagnole, qui ravagea la planète en 1918-1919 et qui causa la mort de plusieurs dizaines de millions de personnes.

Les formes graves de la grippe sont rares. Les personnes en bonne santé guérissent en quelques jours, mais, pour les personnes fragiles, la grippe est une maladie redoutable, voire mortelle, par les complications qu'elle entraîne. La grippe est responsable d'une augmentation de la mortalité chez les personnes âgées, surtout chez celles qui souffrent de problèmes respiratoires, de problèmes cardiaques et d'insuffisance rénale. Chez la femme enceinte, la grippe peut être grave en raison de la forte fièvre qui l'accompagne.

Les complications de la grippe sont surtout les surinfections bactériennes, en particulier les pneumonies causées par *Streptococcus pneumoniæ* ou *Hæmophilus influenzæ*, ainsi que les otites et les bronchites. À ces complications infectieuses s'ajoute le syndrome de Reye et le syndrome de Guillain-Barré. Le syndrome de Reye survient plus fréquemment chez les enfants et lors des grippes causées par les virus influenza type B.

La grippe est une maladie hautement contagieuse. Elle se transmet par l'intermédiaire des sécrétions rhinopharyngées. Son incubation ne dépasse pas deux à trois jours, ce qui explique la rapidité quasi explosive avec laquelle apparaissent les épidémies. L'Homme est le principal réservoir des virus. On trouve aussi les virus chez certains animaux homéothermes, notamment le porc et le canard, mais le rôle de ces animaux dans l'épidémiologie de la grippe n'est pas encore très clair. Certains auteurs considèrent que ces animaux jouent surtout le rôle de foyers de recombinaison d'où sortent des virus recombinés très différents.

Cette maladie présente un effet social saisonnier notoire en immobilisant parfois jusqu'à 30 ou 40 % de la population. Chaque année, aux États-Unis, la grippe cause l'hospitalisation de 30 millions de personnes et cause la mort d'environ 70 000 d'entre elles.

Depuis quelques années, on dispose d'un médicament et d'un vaccin pour lutter contre cette maladie. Ce médicament est l'amantadine. Ce produit ne bénéficie pas encore d'une large distribution, car il ne guérit pas la grippe et n'élimine pas les virus, à proprement parler: il agit en bloquant la réplication virale et ne fait que réduire la gravité de l'infection s'il est pris au moment de l'incubation.

Bien qu'il ne soit efficace qu'à 80 % et qu'il et ne confère pas une immunité absolue, le vaccin antigrippal connaît une certaine faveur. On l'utilise surtout chez les personnes à risque, c'est-à-dire les personnes déjà mentionnées, les professionnels de la santé et les autres catégories de personnes travaillant avec le public. Certaines personnes vaccinées développent le syndrome de Guillain-Barré, principalement marqué de douleurs musculaires, de faiblesse et de diverses manifestations neurologiques pouvant aller jusqu'à une paralysie irréversible. Un nouveau vaccin est préparé annuellement afin de répondre à la variation antigénique induite par les mutations que subissent les virus de la grippe d'une année à l'autre.

Par exemple, pour l'année 1994-1995, le vaccin était composé des souches A/Texas/36/91 (H1N1), A/Shangdong/9/93 (H3N2), et B/Panama/45/90. En revanche, pour 2001-2002, les *Center for Disease Control and Prevention* recommandent que le virus soit composé des souches suivantes: A/New Caledonia/20/99 (H1N1), A Moscow 10/99 (H3N2), et B Sichuan/379/99.

19.3.2 Bronchites aiguës

Les bronchites sont des inflammations des bronches, caractérisées par de la toux et des sécrétions purulentes. Elles peuvent survenir seules ou en association avec des trachéites ou des infections pulmonaires. La plupart des bronchites seules sont d'origine virale, mais elles peuvent aussi être causées par certaines espèces bactériennes (*Streptococcus pneumoniæ*, *Hæmophilus influenzæ* type b, *Moraxella catarrhalis*, *Mycoplasma pneumoniæ* ou *Chlamydia pneumoniæ*).

Des bronchites secondaires peuvent aussi survenir au cours de maladies pulmonaires obstructives chroniques (emphysème) et chez les personnes souffrant de fibrose kystique, aussi appelée mucoviscidose. Cette maladie est caractérisée par la production d'un mucus anormalement visqueux qui obstrue les bronches et les bronchioles, causant ainsi des infections.

Les principales bactéries sont *Staphylococcus aureus*, *Hæmophilus influenzæ* et *Pseudomonas aeruginosa*.

19.3.3 Coqueluche

La coqueluche est causée par les souches toxinogènes de *Bordetella pertussis* et occasionnellement par *Bordetella parapertussis*. Avec les antibiothérapies et, surtout, la possibilité de prévenir l'infection chez les jeunes enfants à l'aide d'un vaccin, cette infection respiratoire n'a plus la gravité qu'elle a déjà eue, du moins en Europe de l'Ouest et en Amérique du Nord. Selon l'OMS, chaque année dans le monde, la coqueluche touche encore 60 millions de personnes et cause la mort de 350 000 personnes, en particulier des nourrissons dans les pays où la vaccination est absente ou insuffisante.

Introduit dans les voies respiratoires supérieures par les aérosols rejetés par les personnes infectées, *B. pertussis* se fixe aux cellules de l'épithélium cilié de la trachée et des bronches. Les toxines perturbent les activités mucociliaires de l'épithélium, exercent des activités nécrotiques et bloquent le pouvoir phagocytaire des globules blancs, ce qui favorise les surinfections par d'autres microorganismes (voir Chapitre 15: *Pouvoir pathogène*).

La toxine dermonécrotique cause les symptômes caractéristiques du début de l'infection, qui apparaissent entre 6 et 19 jours après le contage: yeux rouges, rhinorrhée, toux légère et éternuements. Durant cette période, les enfants sont extrêmement contagieux. Viennent ensuite les accès de toux caractéristique, sous formes de quintes spasmodiques, séparées par une inspiration longue et sifflante, au bruit caractéristique, dite du chant du coq, et parfois accompagnées de vomissements. Cette phase de la maladie dure de une à quatre semaines. La maladie régresse progressivement et la convalescence prend de un à six mois.

Le vaccin triple DCT (diphtérie-coqueluche-tétanos) permet de prévenir la coqueluche. Le vaccin est efficace à 80-90 %, mais la médiatisation exagérée et irresponsable des effets secondaires les plus graves du vaccin (convulsions et encéphalopathies) a entraîné une baisse notable du taux de vaccination ce qui a contribué à une augmentation récente du nombre de cas et ouvre la porte à d'éventuelles épidémies.

19.3.4 Pneumonies

Les pneumonies sont des infections du poumon causées par de nombreux virus et par plusieurs bactéries. Ce sont le plus souvent des infections secondaires ou des complications d'autres infections respiratoires plutôt que des infections primaires. Comme le montre la figure 19.4, les pneumonies sont d'origines très diverses.

Les agents étiologiques sont soit des pathogènes au sens strict du terme, soit des pathogènes opportunistes provenant de la flore normale des voies respiratoires supérieures. L'infection des alvéoles pulmonaires peut survenir dans plusieurs occasions:

- par inhalation d'aérosols sur lesquels sont fixés les microorganismes pathogènes;
- par aspiration de microorganismes de la flore résidante des voies respiratoires supérieures;
- plus rarement, par voie sanguine, en provenance de sites infectieux primaires.

Les pneumonies sont causées par plusieurs espèces de bactéries ou de virus (tableau 19.4). De façon générale, les agents infectieux varient selon l'âge de l'individu; de plus, les pneumonies constituent la cause la plus importante de mortalité infectieuse chez les personnes âgées.

Chez l'enfant, les pneumonies sont principalement d'origine virale. Elles sont causées, entre autres, par le virus respiratoire syncytial, et les virus parainfluenza. Les pneumonies causées par le virus respiratoire syncytial sont généralement graves et peuvent être fatales, surtout chez les très jeunes enfants. Les pneumonies d'origine bactérienne sont très souvent des complications d'une infection virale primaire, comme dans le cas de la rougeole. Mentionnons aussi que les nouveau-nés peuvent souffrir de pneumonies à *Chlamydia trachomatis*, qu'ils ont contracté de leur mère à la naissance.

Chez l'adulte, les pneumonies sont surtout d'origine bactérienne, mais l'agent étiologique dépend de divers facteurs:

- les premiers relèvent de l'individu (état de santé général, maladie infectieuse antérieure, immunosuppression, etc.);
- les seconds relèvent de l'environnement (hospitalisation, voyages dans certains régions du monde, contacts avec des animaux, etc.).

Le principal agent étiologique des pneumonies primaires qui surviennent chez des adultes auparavant en bonne santé est *Streptococcus pneumoniæ*. Cette bactérie détermine une pneumonie lobaire, caractérisée par l'atteinte d'un lobe dans sa totalité et par la présence d'exsudats dans les alvéoles pulmonaires. D'apparition brutale, cette pneumonie est accompagnée de fièvre, de toux, de sensation de gêne respiratoire et de douleurs dans la poitrine. Du pus peut être présent dans les expectorations veinées de sang (hémoptisie). D'évolution rapide, la pneumonie peut être fatale.

Outre *S. pneumoniæ*, les pneumonies peuvent être causées par d'autres bactéries (*Chlamydia pneumoniæ*, *Legionella pneumophila*, *Mycoplasma pneumoniæ* ou *Mycobacterium tuberculosis*) et par plusieurs virus. Ces pneumonies sont parfois qualifiées de pneumonies atypiques quand *S. pneumoniæ* n'est pas isolé du pus des expectorations. Parmi ces virus, mentionnons le virus respiratoire syncytial et les hantavirus. Chez l'adulte, les pneumonies causées par le RSV ne sont pas aussi graves que chez les jeunes enfants. En revanche, les pneumonies causées par les hantavirus sont beaucoup plus sérieuses. Ces virus s'attaquent à l'endothélium des capillaires sanguins. Quand ces derniers se brisent, les alvéoles pulmonaires s'emplissent de sang.

Figure 19.4 Origines des pneumonies

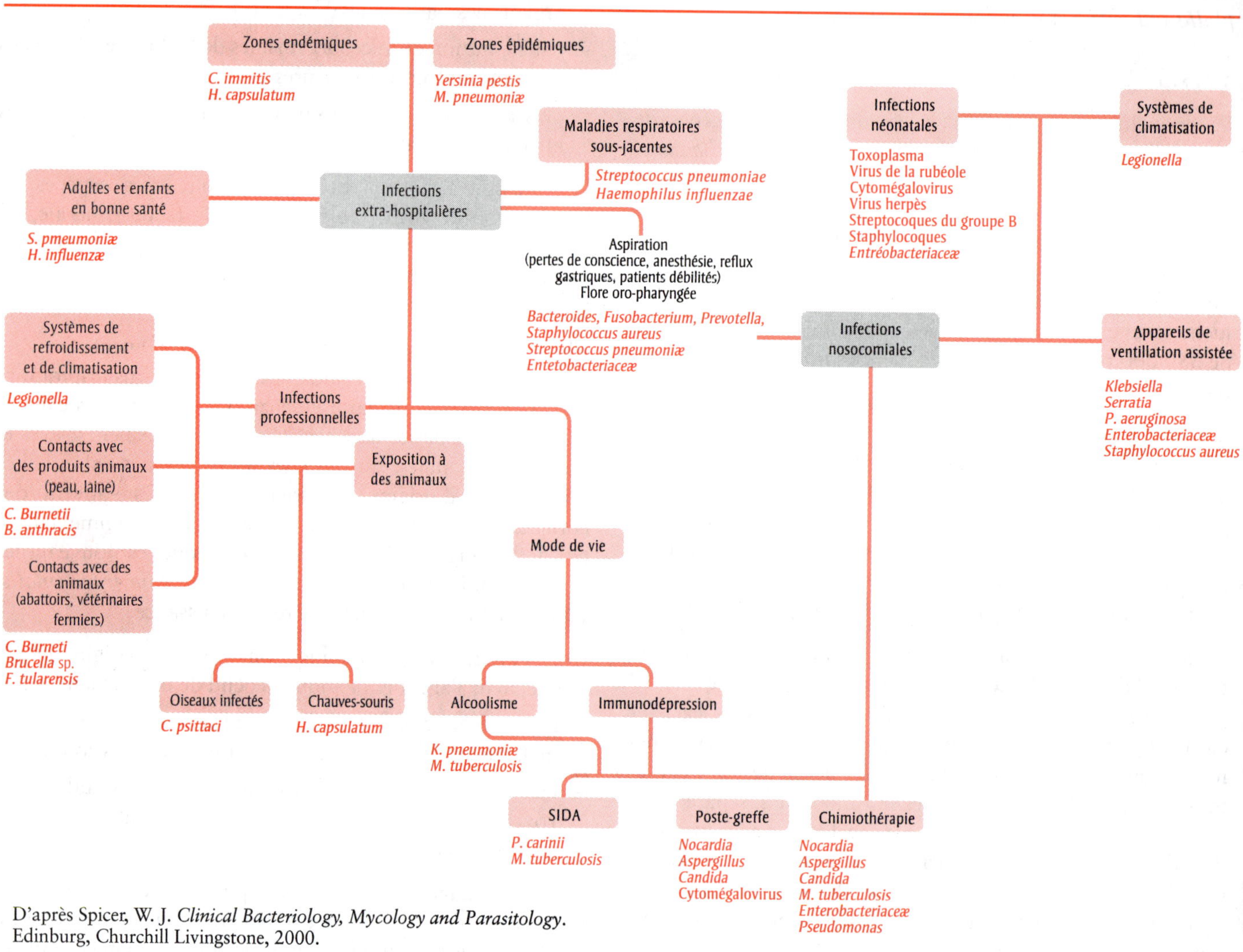

D'après Spicer, W. J. *Clinical Bacteriology, Mycology and Parasitology*. Edinburg, Churchill Livingstone, 2000.

Tableau 19.4 Principaux agents étiologiques des pneumonies

Microorganismes	Exemples
Bactéries	*Streptococcus pneumoniæ* *Hæmophilus influenzæ* *Mycoplasma pneumoniæ* *Legionella pneumophila* *Chlamydia trachomatis* *Moraxella catarrhalis* *Staphylococcus aureus* *Coxiella burnetii*
Virus	Influenza (types A et B) Parainfluenza (types 1 à 4) Virus respiratoire syncytial Virus de la rougeole Adénovirus Cytomégalovirus

Les pneumonies sont aussi des complications de problèmes infectieux ou non infectieux préexistants. Elles surviennent notamment chez les sujets atteints de fibrose kystique (*H. influenza*, *P. aeruginosa*, *S. aureus*), chez les patients placés sous ventilation assistée (*Klebsiella*, *Serratia*, *P. aeruginosa*, *S. aureus*). Les personnes inconscientes ou souffrant de maladies neurologiques risquent de développer une pneumonie par suite du passage des bactéries de la flore oro-pharyngée dans les bronches. Les principales espèces en cause appartiennent surtout aux genres *Prevotella*, *Bacteroides*, *Fusobacterium* et *Staphylococcus* (*S. aureus*). Par ailleurs, chez ces malades, *Bacteroides*, *Fusobacterium* et *Staphylococcus aureus* sont parfois impliquées dans la formation d'abcès pulmonaires causés par l'introduction dans les poumons de sécrétions respiratoires ou de sécrétions gastriques.

Enfin, plusieurs catégories de personnes souffrant de troubles immunitaires sont sujets aux pneumonies :

– les malades infectés par le VIH (*Pneumocystis carinii*, *Mycobacterium tuberculosis*, *Toxoplasma gondii* et divers mycètes;

- les personnes souffrant d'immunodépression postgreffe (*Nocardia*, *Aspergillus*, *M. tuberculosis*) ;
- les personnes soumises à des chimiothérapies (*P. aeruginosa*, bactéries entériques à Gram négatif, *M. tuberculosis*, divers mycètes).

L'évolution de ces pneumonies est souvent rapide. Elles sont accompagnées de dyspnée, de toux avec expectorations purulentes et hémoptisie, ainsi que de détresse respiratoire.

19.3.5 Abcès du poumon et empyème

Des abcès peuvent se former aux dépens du tissu pulmonaire. Comme le montre la figure 19.5, ils résultent principalement de :

- une aspiration de microorganismes provenant de la flore oro-pharyngée ou de la flore gastrique chez des patients inconscients ou par suite d'anesthésie (streptocoques et microorganismes anaérobies) ;
- une perforation du poumon ou une plaie chirurgicale (microorganismes de la flore cutanée : *Staphylococcus aureus*, *Staphylococcus epidermidis*, etc.) ;
- la propagation d'un abcès hépatique ou la migration de certains parasites (*Entamœba histolytica*, *Paragonimus westermani*) ;
- une complication d'une pneumonie (*Klebsiella pneumoniæ*) ;
- et, plus rarement, d'une embolie septique (*Staphylococcus aureus*, *Escherichia coli*, *Fusobacterium necrophorum* et *Bacteroides fragilis*).

Les principaux symptômes d'un abcès sont la présence de pus nauséabond, qui signe la présence de bactéries anaérobies, une fièvre persistante, des malaises et la perte de poids.

L'empyème, ou pleurésie, résulte de l'accumulation de pus dans la cavité pleurale. La plupart du temps, l'empyème est causé par les bactéries responsables d'une pneumonie qui traversent la plèvre et s'installent dans la cavité pleurale. Il a donc la même origine infectieuse : *Staphylococcus aureus*, *Fusobacterium necrophorum* et *Bacteroides fragilis*. Les principaux signes cliniques sont la dyspnée, une toux sèche et de la douleur dans la poitrine.

19.3.6 Tuberculose

Causée par *Mycobacterium tuberculosis*, la tuberculose est une infection chronique des poumons ou d'autres organes (intestin, péritoine, articulations, os, ganglions, reins, etc.). La maladie est caractérisée par la formation de tubercules constitués d'un amas de macrophages et de cellules géantes (cellules de Langerhans) disposées en couronnes autour des bactéries. Le centre des tubercules nécrose et la périphérie s'entoure d'une capsule qui se calcifie.

D'abord asymptomatique, la tuberculose se manifeste par de la fièvre, de la toux accompagnée d'expectorations purulentes et d'hémoptisie. La baisse d'appétit, la fatigue générale, la fièvre en fin d'après-midi sont d'autres manifestations cliniques.

La tuberculose peut aussi prendre une forme latente : il n'y a pas de symptômes ou de signes de l'infection, mais l'agent infectieux demeure en dormance dans l'organisme après l'infection

Figure 19.5 Origine des abcès du poumon

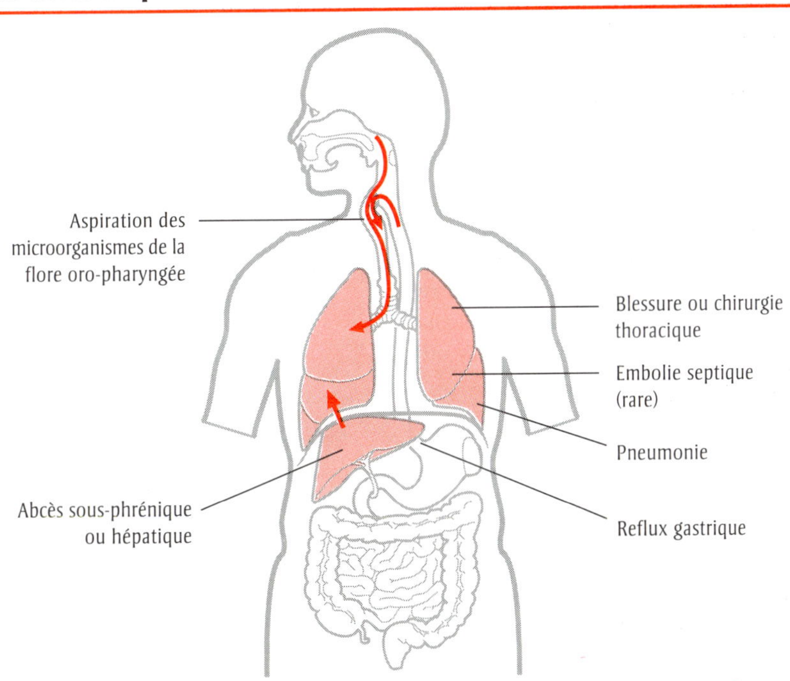

initiale et une apparente rémission. La période de latence peut s'étaler de 10 à 80 ans. Généralement, la maladie se réactive par suite d'une baisse de l'immunité cellulaire, en particulier chez les personnes vieillissantes.

Avec la découverte de la streptomycine au début des années 1950, l'amélioration de l'hygiène et de l'alimentation, la tuberculose a connu une forte régression et l'on pouvait espérer sa disparition, du moins dans les pays développés. Malheureusement, depuis une décennie, la tuberculose a fait un retour en force. La tuberculose est non seulement toujours active, mais plus menaçante que jamais. Selon l'OMS, elle constitue la première cause de mortalité infectieuse dans le monde.

On considère aujourd'hui que le tiers de l'humanité est infectée par le bacille tuberculeux. Parmi ces personnes, 10 % environ développent la tuberculose. Les personnes souffrant d'immunodépression sont les plus exposées. Dans le monde, on compte chaque année huit millions de nouveaux cas, et entre 2,5 et 3 millions de personnes en meurent, soit plus que le Sida et le paludisme réunis. Plus des trois-quarts des victimes de la tuberculose ont entre 15 et 49 ans, et cette maladie est responsable d'un décès sur sept chez les adultes.

La recrudescence de la tuberculose s'explique par deux catégories de facteurs. D'une part, il devient de plus en plus difficile de lutter contre l'infection en raison de l'apparition et de la propagation de souches de mycobactéries résistantes aux antibiotiques. Il est nécessaire de recourir aujourd'hui à une trithérapie combinant rifampicine et isoniazide, durant neuf mois, et pyrazinamide, durant les deux premiers mois du traitement. L'ajout d'un quatrième médicament, l'éthambutol, permet de raccourcir le traitement à six mois. D'autre part, la tuberculose est devenue une infection secondaire fréquente chez les personnes atteintes du SIDA. L'immunodépression permet une réactivation de *M. tuberculosis* présent à l'état latent et les malades disséminent les bacilles dans leur entourage.

19.3.7 Infections parasitaires

Certains parasites sont impliqués dans des infections pulmonaires. Parmi les protozoaires, seul *Entamœba histolytica* cause occasionnellement des abcès pulmonaires. Par contre, les larves de certains helminthes séjournent dans les poumons au cours de leur cycle vital et sont responsables de différents symptômes pulmonaires. Le tableau 19.5 identifie les plus fréquemment mentionnés.

19.3.8 Mycoses respiratoires

Plusieurs mycètes provoquent des mycoses profondes à porte d'entrée respiratoire: *Histoplasma capsulatum, Blastomyces dermatidis, Cryptococcus neoformans, Coccidioides immitis. Candida albicans* et plusieurs espèces *d'Aspergillus* sont d'autres agents infectieux responsables de mycoses profondes à porte d'entrée respiratoire.

Ce type de mycose peut se généraliser et causer des infections systémiques, en particulier chez les personnes souffrant de troubles immunitaires, d'immuno-dépression, de cancer, de diabète, etc. ou une antibiothérapie prolongée (voir Chapitre 29, *Infections opportunistes*).

Mycoses systémiques

Généralement, les mycoses systémiques sont des mycoses respiratoires qui se propagent à d'autres organes. Elles causent des septicémies, des endocardites, des atteintes rénales, cérébrales ou digestives. La plupart du temps, ces mycoses débutent par une atteinte localisée à manifestation respiratoire, mais elles tendent à se généraliser chez les personnes souffrant de troubles immunitaires, d'immuno-dépression, de cancer, de diabète, etc., ou chez celles qui subissent des traitements immunosuppresseurs ou une antibiothérapie prolongée.

Ces mycoses systémiques sont causées par l'inhalation de conidies de mycètes qui proviennet du sol: *Histoplasma capsulatum, Blastomyces dermatidis, Coccidiodides immitis* et *Crytococcus neoformans*.

Quelques antibiotiques à pouvoir antifongique permettent le traitement des malades. Parmi ceux-ci, mentionnons l'amphotéricine B qui a été utilisée avec succès en intraveineuse, mais qui causait de nombreux effets secondaires. Cet antifongique est remplacé maintenant par des imidazoles: kétonazole, fluconazole, itraconazole, etc. Outre leur moindre toxicité, ces produits diffusent dans le liquide céphalo-rachidien.

Par ailleurs, des mycoses systémiques peuvent être causées par les mycètes des genres *Candida* et *Aspergillus*. Les candidoses systémiques surviennent fréquemment chez les personnes qui souffrent de déficits imunitaires. Chez l'adulte, *Candida* pénètre souvent dans l'organisme lors de la pose d'un cathéter.

Quoiqu'à une moindre fréquence, ces mêmes malades sont aussi sujets aux aspergilloses. Causées notamment par *Aspergillus fumigatus, Aspergillus nidulans* et par *Aspergillus niger*, les aspergilloses se manifestent surtout par des localisations pulmonaires; elles peuvent aussi causer des thromboses et des hémorragies. Ces infections généralisées sont d'autant plus graves qu'elles sont difficiles à diagnostiquer, qu'il y a peu de médicaments pour les traiter et qu'elles surviennent chez des individus dont le système immunitaire affaibli ne permet pas de lutter efficacement, surtout chez les personnes souffrant de déficits en lymphocytes T.

Tableau 19.5 Helminthes responsables de syndromes pulmonaires

Helminthes	Pathogenèse
Cestodes	
Echinococcus granulosus	Les larves du ténia échinocoque se développent dans des kystes hydatiques. Quand ces kystes atteignent une dimension importante, ils exercent une forte pression sur les tissus pulmonaires. Il en résulte de la détresse respiratoire.
Trématodes	
Paragonimus westermani	Les métacercaires[1] infectants de cette douve sont ingérés avec des aliments insuffisamment cuits ou crus. Ils se transforment en vers adultes dans le tube digestif. Aussitôt après, les vers traversent la paroi du tube digestif, gagnent le système circulatoire et se dirigent vers les poumons. Ce sont donc les vers adultes qui s'installent dans les poumons. Ils y pondent des œufs qui seront expulsés dans les bronches avec les expectorations. La présence de *P. westermani* entraîne de la toux, de la dyspnée, des douleurs dans la poitrine, et dans les cas d'infestation massive une broncho-pneumonie.
Nématodes	
Ascaris lumbricoides	Les œufs ingérés avec des aliments contaminés éclosent dans le tube digestif et se transforment en larves. Celles-ci traversent la barrière intestinale, gagnent la circulation sanguine et se dirigent vers le foie puis les poumons. Au cours de leur séjour dans le tissu pulmonaire, ces larves brisent les capillaires des alvéoles pour atteindre les bronchioles. Elles remonteront les voies respiratoires avant de passer dans le tube digestif. Le stade pulmonaire de l'ascaridiase est marqué par une toux, parfois accompagnée de mucus contenant des éosinophiles. Les manifestations pulmonaires ne durent que quelques jours et surviennent surtout chez les enfants.
Ancylostoma duodenale ***Necator americanus***	Les larves pénètrent dans l'organisme en perforant la peau saine. Ils migrent alors vers les poumons. Au cours de leur séjour dans le tissu pulmonaire, ces larves brisent les capillaires des alvéoles pour atteindre les bronchioles. Elles remonteront les voies respiratoires avant de passer dans le tube digestif. En endommageant les capillaires et les alvéoles, les larves d'*A. duodenale* et de *N. americanus* causent des réactions inflammatoires, parfois une pneumonie.
Brugia malayi ***Wuchereria bancrofti***	Les filaires sont des petits vers filiformes qui s'introduisent dans l'organisme à l'occasion de la piqûre d'un insecte infecté. Les larves de filaires vivent dans le sang. En dehors des périodes où elles se dirigent périodiquement vers la circulation sanguine périphérique, ces larves, ou microfilaires, se trouvent dans les capillaires du tissu pulmonaire. Leur présence cause de la toux, de la détresse respiratoire et une éosinophilie.

1 Les métacercaires sont des formes intermédiaires des douves, et correspondent au stade de développement situé entre la larve et le ver adulte.

Concepts clés à retenir

1. Les **rhinites**, la plupart des **pharyngites**, des **laryngites**, des **otites** et des **sinusites** sont causées par les **rhinovirus**, les **coronavirus**, les **adénovirus** ainsi que par les **virus influenza** et **parainfluenza**.
2. Les **pharyngites d'origine bactérienne** sont causées par ***Streptococcus pyogenes***, ***Neisseria gonorrhoeæ***, ***Corynebacterium diphteriæ***, ***Hæmophilus influenzæ***, tandis que ***S. pneumoniæ*** et ***H. influenzæ***, provoquent des **otites** et des **sinusites**.
3. La **scarlatine** est causée par des souches particulières de ***Streptococcus pyogenes*** qui sécrètent une **toxine érythrogène** responsable des principaux symptômes de la maladie.
4. La **diphtérie** est causée par ***Corynebacterium diphteriæ***. Elle se manifeste par une pharyngite, par une obstrution des voies respiratoires et par diverses manifestations causées par la toxine diphtérique.
5. La **grippe** est causée par les virus **influenza** de types **A, B** et **C**. Elle se manifeste par de la fièvre, des maux de tête, des courbatures et par diverses manifestations respiratoires et s'accompagne parfois de surinfections bactériennes.
6. Les **bronchites** sont d'origine virale ou bactérienne (***S. pneumoniæ***, ***H. influenzæ* type b**, ***M. catarrhalis***, ***M. pneumoniæ***). Elles sont caractérisées par une inflammation des bronches, de la toux et des sécrétions purulentes.
7. La **coqueluche** est causée par les souches **toxinogènes** de ***B. pertussis***. Les principales manifestations sont causées par les toxines de cette bactérie.
8. Les **pneumonies** sont causées par ***S. pneumoniæ***, ***L. pneumophila***, ***M. pneumoniæ*** ou ***M. tuberculosis*** et par plusieurs virus (dont le **virus respiratoire syncytial**).
9. Les **pneumonies** sont aussi des complications de problèmes infectieux ou non infectieux préexistants. Les principales bactéries qui en sont responsables sont ***H. influenzæ***, ***K. pneumoniæ***, ***P. aeruginosa*** et ***S. aureus***.
10. La **tuberculose** est causée par ***M. tuberculosis*** et par plusieurs autres espèces de mycobactéries.
11. Plusieurs mycètes provoquent des **mycoses** profondes à porte d'entrée respiratoire : ***Histoplasma capsulatum***, ***Blastomyces dermatiditis***, ***Cryptococcus neoformans***, ***Coccidioides immitis***, ***Candida albicans*** et plusieurs espèces d'***Aspergillus***.

Références et lectures suggérées

Bannister, B. A., Begg, N. T. et S. M. Gillespie. *Infectious Diseases*. 2e éd., Blackwell Sciences, Oxford, 2000.

Baron, E. Jo, Peterson, L. R., et S. M. Finegold. *Bailey & Scott Diagnostic Microbiology*. 9e éd., St-Louis, Mosby, 1994.

Baron, E. Jo, Chang, R. S., Howard, D. H., Miller J. N., et J. A. Turner. *Medical Microbiology. A Short Course*. Wiley-Liss, New York, 1994.

Berche, P, Gaillard, J. L. et M. Simonet. *Les bactéries des infections humaines*. Paris, Flammarion. Médecine-Science, 1991.

Brook, I. *Atlas of Infectious Diseases*. Vol. IV. *Upper Respiratory and Head and Neck Infections*. Philadelphie, Churchill Linvingstone, 1995.

CDC Morbidity and Mortality Weekly Report. « Update: Influenza Activity — United States and Worldwide, 2000-2001 Season, and Composition of the 2001-02 Influenza Vaccine ». *Journal of the American Medical Association*, 2001, (4 juillet), vol. 286, n° 1, p. 36-38.

Couture, B. *Bactériologie médicale*. 3e éd., Montréal, Décarie, 1997.

Crainic, R. et J.-C. Nicolas (coordinateurs). *Virologie médicale*. Paris, Technique et documentation Lavoisier, 1993.

Isada, C. M., Kasten, B. L., Goldman, M. P., Gray, L. et J. A. Aberg. *Infectious Diseases Handbook*. 4e éd., Cleveland, Lexi-Comp. inc., 2001.

Joklik, W. K., Willlet, H. P. et D. B. Amos. *Zinsser Microbiology*. 20e éd., Norwalk, Appleton & Lange, 1992.

Koneman, E. W., Allen, S. D., Janda, W. L., Schreckenberger et W. C Win Jr. *Color Atlas and Textbook of Diagnostic Microbiology*. 4e éd., Philadelphie, Lippincott, 1997.

Mims, C. A., Playfair, J., Roitt, Y., Wakelin, D. et R. Williams. *Medical Microbiology*. Londres, Mosby, 1998.

Mims, C., Nash, A. et J. Stephen. *Mim's Pathogenesis of Infectious Diseases*. San Diego, Academic Press. 2001.

Pechère, C. *Reconnaître, comprendre, traiter les infections*. St-Hyacinthe, EDISEM, 1991.

Rees, E. R, et R. F. Betts. *A Practical Approach to Infectious diseases*. 4e éd., Boston, Little, Brown and Co., 1996, 1461 p.

Simberkoff, L. *Atlas of Infectious Diseases*, vol. VI, *Pleuropulmonary and Bronchial Infections*. Philadephie, Chrurchill Linvingstone, 1996.

Specter, S., Rodincka, R. L., et S. A. Young. *Clinical Virology Manual*. Washington, D. C., American Society for Microbiology, 2000.

Vincent, V. « La tuberculose ». *Pour la science*, dossier *Les maladies émergentes*, octobre 1995, p. 21-22.

Wine, J. J. « Cystic Fibrosis Lung Disease ». *Scicence & Medicine*. 1999, mai-juin, p. 34-43.

Chapitre 20

Infections gastro-intestinales et intra-abdominales

Sommaire

20.1 Introduction

Les infections gastro-intestinales sont causées par des microorganismes pathogènes qui réussissent à contourner les premières lignes de défense de l'appareil digestif. La plupart de ces infections demeurent confinées au tube digestif et sont d'origine alimentaire mais, dans certains cas, le tube digestif joue aussi le rôle de porte d'entrée: après avoir traversé la muqueuse intestinale, ces agents pathogènes sont emportés par la circulation sanguine. Ils peuvent causer des infections systémiques ou infecter des organes éloignés.

Dans ce chapitre, nous traiterons principalement des gastroentérites d'origine alimentaire causées par les bactéries et les virus, qui constituent les deux grands groupes d'agents étiologiques de ces maladies. Moins fréquentes, les parasitoses seront traitées brièvement, sous forme de tableaux, en nous limitant aux informations essentielles. Pour terminer, nous traiterons des infections intra-abdominales: les péritonites, les abcès intra-abdominaux et les infections hépatiques, parmi lesquelles les hépatites virales aiguës occupent une place prépondérante. Nous avons réuni ici la description de toutes les hépatites car, indépendamment des virus qui les provoquent et de leurs voies de transmission, elles sont marquées par un syndrome identique.

Par ailleurs, nous renvoyons le lecteur aux chapitres spécifiques pour trouver des informations sur les manifestations intestinales d'infections qui surviennent dans des conditions inhabituelles.

20.2 Facteurs favorisant les infections gastro-intestinales

D'une façon générale, les infections gastro-intestinales résultent soit de la multiplication dans le tube digestif de microorganismes ingérés avec de l'eau ou des aliments contaminés, soit de l'action de toxines produites avant la consommation des aliments (figure 20.1). Très souvent, ces infections sont dues à une mauvaise manipulation des aliments, une préparation inadéquate, une cuisson insuffisante ou des méthodes de conservation inappropriées.

Il faut souligner d'emblée le rôle déterminant que jouent les conditions sanitaires générales de la population dans la transmission et la propagation de ces maladies: le risque épidémiologique est d'autant plus élevé que ces conditions sanitaires sont pauvres. L'absence de traitement de l'eau de consommation, de système d'épuration, l'impossibilité de recourir à la réfrigération pour conserver les aliments, le faible niveau d'hygiène personnelle, de même que l'ignorance, constituent autant de facteurs favorables à la propagation des infections intestinales. Il n'est donc pas surprenant que ces infections affectent surtout les pays en voie de développement et qu'elles y soient une cause importante de morbidité et de mortalité. Dans les pays plus avancés sur le plan sanitaire, ces infections sont généralement bénignes et relativement peu fréquentes, quoiqu'en progression (tableau 20.1).

Le problème que représentent les porteurs sains doit aussi être souligné, car ils constituent un maillon important dans la chaîne

Figure 20.1 **Caractéristiques générales des infections du système digestif**

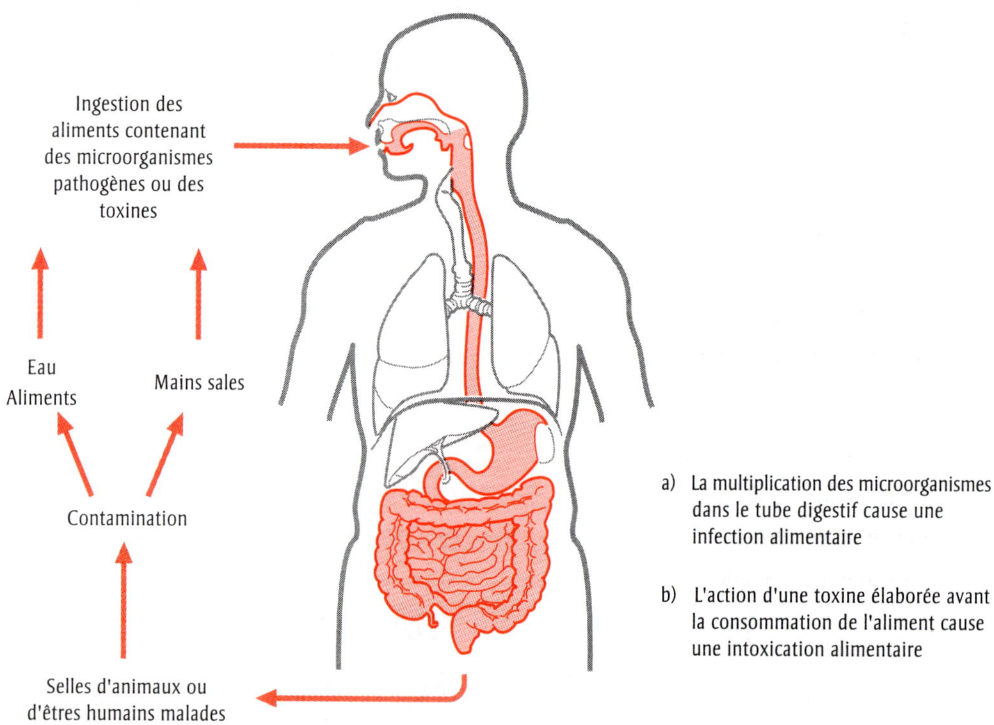

de transmission des infections gastro-intestinales. Ces personnes que l'on croit en bonne santé peuvent être porteuses de microorganismes pathogènes. Dans certains cas, l'infection a été si bénigne qu'elle est passée inaperçue ; dans d'autres cas, la personne apparemment guérie abrite encore les microorganismes pathogènes dans ses intestins. Elle en rejette dans ses selles pendant plusieurs semaines, voire plusieurs mois. Ces porteurs ne connaissent généralement pas leur état, mais ils n'en constituent pas moins une source d'infection importante, surtout s'ils ne respectent pas les règles d'hygiène élémentaire, en particulier lors de la préparation des aliments.

Les infections d'origine alimentaire sont généralement difficiles à distinguer les unes des autres car les symptômes sont généralement peu spécifiques : nausées, vomissements, crampes abdominales, diarrhées.

20.3 Classification des agents responsables des infections gastro-intestinales

Les microorganismes responsables des infections gastro-intestinales appartiennent à toutes les catégories d'agents infectieux, à l'exception des intoxications causées par les toxines des mycètes, qui sont rarissimes.

Les agents infectieux responsables de troubles gastro-intestinaux sont généralement classés en trois groupes selon la pathogenèse (tableau 20.2) :

- les agents infectieux non invasifs, qui se multiplient à la surface des cellules épithéliales de l'intestin, et qui perturbent les activités cellulaires par suite de leur simple présence en grand nombre ou de la production de toxines ;
- les agents infectieux invasifs, qui envahissent les tissus de l'appareil digestif, détruisent les cellules épithéliales, pénètrent occasionnellement dans les tissus sous-jacents au risque de se disséminer dans d'autres tissus ;
- les agents infectieux entérotoxiques, qui sécrètent des toxines et qui sont responsables des intoxications alimentaires (*Staphylococcus aureus*, *Bacillus cereus*, *Escherichia coli* entérotoxigènes).

Tableau 20.1 **Nombre de cas de différentes infections gastro-intestinales pour l'année 1998.**

Infections	Nombre de cas
Campylobactériose	14 236
Salmonelloses	7040
Giardiase	5519
Shigellose	1593
Gastro-entérites à *Escherichia coli* vérotoxigène (O157:H7)	1484
Hépatite A	1090
Typhoïde	82
Listériose	75
Trichinose	61
Botulisme	7
Brucellose	7
Choléra	3
Poliomyélite	0

Source : Santé Canada, Direction générale de la santé de la population et de la santé publique. Maladies à déclaration obligatoire. 2000.

20.4 Gastro-entérites bactériennes

Les gastro-entérites bactériennes qui surviennent le plus fréquemment sont causées par :

- différentes souches d'*Escherichia coli* ;
- *Salmonella enteritidis* et *S. choleræ-suis* ;
- *Shigella sonnei* ;
- *Vibrio parahæmolyticus* ;
- *Clostridium perfringens* ;
- *Campylobacter jejuni* ;
- *Yersinia enterolytica*.

Généralement bénignes, ces infections peuvent devenir redoutables, voire mortelles. La figure 20.2 identifie et localise les infections gastro-intestinales d'origine bactérienne décrites dans ce chapitre.

Étant donné leur mode de transmission, les gastro-entérites d'origine alimentaire peuvent être prévenues par des mesures d'hygiène simples. La première de ces mesures est le lavage obligatoire des mains, à l'eau et au savon, après le passage aux toilettes. En effet, les papiers de toilette sont poreux et les doigts de leurs utilisateurs et utilisatrices peuvent être facilement souillés de matières fécales sans que cela soit apparent. Seul un lavage consciencieux permet de s'assurer de la propreté des mains et de l'élimination des microorganismes fécaux.

Le simple bon sens, sinon le sens des responsabilités, devrait dicter aux personnes malades de s'abstenir de travailler dans les établissements publics, dans les cuisines de collectivités ou dans les usines de traitement des aliments. En cuisine, la réfrigération systématique des aliments est un autre moyen de prévenir la multiplication des bactéries responsables.

Tableau 20.2 Classification sommaire des agents des gastro-entérites selon leur pathogenèse

Infections	Exemples
Non invasives	**Bactéries** *Vibrio choleræ* *Clostridium perfringens* *Escherichia coli* (souches entéropathogènes) **Parasites** *Giardia lamblia* Helminthes parasites (*Tænia*, *Ancylostoma*, *Necator*, etc.)
Invasives*	**Bactéries** *E. coli*, *Campylobacter*, *Salmonella*, *Shigella*, *Vibrio choleræ*, *Vibrio parahæmolyticus*, *Yersinia enterolytica*, *Listeria monocytogenes* **Tous les virus** **Parasites** *Entamœba histolytica* *Toxoplasma gondii* *Trichinella spiralis*
Entérotoxiques**	**Bactéries** *Escherichia coli* (souches vérotoxigènes O157:H7) *Staphylococcus aureus* *Bacillus cereus* *Clostridium botulinum* **Mycètes** *Aspergilslus*, *Penicillium* (aflatoxines) *Claviceps*

Notes : * Les agents infectieux restent dans la muqueuse intestinale (*Vibrio choleræ*, *Vibrio parahæmolyticus*) ou gagnent la circulation sanguine. Ils peuvent alors infecter d'autres tissus et causer des lésions dans d'autres organes (*Salmonella typhi*, *Listeria monocytogenes*).

** Les toxines produites par certains microorganismes agissent localement, tels *Escherichia coli* (souches vérotoxigènes O157:H7, *Staphylococcus aureus*, *Bacillus cereus*). D'autres toxines agissent à distance : elles s'attaquent notamment au système nerveux (*C. botulinum* ou *Gonyaulax*), au foie (aflatoxines), ou aux reins (souches vérotoxigènes d'*E. coli*).

20.4.1 Gastro-entérites causées par *Escherichia coli*

Escherichia coli est un résident normal de la flore intestinale, mais certaines souches sont pathogènes. Sur les milliers de souches identifiées, seule une trentaine sont pathogènes. Elles causent des gastro-entérites dont les formes les plus graves sont parfois associées à d'autres pathologies.

Les différents types de virulence ont conduit à distinguer quatre groupes d'*Escherichia coli* selon les syndromes dont ils sont responsables (tableau 20.3) :

- *E. coli* entéro-pathogènes (EPEC, *Enteropathogenic E. coli*), qui adhèrent en grand nombre aux entérocytes des microvillosités et qui perturbent les échanges liquidiens ;
- *E. coli* entéro-invasifs (EIEC, *Enteroinvasive E. coli*), qui envahissent la muqueuse intestinale, s'y multiplient et détruisent la muqueuse. Ces souches d'*E. coli* sont responsables de diarrhées accompagnées de sang ;
- *E. coli* entéro-toxigènes (ETEC, *Enterotoxigenic E. coli*), qui sécrètent une toxine thermolabile ou une ou plusieurs toxines thermostables. Ces toxines agissent de manière identique à la toxine cholérique. Les souches ETEC provoquent des diarrhées par suite de la rétention de liquide dans l'intestin. Elles sont la cause la plus fréquente des diarrhées infantiles dans les pays en voie de développement ;
- *E. coli* entéro-hémorragiques (EHEC ou VTEC, *Enterohæmorrhagic E. coli*), caractérisés par la sécrétion de vérotoxine. Cette toxine a une affinité particulière pour les récepteurs des cellules intestinales ainsi que pour les reins. Au niveau intestinal, les *E. coli* entéro-hémorragiques causent des ulcérations de la muqueuse intestinale, ce qui provoque des hémorragies.

La pathogénicité des *Escherichia coli* est souvent liée à la présence de plasmides. Ces structures génétiques extrachromosomiques codent la synthèse de diverses toxines et la formation de pili qui permettent aux bactéries d'adhérer aux cellules épithéliales.

Figure 20.2 Principales gastro-entérites d'origine bactérienne

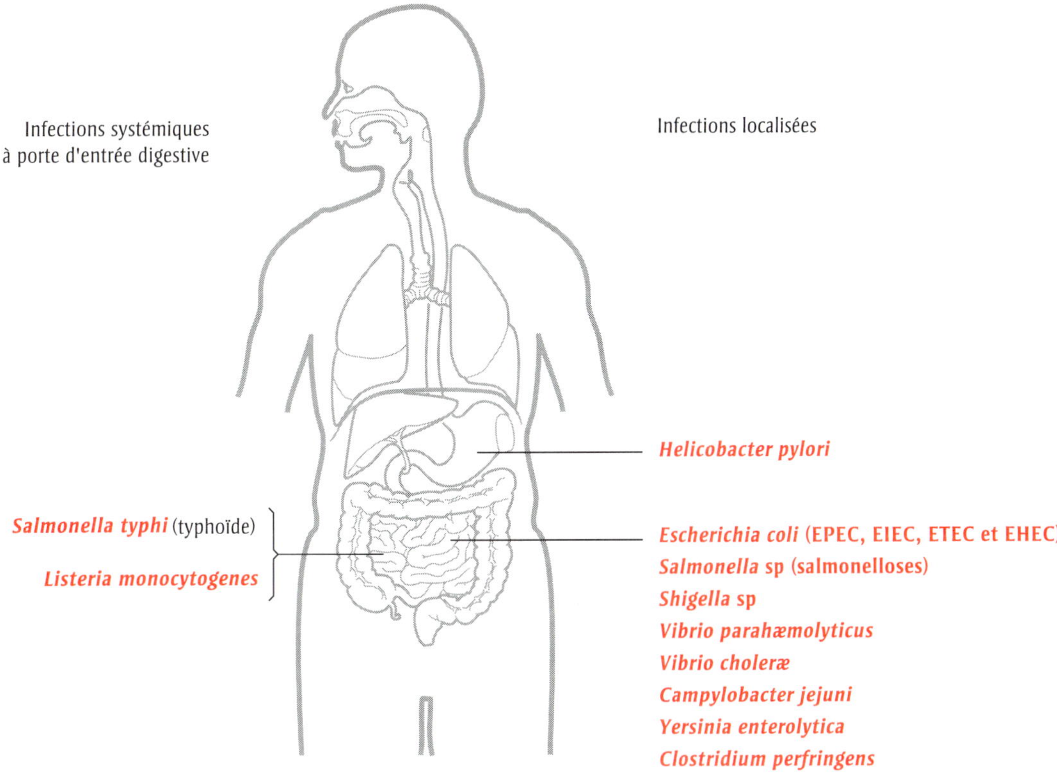

On distingue les différentes souches par sérotypage en les différenciant par leurs antigènes somatiques (O), flagellaires (H) et capsulaires (K).

Précisons que les *E. coli* entéro-toxigènes sont fréquemment incriminées dans les gastro-entérites, en particulier chez les enfants dans les pays en développement. Elles sont aussi responsables de la gastro-entérite qui affecte les touristes voyageant dans de nombreux pays d'Amérique centrale et d'Amérique latine. Cette forme de gastro-entérite est aussi connue sous le nom de diarrhée des voyageurs, ou *turista*. Dans ces pays, l'eau contaminée constitue la principale source d'infection. Il est donc préférable de n'utiliser que de l'eau embouteillée *gazéifiée* (l'embouteillage est plus difficile à réaliser, donc plus difficile à contrefaire), de ne pas consommer de crudités, de toujours peler les fruits avant de les manger, et d'éviter les glaçons.

Mentionnons aussi la souche d'*E. coli* entéro-hémorragique O157:H7 qui est responsable des plus graves symptômes associés à cette bactérie. Cette infection de description récente — elle remonte à 1982 — est en recrudescence rapide sur le continent nord-américain. L'infection débute entre deux et quatre jours après la consommation des aliments contaminés. Sous l'action de certaines toxines (vérotoxine) à pouvoir cytolytique, les bactéries endommagent la muqueuse du côlon et causent des ulcérations hémorragiques (rectocolite hémorragique). *E. coli* entéro-hémorragique O157:H7 est responsable de graves complications, surtout chez les enfants et les personnes âgées. Mentionnons le syndrome hémolytique et urémique, la thrombocytopénie, l'anémie hémolytique et la défaillance rénale aiguë. En Amérique du Nord, des flambées surviennent régulièrement, surtout l'été, en période de pique-niques et de barbecues. Cette souche est surtout associé à la contamination de la viande hachée — d'où le nom de maladie du hamburger. Les infections sont causées par une cuisson insuffisante de la viande contaminée. Toutes les viandes hachées devraient être consommées bien cuites afin de s'assurer de la destruction de tous les microorganismes qui ont pu les contaminer. Pour ces viandes, dont la structure a été rompue par le hachage, les microorganismes présents à la surface sont introduits dans la masse, ce qui en accélère la contamination. De plus, les hachoirs constituent aussi une éventuelle source supplémentaire de contamination.

Les gastro-entérites à *E. coli* se transmettent aussi par l'eau; ils trahissent alors une contamination fécale. La prévention repose sur l'hygiène, la propreté, la cuisson et la réfrigération adéquates des aliments ainsi que le traitement de l'eau. La chloration de l'eau détruit *E. coli*, de même que l'ébullition (pendant 20 minutes).

En règle générale, l'infection guérit d'elle-même. La réhydratation et le rééquilibrage électrolytique facilitent la récupération; l'antibiothérapie n'est pas nécessaire, sauf dans les cas les plus graves. La ciproflaxine, la norfloxacine, ainsi que la triméthoprime et le sulfaméthoxazole en association, sont les antibiotiques conseillés.

Il n'y pas d'immunité acquise après l'infection.

Tableau 20.3 Caractéristiques des différentes souches d'*Escherichia coli* responsables de gastro-entérites

Souches	Pathogenèse	Manifestations cliniques	Épidémiologie	Transmission
***E. coli* entéro-pathogènes (EPEC)**	Réaction inflammatoire et dégénérescence de l'épithélium consécutives à l'adhésion des bactéries sur les entérocytes Perturbation des échanges liquidiens par suite de l'accumulation de liquides et d'électrolytes dans le tube digestif	Fièvre, malaise, vomissements, crampes abdominales, diarrhées avec présence de mucus (pas de sang en quantités importantes dans les selles) Déshydratation	Syndrome diarrhéique survenant surtout chez les enfants (dans les pays du Tiers-Monde)[1]	Eau et aliments contaminés
***E. coli* entéro-invasifs (EIEC)**	Destruction des cellules épithéliales de la muqueuse intestinale par suite de l'envahissement des entérocytes Perturbation des échanges liquidiens par suite de l'accumulation de liquides et d'électrolytes dans le tube digestif	Gastro-entérite de type dysentérique difficile à distinguer des shigelloses : diarrhés avec présence de mucus, de sang et de polynucléaires dans les selles Déshydratation	Syndrome diarrhéique affectant sporadiquement les enfants et les adultes	Aliments contaminés au cours de leur préparation par des personnes malades ou par des porteurs sains
***E. coli* entéro-toxigènes (ETEC)**	Sécrétion d'une entérotoxine par les bactéries fixées sur les cellules épithéliales intestinales (les entérocytes ne sont pas endommagés) Perturbation des échanges liquidiens par suite de l'accumulation de liquides et d'électrolytes dans le tube digestif	Nausées, diarrhées aqueuses, crampes abdominales, fièvre légère, vomissements Déshydratation	Agents les plus fréquents des gastro-entérites infantiles Agents les plus fréquents de la diarrhées des voyageurs (*turista*)[2]	Eau contaminée par les matières fécales d'animaux ou d'humains infectés Aliments contaminés lors de leur préparation
***E. coli* entéro-hémorragiques (EHEC ou VTEC)**	Sécrétion de toxines à action cytotoxique provoquant des ulcérations sur la muqueuse du côlon responsables d'importants saignements	Diarrhée sanglante Rectocolite hémorragique, syndrome hémolytique et urémique, thrombocytopénie, anémie hémolytique et défaillance rénale aiguë	Agents responsables des plus graves symptômes associés à cette bactérie	Par les aliments contaminés, notamment par la viande hachée insuffisamment cuite (maladie du steak haché), et par d'autres aliments dont le lait

1 Au Canada, les *E. coli* entéropathogènes ont été responsables de nombreuses infections chez les nourrissons dans les années 1940-1950.

2 On estime que 60 à 70 % des cas de diarrhée des voyageurs sont dus à ces souches d'*E. coli*, mais d'autres bactéries, des virus et des parasites peuvent aussi être incriminés.

20.4.2 Salmonelloses

Les salmonelloses sont causées par des bactéries du genre *Salmonella*. Les espèces les plus fréquemment incriminées sont *Salmonella enteritidis*, dont la variété *typhimurium*, et *Salmonella cholerœ-suis*.

À l'heure actuelle, dans de nombreux pays, comme les États-Unis, le Canada, ou les pays d'Europe de l'Ouest, les salmonelloses constituent aussi un problème épidémiologique préoccupant étant donné la recrudescence des salmonelloses dans les élevages de volailles et les changements d'habitudes alimentaires observées dans ces pays. Alors qu'auparavant, les salmonelloses n'affectaient que de petits groupes de personnes isolées, la restauration rapide, — et la préparation d'aliments à grande échelle qu'elle implique —, risque de multiplier le nombre de cas et d'entraîner des infections collectives massives.

Dans ces pays, l'incidence des salmonelloses est toujours cyclique: le nombre de cas est maximum entre juillet et septembre alors qu'il est au plus bas entre février et avril. La variation du nombre de cas recensés est simplement due au fait que durant la saison chaude, les salmonelles se développent facilement et rapidement dans les aliments non réfrigérés.

Les *Salmonella* attaquent les voies gastro-intestinales, c'est-à-dire l'estomac, l'intestin grêle et le côlon. Elles surviennent subitement. Les premiers symptômes apparaissent entre 8 et 48 heures après la consommation des aliments contaminés: diarrhées liquides, glaireuses et parfois sanglantes, nausées, crampes abdominales, vomissements et fièvre (38-39 °C).

La présence d'endotoxines serait à l'origine des symptômes observés et ceux-ci disparaissent après 2 à 5 jours. Même si, en règle générale, la maladie guérit spontanément, la salmonellose ne doit pas être prise à la légère: elle peut être mortelle chez les jeunes enfants et chez les personnes souffrant de troubles de l'immunité, tels le SIDA.

Même si des porteurs ou des patients peuvent contaminer des aliments, les principaux réservoirs de salmonelles sont les animaux (poulets, canards, dindes, animaux domestiques comme les chiens, les chats et les tortues). De tous ces animaux, les animaux de basse-cour sont les plus souvent responsables des infections chez les humains.

Comme la majorité des cas de salmonelloses résultent de l'ingestion de nourriture contaminée, il est possible de prévenir ces infections en cuisant suffisamment les aliments et en les conservant au froid. La propreté personelle est aussi un facteur de prévention important.

20.4.3 Campylobactériose

La campylobactériose est causée par *Campylobacter jejuni*, et parfois par *Campylobacter coli*. *C. jejuni* est aujourd'hui un des agents les plus fréquemment incriminés dans les infections alimentaires. À l'échelle mondiale, *C. jejuni* est à l'origine de 10 à 15 % des cas de diarrhées. Dans les pays industrialisés, la campylobactériose affecte principalement les enfants de plus de cinq ans et les jeunes adultes.

Dans près de 80 % des cas, l'infection est asymptomatique. La bactérie colonise la muqueuse intestinale sur laquelle elle se multiplie. On croit que les entérocytes de la muqueuse sont détruits par une cytotoxine. Cette toxine cause une inflammation et une ulcération responsables de diarrhées sanglantes.

Après une période d'incubation de 2 à 11 jours, l'infection se manifeste par des diarrhées, des diarrhées sanglantes, des crampes abdominales et de la fièvre. Des symptômes extra-intestinaux surviennent occasionnellement quand les bactéries pénètrent dans le système circulatoire. On observe alors une bactériémie, notamment chez les nouveau-nés et les personnes débilitées, à l'origine de diverses complications (syndrome s'apparentant à la typhoïde, arthrite, convulsions fébriles, méningite et syndrome de Guillain-Barré).

La durée de l'infection est très variable. En moyenne elle dure environ une semaine. Toutefois, les personnes rétablies peuvent continuer d'abriter *C. jejuni* dans leurs intestins pendant plusieurs semaines.

Les principales sources de contamination humaine proviennent d'une manipulation inadéquate des carcasses dans les abattoirs et par une cuisson insuffisante des aliments. L'eau et le lait contaminés sont occasionnellement incriminés.

En général, la guérison est spontanée. Quand la déshydratation est importante, une réhydratation et un rééquilibrage électrolytique peuvent être nécessaires. Si une antibiothérapie s'impose, l'érythromycine est l'antibiotique de choix.

20.4.4 Shigelloses

Les shigelloses sont une cause importante de diarrhées d'origine bactérienne en Amérique du Nord. On en compte entre 25 000 et 30 000 cas chaque année aux États-Unis et plus de 1500 au Canada. Le nombre de cas semble en recrudescence, et il ne tient pas compte des cas asymptomatiques qui surviennent fréquemment.

L'espèce la plus fréquemment incriminée est *Shigella sonnei*. Cette espèce est responsable d'infections modérées. On isole moins fréquemment *S. flexneri*, et *S. boydii*, responsables de shigelloses plus sérieuses, et *S. dysenteriæ*, qui cause les gastroentérites les plus graves, que l'on rencontre principalement dans les pays du Tiers-Monde.

Le temps d'incubation varie de 4 à 7 jours. Les shigelles ingérées avec les aliments traversent l'intestin grêle pour coloniser la partie terminale de l'iléon et le côlon. Elles causent l'ulcération et la nécrose de la muqueuse digestive, ce qui explique la présence de sang dans les selles. On observe aussi des crampes abdominales. L'entérocolite est donc la principale manifestation de la shigellose, aussi appelée dysenterie bacillaire. Cette manifestation différencie les shigelloses des salmonelloses.

La pathogénicité des shigelles est due à l'action:

- d'une toxine à pouvoir entérotoxique; au niveau des entérocytes, la toxine bloque indirectement le transport des électrolytes à travers la membrane plasmique, ce qui entraîne l'accumulation de liquide dans l'intestin et des diarrhées;
- de molécules d'adhésion, les invasines, qui permettent aux shigelles de se fixer à la surface des entérocytes ou de s'introduire à l'intérieur des cellules.

La plupart du temps, la shigellose évolue spontanément en deux à cinq jours vers la guérison, sauf dans les cas de dysenterie causés par *S. dysenteriæ*, généralement beaucoup plus grave. Dans les shigelloses plus graves, la réhydratation et l'apport d'électrolytes sont un facteur essentiel du traitement. L'antibiothérapie n'est habituellement pas nécessaire; en cas de besoin, on peut utiliser l'ampicilline ou la trimethoprime, seule ou en association avec le sulfamethoxazole pour traiter les malades et les porteurs sains.

La guérison est lente et souvent accompagnée de rechutes. Certaines personnes abritent ces bactéries dans leurs intestins pendant plusieurs mois, voire un an. Leurs selles contenant les shigelles peuvent alors constituer une source permanente de contamination. Il n'y a pas d'immunité acquise après l'infection. Un vaccin est en cours de développement.

Comme l'espèce humaine est la seule à souffrir de cette maladie, la présence des agents infectieux dans les aliments trahit généralement une contamination manu-portée d'origine fécale. L'eau est la source de contamination traditionnelle mais plusieurs autres aliments, dont le lait, sont maintenant régulièrement incriminés.

20.4.5 Autres gastro-entérites d'origine alimentaire

Parmi les autres infections alimentaires, il faut signaler celles qui sont causées par *Vibrio parahæmolyticus*, par *Clostridium perfringens* et par *Yersinia enterolytica.*

Vibrio parahæmolyticus

Les infections à *Vibrio parahæmolyticus*, ou vibrioses, sont principalement causées par la consommation de poissons, de crustacés et de fruits de mer contaminés. Après une période d'incubation de 2 à 48 heures (15 à 17 heures en moyenne), l'infection se manifeste par l'apparition de douleurs abdominales, de crampes, de diarrhées et de vomissements. La maladie régresse et disparaît d'elle-même en 2 à 5 jours.

L'infection est diagnostiquée par l'isolement de la bactérie dans les selles, les vomissements des patients ou directement dans les aliments contaminés. Une cuisson adéquate, notamment durant les mois chauds, et surtout une bonne conservation des aliments (réfrigération) sont les meilleurs moyens de prévenir l'infection.

Clostridium perfringens

Clostridium perfringens cause une gastro-entérite accompagnée de violentes douleurs intestinales, de nausées et de diarrhées. Le temps d'incubation est court: de 8 à 22 heures. Comme ces germes sont souvent présents sur les viandes crues, c'est surtout la consommation de viande de veau, de bœuf et de volailles qui est à l'origine de cette infection. Mais il faut que les microorganismes se multiplient en grand nombre pour causer l'infection, ce qui suppose une préparation, une cuisson ou un entreposage inadéquats. En plus des mesures élémentaires d'hygiène et de propreté, la réfrigération des aliments et leur cuisson à une température supérieure à 65 °C sont des moyens efficaces de prévention.

Yersinia enterolytica

Yersinia enterolytica a été reconnu récemment comme un agent des gastro-entérites d'origine bactérienne. Mais cette bactérie extrêmement versatile est aussi responsable de plusieurs autres types d'infections: septicémies, abcès (foie, rein, rate, poumons), pneumonies, méningite, etc. Les personnes souffrant d'immunodépression, les jeunes enfants et les personnes âgées constituent des groupes vulnérables.

Les infections humaines sont causées par divers sérogroupes de *Y. enterolytica*: parmi ces groupes, mentionnons O:3/4, O:5, 27, 2, O:8 et O:9.

Le pouvoir pathogène de *Y. enterolytica* est complexe. Il témoigne aussi de la capacité de la bactérie de se développer à des températures froides, puis de s'adapter à la température du corps humain.

Plusieurs facteurs de virulence sont portés par le chromosome et par un plasmide. Plus précisément, ce pouvoir pathogène repose sur la présence:

- de molécules d'adhésion permettant à la bactérie de se fixer à la surface des entérocytes;
- d'une entérotoxine qui perturbe les échanges liquidiens au niveau de la membane plasmique des entérocytes;
- de composants cellulaires qui lui permettent de résister à l'action du complément dans le sérum;
- de récepteurs pour les fragments de la molécule d'hémoglobine, ce qui permet à la bactérie de trouver le fer dont elle a besoin pour sa croissance.

De plus, *Y. enterolytica* résiste à la phagocytose et échappe aux réactions immunitaires de nature inflammatoire.

Les bactéries envahissent les entérocytes et se rendent jusque dans les ganglions lymphatiques. La gastro-entérite est causée par l'action d'une entérotoxine qui agit sur l'intestin grêle, provoquant des diarrhées accompagnées de fièvre et de violentes douleurs abdominales. Cette gastro-entérite est parfois difficile à distinguer de la crise d'appendicite aiguë. L'infection survient trois à sept jours après la consommation des aliments contaminés et se poursuit durant une à deux semaines.

Les animaux constituent le réservoir principal de la maladie. Des aliments sont impliqués dans la transmission humaine de la maladie. Comme *Y. enterolytica* peut se développer à basse température — jusqu'à 4 °C —, même si elle préfère 20–25 °C, la réfrigération ne permet pas totalement d'empêcher les microorganismes de se multiplier dans les aliments.

Par ailleurs, *Y. enterolytica* constitue depuis peu une cause de septicémie post-transfusionelle. Outre le fait que cette bactérie ait pu être présente dans le sang du donneur au moment du don de sang, la contamination des échantillons sanguins s'explique par d'autres facteurs. Les deux plus importants sont la capacité de cette bactérie de se développer à des températures basses dans les produits sanguins réfrigérés et sa capacité de puiser le fer des globules rouges.

Les infections à *Y. enterolytica* peuvent laisser des séquelles: myocardite, glomérulo-néphrite, érythème noueux. De plus, les personnes infectées qui expriment la molécule HLA B-27 ont un risque accru de souffrir d'arthrite.

20.4.6 Choléra

Le choléra est une infection gastro-intestinale aiguë causée par *Vibrio choleraæ*, plus précisément par deux biotypes appartenant au groupe sérologique 01. Le sérotypage de *Vibrio* est basé sur la composition de la paroi (antigène somatique O). Toutes les souches pathogènes de *Vibrio choleræ* donnent une réaction positive au test d'agglutination sur lame quand ils sont mis en présence d'un sérum nommé sérum 01, sauf une exception, celle de la souche O139 apparue en 1992 aux Indes et au Bangladesh.

La maladie est endémique, notamment en Asie du Sud-Est et dans certaines régions de l'Afrique. Des épidémies sont survenues en Amérique latine. La maladie étant associée à des conditions d'hygiène déficientes, elle est rare sinon inexistante dans les pays dotés de systèmes efficaces d'épuration et de traitement de l'eau potable. On a recensé seulement 27 cas de choléra au Canada depuis 1986. Des cas sporadiques sont néanmoins observés aux États-Unis, par suite de la consommation de fruits de mer insuffisamment cuits dans certains états du littoral (Louisiane et Texas).

Les porteurs sains asymptomatiques constituent le principal réservoir de la maladie qui se transmet par la consommation d'eau et d'aliments contaminés par les personnes qui préparent les aliments. La période d'incubation varie de 1 à 3 jours. Dans ses formes graves, le choléra apparaît brutalement et peut évoluer de façon foudroyante : il est mortel en 12 à 36 heures.

Les principaux symptômes sont dus à l'action de la toxine cholérique. Cette entérotoxine perturbe l'activité des entérocytes. Elle provoque la fuite des liquides et des électrolytes vers l'intestin. Les manifestations sont celles d'une gastro-entérite aiguë caractérisée par de nombreuses diarrhées et des vomissements. La perte liquidienne est d'environ 7 l d'eau par jour et le nombre de selles de 20 à 30 par jour. Les selles, très liquides, sont souvent qualifiées de « riziformes » car elles contiennent de nombreux petits flocons blanchâtres composés de mucus et ressemblant à des grains de riz.

Les pertes d'eau ont pour conséquence la déshydratation et l'hypovolémie. Les pertes d'électrolytes, en particulier celles des ions bicarbonates, causent l'acidose métabolique. Les malades meurent de déshydratation ou de choc. Le remplacement rapide des liquides et des électrolytes permet une guérison rapide, même si les diarrhées se poursuivent. Le taux de mortalité des malades ainsi traités tombe à moins de 1 %, alors qu'en l'absence de soins, la mortalité est de l'ordre de 60 à 90 %. Elle est très élevée chez les jeunes enfants en raison de leur plus grande susceptibilité à la déshydratation.

Il existe un vaccin pour prévenir la maladie, mais celui-ci est peu efficace dans le cas de contamination massive. Il n'est donc pas recommandé. On tente de développer un nouveau vaccin recombinant pour assurer une meilleure protection. L'immunité des personnes guéries est longue et forte. Le tableau 20.4 récapitule les caractéristiques des principales infections gastro-intestinales.

Tableau 20.4 Principales infections alimentaires d'origine bactérienne

Microorganismes responsables	Sources de l'infection	Symptômes	Détection des agents infectieux*	Traitement	Prévention
Escherichia coli	Aliments contaminés par les selles d'animaux infectés et d'humains porteurs sains	Diarrhées, nausées, crampes abdominales, vomissements Premiers symptômes : quelques heures après la consommation des aliments contaminés Risques de complications dans le cas d'infections par *E. coli* O157:H7	Identification biochimique à partir de la culture des selles Tests ELISA et sondes génétiques pour vérifier la présence de gènes contrôlant la synthèse de différentes toxines pour les souches ETEC Démonstration de l'entéro-invasivité par culture cellulaire et recherche des plasmides de virulence à l'aide de sondes moléculaires pour les souches EIEC Sérotypage pour identification des souches EPEC Identification des souches EHEC par techniques d'hybridation moléculaire	Antibiothérapie généralement inutile Les cas graves peuvent nécessiter une réhydratation, un rééquilibrage électrolytique et une antibiothérapie (Triméthoprime/ sulfamethoxazole, ciproflaxine ou norfloxacine).	Cuisson suffisante des aliments (plus de 70°C) Réfrigération des aliments Hygiène stricte des manipulateurs d'aliments

Tableau 20.4 (suite)

Microorganismes responsables	Sources de l'infection	Symptômes	Détection des agents infectieux*	Traitement	Prévention
Salmonella	Aliments contaminés par les selles des animaux infectés et des humains porteurs sains	Diarrhées, nausées, crampes abdominales, vomissements, fièvre de 38-39 °C Premiers symptômes : 8 à 48 h après la consommation des aliments contaminés	Identification biochimique de l'agent infectieux à partir de la culture des selles Sérotypage pour identification des souches	Les cas graves peuvent nécessiter une réhydratation, un rééquilibrage électrolytique et une antibiothérapie. L'antibiothérapie peut prolonger la période de rejet des agents infectieux dans les selles.	Cuisson suffisante des aliments (plus de 70°C) Réfrigération des aliments Hygiène stricte des manipulateurs d'aliments
Vibrio parahæmolyticus	Poissons, crustacés et fruits de mer	Douleurs abdominales, crampes, diarrhées, vomissements Premiers symptômes : 15 à 17 heures après la consommation des aliments contaminés	Identification biochimique de l'agent infectieux par culture des selles Recherche de l'hémolysine	Les cas graves peuvent nécessiter une réhydratation, un rééquilibrage électrolytique et une antibiothérapie.	Cuisson correcte des aliments Réfrigération Hygiène stricte des manipulateurs d'aliments
Campylobacter jejuni	Viandes, poulet, lait	Douleurs abdominales, crampes, diarrhées, fièvre Premiers symptômes : 2 à 10 jours après la consommation des aliments contaminés	Identification biochimique de l'agent infectieux par culture des selles	Les cas graves peuvent nécessiter une réhydratation, un rééquilibrage électrolytique, ainsi qu'une antibiothérapie.	Cuisson des aliments à des températures supérieures à 65 °C Réfrigération
Yersinia enterolytica	Aliments divers, eau et lait	Diarrhée aiguë, fièvre et violentes crampes abdominales Symptômes difficiles à distinguer de la crise d'appendicite aiguë Premier symptômes : 3 à 7 jours après la consommation des aliments contaminés	Identification biochimique de l'agent infectieux par culture des selles	Les cas graves peuvent nécessiter une réhydratation, un rééquilibrage électrolytique. L'antibiothérapie n'est généralement pas nécessaire.	Cuisson des aliments à des températures supérieures à 65 °C Réfrigération
Listeria monocytogenes	Lait cru, fromages au lait cru à pâte molle Aliments divers	Pas de symptômes gastro-intestinaux Fausse-couches, naissance prématurée, mortinatalité Méningite chez l'enfant et l'adulte	Identification biochimique de l'agent infectieux par culture (sang, liquide cérébro-spinal, lésions cutanées) Recherche de l'hémolyse bêta sur gélose-sang	Antibiothérapie (pénicilline ou ampicilline en association à la gentamycine)	Pasteurisation des aliments incriminés et surveillance stricte des aliments à base de lait cru
Clostridium perfringens	Viandes crues non traitées	Crampes intestinales, nausées, diarrhées Premiers symptômes : 8 à 22 heures après la consommation des aliments contaminés	Identification de l'agent infectieux par culture (recherche dans les aliments incriminés) Test d'agglutination au latex pour identification de la toxine	Utilisation de produits émétiques pour provoquer des vomissements afin d'éliminer la toxine de l'organisme	Cuisson des aliments à des températures supérieures à 65 °C Réfrigération

Tableau 20.4 (suite)

Microorganismes responsables	Sources de l'infection	Symptômes	Détection des agents infectieux*	Traitement	Prévention
Shigella	Lait, produits laitiers Eau	Diarrhées sanglantes, crampes abdominales Premiers symptômes : 4 à 7 jours après la consommation des aliments contaminés	Identification biochimique de l'agent infectieux par culture des selles Sérotypage (antigène O) Recherche des plasmides de virulence à l'aide de sondes moléculaires	Les cas graves peuvent nécessiter une réhydratation, un rééquilibrage électrolytique, ainsi qu'une antibiothérapie.	Réfrigération Hygiène stricte des manipulateurs d'aliments
Salmonella typhi	Eau et aliments contaminés	Maux de tête, frissons et fièvre, constipation Bactériémie et manifestations extra-intestinales Premiers symptômes : 10 à 14 jours après la consommation des aliments contaminés	Identification biochimique de l'agent infectieux par culture (sang, urine et selles) en milieux sélectifs	Antibiothérapie (chloramphénicol, ampicilline, cotrimoxazole, ciproflaxine)	Préparation et conservation adéquates des aliments Hygiène stricte des manipulateurs d'aliments Un vaccin confère une immunité partielle et courte vis-à-vis de l'agent infectieux.
Vibrio choleræ	Eau	Gastro-entérite aiguë caractérisée par de nombreuses diarrhées Les selles très liquides contiennent des flocons de mucus qui ressemblent à des grains de riz. Les symptômes intestinaux sont accompagnés de fièvre, de déshydratation, de troubles électrolytiques et de tachycardie. Premiers symptômes : 2 à 3 jours après la contamination	Observation du vibrion cholérique au microscope à fond noir Identification biochimique de *V. choleræ* par la culture des selles Recherche de l'hémolyse bêta (pour les souches El Tor) Sérotypage	La réhydratation et le rééquilibrage électrolytique sont prioritaires. L'antibiothérapie (tétracycline) permet de raccourcir la phase infectieuse.	Traitement de l'eau potable Un vaccin confère une immunité partielle et courte vis-à-vis de l'agent infectieux[1].

Notes : L'identification des agents infectieux commence généralement par un examen microscopique des spécimens après coloration (coloration de Gram et colorations spécifiques) Les principes d'identification biochimique et immunologique sont présentés au chapitre 32, *Diagnostic des infections et évaluation des défenses de l'hôte.*

1 Ce vaccin n'est plus recommandé par l'OMS.

20.5 Intoxications alimentaires

Les intoxications alimentaires ne sont pas causées par la multiplication d'un microorganisme particulier dans le tube digestif de l'hôte mais par l'ingestion d'une toxine produite par les microorganismes avant que les aliments ne soient consommés. Ce sont de véritables empoisonnements alimentaires.

Parmi ces intoxications alimentaires, il faut considérer celles causées par *Staphylococcus aureus*, *Bacillus cereus*, *Clostridum botulinum* et par différentes espèces de mycètes. Le tableau 20.5 présente les principales intoxications alimentaires d'origine bactérienne.

20.5.1 *Staphylococcus aureus*

Staphylococcus aureus est un microorganisme qu'abritent de nombreux individus (25 à 30 %). De ce fait, il peut facilement contaminer les aliments. D'ailleurs, la plupart du temps, l'enquête épidémiologique montre qu'on trouve dans

Tableau 20.5 Principales intoxications alimentaires d'origine bactérienne

Microorganismes responsables	Sources de l'infection	Symptômes	Détection des agents infectieux	Traitement	Prévention
Staphylococcus aureus	Aliments contaminés (pâtisseries à la crème, cossetardes, jambon, salades de pommes de terre)	Maux de tête, nausées, vomissements et diarrhées Premiers symptômes: 2 à 6 heures après la consommation des aliments contaminés	Identification des staphylocoques dans les aliments contaminés Détection de la toxine par différentes réactions immunologiques directes et indirectement à l'aide de sondes moléculaires.[1]	Réhydratation et rééquilibrage électrolytique dans les cas les plus graves	Conservation adéquate des aliments préparés (cuisson et réfrigération adéquates des aliments)
Bacillus cereus	Viandes et sauces contaminées Riz	Syndrome diarrhéique causé par les entérotoxines Syndrome émétique: vomissements causés par la toxine émétique	Mise en évidence des caractéristiques biochimiques de l'agent infectieux	L'antibiothérapie n'est pas nécessaire, sauf chez les personnes souffrant d'immunodépression (pénicilline ou vancomycine).	Conservation adéquate des aliments préparés (cuisson et réfrigération adéquates des aliments)
Clostridium botulinum	Aliments contaminés (conserves domestiques)	Symptômes causés par l'action de la neurotoxine caractérisés notamment par l'atteinte des muscles striés (entre autres paralysie des muscles du pharynx, du diaphragme et de la cage thoracique)	Culture des selles en anaérobiose Recherche de la neurotoxine dans le sérum et dans les aliments incriminés	Ventilation assistée pour maintenir la fonction respiratoire Neutralisation de la toxine à l'aide d'antitoxines	Préparation et conservation adéquate des aliments

1 Les sondes moléculaires permettent de détecter la présence d'informations génétiques contrôlant la synthèse des entérotoxines de *S. aureus*. Voir chapitre 32, *Diagnostic des infections et évaluation des défenses de l'hôte*.

les voies respiratoires supérieures et sur les mains du personnel les mêmes microorganismes que ceux que l'on a trouvés dans les aliments responsables de l'intoxication. La contamination des aliments s'effectue par des individus qui éternuent, qui mettent les doigts dans leur nez, qui fument ou qui goûtent les aliments avec des ustensiles qu'ils réutilisent sans les laver.

L'intoxication est causée par des entérotoxines qui agissent sur le tube digestif. Elles sont de nature protéique, ne sont produites que par quelques souches de *Staphylococcus aureus* et se caractérisent par leur pouvoir hémolytique. On connaît cinq entérotoxines dont le type A joue le rôle le plus important. Inodores, incolores et thermostables, ces toxines sont difficiles à détruire une fois qu'elles sont produites. Comme la plupart des aliments dans lesquels se multiplient les staphylocoques ne sont pas portés à des températures élevées (supérieures à 80 °C) après leur préparation, et comme les entérotoxines ne sont pas détruites par la congélation ou la réfrigération, il est souvent difficile de se débarrasser de la toxine.

Il suffit de laisser les aliments à la température de la pièce pendant 8 à 10 heures pour que les microorganismes se développent en grand nombre et produisent des quantités suffisantes de toxine pour causer des troubles chez les personnes qui les consomment.

Les symptômes apparaissent rapidement, deux à six heures après la consommation des aliments contaminés. Les principaux symptômes de l'intoxication sont des maux de tête, des nausées accompagnées de vomissements et de diarrhées. Relativement fréquentes, ces intoxications sont bénignes. La guérison survient 24 à 48 heures après le début de l'intoxication sans qu'il soit nécessaire d'entreprendre un traitement. D'ailleurs, il n'existe pas d'antibiotique permettant de traiter l'intoxication puisque le microbe n'est pas directement responsable de la maladie.

20.5.2 *Bacillus cereus*

Bacillus cereus est responsable d'une intoxication alimentaire généralement bénigne, causée par l'action de deux types de toxines : une toxine émétique et des entérotoxines. La première est qualifiée d'émétique en raison de son action sur les centres nerveux contrôlant le vomissement. Elle est préformée, c'est-à-dire qu'elle se trouve dans l'aliment au moment où celui-ci est consommé. Quant aux entérotoxines, elles semblent être produites lors de la multiplication des microorganismes dans l'intestin où elles provoquent des diarrhées. D'autres facteurs de virulence, notamment des enzymes (protéases et collagénases), des molécules d'adhésion et la capacité de résister à la phagocytose interviennent dans la pathogenèse de l'intoxication.

Il est à noter que les symptômes varient avec la nature des aliments responsables de l'intoxication. La toxine émétique semble associée à la consommation de riz frit alors que les entérotoxines sont reliées à la consommation de viandes et de sauces contaminées.

Les symptômes de l'intoxication apparaissent 8 à 24 heures après la consommation des aliments contaminés et, en général, la guérison survient spontanément dans les 24 heures. On peut facilement éviter les intoxications à *Bacillus cereus* en cuisant les aliments à une température minimale de 65-70 °C afin de détruire les toxines thermosensibles, en les réfrigérant rapidement à des températures convenables et en respectant les règles élémentaires d'hygiène et de propreté.

20.5.3 *Clostridium botulinum*

Le botulisme est une intoxication alimentaire causée par *Clostridium botulinum*, bactérie anaérobie produisant des endospores résistantes à la chaleur. On connaît six types de *Clostridium botulinum*, identifiés par A, B, C, D, E et F. Les types A et B proviennent du sol tandis que les types E et F sont d'origine aquatique. Ces derniers types sont donc généralement associés à la consommation de poisson et de fruits de mer.

Le botulisme est causé par la consommation d'aliments peu acides mal stérilisés lors de la fabrication de conserves maison ou dans certains aliments comme le poisson fumé que l'on a pasteurisé pour éviter une dégradation de ses qualités organoleptiques. Le chauffage insuffisant (température et temps d'exposition) empêche la destruction des endospores : quand la température revient à la normale, les endospores germent et donnent des bactéries végétatives qui sécrètent la toxine. Malgré certaines croyances populaires, les conserves domestiques de tomates ne sont pas responsables de cas de botulisme car ces légumes sont trop acides pour permettre le développement de *Clostridium botulinum*.

Le botulisme est devenu rare à cause de la sévérité des normes de contrôle de la qualité des conserves produites industriellement. En 1998, on a rapporté sept cas de botulisme au Canada.

Le botulisme est principalement caractérisé par des symptômes neurologiques qui sont décrits au chapitre 23 (*Infections du système nerveux*).

20.5.4 Intoxications alimentaires causées par les mycètes

Des intoxications alimentaires peuvent être causées par la consommation d'aliments contaminés par les toxines sécrétées par certains mycètes. Il ne faut pas confondre ces toxines avec les substances toxiques produites par les champignons vénéneux.

Parmi les moisissures productrices de toxines, donc responsables de mycotoxicoses, il faut mentionner les genres *Aspergillus*, *Fusarium* et *Penicillium*, en plus de *Claviceps purpurea*, responsable de l'ergotisme, une maladie autrefois connue sous le nom de feu de Saint-Antoîne (voir encadré 20.1).

L'exemple le plus typique est celui d'une moisissure qui parasite le maïs, *Aspergillus flavus*. Elle produit des aflatoxines qui intoxiquent les animaux d'élevage. Les produits les plus susceptibles d'être dégradés par cette moisissure sont le maïs, les arachides, le blé, les pommes de terre et certains fruits comme

Encadré 20.1

La maladie du feu de Saint-Antoîne.

Maladie très rare de nos jours, l'ergotisme est une intoxication alimentaire grave liée à la consommation de pain fabriqué avec de la farine d'orge, une céréale largement utilisée au Moyen-Âge dans la fabrication du pain, aliment essentiel dans l'Europe de cette époque. Il n'est donc pas étonnant qu'elle ait décimé la population lorsque le pain était fabriqué avec la farine d'orge contaminée par l'ascomycète *Claviceps purpurea*. Les chroniques de l'époque rapportent plusieurs épidémies, notamment celle de l'an 994 qui a causé la mort d'au moins 40 000 personnes...

Une des particularités de *Claviceps purpurea* est de sécréter une toxine dont les effets sont graves et souvent mortels. Cette toxine contient plusieurs alcaloïdes dont l'effet pharmacologique est extrêmement puissant. D'une part, elle provoque une constriction des vaisseaux sanguins périphériques (dans les membres qui peuvent être atteints de gangrène). D'autre part, elle est responsable de perturbations neurologiques motrices et psychiques graves. Ces troubles neurologiques se manifestent par des sensations de brûlure au mains et aux pieds[1] ainsi que par des hallucinations. L'empoisonnement peut être fatal car la toxine perturbe aussi les fonctions respiratoires et cardiaques. Grâce aux traitements phytosanitaires systématiques, cette maladie a pratiquement disparu. Les alcaloïdes tirés de l'ergot (dont on sait maintenant réaliser la synthèse en laboratoire) sont utilisés comme tranquillisants et comme analgésiques pour soulager des migraines. Mais c'est parce qu'il est source d'acide lysergique, LSD (*Lysergic acid diethylamide*), la drogue psychédélique des années 1970, que l'ergot est encore connu de nos jours.

1 D'où le nom de Feu de Saint-Antoîne par lequel on désignait cette maladie.

les pommes. Il est rare aujourd'hui que les humains consomment des aliments préparés à partir de tels produits avariés. Mais comme ces aflatoxines peuvent passer dans le lait des animaux, l'alimentation des vaches laitières est surveillée. De même, la qualité des arachides destinée à l'alimentation humaine et animale est sévèrement contrôlée dans certains pays, dont les États-Unis et le Canada, car ces aflatoxines sont les agents cancérogènes naturels les plus puissants que l'on connaisse.

20.6 Ulcère gastrique à *Helicobacter pylori*

Depuis le début des années 1980, l'association entre *Helicobacter pylori* et les gastrites et l'ulcère gastro-duodénal ne fait plus de doute. Des biopsies systématiques effectuées sur de nombreux patients ont montré que 90 % de ceux qui souffraient d'ulcères gastro-duodénaux étaient porteurs de *H. pylori*. De plus, ces affections ont été guéries après l'éradication de la bactérie par un traitement aux antibiotiques. Enfin, *H. pylori* est suspecté d'être une des causes du cancer de l'estomac. On ignore toutefois comment cette bactérie se transmet d'un individu à l'autre. La promiscuité familiale a été évoquée comme facteur possible.

H. pylori colonise la muqueuse gastrique et s'installe dans la couche de mucus, juste au dessus de l'épithélium gastrique. La bactérie se développe malgré la forte acidité qui y règne. Elle neutralise localement cette acidité en produisant de l'ammoniac à l'aide d'une uréase. L'ammoniac serait d'ailleurs un des facteurs responsables de la nécrose et de l'ulcération de la muqueuse. Les dommages pourraient aussi résulter de l'action d'une cytotoxine.

La présence du microorganisme entraîne une réaction inflammatoire. Les principaux symptômes sont la douleur, le ballonnement, la dyspepsie, une haleine fétide et, occasionnellement, des nausées et vomissements.

L'antibiothérapie permet l'éradication de l'agent infectieux et la guérison des ulcères. À l'heure actuelle, on utilise pour le traitement deux antibiotiques en association: oméprazole/ amoxicilline.

20.7 Infections bactériennes systémiques à porte d'entrée digestive

Plusieurs espèces de microorganismes pathogènes sont introduites dans le tube digestif avec des aliments contaminés et certaines d'entre elles provoquent des infections systémiques. Autrement dit, ces microorganismes traversent la paroi du tube digestif, se multiplient dans des globules blancs et sont emportés par la circulation sanguine vers d'autres organes. C'est à ce groupe qu'appartiennent *Salmonella typhi*, responsable de la typhoïde, *Listeria monocytogenes*, qui cause la listériose, et trois espèces de bactéries du genre *Brucella*, responsables de la brucellose. Considérée comme une zoonose, la brucellose est décrite dans le chapitre 28.

20.7.1 Typhoïde

La typhoïde, causée par *Salmonella typhi*, est la plus grave des salmonelloses. Cette maladie est endémique dans de nombreuses régions d'Afrique, d'Asie et d'Amérique latine, en raison du niveau insuffisant d'hygiène et du nombre de porteurs asymptomatiques du bacille. En revanche, on ne recense annuellement que quelques centaines de cas sur tout le continent nord-américain. Avant la découverte des antibiotiques, la typhoïde était une maladie grave: environ 15 % des malades en mouraient.

L'être humain est le réservoir exclusif de *S. typhi*. Généralement, près de 3 % des personnes malades deviennent des porteurs sains: le microorganisme survit dans le tube digestif, en particulier dans la vésicule biliaire, et peut être excrété encore un an après la guérison apparente.

La transmission de la maladie est fécale-orale, par voie manuportée: les personnes malades contaminent les aliments en les manipulant avec des mains sales. Dans certaines régions, les mouches peuvent participer à la transmission de la maladie en transportant des matières fécales humaines infectées sur leurs pattes. Les flambées de typhoïde les plus importantes sont aussi associées à l'absence de systèmes de traitement de l'eau potable et de systèmes d'épuration qui permettent de traiter les effluents avant de rejeter l'eau dans l'environnement.

L'incubation dure de 10 à 14 jours. Les premiers symptômes à apparaître n'ont aucune spécificité: maux de tête, frissons et fièvre. On observe de la constipation plutôt que les diarrhées habituelles accompagnant les gastro-entérites. Chez 50 % des malades, une éruption maculo-papulaire apparaît au niveau de la partie supérieure de l'abdomen. Cette éruption est transitoire.

Une fois dans l'intestin, *S. typhi* envahit les entérocytes et traverse la muqueuse. Elle pénètre dans les plaques de Peyer et dans les ganglions lymphatiques. Comme les salmonelles sont des parasites intracellulaires facultatifs, elles se multiplient dans les macrophages qui les ont phagocytées. Les macrophages les transportent par le système lymphatique, et ensuite par les vaisseaux sanguins, vers le foie, la rate, la moelle osseuse et vers d'autres sites. Les salmonelles localisées dans ces organes constitueront le point de départ de nouvelles poussées de l'infection. On observe une bactériémie qui dure plusieurs jours, et une fièvre élevée (plus de 40 °C) en réponse à une réaction inflammatoire violente induite par l'invasion des microorganismes.

Les bactéries présentes dans le foie gagnent la vésicule biliaire. Elles peuvent causer une cholécystite ou regagner l'intestin. Elles attaquent de nouveau la muqueuse intestinale et y causent des hémorragies, des ulcérations de la muqueuse, voire des perforations. La figure 20.3 résume la pathogenèse de *S. typhi*.

La maladie évolue vers la guérison en quatre à six semaines, sauf en cas de complications. Outre les lésions gastro-intestinales secondaires responsables d'hémorragies, d'ulcérations et de perforations de la muqueuse intestinale, on observe des atteintes cardiaques (endocardite), osseuses (ostéomyélite), rénales, cérébrales (méningite), pulmonaires (abcès), etc.

Les malades qui survivent à la typhoïde acquièrent une puissante immunité vis-à-vis de *S. typhi*. Il existe un vaccin à base de salmonelles tuées (un mélange de *S. typhi* et de *S. paratyphi*). Quoiqu'il procure une protection incomplète et qu'il cause un certain nombre de manifestations secondaires (fièvre et maux de tête), il est conseillé aux voyageurs de se faire vacciner avant d'entreprendre des voyages vers certains pays en voie des développement où la typhoïde sévit à l'état endémique. Un nouveau vaccin, préparé à partir d'organismes vivants est disponible depuis peu, mais il procure une immunité de courte durée.

Plusieurs antibiotiques peuvent être utilisés pour traiter la typhoïde: le chloramphénicol, l'ampicilline, le cotrimoxazole ou la ciproflaxine. Il est important de poursuivre le traitement durant une semaine après la tombée de la fièvre.

20.7.2 Listériose

La listériose est une infection que l'on observe depuis quelques années. Les premières flambées de la maladie ont été observées au début des années 1980. La bactérie responsable de la maladie, *Listeria monocytogenes*, est transmise par certains aliments. D'abord isolée dans certains fromages à pâte molle préparés à partir de lait cru, la bactérie contamine aussi les saucisses à hot dog, les saucisses de volailles, les viandes, les poissons et, surtout, le lait. À l'heure actuelle, il est difficile de préciser le mode de contamination des aliments, sauf pour les aliments contenant du lait, car la listériose est avant tout une maladie animale.

Bien que rare (75 cas de listériose au Canada en 1998), la listériose constitue un nouveau problème de santé publique. La recrudescence de la listériose a déjà conduit certains pays à renforcer leur surveillance à l'endroit de *Listeria monocytogenes*, et à rendre obligatoire la recherche de ce microorganisme dans différents types d'aliments.

La transmission de la maladie est associée principalement à la consommation d'aliments contaminés, mais elle pourrait aussi

Figure 20.3 Pathogenèse de la typhoïde et des salmonelloses

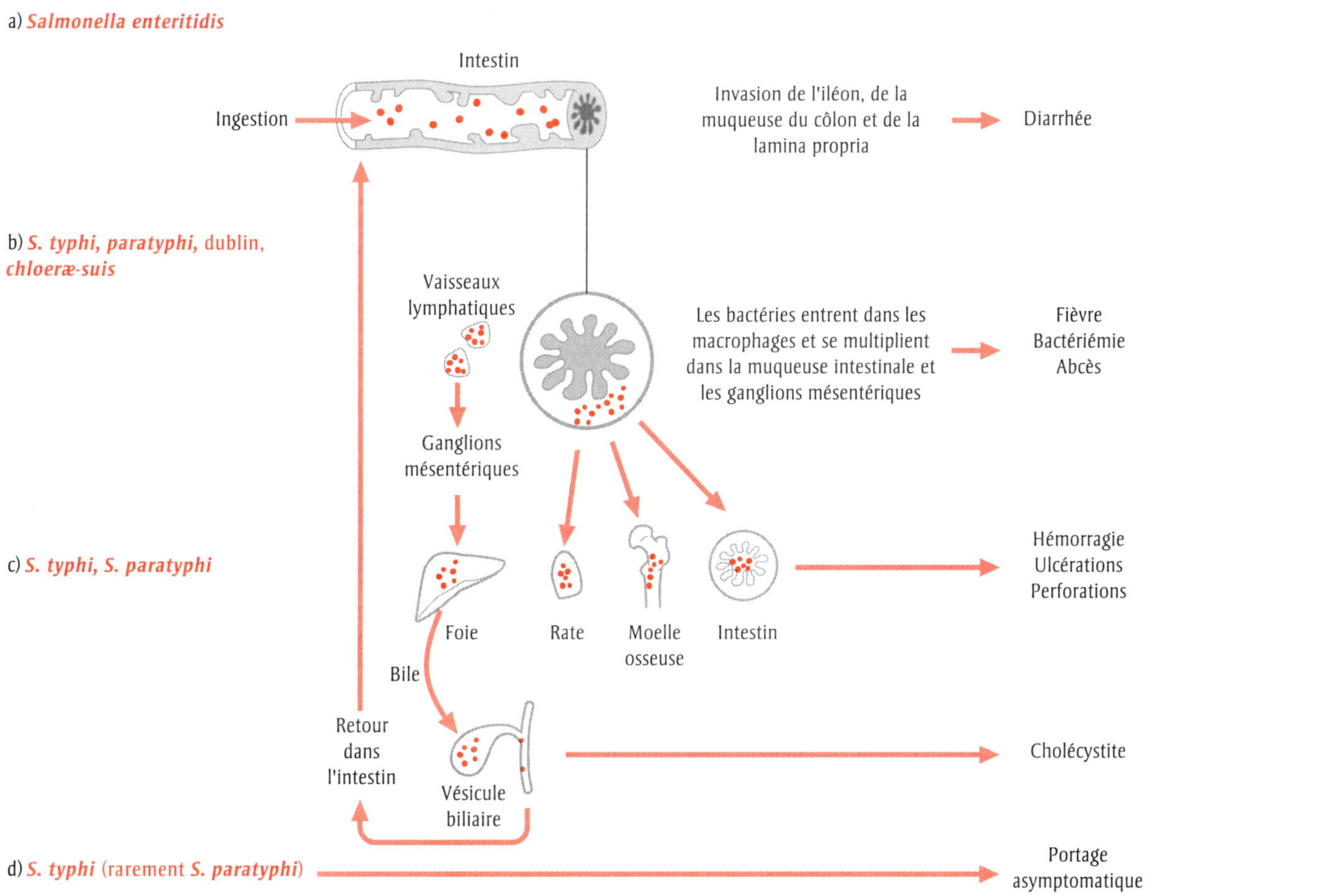

Redessiné, à partir de Spicer, W. J., *Clinical Bacteriology and Parasitology*, Edinburg, 2000, Churchill-Livingstone.

se transmettre par voie fécale-orale à partir de personnes malades. En effet, on peut isoler *Listeria monocytogenes* chez l'animal, et chez l'Homme, dans la gorge, le système digestif, et dans les voies génitales. C'est d'ailleurs par suite de la présence de *L. monocytogenes* dans le vagin ou l'utérus que les femmes enceintes risquent de transmettre la maladie, par suite d'une contamination *in utero* ou au moment de l'accouchement. La contamination peut aussi se faire par voies sanguine et placentaire.

La listériose s'avère particulièrement dangereuse pour les femmes enceintes, les nouveau-nés et les personnes souffrant d'immunodéficience, c'est-à-dire les personnes atteintes de déficiences immunitaires héréditaires, les cancéreux sous traitement chimiothérapeutique, les alcooliques, les personnes ayant subi une transplantation et soumises à des traitements immunosuppresseurs, les toxicomanes, les vieillards et les personnes atteintes du syndrome d'immunodéficience acquise. Chez la femme enceinte, l'infection est responsable de fausse-couches, de naissances prématurées ou de mortinatalité (voir chapitre 22). Sous ses formes néonatale et adulte, la listériose se manifeste principalement par une méningite. Chez l'enfant, le taux de mortalité est de 55 à 90 % ; chez l'adulte, il est de 30 à 40 %.

On sait encore peu de choses sur le pouvoir pathogène de *L. monocytogenes*. La bactérie est un parasite intracellulaire qui se multiplie dans les cellules phagocytaires. La présence d'une hémolysine a été détectée.

Après avoir colonisé le tube digestif, *L. monocytogenes* gagne les ganglions lymphatiques mésentériques, puis le sang. La bactérie provoque une septicémie. La dissémination de *L. monocytogenes* par voie sanguine est à l'origine de diverses pathologies : des méningites, surtout, mais occasionnellement des endocardites, des pneumonies, des abcès multiples et des granulomes.

La listériose est aussi une maladie susceptible d'affecter le fœtus au cours de la grossesse (voir Chapitre 22, *Infections congénitales et néonatales*).

Les patients qui guérissent de la maladie présentent une immunité acquise. Il semble que la guérison dépende de la capacité de l'individu à produire une puissante réaction immunitaire à médiation cellulaire. Au cours de cette réaction, les monocytes et les autres cellules parasitées par *L. monocytogenes* sont détruits par des macrophages activés par des cytokines, lesquelles sont sécrétés par les lymphocytes T spécifiques des antigènes de cette bactérie. L'importance de cette réaction immunitaire explique pourquoi la maladie fait surtout des victimes chez les vieillards, les personnes débilitées ou souffrant d'immunodépression acquise, ainsi que les nouveau-nés. Tous ces sujets sont plus vulnérables en raison d'une immunité cellulaire plus faible.

20.8 Gastro-entérites d'origine virale

La plupart des gastro-entérites d'origine virale sont sans gravité et disparaissent spontanément en quelques jours. Parmi les virus responsables de gastro-entérites, les rotavirus sont plus fréquents. Viennent ensuite les astrovirus, les adénovirus, les parvovirus et les coronavirus. Le tableau 20.6 résume les caractéristiques des principales viroses à manifestations digestives.

Ces virus franchissent l'estomac sans être endommagés par l'acidité gastrique. À l'exception des coronavirus, ils sont dépourvus d'enveloppe. Le principal lieu de multiplication des entérovirus est l'épithélium de la muqueuse intestinale. Cependant, la plupart d'entre eux se multiplient d'abord dans le pharynx. Lorsqu'ils parviennent dans les entérocytes et s'y multiplient, les entérovirus perturbent les activités des

Tableau 20.6 Principales viroses à manifestations intestinales

Agents	Transmission	Symptômes	Détection des agents infectieux	Traitement et Prévention
Rotavirus	Transmission fécale-orale par les individus contaminés	Diarrhées et vomissements Les virus colonisent et détruisent les entérocytes, sans causer d'inflammation et d'hémorragies. Les troubles gastro-entériques sont causés par une perturbation des mécanismes de transport de l'eau et des électrolytes à travers l'épithélium. Chez les enfants, les symptômes gastro-intestinaux sont fréquemment accompagnés de symptômes respiratoires : toux, obstruction nasale, avec écoulement, éternuements	Observation en microscopie électronique des virus dans les selles Recherche des antigènes viraux à l'aide de tests ELISA, ou de tests radio-imunologiques	Pas de traitement antiviral spécifique Réhydratation et rééquilibrage électrolytique dans les cas les plus graves Les IgA maternelles présentes dans le colostrum assurent une immunité passive durant les six premiers mois.

Tableau 20.6 (suite)

Agents	Transmission	Symptômes	Détection des agents infectieux	Traitement et Prévention
		et léger mal de gorge (coryza). Ces gastro-entérites sont plus fréquentes dans les mois d'hiver et touchent surtout les enfants de moins de deux ans.		
Calicivirus (Agent de Norwalk)	Transmission fécale-orale par les individus contaminés	Gastro-entérite plus fréquente chez les enfants plus âgés et chez les adultes, marquée par des frissons, des maux de tête, des douleurs musculaires, des nausées, des vomissements et des diarrhées	Identification par amplification en chaîne par polymérase (RT-PCR) Recherche des antigènes viraux ou des anticorps antiviraux à l'aide de tests ELISA	Pas de traitement spécifique
Astrovirus	Transmission fécale-orale par les individus contaminés	Gastro-entérites bénignes survenant surtout chez les jeunes enfants	Détection à l'aide de tests ELISA et de techniques d'amplification en chaîne par polymérase (RT-PCR)	
Adénovirus (types 40 et 41)	Transmission fécale-orale par les individus contaminés	Gastro-entérites aiguës chez les jeunes enfants	Identification à l'aide d'anticorps monoclonaux et de tests ELISA	
Autres agents **Parvovirus** **Coronavirus**		Gastro-entérites chez les jeunes enfants	Détection à l'aide de sondes nucléiques, de tests ELISA et radio-immunologiques	Pas de traitement antiviral spécifique Réhydratation et rééquilibrage électrolytique dans les cas les plus graves

entérocytes, ce qui se traduit le plus souvent par des diarrhées, des vomissements et de la fièvre. Si l'on peut parer au danger de déshydratation, ces affections sont presque toujours bénignes.

Les gastro-entérites virales ne se distinguent pas sur le plan clinique des autres gastro-entérites : vomissements et diarrhées sont leurs principales manifestations. Les virus des gastro-entérites colonisent la muqueuse digestive, y compris les formations lymphoïdes qui s'y trouvent. La multiplication dans les tissus du tube digestif peut être suivie d'une virémie transitoire et d'une localisation dans des organes secondaires :

- les méninges (entérovirus) ;
- les muscles (coxsackie virus) ;
- la peau (coxsackie virus, echovirus) ;
- le myocarde et le péricarde (coxsackie virus).

L'Homme constitue le seul réservoir de virus entéropathogènes. Les virus entéropathogènes affectent surtout les enfants, mais tout particulièrement dans les pays en voie de développement. Près de trois millions d'enfants meurent chaque année des conséquences de ces infections virales transmises par voie fécale-orale. Sur le continent nord-américain, les gastro-entérites virales atteignent surtout les enfants de moins de deux ans. Les flambées de gastro-entérites surviennent surtout l'hiver.

La transmission contagieuse s'effectue directement ou indirectement. Dans le premier cas, la transmission est interhumaine par la voie rhinopharyngée ou la voie digestive, par infection transmise par les mains sales. Dans le second, elle est réalisée par l'intermédiaire d'eau ou d'aliments contaminés. L'eau est souvent responsable, en particulier celle des rivières et des lacs pollués par les baigneurs ou par les égouts qui s'y déversent. Les malades continuent d'excréter le virus durant deux mois environ et les virus survivent facilement dans l'environnement.

Une hygiène stricte, notamment celle des personnes qui manipulent les aliments, constitue le moyen le plus efficace de prévenir les entéroviroses. Il n'existe pas de traitement spécifique.

20.9 Mycoses du système digestif

La muqueuse du système digestif est parfois la cible des levures du genre *Candida*. Ces mycoses affectent surtout la cavité buccale et la muqueuse œsophagienne, beaucoup plus rarement l'estomac et l'intestin.

Le muguet est une mycose buccale que l'on observe chez les nouveau-nés qui ont été infectés, au moment de l'accouchement, par des levures présentes sur la muqueuse vaginale. Cette affection se manifeste par une inflammation de la muqueuse buccale et par la formation de plaques blanchâtres constituées de levures, de pseudomycéliums et de cellules inflammatoires. Le muguet survient occasionnellement chez l'adulte. Il est alors associé à des problèmes nutritionnels (avitaminoses), à des troubles endocriniens ou à différents traitements (antibiotiques, stéroïdes).

Chez l'adulte soumis à une antibiothérapie, on observe aussi un syndrome particulier, la langue pileuse noire, qui est caractérisé par une hypertrophie des papilles linguales.

L'œsophagite est une autre mycose des voies digestives. Quoi qu'elle puisse constituer une extension du muguet du nourrisson, on l'observe surtout chez l'adulte. Elle survient notamment chez les personnes soumises à des antibiothérapies prolongées ou à des traitements aux stéroïdes, ainsi que chez les sujets diabétiques. L'œsophagite est aussi observée chez les personnes souffrant d'immunodépression, en particulier celles qui sont atteintes du SIDA.

20.10 Parasitoses du système digestif

À l'échelle mondiale, les parasitoses digestives sont les plus fréquentes et les plus répandues. Certaines parasitoses sont cosmopolites, d'autres sont limitées aux régions tropicales ou intertropicales. Comme l'indique la figure 20.4, elles sont principalement causées par les helminthes.

Les symptômes observés au cours des parasitoses intestinales varient considérablement d'un individu à un autre et d'une parasitose à une autre. Toutefois, on peut observer :

- des troubles digestifs plus ou moins graves et se manifestant par des douleurs ou des crampes abdominales, des nausées, des vomissements, des diarrhées liquides, parfois sanglantes ou glaireuses, alternant avec des épisodes de constipation ;
- des douleurs variant généralement avec la localisation des parasites (douleurs épigastriques et vomissements pour les parasites dans le duodénum, diarrhées et douleurs basses pour ceux présents dans l'iléon ou le côlon) ;
- de la fatigue, de l'amaigrissement, de la perte d'appétit, de l'anémie, du prurit ;
- des manifestations allergiques causées par la migration des larves dans les tissus. Associées à une éosinophilie plus ou moins marquée, ces réactions allergiques se manifestent notamment par de l'asthme et par des réactions cutanées ressemblant à de l'urticaire.

Les parasites intestinaux sont éliminés dans les selles et se retrouvent dans l'environnement sous forme d'œufs, de kystes ou de larves. Leur transmission s'effectue selon l'un de ces quatre modes :

Figure 20.4 Parasitoses du tube digestif

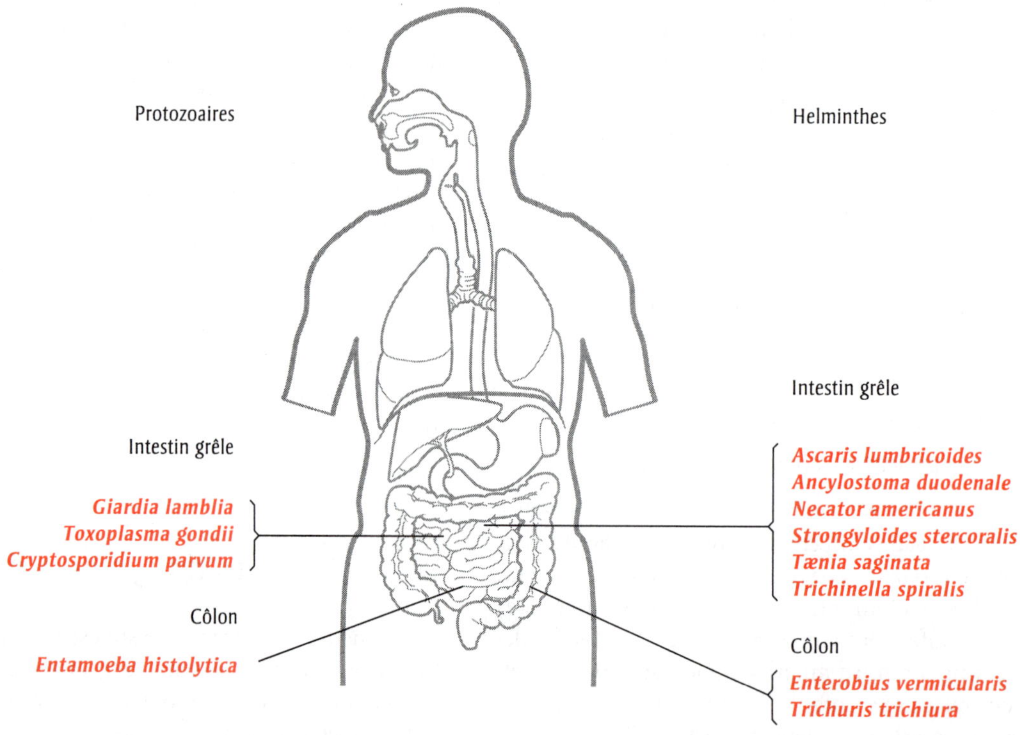

- par suite de la consommation d'eau ou d'aliments en contact avec des matières fécales portant des œufs, des larves ou des kystes ;
- par suite d'une manipulation inadéquate des aliments ou des objets par des personnes contaminées et peu respectueuses des mesures d'hygiène élémentaires ;
- par contact de main à bouche, surtout chez les jeunes enfants ;
- par pénétration active à travers la peau.

Le tableau 20.7 associe quelques parasitoses avec ces quatre modes de contamination. Quant aux tableaux 20.8 et 20.9, ils présentent les principales parasitoses causées respectivement par les protozoaires et par les helminthes.

Tableau 20.7 Modes de propagation des parasitoses

Modes de contamination	Parasitoses
Contamination fécale de l'eau et des aliments	Giardiase Amibiase Téniase Bothriocéphalose Ascaridiase Distomatose
Manipulation inadéquate des aliments	Giardiase Ascaridiase
Contact de main à bouche	Oxyuriose
Passage transcutané	Ankylostomiase Anguillulose (strongyloïdose)

Tableau 20.8 Principales parasitoses digestives causées par des protozoaires

Parasitoses	Remarques
Giardiase *Giardia lamblia*	Gastro-entérite aymptomatique se manifestant par divers troubles digestifs tels que diarrhées, douleurs, crampes abdominales, constipation et manque d'appétit. Les parasites sont rejetés de manière intermittente sous forme végétative (trophozoïtes) et enkystés. Généralement bénigne, l'affection peut être prévenue par les mesures d'hygiène permettant de prévenir la contamination fécale. Réservoir : malades, eaux contaminées par les selles d'humains ou d'animaux contaminés (castor) Transmission : fécale-orale, par les mains sales
Cryptosporidiose *Cryptosporidium parvum*	Parasitose opportuniste en recrudescence depuis l'apparition du syndrome d'immunodéficience acquise. Elle sévit aussi occasionnellement dans les garderies. Généralement asymptomatique chez les personnes en bonne santé, la cryptosporidiose se manifeste par des symptômes intestinaux[1] d'intensité et de gravité variables. Elle est marquée par une diarrhée de quelques jours qui guérit spontanément, mais elle peut aussi causer des diarrhées plus intenses, accompagnées de selles nombreuses, causant une déshydratation et un affaiblissement général. Réservoir : malades, animaux contaminés Transmission : par la consommation d'aliments contaminés par les selles d'animaux parasités
Toxoplasmose *Toxoplasma gondii*	La toxoplasmose est une parasitose généralement bénigne, asymptomatique la plupart du temps ou simplement marquée par un syndrome ressemblant à celui de la grippe (fièvre, maux de tête, fatigue, douleurs musculaires et lymphadénopathies). Par contre, chez les personnes souffrant d'immunodépression, notamment celles atteintes du SIDA, et les femmes enceintes, la toxoplasmose peut être redoutable. Les toxoplasmes traversent la barrière placentaire et causent une toxoplasmose congénitale marquée par des atteintes neurologiques graves[2]. Réservoir : animaux et humains infestés par manque d'hygiène Transmission : par la consommation de viande crue ou insuffisamment cuite
Dysenterie amibienne *Entamœba histolytica*	Les amibes se multiplient d'abord dans la muqueuse intestinale où elles causent des ulcérations dans la muqueuse du côlon. Par la suite, les amibes gagnent le système circulatoire d'où elles sont transportées vers le foie, les poumons, le cerveau. Les principales manifestations sont celles d'un syndrome dysentérique marqué par des selles diarrhéiques enrobées de mucus strié de sang. Les selles contiennent des amibes enkystées capables de résister à des conditions environnementales défavorables. Réservoir : malades, sol et eau Transmission : fécale-orale, par les mains sales, par les vecteurs passifs (mouches)

1 Les *Cryptosporidium* peuvent aussi envahir les voies respiratoires.

2 Voir le chapitre 22, *Infections congénitales et néonatales*.

Tableau 20.9 Principales parasitoses digestives causées par des helminthes

Helminthoses	Remarques	Détection des parasites
Cestodes		
Téniases *Tænia saginata* *Tænia solium*	Les téniases peuvent survenir sous forme de parasitose intestinale bénigne ou d'une infection somatique grave appelée cysticercose. *Tænia saginata* est un parasite du bœuf, *Tænia solium* un parasite du porc. Les œufs de *Tænia saginata* sont ingérés par les animaux au pâturage. Les larves issues des œufs, ou cysticerques, se développent d'abord dans le tube digestif puis migrent dans les tissus sous-cutanés et dans le tissu musculaire strié de l'animal. L'Homme s'infeste en mangeant de la viande crue ou mal cuite. L'un des cysticerques se développe dans le tube digestif. Il se fixe à la muqueuse de l'intestin grêle à l'aide de son scolex. En deux à trois mois, il atteint le stade adulte : il mesure alors entre cinq et dix mètres. La présence du ver cause des symptômes divers : anorexie ou boulimie, troubles digestifs, crampes intestinales, insomnies, baisse de poids. La maladie n'est pas fatale. Le diagnostic est posé par suite de l'observation des anneaux expulsés dans les selles. La téniase causée par *Tænia solium* est plus grave, car le parasite peut se développer chez l'Homme sous sa forme larvaire. Les œufs ingérés avec la viande de porc mal cuite éclosent dans l'intestin ; les larves gagnent les tissus sous-cutanés et les tissus musculaires, causant une infection systémique grave, la cysticercose, éventuellement mortelle par suite d'atteintes cardiaques et nerveuses. Réservoir : *T. solium* : porc *T. saginata* : bœuf Transmission : surtout les viandes de bœuf et de porc crues ou mal cuites. Aussi, les selles des personnes infectées et l'eau contaminée.	Recherche des segments du ver dans les selles La différenciation des deux espèces de ténia repose sur la morphologie des segments matures (nombre de branches utérines) et sur la présence ou l'absence de crochets sur le scolex
Trématodes		
Distomatoses (fasciolase, clonorchiase[1]) *Fasciola hepatica* *Clonorchis sinensis*	Les distomatoses intestinales sont des parasitoses communes à l'Homme et à de nombreux animaux. Elles se manifestent principalement par une cirrhose biliaire résultant de l'envahissement du foie par les larves de ces vers. Celles-ci quittent le tube digestif et passent dans la cavité péritonéale. Elles atteignent les tissus hépatiques et s'installent dans les canaux biliaires. Réservoir : pour la douve du foie : Homme et animaux (mouton principalement) ; pour la clonorchiase : Homme et animaux (poissons) Transmission : indirecte (consommation d'aliments contaminés) Tests sérologiques (immunofluorescence, tests ELISA)	Recherche des œufs dans les selles
Schistosomiases		
Schistosoma japonicum *Schistosoma mansoni* *Schistosoma hæmatobium*	Les schistosomiases (ou bilharzioses) sont causées par les schistosomes et surtout par les œufs que déposent ces trématodes dans l'organisme. La contamination se fait par les larves infestantes qui vivent dans des escargots d'eau douce qui leur servent d'hôte intermédiaire.	Recherche des œufs dans les selles pour *S. japonicum* et *S. mansoni*, et dans l'urine pour *S. hæmatobium*

1 La clonorchiase n'est observée qu'en Orient.

Tableau 20.9 (suite)

Helminthoses	Remarques	Détection des parasites
	Les larves percent la peau, s'introduisent dans le système circulatoire et gagnent les organes dans lesquels les vers adultes poursuivent leur développement[2]. Les symptômes varient selon l'endroit où s'installent les schistosomes et l'endroit où les œufs sont déposés. Les schistosomiases deviennent souvent chroniques. La forme aiguë des schistosomiases causées par *S. japonicum* et par *S. mansoni* se manifeste par des symptômes intestinaux car ces deux trématodes pondent leurs œufs dans l'intestin. On observe de la fièvre, des douleurs abdominales, une lymphadénopathie, un foie sensible et de la diarrhée. Les symptômes de la forme chronique sont la diarrhée, de la douleur abdominale, l'hépatosplénomégalie et l'ascite. La schistosomiase causée par *S. hæmatobium*, se manifeste par des symptômes urinaires, en particulier par l'hématurie. Ces troubles urinaires sont causés par la présence des vers adultes et des œufs dans les veines de la vessie. Réservoir : personnes infectées qui rejettent les œufs des schistosomes dans l'environnement aquatique. Transmission : indirecte, par l'intermédiaire des larves parasitant des escargots d'eau douce. Ces larves traversent la peau intacte.	Biopsie fécale Tests sérologiques
Nématodes		
Ascaridiase *Ascaris lumbricoides*[a]	Parasitose intestinale chronique causée par un vers de grande taille (le ver adulte mesure entre 10 et 12 cm). Après ingestion, les œufs éclosent dans l'intestin. Les larves traversent la paroi intestinale et gagnent le foie par le système porte. De là, le courant sanguin les emporte vers les poumons. Des poumons, ils gagnent le pharynx et retournent dans le tube digestif. Deux à trois mois après l'infestation, les femelles adultes pondent et les œufs sont expulsés dans les selles. Symptômes variables, vagues, souvent absents. Diagnostic difficile à poser avant de trouver des vers dans les selles. L'infection massive cause des troubles digestifs, des douleurs abdominales et des vomissements. Réservoir : personnes infectées qui rejettent des œufs dans les selles Transmission : directe ou indirecte des œufs à la bouche, par l'intermédiaire de poussières ou d'aliments contaminés	Recherche des œufs dans les selles
Entérobiase (oxyuriose) *Enterobius vermicularis*	Parasitose intestinale la plus fréquente, surtout chez les enfants. Les vers se développent dans l'intestin à partir des œufs présents sur des aliments souillés. Les femelles quittent le rectum pour pondre dans la région péri-anale. Souvent, c'est en se grattant qu'il y a réinfestation. Le prurit (démangeaisons) est pratiquement la seule manifestation de l'infection. Réservoir : personnes infectées qui rejettent des œufs dans les selles Transmission : par les mains sales	Recherche des œufs ou des vers adultes
Strongyloïdose (anguillulose) *Strongyloides stercoralis*	La strongyloïdose survient dans les pays chauds et humides, aux conditions sanitaires médiocres, surtout si les matières fécales sont en contact avec le sol. Les larves infectantes provenant du sol s'introduisent dans l'organisme en traversant la peau.	Recherche des larves dans les selles

2 Ce n'est pas en buvant l'eau que les êtres humains se contaminent mais quand ils y mettent les pieds. Il est donc imprudent de se baigner en eaux douces dans les régions chaudes du globe.

Tableau 20.9 (suite)

Helminthoses	Remarques	Détection des parasites
	Elles se dirigent vers les poumons où elles causent des symptômes pulmonaires (toux, respiration sifflante) et une forte éosinophilie. Les larves migrent ensuite dans la muqueuse intestinale. La présence des parasites se traduit principalement par de la diarrhée et des douleurs épigastriques. On observe parfois une éruption cutanée passagère. Quand les larves provenant des œufs pondus envahissent l'intestin, elles causent une forte diarrhée, parfois avec du sang. Chez les personnes souffrant d'immunodéficience, les larves peuvent envahir d'autres organes et causer une strongyloïdose disséminée. Le foie, les reins, les poumons, le système nerveux central peuvent être touchés. Réservoir : personnes infectées qui rejettent les larves contenues dans les selles Transmission : indirecte, par l'intermédiaire des larves présentes dans le sol	
Ankylostomiase *Ancylostoma duodenale*[a] *Necator americanus*[a]	Les ankylostomiases sont causées par *A, duodenale* et *N. americanus* dont les larves sont présentes dans le sol. Ces larves traversent la peau intacte et gagnent le système circulatoire. Elles atteignent les poumons où elles causent des symptômes respiratoires. Elles quittent le tissu pulmonaire en remontant le long de la trachée puis se dirigent vers le tube digestif où elles se transforment en vers adultes. Ces derniers se fixent à la paroi duodénale. Les œufs des vers adultes sont éliminés avec les selles. Les ankylostomiases sont souvent asymptomatiques ou se manifestent par de légers symptômes digestifs (anorexie, diarrhées, saignement intestinal) et respiratoires (respiration sifflante, toux). Cependant, comme *A, duodenale* et *N. americanus* sont hématophages, leur présence s'accompagne d'un syndrome anémique persistant et plus ou moins intense. Réservoir : personnes infectées qui rejettent les œufs des vers contenus dans leurs selles Transmission : indirecte, par l'intermédiaire des larves. Ces larves traversent la peau intacte.	Recherche des œufs dans les selles
Trichinose *Trichinella spiralis*[a]	Parasitose intestinale survenant chez l'Homme et chez de nombreux animaux mammifères. Les parasites sont ingérés sous forme de larves enkystées dans la viande parasitée. Ces larves atteignent le tube digestif et pénètrent dans la muqueuse. Après accouplement, les femelles rejettent des larves qui traversent la paroi intestinale et gagnent le système circulatoire puis le tissu musculaire strié où elles s'enkystent. Les larves enkystées peuvent persister plusieurs années. Les premiers symptômes sont digestifs : douleurs abdominales, nausées, diarrhées, vomissements. La fièvre est élevée. Surviennent ensuite des myalgies (douleurs musculaires), des maux de tête, de la gêne respiratoire. L'œdème de la face est un signe caractéristique de l'infection. On note aussi des symptômes allergiques. La présence des vers entraîne des complications graves (encéphalites, névrites, myocardites, etc.). La maladie peut être fatale. Réservoir : Homme et animaux (porcs, rats, renards, ours, mammifères marins comme les phoques) Transmission : indirecte (consommation de viande contaminée[3])	Dosage des anticorps antitrichines Trichinoscopie (recherche des larves enkystées dans des fragments de tissu musculaire)

3 Les trichines sont détruites par exposition à une température supérieure à 60 °C. C'est pourquoi il est important de bien faire cuire la viande de porc, la principale source de contamination humaine.

20.11 Infections intra-abdominales

Les infections intra-abdominales peuvent affecter le péritoine, et causer des péritonites, par suite de l'introduction de microorganismes dans la cavité péritonéale. Elles peuvent aussi toucher un organe particulier situé dans la cavité abdominale, se manifestant alors par des abcès ou par l'infection de tout l'organe, comme dans le cas d'une hépatite.

Les principales infections intra-abdominales sont:

- les diverticulites, qui résultent de la formation de diverticules, c'est-à-dire de petites hernies qui se développent dans des zones plus faibles de la paroi du tube digestif, en particulier au niveau du côlon;
- les infections du tractus biliaire, parmi lesquelles on distingue notamment les cholécystites aiguës causées par des bactéries provenant du tube digestif, et les cholangites causées par des bactéries provenant de la circulation sanguine ou de la circulation lymphatique;
- les pancréatites infectieuses et les abcès du pancréas, causés par des bactéries de la flore intestinale: *Pseudomonas*, *Staphylococcus aureus*, *Klebsiella*, *Proteus*, *Enterobacter*, mais surtout *Escherichia coli*, incriminé dans 25 % des cas;
- les hépatites virales aiguës, causées par différents virus, qui se manifestent toutes par une inflammation et une nécrose des tissus hépatiques.

Rappelons aussi que le foie est la cible de plusieurs protozoaires et de certains helminthes. Parmi les parasitoses causées par des protozoaires, mentionnons les amibiases extra-intestinales (*Entamœba histolytica*) et la multiplication des sporozoïtes de *Plasmodium* dans les hépatocytes au cours du paludisme.

Par ailleurs, plusieurs helminthes séjournent brièvement dans le foie, provoquant des symptômes hépatiques. Parmi ceux-ci, on peut citer les ascaris, (*Ascaris lumbricoides*), les schistosomes (*Schisotosoma mansoni*), les ténias échinocoques (*Echinococcus granulosus*), ainsi que plusieurs trématodes, ou douves du foie, telles *Fasciola hepatica* ou *Clonorchis sinensis*, qui envahissent les voies biliaires, causant des cholangites, des jaunisses ou une hépatomégalie.

20.11.1 Péritonites

La cavité abdominale est normalement stérile, mais elle peut être contaminée par suite de la perforation du tube digestif qui abrite une flore microbienne abondante. Il est à noter que le site de la perforation est important: les perforations au niveau du côlon sont beaucoup plus graves en raison du nombre considérable de microorganismes présents dans cette partie du tube digestif (10^{11}/ml) et risquant d'être déversés dans la cavité péritonéale.

Qu'il s'agisse de bactéries de la flore entérique commensale ou de microorganismes pathogènes, le résultat est le même: la contamination d'un milieu stérile déclenche automatiquement une infection. La gravité de celle-ci dépend toutefois de la quantité de bactéries qui se sont échappées du tube digestif et de la capacité de l'organisme à produire rapidement une défense immunitaire efficace.

Les péritonites se manifestent au départ par des signes non spécifiques: douleurs abdominales intenses, sensibilité à la palpation, fièvre et leucocytose. L'examen clinique permet d'orienter le diagnostic vers une infection des canaux biliaires ou de la vésicule biliaire, une appendicite, une diverticulite ou une péritonite.

Parmi l'ensemble des microorganismes susceptibles de causer des infections intra-abdominales (tableau 20.10), deux bactéries sont retrouvées plus fréquemment:

- *Escherichia coli*, souvent responsable de la phase initiale de la péritonite et de la septicémie;
- *Bacteroides fragilis*, cause majeure des abcès intra-abdominaux.

Les péritonites ont de nombreuses origines. Elles peuvent résulter d'une rupture de la paroi intestinale causée par:

- un traumatisme consécutif à un accident d'automobile, à une blessure par balle ou à un coup de couteau;
- la rupture des sutures effectuées au cours des interventions chirurgicales intestinales;
- des lésions ulcératives consécutives à une colite ulcérative ou une typhoïde;
- la perforation d'un ulcère gastrique ou duodénal;
- l'ingestion accidentelle d'objets pointus (aiguilles, cure-dents, etc.).

Des péritonites peuvent aussi être induites par une salpingite ou une endométrite, ou encore comme complication d'une ascite.

Une péritonite débute par une inflammation aiguë des séreuses qui recouvrent l'intestin et l'intérieur de la cavité abdominale. Elle évolue ensuite vers la formation d'abcès en différents endroits de la cavité intrapéritonéale (figure 20.5). Un traitement doit être entrepris de toute urgence, sinon l'infection risque d'être fatale. Même avec une antibiothérapie appropriée, la mortalité est de 1 à 5 %.

Tableau 20.10 Agents infectieux responsables des infections intra-abdominales

Anaérobies facultatifs	Aérobies stricts
Escherichia coli	*Bacteroides fragilis*
Proteus	*Bacteroides* (autres espèces)
Klebsiella	*Clostridium*
Pseudomonas	*Peptostreptococcus*
Entérocoques	*Peptococcus*
Streptocoques (autres que ceux des groupes A ou D)	*Fusobacterium*

20.11.2 Hépatites virales aiguës

Les hépatites sont des infections virales qui se manifestent toutes par une inflammation et une nécrose du tissu hépatique. On distingue au moins cinq virus différents et identifiés par une lettre de A à E:

- l'hépatite A, causée par un entérovirus (entérovirus 72 ou virus HAV), aussi connue sous le nom d'hépatite infectieuse;
- l'hépatite B (virus HBV), causée par un virus de la famille des Hepadnaviridæ, et parfois qualifiée d'hépatite sérique;
- l'hépatite C, causée par un virus de classification incertaine apparenté aux flavivirus et aux pestivirus;
- l'hépatite D, causée par le virus HDV, aussi qualifié d'Agent delta,
- l'hépatite E, causée par le virus HEV.

Deux autre types d'hépatites sont attribués à des virus semblables. On a identifié une hépatite F, causée par un virus encore très mal connu, et une hépatite G, causée par un autre flavivirus.

Aucun de ces virus n'est cultivable. Le diagnostic repose donc sur la mise en évidence des antigènes viraux ou des anticorps spécifiques des virus. Il n'y a pas de traitement curatif. Par contre, on dispose de gammaglobulines pour protéger des personnes par immunisation passive. Un vaccin inactivé est disponible depuis peu.

Les hépatites A et E se transmettent par voie fécale-orale; les hépatites C et D par voie parentérale. Quant à l'hépatite B, elle se transmet par voie parentérale ou par voie sexuelle. De plus, l'hépatite D requiert une co-infection ou une infection antérieure par le virus de l'hépatite B. Le tableau 20.11 résume les principales caractéristiques distinctives des hépatites virales aiguës.

Le cycle infectieux des hépatites peut être divisé en quatre étapes:

- l'incubation, dont la durée varie selon le type de virus en cause;
- la phase préictérique, d'environ une semaine, marquée par de la fièvre, des douleurs abdominales, des nausées et un manque d'appétit;
- l'ictère, qui dure environ trois mois et dont le début coïncide avec l'augmentation de la concentration sérique des enzymes hépatiques, en particulier des aminotransférases. Cette phase ictérique, aussi connue sous le nom de jaunisse, est marquée par la coloration jaune de la peau et de la conjonctive par suite de l'accumulation de bilirubine dans les tissus. En effet, au cours de l'hépatite, les hépatocytes sont incapables d'excréter ce sous-produit de la dégradation de l'hémoglobine et de le déverser dans les sécrétions biliaires. Une partie de la bilirubine accumulée dans le sang est cependant excrétée au niveau du rein, ce qui produit des urines foncées caractéristiques;

La convalescence prend de trois mois à un an, au cours de laquelle le foie se régénère progressivement. Cependant, des complications peuvent survenir: hépatites chroniques (C et D, B occasionnellement), cirrhoses (B et D) et cancer du foie.

Figure 20.5 Lieux de formation des abcès intra-abdominaux

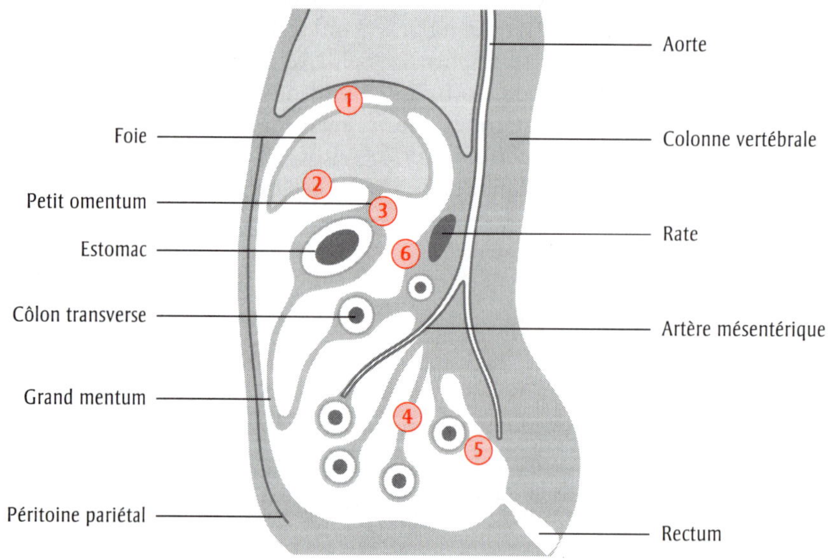

1) Espace sous-diaphragmatique
2) Espace sous-hépatique
3) Petit omentum
4) Replis du péritoine entre les anses intestinales
5) Espace pelvien
6) Espace rétropéritonéal (reins, pancréas, duodénum)

Hépatite A

L'hépatite A est causée par l'entérovirus 72, une variété d'entérovirus à ARN. Elle se transmet essentiellement par voie fécale-orale par l'intermédiaire d'aliments contaminés (en particulier les fruits de mer) ou souillés au moment de leur préparation, par l'intermédiaire de la vaisselle mal lavée et par les mains sales. Le virus de l'hépatite A est exceptionnellement résistant à l'exposition au froid et à la chaleur.

L'hépatite A se manifeste principalement par une inflammation aiguë du tissu hépatique. Elle est fréquemment accompagnée d'ictère. Elle se diagnostique par la mise en évidence des antigènes du virus présents dans le sang ou par celle des anticorps dirigés contre eux. À l'heure actuelle, il n'existe pas de médicaments mais un vaccin permet de prévenir l'hépatite A.

Le contrôle de l'hépatite A repose sur la mise en œuvre ou le respect des mesures d'hygiène élémentaires, de la salubrité publique et du contrôle de la qualité des aliments. Extrêmement contagieuse, l'hépatite A semble en recrudescence, notamment dans les institutions pour personnes âgées et dans les garderies.

Hépatite B

L'hépatite B est causée par un virus du groupe des hépadnavirus. Ce virus est responsable d'une forte virémie, d'où le risque élevé de contamination par transfusion sanguine. Dans le sérum des malades, on peut observer au microscope électronique différentes particules virales, ou particules de Dane. Ces particules sont notamment caractérisées par la présence de plusieurs antigènes : HBsAg, HBcAg et HBeAg qui permettent d'identifier le virus au cours de l'infection.

L'hépatite B est plus longue à guérir que l'hépatite A. Elle peut devenir chronique et il semble exister, par ailleurs, une forte corrélation entre cette forme d'hépatite et le cancer primitif du foie. La cirrhose est une autre complication de ce type d'hépatite.

Le diagnostic de l'hépatite B est principalement fondé sur la recherche des antigènes HBs. Il n'existe pas de médicaments, mais un vaccin produit par recombinaison génétique est sur le marché depuis quelques années. L'hépatite B est toutefois en recrudescence chez certains groupes à risque élevé, notamment les toxicomanes qui échangent des seringues.

Il n'y a pas de traitement pour l'hépatite de type B aiguë, quoique la vidaribine donne des résultats expérimentaux encourageants. Dans le cas d'hépatite chronique, l'emploi d'interférons alpha et bêta s'est révélé utile par leur action antivirale et par leur effet immunostimulant. Un vaccin produit par génie génétique est disponible depuis le début des années 1990.

L'hépatite B se transmet principalement par voie sanguine et par voie sexuelle (hétérosexuelle et homosexuelle). Elle se transmet aussi d'une mère infectée à son bébé. Dans une certaine mesure, elle peut être considérée comme une maladie professionnelle du personnel hospitalier qui manipule le sang et ses dérivés. En raison des risques infectieux élevés reliés au virus de l'hépatite B, les précautions universelles doivent être appliquées scrupuleusement. L'équipement, le matériel et les surfaces devraient être nettoyés systématiquement avant d'être désinfectés ou stérilisés. Le virus de l'hépatite B est sensible à la chaleur (eau bouillante durant 10 minutes ou autoclave) et aux principaux désinfectants.

Les personnes qui travaillent au contact de malades potentiellement infectés et qui ne sont pas elles-mêmes HBsAg ou anti-HBs positives devraient être systématiquement vaccinées.

Hépatite C

L'hépatite C est aussi qualifiée d'hépatite non A, non B à transmission parentérale. C'est la cause la plus fréquente d'hépatite post-transfusionnelle. Elle se transmet aussi par échanges de seringue, au cours de la grossesse et au moment de l'accouchement. La transmission sexuelle est inhabituelle.

Cette hépatite est asymptomatique dans 95 % des cas. L'infection est associée à un portage chronique : près de la moitié des sujets atteints sont des porteurs sains. Dans les cas symptomatiques, l'hépatite évolue par poussées alternant avec des périodes marquées par un ralentissement de la destruction des hépatocytes. Environ 50 % des personnes malades développent par la suite une hépatite chronique. Cette forme chronique peut évoluer vers la cirrhose ou entraîner le cancer du foie (carcinome hépatocellulaire).

Il n'y a pas de vaccin contre le virus de l'hépatite C. Par contre, le traitement à la ribavirine et à l'interféron alpha donne des résultats encourageants.

Hépatite D

Le virus de l'hépatite D, aussi appelé Agent delta, est un virus défectif, c'est-à-dire un virus incapable de se répliquer seul. Il n'est actif qu'en présence du virus de l'hépatite B. L'association VHD-VHB peut résulter soit d'une co-infection (ils agissent ensemble), soit d'une surinfection chez un patient déjà porteur chronique du VHB.

En Amérique du Nord et en Europe de l'Ouest, l'hépatite D se propage dans trois groupes particuliers de la population : les hémophiles, les toxicomanes et les homosexuels. Le virus circule parmi les individus souffrant du SIDA, car ces deux virus se transmettent par les mêmes voies parentérale et sexuelle.

Il n'y a pas de vaccin contre ce type d'hépatite, mais le vaccin contre l'hépatite B protège aussi contre l'hépatite D.

Hépatite E

Le virus de l'hépatite E est responsable de l'hépatite non A, non B transmise par voie entérique. Les virus sont excrétés dans les selles et se transmettent par voie fécale-orale. L'hépatite est généralement modérée, sauf chez les femmes enceintes chez qui elle cause une forte mortalité fœtale (20 %) durant le troisième trimestre de la grossesse.

Tableau 20.11 Caractéristiques épidémiologiques et cliniques des hépatites virales

Types	Transmission	Incubation	Présence des antigènes viraux		Diagnostic de l'hépatite	Porteurs sains (dans le sang)	Hépatite chronique active	Prévention par vaccination	Risque transfusionnel
			Dans le sang	Dans les selles					
Type A	Fécale-orale	15 à 45 jours (25-30 jours en moyenne)	2 semaines avant et une semaine après la jaunisse	2 semaines avant et 3 semaines après la jaunisse	Recherche des IgM anti-HAV par test radio-immunologique	Non	Non	Oui	Non
Type B	Parentérale Sexuelle Périnatale	50 à 180 jours	De plusieurs mois à plusieurs années	Peu fréquente	Recherche des IgM anti-HBc à l'aide de tests immuno-enzymatiques Recherche des anticorps anti-HBc	Oui	Occasionnelle	Oui	Oui
Type C	Parentérale	De 5 à 12 semaines	De plusieurs mois à plusieurs années	Inconnue	Recherche des antigènes viraux et des anticorps Test ELISA Par amplification en chaîne par polymérase (PCR)[1]	Fréquente mais non systématique	Oui	Non	Oui
Type D	Parentérale	De 2 à 12 semaines	De plusieurs mois à plusieurs années	—	Recherche de l'AgHD par dosage immuno-enzymatique	Oui	Oui	Oui[2]	Oui
Type E	Fécale-orale[3]	De 2 à 9 semaines	Inconnue	Oui	Test de détection d'anticorps anti-HEV[4] Détection de l'ARN viral par amplification en chaîne par polymérase (PCR)	Inconnue	Non	Non	Non

1 Cette technique n'est pas utilisée couramment en raison de sa complexité.
2 Le vaccin contre l'hépatite B protège ausi contre l'hépatite D.
3 L'hépatite E serait apparemment transmise par l'eau.
4 Uniquement pour les laboratoires de recherche.

Concepts clés à retenir

1. Les **gastro-entérites** sont d'origine bactérienne ou virale. L'action pathogène des bactéries et des virus résulte de leur **multiplication** dans le tube digestif, de la **destruction des cellules** de l'épithélium intestinal et de la **perturbation de l'absorption** des nutriments.
2. Les principales espèces bactériennes responsables de gastro-entérites sont ***Escherichia coli***, ***Salmonella enteritidis*** et ***S. choleræ-suis***, ***Shigella sonnei***, ***Vibrio parahæmolyticus***, ***Clostridium perfringens***; ***Campylobacter jejuni***, ***Yersinia enterolytica*** et ***Vibrio choleræ***.
3. De leur côté, les **intoxications alimentaires** sont causées par des **toxines** formées par les microorganismes **avant la consommation des aliments**. Les intoxications alimentaires d'origine bactérienne sont surtout causées ***Staphylococcus aureus***, ***Bacillus cereus*** et, beaucoup plus rarement par ***Clostridium botulinum***.
4. Pour d'autres microorganismes, le passage dans le tube digestif ne constitue que la **première étape** dans la pathogenèse de l'infection. C'est le cas de ***Salmonella typhi***, de ***Listeria monocytogenes*** et de plusieurs espèces du genre ***Brucella***. Ces bactéries traversent la muqueuse intestinale, passent dans la circulation sanguine et **infectent d'autres organes**.
5. Les **rotavirus** sont les agents les plus fréquents des **gastro-entérites d'origine virale**. Les astrovirus, les adénovirus, les parvovirus et les coronavirus sont plus rarement incriminés dans ces infections.
6. Le tube digestif est aussi un milieu propice au développement de plusieurs **protozoaires** et d'**helminthes**. Les parasitoses sont surtout causées par ***Giardia lamblia***, ***Cryptosporidium parvum*** et ***Toxoplasma gondii***. Du côté des helminthiases, on retiendra celles qui sont causées par ***Enterobius vermicularis***, ***Tænia saginata***, ***Diphyllobothrium latum***, ***Tænia solium***, ***Ascaris lumbricoides***, ***Strongyloides stercoralis***, ***Trichinella spiralis***, ***Ancylostoma duodenale*** et ***Necator americanus***. Dans d'autres régions du monde, les **schistosomiases** et les **distomatoses** sont des parasitoses très répandues.
7. Les troubles intestinaux d'origine alimentaire sont généralement difficiles à distinguer les uns des autres car les symptômes sont peu spécifiques : **nausées**, **vomissements**, **crampes abdominales** et **diarrhées**, accompagnées de sang ou non. La **déshydratation** et les **déséquilibres électrolytiques** sont des complications occasionnellement graves, voire mortelles.
8. La plupart du temps, les infections gastro-intestinales sont dues à une **mauvaise manipulation des aliments**, à une **préparation inadéquate**, à une **cuisson insuffisante** ou à des **méthodes de conservation inappropriées**. Étant donné leur mode de transmission, il est possible de prévenir ces infections par des mesures d'hygiène simples.
9. D'autres agents pathogènes déterminent des infections intra-abdominales en attaquant soit les séreuses protégeant le tube digestif, soit certains organes associés au tube digestif. Ils causent notamment des **péritonites**, des **diverticulites**, des **infections du tractus biliaire**, des **pancréatites infectieuses** et des **hépatites**. Ces dernières sont causées par des virus et se manifestent toutes par une inflammation du tissu hépatique. On distingue au moins cinq virus différents, identifiés de A et E. Les hépatites A et E se transmettent par voie fécale-orale, les hépatites C et D par voie parentérale, et l'hépatite B par voies parentérale et sexuelle.

Références et lectures suggérées

Ahmed, A., Smoor, D., Littleton, G., Tackey, R., Walters, C. S., Kashanchi, F., Allen, C. AR. et H. Ashktorab. « *Helicobacter pylori* Inhibits Gastric Cell Cycle Progression ». *Microbes and Infection*, 2000. vol. 2, p. 1159-1169.

Bannister, B. A., Begg, N. T. et S. M. Gillespie. *Infectious Diseases*. 2e éd., Blackwell Sciences, Oxford, 2000.

Baron, E. Jo, Chang, R. S., Howard, D. H., Miller J. N., et J. A. Turner. *Medical Microbiology. A Short Course*. Wiley-Liss, New York, 1994.

Baron, E.Jo, Peterson, L. R., et S. M. Finegold. *Bailey & Scott Diagnostic Microbiology*. 9e éd., St-Louis, Mosby, 1994.

Berche, P, Gaillard, J. L. et M. Simonet. *Les bactéries des infections humaines*. Paris, Flammarion, Médecine-Science, 1991.

Blazer, M. « L'origine bactérienne des ulcères ». Pour la science, n°222, avril 1996, p. 86-91.

Bottone, E. J. « *Yersinia enterolytica*: Overview and Epidemiologic corelates ». *Microbes and Infection*, 1999, vol. 1, 323-333.

Brenner, H., Bode, G. et H. Boeing. « *Helicobacter pylori* Infection Among Offspring of Patients with Stomach Cancer ». *Gastroenterology*, 2000, vol. 118, p. 31-35.

Cohen, J. « L'hépatite C, infection silencieuse et bombe à retardement ». *La Recherche*, n°325, novembre 1999, p. 68-74.

Couture, B. *Bactériologie médicale*. 3e éd., Montréal, Décarie, 1997.

Crainic, R. et J.-C. Nicolas (coordinateurs). *Virologie médicale*. Paris, Technique et documentation Lavoisier, 1993.

Donnelly, C. « *Listeria monocytogenes*: A Continuing Challenge ». *Nutrition Reviews*, 2001, vol. 59, n° 6, p. 183-194.

El-Omar, E. M., Oein,K., Murray, L. S., El-Nujumi A., Wirz, A., Gillen, D., Williams, C., Fullarton, G. et K. E. McColl. « Increased Prevalence of Precancerous Changes in Relatives of Gastric Cancer Patients: Critical Role of *H. pylori* ». *Gastroenterology*, 2000, vol. 118, p. 22-30.

Feitelson, M. « Hepatitis B virus infection and primary hepatocellular carcinoma ». *Clinical Microbiology Reviews*, 1992, vol. 5, p. 275-301.

Feldhusen, F. « The role of seafood in bacterial foodborne diseases ». *Microbes and Infection*. 2000, vol. 2, p. 1651-1660.

Gélinas, P. *Répertoire des microorganismes pathogènes transmis par les aliments*. EDISEM, Saint-Hyacinthe, 1995.

Isada, C. M., Kasten, B. L., Goldman, M. P., Gray, L. et J. A. Aberg. *Infectious Diseases Handbook*. 4e éd., Cleveland, Lexi-Comp. inc., 2001.

Jeffrey H. C. et R. M. Leach. *Atlas of Medical Helminthology and Protozoology*. 2e éd., Edinburgh, Churchill Livingstone, 1985.

Joklik, W. K., Willlet, H. P. et D. B. Amos. *Zinsser Microbiology*. 20e éd., Norwalk, Appleton & Lange, 1992.

Koff, R. S. « « Hepatitis C ». *Science & Medicine*, juillet-août 1998, p. 16- 25.

Koff, R. S. « Solving the Mysteries of Viral Hepatitis ». *Science & Medicine*, mars-avril 1994, p. 24-33.

Koneman, E. W., Allen, S. D., Janda, W. L., Schreckenberger et W. C Win Jr. *Color Atlas and Textbook of Diagnostic Microbiology*. 4e éd., Philadelphie, Lippincott, 1997.

Kotiranta, A., Lounatmaa, K. et M. Haapasalo. « Epidemiology and Pathogenesis of *Bacillus cereus* Infections ». *Microbes and Infection*, 2000, vol. 2, p. 189-198.

Laurent, F., McCole, D, Eckmann, L. et M. F. Kagnoff. « Pathogenosis of *Cryptosporidium parvum* Infection ». *Microbes and Infection*, 1999, vol. 1, p. 141-148.

Lorber, B. L. *Atlas of Infectious Diseases*. Vol. VIII, *Intra-abdominal Infections, Hepatitis and gastroenteritis*. Philadelphie, Churchill Livingstone, 1996.

Mims, C. A., Playfair, J., Roitt, Y., Wakelin, D. et R. Williams. *Medical Microbiology*. Londres, Mosby, 1998.

Mims, C., Nash, A. et J. Stephen. *Mim's Pathogenesis of Infectious Diseases*. San Diego, Academic Press, 2001.

O'Loughlin, E. V. et R. M. Robisn-Browne. « Effect of Shiga Toxin and Shiga-like Toxins on Eukaryotic Cells ». *Microbes and Infection*, 2001, vol. 3, p. 493-507.

Pechère, C. *Reconnaître, comprendre, traiter les infections*. St-Hyacinthe, EDISEM, 1991.

Rabsh, W., Tschäpe, H. et A. J. Bäumler. « Non-typhoidal salmonellosis: emerging problems ». *Microbes and Infection*, 2001, vol. 3, p. 237-247.

Rees, E. R, et R. F. Betts. *A Practical Approach to Infectious diseases*. 4e éd., Boston, Little, Brown and Co., 1996.

Specter, S., Rodincka, R. L., et S. A. Young. *Clinical Virology Manual*. Washington, D. C., American Society for Microbiology, 2000.

Taylor, J. M. « The Structure and Replication of Hepatitis Delta Virus ». *Annual Review of Microbiology*, 1992, vol. 46, p. 253-276.

Tiollais, P. et M. A. Buendia. « L'hépatite B ». *Pour la science*, dossier *Les maladies émergentes*, octobre 1995, p. 50-56.

Wassenaar, T. M. et M. J. Blaser. « Pathophysiology of *Campylobacter jejuni* Infections of Humans ». *Microbes and Infection*, 1999, vol. 1, p. 1023-1033.

Yoshiyama, H. et T. Nakasawa. « Unique Mechanism of *Helicobacter pylori* for Colonizing the Gastric Mucus ». *Microbes and Infection*, 2000, vol. 2, p. 55-60.

Chapitre 21

Infections du système génito-urinaire

Sommaire

21.1 Introduction

Les infections de l'appareil urinaire représentent une part importante de l'agression microbienne. Ce sont des maladies très fréquentes, notamment chez les femmes. Le risque qu'elles souffrent d'infections urinaires est 10 à 15 fois supérieur à celui des hommes. Dans le courant de sa vie, une femme sur cinq souffrira d'une infection urinaire au moins une fois et un bon nombre d'entre elles connaîtront des récidives, accompagnées parfois de complications. Les infections urinaires représentent aussi une part importante des infections nosocomiales.

Après avoir précisé les principaux facteurs qui favorisent les infections urinaires et identifié les microorganismes qui en sont responsables, nous décrirons brièvement les manifestations de ces infections.

L'appareil reproducteur est la cible de nombreuses bactéries et de plusieurs virus. Les maladies que causent ces agents infectieux étant transmises par contact sexuel, on leur a donné le nom de maladies transmises sexuellement (ou MTS) ou d'infections transmises sexuellement (ITS). Quand on parle de rapport sexuel, il ne faut pas envisager seulement le rapport coïtal car ces infections peuvent aussi se transmettre au cours d'autres pratiques sexuelles.

Dans tous les pays occidentaux, les MTS viennent encore en tête de liste des maladies infectieuses à déclaration obligatoire. Après avoir connu une recrudescence importante au début des années 1970, qui coïncidait avec une certaine libéralisation des mœurs, la plupart des MTS causées par des bactéries connaissent aujourd'hui une régression spectaculaire.

Malgré tout, les MTS d'origine bactérienne constituent encore un important problème de santé publique puisqu'elles sont la cause de 20 % des cas de stérilité. Dans une large mesure, le problème provient des cas de MTS asymptomatiques, qui ne sont donc ni diagnostiqués, ni traités. En l'absence de vaccin, le contrôle de ces maladies passe par la prévention et le dépistage.

Dans ce chapitre, nous décrirons les principales maladies transmises sexuellement d'origine bactérienne, virale, fongique et parasitaire. Une large place est accordée aux infections causées par le VIH, le virus de l'immunodéficience humaine, et au SIDA en raison du nombre de cas d'infections rapportés et de leur gravité. On trouvera en fin de chapitre un tableau récapitulatif des principales maladies transmises sexuellement.

21.2 Infections urinaires

Les infections urinaires affectent l'appareil urinaire inférieur et supérieur. Ce sont des infections fréquentes en raison de l'influence d'un certain nombre de facteurs relatifs à la fois à l'hôte et aux agents pathogènes.

21.2.1 Types d'infections

On distingue généralement deux types d'infections urinaires:

- les infections basses, qui affectent l'urètre, la vessie et la prostate, et qui comprennent, respectivement, les urétrites, les cystites et les prostatites;
- les infections hautes, localisées au niveau du rein, qui comprennent la pyélonéphrite, les abcès rénaux et la tuberculose rénale.

Les infections urinaires basses et certaines infections hautes sont acquises par voie ascendante: les bactéries proviennent de l'extérieur et remontent les voies urinaires. Elles pénètrent par le méat urétral et parviennent jusqu'à la vessie en remontant le long de l'urètre. Normalement, chez une personne en bonne santé, ces bactéries sont éliminées à chaque miction. Mais si la vessie se vide mal, si elle est distendue, les tissus de la muqueuse vésicale deviennent plus sensibles à l'invasion bactérienne. Par ailleurs, l'urine résiduelle constitue un milieu favorable à la prolifération des microorganismes.

Parmi ces microorganismes, *Escherichia coli* occupe une place prépondérante, puisqu'il est responsable de près de 80 % des cas d'infections urinaires basses. Le tableau 21.1 indique les autres agents infectieux responsables d'infections urinaires. Il faut aussi signaler les infections relativement fréquentes causées par *Staphylococcus saprophyticus* et par *Enterococcus fæcalis*. Les infections causées par les entérocoques sont plus difficiles à traiter en raison de leur multirésistance aux antibiotiques.

Les bactéries responsables des infections basses peuvent remonter les uretères et causer une infection rénale. Cette infection se manifeste par une pyélonéphrite. La pyélonéphrite se caractérise par une inflammation aiguë du rein et du bassinet. C'est une affection douloureuse, généralement accompagnée d'hématurie, de protéinurie et de leucocyturie. Les pyélonéphrites récurrentes entraînent une destruction progressive du tissu rénal et constituent un facteur de l'hypertension artérielle.

Tableau 21.1 Agents responsables d'infections urinaires

Agents infectieux
Escherichia coli Autres bactéries à Gram négatif (*Klebsiella, Enterobacter, Serratia, Proteus, Pseudomonas*)
Staphylococcus saprophyticus *Staphylococcus epidermidis* *Staphylococcus aureus* *Enterococcus fæcalis*
Polyomavirus
Candida
Schistosoma hæmatobium

Il arrive aussi, quoique plus rarement, que des bactéries transportées par le sang causent une infection rénale. C'est le cas de *Streptocococus pyogenes*, de *Salmonella typhi*, de *Mycobacterium tuberculosis* ou de *Staphylococcus aureus*.

Par ailleurs, les infections urinaires sont des affections nosocomiales fréquentes. Elles en représentent environ 40 % et sont surtout associées à l'emploi des cathéters urinaires. L'introduction d'une sonde ou d'un instrument dans l'urètre ouvre une voie d'accès directe aux microorganismes. Malgré toutes les précautions, on estime qu'après six jours, 90 % des sondes vésicales sont infectées. Les infections des voies urinaires peuvent aussi être causées par le personnel dont les mains ont été contaminées.

21.2.2 Facteurs de prédisposition

La pathogenèse des infections urinaires s'explique par différents facteurs relatifs à l'hôte et par des facteurs relevant des agents infectieux (figure 21.1).

Des facteurs anatomiques sont à l'origine de la plus grande fréquence de ces infections chez les femmes: un urètre court (5 cm) favorise la migration des bactéries d'origine fécale qui vivent sur le périnée et au voisinage immédiat de l'orifice anal. On estime que 25 à 35 % des femmes auront une infection urinaire symptomatique au cours de leur vie. Et comme la moitié des infections urinaires sans complications guérissent spontanément, il est probable que l'incidence des infections urinaires soit encore beaucoup plus élevée. L'âge est un autre facteur de prédisposition chez les deux sexes: le risque passe de 1 % avant 20 ans à plus de 10 % à 70 ans. Parmi les autres facteurs de prédisposition, on peut mentionner:

- la grossesse;
- le diabète;
- les états d'immunodépression (médicamenteux ou liés à diverses pathologies);
- des malformations des voies urinaires;
- des maladies des voies urinaires qui entravent l'écoulement urinaire, telles les lithiases ou l'hypertrophie prostatique.

Figure 21.1 Facteurs de prédisposition aux infections urinaires d'origine bactérienne

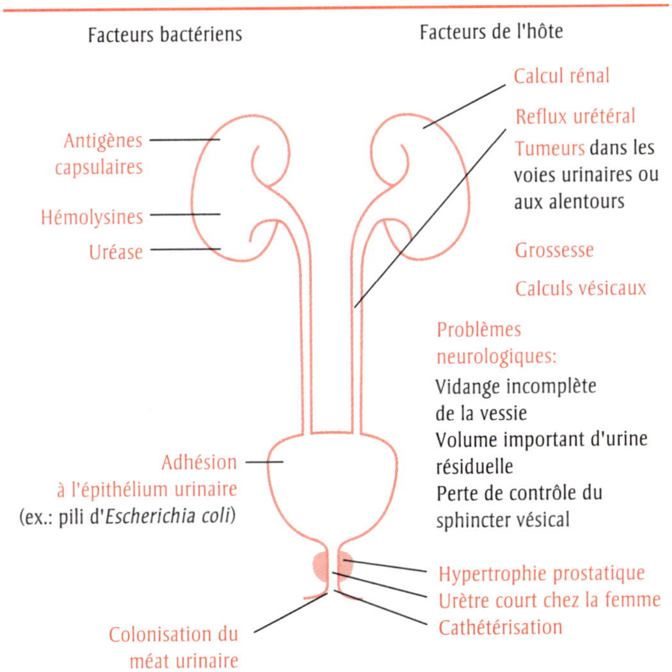

Redessiné d'après Mims, C. et coll. *Medical Microbiology*, 2e ed., Londres, Mosby, 1998.

21.2.3 Pathogenèse

Les infections urinaires sont causées presque exclusivement par des bactéries. Des infections d'origine virale peuvent survenir, mais plus rarement.

La virulence des microorganismes dépend de leurs caractéristiques morphologiques et biochimiques et de leur capacité de sécréter différentes toxines. Par exemple, seules les souches d'*Escherichia coli* qui possèdent sur leurs pili des molécules particulières, les adhésines, peuvent adhérer aux cellules épithéliales de l'urètre et de la vessie. De plus, certaines souches d'*E. coli* produisent une hémolysine qui endommage les membranes cellulaires au niveau du rein. On note aussi que les espèces du genre *Proteus* sécrètent de l'uréase, une enzyme qui interviendrait dans la genèse des pyélonéphrites et dans la formation de calculs rénaux. L'encadré 21.1 explique le rôle des bactéries dans l'origine de certaines lithiases rénales.

21.2.4 Symptômes

Les infections des voies urinaires sont souvent asymptomatiques, en particulier chez les enfants et les femmes enceintes. Quand il y a des symptômes, ceux-ci sont peu spécifiques (fièvre, frissons, nausées et douleurs sus-pubiennes ou lombaires). Les mictions sont douloureuses et s'accompagnent de sensations de brûlure (dysurie), lorsque l'urine entre en contact avec les tissus enflammés. L'irritation de la vessie provoque une envie fréquente et impérieuse d'uriner. L'urine est parfois trouble, à cause de la présence de bactéries (bactériurie), ou contient du sang (hématurie). Ces manifestations ne permettent pas de déterminer s'il s'agit d'une infection urinaire basse ou haute.

Les infections des voies urinaires basses, comme la cystite, sont souvent récurrentes, surtout chez les femmes. Ces infections récidivantes sont causées par le même microorganisme et surviennent fréquemment (plus de deux récidives en six mois). On ne connaît pas exactement les causes de cette plus grande susceptibilité. Des facteurs hormonaux (œstrogènes) et biologiques (anticorps locaux) et microbiens (capacité de coloniser les muqueuses uro-génitales) sont probablement en

Encadré 21.1

Des bactéries à l'origine des lithiases rénales ?

Les lithiases rénales sont des affections fréquentes qui résultent de la formation de calculs (en latin, *calculus* signifie caillou). Responsables de violentes douleurs et de différentes complications, les lithiases sont causées par des dérèglements physiologiques au niveau du rein. Par suite de perturbations de l'équilibre ionique, les sels dissous précipitent dans l'urine, ils cristallisent, se solidifient et forment des calculs.

La lithiase calcique idiopathique, qui représente plus de 75 % de toutes les lithiases, fait intervenir plusieurs facteurs physicochimiques influant sur la précipitation des sels de calcium dans l'urine. Le pH urinaire, la concentration urinaire de calcium, d'oxalates et d'urates, sont les facteurs lithogènes les plus importants. Mais dans environ 15 % à 20 % des cas, la formation de calculs rénaux ne relève pas de troubles de la réabsorption urinaire du calcium et de déséquilibres ioniques. Ces calculs ne contiennent pas de sels de calcium. Ils sont composés d'acide urique, de cystine ou de struvite :

- les calculs d'acide urique surviennent quand le pH urinaire est inférieur au pH qui favorise la dissociation de l'acide urique ;
- la lithiase cystéinique résulte d'une anomalie génétique du mécanisme de transport des acides aminés au niveau de la muqueuse intestinale et du néphron. Ce type de lithiase survient par suite d'une excrétion excessive de cystéine, un acide aminé très peu soluble dans l'urine ;
- les calculs de struvite résultent, la plupart du temps, d'une infection bactérienne. Certaines espèces bactériennes responsables d'infections urinaires provoquent la formation de calculs de carbonate de calcium et d'apatite.

Les calculs de struvite sont formés d'oxalate de calcium et de phosphates d'ammonium. Ils sont le signe d'une hypercalciurie dans le contexte d'une infection urinaire par un microorganisme métabolisant l'urée.

Parmi les bactéries trouvées dans ces calculs, mentionnons les espèces productrices d'uréase des genres *Proteus*, *Klebsiella*, *Pseudomonas*, *Corynebacterium*. On croit que la formation des calculs de struvite serait due à l'alcalinisation de l'urine par suite de l'action de l'uréase, de phosphatases alcalines, d'urokinases ou de sialidases produites par ces microorganismes. Il semble aussi que des microorganismes non producteurs d'uréase (*E. coli*) pourraient être incriminés dans la formation de calculs contenant de la struvite.

Par ailleurs, d'autres chercheurs ont montré récemment que la formation de tels calculs pourrait être causée par des nanobactéries, des bactéries d'un type très particulier. En plus d'être extraordinairement résistantes, la paroi de ces bactéries contient des carbonates d'apatite. C'est donc autour de ces nanobactéries que se formeraient les calculs de struvite, au niveau de l'épithélium papillaire rénal, par un mécanisme qui demeure hypothétique. Contrairement aux théories acceptées, les calculs à base de calcium pourraient être aussi d'origine infectieuse. Selon des travaux publiés récemment, les nanobactéries pourraient servir de point de nucléation pour ces calculs.

cause. De plus, on a montré que les bactéries responsables de l'infection urinaire colonisaient la muqueuse vaginale entre les infections.

21.2.5 Diagnostic des infections urinaires

Le diagnostic et le traitement d'une infection urinaire reposent en grande partie sur les résultats de l'analyse d'urine. Cette analyse comporte notamment :

- un examen au microscope, qui permet de vérifier la présence de globules blancs, de globules rouges, de cylindres de différentes sortes et de cellules épithéliales de différentes origines. Les cylindres sont des amas qui s'accumulent dans les tubules rénaux et qui en prennent la forme. Ces cylindres contiennent différents éléments (hématies, leucocytes, cellules épithéliales, lipides, etc.) et présentent un intérêt certain, car ils orientent le diagnostic ;
- la mise en culture du prélèvement. La culture est quantitative et qualitative. Elle permet de dénombrer les bactéries et d'identifier les bactéries présentes. Le dénombrement est important, car il permet de dire s'il s'agit réellement d'une infection urinaire, d'une simple contamination ou d'un prélèvement contaminé.

Il faut se rappeler qu'en temps normal l'urine est stérile quand elle est produite dans le rein ou qu'elle séjourne dans la vessie. Ce n'est qu'au moment de la miction que l'urine est contaminée par les bactéries présentes dans l'urètre inférieur et sur les organes génitaux. Il est donc important de la recueillir correctement afin d'éviter la contamination, d'une part, et d'éviter que ces bactéries ne pullulent dans l'urine recueillie. Ces deux facteurs sont d'une importance capitale dans la valeur des résultats de l'analyse. Une certaine responsabilité repose donc sur le personnel infirmier et sur le technicien de laboratoire. Un échantillon mal prélevé ou mal conservé risque de fausser le diagnostic.

Pour fin d'analyse bactériologique, l'on recueille de l'urine non contaminée par la technique du mi-jet chez un sujet qui n'a pas uriné depuis quatre à six heures. Après nettoyage des organes génitaux externes avec un tampon imbibé d'un antiseptique non moussant, le premier jet est éliminé, sauf si l'on soupçonne une urétrite ou une prostatite, auquel cas le premier jet doit être conservé ; la fraction suivante est recueillie dans un contenant stérile qui doit être acheminé immédiatement au laboratoire ou réfrigéré à 4 °C. On peut aussi recueillir les urines par sonde vésicale ou par ponction sus-pubienne.

Dans des conditions de collecte et d'acheminement corrects, une analyse d'urine qui donne une numération supérieure à 10^5 bactéries par ml indique une bactériurie qui ne peut être liée aux microorganismes contaminants : elle est le signe d'une infection urinaire. Comme le montre la figure 21.2, à

Figure 21.2 Bactériurie significative

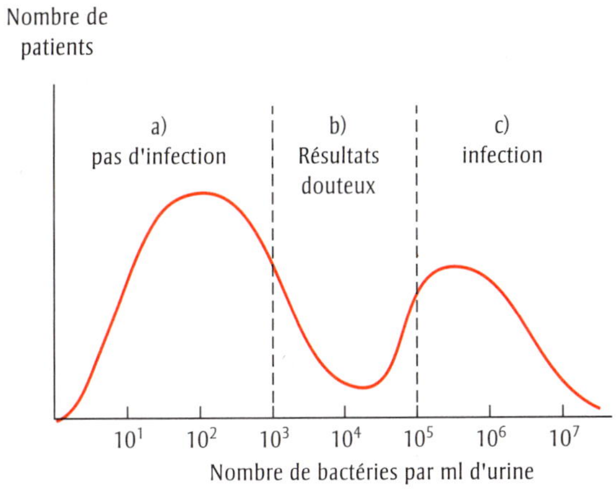

Le chiffre de 10^5 bactéries par millilitre définit le seuil à partir duquel la bactériurie est significative d'une infection urinaire. Cette valeur de référence a été établie à partir du pourcentage de probabilité pour un sujet d'avoir une infection urinaire en fonction du nombre de bactéries/ml. Quand on obtient une valeur de 10^3 bact./ml, il s'agit généralement d'une urine qui n'a pas été collectée correctement ou qui n'a pas été acheminée rapidement au laboratoire. À 10^5, les résultats sont incertains et il faut reprendre l'analyse.

D'après Mims, C. et coll. *Medical Microbiology*, 2e ed., Londres, Mosby, 1998.

des valeurs inférieures à 10^3 bactéries/ml, l'hypothèse d'une infection urinaire doit être écartée; entre 10^3 et 10^5, l'analyse doit être reprise pour confirmation. Il est à noter, par ailleurs, que ce seuil de bactériurie significative ne s'applique pas quand l'urine est prélevée par cathéter ou par aspiration sus-pubienne. Comme l'urine prélevée n'a pas été contaminée par la flore génitale, tout décompte positif doit être considéré comme le signe d'une infection.

21.2.6 Prévention et traitement

On peut contribuer à prévenir les infections urinaires récidivantes par une bonne hydratation et des mictions fréquentes, notamment après les relations sexuelles, afin d'entraîner le reflux des bactéries qui se sont introduites dans la portion inférieure de l'urètre. Une bonne hygiène du périnée, chez la femme, est un autre facteur essentiel. Le fait de ne pas s'essuyer d'avant en arrière après la miction ou après la défécation favorise la contamination de la vulve par les bactéries fécales.

Le traitement repose sur l'élimination des agents infectieux responsables. Un antibiogramme effectué avec l'analyse d'urine permet de sélectionner l'antibiotique le plus efficace en fonction du microorganisme responsable dans les cas problématiques.

21.3 Maladies transmises sexuellement

Les maladies transmises sexuellement représentent 44 % de toutes les maladies infectieuses à déclaration obligatoire, soit 39 % pour la chlamydiose génitale et 5 % pour la syphilis et la gonorrhée. Ces maladies que l'on qualifiait autrefois de vénériennes (étymologiquement, vénérien dérive du latin *venerius*, qui signifie de Vénus, déesse de l'amour) ont connu une forte expansion au début des années 1970, qui coïncida avec la libéralisation des mœurs et la révolution sexuelle. L'absence d'immunité contre deux des MTS les plus fréquentes, la syphilis et la gonorrhée, l'absence de vaccins, l'évolution des valeurs vis-à-vis de la sexualité et une certaine insouciance, expliquent cette recrudescence. Toutefois, depuis 1981, les MTS ont connu une chute spectaculaire au Canada (figure 21.3). Par exemple, pour la gonorrhée, entre 1990 et 1995, le taux est passé de 52 cas à 19,7 cas pour 100 000 habitants, soit une baisse de 65,6 %. Néanmoins, l'analyse des données les plus récentes indique une légère tendance à la hausse depuis 1999. Certains intervenants en santé publique estiment que les efforts en termes de prévention, tels les campagnes de communication de masse, commencent à perdre de leur effet lorsqu'une maladie est en forte décroissance.

Par ailleurs, l'étude des données statistiques montre que c'est dans le groupe d'âge des 15-24 ans que le taux de MTS est le plus élevé, avec de légères variations entre les garçons et les filles (figure 21.4). Les adolescents courent neuf fois plus de risques d'attraper une MTS que les adultes âgés de 30 à 39 ans.

21.3.1 Facteurs affectant la transmission des MTS

Plusieurs facteurs influent sur la transmission des MTS. La présence d'ulcères ou de lésions génitales antérieures au rapport sexuel infectant, le type de rapport sexuel (coïtal, bucco-génital, anal) influent sur la contamination. De plus, il est à noter qu'une MTS peut ne pas survenir seule. Par exemple, la syphilis peut accompagner la gonorrhée, et l'infection à *Chlamydia* coexister

Figure 21.3 Évolution de la gonorrhée au Canada entre 1986 et 1998

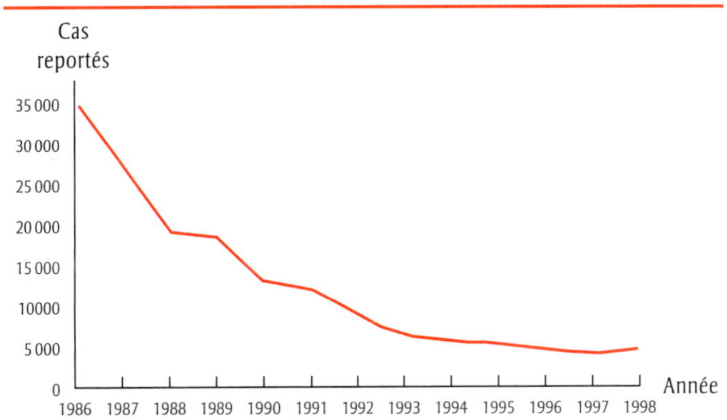

1986	1987	1988	1989	1990	1991	1992	1993	1994	1995	1996	1997	1998
35 287	27 918	20 102	19 110	13 822	12 457	9 253	6 832	6 167	5 715	5 027	4 522	5 060

Ce graphique illustre la tendance générale à la baisse des infections d'origine bactérienne transmises sexuellement. À la fin de l'année 2000, on dénombrait 3813 cas de gonorrhée.

Source: Santé Canada. Bureau du VIH/SIDA et des MTS. Laboratoire de lutte contre la maladie, 2000.

avec la gonorrhée; enfin une gonorrhée peut entraîner la réactivation d'un herpès génital latent.

Par ailleurs, il est bien établi que les MTS constituent un facteur favorisant l'infection par le virus de l'immunodéficience humaine et la sensibilité à l'infection. On sait que chez les personnes syphilitiques, le risque de contracter une infection par le VIH est six à sept fois plus élevé. De plus, chez les patients atteints de neurosyphilis l'infection au VIH est beaucoup plus difficile à traiter.

Figure 21.4 **Taux de gonorrhée chez les hommes et les femmes au Canada, selon le groupe d'âge, de 1997 à 1999**

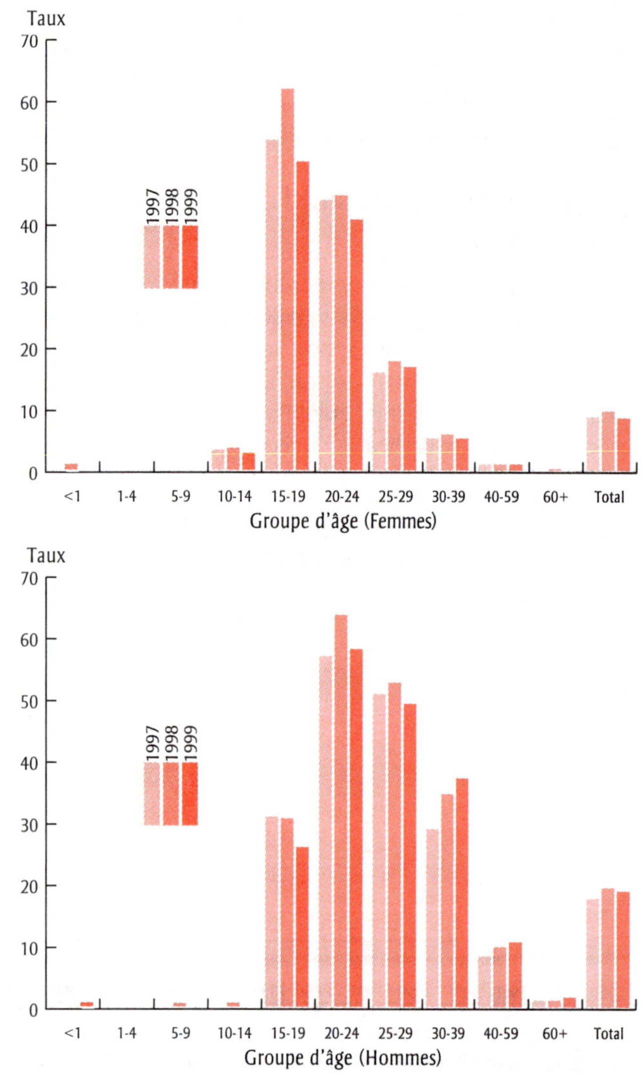

C'est dans le groupe d'âge des 15-24 ans que le taux de MTS est le plus élevé.

Source : Santé Canada. Bureau du VIH/SIDA et des MTS. Laboratoire de lutte contre la maladie, 2000.

21.4 Syphilis

La syphilis est causée par *Treponema pallidum*. En diminution constante depuis le milieu des années 1980 au Canada, on a rapporté seulement 76 cas de syphilis en 1997. Ce chiffre indique le nombre de cas de syphilis symptomatique récente, à l'exclusion des autres cas de syphilis (cas de syphilis latente, tertiaires et congénitale). Ce déclin permettra peut-être d'atteindre prochainement l'éradication complète de la syphilis endémique (des cas isolés demeureront toujours possibles). L'Organisation mondiale de la santé (OMS) estime à 12 000 000 le nombre de cas de syphilis dans le monde.

21.4.1 Symptômes

La syphilis est une maladie dont les symptômes se présentent par phases qui surviennent dans un ordre défini selon son degré d'évolution et son infectiosité. On distingue les phases primaire, secondaire, latente précoce, latente tardive et tertiaire (figure 21.5). La période latente précoce se définit comme une syphilis asymptomatique qui date d'un an ou moins, la période latente tardive comme une syphilis qui date de plus d'un an. Le tableau 21.2, précise les caractéristiques distinctives de chaque étape.

21.4.2 Diagnostic et traitement

Outre l'histoire clinique et un examen physique approfondi (recherche de lésions ou de symptômes secondaires), l'identification de *T. pallidum* peut se faire soit par observation directe au microscope (microscopie en fluorescence) à partir des prélèvements, soit à l'aide de tests sérologiques qui cherchent à mettre en évidence les IgM et les IgG antitréponémiques. Parmi ces tests, mentionnons :

- les tests sérologiques qui font appel à des antigènes non tréponémiques, ou tests non spécifiques, tels le VDRL (*Veneral Disease Research Laboratory*) et le RPR (test rapide de réagine plasmatique). Ces tests sérologiques deviennent positifs quatre à six semaines après le début de l'infection. Comme ces tests ne sont pas spécifiques, ils doivent être confirmés par des tests spécifiques ;
- les tests basés sur des anticorps tréponémiques, ou tests spécifiques), tels le FTA-ASB (*Fluorescent Treponema Antibody-absorption Test*), leMAH-Tp (test de microhémagglutination de *Treponema pallidum*). Ces tests sont plus spécifiques et plus sensibles, en particulier au début de la maladie.

Avant que l'on ne découvre la pénicilline, la syphilis constituait une cause importante de troubles cardio-vasculaires et neuropsychiatriques. Aujourd'hui, elle peut être soignée à tous les stades, même si les stades tardifs sont plus difficiles à traiter.

L'immunité est faible. Des infections ultérieures peuvent survenir.

Figure 21.5 **Étapes de la syphilis**

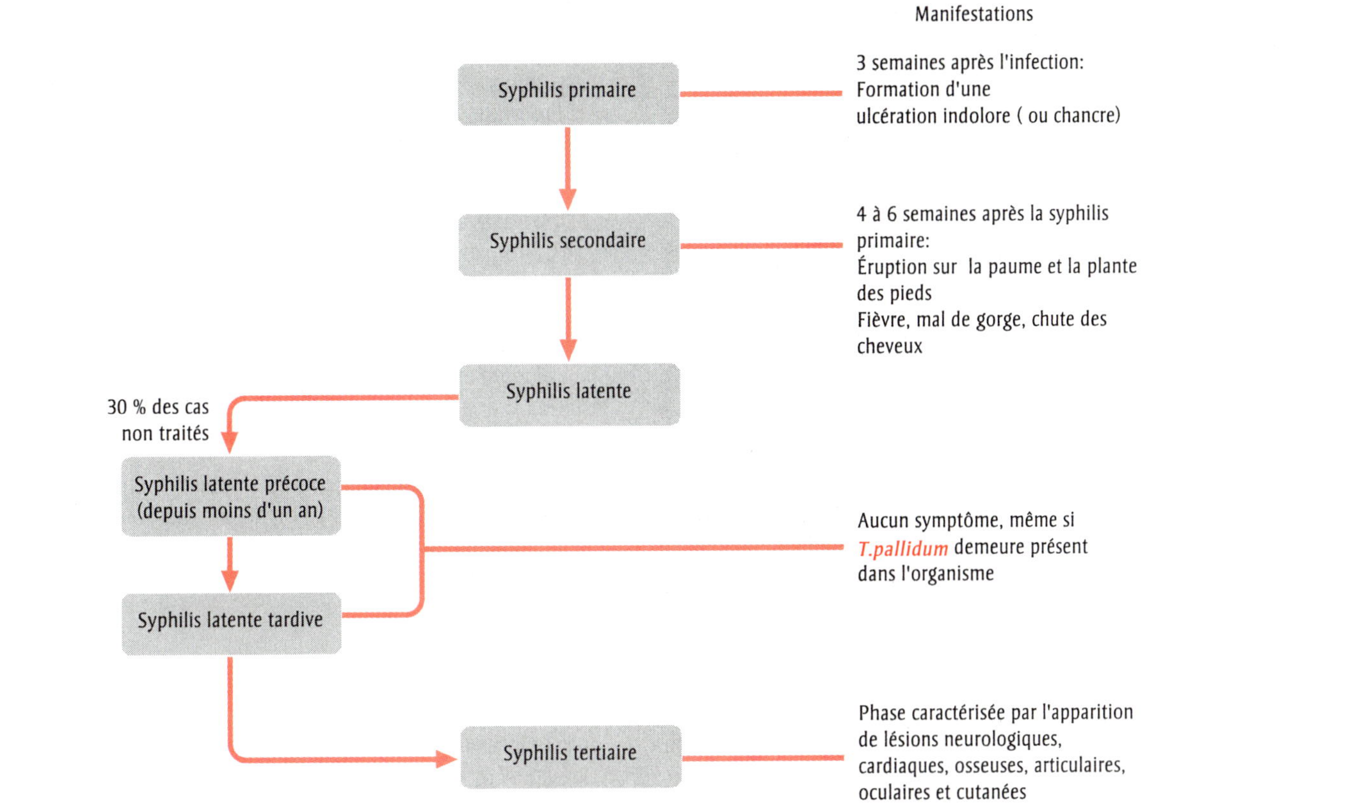

Tableau 21.2 **Symptômes de la syphilis selon l'évolution de la maladie**

Phases	Symptômes	Remarques
Phase primaire	Apparition du chancre syphilitique (érosion superficielle de la peau généralement indolore) entre le 10e et le 90e jour après la contamination Localisation génitale du chancre (grandes ou petites lèvres chez la femme, sillon du gland, prépuce ou méat urinaire chez l'homme) ou extra-génitale (anus, jambe, mamelon ou amygdales)[1]	Au cours de cette première période, le chancre contenant des tréponèmes, la maladie est très infectieuse. Au bout de une à cinq semaines, le chancre disparaît de lui-même sans laisser de traces. Mais les bactéries restent dans l'organisme et s'y propagent. Elles se multiplient dans les ganglions lymphatiques régionaux. Une à trois semaines après la disparition du chancre, *T. pallidum* peut être mis en évidence dans le sang. Il peut alors se disséminer dans l'organisme.
Phase secondaire	Multiplication des tréponèmes dans les ganglions lymphatiques, dans le foie, les articulations, la peau et les muqueuses. Apparition de nouvelles manifestations: éruptions cutanées sur la paume et la plante des pieds, maux de gorge, ulcérations dans la bouche, articulations enflées et douloureuses, fièvre et maux de tête, chute des cheveux par plaques.	Quatre à six semaines, en moyenne, après la formation du chancre Ces symptômes apparaissent sur une période de deux à six mois puis ils disparaissent. Durant cette période, tous les individus infectés sont sérologiquement positifs. L'infection peut être diagnostiquée par différents tests (VDRL, RPR, FTA-ABS, MAH-Tp

1 Toutefois, le chancre n'apparaît pas toujours; il peut aussi, en particulier chez la femme, se former dans le vagin et échapper à l'examen. Chez elle, le chancre est invisible dans 65 % des cas.

Tableau 21.2 (suite)

Phases	Symptômes	Remarques
Phase latente précoce	Pas de symptômes	La phase de latence précoce se définit comme une syphilis asymptomatique de moins d'un an. L'infection reste active et l'individu infecté est contagieux. Les bactéries sont présentes dans l'organisme et peuvent y rester plus de 20 ans sans provoquer des dégâts apparents.
Phase de latence tardive	Pas de symptômes Tréponèmes en dormance dans le foie et dans la rate	La phase de latence tardive se définit comme une syphilis asymptomatique de plus d'un an. Le mécanisme de cette dormance est encore très mal connu. De plus, *T. pallidum* est capable de résister pendant de nombreuses années à une réaction immunitaire vigoureuse. *T. pallidum* échapperait à la reconnaissance immunitaire en faisant du camouflage grâce aux lipides présents à la surface de la cellule[2].
Phase tertiaire	Troubles cérébraux : perte du contrôle musculaire, démarche hésitante (*tabes*), cécité, surdité, troubles mentaux graves (schizophrénie et paranoïa) Troubles cardio-vasculaires : défaillances cardiaques, ruptures d'anévrisme.	Environ 50 % des cas non traités de syphilis évoluent vers ce stade final au cours duquel les organes vitaux sont atteints. Les statistiques indiquent que 25 % des syphilitiques ayant atteint ce stade meurent ou restent irrémédiablement handicapés.
Syphilis congénitale	Troubles identiques à ceux de l'adulte apparents dès la naissance chez le fœtus ou n'apparaissant que vers deux ans.	Une femme enceinte peut transmettre la syphilis à son enfant : à partir du quatrième mois de grossesse, le tréponème peut traverser le placenta et provoquer des avortements spontanés, des accouchements prématurés et des mortinaissances[3] Le risque de mortalité infantile est beaucoup plus élevé en raison du plus petit poids des bébés atteints de syphilis congénitale et des maladies systémiques associées à cette maladie

2 Les lipides ne sont pas immunogènes.

3 Au Canada, la syphilis congénitale est rarissime (un ou deux cas par année).

21.5 Gonorrhée (gonococcie)

La gonorrhée est la deuxième MTS d'origine bactérienne d'importance au Canada. Pour l'année 2000, on a déclaré 3813 cas de gonorrhée au Canada (il y en a eu plus de 60 millions dans le monde).

Ces chiffres indiquent les cas déclarés, c'est-à-dire rapportés par les médecins et les différents instituts de santé, de patients venus en consultation. À cause de la difficulté de retracer les contacts et surtout du fait que chez les femmes, la gonococcie est souvent asymptomatique, il est difficile de faire un bilan précis de cette maladie. Pourtant, à moins d'un traitement médical rapide et efficace, qui met fin à l'infection locale, la gonorrhée peut entraîner des complications au niveau des organes génitaux masculins et féminins. *Neisseria gonorrhoeæ* est la deuxième cause de stérilité chez les femmes (derrière *Chlamydia trachomatis*).

21.5.1 Pathogenèse

La gonorrhée, aussi qualifiée de blennorragie, est causée par le gonocoque, *Neisseria gonorrhoeæ*. Le pouvoir pathogène de la bactérie repose sur l'existence de structures cellulaires particulières. Seules sont pathogènes les souches qui possèdent des pili. Grâce à ces structures, les bactéries adhèrent aux cellules épithéliales. Outre les pili, la capsule renforce le pouvoir pathogène en rendant les gonocoques plus résistants à la phagocytose. Les lipopolysaccharides de cette bactérie à Gram négatif ont une action endotoxique. Enfin, *N. gonorrhoeæ* sécrète une IgA protéase qui détruit les IgA, une classe d'immunoglobulines particulièrement efficace dans la défense des muqueuses. De plus, les protéines des pili de *N. gonorrhoeæ* possèdent des régions variables, ce qui contribue à créer une grande diversité génétique. En effet, l'organisation des zones variables de ces protéines peut être comparée à celle des immunoglobulines (voir chapitre 10, *Reconnaissance de l'agresseur*). Cela explique aussi pourquoi l'on peut contracter plusieurs fois cette infection.

N. gonorrhoeæ ne survit pas à l'air libre. Aussi, cette maladie ne peut être contractée par l'intermédiaire des objets de la vie courante, tels les serviettes ou les sièges de toilette. C'est pourquoi les cas de gonorrhée déclarés chez des enfants sont, après enquête, presque tous associés à des abus sexuels.

21.5.2 Manifestations

De par l'anatomie, les manifestations de la gonorrhée sont différentes chez l'homme et la femme (figure 21.6). Nous distinguerons aussi les manifestations de l'infection aiguë et les complications.

Infection aiguë

Chez 80 % des hommes environ, l'entrée des gonocoques dans l'urètre provoque une urétrite qui se manifeste par une inflammation plus ou moins importante deux à sept jours après le rapport sexuel infectant. Le méat urinaire laisse couler un liquide purulent de couleur blanchâtre ou verdâtre. Cet écoulement contient du pus formé de bactéries et de globules blancs passés dans l'urètre pour combattre l'infection. La miction déclenche une sensation douloureuse de brûlure qui se localise soit au seul méat urinaire, soit au pénis tout entier, d'où le terme de chaude-pisse parfois employé dans le langage populaire pour désigner la gonorrhée. Il devient pénible d'uriner. Chez l'homme non circoncis, les gonocoques peuvent aussi se multiplier sous le prépuce entraînant irritation et rougeur à ce niveau. L'inflammation de l'anus et du rectum est assez souvent — mais pas toujours — de caractère asymptomatique.

Pour 80 % des femmes, la gonorrhée est asymptomatique. Cette absence de symptômes a deux conséquences en termes de santé publique :

- les femmes atteintes constituent, à leur insu, un réservoir important de la bactérie ;
- les complications de l'infection sont plus graves et plus fréquentes que chez les hommes (15 % comparativement à 1 % pour les hommes).

Le site privilégié de l'infection est le col utérin : du pus peut s'écouler et provoquer une vaginite ou une vulvo-vaginite. L'urètre et le méat urinaire peuvent aussi être infectés mais il est rare que chez la femme on observe un écoulement urétral identique à celui de l'homme. L'infection est mise en évidence par la présence des gonocoques dans les écoulements vaginaux.

Complications

Si l'urétrite gonococcique n'est pas traitée, elle peut entraîner des complications sérieuses. Même si les symptômes disparaissent, les microorganismes sont toujours présents et l'individu reste contagieux. Chez l'homme, la stérilité résulte de l'obstruction des canaux déférents, alors que chez la femme, elle est causée par les conséquences de la salpingite et des inflammations pelviennes. L'obstruction des trompes utérines est aussi une cause d'infertilité.

Par ailleurs, une femme enceinte atteinte de gonococcie non traitée peut contaminer son bébé au cours de l'accouchement. Ce dernier risque une infection aiguë des yeux, l'ophtalmie

Figure 21.6 **Voies d'accès, sites d'implantations possibles et manifestations de la gonorrhée chez l'homme et chez la femme**

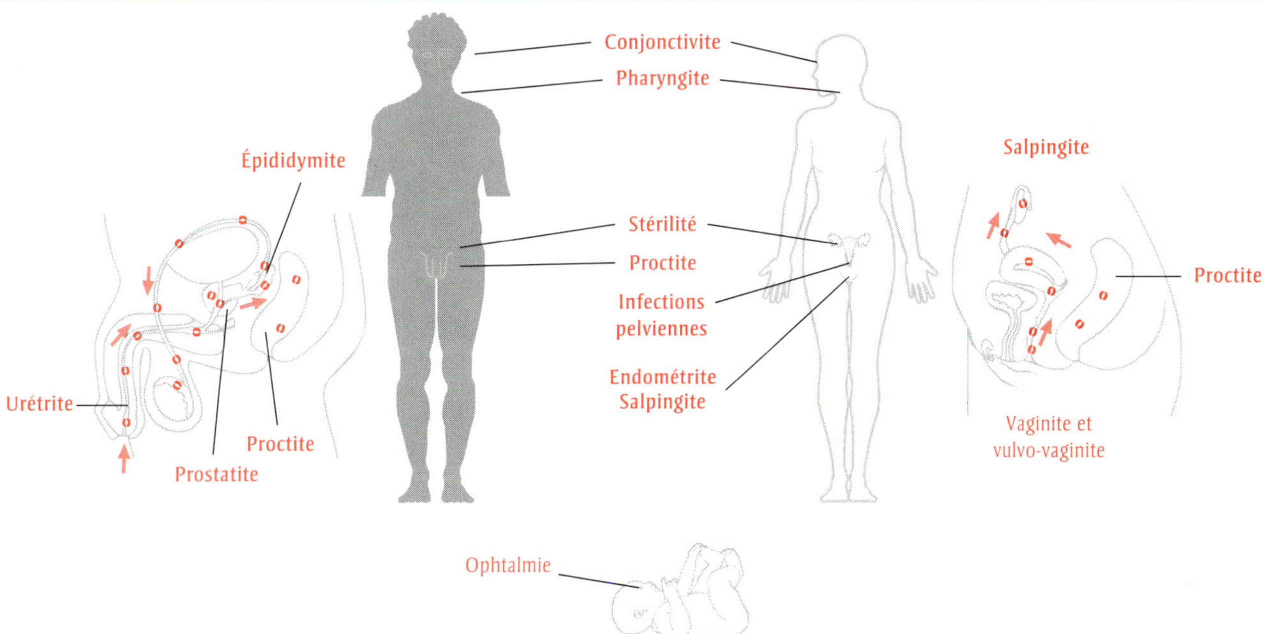

D'après JoBaron, E. et coll. *Medical Microbiology. A Short Course.* Wiley-Liss, 1994.

gonococcique, qui peut entraîner la cécité. Le tableau 21.3 décrit les principales complications susceptibles de survenir.

21.5.3 Diagnostic et traitement

L'urétrite gonococcique se diagnostique par observation des bactéries dans les spécimens et après culture sur les milieux appropriés.

Les antibiotiques sont efficaces, mais il faut noter que la plupart des souches de gonocoques résistent à la pénicilline (figure 21.7). De plus, la résistance à la tétracycline est en progression et les souches isolées commencent à montrer une moindre sensibilité à la ciproflaxine. Une résistance à la céphalosporine semble sur le point d'émerger. Le ceftriazone en association avec la doxicycline, ainsi que la céfixime sont les antibiotiques de choix dans les urétrites simples.

Il n'y pas d'immunité acquise contre la gonorrhée, probablement par suite de la variabilité génétique considérable des souches de gonocoques virulents. Il n'y a pas de vaccin. À la naissance, l'ophtalmie gonococcique du nouveau-né peut être prévenue par l'instillation d'une solution d'érythromycine, de tétracycline ou de nitrate d'argent dans la conjonctive.

21.6 Urétrites non gonococciques

Les urétrites non gonococciques sont causées par des agents infectieux autres que *Neiseria gonorrhoeæ*. L'agent infectieux le plus fréquemment rencontré est *Chlamydia trachomatis*. On estime qu'il est responsable de 30 à 50 % de toutes les urétrites non gonococciques. Les autres agents infectieux sont *Ureaplasma urealyticum*, *Mycoplasma hominis*, *Trichomonas vaginalis*, *Candida albicans*, et les virus Herpes. Toutes ces infections sont transmises sexuellement.

21.6.1 Chlamydiose génitale

La chlamydiose génitale est causée par *Chlamydia trachomatis*, sérotypes D à K. Avec près de 40 000 cas, c'est la maladie

Figure 21.7 Pourcentage des cas de gonorrhée causés par des souches résistantes aux antibiotiques entre 1980 et 1990

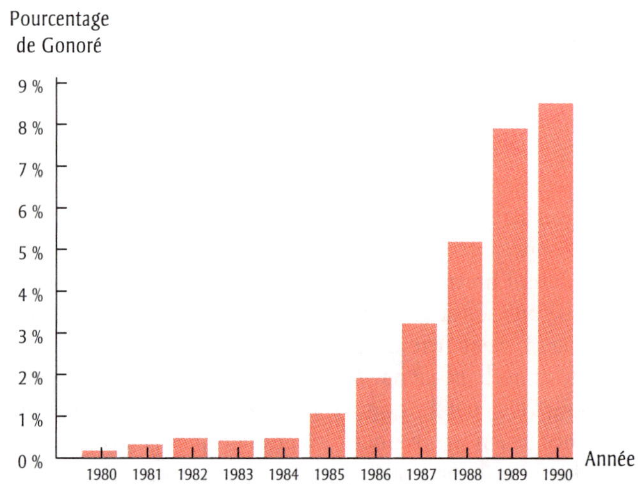

Note : Plus de 95 % des cas rapportés de résistance aux antibiotiques sont dûs à des souches de *Neisseria gonorrhoeæ* productrices de pénicillinase (PPNG). D'après JoBaron, E. et coll. *Medical Microbiology. A Short Course.* Wiley-Liss, 1994.

Tableau 21.3 Complications de la gonorrhée

Localisation	Remarques
Système reproducteur	
Homme	Atteintes de l'urètre postérieur, de la prostate et éventuellement des glandes de Cowper et des canaux déférents pouvant entraîner un rétrécissement de l'urètre, des canaux déférents ou des lésions de l'épididyme. Conséquence : stérilité consécutive à l'obstruction des conduits par le tissu cicatriciel formé à la suite de l'infection qui empêchent les spermatozoïdes de gagner l'extérieur
Femme	Infection de l'utérus et des trompes, salpingite ou inflammation pelvienne. Conséquences : stérilité consécutive à l'obstruction des trompes de Fallope par le tissu cicatriciel formé à la suite de l'infection ou risque de grossesse ectopique et complications gynécologiques par suite d'obstruction partielle (l'œuf fécondé ne peut migrer normalement vers l'utérus où il s'implante normalement)
Septicémie	Fièvre, frissons, sensation de malaise, apparition de pétéchies ou d'éruptions cutanées de type papulaire, avec nécrose centrale
Articulations	Arthrite ou synovites
Cœur	Endocardite
Système nerveux central	Méningite

transmise sexuellement la plus fréquente au Canada. Comme pour les autres MTS, les adolescents et les jeunes adultes des deux sexes présentent le taux le plus élevé. En raison des complications qu'elle peut entraîner et des risques d'infection au moment de l'accouchement, la chlamydiose génitale constitue à l'heure actuelle un important problème de santé publique.

Soixante-quinze pour cent des cas rapportés de chlamydiose génitale le sont chez les femmes. Cette disproportion est principalement due au fait que chez les hommes la chlamydiose est asymptomatique (50 à 70 % des cas), et qu'il n'y a pas autant de programmes de dépistage systématique chez les hommes que chez les femmes.

La chlamydiose est également asymptomatique chez un grand nombre de femmes. Pour cette raison, de nombreux cas ne sont pas détectés et ne sont pas traités. Or la chlamydiose non traitée peut évoluer vers une atteinte inflammatoire pelvienne. De plus, chez la femme enceinte, une infection à *Chlamydia* peut causer une fausse-couche, la mort de l'enfant à la naissance ou d'autres problèmes (Voir chapitre 22, *Infections congénitales et néonatales*).

Pathogenèse et manifestations cliniques

La pathogenèse est liée au parasitisme intracellulaire des chlamydies. Elles s'introduisent dans les muqueuses par suite d'abrasions superficielles, puis elles pénètrent dans les cellules épithéliales où elles se multiplient. Les nouvelles chlamidies ainsi produites sont rejetées dans l'environnement et parasitent de nouvelles cellules. La destruction des cellules parasitées entraîne une réaction inflammatoire. Les infections non diagnostiquées et non traitées peuvent causer des complications (figure 21.8).

Chez l'homme, la chlamydiose se manifeste par une urétrite marquée par un écoulement clair ou blanchâtre et par une sensation de brûlure au moment d'uriner. On observe éventuellement une épididymite ou une proctite (inflammation du rectum). Le syndrome de Reiter est une complication qui survient à l'occasion. Ce syndrome est caractérisé par une urétrite subaiguë, une conjonctivite, une polyarthrite douloureuse et fébrile, et par des lésions mucocutanées.

Chez la femme, la chlamydiose entraîne une cervicite mucopurulente, marquée par des pertes claires contenant des polynucléaires. Une sensation de brûlure au moment d'uriner, des douleurs dans le bas-ventre, accompagnées de fièvre et de frissons, des relations sexuelles douloureuses sont d'autres manifestations de la chlamydiose. Les chlamydies progressent fréquemment vers l'utérus et les trompes. Elles sont alors responsables d'infections génitales hautes (maladies inflammatoires pelviennes) qui peuvent conduire à la stérilité.

Diagnostic et traitement

Jusqu'à ces dernières années, on ne disposait pas de tests diagnostiques simples, rapides et fiables pour diagnostiquer les infections à *Chlamydia*. De nouveaux tests, basés par exemple sur l'amplification de l'ADN (amplification en chaîne par

Figure 21.8 Manifestations cliniques et complications des chlamydiases transmises sexuellement

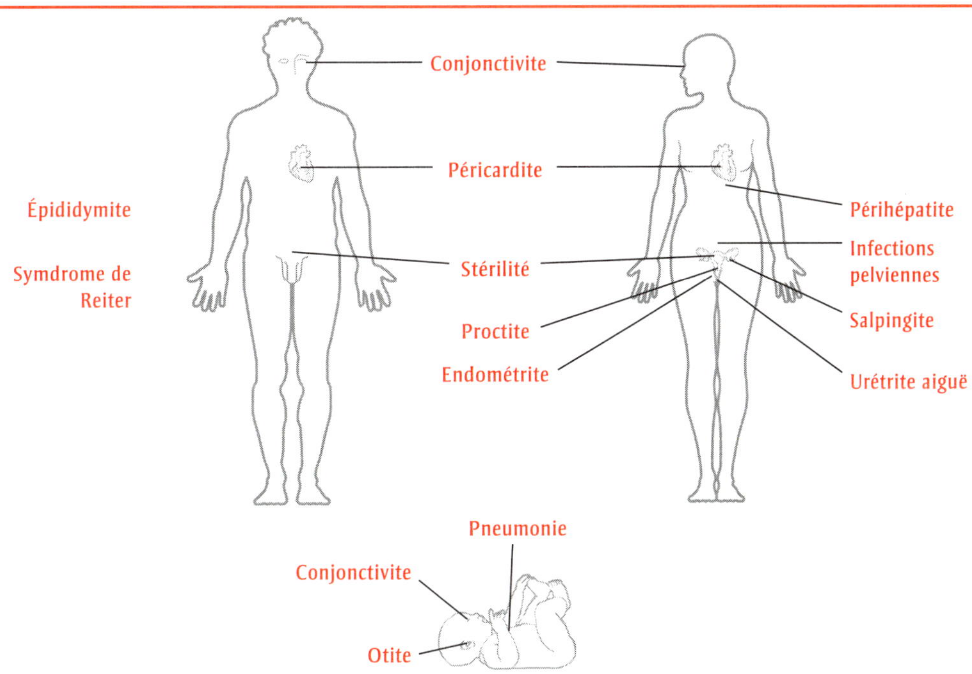

D'après JoBaron, E. et coll. *Medical Microbiology. A Short Course*. Wiley-Liss, 1994.

la polymérase ou PCR) permettent aujourd'hui de diagnostiquer la présence des *Chlamydia* à partir de l'urine. Ces tests sont beaucoup plus sensibles et détectent des infections avec des faibles numérations bactériennes. Ils permettent donc d'entreprendre des campagnes de dépistage systématique auprès des publics cibles.

L'infection se traite par antibiothérapie. L'azithromycine est l'antibiotique de choix pour traiter la chlamydiose non compliquée.

21.6.2 *Ureaplasma urealyticum* et *Mycoplasma hominis*

Ureaplasma urealyticum et *Mycoplasma hominis* sont présents sur les organes génitaux des personnes sexuellement actives plus fréquemment que chez les personnes inactives. On les isole des sécrétions vaginales de 70 % des femmes sexuellement actives. Cette observation laisse croire que ces mycoplasmes sont effectivement transmises par voie sexuelle. *U. urealyticum* est associée à des urétrites aiguës et des prostatites chez l'homme et serait une cause de stérilité masculine. De son côté, *M. hominis* n'est pas associé aux urétrites non gonococciques, contrairement à ce que l'on croyait. Elle cause des salpingites aiguës, des fièvres post-partum et post-césarienne, ainsi que des infections néonatales. Toutefois, ces mycoplasmes jouent dans ces infections un rôle beaucoup moins important que *Neisseria gonorrhoeæ* et *Chlamydia trachomatis*.

Les deux infections sont traitées à l'aide de tétracyclines.

21.7 Vaginose

Le terme de vaginose a été créé pour désigner une forme d'affection vaginale fréquente non spécifique distincte des vaginites à *Trichomonas* et à *Candida*. La vaginose se manifeste par des pertes vaginales séreuses (liquides), parfois malodorantes (odeur ammoniaquée caractéristique). Contrairement aux vaginites, il n'y a pas de douleur ni de démangeaisons. De plus, les sécrétions vaginales contiennent peu de polynucléaires, mais on y observe des cellules épithéliales entièrement recouvertes de bactéries en forme de bâtonnets courts (*clue cells*).

On pensait que la vaginose était causée par *Gardnerella vaginalis*, car cette bactérie est isolée fréquemment chez les femmes sexuellement actives et chez leurs partenaires. Toutefois, le rôle de cette bactérie est très incertain. Il semble plutôt que la vaginose résulte d'un déséquilibre de la flore microbienne vaginale normale. On observe notamment une plus forte présence de *G. vaginalis* et de diverses espèces anaérobies (*Bacteroides*, *Peptococcus*) et une diminution du nombre des lactobacilles vaginaux.

Aujourd'hui, la vaginose n'est plus considérée comme une maladie transmise sexuellement au sens strict du terme, car on retrouve cette bactérie chez les personnes qui n'ont pas d'activité sexuelle.

La vaginose se traite avec du métronidazole ou de la clindamycine.

21.8 Lymphogranulomatose vénérienne

La lymphogranulomatose vénérienne, ou LGV, est causée par *Chlamydia trachomatis*, sérotype L1-L3. Cette maladie est surtout répandue dans les pays tropicaux.

La lymphogranulomatose vénérienne se déroule en plusieurs étapes. Elle débute par la formation d'une papule ulcéreuse qui apparaît de quelques jours à quelques semaines après l'infection. Cet ulcère apparaît sur le gland chez l'homme et, chez la femme, sur les lèvres de la vulve ou sur la muqueuse vaginale. Cet ulcère guérit rapidement sans laisser de traces. Cette phase correspond à l'infection des cellules épithéliales par les chlamydies. Commence alors une seconde phase au cours de laquelle les chlamydies migrent par la lymphe vers les ganglions lymphatiques régionaux, la plupart du temps dans la région inguinale. L'accumulation locale de macrophages, de lymphocytes et de plasmocytes provoque une enflure douloureuse des ganglions inguinaux qui forment ce que l'on appelle des bubons. La fièvre accompagne généralement cette étape. Si l'infection n'est pas soignée, il peut se produire des écoulements lymphatiques anormaux et des fistules. Ces conduits drainent la lymphe vers la surface du corps ou vers les régions internes. C'est ce qui explique l'accumulation inhabituelle de lymphe dans le pénis, le scrotum ou dans la région vaginale.

L'infection se traite par antibiothérapie. La tétracycline, la doxicycline sont les antibiotiques recommandés.

21.9 Chancre mou

La maladie du chancre mou, ou chancrelle, est causée par *Hæmophilus ducreyi*. Cette maladie sévit dans les régions tropicales et subtropicales d'Asie et d'Afrique et frappe les hommes principalement. Lors de relations sexuelles, *H. ducreyi* s'introduit dans la peau et la muqueuse génitale à la faveur de microfissures. Il se multiplie au point d'introduction pour former une papule érythémateuse qui se transforme progressivement en un ulcère douloureux. Par la suite, les agents infectieux gagnent les ganglions lymphatiques inguinaux où ils causent une lymphoadénite.

Plusieurs antibiotiques permettent d'éliminer cette bactérie dont la ceftriaxone, l'érythromycine et la ciproflaxine.

21.10 Condylomes

Les condylomes sont des verrues de quelques millimètres de diamètre en crête de coq ou de choux-fleurs, qui se développent sur le pénis et la vulve. Elles se forment aussi dans la partie inférieure du vagin et sur le col utérin, ainsi qu'au niveau du périnée et autour de l'anus. Favorisées par l'irritation locale, ces verrues sont causées par le virus du papillome humain (VPH). Au lieu de détruire les cellules, ce virus en provoque la prolifération. Les types 6, 11, 12, 16, 18 et 31 sont les plus fréquemment incriminés. Par ailleurs, il est important de noter que parmi ces types de virus du papillome humain, plusieurs possèdent un pouvoir carcinogène et sont incriminés dans les cancers du col de l'utérus et de l'anus. Au Canada, chaque année, 1500 femmes développent un cancer du col; 400 en meurent.

L'incubation dure de un à six mois. L'infection est souvent infraclinique ou latente, mais on estime qu'entre 20 et 40 % des femmes et des hommes sexuellement actifs sont infectés par ces virus.

Les techniques d'amplification génique permettent de mettre en évidence les virus du papillome humain et d'identifier leur génotype. Plusieurs médicaments, des agents immunomodulateurs (interféron) permettent de traiter l'infection. On peut aussi détruire les verrues au laser ou recourir à l'excision chirurgicale. Toutefois, le traitement ne garantit pas contre la transmission du virus ni n'élimine le risque de cancer en faisant disparaître les lésions.

Le frottis cervical (test de Papanicolaou) permet de détecter toutes les formes d'infections au VPH ainsi que les lésions précancéreuses. Vu l'augmentation régulière de l'incidence du cancer de l'anus, en particulier chez les hommes homosexuels atteints du VIH, il est souhaitable de procéder à une cytologie anale.

21.11 Herpès génital

Dans 75 à 90 % des cas, l'herpès génital est causé par le virus herpès type 2. Il arrive cependant que l'herpès génital soit provoqué par l'herpès de type 1 par suite de contacts oro-génitaux. Cliniquement, cette distinction est sans importance car les manifestations et le traitement sont identiques.

Puisque le virus est présent dans les sécrétions génitales, la primo-infection survient la plupart du temps à l'âge des premiers rapports sexuels. Cette primo-infection est généralement inapparente dans les deux-tiers des cas. Sinon, l'infection se traduit par l'éclosion de vésicules et d'ulcères douloureux sur le gland, la vulve et la muqueuse vaginale. L'herpès génital est souvent accompagné de fièvre, d'adénopathies et d'inflammation des ganglions lymphatiques. Ces vésicules et ulcères proviennent de la lyse cellulaire et de la réaction inflammatoire locale provoquée par la présence du virus. Le liquide vésiculaire est riche en virions.

La primo-infection régresse et disparaît spontanément au bout de deux à trois semaines. Mais le virus reste dans l'organisme. On le trouve dans les ganglions sacrés situés sur le parcours du nerf du même nom (figure 21.9). Par suite d'un stimulus, le virus activé provoque une réinfection. La plupart du temps, les réinfections sont moins intenses que la primo-infection.

L'herpès est aussi une infection néonatale (voir chapitre 22, *Infections congénitales et néonatales*).

Le virus herpès peut être isolé du liquide vésiculaire; on peut aussi rechercher les antigènes viraux par des tests ELISA. Il n'y a pas de traitement de l'herpès génital, mais un médicament antiviral, l'aciclovir, réduit la gravité des crises récurrentes d'herpès.

21.12 Infection au VIH et SIDA

L'apparition de l'infection au virus de l'immunodéficience humaine et du sida au début des années 1980 en Amérique du Nord a profondément bouleversé le tableau des MTS en raison de sa gravité et de la vitesse fulgurante avec laquelle l'épidémie a atteint le monde entier.

Le virus s'est propagé rapidement à partir des premiers foyers africains apparus dans les années 1950. En 1996, on estimait à 30 ou 40 millions le nombre de personnes infectées par le VIH et à 8,4 millions le nombre de cas de SIDA reconnus dans le monde. Comme l'infection n'évolue pas toujours vers son stade le plus grave chez toutes les personnes qui contractent le VIH, on distingue maintenant infection au VIH et SIDA proprement dit, qui en constitue l'étape ultime et fatale.

Le VIH s'attaque au système immunitaire et le détruit progressivement. Cette immunodépression se traduit par deux manifestations:

- une vulnérabilité de plus en plus grande à des micro-organismes habituellement inoffensifs mais responsables d'infections opportunistes graves ou mortelles. Tout se passe donc comme si l'individu, privé de tout moyen de défense, meurt bien plus des conséquences de la présence du virus que de son action directe;
- l'apparition de cancers particuliers comme le sarcome de Kaposi ou des lymphomes.

Par ailleurs, l'immunodéficience n'est pas la seule manifestation de l'infection. Il est établi maintenant que le VIH est associé à certains troubles neurologiques. Ce virus peut être détecté dans le cerveau et dans la moelle épinière de certains malades qui souffrent, à des degrés divers, de dépression, de démence, d'affections ressemblant à la sclérose en plaques, etc.

Au Canada, en date du 31 décembre 2000, on avait enregistré 17 594 cas de SIDA. De plus, à la fin de l'année 2000, on estimait à près de 49 800 le nombre de personnes vivant avec l'infection au VIH. Notons aussi qu'au début, l'infection frappait principalement les hommes homosexuels et les personnes qui recevaient du sang. Aujourd'hui, l'infection frappe beaucoup d'utilisateurs de drogues injectables (UDI) et de plus en plus

Figure 21.9 Primo-infection et crise récurrente d'herpès génital

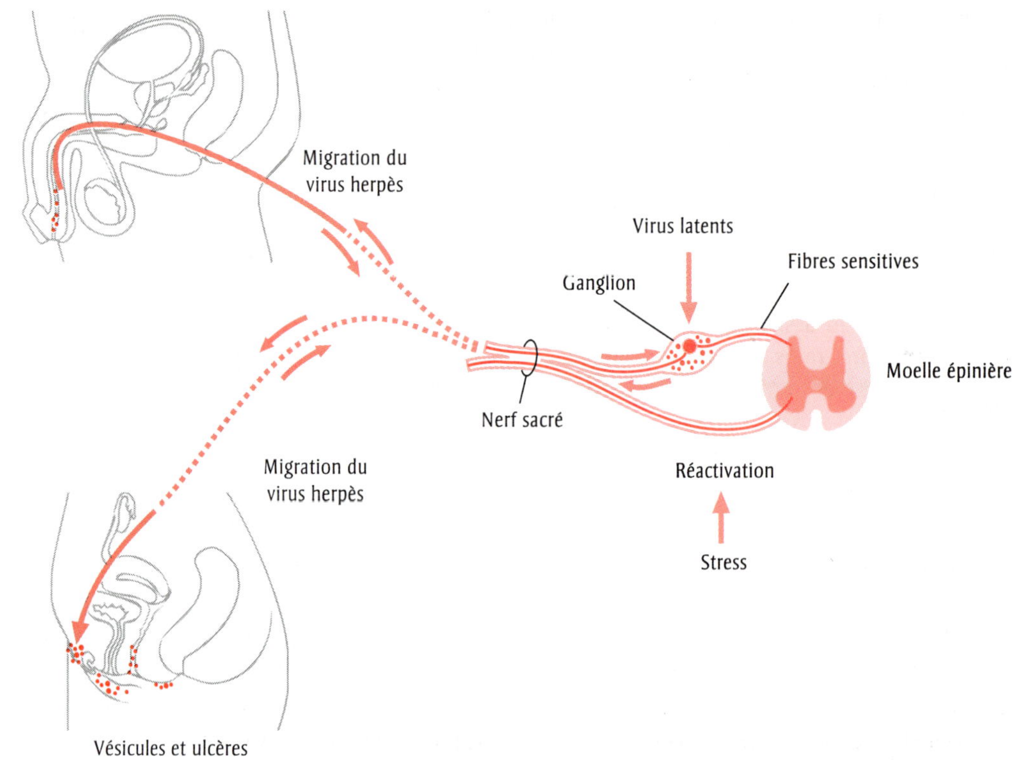

À la fin de la primo-infection, généralement asymptomatique, le virus herpès remonte le long des ramifications du nerf sacré (ou du nerf honteux) et se localise dans les ganglions des fibres sensitives. Il y reste à l'état latent. Un stress physiologique ou émotionnel peut le réactiver. Le virus migre alors vers les organes génitaux où il provoque des lésions plus ou moins nombreuses et plus ou moins douloureuses.

de femmes. Comme la plupart de ces femmes sont en âge de procréer, elles peuvent transmettre l'infection à leur fœtus.

Comme le montre la figure 21.10, le nombre de cas de SIDA déclarés chaque année diminue de façon constante depuis 1995. Plusieurs facteurs permettent d'expliquer ce phénomène : amélioration des traitements et des régimes prophylactiques qui retardent ou préviennent l'apparition du SIDA, amélioration des efforts d'information et de sensibilisation aux facteurs de risque. Toutefois, on note à partir de 1997 un ralentissement du taux de réduction du nombre de cas de SIDA. Et en 2000, le nombre de cas de SIDA attribués à des hommes homosexuels était de nouveau en hausse.

21.12.1 Pathogenèse

Pour bien comprendre comment se déroule l'infection au VIH et le syndrome d'immunodéficience, il est nécessaire de décrire les principales caractéristiques structurales et biologiques de ce virus particulier. On trouvera des informations dans l'encadré 21.2 et le tableau 21.4. Voir aussi les figures 5.7 et 5.19 au chapitre 5.

Comme le nom de ce virus l'indique, l'infection au VIH entraîne une immunodéficience en s'attaquant aux cellules immunitaires.

Figure 21.10 Cas de SIDA déclarés au Canada selon l'année de diagnostic entre 1983 et 1999

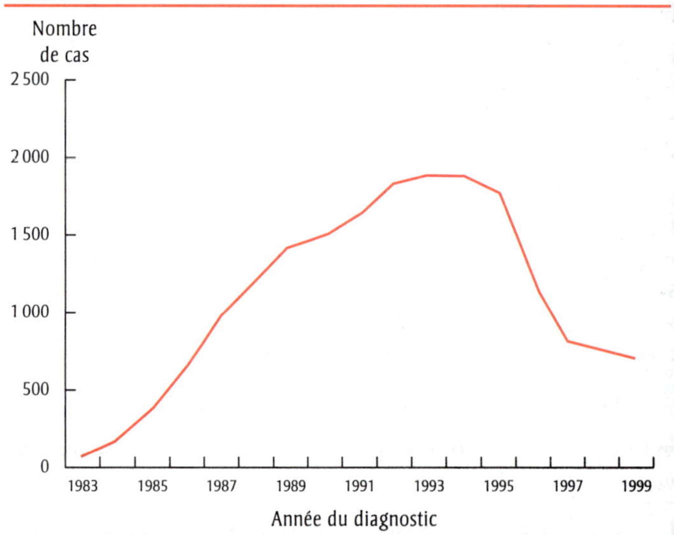

Source : Bureau du VIH/SIDA, des MTS et de la tuberculose. Laboratoire de lutte contre la maladie. Santé Canada, avril 2000.

Encadré 21.2

Le virus de l'immunodéficience humaine.

En 1985, le virus responsable de l'immunodéficience humaine a été identifié en France, à l'Institut Pasteur, par l'équipe de L. Montagnier. Il s'agit du rétrovirus responsable de l'infection au VIH et du syndrome de l'immunodéficience acquise.

Les rétrovirus forment un groupe particulier de virus à ARN possédant une transcriptase inverse, une enzyme grâce à laquelle de l'ADN peut être synthétisé à partir de l'information contenue dans l'ARN constituant le matériel génétique du virus. L'ADN ainsi élaboré peut alors s'intégrer dans les chromosomes de la cellule infectée par le rétrovirus.

Structure du VIH

Mesurant environ 100 nm de diamètre, le VIH possède une structure identique à celle de tous les rétrovirus connus: chaque virion est constitué d'une enveloppe protéique abritant un nucléoïde, lui-même constitué de protéines, de deux molécules d'ARN et de plusieurs molécules de transcriptase inverse, qui régissent la transcription de l'ARN en ADN.

L'enveloppe protéique est entourée d'une membrane lipidique empruntée à l'hôte et hérissée d'un très grand nombre de volumineuses molécules de glycoprotéines. Ces glycoprotéines jouent un rôle capital dans la fixation du virus à la surface des cellules. En effet, ces glycoprotéines interagissent avec les molécules CD4 présentes à la surface des lymphocytes Th CD4 et d'autres catégories de cellules. En fait, le virus parasite toutes les cellules qui expriment ce marqueur cellulaire (voir figure 21.12).

Par ailleurs, on notera que les anticorps produits par le système immunitaire lors de l'introduction du virus, avant que ce dernier ne se cache dans les lymphocytes, sont dirigés contre les glycoprotéines virales et contre les protéines de l'enveloppe virale quand celle-ci a été lysée. La présence de ces anticorps permet de savoir si un individu a été en contact avec le virus.

Par comparaison aux autres virus, le VIH possède un génome relativement complexe: il compte au moins 9500 nucléotides formant une dizaine de gènes (tableau 21.4). Les gènes *gag* et *env* codent respectivement la synthèse des constituants de la nucléocapside et de la capside ; les gènes *tat, rev, nef, vpr* et *vif* codent des protéines régulatrices qui contrôlent l'expression des gènes viraux. Quant au gène *pol*, il code la synthèse de la transcriptase inverse (ainsi que celle d'une intégrase et d'une protéase). Les gènes *nef* et *env* sont les deux gènes qui mutent le plus fréquemment, donnant ainsi des virus antigéniquement différents.

Les gènes sont encadrés de séquences particulières nommées longues répétitions terminales (LRT) ayant pour fonction de réguler l'expression des gènes viraux et de permettre l'intégration de l'ADN viral aux gènes cellulaires.

Cycle viral du VIH

Le cycle viral du VIH a été expliqué à la figure 5.9. Ce virus pénètre dans les cellules par suite d'une interaction entre les glycoprotéines virales et les molécules CD4 présentes à la surface d'un certain nombre de cellules, notamment les monocytes, les macrophages et les lymphocytes Th CD4. Cette molécule se comporte donc comme un récepteur spécifique de ce virus.

L'interaction virus-cellule hôte déclenche un processus d'endocytose. À l'issue de ce processus, le virus est libéré dans le cytoplasme.

La transcriptase inverse assure alors la synthèse d'une molécule d'ADN complémentaire et correspondant au code porté par l'ARN viral. Dans une étape ultérieure, toujours sous le contrôle de la transcriptase inverse, un brin d'ADN complémentaire au premier est synthétisé, permettant ainsi la formation d'un ADN bicaténaire. À chaque extrémité de cet acide nucléique se trouvent une série de nucléotides formant de longues répétitions terminales (LTR). Ces séquences répétitives sont d'une très grande importance: d'une part, elles contiennent de puissants promoteurs de transcription (les promoteurs contrôlent l'expression des gènes) et, d'autre part, elle permettent l'intégration de l'ADN viral au sein de l'ADN d'un des chromosomes de la cellule hôte.

L'ADN ainsi produit migre vers le noyau et s'intègre au génome de la cellule infectée. Le VIH est désormais présent dans la cellule par ses seules informations génétiques. On le qualifie alors de provirus. Par suite d'une stimulation particulière, les informations portées par l'ADN proviral sont transcrites. Cette transcription suit le processus habituel:

- synthèse d'un ARN messager portant les informations nécessaires à la synthèse de l'ARN viral et à sa réplication;
- synthèse des différentes protéines virales;
- assemblage des différents constituants;
- sortie du virus de la cellule par bourgeonnement. Le virus s'entoure alors d'une enveloppe, formée par un fragment de la membrane plasmique de la cellule hôte.

On connaît encore mal les phénomènes impliqués dans le retour du virus latent et à l'état actif. On suspecte le rôle de différents stimuli de nature immunologique (cytokines?) qui modifieraient l'état d'activation des lymphocytes Th CD4 infectés. On croit aussi que le VIH pourrait être activé lors de certaines co-infections causées par d'autres virus (virus de l'hépatite B, virus de l'herpès) ou par des mycoplasmes. Autrement dit, l'activation des lymphocytes Th CD4 serait à l'origine de l'intense multiplication du virus qui se dissémine dans l'organisme et de la destruction de ce groupe de lymphocytes régulateurs essentiels au fonctionnement de l'ensemble du système immunitaire.

En effet, le virus s'attaque aux monocytes, aux macrophages et à des cellules présentatrices de l'antigène, et surtout aux lymphocytes T CD4, qui jouent un rôle central dans la régulation des réactions immunitaires (figure 21.11). Le VIH se fixe aux lymphocytes quand une des glycoprotéines virales, appelée gp 120, se lie au récepteur CD4 des lymphocytes.

Dépourvu de ses lymphocytes T auxiliaires (Th CD4), le système immunitaire est incapable de fonctionner correctement. En l'absence des stimulations appropriées, les lymphocytes B ne peuvent produire les anticorps dirigés contre le virus du SIDA ou contre des agresseurs opportunistes; les lymphocytes cytotoxiques ne peuvent assurer leurs activités. De plus, la disparition

Tableau 21.4 Fonctions des gènes du VIH

Gènes	Fonctions
Contrôle de la synthèse des protéines virales	
gag	Contrôle de la synthèse des protéines de la nucléocapside
pol	(polymérase) Contrôle de la synthèse de l'ADN polymérase, de l'intégrase et de la protéase[1]
env	(enveloppe) Contrôle de la synthèse des protéines de l'enveloppe (gp 120 et gp 41)
Contrôle de la régulation des activités virales	
tat	(*trans-activator*) Gène régulateur responsable de l'amplification et de la multiplication virale
rev	(*regulator of virion proteins*) Régulation de la synthèse des protéines virales
vif	(*viral infectivity factor*) Gène amplifiant la capacité du virus d'infecter d'autres cellules après sa sortie par bourgeonnement
vpr	Gène contrôlant l'activation de la transcription
vpu	Gène contrôlant le bourgeonnement
nef	(*negative regulator factor*) Régulation négative des gènes *tat* et *rev*

1 Cette protéase intervient dans les mécanismes de sortie du virus. Cette enzyme est la cible des antiprotéases utilisées au cours du traitement de l'infection au VIH.

des lymphocytes Th (CD4) entraîne une diminution de la sécrétion d'interleukine 2 et d'interféron gamma, médiateurs nécessaires à l'activation des macrophages et des cellules tueuses.

On cherche toujours à expliquer la disparition des lymphocytes Th (CD4). Certains pensent que les virus détruiraient directement les lymphocytes et qu'ils empêcheraient la multiplication des cellules mémoires. D'autres avancent l'hypothèse que les lymphocytes infectés seraient littéralement poussés à l'apoptose, c'est-à-dire au suicide, sous l'influence d'une stimulation virale. Il se peut aussi que les lymphocytes T cytotoxiques s'attaquent aux Th (CD4) ou que le remplacement de ces lymphocytes auxiliaires ne puisse s'effectuer dans le thymus. L'infection des cellules dendritiques par le virus pourrait compromettre la présentation des antigènes du VIH aux lymphocytes Th (CD4). Enfin, la grande variabilité des protéines gp 120 du virus pourrait aussi contribuer à déjouer le fonctionnement du système immunitaire.

Mais, d'une manière ou d'une autre, il devient impossible de détecter ces lymphocytes alors qu'ils représentent près de 80 % des lymphocytes T circulants. Il est aussi impossible de les trouver dans les ganglions lymphatiques et dans la rate qui en abritent normalement d'importantes populations. Par suite de l'effondrement complet des défenses immunitaires, incapable de lutter, le sujet malade succombe à une infection opportuniste.

Figure 21.11 Action du virus de l'imunodéficience humaine

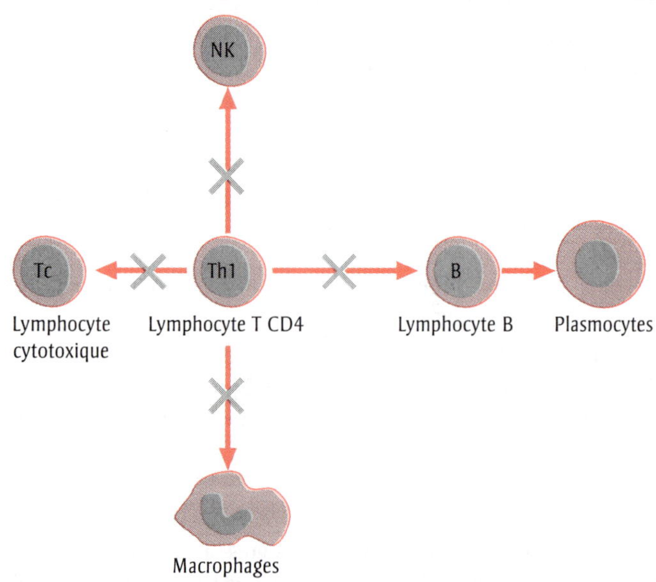

En détruisant les lymphocytes Th CD4, le VIH bloque l'activite immunitaire : lymphocytes T cytotoxiques, cellules NK, lymphocytes B (et donc plasmocytes) et macrophages ne peuvent assurer leurs fonctions effectrices.

Le VIH s'attaque principalement aux lymphocytes T CD4 activés. Les lymphocytes T CD4 se trouvent presqu'exclusivement dans les tissus lymphoïdes et c'est principalement dans ces tissus que le virus se réplique. L'évolution de la maladie est d'ailleurs associée à une diminution progressive de ce type de lymphocytes. Au niveau des ganglions lymphatiques, on observe une perte des structures anatomiques puis une fibrose. D'ailleurs, le décompte des lymphocytes T CD4 constitue un facteur prédictif fiable de l'évolution de la maladie, de l'apparition des infections opportunistes et du décès du malade.

Le VIH infecte aussi les macrophages ainsi que les autres cellules de l'organisme qui expriment la molécule CD4 (figure 21.12) et les cellules nerveuses. Les effets pathologiques du VIH sur les cellules nerveuses sont encore assez mal connus, mais on a constaté notamment que la présence du virus entraînait une démyélinisation des fibres nerveuses. À son tour, la démyélinisation provoque des troubles moteurs, des troubles affectifs et cognitifs (dépression, démence, etc.).

21.12.2 Transmission du virus

Le virus de l'immunodéficience humaine se transmet par différentes voies (figure 21.13):

- par contact sexuel, vaginal ou anal, entre personnes homosexuelles, hétérosexuelles ou bisexuelles;
- par exposition à du sang ou à des composés sanguins infectés;
- par les aiguilles contaminées qu'utilisent et partagent les personnes qui s'injectent des drogues par voie intraveineuse.

Figure 21.12 Cellules, tissus et organes susceptibles d'être infectés par le VIH

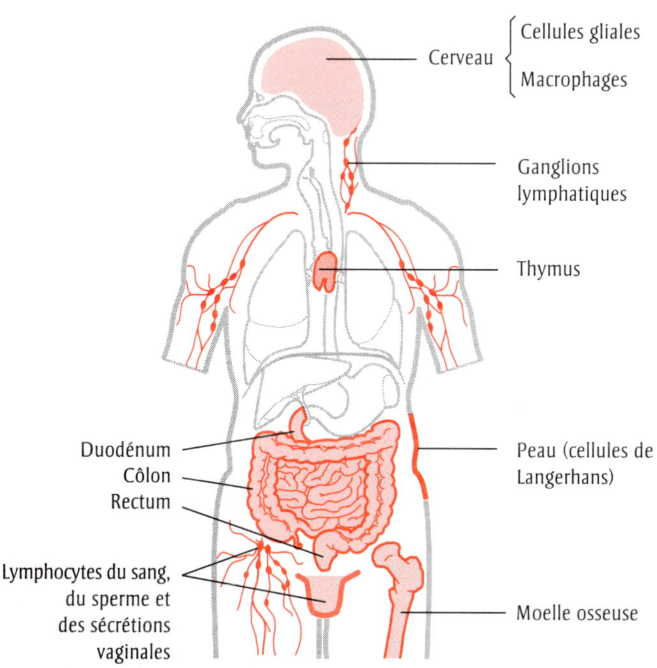

Le VIH se transmet aussi de la mère à l'enfant au cours de la période périnatale.

Par ailleurs, la transmission du VIH est favorisée par différentes co-infections causées par certains virus ou bactéries: virus herpès, virus d'Epstein-Barr, cytomégalovirus, hépatite B, mycoplasmes et différents agents des MTS d'origine bactérienne, dont *Chlamydia trachomatis*, *Neisseria gonorrhoeæ* et *Treponema pallidum*.

D'une façon générale, l'infection se transmet selon deux modalités:

- En Europe et en Amérique, près de 90 % des cas d'infections au VIH surviennent chez les hommes homosexuels et chez les personnes utilisant des drogues intraveineuses;
- dans les pays en voie de développement, en particulier l'Afrique sub-saharienne, la transmission de l'infection est hétérosexuelle, avec un nombre égal de femmes et d'hommes infectés.

On n'a aucune preuve de la transmission du virus par les moustiques. L'infection au VIH ne se contracte pas non plus par un simple contact avec une personne malade. Même si le virus peut être isolé de divers liquides biologiques, comme l'indique le tableau 21.5, les données épidémiologiques concernant la transmission virale n'ont incriminé que le sang, le sperme, les sécrétions vaginales et le lait maternel. On n'a jamais démontré de cas d'infection par suite de contact avec la salive, l'urine, les larmes ou la sueur d'une personne infectée.

Le personnel soignant peut aussi se contaminer accidentellement avec les aiguilles et les seringues. On sait aujourd'hui que le risque professionnel de contracter le SIDA est faible mais qu'il n'est pas nul: il est évalué actuellement à 0,3 %, c'est-à-dire moins que pour l'hépatite B. Le risque est encore plus faible s'il y a simple contact entre les liquides corporels et la peau lésée. Le risque est plus élevé si la blessure est plus profonde, si la seringue était dans une veine ou une artère d'un patient ou s'il y avait du sang visible sur l'aiguille.

Le risque général d'infection après un contact sexuel unique avec un sujet infecté est estimé à 1 %. La contamination de la mère séropositive à l'enfant, principalement durant la période intra-utérine, est importante, puisqu'elle survient dans 30 à 65 % des cas. Toutefois, le pourcentage des personnes séropositives qui finiront par développer le SIDA demeure inconnu.

21.12.3 Évolution du SIDA

L'évolution du SIDA s'effectue en plusieurs stades successifs et varie d'une personne à l'autre. En moyenne, cette évolution s'étale sur 10 ans (2 à 12 ans, voire plus), mais les différences individuelles sont considérables. La figure 21.14, résume schématiquement cette progression vers l'état d'immunodéficience. On peut diviser la maladie en cinq étapes: la primo-infection, l'infection asymptomatique, l'infection symptomatique, le complexe associé au SIDA et le SIDA proprement dit.

Figure 21.13 Modes de transmission du VIH

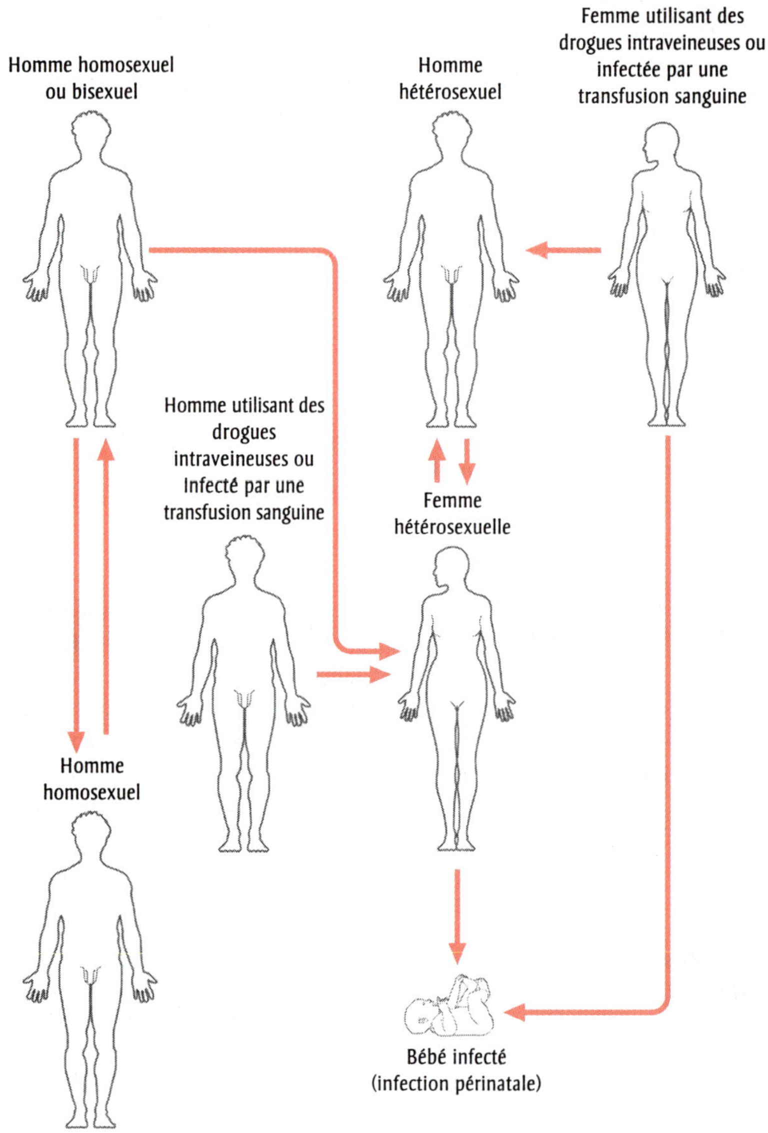

Tableau 21.5 Liquides biologiques susceptibles de contenir le VIH

Sang
Sperme
Sécrétions vaginales
Lait maternel
Liquide céphalo-rachidien
Liquide amniotique
Urine

Primo-infection

La primo-infection survient entre deux et six semaines après le contact infectieux. Elle correspond à l'infection aiguë (primo-infection) au cours de laquelle les virus se multiplient activement. Elle apparaît soudainement et elle dure entre 3 et 14 jours. Cette première étape de l'infection au VIH est caractérisée par des symptômes non spécifiques qui pourraient ressembler à ceux d'une mononucléose infectieuse. On observe notamment de la fièvre (38 °C - 40 °C), une augmentation du volume des ganglions du cou et des aisselles, ainsi qu'une éruption maculo-papulaire sur le tronc. Parfois, des aphtes (ulcères) ou un énanthème diffus apparaissent sur la muqueuse buccale. De plus, on observe parfois à ce stade certaines manifestations

Figure 21.14 Étapes de l'infection au VIH et du SIDA

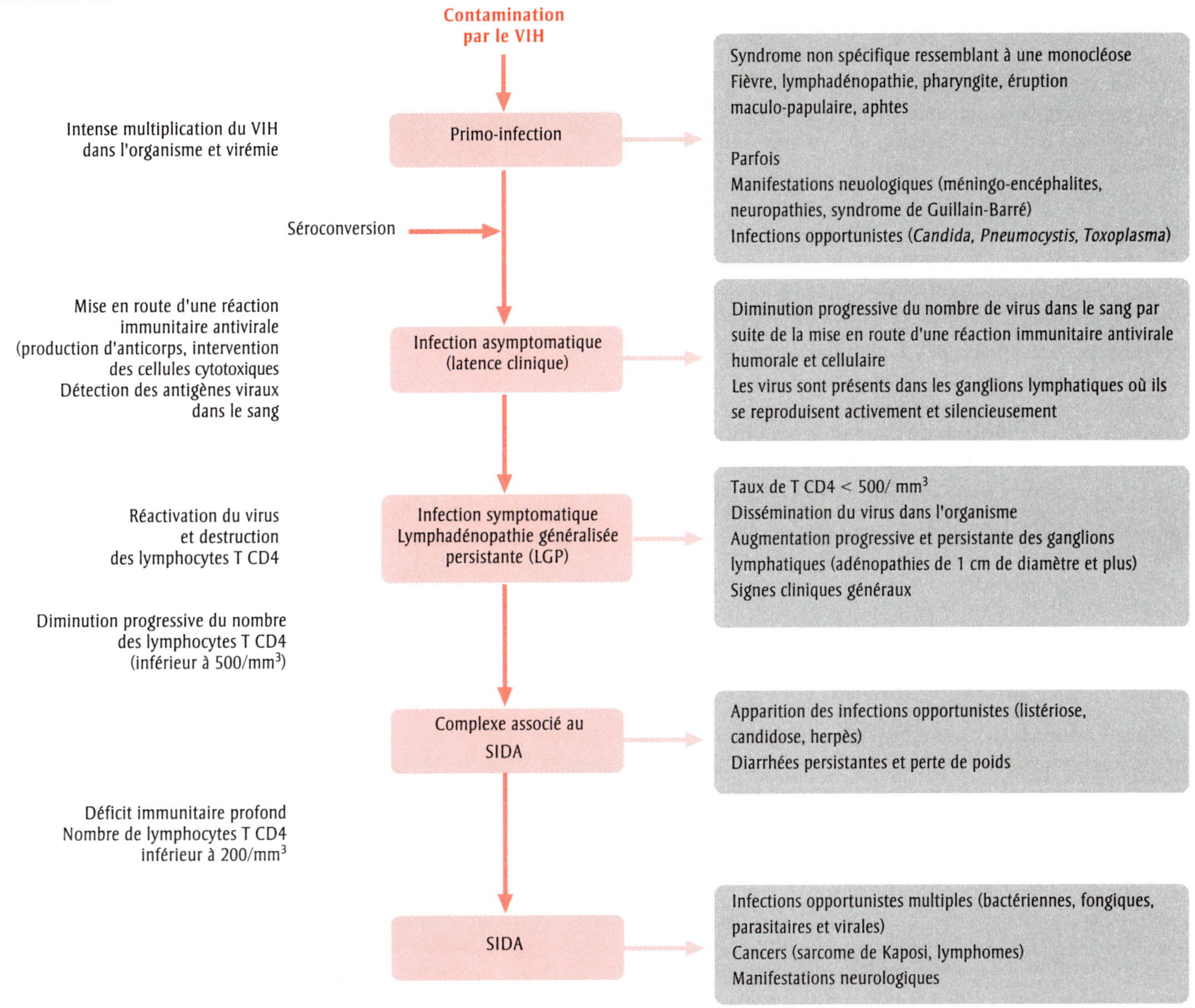

neurologiques (méningo-encéphalite, myélopathies, neuropathies périphériques et syndrome de Guillain-Barré), de même que plusieurs infections opportunistes: candidose œsophagienne, pneumonie à *Pneumocystis carinii* et toxoplasmose.

Cette phase correspond à la multiplication initiale du virus et elle est marquée par une importante virémie. C'est aussi au cours de cette phase que sont fabriqués les anticorps dirigés contre le virus. Les anticorps anti-VIH apparaissent généralement dans les deux semaines suivant le début de l'infection. Durant cette période, on peut surtout détecter les antigènes du virus dans le sang et le liquide cérébro-spinal des personnes infectées. La présence de ces antigènes peut persister plusieurs semaines ou plusieurs mois.

Des examens de laboratoire effectués chez les personnes en début d'infection révèlent une lymphopénie, une augmentation importante de la vitesse de sédimentation et la modification de la concentration de plusieurs enzymes sériques. À la fin de cette étape, on observe aussi une inversion du ratio des lymphocytes T CD4/T CD8. Cette inversion n'est pas due à la diminution du nombre des lymphocytes T CD4, mais à une augmentation du nombre de lymphocytes T CD8, contrairement à ce qui se passe lors du déficit immunitaire profond qui accompagne les phases ultérieures du SIDA.

Infection asymptomatique

L'étape de l'infection asymptomatique dure une dizaine d'années. Cette période de latence clinique est cependant caractérisée par une réplication virale intense et par une intense réaction immunitaire. Le virus n'est plus présent dans le sang circulant; il est présent dans les ganglions lymphatiques où il se réplique activement et silencieusement.

L'organisme lutte, sans toutefois réussir à éliminer tous les virus. Tout se passe comme s'il s'établissait alors un équilibre entre les virus et les lymphocytes T CD4 et CD8 qui réussissent à se renouveler ou qui sont mobilisés dans les organes lymphoïdes périphériques. Il semble qu'il existe une forte corrélation entre la quantité de virus présents dans le sang et l'évolution de l'infection. En effet, une virémie faible indique une réponse immunitaire cytotoxique puissante et efficace permettant d'éliminer la plupart des virus (sauf ceux qui modifient sans cesse leurs antigènes par mutations génétiques).

Avant d'être progressivement détruit, le système immunitaire lutte donc activement contre le virus, comme le montre la figure 21.15. Mais le moment arrive où les virus l'emportent sur les cellules lymphoïdes et où le déficit immunitaire devient évident.

Figure 21.15 Évolution des paramètres viraux et immunologiques au cours de l'infection au VIH et du SIDA

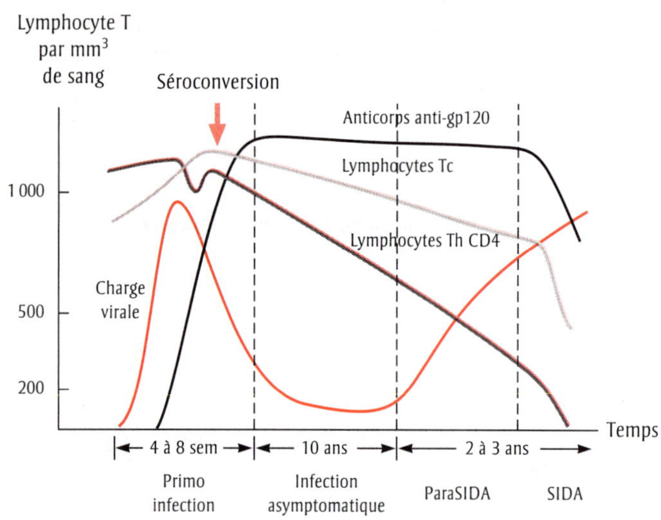

Note : Les valeurs indiquées par la durée de chaque étape sont des valeurs moyennes. Les différences individuelles sont considérables. Inspiré de : Specter, S., et coll. *Clinical Virology Manual*. ASM Press, 2000.

Infection symptomatique

Troisième étape, l'infection symptomatique est aussi appelée syndrome de lymphadénopathie généralisée persistante, ou LGP. Elle est caractérisée par l'augmentation progressive et persistante de la taille des ganglions du cou et des aisselles. Au terme de cette période, les structures internes des ganglions se résorbent suite à la multiplication virale. On observe alors une diminution du nombre de lymphocytes T CD4 au sein de ces unités lymphoïdes. Or la diminution du nombre de lymphocytes T CD4 entraîne une diminution de la sécrétion d'interleukine 2 (IL-2), un médiateur qui stimule la production générale des lymphocytes T. Il s'ensuit une diminution du nombre de toutes les catégories de lymphocytes T. Le nombre des lymphocytes T CD4 est inférieur à 500/ mm^3.

Complexe associé au SIDA

Le syndrome associé au SIDA (paraSIDA ou ARC, pour*AIDS-related complex*) est marqué par l'apparition des premiers signes de l'immunodéficience. Ce stade de la maladie est accompagné de mycoses sur le visage, sur la peau et les muqueuses, d'infections virales, de diarrhées persistantes, d'une perte de poids (supérieure à 10 %), de maladies auto-immunes (purpura). Il est marqué par une diminution importante du nombre de lymphocytes T CD4. Quand ce nombre devient inférieur à 200/mm^3, les premières infections opportunistes apparaissent, marquant le début de la dernière phase de l'infection : le syndrome d'immunodéficience.

Syndrome d'immunodéficience acquise

Dernière étape de l'infection, le syndrome d'immunodéficience est caractérisé par la survenue d'infections opportunistes multiples, par le développement de certains cancers et par l'apparition de manifestations neurologiques (tableau 21.6). La durée de cette phase est en moyenne de deux ans. Toutefois, elle s'allonge progressivement grâce à l'introduction de nouveaux traitements. Il faut toutefois remarquer qu'une vaste majorité de personnes infectées par le VIH demeurent asymptomatiques et cet état peut se prolonger durant de nombreuses années.

Tableau 21.6 Principales manifestations associées au SIDA

Manifestations cliniques	Remarques
Infections microbiennes ou virales multiples ou récidivantes	Septicémie, pneumonie, méningite, infection osseuse ou articulaire Abcès d'un organe interne ou d'une cavité du corps
Sarcome de Kaposi	Lésion érythémateuse ou violacée sur la peau et les muqueuses
Lymphomes	Tumeurs malignes s'attaquant aux cellules immunitaires
Encéphalopathies	Dérèglement des fonctions cognitives et motrices Démence
Syndrome d'émaciation	Perte pondérale involontaire supérieure à 10 % accompagnée de diarrhées chroniques

Ce n'est qu'une faible proportion des personnes infectées qui développeront la phase ultime et mortelle de la maladie. Malheureusement, il est difficile, voire impossible à l'heure actuelle, de prédire lesquelles sont affectées.

Les infections opportunistes constituent la principale cause de mortalité des malades atteints du SIDA. Elles sont causées par des bactéries, des virus, des mycètes et des parasites. Certaines de ces infections, telles la pneumocystose ou la toxoplasmose, sont en fait des réactivations d'agents pathogènes latents hébergés dans l'organisme.

Les infections opportunistes s'attaquent principalement au système digestif, au système respiratoire et au système nerveux. Plus de la moitié des personnes atteintes meurent des suites d'une pneumonie à *Pneumocystis carinii*. Le tableau 21.7 énumère les agents microbiens des principales infections associées au SIDA.

Parmi les cancers associés au SIDA, on compte :

- le sarcome de Kaposi, induit par le VIH, et qui s'attaque au tissu conjonctif de la peau, des vaisseaux sanguins et à certains organes ;
- les lymphomes malins, probablement induits par le virus d'Epstein-Barr ;
- les cancers du col de l'utérus, induits par les papillomavirus, dont l'évolution serait plus rapide chez les femmes infectées par le VIH.

Les manifestations neurologiques se traduisent par des paralysies, des troubles de la vue, des troubles moteurs ou par des manifestations psychiatriques (dépression, démence).

21.12.4 Diagnostic

D'une façon générale, le diagnostic du SIDA est difficile à poser car il n'existe pas de signes biologiques absolus révélateurs de la maladie. Il faut d'abord éliminer toutes les autres causes possibles d'immunodéficience acquise ou congénitale. On doit ensuite associer un certain nombre de signes biologiques, le résultat de nombreux tests (immunologie, microscopie, histologie, cultures) et des manifestations cliniques qui constituent autant de critères permettant alors de poser le diagnostic du SIDA.

À l'heure actuelle, en test de routine au laboratoire, on utilise une technique immunoenzymatique (ELISA) qui permet de détecter les anticorps anti-HIV dans le sang. Dans ce test, seuls les anticorps peuvent être détectés, indiquant si le sérum analysé contient ou non des anticorps dirigés contre le virus du SIDA. Cependant, un test sérologique positif ne signifie pas la présence du virus au moment où le test est effectué. Tout au plus, indique-t-il que le sujet a déjà été en contact avec le virus puisqu'il a produit des anticorps. Des tests de confirmation plus complexes doivent alors être entrepris chez les individus séropositifs.

Les tests de confirmation mettent en évidence la présence des anticorps anti-VIH, la présence d'antigènes viraux ou la présence de gènes viraux. Pour rechercher les anticorps dirigés contre des protéines d'enveloppe ou des protéines internes des virions, on peut faire appel au Western Blot ou Immunoempreinte, une méthode longue et coûteuse, mais extrêmement sensible, ou encore à des techniques d'immunofluorescence ou de radio-immunoprécipitation (voir Chapitre 32).

Tableau 21.7 Infections opportunistes associées au SIDA

Infections	Agents pathogènes	Remarques
Infections fongiques (mycoses)	*Candida albicans*	Candidose buccale (plaques blanchâtres sur un fond de muqueuse érythémateuse) ou œsophagienne. Vaginites et vulvovaginites
	Dermatophytes : *Tinea (corporis, cruris, pedis)*	Extension des dermatomycoses, en particulier au niveau des pieds et de l'aine
	Aspergillus	Aspergillose à manifestations pulmonaires, cérébrales, cardiaques, rénales et cutanées Observée surtout chez les malades fortement immunodéprimés (T CD4 $<50/mm^3$).
	Cryptococcus neoformans	Méningite, symptômes pulmonaires, prostatite,
	Histoplasma capsulatum	Manifestations pulmonaires avec infiltrations Infection disséminée avec syndrome septicémique (hypotention, insuffisance respiratoire et hépatique, coagulations intravasculaires)
	Coccidioides immitis	Pneumonies et méningites chez les malades dont le décompte des T CD4 est à inférieur à $250/mm^3$
	Blastomyces	Manifestations pulmonaires et à localisations disséminées chez les malades dont le décompte des T CD4 est à inférieur à $200\ mm^3$

Tableau 21.7 (suite)

Infections	Agents pathogènes	Remarques
Infections parasitaires	*Toxoplasma gondii*	Infection disséminée, incluant des localisations neurologiques (encéphalites)
	Crystosporidium	Diarrhées
	Isospora	Diarrhées persistantes (plus d'un mois)
Infections virales	Cytomégalovirus	Infections disséminées (œsophagite, pneumonie, encéphalite, choriorétinite, colite)
	Herpes simplex	Ulcères au niveau de la bouche, de la région génitale ou ano-rectale, pneumonite ou œsophagite.
	Varicella-Zoster	Zona, rétinite, encéphalite
	Virus de l'hépatite B	Réactivation d'infections latentes
Infections bactériennes	*Streptococcus pneumoniæ*	Pneumonies[1]
	Staphylococcus aureus	Infections cutanées et sous-cutanées Impétigo
	Salmonella enteritidis et *S. choleræ-suis*	Infections plus graves et plus longues que chez les personnes dont le système immunitaire fonctionne normalement
	Listeria monocytogenes	Symptômes habituels
	Bartonella	Angiomatose bacillaire (formation d'angiomes à localisation cutanée, osseuse, hépatique, respiratoire, intestinale ou ganglionnaire)
	Mycobacterium avium et *M. tuberculosis*	Tuberculose pulmonaire ou disséminée[2] Émergence de *M. tuberculosis* antibiorésistants
	Autres infections causées par des mycobactéries (*M. kansasii*)	

Notes : 1 *S. pneumoniæ* est l'agent pathogène le plus fréquemment responsables d'infections respiratoires.
2 Contrairement aux autres infections opportunistes associées au SIDA, la tuberculose peut être contractée par des personnes et le personnel soignant dont les défenses imunitaires fonctionnement correctement.

On peut aussi diagnostiquer l'infection en recherchant directement la présence d'antigènes viraux, notamment la protéine p24. Cette approche est utile quand on désire un diagnostic précoce, avant même que l'organisme n'ait commencé à produire des anticorps ou quand on veut vérifier si un bébé né d'une mère infectée est lui-même infecté.

On peut enfin effectuer un dépistage précoce d'une infection, ou d'une infection latente, en détectant les gènes viraux dans le sérum des personnes porteuses du virus. La réaction en chaîne par polymérase (PCR) permet d'identifier les séquences d'acide nucléique propres au VIH. Cette technique est extrêmement sensible.

21.12.5 Traitement

Le traitement du SIDA est d'une grande complexité. Il faut distinguer le traitement des infections opportunistes et celui de l'infection causée par le VIH.

Actuellement, on contrôle relativement bien les infections opportunistes grâce aux antibiotiques, aux antiparasitaires et aux quelques substances antivirales disponibles (voir tableau 21.8).

La situation est très différente à l'égard du VIH lui-même. On dispose de plusieurs médicaments qui bloquent la multiplication des virus mais qui ne les tuent pas. Ces médicaments ne font donc que ralentir la progression de l'infection. La survie des personnes atteintes s'est néanmoins considérablement améliorée.

Les médicaments antiviraux actuels ne tuent pas le virus ; ils interfèrent avec différentes étapes du cycle de sa réplication. Ces médicaments se répartissent en deux classes : les inhibiteurs de la transcriptase inverse et les antiprotéases.

Les inhibiteurs de la trancripatase inverse réduisent la charge virale, augmentent le décompte des lymphocytes T CD4 et ralentissent la progression de l'infection. Le plus connu des inhibiteurs de la transcriptase inverse est l'azido-didéoxythymidine ou AZT, plus connu aujourd'hui sous le nom de zidovudine (ZDV). Ce médicament a pour effet:

- de réduire la mortalité et les infections opportunistes chez les personnes dont le décompte des lymphocytes T CD4 est inférieur à $200/mm^3$;
- de ralentir l'évolution de l'infection au VIH chez les patients infectés dont le décompte des lymphocytes T CD4 est inférieur à $500/mm^3$;
- de réduire la transmission du virus de la mère à l'enfant.

Ce médicament donné à la mère au cours de la grossesse, durant l'accouchement, et au bébé après sa naissance (pendant six semaines), permet de réduire la transmission de 25 % à 8 %.

Toutefois, l'emploi de la zidovudine n'est pas sans problèmes. D'une part, le virus devient rapidement résistant à ce médicament; d'autre part, ce médicament présente plusieurs effets secondaires (anémie, neutropénie, maux de tête, insomnies, douleurs musculaires, nausées, etc.). Depuis quelque temps, la zidovudine peut être remplacée par d'autres inhibiteurs de la transcriptase inverse. Outre la lamivudine, aussi connue sous le nom de 3TC, on peut utiliser la didanosine (ddI), la zalcitabine (ddC) et la stavudine. Une résistance est néanmoins en train d'émerger à l'égard de ces médicaments.

Les antiprotéases sont des produits qui bloquent l'action des protéases virales nécessaires à la production des particules virales infectieuses. Quatre antiprotéases sont actuellement disponibles sur le marché: la saquinavir, la ritonavir, l'indinavir et le nelfinavir.

Pour améliorer leurs effets et pour contrer la résistance du VIH, on utilise désormais ces produits antiviraux en double ou en triple combinaison (zidovudine + lamivudine + saquinavir, par exemple).

Un traitement antirétroviral doit être mis en œuvre chez les personnes infectées. Si la charge virale est faible ou si le décompte des lymphocytes T CD4 est très élevé, le traitement peut être retardé. En cours de traitement, le décompte des lymphocytes T CD4 doit être effectué régulièrement. Si la numération diminue, si la charge virale augmente ou si des infections opportunistes apparaissent, le traitement doit être modifié.

Tableau 21.8 Médicaments antiviraux utilisés dans le traitement du SIDA

Groupes	Médicaments	Agents infectieux ciblés	Mode d'action
Inhibiteurs de la transcriptase inverse	Zidovudine (AZT) Lamivudine (3TC) Didanosine (ddI) Zalcitabine (ddC) Stavudine (d4T)*	Virus de l'immunodéficience humaine	Ces substances sont des analogues des nucléosides utilisés lors de la synthèse des acides nucléiques. Ces analogues inhibent l'action de la transcriptase inverse du virus, ce qui empêche la transcription de l'ARN viral en ADN
Antiprotéases	Saquinavir Ritonavir Indinavir Nelfinavir	Virus de l'immunodéficience humaine	Blocage des protéases virales nécessaires à la production de la nucléocapside
Analogues de la guanosine	Aciclovir	Virus Herpès 1 et 2, virus Varicella-Zoster,	Blocage de la synthèse de l'ADN viral par suite de l'inhibition de l'ADN polymérase
	Ganciclovir	Cytomégalovirus	Blocage de la synthèse de l'ADN viral par suite de l'inhibition de l'ADN polymérase
	Famciclovir	Herpès génital récurrent	Blocage de la synthèse de l'ADN viral par suite de l'inhibition de l'ADN polymérase
	Foscarnet	Cytomégalovirus Souches d'herpès résistantes à l'action de l'aciclovir	Blocage de la synthèse de l'ADN viral par suite de l'inhibition de l'ADN polymérase
Interféron alpha		Virus de l'immunodéficience humaine	Traitement expérimental chez les malades dont le décompte des lymphocytes T CD4 est supérieur à $200/mm^3$

Notes: * ddI Didéoxyinosine
ddC Didéoxycytidine
d4T 2,3 didéhydro 3 déoxythimidine

Le traitement est complexe, lourd et très coûteux. Le traitement se chiffre à plusieurs milliers de dollars pour soigner un individu, et il est malheureusement inaccessible aux malades de nombreux pays en voie de développement.

En attendant l'arrivée d'un vaccin, que les plus optimistes ne prévoient pas avant 2007, on tente de mettre au point de nouvelles classes de médicaments, notamment les inhibiteurs de la fusion du virus avec la cellule-hôte et les anti-intégrases. Les chémokines et la fusine sont capables de bloquer le récepteut CC-CKR5. Du côté des anti-intégrases, mentionnons l'AR-177 qui bloque l'activité des enzymes qui assurent l'intégration de l'ADN viral dans le génome de la cellule hôte.

21.12.6 Prévention

Au-delà des espoirs que suscite la découverte de moyens thérapeutiques ou la mise au point d'un hypothétique vaccin, la situation à l'égard du SIDA reste préoccupante : il est probable que le nombre de cas s'accroîtra encore au cours des prochaines années, car il existe peu de mesures prophylactiques capables de limiter l'extension de la maladie. Parmi celles-ci, on peut compter :

- sur la détection systématique des donneurs de sang infectés ;
- sur l'inactivation du virus dans les extraits sanguins ;
- sur la modification des comportements sexuels et sur l'utilisation systématique de condoms ;
- sur le développement de mesures de prévention en milieu de soins.

Au Canada, le risque d'infection par transfusion de sang ou de produits sanguins a pratiquement disparu grâce à la mise en place de plusieurs mesures préventives draconiennes (sélection des donneurs et traitement des produits sanguins).

21.13 Candidose

Les candidoses génito-urinaires sont plus évidentes chez la femme que chez l'homme, mais elles affectent les deux sexes. Chez la femme, ces mycoses se manifestent par une vaginite ou par une vulvo-vaginite accompagnées de fortes sensations de brûlure. La muqueuse vaginale est érythémateuse, œdématiée et envahie de sécrétions épaisses, blanchâtres et adhérentes, et qui contiennent de nombreux polynucléaires. Chez l'homme, la candidose génito-urinaire se manifeste par une urétrite et des lésions du gland ou du prépuce.

Comme la plupart des femmes abritent *Candida albicans* en petite quantité, même en temps normal, on considère que la contamination est endogène. Toutefois, ces femmes constituent des points de départ d'une transmission interhumaine, faisant des candidoses une infection transmissible sexuellement extrêmement fréquente. La candidose génito-urinaire se soigne bien en raison de la sensibilité de l'agent infectieux à plusieurs antifongiques (nystatine, Mycostatin, etc.).

La croissance anormale de *Candida albicans* sur la muqueuse vaginale serait due à une modification des facteurs environnementaux locaux. Par exemple, il est reconnu que les vaginites à *Candida* surviennent fréquemment chez les femmes enceintes, chez celles qui prennent des pilules anovulatoires et chez les diabétiques. La modification de l'état hormonal change les conditions locales de pH, perturbe l'équilibre de la flore commensale et cause une surcharge en glycogène des cellules épithéliales du vagin. Tous ces facteurs favorisent la prolifération des levures. Rappelons qu'en perturbant la flore vaginale normale, l'antibiothérapie peut également provoquer la prolifération de *Candida*.

Outre ces facteurs, les candidoses génito-urinaires sont facilitées par la macération créée par l'humidité stagnante entretenue notamment par le port de sous-vêtements en tissus synthétiques toujours moins perméables que les tissus naturels. Chez les personnes hospitalisées, il est important de veiller à l'assèchement correct de la peau et des plis cutanés de manière à réduire le risque que ne se développe une candidose, car les foyers cutanés constituent souvent des points d'entrée possibles pour des septicémies ou des candidoses généralisées.

Enfin, les candidoses surviennent fréquemment chez les personnes sous antibiothérapie (antibiotiques à large spectre), chez celles qui sont soumises à des traitements immunosuppresseurs après une transplantation d'organe ou celles qui suivent des chimiothérapies anticancéreuses.

21.14 Trichomonase

La seule parasitose génito-urinaire est causée par un protozoaire, *Trichomonas vaginalis*. Cette affection, transmise par voie sexuelle, est très répandue (tableau 21.9). En Amérique du Nord, on évalue que cinq millions de femmes et au moins un million d'hommes sont porteurs du parasite. L'infection est principalement transmise par contact sexuel. Généralement, les hommes porteurs du parasite sont asymptomatiques. Il en est de même de 50 à 75 % des femmes.

Chez les femmes montrant des symptômes, la présence de ce flagellé cause notamment des vaginites caractérisées par une muqueuse œdématiée et par un écoulement jaunâtre et malodorant. Très souvent, les symptômes de l'infection apparaissent pendant les menstruations, car, à ce moment, les sécrétions vaginales sont moins acides, ce qui favorise la croissance de ce parasite. Chez l'homme, le parasite est à l'origine d'urétrites (urétrites non gonococciques).

Trichomonas vaginalis peut être isolé de l'urine, des sécrétions vaginales et des sécrétions prostatiques. Généralement, le diagnostic de l'infection est posé par l'examen microscopique

Tableau 21.9 Principales maladies transmises sexuellement

Infections	Microorganismes responsables	Symptômes Chez l'homme	Symptômes Chez la femme	Détection des agents infectieux*	Traitement	Prévention
Infections bactériennes						
Syphilis	*Treponema pallidum*	Chancre induré sur le pénis ou ailleurs (syphilis primaire), suivi par l'apparition d'éruptions cutanées et muqueuses (syphilis secondaire) et, plusieurs années après la contamination, de lésions neurologiques, cardio-vasculaires, etc. (syphilis tertiaire)	Chancre induré sur la vulve, sur la muqueuse vaginale ou ailleurs (syphilis primaire), suivi par l'apparition d'éruptions cutanées et muqueuses (syphilis secondaire) et, plusieurs années après la contamination, de lésions neurologiques, cardio-vasculaires, etc. (syphilis tertiaire) La syphilis peut être transmise par voie placentaire (syphilis congénitale)	Observation microscopique directe de la bactérie à partir des prélèvements Tests sérologiques non spécifiques (VDRL et RPR) et spécifiques (FTA-ASB et MAH-Tp)	Antibiothérapie (pénicilline)	Barrières mécaniques (condoms), spermicides Dépistage des porteurs asymptomatiques Pas de vaccins
Gonococcie	*Neisseria gonorrhoeæ*	Urétrite aiguë avec écoulement purulent; miction douloureuse Pharyngite à gonocoques Localisations ano-rectales Complications: rétrécissement de l'urètre, lésions de l'épididyme causant la stérilité	Infection le plus souvent asymptomatique ou se manifestant par un écoulement purulent causant une vulvite ou une vulvovaginite Pharyngite à gonocoques Localisations ano-rectales Complications: infection des trompes utérines, inflammation pelvienne, grossesse ectopique, stérilité Transmission de la gonococcie au bébé au moment de l'accouchement	Observation microscopique des gonocoques Culture et identification des gonocoques sur les milieux de culture appropriés	Antibiothérapie: ceftriazone/ doxicycline (les gonocoques sont résistants à la pénicilline, résistance croissante à la tétracycline)	Barrières mécaniques (condoms), spermicides Dépistage des porteurs asymptomatiques Pas de vaccins
Chlamydiose	*Chlamydia trachomatis* (sérotypes D-K)	Infection le plus souvent asymptomatique ou se manifestant par une urétrite marquée par un écoulement clair, miction douloureuse	Infection le plus souvent asymptomatique ou se manifestant par une cervicite muco-purulente; douleurs abdominales, relations sexuelles douloureuses Complications: infection des trompes utérines, inflammation pelvienne, grossesse ectopique, stérilité	Détection des antigènes tests ELISA Immunofluorescence directe Tests d'amplification en chaîne par polymérase (PCR)	Antibiothérapie: tétracycline et doxicycline	Barrières mécaniques (condoms), spermicides Dépistage des porteurs asymptomatiques Pas de vaccins

Tableau 21.9 (suite)

Infections	Microorganismes responsables	Symptômes Chez l'homme	Symptômes Chez la femme	Détection des agents infectieux*	Traitement	Prévention
Vaginose	Microorganismes de la flore vaginale		Abondantes pertes vaginales séreuses à odeur d'amine	Observation microscopique de bactéries en forme de bâtonnets courts et de *clue cells*	Métronidazole	
Infections par des mycoplasmes						
	U. urealyticum *M. hominis*	Infection le plus souvent asymptomatique ou se manifestant par une urétrite pour *U. urealyticum*	Salpingites aiguës, fièvres post-partum et post-césarienne; infections néonatales	Les microorganismes ne sont généralement pas recherchés[1]. Détection directe à l'aide de sonde ADN, tests sérologiques (immunofluorescence indirecte, agglutination au latex, tests ELISA)	Antibiothérapie: tétracyclines	
Lymphogranulome vénérien	*Chlamydia trachomatis*, sérotypes L1-L3	Papule ulcéreuse sur le pénis, puis adénopathies inguinales suivies de la formation de bubons et formation de fistules avec accumulation inhabituelle de lymphe	Papule ulcéreuse sur la vulve ou sur la muqueuse vaginale, puis adénopathies inguinales suivies de la formation de bubons et formation de fistules avec accumulation inhabituelle de lymphe	Détection des antigènes par tests ELISA Immunofluorescence directe Tests d'amplification en chaîne par polymérase (PCR)	Antibiothérapie: tétracycline et doxicycline	
Chancre mou	*Hæmophilus ducreyi*	Papule érythémateuse au point d'infection se transformant en un ulcère douloureux. Lymphadénite inguinale par suite de la migration de *H. ducreyi* dans les ganglions lymphatiques	Infection peu fréquente chez la femme Symptômes identiques à ceux de l'homme	Identification par culture microbienne	Antibiothérapie: ceftriaxone, érythromycine et ciproflaxine	
Infections virales						
Herpès	Herpes virus type 2 Herpès virus type 1 (plus rarement)	Primo-infection généralement asymptomatique Formation de vésicules et d'ulcères douloureux sur le gland Fièvre, adénopathie, inflammation	Primo-infection généralement asymptomatique Formation de vésicules et d'ulcères douloureux sur la vulve et la muqueuse vaginale Fièvre, adénopathie, inflammation	Détection des antigènes viraux à l'aide de tests ELISA	Aciclovir pour réduire la gravité des crises récurrentes	
Condylomes	Papillomavirus, sérotypes 6, 11, 12, 16, 18 et 31.	Verrues en forme de crête de coq sur les organes génitaux	Verrues en forme de crête de coq sur les organes génitaux	Tests d'amplification en chaîne par polymérase (PCR)	Interféron et immunomodulateurs Traitements au laser et chirurgie	Test de Papanicolaou

1 Le traitement est entrepris sur la base des symptômes observés.

Tableau 21.9 (suite)

Infections	Microorganismes responsables	Symptômes Chez l'homme	Symptômes Chez la femme	Détection des agents infectieux*	Traitement	Prévention
Infection au VIH	Virus de l'immunodéficience humaine	Immunodéficience progressive par suite de la destruction des lymphocytes T par le VIH, entraînant de nombreuses infections opportunistes, le sarcome de Kaposi et différents troubles neurologiques	Immunodéficience progressive par suite de la destruction des lymphocytes T par le VIH, entraînant de nombreuses infections opportunistes, le sarcome de Kaposi et différents troubles neurologiques	Détection du virus ou de ses marqueurs (protéines, ARN viral) Tests ELISA Tests d'amplification en chaîne par polymérase (PCR)	Antibiothérapie: pour le traitement des infections opportunistes bactériennes et fongiques Cotrimoxazole et pentamidine pour *P. carinii.* Inhibiteurs de transcriptase inverse et antiprotéases pour ralentir la progression de l'infection virale	Emploi systématique de barrières mécaniques (condom) Dépistage des donneurs de sang Campagnes d'information et de prévention
Hépatite B	Virus de l'hépatite B (hépadnavirus)	Inflammation du foie se traduisant par un ictère marqué par la coloration jaune de la peau et de la conjonctive par suite de l'accumulation de bilirubine dans les tissus	Inflammation du foie se traduisant par un ictère marqué par la coloration jaune de la peau et de la conjonctive par suite de l'accumulation de bilirubine dans les tissus	Recherche des IgM anti-HBc à l'aide de tests immuno-enzymatiques Recherche des anticorps anti-HBcAg	Interféron alpha pour les hépatites chroniques	Vaccin recombinant Dépistage des donneurs de sang
Infections causées par des mycètes						
Candidose	*Candida albicans*	Généralement asymptomatique, sinon balanite, lésions du gland ou du prépuce	Vaginite ou vulvo-vaginite accompagnées de fortes sensations de brûlures. Sécrétions épaisses, blanchâtres et adhérentes à la muqueuse vaginale	Observation microscopique et culture des frottis vaginaux	Antibiothérapie antifongique (fluconazole, nystatine)	
Infections causées par des protozoaires						
Trichomonase	*Trichomonas vaginalis*	Généralement asymptomatique, sinon urétrite et prostatite	Vaginite caractérisée par une muqueuse œdématiée et par des sécrétions jaunâtres et malodorantes		Métronidazole	Traitement des partenaires asymptomatiques pour éviter les infections récurrentes

Note: l'hépatite B est présentée dans ce tableau pour souligner que cette maladie est transmissible sexuellement. Voir Chapitre 20 pour une description plus détaillée de l'hépatite B.

direct des sécrétions génitales ou des sédiments urinaires. Au microscope, on observe des trophozoïtes très mobiles et d'aspect caractéristique.

L'infection peut être facilement combattue par le métronidazole, mais il est important que le ou les partenaires sexuels soient traités afin d'éviter que ces partenaires ne constituent des réservoirs de germes entraînant des réinfections.

21.15 Comportements à risque et prévention des maladies transmises sexuellement

Les maladies transmises sexuellement font partie des risques qui accompagnent une vie sexuelle active. Elles ne sont pas inéluctables, car il existe des moyens efficaces de les prévenir.

Il reste toutefois de nombreux défis à relever, des préjugés à combattre et des comportements sécuritaires à promouvoir, en particulier chez certains groupes à risque élevé.

Toute démarche de prévention des MTS repose sur l'identification :

- des groupes cibles ;
- des comportements à risques ;
- des moyens de prévention efficaces et adaptés aux besoins des groupes à risque.

21.15.1 Identification des groupes cibles

Les différents groupes cibles réunissent les personnes connues pour adopter des pratiques sexuelles à haut risque (partenaires multiples et relations non protégées). Font partie de ces groupes, les hommes homosexuels et bisexuels, les utilisateurs de drogues injectables, ainsi que les hommes et les femmes vendant des services sexuels. Ces personnes constituent généralement des foyers d'infections et des réservoirs à partir desquels les MTS se propagent.

Un autre groupe cible important est celui que forment les jeunes adolescents et adolescentes, entre le début de leur vie sexuelle active et la fin de la vingtaine. C'est d'ailleurs dans ces groupes d'âge que le taux de certaines MTS, comme la gonorrhée et la chlamydiose génitale, est le plus élevé.

Cette clientèle est considérée à risque pour au moins trois raisons :

- elle est difficile à rejoindre et à informer ; au début de leur vie sexuelle, beaucoup d'adolescents et d'adolescentes se sentent invulnérables : la protection vis-à-vis des MTS ne leur paraît pas une priorité ;
- elle préfère s'informer auprès de ses pairs plutôt qu'auprès des intervenants en santé publique ; or les connaissances que les jeunes se transmettent au sujet des MTS ou de la contraception ne semblent pas se traduire par des pratiques sexuelles sécuritaires ;
- en raison même de leur âge et de leur développement personnel, les jeunes sont confrontés à une situation complexe puisqu'ils doivent à la fois éviter les grossesses et se protéger des MTS.

21.15.2 Comportements à risque

Plusieurs comportements à risque favorisent la transmission des MTS, mais quatre d'entre eux jouent un rôle déterminant :

- le nombre de partenaires ;
- l'âge lors de la première relation sexuelle ;
- les relations sexuelles non protégées ;
- des groupes ayant des pratiques sexuelles à haut risque.

Parallèlement, l'usage d'alcool et de drogues, qui influent sur les comportements, le partage de seringues servant à injecter de la drogue et des pratiques comme le tatouage et le perçage constituent d'autres facteurs de risques.

Nombre de partenaires

Le nombre de partenaires constitue le premier facteur de risque de contracter des MTS. Le risque est encore plus élevé si ces personnes ont elles-mêmes plusieurs partenaires. Dans les groupes d'âge de 15 à 19 ans et de 20 à 24 ans, beaucoup de jeunes pratiquent une monogamie sériée, c'est-à-dire des relations monogames (un seul partenaire), mais sur une période de courte durée. Ce qui équivaut à avoir plusieurs partenaires dans sa vie. Par ailleurs, plus la première relation sexuelle survient tôt, et plus la probabilité d'avoir plusieurs partenaires sexuels est élevée.

Age lors des premières relations sexuelles

Les enquêtes épidémiologiques montrent que plus on est jeune et moins on se protège. On estime qu'entre 25 et 50 % des jeunes ont des relations sexuelles non protégées. On observe une augmentation de la protection à mesure que les personnes avancent en âge, mais elle n'est généralement pas la norme. C'est pourquoi les campagnes d'information et de prévention auprès de ce groupe cible tentent aussi de sensibiliser les adolescents et les adolescentes pour les amener à retarder leurs premières relations sexuelles complètes.

Relations sexuelles non protégées

Les relations sexuelles non protégées constituent la principale cause de la propagation des MTS. On note d'ailleurs qu'entre 35 et 54 % des adolescentes ont une infection persistante ou récurrente deux à cinq ans après une première infection de chlamydiose génitale.

21.15.3 Prévention

Une prévention efficace repose sur plusieurs éléments :

- une connaissance des facteurs de risques et des moyens de protection efficaces ;
- des pratiques sexuelles sécuritaires, en particulier des relations sexuelles protégées ;
- un dépistage systématique, car lui seul permet véritablement de déceler une infection latente chez une personne asymptomatique.

Campagnes d'information

La prévention repose sur des campagnes d'information, en particulier auprès des jeunes avant qu'ils ne commencent leur vie sexuelle active et quand ils se renseignent sur des méthodes de contraception.

L'information doit aussi viser à responsabiliser des individus à l'égard des MTS, en particulier en prévenant leurs partenaires afin que ces personnes puissent se faire examiner et traiter. Cette démarche est essentielle pour enrayer une chaîne de transmission des MTS.

Pratiques sexuelles protégées

Des pratiques sexuelles protégées réduisent le risque de contracter des MTS. On entend par protection :

- l'usage d'une méthode barrière qui empêchent le sperme et les sécrétions génitales d'entrer en contact avec les muqueuses ;
- l'emploi de produits chimiques qui tuent les bactéries et les virus responsables de plusieurs MTS.

Parmi ces méthodes barrières, la plus importante est le condom, au masculin comme au féminin, reconnu pour protéger efficacement d'un certain nombre d'infections transmises sexuellement, surtout en combinaison avec des spermicides.

En plus d'être nocifs pour les spermatozoïdes, les spermicides le sont pour les bactéries et pour certains virus. Par exemple, on a démontré *in vitro* le pouvoir bactéricide du nonoxynol-9 (N-9) contre *Treponema pallidum*, *Hæmophilus ducreyi*, les mycoplasmes et *Trichomonas vaginalis*. Ce spermicide est également nocif pour les virus responsables de l'infection au VIH, de l'herpès et de l'hépatite B.

Dépistage systématique

Le seul véritable moyen de prévenir les maladies sexuellement transmises est le dépistage systématique, car lui seul permet de déceler une infection latente chez une personne asymptomatique. Le dépistage contribue à réduire les complications, notamment les inflammations pelviennes. Il devrait cibler principalement les personnes de moins de 25 ans et rechercher la gonococcie, la chlamydiose et la syphilis. L'hépatite B et l'infection au VIH devraient faire l'objet d'un dépistage systématique.

Concepts clés à retenir

1. Les **infections de l'appareil urinaire** sont des maladies très fréquentes, parfois récidivantes, généralement d'**origine bactérienne**. Elles se traduisent par une **inflammation de la muqueuse urétrale**, **vésicale** ou de la **prostate**.
2. Les **maladies transmises sexuellement** touchent tous les groupes de la population, mais **surtout le groupe d'âge des 15-24 ans.**
3. Les principales MTS causées par des **bactéries** sont la **syphilis**, la **gonorrhée** et les **urétrites non gonococciques**.
4. Causée par ***Treponema pallidum***, la syphilis est une infection qui évolue par étapes.
5. La **gonorrhée** est causée par ***Neisseria gonorrhoeæ***. Quand elle n'est pas asymptomatique, elle se manifeste principalement par une **urétrite aiguë**.
6. Souvent asymptomatique, la **chlamydiose génitale** peut entraîner diverses complications, dont la **stérilité**.
7. Les principales MTS d'origine virale sont l'**herpès génital**, les **condylomes**, l'**hépatite B** ainsi que l'**infection au VIH et le SIDA**.
8. L'**herpès génital** est une infection récurrente dont la **primo-infection** est généralement asymptomatique. Le virus demeure à l'état latent dans l'organisme. La **réactivation du virus** provoque l'apparition de vésicules et d'**ulcères herpétiques douloureux**.
9. Les **condylomes** sont causés par certaines souches de **papillomavirus** et se manifestent par l'apparition de petites **verrues** sur les organes génitaux.
10. Le **virus de l'immunodéficience humaine** s'attaque au système immunitaire et le détruit progressivement. Dans les cas les plus graves, l'infection au VIH évolue en un déficit immunitaire profond, le **SIDA**, qui se traduit par une vulnérabilité de plus en plus grande aux **infections opportunistes** et par l'apparition de **cancers** particuliers, tels le sarcome de Kaposi ou certains lymphomes.

Références et lectures suggérées

Alexander, N. J. « Barriers to Sexually Transmitted Diseases ». *Science & Medicine*, mars-avril 1996, p. 30-41.

Bannister, B. A., Begg, N. T. et S. M. Gillespie. *Infectious Diseases*. 2e éd., Blackwell Sciences, Oxford, 2000.

Baron, E. Jo, Peterson, L. R., et S. M. Finegold. *Bailey & Scott Diagnostic Microbiology*. 9e éd., St-Louis, Mosby, 1994.

Baron, E. Jo, Chang, R. S., Howard, D. H., Miller J. N., et J. A. Turner. *Medical Microbiology. A Short Course*. Wiley-Liss, New York, 1994.

Bartlett, J. et R. Moore. « L'amélioration des traitements contre le SIDA ». *Pour la science*, n° 251, septembre 1998, p.30-39.

Berche, P, Gaillard, J. L. et M. Simonet. *Les bactéries des infections humaines*. Paris, Flammarion, Médecine-Science, 1991.

Boroditsky, R. « Les méthodes barrières et la prévention des MTS ». *Le Médecin du Québec*, vol. 34, n°3, mars 1999, p. 73-76.

Buchbinder, S. « Prévenir l'infection après une exposition au VIH ». *Pour la science*, n° 251, septembre 1998, p. 52-53.

Çiftçioglu, N., et al. « Nanobacteria : an Infectious Cause for Kidney Stone Formation ». *Kidney International*, 1999, vol. 56, p. 1893-1898.

Coates, T. et C. Collins. « La prévention de l'infection par le virus du SIDA ». *Pour la science*, n° 251, septembre 1998, p 42-43.

Collandre, H. et A. Epstein. « Les virus herpès humains ». *Pour la science*, dossier *Les maladies émergentes*, octobre 1995, p. 33-34

Couture, B. *Bactériologie médicale*. 3e éd., Montréal, Décarie, 1997.

Crainic, R. et J.-C. Nicolas (coordinateurs). *Virologie médicale*. Paris, Technique et documentation Lavoisier, 1993.

D'Oro. L. « Barriers Methods of contraception, spermicids and sexually transmitted diseases ». *Genitourinary Medicine*, 1994, vol. 70, p. 410-417.

Direction générale de la santé de la population et de la santé publique. *Actualités en épidémiologie sur le VIH/sida*. Ottawa, Santé Canada, mai 2000.

Direction générale de la santé de la population et de la santé publique. *Actualités en épidémiologie sur le VIH/sida*. Ottawa, Santé Canada, mai 2001.

Direction générale de la santé de la population et de la santé publique. *Comportements sexuels à risque des canadiens*. Ottawa, Santé Canada, 2001.

Direction générale de la santé de la population et de la santé publique. « La syphilis au Canada : une élimination en vue ? ». *Actualités en épidémiologie sur le VIH/SIDA*. Ottawa, Santé Canada, mai 1999.

Direction générale de la santé de la population et de la santé publique. « Le VIH et le SIDA au Canada ». *Rapport de surveillance en date du 31 décembre 2000*. Ottawa, Santé Canada, 2001.

Direction générale de la santé de la population et de la santé publique. *Lignes directrices canadiennes sur les MTS, édition 1998*. Ottawa, Santé Canada, 1998.

Direction générale de la santé de la population et de la santé publique. « Maladies transmissibles sexuellement (MTS) au Canada. Rapport de surveillance 1998 et 1999 ». Ottawa, Santé Canada, vol. 26S6, octobre 2000.

Direction générale de la santé de la population et de la santé publique. « Tendances des maladies bactériennes transmissibles sexuellement (MTS) au Canada ». *Ottawa, Santé Canada, MTS bactériennes*, série n° 4, avril 1998.

Direction générale de la santé de la population et de la santé publique. « Utilisation des contraceptifs oraux et du condom. Actualités en épidémiologie sur les MTS ». Ottawa, Santé Canada, *Maladies transmises sexuellement (MTS)*, série n° 5, avril 1998.

Drapeau, M. « Le dépistage, la seule façon de détecter les MTS asymptomatiques ». *Le Médecin du Québec*, vol. 34, n°3, mars 1999, p. 105-110.

Gobel, J. D. *Atlas of Infectious Diseases*. Vol. 4, *Urinary Tract Infections and Infections of the Female Pelvis*. Philadelphie, Churchill Linvingstone, 1997.

Hirshel, B. et L. Kaiser. *Le SIDA. Guide du praticien. Diagnostic, traitement et prise en charge*. Genève, Éditions Médecine + Hygiène, 1998.

Isada, C. M., Kasten, B. L., Goldman, M. P., Gray, L. et J. A. Aberg. *Infectious Diseases Handbook*. 4e éd., Cleveland, Lexi-Comp. inc., 2001.

Joklik, W. K., Willlet, H. P. et D. B. Amos. *Zinsser Microbiology*. 20e éd., Norwalk, Appleton & Lange, 1992.

Koneman, E. W., Allen, S. D., Janda, W. L., Schreckenberger et W. C Win Jr. *Color Atlas and Textbook of Diagnostic Microbiology*. 4e éd., Philadelphie, Lippincott, 1997.

Kramer, G., et al. « Role of Bacteria in the Development of Kidney Stones ». *Cur ent Opinion in Urology*, 2000 ; 10 : 35-8.

Laurent, F., McCole, D, Eckmann, L. et M. F. Kagnoff. « Pathogenosis of *Cryptosporidium parvum* Infection ». *Microbes and Infection*, 1999, vol. 1, p. 141-148.

Lawrence, D. et E. O. Major. « HIV-1 and the Brain : Connection Between HIV-1 Associated Dementia, Neuropathology and Neuroimmunology ». *Microbes and Infection*, Vol. 4, n°3, 2002, p. 301-308.

Lévy, J. P. « Le SIDA ». *Pour la science*, dossier *Les maladies émergentes*, octobre 1995, p. 26-32.

Lowe, F. C. et Fagelman, E. « Cranberry Juice and Urinary Tract Infection : what is the Evidence ? ». *Urology*, 2001, vol. 57, p. 407-413.

Mann, J. et D. Tarentola. « Le SIDA dans le monde ». *Pour la science*, n° 251, septembre 1998, p. 28- 29.

Mills, J. et H. Masur. « Les infections opportunistes du SIDA ». *Pour la science*, n° 156 (octobre 1990), p. 72-79.

Mims, C. A., Playfair, J., Roitt, Y., Wakelin, D. et R. Williams. *Medical Microbiology*. Londres, Mosby, 1998.

Mims, C., Nash, A. et J. Stephen. *Mim's Pathogenesis of Infectious Diseases.* San Diego, Academic Press, 2001.

Mréjen, S. et A. Mouligner. *Atteintes neurologiques et infection par le VIH.* Paris, Flammarion, Médecine-Sciences, 2000.

Murray, P. R., Baron E. Jo., Pfaller, M. A., Tenover, F. C. et R. H. Yolken. *Manual of Clinical microbiology.* 7e éd., Washington, DC., American Society for Microbiology Press, 1999.

Murray, P. R., Rosenthal, K. S., Kobayashi, G. S. et M. A. Pfaller. *Medical Microbiology.* 3e éd., St Louis, Mosby, 1998.

Nérome, S., Polonemi, P. et V. Bouisson. *Hygiène et soins infirmiers aux personnes atteintes de maladies infectieuses et aux personnes atteintes par le VIH.* Paris, Ellipses, 2001.

Pechère, C. *Reconnaître, comprendre, traiter les infections.* St-Hyacinthe, EDISEM, 1991.

Prescott, L., Harley, J. P. et D. A. Klein. *Microbiologie.* Bruxelles, De Boeck, 1995.

Pybus, V. et A. B. Onderdonk. « Microbial Interactions in the Vaginal Ecosystem, with Emphasis on the Pathogenosis of Bacterial Vaginosis ». *Microbes and Infection*, 1999, vol. 1, p. 285-292.

Rees, E. R, et R. F. Betts. *A Practical Approach to Infectious diseases.* 4e éd., Boston, Little, Brown and Co., 1996, 1461 p.

Rodrigues, M. L., Alviano, C. S. et L. R. Travassos. « Pathogenicity of *Cryptococcus neoformans*: Virulence Factor and Immunological Mechanisms. *Microbes and Infection*, 1999, vol. 1, p. 293-301.

Sobel, J. « Vaginitis ». *New England Journal of Medicine*, 1997, vol. 337, n°26, p. 1896-1903.

Specter, S., Rodincka, R. L., et S. A. Young. *Clinical Virology Manual.* Washington, D. C., American Society for Microbiology, 2000.

Stratton, P. et N. J. Alexander. « Prevention of Sexually Transmitted Infections: Physical and Chemical Barrier Methods ». *Infectious Disease Clinics of North America*, 1993, vol. 7, p. 841-859.

Wisdom, A, Hawkins, D. A. *Atlas de poche des maladies sexuellement transmissibles.* Paris, Flammarion, Médecine-Sciences, 1999.

Chapitre 22

Infections obstétricales, congénitales et périnatales

Sommaire

22.1 Introduction

Bien que l'on considère habituellement la grossesse comme un état physiologique normal, la grossesse et l'accouchement n'en constituent pas moins des périodes de plus grand risque infectieux. Chez la femme enceinte, certaines infections sont susceptibles de s'aggraver ou de se réactiver par suite des changements physiologiques, immunitaires et anatomiques qui accompagnent la grossesse.

Dans des conditions normales, le développement fœtal s'effectue en milieu stérile. Le fœtus est protégé par la barrière naturelle du placenta qui l'abrite des agents infectieux passés dans le sang maternel. D'une part, les cellules immunitaires maternelles agissent localement et peuvent assurer l'élimination d'un certain nombre d'agresseurs; d'autre part, les IgG maternelles traversent le placenta et protègent passivement le fœtus.

Toutefois, le placenta n'est pas une barrière absolue. Il peut être traversé par certains agents infectieux. C'est pourquoi les virus de la rubéole, de l'herpès, le cytomégalovirus, les parasites de la toxoplasmose et du paludisme, les bactéries de la syphilis et celles de la listériose, entre autres, peuvent contaminer le fœtus par voie transplacentaire. Le risque est d'autant plus élevé, et les conséquences d'autant plus graves, que le système immunitaire du fœtus n'est pas encore fonctionnel et qu'il ne le sera pas avant plusieurs mois. C'est également pourquoi des infections risquent de survenir au moment de la naissance, lors de l'accouchement, alors que le fœtus quitte un milieu stérile pour un environnement dans lequel pullulent les microorganismes. Ces infections sont d'autant plus graves qu'elles sont difficiles à diagnostiquer et à traiter. Très souvent, on n'observe pas les signes cliniques classiques qui accompagnent habituellement ces infections chez l'adulte. Par ailleurs, leur traitement est complexe, notamment en raison de l'immaturité physiologique du nouveau-né.

Le présent chapitre passe en revue les principales infections obstétricales, congénitales et périnatales. Par définition:

- une infection obstétricale est une infection qui peut affecter la mère au moment de l'accouchement;
- une infection congénitale est acquise pendant la vie fœtale, généralement par voie transplacentaire;
- une infection périnatale est acquise par le nouveau-né lors de l'accouchement, soit durant le travail, en particulier en cas de rupture prolongée des membranes, soit durant son passage dans le vagin.

On notera toutefois que ces distinctions sont relatives car plusieurs infections peuvent être acquises à différents moments. Le tableau 22.1 donne quelques exemples de modes de transmission des infections du fœtus et du nouveau-né.

Tableau 22.1 Mode de transmission des infections du fœtus et du nouveau-né

Infections	Mode de transmission	
	In utero	Périnatale
Infections bactériennes		
Listériose	Oui	Oui
Syphilis	Oui	Oui
Chlamydia trachomatis	Non	Oui
Streptocoques du groupe B	Non	Oui
Escherichia coli	Non	Oui
Salmonella, Shigella	Non	Oui
Infections virales		
Cytomégalovirus	Oui	Oui
Rubéole	Oui	Non
SIDA	Oui	Oui
Herpès	Oui (rare)	Oui
Hépatite B	Oui (rare)	Oui
Parvovirus B19	Oui	Non
Entérovirus	Oui (rare)	Oui
Mycoses		
Candida	Non	Oui
Infections parasitaires		
Toxoplasmose	Oui	Non
Pneumocystose	Non	Oui

22.2 Infections de la grossesse

Durant la grossesse, l'organisme maternel est légèrement plus susceptible aux agents infectieux. Outre les modifications hormonales, qui peuvent stimuler le développement de certains microorganismes, l'état nutritionnel constitue un facteur important de vulnérabilité aux infections en influant notamment sur l'intégrité des barrières naturelles et sur différents éléments de la défense immunitaire.

Parmi ces infections, mentionnons:

- les infections urinaires (cystites et pyélonéphrites); la bactériurie est relativement fréquente chez la femme enceinte. De plus, comme la vessie se vide plus difficilement, le séjour prolongé de l'urine dans la vessie augmente les risques de multiplication bactérienne et d'infection;
- les candidoses, qui se manifestent sous forme de vulvovaginites, souvent plus fréquentes durant la grossesse par suite des modifications hormonales;
- la grippe (influenza);
- la listériose;
- les infections à cytomégalovirus, susceptibles de se réactiver durant la grossesse;
- les hépatites virales.

22.3 Infections obstétricales

Certaines infections peuvent affecter la mère au moment de la naissance, en particulier lors de naissances prématurées, d'une rupture prolongée des membranes, d'un travail prolongé ou d'un accouchement difficile, ou encore d'une césarienne. En effet, ces étapes s'accompagnent d'un risque plus élevé de contamination par voie ascendante. Par ailleurs, au moment de la délivrance (expulsion du placenta), la cavité utérine demeure quelques instants sans protection. Les infections intra-amniotiques et les fièvres puerpérales sont les infections les plus fréquentes à la fin de la grossesse.

22.3.1 Infections intra-amniotiques

La rupture des membranes et un travail prolongé peuvent entraîner des infections amniotiques par voie ascendante, à partir de la flore vaginale. Les microorganismes les plus fréquemment isolés sont des germes anaérobies (*Prevotella* et *Peptostreptococcus*), des streptocoques du groupe B, *Escherichia coli*, *Gardnerella vaginalis*, et des mycoplasmes présents dans les voies génitales. *Listeria monocytogenes* peut aussi causer une infection intra-amniotique mais, dans ce cas, il s'agit d'une infection hématogène.

Ces infections se manifestent par de la fièvre, de la tachycardie (maternelle et fœtale), un utérus sensible, un liquide amniotique malodorant et une leucocytose. Plusieurs complications maternelles peuvent survenir (endométrite et bactériémie).

22.3.2 Fièvre puerpérale

La fièvre puerpérale est une infection à point de départ utérin qui survient après l'accouchement. L'infection consiste en une endométrite post-partum. Cette infection grave est causée par divers agents infectieux. Parmi ceux-ci, mentionnons les streptocoques du groupe A (*Streptococcus pyogenes*), quoique de nos jours, les fièvres puerpérales soient rarement causées par cette bactérie. Elles sont plutôt causées par des flores mixtes aérobies (streptocoques des groupes B et D) et anaérobies, telles *Bacteroides*, *Prevotella* et *Peptostreptococcus*.

Les principales manifestations cliniques sont:

- de la fièvre (38,5 °C), le premier ou le second jour après l'accouchement;
- une douleur au niveau de l'utérus;
- la présence de lochies (écoulements sanguinolents) purulentes et nauséabondes;
- une leucocytose périphérique.

La maladie est grave et d'évolution rapide. L'antibiothérapie doit faire appel à des antibiotiques à large spectre car cette infection est fréquemment polymicrobienne. On peut recourir, par exemple, à la clindamycine en association avec la gentamycine.

La fréquence des fièvres puerpérales régresse par suite des conditions d'asepsie dans lesquelles sont effectués les accouchements. Outre l'utilisation d'instruments non stériles, les principaux facteurs de risques sont le travail prolongé, une rupture prolongée des membranes et les accouchements par césarienne.

22.3.3 Infections du sein

Des infections du sein surviennent occasionnellement après l'accouchement chez les femmes qui allaitent. Il s'agit le plus souvent d'une mastite, c'est-à-dire d'une inflammation de la glande mammaire. Elle se manifeste par une cellulite unilatérale et elle est causée par des microorganismes qui pénètrent dans les canaux lactifères par suite de fissures, de crevasses ou d'irritations au niveau du mamelon. Les bactéries les plus fréquemment incriminées sont *Staphylococcus aureus*, *S. epidermidis*, des streptocoques bêta-hémolytiques, des entérocoques et *Escherichia coli*.

Un soin minutieux des mamelons après chaque tétée permet de prévenir la formation des crevasses et les infections subséquentes. Les complications, telles l'abcès du sein, sont rares.

22.4 Facteurs de la vulnérabilité fœtale et périnatale

De toute la vie, c'est au cours de la période entourant la grossesse et la naissance que l'être humain est le plus vulnérable aux infections. Une infection durant la gestation peut être dévastatrice. Elle peut causer la mort du fœtus, entraîner des malformations par suite de l'arrêt de l'organogenèse, et laisser des séquelles irréversibles. De plus, les infections périnatales sont fréquentes: elles touchent entre 5 et 10 % des nouveau-nés.

Plusieurs facteurs expliquent cette vulnérabilité:

- l'immaturité physiologique d'un certain nombre de systèmes (systèmes respiratoire, système digestif, système urinaire);
- le passage d'un milieu stérile à un environnement contaminé (microorganismes infectieux éventuellement présents dans le vagin maternel, contamination de l'entourage et de l'environnement immédiat).

Toutefois, cet état de grande vulnérabilité s'explique surtout par le fait que le système immunitaire du fœtus et du nouveau-né n'a pratiquement pas encore fait l'objet de sollicitations antigéniques. Le système immunitaire atteindra sa maturité vers quatre ou cinq ans.

N'ayant pas encore acquis de mémoire immunologique, le système immunitaire du nouveau-né n'est pas en mesure de répondre rapidement aux agents infectieux auxquels il est exposé. Comme le montre la figure 22.1, la capacité de production des anticorps est faible; elle n'est significative que trois ou quatre mois après la naissance. On ignore si les

Figure 22.1 **Évolution de la production des immunoglobulines fœtales au cours de la grossesse et après la naissance**

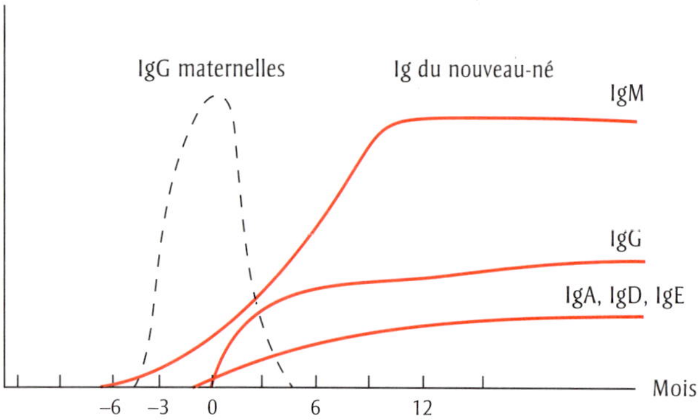

Au cours de la grossesse, les IgG maternelles qui traversent la barrière placentaire protègent le fœtus. Après la naissance, le système immunitaire prend le relai. Cependant, les immunoglobulines ne sont produites que très progressivement. Les premières à atteindre une quantité équivalente à celle de l'adulte (90 %) sont les IgM. Les autres seront produites à la suite de contacts répétés avec les agents infectieux.

lymphocytes T sont fonctionnels, si les cellules phagocytaires sont en mesure de réaliser la phagocytose. Enfin, même si les différents composants du complément sont présents dans le sang fœtal à la naissance, leur concentration est faible, de même que les pouvoirs chimiotactique et opsonisant.

On observe aussi que les nourrissons présentent une réponse anticorps plus faible aux antigènes polysaccharidiques provenant des bactéries capsulées, telles *Streptococcus pneumoniæ*, *Hæmophilus influenzæ* et *Neisseria meningitidis*.

Toutefois, le nouveau-né bénéficie de l'immunité passive conférée par sa mère, à condition que celle-ci ait elle-même été exposée aux microorganismes infectieux. Le passage transplacentaire des IgG maternelles peut protéger le nouveau-né contre plusieurs bactéries (pneumocoques, streptocoques, staphylocoques, *Hæmophilus influenzæ*) et plusieurs virus (rougeole, rubéole, varicelle). En général, le transfert de l'immunité vis-à-vis des bactéries entériques à Gram négatif est faible. Mentionnons que l'immunité passive maternelle contribue néanmoins à réduire le risque infectieux, surtout si le nouveau-né est allaité (encadré 22.1).

L'immaturité physiologique a aussi un impact sur l'antibiothérapie à mettre en œuvre pour traiter les infections. Le compartiment extracellulaire est beaucoup plus important (il passe de 50% du poids corporel total à la naissance à 25 % à l'âge d'un an). Le foie et les reins ne sont pas encore pleinement fonctionnels et ne peuvent assurer une élimination aussi efficace des médicaments. Par exemple, chez un nouveau-né, la filtration glomérulaire équivaut à 30 % de celle d'un organisme adulte, ce qui contribue à augmenter la concentration sanguine de certains médicaments. Tous ces facteurs rendent nécessaire un ajustement extrêmement précis du traitement.

22.5 Infections congénitales

Durant la grossesse, plusieurs agents infectieux sont susceptibles de gagner le système circulatoire maternel. De là, ils peuvent se propager vers le placenta, le traverser et causer des infections fœtales intra-utérines. Toutefois, l'atteinte du fœtus n'est pas automatique. Il peut ne pas y avoir d'infection ou l'infection peut se limiter au placenta sans affecter le fœtus. Par ailleurs, la gravité de la maladie est très variable. Elle peut tout aussi bien se traduire par un avortement spontané que par une absence de signes cliniques à la naissance ou par leur apparition tardive (figure 22.2).

Les plus importantes infections congénitales sont les infections à cytomégalovirus, la toxoplasmose, la rubéole et, dans une moindre mesure, l'herpès. Ces infections sont réunies sous l'acronyme anglais de *TORCH* (*Toxoplamosis*, *Rubella*, *Cytomegalovirus*, *Herpes*). Le tableau 22.2 donne d'autres exemples et la figure 22.3 illustre le mécanisme d'acquisition d'une infection congénitale.

Il est possible de vérifier l'état immunitaire prénatal vis-à-vis de la plupart des agents infectieux responsables d'infections congénitales.

Parmi les bactéries susceptibles de causer des infections intra-utérines, mentionnons *Listeria monocytogenes* et *Treponema pallidum*, responsable de la syphilis congénitale, mais dont on ne recense plus que quelques cas par année au Canada.

L'avortement spontané, la mort fœtale, des malformations, un retard de développement ou une naissance prématurée sont les principales conséquences des infections intra-utérines.

22.5.1 Toxoplasmose

La toxoplasmose est causée par *Toxoplasma gondii*, un protozoaire de la classe des Coccidies. Généralement asymptomatique chez l'adulte et chez l'enfant, où elle ne se manifeste que par simple syndrome d'allure grippal, la toxoplasmose est une maladie grave chez le fœtus par suite du passage transplacentaire du parasite.

Les risques de transmission sont relativement faibles au début de la grossesse, mais ils augmentent en fin de grossesse. À ce moment, la présence de microdéchirures placentaires plus nombreuses permet au parasite de traverser plus facilement le placenta. On notera, toutefois, que la toxoplasmose est d'autant plus grave qu'elle est précoce. Au cours du premier trimestre de la grossesse, elle peut entraîner un avortement spontané. On estime que parmi les mères infectées durant leur grossesse, 50 % transmettent l'infection à leur enfant, mais que 10 % d'entre eux seulement présenteront des manifestations cliniques de l'infection.

À la naissance, les principales manifestations de la toxoplasmose sont des problèmes oculaires (choriorétinites, cataractes), hépatiques (hépatomégalie), pulmonaires (pneumonie interstitielle),

Encadré 22.1

Les avantages immunitaires de l'allaitement maternel.

L'allaitement maternel permet de protéger activement le nouveau-né contre les maladies infectieuses après la naissance, car le colostrum et le lait sont riches en cellules immunitaires, en anticorps et en différentes substances bactéricides ou en composés à effet immunostimulant.

Les fonctions protectrices du lait maternel sont principalement dues aux anticorps particuliers qu'il contient, les immunoglobulines A sécrétoires. Ces immunoglobulines protègent l'intestin du nouveau-né contre les bactéries pathogènes. Les IgA proviennent des formations lymphoïdes de l'intestin maternel. Elles sont transportées au sein par circulation sanguine puis concentrées dans le lait. Il est à noter que ces IgA sont spécifiquement dirigées contre les agents pathogènes présents dans l'environnement immédiat de la mère et, donc, de l'enfant. De ce fait, la mère donne à son enfant une protection adaptée à son environnement immédiat.

D'une façon plus générale, le rôle des immunoglobulines maternelles ne semble pas se limiter à la protection contre des microorganismes entéropathogènes. Le lait maternel contiendrait diverses substances (des facteurs de croissance et des cytokines) qui accélèrent la maturation du système immunitaire des nouveau-nés. On constate que les bébés allaités produisent plus d'anticorps quand ils sont infectés ou vaccinés. Le lait contient aussi des facteurs de croissance qui contribuent à resserrer la muqueuse intestinale encore perméable et à la rendre plus étanche aux agents pathogènes.

Par ailleurs, il semble que les anticorps protègent aussi contre les réactions allergiques : en réagissant et en se combinant avec les allergènes alimentaires, les anticorps maternels bloquent les réactions de sensibilisation. Cette observation, dont le mécanisme n'est pas encore compris, explique pourquoi si peu d'enfants nourris au sein souffrent d'allergies alimentaires tant que dure la période d'allaitement.

Outre les anticorps, le lait maternel contient de nombreuses substances antimicrobiennes:

- le lysozyme, qui s'attaque à la paroi des bactéries;
- l'interféron gamma, qui stimule l'activité des cellules immunitaires;
- la lactoferrine, qui contrecarre la croissance des bactéries en captant le fer dont elles ont besoin pour se développer, et la protéine de liaison B12, qui réduit la quantité de vitamine B12 accessible aux bactéries;
- des mucines et des oligosaccharides qui adhèrent aux bactéries et aux virus, les empêchant ainsi de se fixer à la muqueuse intestinale;
- de la fibronectine, qui amplifie l'activité des macrophages et qui contribue à la réparation des tissus endommagés par les réactions immunitaires dans l'intestin du nourrisson.

Mentionnons enfin le facteur *bifidus*, une substance qui favorise le développement dans l'intestin de *Lactobacillus bifidus*, une bactérie qui protège l'intestin grâce à un puissant effet de barrière qui empêche ou ralentit le développement de plusieurs espèces de bactéries pathogènes.

À travers le colostrum et le lait maternel sont également transmises un nombre important de cellules immunitaires, notamment des monocytes et des lymphocytes B et T. Des études récentes établissent que le quart des monocytes produits quotidiennement par la mère passe dans son lait. Dans l'intestin du bébé, ces monocytes se transforment en macrophages où ils réalisent plusieurs fonctions immunitaires importantes. En plus de sécréter des anticorps, les lymphocytes joueraient un rôle important dans le développement du système immunitaire digestif du bébé.

Évidemment, le lait de vache contient aussi tous ces éléments ainsi que des cellules immunitaires. Cependant, les anticorps bovins ne sont d'aucun secours dans la lutte contre les agresseurs microbiens du tube digestif humain. De plus, les cellules immunitaires présentes dans le lait sont détruites lors de la pasteurisation et de la réfrigération. Par ailleurs, si elles survivent, il est fort douteux qu'elles puissent stimuler les cellules immunitaires humaines.

et neurologiques (microcéphalie, calcifications cérébrales, hydrocéphalie). Certains symptômes peuvent apparaître plusieurs mois après la naissance.

La toxoplasmose peut être dépistée et diagnostiquée à l'aide de tests sérologiques et immunoenzymatiques (ELISA); des IgM signent une infection récente active. On peut aussi rechercher le parasite dans le placenta ou le cultiver à partir des prélèvements de sang veineux, de sang ombilical, de liquide cérébrospinal, et de liquide amniotique. Il existe des médicaments pour éliminer le parasite (pyriméthamine, sulfadiazine ou trisulfapyrimidine). Toutefois, les séquelles sont irréversibles. À noter que la pyriméthamine a des effets tératogènes.

22.5.2 Infections par le cytomégalovirus

Les infections causées par le cytomégalovirus sont les infections virales les plus fréquentes chez les nouveau-nés (incidence de 1 % dans les pays développés). Elles peuvent être acquises au cours de la grossesse, mais surtout durant l'accouchement ou après la naissance (allaitement, contacts intimes entre la mère et l'enfant). Les conséquences de l'infection sont d'autant plus graves qu'elle est précoce.

On estime que parmi les femmes infectées lors d'une primo-infection par le CMV durant leur grossesse, 40 % transmettront l'infection à leur enfant et que 5 % des nouveau-nés présenteront des symptômes à la naissance. Les infections secondaires (récurrentes) en cours de grossesse ne laissent généralement pas de traces (occasionnellement une surdité). Quant à l'infection post-natale, elle est presque toujours asymptomatique, sauf si le virus est transmis par voie sanguine (transfusion).

On note généralement les manifestations suivantes : retard de développement intra-utérin, hépatosplénomégalie, jaunisse, pétéchies et microcéphalie. Ce trouble neurologique se traduit par des troubles psychomoteurs importants, des problèmes auditifs et de la vision.

Figure 22.2 Conséquences d'un infection virale maternelle sur l'évolution de la grossesse

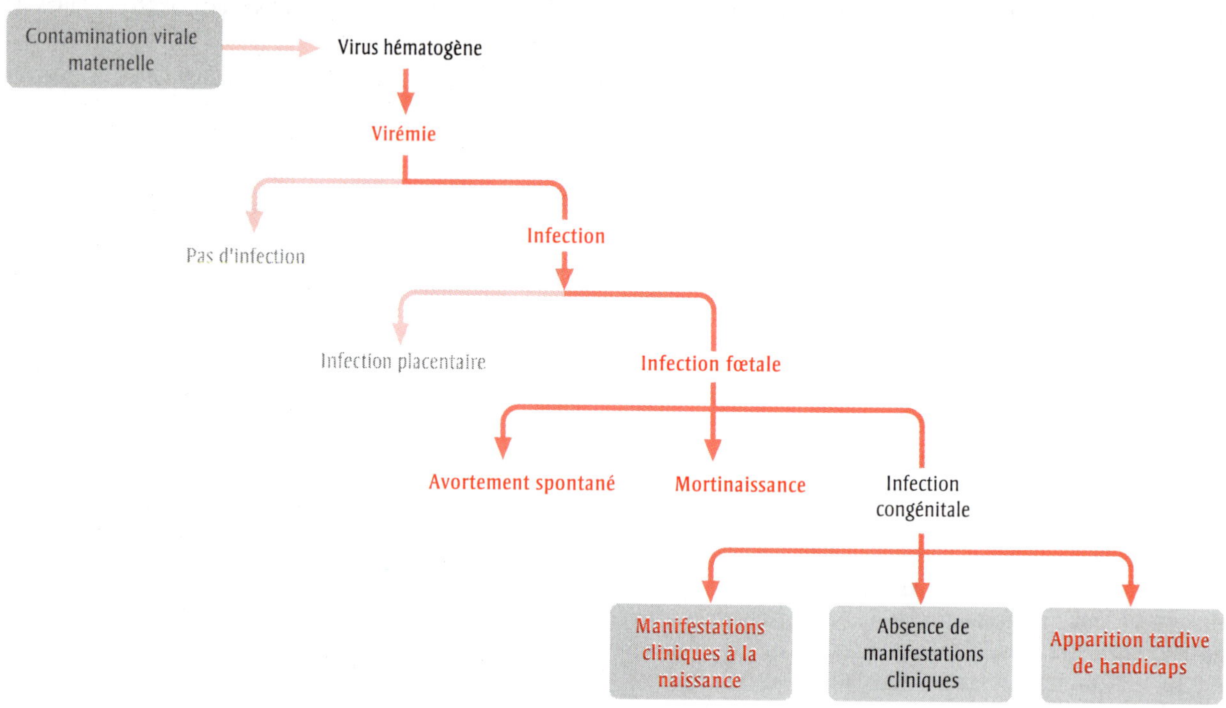

Figure 22.3 Infections congénitales

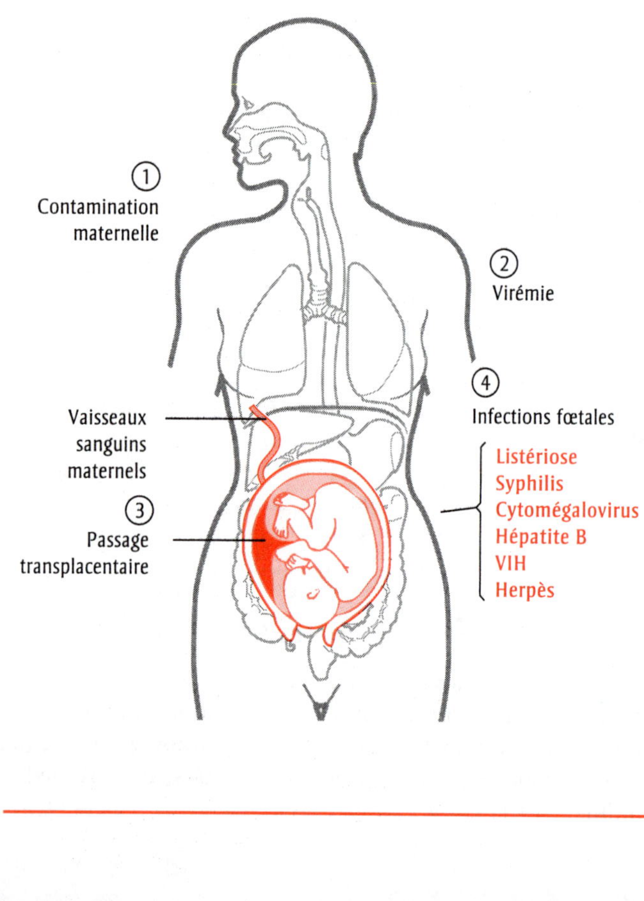

Le diagnostic peut être posé par la mise en évidence d'IgM spécifiques dans le sang du cordon ombilical, ou par culture du virus à partir de prélèvements de gorge et d'urine durant les deux premières semaines de vie.

Il n'y a pas de traitement, mais un vaccin vivant atténué est actuellement en développement et pourrait dans un avenir assez proche prévenir cette infection.

22.5.3 Rubéole

La rubéole congénitale est une infection redoutable quand elle survient durant le premier trimestre de la grossesse. Les risques de malformations diminuent à partir du second trimestre. Au cours des trois premiers mois de la grossesse, l'infection peut causer des fausses couches et diverses malformations. Des organes comme le cœur, le cerveau, les yeux et le système auditif sont en plein développement et sont susceptibles d'être affectés par la présence du virus. Les lésions les plus fréquentes sont les malformations cardio-vasculaires (artère pulmonaire, isthme aortique et canal artériel). Certains troubles d'audition ou les retards mentaux peuvent prendre plusieurs années avant de se manifester. Un diabète insulino-dépendant peut également survenir.

Le diagnostic de l'infection repose sur la mise en évidence d'anticorps antirubéoleux (IgM fœtales dans le sang du cordon ombilical ou IgG maternelles) ou par la culture du virus à partir des sécrétions respiratoires ou de l'urine. Par ailleurs, il est à noter que :

Tableau 22.2 **Infections congénitales**

Infections	Symptômes	Sérologie
Infections bactériennes		
Listériose	Avortements spontanés, naissances prématurées ou mortinatalité Septicémie ou pneumonie accompagnées d'abcès et de granulomes Méningite (pour la forme néonatale)	
Syphilis	Syndrome classique	Diagnostic sérologique à l'aide de tests non spécifiques (VDRL, ART, RPR)
Infections virales		
Cytomégalovirus	Retard de développement intra-utérin, hépatosplénomégalie, jaunisse, pétéchies et microcéphalie responsable de troubles psychomoteurs, de problèmes auditifs et de la vision	Recherche des anticorps anti-CVM par immunofluorescence et par méthode ELISA
Rubéole	Avortement spontané, mortinaissance Retards psychomoteurs, surdité Malformations cardio-vasculaires Diabète insulino-dépendant	Recherche des IgG et des IgM par réaction d'inhibition de l'agglutination, par agglutination au latex et par méthode ELISA
Hépatite B	Infection asymptomatique à la naissance (pas d'ictère aigu) suivie d'une infection persistante et portage chronique du virus Cirrhose ou cancer du foie à l'âge adulte (carcinome hépato-cellulaire)	Recherche des anticorps par méthodes ELISA et radio-immunologiques
SIDA	Infection asymptomatique à la naissance	Recherche des anticorps anti-VIH dans le sérum par méthode ELISA
Parasitose		
Toxoplasmose	Problèmes oculaires (choriorétinites, cataractes), hépatiques (hépatomégalie), pulmonaires (pneumonie intestitielle), et neurologiques (microcéphalie, calcifications cérébrales, hydrocéphalie)	Recherche des anticorps IgM et IgG par immunofluorescence indirecte

- les enfants atteints de la rubéole éliminent des virus par les voies respiratoires et dans l'urine durant plusieurs mois ; ils sont donc contagieux et peuvent infecter les personnes vulnérables ;
- l'infection congénitale peut devenir chronique et entraîner le diabète ou la panencéphalie (affection touchant à la fois les substances grise et blanche de l'encéphale).

Il n'y a pas de traitement mais un vaccin permet aujourd'hui d'immuniser les femmes en âge de procréer afin de prévenir tout risque de rubéole congénitale. Ce vaccin est généralement administré en association avec les vaccins contre la rougeole et les oreillons.

Les femmes qui ne sont pas vaccinées doivent vérifier leur état immunitaire vis-à-vis de la rubéole avant de devenir enceintes. Comme le vaccin est constitué de souches de virus vivants atténués, il est contre-indiqué aux femmes enceintes. Celles qui viennent de se faire vacciner devraient éviter de devenir enceintes durant le mois qui suit la vaccination.

22.5.4 Infection au VIH et SIDA

Le virus de l'immunodéficience humaine se transmet de façon directe de la mère à l'enfant :

- durant la grossesse ;
- au moment de l'accouchement, par suite du contact avec le sang ou les sécrétions génitales maternelles ;
- après l'accouchement, par le lait maternel.

Le risque de transmission périnatale est évalué à 25 % en Amérique du Nord. Au 31 décembre 2000, on comptait au Canada 203 cas déclarés de SIDA chez les enfants de 0 à 14 ans, dont 158 étaient le résultat d'une transmission périnatale.

La plupart des enfants atteints du SIDA *in utero* sont asymptomatiques à la naissance. Quelques enfants peuvent présenter des symptômes quelques jours ou quelques semaines après la naissance. On peut alors observer des infections à *Pneumocystis carinii*, au cytomégalovirus ou diverses infections bactériennes aiguës. Sans que l'on sache pourquoi, on note que certains enfants développent des symptômes dans l'année qui suit leur naissance alors que chez d'autres, ces symptômes apparaissent entre trois et cinq ans.

Chez les enfants symptomatiques à la naissance, l'infection au VIH peut se manifester par les symptômes suivants : faible poids et retard de développement, candidose buccale, pneumonie à *Pneumocystis carinii*, pneumopathies, hépatosplénomégalie, lymphadénopathie et diarrhées.

Le diagnostic de l'infection congénitale est difficile à établir. Les tests de dépistage de routine du VIH basés sur la présence d'IgG (ELISA, Western Blot) ne sont pas utiles en raison du passage transplacentaire des IgG maternelles. Il est préférable de recourir à des analyses plus précises, telles les réactions en chaîne par polymérase (PCR), la recherche de l'antigène p24, le dosage des IgA, ainsi que le décompte des sous-populations lymphocytaires. Il n'y a toutefois pas de seuil établi avec précision pour le décompte lymphocytaire sur lequel on peut se baser pour entreprendre une thérapie antivirale. Celle-ci est entreprise à partir de la symptomatologie.

Les femmes enceintes ou qui désirent avoir un enfant ont le choix de subir un test de dépistage prénatal du VIH. Par ailleurs, le dépistage du VIH pendant la grossesse permet d'offrir un traitement à la mère et à son enfant. Ce traitement consiste en une administration d'AZT durant les deuxième et troisième trimestres de la grossesse et lors de l'accouchement. Après la naissance, le nourrisson est aussi traité à l'AZT au cours des premières semaines. Ce traitement préventif réduit des deux-tiers le risque de transmission du VIH de la mère au nourrisson.

22.5.5 Hépatite B

La transmission de l'hépatite B s'effectue le plus souvent en période périnatale, mais l'infection peut aussi se transmettre par voie transplacentaire. Pour le fœtus, le risque de contracter une hépatite B durant la grossesse est très élevé si la mère présente une infection symptomatique et si cette infection survient vers la fin de la grossesse. Le risque de transmission au fœtus est de l'ordre de 80 % chez les femmes enceintes qui présentent une réaction positive à la recherche de l'antigène de surface (HBsAg) ou à l'antigène *e* (HBeAg) du virus.

La plupart des enfants infectés ne présentent pas de symptômes à la naissance. Il n'y a pas d'ictère aigu comme chez l'adulte. Toutefois, ces enfants souffriront d'une infection persistante et 90 % risquent de devenir des porteurs chroniques du virus. Environ 25 % de ces porteurs souffriront plus tard de cirrhose ou développeront un cancer du foie (carcinome hépato-cellulaire).

Une protection passive, soit à l'aide d'immunoglobulines anti-HBV, soit par l'immunisation par le vaccin, réduit de près de 70 % la probabilité qu'une infection chronique survienne chez le nouveau-né.

Un vaccin recombinant permet aujourd'hui d'immuniser contre l'hépatite B. Les femmes qui ne sont pas vaccinées devraient vérifier leur état immunitaire vis-à-vis de cette infection virale avant de devenir enceintes.

22.5.6 Varicelle

Quelques cas de varicelle congénitale sont parfois signalés chez le nouveau-né. Ils sont rares car la varicelle est une maladie infantile et, généralement, les femmes en âge de procréer sont immunes (voir chapitre 26).

Lorsque l'infection survient tôt au cours de la grossesse, on peut observer des symptômes cutanés (lésions cicatricielles), une hypoplasie des membres, et des manifestations neurologiques (encéphalite et choriorétinite). L'issue de l'infection périnatale dépend du moment auquel l'enfant a été exposé au virus. Si l'infection maternelle survient plus de cinq jours avant la naissance, il n'y a pratiquement pas de risques de dissémination ou de séquelles. Si l'infection survient dans une période comprise entre cinq jours avant l'accouchement et deux jours après, les risques d'infection sont élevés pour les nouveau-nés. La moitié d'entre eux contractent la varicelle et risquent de développer la forme disséminée de l'infection. Le taux de mortalité est élevé (environ 30 %).

Les nouveau-nés à risque peuvent bénéficier d'un traitement prophylactique à l'aide d'immunoglobulines. Si l'infection survient, un traitement à l'aciclovir peut être entrepris.

22.5.7 Listériose

La listériose atteint parfois le fœtus et le nouveau-né. La contamination peut se faire soit par voies sanguine et placentaire, soit au moment de l'accouchement.

Chez la femme enceinte, l'infection est asymptomatique ou se manifeste par un syndrome pseudo-grippal. Cependant, chez le fœtus, l'infection est responsable d'avortements spontanés, de naissances prématurées ou de mortinatalité. Sous sa forme congénitale, la listériose se manifeste par une septicémie ou une pneumonie accompagnée d'abcès et de granulomes. Chez le nouveau-né, la listériose se manifeste principalement par une méningite. Chez l'enfant, le taux de mortalité est très élevé (de 55 à 90 %).

22.5.8 Syphilis

La syphilis congénitale est maintenant très rare au Canada (1 ou 2 cas par année), car la maladie fait l'objet d'un dépistage systématique au début de la grossesse. Cette maladie est cependant beaucoup plus fréquente dans les pays en voie de développement.

Par ailleurs, la sensibilité de *Treponema pallidum* à la pénicilline permet de traiter les personnes qui en sont atteintes. Un traitement entrepris avant le quatrième mois de grossesse permet de prévenir l'infection fœtale. Après cette période, le tréponème peut traverser le placenta et provoquer des avortements spontanés, la mort du fœtus et des accouchements prématurés. Chez les enfants vivants, on peut observer une rhinite chronique, des lésions cutanées et muqueuses, une hépatosplénomégalie et une lymphadénopathie, des troubles ostéo-articulaires, ou encore des troubles cardiaques, respiratoires, rénaux et neurologiques. Les problèmes neurologiques peuvent prendre plusieurs années avant de se manifester. Environ 50 % des bébés souffrant de syphilis congénitale sont asymptomatiques à la naissance.

Le diagnostic peut être posé par l'observation des spirochètes dans les lésions cutanées ou dans les sécrétions nasales ou par les tests sérologiques habituels (voir Chapitre 21 Infections génito-urinaires).

22.6 Infections périnatales

Les infections périnatales sont acquises par le nouveau-né lors de l'accouchement, soit durant le travail, en particulier en cas de rupture prolongée des membranes, soit durant son passage dans le vagin. La figure 22.4 identifie les principales manifestations cliniques des infections périnatales.

22.6.1 Bactériémies, septicémies et méningites

Chez le nouveau-né, les bactériémies, les septicémies et les méningites sont principalement causées par *Escherichia coli* et par les streptocoques du groupe B (*Streptococcus agalactiæ*) Ces streptocoques sont des résidents habituels de la muqueuse vaginale et de l'urètre inférieur. *E. coli* est un microorganisme entérique transmis par la mère au moment de l'accouchement. Après avoir colonisé le tube digestif du nouveau-né, il peut passer dans le sang et envahir les méninges.

La contamination par les streptocoques du groupe B s'effectue durant le travail à partir des bactéries présentes sur le col de l'utérus ou sur la muqueuse vaginale. Ces bactéries colonisent la peau, l'appareil respiratoire supérieur et le tube digestif des nouveau-nés.

Figure 22.4 Infections périnatales

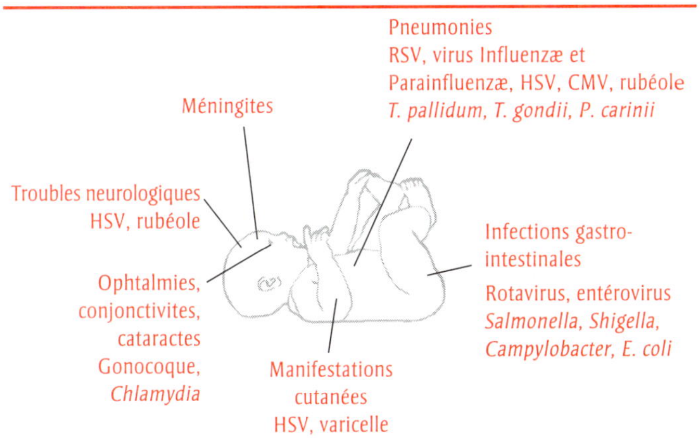

Plusieurs facteurs de risque favorisent l'apparition de ces septicémies (prématurité, faible poids à la naissance, rupture prématurée des membranes, accouchement septique).

Les streptocoques du groupe B sont responsables d'un syndrome d'apparition précoce qu'il faut distinguer du syndrome d'apparition tardive qui n'est pas une infection périnatale.

L'infection d'apparition précoce débute durant la première semaine de vie et évolue vers une septicémie accompagnée de symptômes pulmonaires (détresse respiratoire), de diarrhées et de vomissements, puis vers une méningite. La mortalité demeure encore élevée (entre 10 et 20 %). Chez les enfants qui en guérissent, des séquelles neurologiques sont à craindre. Les streptocoques responsables de ce syndrome sont identiques à ceux que l'on trouve sur la muqueuse vaginale maternelle.

Quant à l'infection d'apparition tardive, elle ne débute cliniquement qu'après le 10e jour et se manifeste par une méningite purulente. Au lieu de provenir de la mère, les streptocoques proviennent plutôt de l'environnement

Les septicémies causées par les streptocoques du groupe B sont relativement fréquentes (de un à cinq nouveau-nés sur 1000) et elles sont généralement graves si elles ne sont pas traitées rapidement. Il est généralement conseillé de procéder à un dépistage systématique des femmes enceintes pour rechercher ces streptocoques et d'effectuer une antibioprophylaxie. Un test de dépistage simple est désormais disponible.

22.6.2 Ophtalmies et conjonctivites

Les ophtalmies et les conjonctivites surviennent par suite d'une contamination durant l'accouchement avec des microorganismes présents sur la muqueuse vaginale. Outre *Neisseria gonorrheæ* et *Chlamydia trachomatis*, des streptocoques, des staphylocoques et des virus, dont le virus herpès, sont les autres agents étiologiques occasionnels de ces infections périnatales.

L'instillation systématique d'une solution de nitrate d'argent ou d'érythromycine dans chaque œil du nouveau-né a fait disparaître l'ophtalmie purulente causée par *N. gonorrhoeæ*. Comme les sécrétions lacrymales risquent d'être infectées, il est très important de se laver soigneusement les mains après les traitements afin d'éviter une propagation de l'infection.

22.6.3 Infections des voies respiratoires

Des infections respiratoires surviennent occasionnellement chez le nouveau-né. Ces infections sont acquises durant la grossesse, pendant l'accouchement et après la naissance. Ces infections touchent principalement l'appareil respiratoire inférieur et se manifestent par des pneumonies :

- les pneumonies congénitales sont principalement d'origine virale (cytomégalovirus, virus de l'herpès et virus de la rubéole) ; elles sont aussi causées par *Treponema*

pallidum et par *Toxoplasma gondii*; il n'y a pas de traitement pour les pneumonies causées par le CMV et le virus de la rubéole; les autres peuvent être traitées avec les médicaments appropriés;
- les pneumonies contractées pendant l'accouchement sont consécutives à l'aspiration de liquide amniotique infecté ou de sécrétions génitales maternelles infectées. Les streptocoques du groupe B sont les principaux agents de ces pneumonies d'évolution rapide et souvent fatales. *Chlamydia trachomatis* est aussi responsable d'infections respiratoires. Les symptômes se manifestent entre 4 et 12 semaines après l'accouchement;
- les pneumonies post-partum sont, la plupart du temps, d'origine nosocomiale. Elles sont généralement causées par des virus (virus respiratoire syncytial, virus parainfluenza type 3, virus influenza et entérovirus).

22.6.4 Infections gastro-intestinales

Les nouveau-nés sont hautement susceptibles aux infections gastro-intestinales. Cette plus grande vulnérabilité est probablement associée à la faiblesse des moyens de défense immunitaires ainsi qu'à plusieurs facteurs locaux (pH gastrique, péristaltisme et sécrétion d'IgA sécrétoires). Toutefois, l'allaitement maternel compense probablement une partie de cette vulnérabilité.

Les microorganismes responsables des infections gastro-intestinales sont transmis soit lors de l'accouchement, soit après. Les plus fréquemment incriminés sont les rotavirus et les entérovirus (poliovirus, coxsackievirus et echovirus). L'infection est soit transplacentaire, tant en début qu'en fin de grossesse, soit périnatale.

Parmi les bactéries responsables d'infections gastro-intestinales chez le nouveau-né, mentionnons *Escherichia coli* (entérotoxique, et entéro-invasif), *Campylobacter*, *Shigella* et *Salmonella*. Les manifestations de ces infections sont décrites au chapitre 20.

La réhydratation et l'apport d'électrolytes sont un facteur essentiel du traitement. L'antibiothérapie n'est pas toujours nécessaire. Il est recommandé d'isoler les nouveau-nés atteints d'infections gastro-intestinales afin d'éviter les infections nosocomiales.

Il est à noter cependant que les diarrhées observées chez le nouveau-né ne sont pas nécessairement d'origine infectieuse. Elles peuvent aussi être dues à des modifications qualitatives ou quantitatives du régime alimentaire.

22.6.5 Herpes simplex

Les infections par le virus herpès peuvent être contractées durant la grossesse, mais elles le sont plus souvent au moment de l'accouchement. Occasionnellement, l'infection peut se faire par voie ascendante lors d'une rupture prolongée des membranes.

Les infections herpétiques périnatales sont de plus en plus fréquentes. Elles peuvent être causées par les virus de type I et de type II.

Une primo-infection herpétique qui survient dans le courant de la grossesse peut entraîner un avortement spontané, la prématurité ou des retards de croissance, surtout si l'infection a lieu au cours du troisième trimestre de la grossesse (les huit dernières semaines). En revanche, les fœtus des femmes atteintes d'herpès récurrent risquent beaucoup moins de contracter l'infection. On croit que les IgG maternelles protègent le fœtus.

L'infection devient apparente vers le 5e ou le 6e jour après la naissance et se manifeste par différentes atteintes:
- des manifestations cutanées, ainsi que des atteintes buccales et oculaires;
- des troubles neurologiques;
- une septicémie.

La septicémie est la forme la plus grave de l'infection; si elle n'est pas traitée énergiquement, le taux de mortalité est de 90 %. La maladie peut laisser de lourdes séquelles chez les survivants.

Le diagnostic repose sur la culture du virus à partir de prélèvements cutanés, de prélèvements de gorge, du nasopharynx, de la conjonctive, de l'urine, des selles ou du liquide céphalorachidien.

L'aciclovir ou la vidarabine peuvent être utilisés. Chez les femmes qui se savent infectées et atteintes d'herpès génital, l'accouchement par césarienne permet de réduire considérablement le risque de contaminer le bébé.

22.6.6 Autres infections

Parmi les autres infections susceptibles d'affecter les nouveau-nés, on mentionnera:
- les infections à parvovirus B19, généralement asymptomatiques chez la mère mais qui, dans 25 % des cas, entraînent une infection fœtale, surtout si la primo-infection maternelle survient lors du deuxième trimestre de la grossesse. Les principaux risques associés à ces infections sont les avortements spontanés, la mort du fœtus, des anémies fœtales et surtout des anasarques fœto-placentaires (œdème généralisé sous-cutané et viscéral);
- le tétanos, qui peut survenir par suite de l'utilisation d'instruments non stériles pour sectionner le cordon ombilical;
- les infections staphylococciques cutanées, dont les germes proviennent du nez et des mains des adultes de l'entourage et du personnel médical, qui se manifestent par des infections cutanées, ou l'érythrodermie bulleuse avec épidermolyse causée par la toxine exfoliative (SSSS-T).

Concepts clés à retenir

1. Par suite des **changements physiologiques**, **immunitaires et anatomiques** qui accompagnent la grossesse, les **femmes enceintes** sont plus vulnérables aux **infections urinaires**, aux **candidoses**, à la **grippe**, à la **listériose**, aux infections au **cytomégalovirus** et aux **hépatites virales**.
2. Une **rupture prolongée des membranes**, un **travail laborieux**, et d'autres circonstances, augmentent le **risque** que se développent des **infections intra-amniotiques** ou des **fièvres puerpérales**.
3. Quoique **protégé par le placenta**, le fœtus demeure **vulnérable** aux agents infectieux qui réussissent à traverser cette barrière naturelle.
4. Les **infections congénitales** les plus importantes sont les infections à **cytomégalovirus**, la **toxoplasmose**, la **rubéole**, l'**herpès**, l'**infection par le VIH**, ainsi que la **listériose** et la **syphilis**.
5. Les **infections périnatales** sont le plus souvent des affections **pulmonaires**, **digestives**, **neurologiques**, **ophtalmiques** ou **cutanées**. Parmi les agents infectieux, les plus importants sont les **streptocoques du groupe B**, les **chlamydia** et le virus de l'**herpès**.

Références et lectures suggérées

Bannister, B. A., Begg, N. T. et S. M. Gillespie. *Infectious Diseases*. 2e éd., Blackwell Sciences, Oxford, 2000.

Baron, E. Jo, Peterson, L. R., et S. M. Finegold. *Bailey & Scott Diagnostic Microbiology.* 9e éd., St-Louis, Mosby, 1994.

Baron, E. Jo, Chang, R. S., Howard, D. H., Miller J. N., et J. A. Turner. *Medical Microbiology. A Short Course.* Wiley-Liss, New York, 1994.

Couture, B. *Bactériologie médicale.* 3e éd., Montréal, Décarie, 1997.

Crainic, R. et J.-C. Nicolas (coordinateurs). *Virologie médicale.* Paris, Technique et documentation Lavoisier, 1993.

Direction générale de la santé de la population et de la santé publique. « La transmission périnatale du VIH ». *Actualités en épidémiologie sur le VIH/sida.* Ottawa, Santé Canada, mai 2001.

Examens & épreuves diagnostiques. Montréal, Décarie Éditeur, 2001.

Goldman, A. S. « The Immune System of Human Milk: Antimicrobial, Antiinflammatory and Immunomodulating Properties » *Pediatric Infectious Diseases*, 1993, vol. 12, n°8, p. 664-671.

Grégoire, J. « La prévention de l'infection périnatale par les streptocoques du groupe B ». *Le Médecin du Québec*, vol. 34, n° 3, mars 1999, p. 119-121.

Hanson, L. A. « Breastfeeding Stimulates the Infant Immune System ». *Science & Medicine*, novembre-décembre 1997, p. 12-17.

Huang, S. E., Stins, M. F. et K. S. Kim. « Bacterial Penetration Across the Blood-brain Barrier During the Development of Neonatal Meningitis ». *Microbes and Infection*, 2000, vol. 2, p. 1237-1244.

Isada, C. M., Kasten, B. L., Goldman, M. P., Gray, L. et J. A. Aberg. *Infectious Diseases Handbook*. 4e éd., Cleveland, Lexi-Comp. inc., 2001.

Joklik, W. K., Willlet, H. P. et D. B. Amos. *Zinsser Microbiology*. 20e éd., Norwalk, Appleton & Lange, 1992.

Koneman, E. W., Allen, S. D., Janda, W. L., Schreckenberger et W. C Win Jr. *Color Atlas and Textbook of Diagnostic Microbiology*. 4e éd., Philadelphie, Lippincott, 1997.

Kovar, I. Z. « Neonatal and Pediatric Infections ». *Current opinions in Infectious Diseases*, 1990, vol. 3, p. 479-500.

Mims, C. A., Playfair, J., Roitt, Y., Wakelin, D. et R. Williams. *Medical Microbiology.* Londres, Mosby, 1998.

Mims, C., Nash, A. et J. Stephen. *Mim's Pathogenesis of Infectious Diseases.* San Diego, Academic Press, 2001.

Pechère, C. *Reconnaître, comprendre, traiter les infections.* St-Hyacinthe, EDISEM, 1991.

Pelland, M. F. « Herpès et grossesse ». *Le Médecin du Québec*, vol. 34, n° 9, septembre 1999, p. 103.

Rees, E. R, et R. F. Betts. *A Practical Approach to Infectious diseases.* 4e éd., Boston, Little, Brown and Co., 1996.

Remington, J. S. et J. O. Klein. *Infectious Diseases of the Fœtus and Newborn Infant.* 3e éd., Philadelphie, W. B. Saunders Co., 1990.

Specter, S., Rodincka, R. L., et S. A. Young. *Clinical Virology Manual.* Washington, D. C., American Society for Microbiology, 2000.

Wilfert, C. et R. McKinney. « Les enfants et le VIH ». *Pour la science*, n° 251, septembre 1998, p.40-41.

Chapitre 23

Infections du système nerveux

Sommaire

23.1 Introduction

Le système nerveux central est protégé des infections par une barrière naturelle efficace, la barrière hémato-méningée. Les infections du SNC sont donc rares. Cependant, des bactéries, des virus, des protozoaires, des mycètes et des helminthes, présents dans le sang, réussissent à franchir cette barrière. Aux méningites et aux encéphalites causées par ces agents infectieux, s'ajoutent maintenant les encéphalopathies causées par les prions (figure 23.1).

D'autres infections se manifestent occasionnellement, notamment sous forme d'abcès, après des traumatismes (accidents divers) ou des chirurgies intracrâniennes. Enfin, plusieurs infections touchent le système nerveux périphérique : la poliomyélite, le tétanos et le botulisme.

23.2 Portes d'entrée des infections du système nerveux

Il y a deux portes d'entrée pour les infections du système nerveux central : la voie sanguine et la voie nerveuse (figure 23.2).

La voie sanguine est la plus fréquente. C'est cette voie qu'empruntent, par exemple, *Neisseria*, *Hæmophilus*, ou *Streptococcus*. Les microorganismes sont transportés par le sang dans le plasma ou dans les globules blancs.

Les agents infectieux quittent les vaisseaux sanguins en traversant l'endothélium vasculaire au niveau de la barrière hémato-méningée. De là, ils se propagent vers les tissus nerveux qu'ils envahissent. Le poliovirus, le virus des oreillons, *Neisseria*, *Hæmophilus* ou *Streptococcus* sont des exemples de bactéries et de virus qui utilisent cette stratégie pour franchir la barrière protectrice autour de l'encéphale et de la moelle épinière.

Plusieurs virus, tels ceux de la rage, de l'herpès ou du zona, s'introduisent dans le système nerveux au niveau des ramifications des nerfs périphériques. Dans ce cas, les virus remontent par voie rétrograde le long des nerfs en direction de la moelle épinière et de l'encéphale. On estime qu'un virus progresse d'environ 200 mm par jour.

23.3 Méningites aiguës

Les méningites se définissent comme une inflammation des méninges se traduisant par un nombre anormal de leucocytes dans le liquide céphalo-rachidien. L'incubation est courte, l'évolution est rapide : la maladie se développe généralement en quelques heures.

Comme le montre le tableau 23.1, de nombreux agents infectieux (bactéries, virus, mycètes et protozoaires) sont associés aux méningites. On remarquera que certains de ces microorganismes causent aussi des encéphalites.

Certaines méningites peuvent également être d'origine non infectieuse. Elles surviennent, entre autres, chez les personnes souffrant de lupus érythémateux disséminé, de sarcoïdiose,

Figure 23.1 Principales infections du système nerveux

Encéphalopathies spongiformes :
Maladie de Creutzfeldt-Jakob
Kuru

Encéphalites :
Virus Herpes
Virus des oreillons
Virus de la varicelle
Rage

Abcès cérébraux

Kystes

Ménigites :
Neisseria meningitidis
Hæmophilus influenzæ
Streptococcus pneumoniæ

Poliomyélite

Botulisme

Tétanos

Figure 23.2 Porte d'entrée des agents infectieux du système nerveux

Voie digestive :
Botulisme
Poliomyélite

Voie sanguine :
Méningites
Encéphalites

Voie nerveuse :
(système nerveux périphérique)
Tétanos
Rage

d'arthrite rhumatoïde, de différents syndromes (syndrome de Sjögren, de Kawasaki) et de certains cancers. Il existe aussi des méningites d'origine post-vaccinale.

23.3.1 Méningites d'origine bactérienne

Les méningites bactériennes sont des infections redoutables, qui nécessitent un traitement immédiat. La plupart du temps, ces infections surviennent chez des personnes en bonne santé. Elles touchent particulièrement les enfants et les adolescents.

Les trois principaux agents des méningites bactériennes sont *Neisseria meningitidis*, *Hæmophilus influenzæ* type b et *Streptococcus pneumoniæ*. À eux trois, ces agents sont responsables de près de 75 % des cas de méningites aiguës.

Dans les méningites infectieuses, le liquide céphalo-rachidien est trouble et purulent. Ce critère amène à distinguer les méningites dites purulentes ou septiques des méningites qualifiées d'aseptiques, ce type de méningite se manifestant par un LCR clair lors d'infections à *Mycobacterium tuberculosis*, à *Listeria monocytogenes* et lors de méningites virales.

Les études épidémiologiques ont permis de démontrer l'existence de sérotypes plus virulents que d'autres, en particulier chez *Neisseria meningitidis* et *Hæmophilus influenzæ*:

- *Neisseria meningitidis*: types A, B, C, Y, et W-135;
- *Hæmophilus influenzæ*: type b;
- *Streptococcus pneumoniæ:* tous les sérotypes sont possibles, mais avec une nette prédominance du groupe III (les autres sont Ia, Ib et II);

Le pouvoir pathogène de ces bactéries repose sur plusieurs facteurs:

- capsule (*Neisseria meningitidis*, *Hæmophilus influenzæ* type b et *Streptococcus pneumoniæ*);
- IgA protéase (*Neisseria meningitidis*, *Hæmophilus influenzæ* type b et *Streptococcus pneumoniæ*);
- pili (*Neisseria meningitidis* et *Hæmophilus influenzæ* type b);
- endotoxines (*Neisseria meningitidis* et *Hæmophilus influenzæ* type b).

Quand elles ont atteint les méninges, ces bactéries se multiplient et causent une violente réaction inflammatoire accompagnée d'un afflux important de granulocytes neutrophiles. Le liquide céphalo-rachidien est purulent.

Neisseria meningitidis[a]

Neisseria meningitidis est la cause la plus fréquente des méningites d'origine bactérienne. En Amérique du Nord, on estime que près de 20 % des individus sont des porteurs sains de *N. meningitidis*. Cette proportion augmente en période d'épidémie et peut atteindre 70 %. Les bactéries sont présentes dans le naso-pharynx, Elles sont fixées sur les cellules épithéliales par leurs pili. Le cheminement de *N. meningitidis* vers le système nerveux ne semble pas se faire à travers l'ethmoïde. La

Tableau 23.1 Agents étiologiques des méningites

	Agents étiologiques
Bactéries	*Hæmophilus influenzæ* *Neisseria meningitidis* *Streptococcus pneumoniæ* *Listeria monocytogenes** *Streptococcus agalactiæ* Bacilles aérobies à Gram négatif (*Klebsiella pneumoniæ*, *Serratia marcescens*, *Pseudomonas aeruginosa*, *Salmonella*, etc.) Staphylocoques *Pasteurella multocida* *Leuconostoc* *Brucella** *Chlamydia psittaci* *Chlamydia trachomatis* *Mycoplasma pneumoniæ** *Mycoplasma hominis** *Ureaplasma urealyticum* *Mycobacterium tuberculosis** *Treponema pallidum** *Borrelia burgdorferi** *Borrelia recurrentis** *Leptospira** *Spirillum minor* *Rickettsia rickettsiæ** *Coxiella burnettii** *Rickettsia prowasekia*[a]* *Rickettsia typhi**
Virus	Echovirus* Coxsackie virus* Virus des oreillons* Arbovirus* Herpes virus* Virus de la chorioméningite lymphocytaire* Virus de l'immunodéficience humaine* Adénovirus* Influenzavirus (types A et B)* Virus parainfluenza Virus de la rougeole* Virus de la rubéole* Poliovirus* Rotavirus
Mycètes	*Cryptococcus neoformans** *Candida* *Coccidioides immitis*** *Histoplasma capsulatum** *Aspergillus* *Blastomyces dermatidis*

Tableau 23.1 (suite)

	Agents étiologiques
	Sporothrix schenkii *Paracoccidioides brasiliensis*
Protozoaires	*Toxoplasma gondii**, ** *Entamœba histolytica*** *Trypanosoma**, **
Helminthes	*Tænia solium* (cysticercose)** *Trichinella spiralis*** *Echinococcus granulosus*** *Paragonimus westermani***

Notes : * Indique les agents infectieux aussi responsables d'encéphalites.
** Indique des agents plutôt responsables de méningites chroniques que de méningites aiguës.

(D'après Rees, E. R, et R. F. Betts. *A Practical Approach to Infectious diseases*. 4e éd., Boston, Little, Brown and Company. 1996).

bactérie atteint plus probablement le système nerveux par voie hématogène.

La maladie est transmise par les sécrétions rhinopharyngées. La présence d'autres maladies respiratoires, telles le rhume ou la grippe, sont des facteurs favorisant la propagation. Une infection récente par le virus grippal A augmente également le risque d'infection méningococcique, et le tabagisme, actif ou passif, est aussi associé à une incidence plus élevée de la maladie. Les personnes qui souffrent d'une déficience des composants de l'unité d'attaque du complément (C5 à C9) sont beaucoup plus vulnérables. Le risque est aussi plus élevé chez les personnes souffrant d'immunodéficiences (hypogammaglobulinémie, splénectomie, infection au VIH, par exemple).

Neisseria meningitidis est entouré d'une capsule de polysaccharides, dont la composition chimique définit le sérogroupe auquel appartient l'organisme. Cinq sérogroupes (A, B, C, Y et W-135) sont à l'origine de presque tous les cas d'infection invasive causés par cet organisme en Amérique du Nord. Les sérotypes A et C sont souvent associés aux épidémies de méningites, tandis que les cas sporadiques observés sont plutôt associés au sérotype B.

La maladie frappe le plus souvent à la fin de l'hiver et au début du printemps, quoique des cas sporadiques puissent survenir toute l'année. Le taux de mortalité global est d'environ 10 % dans la plupart des pays, y compris le Canada.

La durée d'incubation est de 1 à 3 trois jours et l'infection est marquée par un début brutal, marqué de violents maux de tête, parfois d'un mal de gorge, d'une forte fièvre, de somnolence ou de prostration, de l'irritabilité et d'une raideur de la nuque. Des troubles neurologiques se manifestent sous forme de convulsion ; le coma peut survenir en quelques heures. Chez la plupart des malades, on observe aussi une éruption maculo-papuleuse ou des pétéchies qui traduisent la septicémie qui accompagne l'infection. Chez le tiers des sujets, la septicémie est fulgurante et aboutit au choc, avec coagulation intravasculaire, endotoxémie et insuffisance rénale.

Hæmophilus influenzæ[a]

Les méningites à *Haemophilus influenzae* sont causées par le sérotype b. Cette bactérie colonise les muqueuses respiratoires des bébés et des jeunes enfants. À la naissance, les nouveau-nés sont protégés par les anticorps maternels, mais la disparition de ces anticorps anti-*Hæmophilus* laisse une période de vulnérabilité, entre 4 mois et deux ou trois ans, avant que l'organisme ne soit en mesure de produire une réponse immunitaire efficace (anticorps anticapsulaires) contre cet agent infectieux. La mise au point d'un vaccin administrable à partir de l'âge de deux mois, permet cependant d'assurer une bonne protection et contribue à une nette diminution de l'incidence de cette infection.

Il semble que plusieurs facteurs favorables soient associés aux méningites causées par *Hæmophilus influenzæ*. On a noté, en effet, que les méningites à *Hæmophilus* surviennent plus fréquemment chez les personnes souffrant de différents problèmes infectieux (sinusite, otite moyenne, épiglottite, pneumonie), de diabète, d'alcoolisme, ou qui ont subi une splénectomie, des traumatismes crâniens ou encore qui sont sous le coup d'une immunodéficience.

Dans environ 10 % des cas, la méningite à *Hæmophilus* est suivie de séquelles neurologiques graves (surdité, retard du développement ou de l'apparition du langage, déficit intellectuel).

L'incubation de l'infection est de 5 à 6 jours, avec une apparition plus insidieuse que dans le cas de la méningite à *Neisseria meningitidis* ou à *Streptococcus pneumoniæ*. Elle est aussi moins souvent fatale.

Streptococcus pneumoniæ

Streptococcus pneumoniæ cause surtout des méningites chez les enfants et les personnes âgées ainsi que chez des personnes qui souffrent de pneumonies, d'otite moyenne, de sinusite, de mastoïdite, ou d'endocardite. On considère donc généralement que la méningite à *S. pneumoniæ* est une méningite secondaire par contiguïté.

Les personnes souffrant de myélomes, d'hypogammaglobulinémie, de diabète, d'alcoolisme, de malnutrition, ou qui ont subi une splénectomie sont plus vulnérables. On note aussi une certaine fréquence de ce type de méningite chez les personnes qui ont subi un traumatisme crânien et qui présentent une fuite de liquide céphalo-rachidien au niveau de l'oreille. Dans 75 % des cas, la méningite à *Streptococcus pneumoniæ* est une complication qui peut être évitée par une antibioprophylaxie.

On connaît peu de choses sur le pouvoir pathogène de cette bactérie. En fait, on ne lui connaît pas de facteurs particuliers de virulence, hormis sa capsule. On sait que les individus les plus vulnérables sont ceux qui présentent un faible taux d'anticorps anti-capsulaires. Cette bactérie cause des infections. Toutefois, comme cette bactérie ne produit pas de toxines, on n'observe pas de choc infectieux comme dans le cas de la méningite à *N. meningitidis*.

Autres bactéries

D'autres bactéries peuvent occasionner des méningites. Parmi celles-ci, mentionnons:

- *Escherichia coli* et d'autres bacilles aérobies à Gram négatif (*Klebsiella pneumoniæ*, *Serratia marcescens*, *Pseudomonas aeruginosa*, *Salmonella*, etc.). Ces méningites sont le plus souvent consécutives à des traumatismes crâniens et à des interventions chirurgicales intracrâniennes. Mais elles peuvent également survenir chez les nouveau-nés, les personnes présentant une septicémie à bactéries à Gram négatif, chez les personnes âgées et celles qui souffrent d'immunodépression.
- *Staphylococcus epidermidis* et, dans une moindre mesure, *S. aureus*, chez les enfants souffrant d'hydrocéphalie, par suite d'une contamination au moment de l'installation de la dérivation.
- *Streptococcus agalactiæ*, surtout responsable de méningites néonatales, très graves, avec un taux élevé de mortalité: ± 35 % (voir Chapitre 22).
- *Listeria monocytogenes* et *Pseudomonas aeruginosa*, qui causent des méningites surtout chez les personnes immunodéprimées, en particulier chez celles qui ont subi une transplantation rénale ou celles qui souffrent de cancer. *Listeria monocytogenes* est aussi responsables de méningites néonatales chez les enfants infectés durant la grossesse (voir Chapitre 22);
- *Mycobacterium tuberculosis*, responsable de méningite chronique qui survient principalement chez les sujets atteints de tuberculose miliaire, c'est-à-dire une forme généralisée de la tuberculose caractérisée par la présence dans les organes affectés de petites granulations en forme de grains de mil.

Diagnostic

Le diagnostic est principalement de nature clinique. Dans environ 80 % des cas, la coloration de Gram effectuée sur du liquide céphalo-rachidien obtenu par ponction lombaire permet de détecter la bactérie responsable par son aspect morphologique:

- un diplocoque à Gram négatif, en forme de grains de café pour *Neisseria meningitidis*;
- un diplocoque à Gram positif à l'aspect lancéolé pour *Streptococcus pneumoniæ*;
- un coccobacille à Gram négatif, d'aspect pléiomorphique (variable) pour *Hæmophilus influenzæ*.

On peut aussi effectuer un diagnostic rapide en recherchant les antigènes des bactéries responsables (agglutination au latex). Le décompte leucocytaire ainsi que le dosage du glucose et des protéines dans le LCR constituent aussi des éléments intéressants du diagnostic, notamment pour différencier les méningites purulentes des méningites aseptiques.

Le liquide céphalo-rachidien est normalement exempt de leucocytes (à l'exception de quelques petits lymphocytes). Leur présence traduit un état infectieux, mais aussi d'autres pathologies (une leucémie, par exemple). En règle générale:

- un décompte supérieur à 1500 leucocytes/µl avec plus de 60 % de neutrophiles peut orienter le diagnostic vers une méningite bactérienne aiguë;
- un décompte à 1000 leucocytes et moins, avec environ 10 % de neutrophiles est en faveur d'une méningite aseptique (virale); mais, attention, il peut aussi être associé à une méningite bactérienne traitée par des antibiotiques.

Par ailleurs, le dosage du glucose dans le LCR (valeur normale à 2,8 - 4,4 mmol/l) indique une diminution de la concentration dans le cas de méningites bactériennes (les bactéries utilisent le glucose du LCR pour se multiplier) et une valeur normale dans le cas des méningites aseptiques. Par ailleurs, une méningite septique s'accompagne d'une forte élévation de la concentration des protéines dans le LCR, alors que cette élévation demeure modérée lors d'une méningite aseptique.

En raison de la progression fulgurante de l'infection, un traitement empirique, sur la base de l'examen microscopique du LCR après coloration de Gram, doit être entrepris de toute urgence. Le principal élément du traitement est l'antibiothérapie. On trouvera dans le tableau 23.2 les antibiotiques recommandés pour traiter les méningites à *N. meningitidis*, *H. influenzæ* et *S. pneumoniæ*.

Prévention

Il existe des vaccins contre les méningites à *N. meningitidis* (sauf pour le sérogroupe B) et *H. influenzæ* (voir chapitre 31, Prophylaxie). Il existe aussi un vaccin polyvalent (23 souches) pour protéger les personnes vulnérables contre les méningites à *S. pneumoniæ*.

L'antibioprophylaxie des contacts est recommandée. On recommande une antibioprophylaxie à la rifampicine durant quatre jours pour *H. influenzæ* et durant deux jours pour *N. meningitidis*.

23.3.2 Méningites d'origine virale

Les virus constituent la principale cause des méningites aseptiques. On qualifie d'aseptiques de tels états infectieux caractérisés par un LCR clair et dans lequel on ne peut mettre en évidence un agent pathogène à la coloration de Gram ou à l'issue d'une culture microbienne. Ces infections sont

Tableau 23.2 Principaux agents des et méningites bactériennes

Agents étiologiques	Remarques	Détection des agents infectieux	Traitement/prévention
Neisseria meningitidis	Infection d'apparition brutale et d'évolution rapide, après une courte incubation, caractérisée par un mal de gorge, de violents maux de tête, une forte fièvre, de la somnolence, une raideur de la nuque, évoluant vers le coma en quelques heures. La septicémie accompagnant la méningite est souvent accompagnée de pétéchies ou d'une éruption maculo-papulaire. La plupart du temps, en Amérique du Nord, les épidémies de méningite sont causées par le sérotype C de *Neisseria meningitidis* Infection survenant principalement chez les enfants et les adolescents.	Coloration de Gram du LCR: observation de nombreux granulocytes neutrophiles et de diplocoques en forme de grains de café Culture et identification des germes à partir des spécimens cliniques Détection rapide (tests d'agglutination au latex) Caractérisation de la bactérie par PCR	Traitement: Antibiothérapie (pénicilline, ou chloramphénicol) Prévention: vaccin* et antibioprophylaxie des contacts
Hæmophilus influenzæ	Infection aux symptômes identiques à ceux de la méningite à *N. meningitidis*, quoique d'apparition et d'évolution moins brutales. Les séquelles neurologiques sont toutefois plus fréquentes. Les infections sont causées par le sérotype b. Infection survenant principalement chez les bébés et les enfants de moins de cinq ans.	Coloration de Gram du LCR: observation de coccobacilles à Gram négatif	Traitement: Antibiothérapie (ampicilline, ceftriaxone, cefotaxime ou chloramphénicol) Prévention: vaccin et antibioprophylaxie des contacts
Streptococcus pneumoniæ	Infection aux symptômes identiques à ceux de la méningite à *N. meningitidis*, marquée par une apparition brutale. Infection survenant principalement chez les enfants de moins de deux ans et chez les personnes âgées.	Coloration de Gram du LCR: observation de diplocoques à Gram positif et en forme de fer de lance	Traitement: Antibiothérapie (pénicilline, ceftriaxone ou chloramphénicol) Prévention: vaccin polyvalent

* Sauf pour le type B.

essentiellement marquées par la présence d'un grand nombre de lymphocytes (pléocytose lymphocytaire).

Les méningites virales sont surtout causées par les virus suivants:

- les entérovirus (virus Coxsackie et Echovirus), qui seraient responsables de 80 à 85 % des méningites aseptiques aiguës;
- les arbovirus du groupe A (virus Sindbis, les virus des encéphalites équines, Ross River et Mayaro), dans les régions tropicales, principalement;
- les herpesvirus (virus herpès type 1 et 2, virus de la varicelle et du zona, cytomégalovirus et virus d'Epstein-Barr);
- le virus de l'immunodéficience humaine, qui peut causer une méningo-encéphalite chez 5 à 10 % des personnes au cours du SIDA;
- le virus de la chorioméningite lymphocytaire.

Autrefois, les virus des oreillons et de la poliomyélite étaient des causes fréquentes de méningites aseptiques dans les populations non immunes. Elles ont pratiquement disparu depuis la généralisation des vaccinations anti-ourlienne et antipoliomyélitique.

Les méningites virales prennent souvent l'allure de petites épidémies qui surviennent plus souvent en été que durant les autres saisons. Sur le plan clinique, ces méningites se manifestent principalement par de la fièvre, des maux de tête, des vomissements. On observe aussi des éruptions cutanées et divers symptômes associés à la présence d'agents infectieux particuliers (diarrhées pour les entérovirus, complications neurologiques pour les herpesvirus, par exemple). En général, la maladie régresse spontanément et guérit sans laisser de traces en huit à dix jours. Les complications observées durant les méningites causées par des herpès virus régressent en six mois environ.

Les méningites virales sont principalement marquées par la présence d'un grand nombre de lymphocytes dans le LCR. Le décompte lymphocytaire donne des valeurs comprises entre

100 et 1000 lymphocytes/mm3, mais il peut atteindre plusieurs milliers. Les méthodes diagnostiques varient selon l'agent étiologique. Il n'y a pas de méthode diagnostique rapide pour révéler la présence du virus des oreillons dans le LCR (uniquement par culture, avec difficultés et des résultats peu fiables). Depuis peu, une méthode immuno-enzymatique (ELISA) permet de détecter des IgM spécifiques dans les premiers jours de la maladie. Par contre, le diagnostic d'une méningite par herpes virus peut être posé par PCR, par immunofluorescence (avec des anticorps monoclonaux) et par immuno-enzymologie (ELISA).

Il n'y a pas de médicaments pour traiter ces méningites virales, mais la guérison spontanée complète est de règle.

23.3.3 Autres agents infectieux

Parmi les mycètes, *Coccidioides immitis*, *Cryptococcus neoformans* et, plus rarement, *Candida albicans* sont parfois incriminés dans des méningites. Les personnes les plus vulnérables sont celles qui souffrent d'une infection au VIH, d'insuffisance hépatique ou rénale, qui présentent une immunodépression consécutive à certaines pathologies non infectieuses (cancers, lupus érythémateux disséminé), ou qui suivent un traitement immunosuppresseur (post-transplantation, corticothérapie).

Dans les pays tropicaux, des amibes des genres *Nægleria* et *Hartmanella* causent parfois des méningites.

23.4 Encéphalites

Les encéphalites aiguës présentent de nombreux points communs avec les méningites, quoiqu'elles entraînent plus rapidement une altération des fonctions mentales : troubles du comportement, agitations, hallucinations, convulsions et coma. Elles se rencontrent surtout chez l'enfant ; elles sont primitives ou secondaires à une infection éruptive.

Les encéphalites sont essentiellement d'origine virale. Des encéphalites d'origine bactérienne sont observées occasionnellement. Elles peuvent être causées par les agents étiologiques suivant : *Legionella pneumophila*, *Borrelia burgdorferi*, *Treponema pallidum*, *Mycoplasma pneumoniæ* ainsi que les rickettsies.

Outre l'altération des fonctions mentales, elles s'accompagnent de fièvre, de nausées et de vomissements.

Les lésions observées durant les encéphalites sont causées soit directement par l'effet cytopathologique des virus (sur les neurones), soit indirectement par les réactions immunitaires (complexes immuns).

Parmi les virus susceptibles de causer des encéphalites (tableau 23.1), le virus herpès est le plus fréquemment incriminé. Dans certaines régions, les encéphalites causées par des arbovirus occupent une place relativement importante. Dans ce groupe, on peut mentionner les encéphalites consécutives à des piqûres de moustiques, d'une part, et les encéphalites transmises par des tiques, d'autre part (voir chapitre 27, *Infections transmises par des vecteurs*).

Parmi les encéphalites transmises par des moustiques, on mentionnera :

- l'encéphalite de Californie ;
- les agents des encéphalites américaines (encéphalites de St-Louis, de l'Ouest, équine de l'Est et équine du Venezuela) ;
- les encéphalites japonaises ;
- l'encéphalite causée par le virus du Nil Occidental, dont l'aire de répartition géographique s'est étendue récemment au continent nord-américain.

Le diagnostic des encéphalites repose surtout sur des éléments cliniques (électro-encéphalogramme, CT-scan, imagerie par résonance magnétique). L'analyse du LCR montre un liquide clair mais indique généralement une augmentation plus ou moins forte des lymphocytes. Cet examen n'est pas spécifique et, la plupart du temps, l'agent étiologique n'est pas recherché. Cette situation est cependant en train de changer dans la mesure où l'on commence à disposer de médicaments virucides. Une thérapie à l'aciclovir est désormais possible pour traiter l'encéphalite causée par le virus herpès.

Parmi les autres agents infectieux susceptibles de causer des encéphalites ou des méningo-encéphalites, mentionnons *Toxoplasma gondii* (toxoplasmose) et *Cryptococcus neoformans* (cryptococcose), de même que *Plasmodium falciparum* et les différentes espèces de *Trypanosoma* responsables de la maladie du sommeil.

Rage

La rage est une infection causée par un rhabdovirus. Elle est transmise à l'Homme par suite de la morsure d'un animal infecté : chiens, renards, loups, coyotes, mouffettes, ratons laveurs et chauve-souris. Le virus de la rage peut être transmis à tous les animaux homéothermes (à sang chaud) ainsi qu'à l'Homme.

La période d'incubation varie de 4 à 13 semaines, en moyenne, mais peut être plus longue et dépasser 4 mois. La contamination se fait par l'intermédiaire de la salive qui contient des virus en grand nombre. Le virus est généralement introduit par une morsure. Le virus progresse par voie rétrograde vers le système nerveux central en remontant le long des nerfs sensoriels.

La maladie commence par plusieurs manifestations non spécifiques : fièvre, nausée, anorexie, céphalées et maux de gorge. Viennent ensuite des sensations douloureuses au niveau de la plaie. Le malade devient progressivement anxieux et agité ; puis des faiblesses musculaires et des paralysies commencent à apparaître, entraînant strabisme et diplopie. L'évolution de la maladie est ensuite marquée par l'apparition de convulsions et par l'hydrophobie, c'est-à-dire la répulsion déclenchée par la vue des liquides et de l'eau, qui entraîne des spasmes au niveau des muscles participant à la déglutition. Des troubles de la conscience apparaissent ensuite et le décès survient par suite d'arrêt respiratoire ou cardiaque.

Prévention

Plusieurs mesures permettent de prévenir la rage chez un sujet mordu par un animal enragé. En premier lieu, la plaie doit être désinfectée et débridée. On injecte ensuite des immunoglobulines antirabiques (en intramusculaire et autour de la plaie), afin d'instaurer rapidement une immunothérapie passive. Enfin, le sujet est vacciné. Si l'animal est vivant, il doit être examiné et gardé en observation (une dizaine de jours pour un chat ou un chien) afin de vérifier s'il est atteint de la rage ou non. S'il est mort, son cerveau doit, idéalement, être expédié à un laboratoire spécialisé pour établir un diagnostic histologique de la maladie (immunofluorescence).

23.5 Abcès et kystes cérébraux

Différents groupes d'agents infectieux causent des abcès et des kystes cérébraux. D'une façon générale, les abcès sont plutôt causés par des bactéries et des mycètes, tandis que les kystes sont plutôt causés par des protozoaires et des helminthes.

Abcès cérébraux[a]

Parmi les bactéries, on trouve des streptocoques microaérophiles (*S. intermedius*), dans les deux-tiers des cas, puis *Staphylococcus aureus*, en particulier chez les personnes souffrant d'endocardites ou de traumatismes crâniens. Les espèces du genre *Bacteroides* et les bacilles entériques à Gram négatif sont aussi des agents fréquemment incriminés. Mentionnons aussi les *Nocardia*, chez les patients immunodéprimés, et diverses autres bactéries, telles *H. influenzæ*, *S. pneumoniæ* et *L. monocytogenes*. *Mycobacterium tuberculosis* et *Cryptococcus neoformans* sont également responsables d'abcès chroniques.

Chez les mycètes, la plupart des agents infectieux responsables de méningites provoquent aussi des abcès. Parmi ceux-ci, les levures du genre *Candida* et les mycètes du genre *Aspergillus* sont les causes les plus fréquentes d'abcès cérébraux.

Les abcès sont généralement des complications d'infections méningées, d'infections dans des sites éloignés accompagnées de septicémie, de complications infectieuses post-chirurgicales intracrâniennes, ou encore de traumatismes crâniens. Ces abcès se présentent comme des masses intracrâniennes purulentes. La plupart du temps, les signes systémiques qui accompagnent l'infection sont absents. Celle-ci ne se traduit que par des manifestations causées par la présence de cette masse intracrânienne et par la pression qu'elle exerce sur les tissus cérébraux : fièvre, nausées, vomissements, convulsions, léthargie ou coma. Certains troubles neurologiques dépendent de la localisation de l'abcès. Par exemple, un abcès siégeant au lobe frontal entraîne divers troubles de la conscience, des difficultés d'élocution, tandis qu'un abcès situé au niveau du lobe temporal peut causer une aphasie et des troubles visuels.

Le diagnostic d'un abcès cérébral se fait essentiellement par imagerie médicale (CT scan ou résonance magnétique). L'agent infectieux peut être isolé par aspiration, par biopsie ou par la sérologie. Le traitement repose sur l'antibiothérapie, en fonction de l'agent infectieux présumé ou identifié, ainsi que l'excision chirurgicale de l'abcès.

Kystes

Les kystes sont causés par des protozoaires et des larves d'helminthes qui se sont propagés au cerveau par voie hématogène. Parmi ceux-ci, on trouve *Toxoplasma gondii*, les larves de *Tænia solium*, au cours de la cysticercose, et *Echinococcus granulosus*. La présence de ces larves d'helminthes entraînent la formation de kystes hydatiques qui se présentent sous la forme de vésicules entourées de plusieurs membranes et remplies d'un liquide clair. Les kystes se manifestent par différents signes neurologiques : nausées, vomissements, convulsions et troubles du comportement.

23.6 Encéphalopathies causées par des prions

Encore très mal connus, les prions seraient des protéines qui interviendraient dans le contrôle de certaines activités cellulaires des neurones. Les encéphalopathies auxquels ils sont associés seraient causées par des prions dont la protéine PrP prend une conformation anormale (voir Chapitre 5, *Virus et prions*).

23.6.1 Généralités

Les encéphalopathies spongiformes sont des maladies progressives, transmissibles, et causées par une catégorie particulière d'agents infectieux, les prions.

D'évolution très lente au départ, ces encéphalopathies s'étalent sur plusieurs années. Elles sont marquées par des lésions de la substance grise, avec une dégénérescence vacuolaire des neurones, une spongiose extensive, qui donne au tissu l'apparence d'une éponge. Il n'y a pas de réaction inflammatoire, mais la dégénérescence est accompagnée d'une activation des astrocytes. De plus, même si elle n'est pas une règle générale, on observe fréquemment la formation de plaques amyloïdes.

On connaît encore peu de choses au sujet de la propagation des prions à l'intérieur de l'organisme, avant qu'ils n'atteignent le système nerveux central. On a de bonnes raisons de penser que les prions s'accumulent d'abord dans les organes périphériques proches de leur point d'introduction (cornéenne, intrapéritonéale) et dans les organes lymphoïdes. On a observé des dépôts importants de prions dans les cellules dendritiques folliculaires. De là, les prions pourraient migrer vers le système nerveux central par les fibres du système nerveux sympathique. Les prions absorbés par le système digestif pourraient être transportés vers les cellules M des plaques de Peyer et, de là, être transportés vers la rate. Il n'est pas exclu, non plus, que les prions soient transportés par le sang, puisque l'on a démontré que des prions pouvaient se lier à certaines protéines plasmatiques, telles le plasminogène.

Il n'y a ni traitement, ni vaccin, et la maladie est toujours d'évolution fatale.

23.6.2 Maladie de Creutzfeldt-jakob

À ses débuts, la maladie de Creutzfeldt-Jakob se manifeste par deux types de symptômes :

- des trouble mentaux (perte de la mémoire à court terme, difficulté à se repérer dans un environnement familier, difficulté à trouver les mots, à compter et à écrire ;) et comportementaux (dépression, agitation) ;
- des signes neurologiques traduisant une atteinte du cervelet (troubles de la coordination des mouvements). On observe aussi des troubles visuels (anomalies de la vision des couleurs, diplopie, hallucinations, etc.).

Parfois, ces deux types de troubles surviennent simultanément.

Après quelque temps, la maladie évolue vers une détérioration mentale, une aggravation de l'atteinte au niveau du cervelet. Chez certains malades, on observe des convulsions. Surviennent ensuite des troubles végétatifs qui perturbent l'appétit, le sommeil, la libido, la régulation thermique. Dans ses derniers stades, la maladie évolue rapidement, marquée par la perte de la locomotion, l'incontinence et la démence profonde.

La transmission humaine de la maladie est mal comprise, mais elle semble s'effectuer de plusieurs façons :

- un certain nombre de cas de la maladie ont été vraisemblablement occasionnés par la consommation de viande de bovins souffrant d'encéphalopathie spongiforme bovine, l'ESB ou maladie de la vache folle. La contamination des bovins serait consécutive à la consommation de farines animales provenant d'animaux infectés (en particulier de moutons atteints de la tremblante, une autre encéphalopathie) ;
- on a rapporté des infections consécutives à des greffes de cornée et à des chirurgies de l'encéphale (utilisation probable d'instruments mal stérilisés) ;
- plusieurs cas de maladie de Creutzfeldt-Jakob semblent être consécutifs à des traitements à l'aide d'hormones de croissance d'origine humaine.

23.6.3 Kuru

Le kuru est une maladie neurologique humaine transmissible. Très rare, elle n'affecte que quelques peuplades de la Nouvelle-Guinée.

Cette affection se manifeste d'abord sous forme d'incoordination des mouvements, puis de tremblements, d'ataxie. Ensuite, les fonctions intellectuelles sont atteintes, avec troubles de la mémoire, altération du jugement et du raisonnement, et parfois troubles du comportement.

On a démontré il y a quelques années que la transmission de la maladie était liée au cannibalisme rituel funéraire pratiqué par ces tribus, et qu'elle touchait principalement les femmes et les enfants, et pratiquement jamais les hommes. Cette différence s'explique par le fait que les femmes assuraient les rites funéraires et, qu'avec les enfants, elles consommaient les cerveaux et les viscères, alors que les muscles, symboles de force, étaient réservés aux hommes et aux garçons. La voie de contamination humaine est incertaine ; on pense que les prions s'introduiraient dans l'organisme humain par des ulcérations au niveau des gencives ou par l'intermédiaire d'écorchures au niveau des doigts.

23.7 Infections du système nerveux périphérique

23.7.1 Poliomyélite

La poliomyélite est causée par un entérovirus particulier, le poliovirus de type 1, 2 et 3. Le type 1 est associé le plus fréquemment aux épidémies de poliomyélite et aux cas de paralysie, les types 2 et 3 étant quant à eux associés aux vaccins.

Les poliovirus sont redoutables à cause des complications qu'ils créent après avoir franchi la barrière intestinale. Ils pénètrent dans le sang (virémie), traversent la barrière hémato-méningée et atteignent le système nerveux central. Les principales manifestations cliniques alors observées sont des paralysies causées par la présence des virus dans les neurones des cornes antérieures de la moelle épinière. Les poliovirus peuvent aussi se localiser dans certains noyaux des nerfs crâniens.

Dans 90 à 95 % des cas, la poliomyélite est inapparente ou ne donne que des symptômes bénins. Les formes paralytiques de la poliomyélite se manifestent par l'apparition une à deux semaines après le contact infectieux de symptômes non spécifiques : fièvre ; maux de tête, nausées et vomissements. Apparaissent éventuellement des raideurs musculaires au cou et au dos, suivies ou non de paralysie. Cette paralysie est asymétrique : elle touche préférentiellement une partie du corps, affectant plus un bras ou une jambe que l'autre, ou une des deux moitiés du visage. La région paralysée dépend de la zone de la moelle épinière endommagée par les virus. De plus, chez les enfants, la paralysie d'un membre est accompagnée d'un ralentissement de la croissance osseuse et musculaire. La forme la plus grave de la paralysie due à la poliomyélite affecte les muscles de la cage thoracique et de la gorge.

Il existe deux vaccins qui permettent de prévenir la maladie: un vaccin oral constitué de virus vivants atténués, et un vaccin composé de virus morts, injecté par voie sous-cutanée. La vaccination systématique des enfants a permis de réduire considérablement l'incidence de la maladie. C'est de cette façon que la poliomyélite a été pratiquement éradiquée en Europe de l'Ouest et en Amérique du Nord. En 20 ans, aucun cas de paralysie associé à un poliovirus virulent n'a été signalé au Canada. Les rares cas observés dans ces pays proviennent de voyageurs ou d'immigrants; ils sont aussi reliés aux vaccins employés pour prévenir la maladie. On estime que l'incidence de la poliomyélite associée au vaccin est de l'ordre de 1/1 000 000 à 3/1 000 000. Comme l'incidence de la maladie est 1000 fois moins élevée qu'avant l'introduction de la vaccination, il faut considérer l'avantage que celle-ci a procuré en termes de santé publique.

23.7.2 Tétanos

Le tétanos est causé par *Clostridium tetani*, une bactérie anaérobie du sol. Cette maladie survient lors de blessures profondes.

À proprement parler, il s'agit plutôt d'une toxémie plutôt que d'une infection. En effet, la pathogenèse de la maladie résulte uniquement de l'action de la toxine tétanique. La bactérie n'a pas de propriétés invasives et l'infection reste très localisée.

L'infection survient par suite de l'introduction de *C. tetani* dans une blessure souillée par de la terre ou par des poussières contenant des endospores de *C. tetani*. De telles contaminations sont fréquentes dans le cas des blessures profondes provoqués par des accidents d'automobile ou par des armes à feu. Ces blessures profondes, non débridées, dans des tissus dévitalisés ou faiblement irrigués, donc peu oxygénés, ainsi que la présence de corps étrangers dans la plaie, constituent des conditions favorables à la germination des endospores et à la multiplication des bactéries. Ces bactéries se mettent alors à produire une toxine neurotrope extrêmement puissante, la tétanospasmine. Cette toxine migre le long des terminaisons nerveuses et progresse vers la moelle épinière pour s'accumuler dans les cornes antérieures. Là, elle se fixe aux neurones et elle bloque la libération des médiateurs inhibiteurs présynaptiques de la contraction. Il y a blocage de l'inhibition présynaptique. De ce fait, les neurones moteurs continuent de sécréter de l'acétycholine. Les muscles extenseurs et fléchisseurs, qui fonctionnent en temps normal en alternance, se trouvent alors en état d'excitation/contraction permanente. Il s'ensuit des spasmes musculaires extrêmement douloureux sous l'influence des plus légères excitations.

La période d'incubation moyenne est d'une dizaine de jours, mais elle varie de 2 à 50 jours. Le premier symptôme est la contracture des muscles masséters, ou trismus. Cette contracture bloque l'ouverture de la mâchoire et envahit progressivement la face dont l'expression devient grimaçante (rire sardonique). Par la suite, apparaissent des contractures cervicales se propageant progressivement à la face, au tronc puis aux membres. La maladie non traitée évolue vers des complications respiratoires, cardio-vasculaires, des troubles digestifs et un état de choc.

Le traitement du tétanos repose sur plusieurs éléments:

- élimination des bactéries pour arrêter la production de la toxine tétanique, par désinfection de la plaie et par antibiothérapie (pénicilline);
- la neutralisation de la toxine par l'injection d'antitoxine;
- la mise en place de mesures destinées à diminuer l'impact de la réaction nerveuse sur l'organisme (intubation endotrachéale, respiration artificielle).

La prévention repose sur le nettoyage des plaies mais surtout sur la vaccination systématique. La guérison du tétanos n'immunise pas nécessairement contre une réinfection. Les personnes guéries doivent être revaccinées.

23.7.3 Botulisme

Le botulisme est une toxi-infection d'origine alimentaire causée par *Clostridium botulinum*. Cette maladie est causée par l'ingestion de la toxine botulique présente dans des aliments contaminés.

Cette toxine agit en bloquant la libération de l'acétylcholine, un médiateur sécrété par les synapses et intervenant dans la transmission de l'influx nerveux jusqu'à la plaque motrice. C'est le poison le plus violent que l'on connaisse.

Les premières manifestations de la maladie apparaissent entre 12 et 48 heures après la consommation des aliments contaminés. La toxine cause notamment la paralysie du diaphragme et des muscles du pharynx (muscles de la déglutition). On observe aussi des troubles oculaires (diplopie, difficultés d'accommodation, pupilles fixes et dilatées). Par la suite, les troubles neurologiques peuvent s'étendre, atteindre tous les muscles striés (muscles volontaires) et affecter la vessie, le système respiratoire et le cœur.

Le botulisme est d'autant plus difficile à diagnostiquer qu'il est rare. Il arrive qu'on le confonde avec d'autres affections présentant des manifestations neurologiques, comme le syndrome de Guillain-Barré, certains accidents cérébro-vasculaires, la myasthénie, la diphtérie, etc.

Le diagnostic biologique du botulisme est établi à partir de l'isolement de *C. botulinum* dans le liquide gastrique ou dans les selles, mais uniquement après avoir démontré la sécrétion de toxine botulique et avoir établi son type. On connaît actuellement sept types de *C. botulinum*, numérotés de A à G. En Amérique du Nord et en Europe, les types A, B et E sont les plus fréquemment mis en cause. La toxine du type A est la plus dangereuse.

La prévention du botulisme repose surtout sur le traitement adéquat des aliments (stérilisation, appertisation ou pasteurisation selon les aliments). En effet, la toxine est inactivée par une ébullition de 20 minutes.

Concepts clés à retenir

1. ***Neisseria meningitidis***, ***Hæmophilus influenzæ*** et ***Streptococcus pneumoniæ*** sont les principaux agents des **méningites bactériennes** aiguës.
2. Les méningites bactériennes se caractérisent par un important afflux de **granulocytes neutrophiles**, par la présence de **pus** dans le liquide céphalo-rachidien et par la modification de plusieurs **paramètres biochimiques** de la composition du LCR.
3. Les méningites bactériennes se manifestent initialement par des symptômes respiratoires (maux de gorge) rapidement suivis d'un **syndrome méningé** : vomissements, céphalées, confusion, raideur du cou et du dos.
4. Les méningites virales sont des **méningites aseptiques**, caractérisées par un liquide céphalo-rachidien clair et contenant de nombreux **lymphocytes**.
5. Les **entérovirus**, les **herpesvirus** et le **virus de l'immunodéficience humaine** sont les principaux virus responsables des méningites virales.
6. Surtout d'origine virale, les **encéphalites** sont marquées par une **altération des fonctions mentales** : troubles du comportement, agitation, hallucinations, convulsions et coma.
7. Occasionnellement, des encéphalites sont causées par des **bactéries** (*Legionella, Borrelia, Treponema, Mycoplasma*), des **protozoaires** (*Plasmodium, Toxoplasma*), ou des **mycètes** (*Cryptococcus*).
8. La **rage** est causée par un rhabdovirus transmis à l'Homme par suite de la morsure d'un animal infecté. Elle se manifeste par des signes d'excitation, par des convulsions et l'hydrophobie, puis par des troubles de conscience.
9. Les **streptocoques** et les **staphylocoques**, les bactéries du genre ***Bacteroides*** et les **bacilles entériques à Gram négatif** sont parfois responsables de **kystes cérébraux**.
10. Les **prions** sont responsables d'**encéphalopathies spongiformes,** dont la **maladie de Creutzfeldt-Jakob** et le **kuru**, marquées par la dégénérescence progressive du tissu cérébral.
11. La **poliomyélite**, le **tétanos** et le **botulisme** sont des infections du système nerveux périphérique.

Références et lectures suggérées

Aguzzi, A. « Peripheral Prion Pursuit ». *Journal of Clinical Investigation*, 2001, vol. 108, p. 661-662.

Aucouturier, P., Geissmann, F., Damotte, D., Saborio, G. D., Meeker, H. C., Kascsak, R., Carp. R. I. et T. Wisniewsli. « Infected Splenic Dendritic Cells Are Sufficient for Prion Transmission to the CNS in Mouse Scrapie ». *Journal of Clinical Investigation*, 2001, vol. 108, p. 703-708.

Bannister, B. A., Begg, N. T. et S. M. Gillespie. *Infectious Diseases*. 2e éd., Blackwell Sciences, Oxford, 2000.

Baron, E. Jo , R. S. Chang, D. H. Howard, J. N. Miller et J. A. Turner. *Medical Microbiology. A Short Course*. Wiley-Liss, New York, 1994.

Baron, E. Jo, Peterson, L. R., et S. M. Finegold. *Bailey & Scott Diagnostic Microbiology*. 9e éd., St-Louis, Mosby, 1994.

Besen, R. « Neurodegenerative Prion Diseases ». *Science & Medicine*, septembre-octobre, 1996, p. 12-21.

Couture, B. *Bactériologie médicale*. 3e éd., Montréal, Décarie, 1997

Crainic, R. et J.-C. Nicolas (coordinateurs). *Virologie médicale*. Paris, Technique et documentation Lavoisier, 1993.

Eigen, M. « L'énigme des prions ». *Pour la science*, n° 286, août 2001, p. 86-91.

Glatzel, M. et A. Aguzzi. « Peripheral Pathogenosis of Prion Diseases » *Microbes and Infection*, 2000, vol. 2, p. 613-619.

Huang, S. E., Stins, M. F. et K. S. Kim. « Bacterial Penetration Across the Blood-brain Barrier During the Development of Neonatal Meningitis ». *Microbes and Infection*, 2000, vol. 2, p. 1237-1244.

Isada, C. M., Kasten, B. L., Goldman, M. P., Gray, L. et J. A. Aberg. *Infectious Diseases Handbook*. 4e éd., Cleveland, Lexi-Comp. inc., 2001.

Joklik, W. K., Willlet, H. P. et D. B. Amos. *Zinsser Microbiology*. 20e éd., Norwalk, Appleton & Lange, 1992.

Koneman, E. W., Allen, S. D., Janda, W. L., Schreckenberger et W. C Win Jr. *Color Atlas and Textbook of Diagnostic Microbiology*. 4e éd., Philadelphie, Lippincott, 1997.

Koprotwski, H. « Visit to an Ancient cure ». *Science & Medicine*, Mai/juin 1995, p. 48-57.

Mims, C. A., Playfair, J., Roitt, Y., Wakelin, D. et R. Williams. *Medical Microbiology*. Londres, Mosby, 1998.

Mims, C., Nash, A. et J. Stephen. *Mim's Pathogenesis of Infectious Diseases*. San Diego, Academic Press, 2001.

Nicotera, P. « A Route for Prion Neuroinvasion ». *Neuron*, 2001, vol. 31, p. 345-348.

Pelland, M. F. « Herpès et grossesse ». *Le Médecin du Québec*, vol. 34, n° 9, septembre 1999, p. 103.

Prusiner, S. « Prions ». *Proceedings of National Academy of Scicences of the United States of America*, 1998, vol. 95, p. 13 393-13 383.

Prusiner, S. et S. J. De Armond. « Neuropathology of Prions Diseases ». *Brain Pathology*, 1995, vol. 5, p. 25-103.

Rees, E. R, et R. F. Betts. *A Practical Approach to Infectious diseases*. 4e éd., Boston, Little, Brown and Co., 1996.

Robert, Y. « Les méningococcies de sérogroupe C. Nouvelles perspectives de prévention et de lutte contre l'infection ». *Le Médecin du Québec*, 2001, vol. 36, n° 9, p. 99-103.

Santé Canada. Comité consultatif national de l'immunisation (CCNI). « Déclaration sur l'utilisation recommandée des vaccins antiméningocciques » *Relevé des maladies transmissibles au Canada*, Volume 27, octobre 2001.

Specter, S., Rodincka, R. L., et S. A. Young. *Clinical Virology Manual*. Washington, D. C., American Society for Microbiology, 2000.

Tzeng, Y. L., et D. S. Stephens. « Epidemiology and Pathogenesis of *Neisseria meningitidis* ». *Microbes and Infection*, 2000, vol. 2, p. 687-700.

Vilette, D. « Des cellules productrices de prions ». *Pour la science*, n° 286, août 2001, p. 92-93.

Zahn, R. « D'un prion à l'autre ». *Pour la science*, n° 286, août 2001, p. 80-85.

Chapitre 24

Infections de la peau, des muscles, des os et des articulations

Sommaire

24.1 Introduction

La peau constitue une barrière naturelle efficace qui empêche les microorganismes de s'introduire dans les tissus sous-jacents mais elle n'est pas impénétrable. Exposés à l'environnent, souvent brisés par des coupures, des brûlures ou par d'autres lésions qui en rompent l'intégrité, les tissus cutanés et sous-cutanés sont susceptibles de s'infecter.

L'infection peut demeurer localisée, mais la rupture de cette barrière naturelle peut aussi constituer une porte d'entrée vers les tissus plus profonds ou vers les ganglions lymphatiques avant de se propager vers les organes profonds. De plus, des agents infectieux qui s'introduisent dans l'organisme par d'autres portes d'entrée (respiratoires, digestives, génito-urinaires) peuvent aussi provoquer des infections caractérisées par des manifestations cutanées. C'est le cas de plusieurs infections bactériennes et des viroses éruptives comme la varicelle ou la rougeole (tableau 24.1).

Après avoir décrit les infections cutanées, nous traiterons brièvement des infections susceptibles de toucher les muscles, les articulations et les os. Généralement graves, ces infections sont d'origine accidentelle ou post-chirurgicale, sinon les agents infectieux arrivent dans ces sites par voie sanguine. En règle générale, ces foyers sont donc des foyers infectieux secondaires.

24.2 Infections bactériennes de la peau et des muscles

Les bactéries s'attaquent aux différentes parties de la peau et des tissus sous-jacents : l'épiderme, le derme, l'hypoderme et les fascias, c'est-à-dire les enveloppes qui entourent les muscles. Au cours de ces infections, les muscles peuvent être atteints (figure 24.1).

Alors que les infections cutanées et sous-cutanées sont causées par les staphylocoques et les streptocoques et sont de nature pyogène, les fasciites et les infections musculaires (gangrènes) sont causées plutôt par des flores mixtes anaérobies, notamment par des bactéries du genre *Clostridium*.

Tableau 24.1 Infections systémiques à manifestations cutanées

Microorganismes	Manifestations cutanées
Bactéries	
Neisseria meningitidis	Pétéchies
Rickettsia prowaseki	
Rickettsia rickettsii	Macules rosées s'étendant sur le tronc, le cou et la face, et devenant maculo-papuleux (en plus avec pétéchies ou pupura dans le cas des fièvres pourprées)
Salmonella typhi	Macules rosées arrondies ou lenticulaires
Staphylococcus aureus	Éruption cutanée Desquammation au niveau de la paume des mains et de la plante des pieds
Streptococcus pyogenes	Érysipèle Érythème
Treponema pallidum	Macules disséminées de couleur rose pâle
Virus	
Virus de la rubéole	Éruption maculo-papuleuse
Virus de la roséole[1]	Éruption maculo-papuleuse
Virus de la rougeole	Éruption maculo-papuleuse
Virus Varicella-zoster	Éruptions vésiculeuses
Parvovirus B19[2]	Éruption maculo-papuleuse
Mycètes	
Blastomyces dermatidis	Papules et pustules
Cryptococcus neoformans	Papules et pustules
Protozoaires	
Leishmania	Éruptions papuleuses

1 HHV6 ou *Human Herpes* 6
2 Agent de la Cinquième maladie (*erythema infectiosum*)

24.2.1 Infections staphylococciques

Les staphylocoques font partie des bactéries pathogènes les plus importantes chez l'Homme. Ils sont responsables d'infections cutanées (figure 24.2), mais aussi d'infections respiratoires et d'infections de plusieurs organes profonds (endocardites, méningites, néphrites) et des os (ostéomyélite).

Staphylococcus aureus est le principal agent des infections cutanées. Cette bactérie est toujours présente en petit nombre sur la peau et les muqueuses saines (en particulier les muqueuses nasale et vaginale). L'infection survient soit par auto-inoculation, soit par contact avec un porteur sain.

L'infection cutanée résulte de l'action des nombreuses toxines et enzymes produites par *Staphylococcus aureus*:

Figure 24.1 Principales localisations des infections de la peau et des tissus sous-jacents

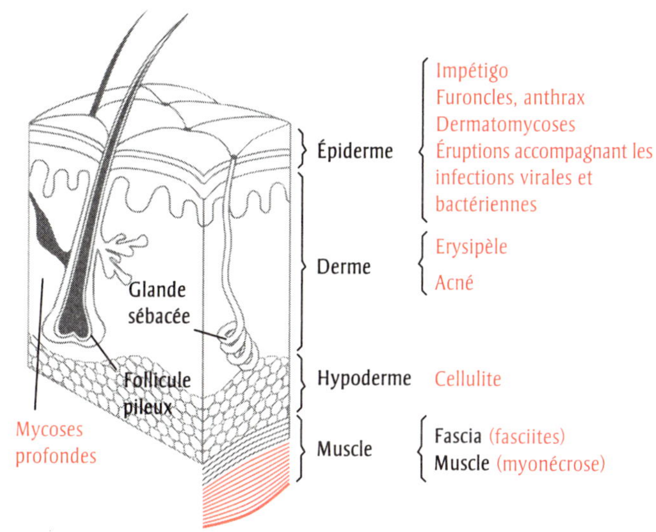

Figure 24.2 Infections cutanées causées par *Staphylococcus aureus*

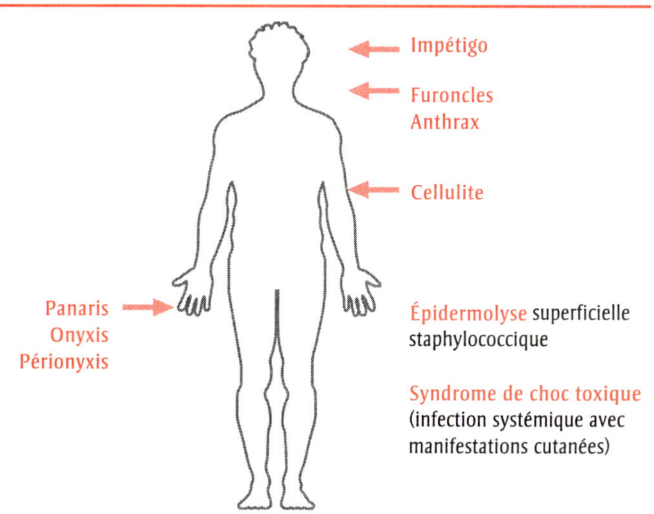

- la hyaluronidase, qui permet aux staphylocoques de dissoudre un des constituants de la substance fondamentale du tissu conjonctif, donc de se propager dans le derme;
- la coagulase, qui provoque la formation de fibrine. Celle-ci bouche les capillaires sanguins, empêchant ainsi l'arrivée de différents produits antimicrobiens. Les staphylocoques se recouvrent aussi de fibrine, ce qui contribue à les protéger de la destruction par les cellules phagocytaires;
- les substances antiphagocytaires, telles les leucocidines, qui détruisent les cellules phagocytaires ou la protéine A (qui bloque le site pour les fragments Fc des IgG);
- les hémolysines, qui détruisent les érythrocytes;
- les toxines, dont la toxine du syndrome de choc toxique et la toxine exfoliative.

La présence des staphylocoques provoque une intense réaction inflammatoire au site de l'infection. Ils attirent les cellules phagocytaires en grand nombre. Celles-ci meurent et contribuent à la formation du pus. Le site est tapissé de fibrine, ce qui en limite l'extension, et il se produit un abcès, qui se transforme généralement en furoncle ou en anthrax (figure 24.3). L'anthrax diffère du furoncle par la présence de plusieurs bourbillons et par sa tendance à la diffusion.

Ce terme d'anthrax ne doit pas être confondu avec le mot anglais *anthrax*, qui désigne l'infection causée par *Bacillus anthracis* et connue sous le terme de charbon, ni avec l'anthracose, une pathologie non septique, qui est causée, chez les mineurs, par l'infiltration des poumons par la poussière de charbon.

L'infection peut aussi progresser au niveau de la peau pour donner un impétigo ou, encore, se répandre à l'intérieur de l'organisme et causer des foyers infectieux profonds. Le tableau 24.2 présente les principales infections localisées causées par les staphylocoques.

Par ailleurs, certaines souches de *Staphylococcus aureus* sécrètent des toxines responsables de syndromes particuliers:
- l'épidermolyse superficielle staphylococcique (*Staphylococcal scaled skin syndrome*);
- le syndrome de choc toxique.

L'épidermolyse superficielle staphylococcique (*Staphylococcal scaled skin syndrome*) est aussi connue sous les noms d'érythrodermie bulleuse avec épidermolyse et de syndrome de Lyell. Ce syndrome est causé par la toxine exfoliative qui s'attaque aux connections intercellulaires. L'infection est principalement marquée par la destruction et le décollement des couches superficielles de l'épiderme (exfoliation), mettant à nu une zone rouge sous-jacente (figure 24.4). La maladie commence avec l'apparition de zones érythémateuses infiltrées et douloureuses, sur lesquelles apparaissent rapidement des bulles dont le décollement donne au malade l'aspect d'un grand brûlé. L'état général peut être sévèrement atteint, et l'évolution du choc peut être fatale, en raison des troubles électrolytiques et des surinfections.

À proprement parler, le syndrome de choc toxique n'est pas une infection cutanée. Cependant, il est accompagné d'éruptions cutanées et de desquamations au niveau de la paume des mains et de la plante des pieds. Il s'agit en fait d'une infection systémique caractérisée par un syndrome de choc conduisant notamment au collapsus cardio-vasculaire par suite de l'effondrement de la pression sanguine (voir chapitre 25).

Le traitement des infections staphylococciques repose principalement sur le drainage des plaies et sur l'antibiothérapie. La plupart des souches de *Staphylococcus aureus* produisent des bêta-lactamases qui les rendent résistantes à plusieurs antibiotiques. On doit donc recourir à des antibiotiques insensibles à l'action des enzymes microbiennes, tels la cloxacilline et la flucloxacilline. La résistance des staphylocoques aux antibiotiques s'amplifie, en particulier les phénomènes de résistance multiple, et ils deviennent de plus en plus difficiles à éliminer (voir chapitre 30, *Contrôle microbien*).

Pour éviter l'auto-infection, les infections récurrentes ou la propagation à partir des porteurs sains, il peut être nécessaire d'éliminer les staphylocoques présents sur la muqueuse nasale. On emploie alors des pommades antibiotiques à base de néomycine ou de bacitracine. Comme le montre la figure 24.5, les staphylocoques responsables d'infections cutanées ou présents sur d'autres muqueuses peuvent aussi entraîner des infections de proximité par extension des lésions cutanéo-muqueuses initiales. Si ces staphylocoques passent dans le sang, ils risquent de causer des foyers infectieux secondaires dans divers organes.

Figure 24.3 **Évolution d'un furoncle**

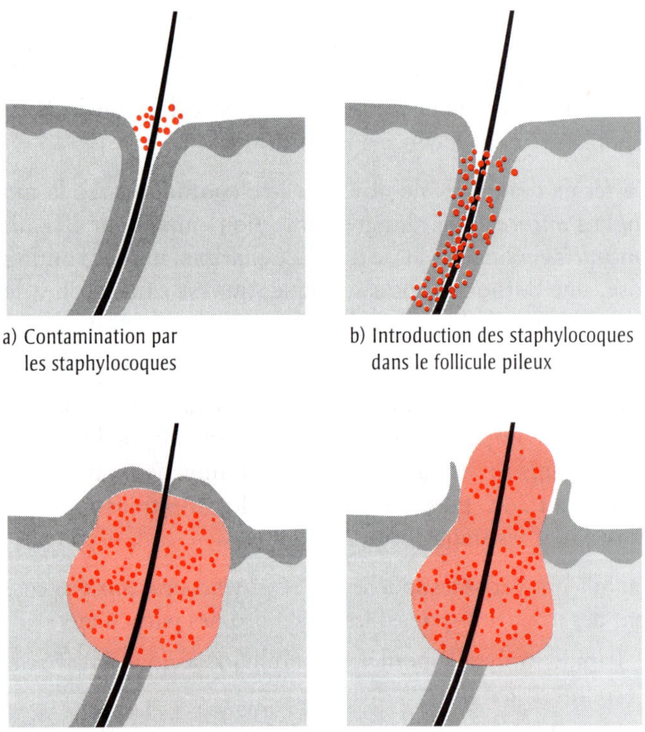

a) Contamination par les staphylocoques

b) Introduction des staphylocoques dans le follicule pileux

c) Formation du furoncle
Réaction inflammatoire
Formation de pus

d) Expulsion du bourbillon

Cette figure illustre le processus de formation d'un furoncle par *Staphylococcus aureus.*

a) Les staphylocoques présents sur la peau ou provenant d'autres endroits du corps s'introduisent dans un follicule pileux.

b) *Staphylococcus aureus* échappe aux défenses locales et se multiplie. Il provoque une réaction inflammatoire à l'issue de laquelle des globules blancs sont attirés vers ce foyer infectieux. Il apparaît une zone tuméfiée, rougeâtre et soulevée qui forme le furoncle.

c) Les leucocidines et les coagulases sécrétées par *Staphylococcus aureus* détruisent les globules blancs, entraînant la formation de pus.

d) Avec les tissus nécrosés, le pus et les bactéries forment une masse blanchâtre, le bourbillon, qui s'élimine avec l'ouverture du furoncle.

24.2.2 Infections streptococciques

Les infections streptococciques cutanées sont causées par les streptocoques du groupe A (*Streptococcus pyogenes*). Le pouvoir pathogène de ces streptocoques repose sur plusieurs facteurs. Ils produisent des enzymes qui leur permettent de dissoudre les tissus et de s'attaquer à différents composants cellulaires (hyaluronidase, streptokinases, streptolysines, DNases). Ils sécrètent des toxines et, de plus, certains constituants de leur paroi, comme la protéine M, les rendent résistants à la phagocytose.

Les infections cutanées d'origine streptococcique sont pyogènes et souvent accompagnées de lymphangites et lymphadénites.

Elles se présentent généralement sous les trois formes suivantes (figure 24.6):

- l'impétigo, une infection de l'épiderme semblable à celle causée par les staphylocoques;
- l'érysipèle, une infection extensive du derme et de l'épiderme, marquée par une infiltration en plaque, indurée, douloureuse et délimitée par un bourrelet périphérique caractéristique. Les lésions, souvent bilatérales, siègent principalement au niveau de la face. On les observe également sur le tronc et les membres;
- les cellulites, qui affectent les tissus sous-cutanés, et qui sont consécutives à des infections cutanées, à des ulcérations ou à des traumatismes. Les infections se présentent sous la forme d'inflammation érythémateuse de la peau.

En plus de ces infections streptococciques, il faut mentionner la gangrène sous-cutanée à streptocoques bêta-hémolytique, aussi qualifiée de fasciite nécrosante ou de syndrome de Meleney. Ce syndrome est causé par des *Streptococcus pyogenes* porteurs de gènes plasmidiques particuliers qui leur confèrent la propriété de sécréter des enzymes extrêmement agressives. On qualifie d'ailleurs ces streptocoques de « bactéries mangeuses de chair » en raison de leur capacité de détruire les

Tableau 24.2 Principales infections causées par *Staphylococcus aureus*

Infections	Manifestations
Furoncles	Infection du follicule pileux, centrée sur un poil, marquée par la formation d'une papule rouge qui se transforme progressivement en une élevure conique tuméfiée et douloureuse, sur laquelle apparaît une pustule jaunâtre. Cette pustule s'ouvre pour laisser s'écouler les tissus nécrosés et liquéfiés.
Anthrax	Agglomération de furoncles formant une plaque surélevée rouge violacé qui se couvre de cratères furonculeux confluant progressivement par suite de la nécrose des tissus environnants et marquée par une suppuration abondante
Impétigo	Infection de l'épiderme, auto-inoculable et très contagieuse, fréquente chez les enfants et caractérisée par des ulcérations rougeâtres recouvertes de vésicules pustuleuses qui laissent échapper un liquide clair qui se solidifie en croûtes jaunâtres.
Panaris	Infection sous-cutanée siégeant au niveau de la pulpe d'un doigt, caractérisée par une tuméfaction rouge vif et par une vive douleur accompagnée d'élancements
Onyxis **Périonyxis**	Infections du derme situées autour de l'ongle et sous l'ongle
Cellulite (phlegmon)	Inflammation du tissu conjonctif superficiel, parfois accompagnée de lymphangite et d'adénite

tissus sous-cutanés à une vitesse foudroyante et de provoquer une nécrose tissulaire fatale en quelques heures.

24.2.3 Myonécroses

Les myonécroses, ou gangrènes, sont causées par des bactéries anaérobies, en particulier par *Clostridium perfringens*, *C. novyi* et *C. septicum*. Ces bactéries sont des résidentes naturelles du sol et du tube digestif. Elles causent de telles infections quand elles sont introduites dans des blessures souillées par des particules de sol (accidents de la route, blessures banales, de sport, de guerre, etc.), des plaies chirurgicales, ou encore lors des avortements septiques.

Introduites sous forme de spores, les bactéries germent et les cellules végétatives sécrètent la toxine alpha, une lécithinase. Celle-ci détruit les membranes plasmiques et cause la lyse des cellules. La lécithinase s'attaque aux muscles striés et en provoque la nécrose. La présence de tissus nécrosés bloque l'irrigation sanguine. Il en résulte une anoxie relative qui favorise la multiplication des microorganismes anaérobies et la production de plus grandes quantités de toxine, ce qui amplifie les dommages. Si la toxine pénètre dans le système circulatoire, elle entraîne une hémolyse massive et une insuffisance rénale, et cause la mort.

La myonécrose se manifeste par de fortes douleurs, de l'œdème, et des écoulements nauséabonds. De plus, ces bactéries sécrètent des enzymes qui facilitent la dissémination de l'infection de proche en proche. L'infection s'accompagne souvent d'un crépitement qui traduit l'accumulation de gaz dans les tissus (d'ou le terme de gangrène gazeuse). Ces gaz proviennent du métabolisme anaérobie et de la dégradation des tissus.

Figure 24.4 Épidermolyse superficielle staphylococcique

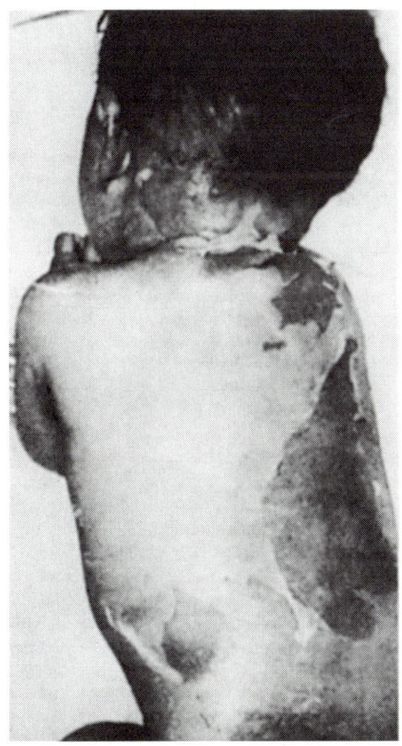

Causée par la toxine exfoliative, cette infection staphylococcique est principalement marquée par la destruction et le décollement des couches superficielles de l'épiderme (exfoliation). La peau se décolle par plaques, comme dans une brûlure. (Tiré de Melish et al.: *Centralbl. Bacteriol. 1 Abt.* Suppl. 5:473, 1996)

Les myonécroses sont des situations médicales exigeant une intervention médicale intensive. Sans un traitement rapide et énergique, ces infections sont mortelles. Le traitement fait appel:

- au débridement de la plaie, afin d'éliminer les tissus nécrosés;
- à l'administration d'antitoxines polyvalentes, afin de neutraliser l'action des toxines;
- à l'antibiothérapie (pénicillines, métronidazole).

On peut aussi recourir à l'oxygénothérapie pour prévenir la multiplication des clostridies. Comme elles sont anaérobies strictes, ces bactéries ne peuvent se développer dans les tissus saturés en oxygène. Le traitement des cas les plus graves exige souvent l'amputation du membre affecté pour prévenir l'extension de l'infection.

Figure 24.5 Infections staphylococciques

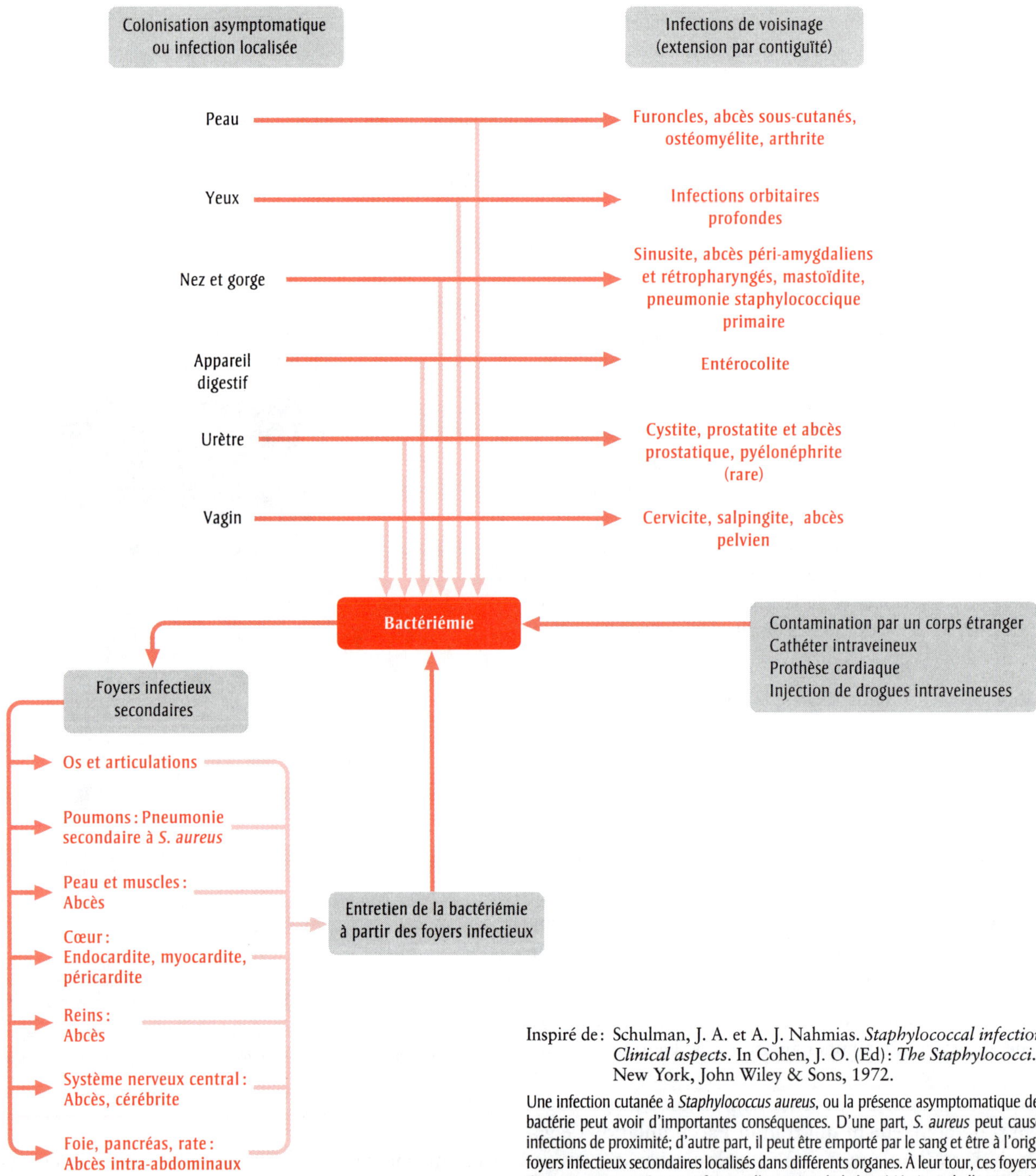

Inspiré de : Schulman, J. A. et A. J. Nahmias. *Staphylococcal infections : Clinical aspects*. In Cohen, J. O. (Ed) : *The Staphylococci*. New York, John Wiley & Sons, 1972.

Une infection cutanée à *Staphylococcus aureus*, ou la présence asymptomatique de cette bactérie peut avoir d'importantes conséquences. D'une part, *S. aureus* peut causer des infections de proximité; d'autre part, il peut être emporté par le sang et être à l'origine de foyers infectieux secondaires localisés dans différents organes. À leur tour, ces foyers infectieux peuvent constituer un facteur d'entretien de la bactériémie et de l'aggravation des infections secondaires.

Figure 24.6 Infections cutanées streptococciques

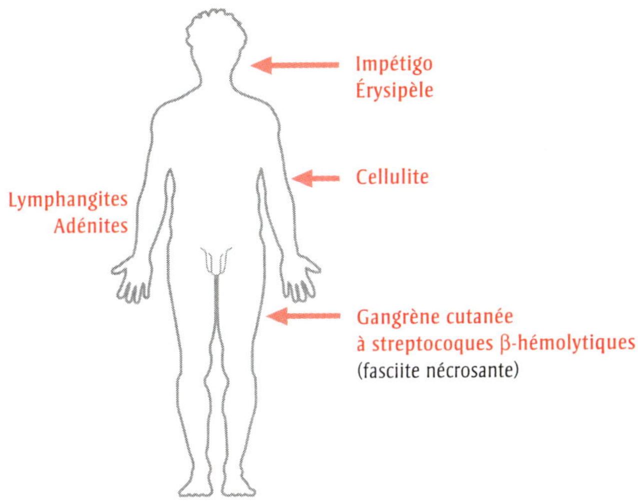

Par ailleurs, la désinfection et le débridement des plaies sont des moyens efficaces de prévention, car ils empêchent *Clostridium* de proliférer. On prévient aussi les gangrènes par l'antibioprophylaxie avant d'effectuer certaines interventions chirurgicales susceptibles d'être contaminées par *Clostridium*.

24.2.4 Acné

L'acné est considérée comme une infection cutanée, dans laquelle *Propionibacterium acnes* joue un rôle important en conjonction avec des facteurs hormonaux (figure 24.7). À la puberté, la sécrétion d'hormones androgènes induit une augmentation de la sécrétion des glandes sébacées et de la desquamation dans les conduits de ces glandes. Quand elles se bouchent, ces glandes constituent un milieu propice au développement en anaérobiose de *P. acnes* et d'autres bactéries de la flore cutanée normale (streptocoques, staphylocoques, levures). Il se forme alors des comédons composés de kératine, de sébum et de bactéries. À leur surface, ces comédons sont recouverts d'une mince couche de mélanine, donnant à ces « points noirs » leur couleur et leur aspect caractéristiques.

Sous l'action de ces bactéries emprisonnées et de *P. acnes*, des substances du sébum sont transformées en produits qui causent de l'inflammation. L'acné diminue généralement après la poussée hormonale de la puberté. Cependant, il existe des antibiothérapies qui permettent d'en contrôler l'évolution dans les cas les plus avancés.

24.2.5 Lèpre

La lèpre est une infection chronique de la peau et des muqueuses, atteignant les viscères dans les formes généralisées de la maladie. Elle survient principalement dans les pays tropicaux, en Afrique, en Asie, en Océanie et en Amérique du Sud. Elle affecte actuellement entre douze et quinze millions de personnes.

Figure 24.7 Pathogenèse de l'acné

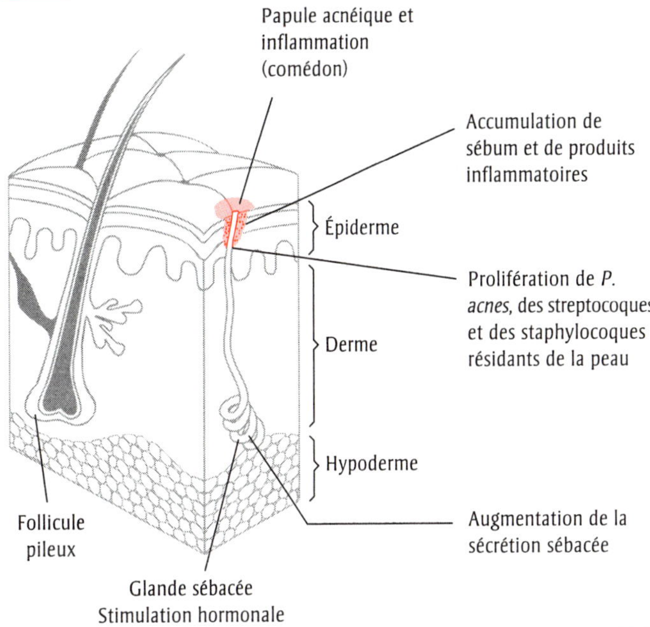

Causée par *Mycobacterium lepræ*, la transmission de cette infection est interhumaine. Elle s'effectue par l'intermédiaire de contacts cutanés ou muqueux avec les produits purulents de la rhinite.

La lèpre est une infection qui évolue lentement. L'incubation s'étale sur une période de trois à cinq ans. *M. lepræ* est un parasite intracellulaire obligatoire. La bactérie se multiplie dans les macrophages et dans les cellules de Schwann des nerfs périphériques. Le développement dépend des capacités immunitaires de l'individu, en particulier de l'immunité à médiation cellulaire.

La lèpre se manifeste sous deux formes :

- la lèpre tuberculoïde, caractérisée par des lésions cutanées mineures et d'importantes manifestations neurologiques, qui affectent la sensibilité de la peau ;
- la lèpre lépromateuse, caractérisée par des manifestations cutanées importantes, formant des nodules faisant saillie sous la peau, les lépromes, et par une rhinite lépreuse, purulente et riche en bacilles infectants.

La lèpre lépromateuse se développe chez les individus qui présentent une immunité cellulaire faible. Les bactéries détruisent les tissus cutanés. Cette forme de lèpre entraîne la destruction progressive des doigts et des orteils, la destruction de la cloison nasale et la disparition graduelle des traits du visage.

Il est impossible de cultiver le bacille de la lèpre. Le diagnostic bactériologique repose donc sur la mise en évidence des bactéries dans les spécimens cliniques après coloration.

Le traitement de la lèpre exige une longue antibiothérapie (deux ans minimum). Il faut utiliser plusieurs antibiotiques en association afin d'éviter l'apparition de résistance. On a donc généralement recours à une trithérapie faisant appel à la dapsone en association avec la rifampine et la clofazimine (ou l'éthionamide).

24.3 Infections cutanées fongiques

Quoique bénignes comparativement aux infections bactériennes, les infections fongiques constituent toujours une part importante des infections cutanées. En effet, les mycètes dermatophytes sont les seuls agents infectieux capables de dégrader la kératine, donc de coloniser la peau et les phanères (poils, barbe et ongles). Ces milieux sont pour eux des milieux de prédilection.

Les infections fongiques sont classées selon les tissus affectés. Comme le montre la figure 24.8, on distingue généralement:

- les dermatomycoses, qui sont des mycoses superficielles localisées à la partie supérieure de l'épiderme;
- les mycoses profondes, qui atteignent les tissus sous-cutanés;
- certaines mycoses systémiques, qui s'accompagnent de symptômes cutanés.

24.3.1 Dermatomycoses

Les dermatomycoses sont des mycoses superficielles causées par des mycètes dermatophytes (figure 24.9). Ceux qui causent les infections cutanées les plus courantes appartiennent aux genres *Microsporum*, *Trichophyton* et *Epidermophyton*. Ces trois groupes de dermatophytes ont une prédilection pour la

Figure 24.8 Classification des infections fongiques selon leur localisation

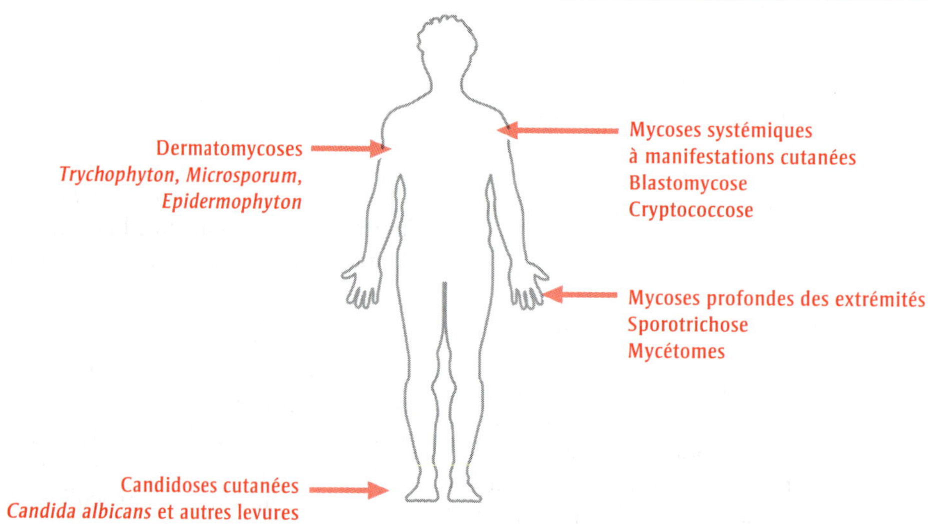

Figure 24.9 Dermatomycoses et mycoses cutanées à *Candida*

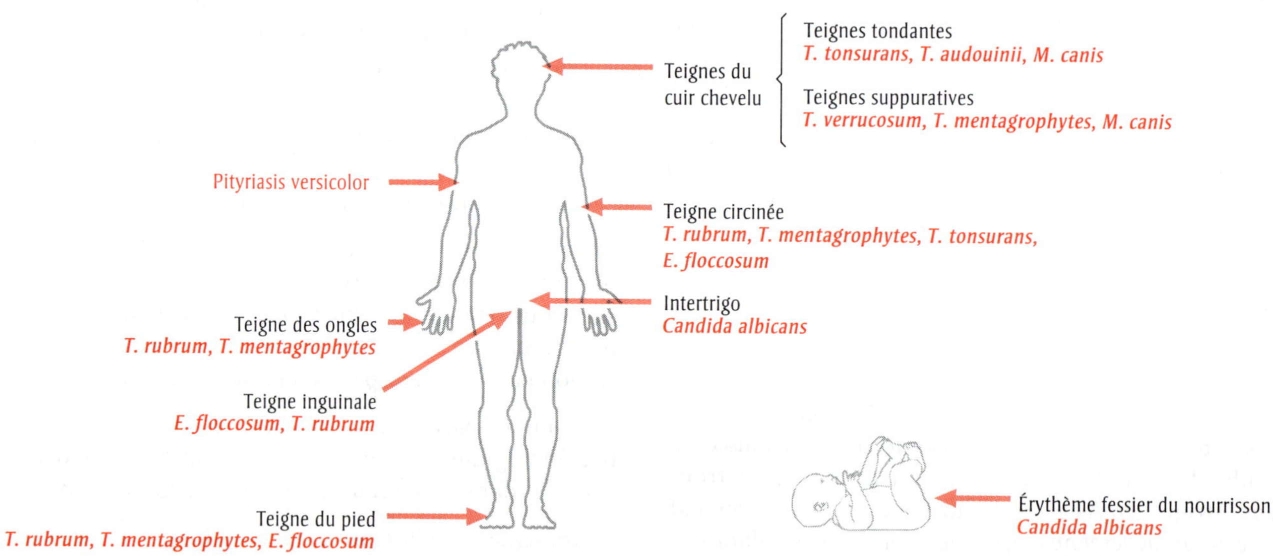

peau et les phanères (poils, cheveux, ongles). Cette prédilection s'explique par leur capacité d'hydrolyser la kératine, une protéine présente dans les cellules épidermiques, dans les ongles, les poils et les cheveux. Plusieurs espèces de *Microsporum* et de *Trichophyton* sont les agents responsables des teignes du cuir chevelu et de la peau glabre. Les espèces d'*Epidermophyton* pathogènes pour l'Homme attaquent uniquement la peau glabre et les ongles.

Au cours des atteintes cutanées, la présence des dermatophytes se traduit par l'apparition de plaques progressant radialement et de coloration rosée virant au gris. Ces mycoses provoquent des réactions d'hypersensibilité, une inflammation sous-cutanée et de l'œdème. La peau lésée se desquame, les poils et les cheveux des surfaces atteintes tombent. Ces affections ne surviennent pratiquement que chez les jeunes enfants. À partir de la puberté, les adolescents et les adultes seraient protégés de ces infections en raison de la plus grande production par les glandes sébacées d'acides gras à pouvoir antifongique.

De nos jours, les teignes épidémiques du cuir chevelu sont rares, mais il en existe toujours quelques foyers isolés. Les lésions du cuir chevelu entraînent une alopécie, c'est-à-dire la chute des cheveux. Par contre, les teignes du pied, des ongles et du corps sont relativement fréquentes. Le tableau 24.3 décrit les différentes dermatomycoses.

On distingue notamment au niveau du cuir chevelu:

- les teignes tondantes causées par *Trichophyton tonsurans*, à transmission interhumaine, et surtout par *Microsporum audouinii et Microsporum canis,* qui est transmis par les chats et les chiens. Ces teignes tondantes se manifestent par une ou plusieurs petites plaques d'alopécie temporaire;
- les teignes suppuratives, ou kérions, accompagnées d'inflammation et de suppuration. Aujourd'hui très rares, ces teignes sont localisées sur les zones pileuses de la peau (cuir chevelu et barbe) et causent une alopécie irréversible. Les principaux agents sont *Trichophyton verrucosum*, *Trichophyton mentagrophytes* et, plus rarement, *Microsporum canis*.

Quant aux teignes du corps, on distingue:

- l'herpès circiné, causé notamment par *Microsporum canis* et *Trichophyton rubrum*. Cette atteinte cutanée est localisée sur la face, le tronc ou les membres et se caractérise par des lésions annulaires, au pourtour légèrement surélevé, rougeâtre et vésiculeux tandis que le centre tend à cicatriser;
- la teigne inguinale, localisée au niveau des plis inguinaux (face interne des cuisses et périnée), aussi qualifiée d'eczéma marginé. Elle se manifeste par la formation d'une plaque rouge et sèche, couverte d'une fine desquamation et aux bords surélevés. Très prurigineuse, cette teigne est causée le plus souvent par *Trichophyton floccosum* et *Trichophyton rubrum*;

Tableau 24.3 Dermatomycoses

Dermatomycoses	Manifestations cliniques	Agents étiologiques
Teignes du cuir chevelu		
Teignes tondantes	Inflammation et desquamation du cuir chevelu Formation d'une ou de plusieurs petites plaques d'alopécie temporaire	*Trichophyton tonsurans* *Microsporum audouinii* *Microsporum canis*
Teignes suppuratives	Inflammation et suppuration du cuir chevelu Formation de kérions (abcès purulents, indolores siégeant sur le cuir chevelu, la nuque ou la barbe)	*Trichophyton verrucosum* *Trichophyton mentagrophytes* *Microsporum canis*
Teignes du corps		
Teigne circinée	Atteinte cutanée localisée à la face, au tronc ou aux membres Lésions annulaires, au pourtour légèrement surélevé, rougeâtre et vésiculeux avec un centre tendant à cicatriser	*Trichophyton rubrum* *Trichophyton mentagrophytes* *Trichophyton tonsurans* *Epidermophyton floccosum*
Teigne inguinale	Atteinte cutanée, très prurigineuse, localisée aux plis inguinaux (face interne des cuisses et périnée) Formation d'une plaque rouge et sèche, couverte d'une fine desquamation et aux bords surélevés	*Epidermophyton floccosum* *Trichophyton rubrum*
Teigne du pied	Aussi connue sous le nom de pied d'athlète Desquamation et fissuration de l'épiderme entre les orteils Lésions suintantes, parfois accompagnées de surinfections bactériennes	*Trichopyton rubrum* *Trichophyton mentagrophytes* *Epidermophyton floccosum*
Teigne des ongles	Décoloration puis épaississement marqué de l'ongle, accompagnée de fissuration	*Trichophyton rubrum* *Trichophyton mentagrophytes*

- la teigne du pied, ou pied d'athlète, qui se manifeste le plus souvent par une desquamation ou par une fissuration de l'épiderme entre les orteils, et par des lésions suintantes, parfois accompagnées de surinfections bactériennes. Les principaux agents étiologiques sont *Trichophyton rubrum*, *Trichophyton mentagrophytes* et *Epidermophyton floccosum*.

Enfin, certaines espèces de dermatophytes s'attaquent aux ongles. Elles causent un épaississement de l'ongle, ou onyxis, parfois appelé onychomycose. L'ongle s'épaissit et devient friable; il se casse ou se décolle. Les agents responsables sont *Trichophyton rubrum* et *Trichophyton mentagrophytes*.

24.3.2 Candidoses cutanées

Les levures colonisent la peau et sont souvent responsables d'infections cutanées. *Candida albicans* est le principal agent étiologique de ces affections cutanées. Les individus souffrant de troubles métaboliques (alcoolisme, diabète, obésité) sont prédisposés à ce type d'infection, de même que les personnes qui portent des vêtements ou des sous-vêtements très serrés. Ces vêtements entretiennent chaleur et humidité, favorisent la macération de la peau et constituent des conditions favorables au développement des levures. Parmi ces candidoses, on mentionnera :

- l'intertrigo, qui se manifeste par l'apparition de grandes plaques rouges, suintantes et prurigineuses qui se développent au niveau des plis axillaires, inguinaux, sous-mammaires et interdigitaux, du sillon interfessier, et au niveau de l'ombilic;
- l'érythème fessier du nourrisson, qui se manifeste par des lésions rouges et chaudes plus ou moins étendues, et que l'on observe chez les bébés atteints de muguet ou de candidose périanale, ou encore qui séjournent dans des couches humides.

24.3.3 Mycoses profondes des extrémités

Plusieurs mycoses affectent les tissus sous-cutanés. Le derme, les muscles, les aponévroses, les articulations peuvent être affectés. Ces mycoses surviennent surtout en régions tropicales, mais on les observe occasionnellement en régions tempérées, en particulier chez les personnes qui effectuent des activités horticoles ou agricoles. En effet, les mycoses profondes sont causées par des mycètes qui vivent dans le sol.

Ces agents infectieux pénètrent dans la peau à la faveur d'une plaie ou d'une piqûre. Les mycoses se manifestent d'abord par une réaction inflammatoire au point d'inoculation. Selon le mycète en cause, il se forme une ulcération, un chancre ou un abcès, des lésions satellites et, éventuellement, une adénite secondaire. Ces infections ne sont pas fatales mais, quand elles ne sont pas traitées, certaines mycoses risquent d'entraîner une difformité des membres et de causer des incapacités fonctionnelles. Les atteintes viscérales sont extrêmement rares. Le tableau 24.4 décrit sommairement les mycoses profondes des extrémités : la sporotrichose, la chromoblastomycose et la maduromycose (ou mycétomes).

Tableau 24.4 Mycoses profondes des extrémités
(d'après Delorme, J. et A. Robert. *Mycologie médicale*. Montréal, Décarie Éditeur, 1997).

Mycoses	Caractéristiques	Agents étiologiques	Épidémiologie
Sporotrichose	Infection chronique de la peau et des tissus sous-cutanés à extension lymphatique, et caractérisée par des lésions nodulaires évoluant vers l'ulcération	*Sporothrix schenkii*	Amérique centrale Amérique du Sud Afrique
Chromoblastomycose	Infection chronique cutanée et sous-cutanée, siégeant au point d'inoculation du mycète, et caractérisée par la formation de lésions verruqueuses	*Phialophora verrucosa* *Fonsecœa pedrosoi* *Fonsecœa compacta* *Cladosporium carrionii* *Rhinocladiella aquaspersa*	Amérique centrale et Caraïbes Amérique du Sud Sud de l'Afrique
Mycétomes	Infections chroniques localisées, siégeant principalement au niveau du pied et des membres inférieurs, et caractérisée par la formation de lésions tuméfiées, fistuleuses et par l'émission de pus contenant des granulations	*Nocardia brasiliensis* *Actinomadura pelletieri* *Streptomyces somaliensis* *Madurella mycetomatis* *Scedosporium apiospermum* *Nocardia brasiliensis*	Amérique centrale et nord de l'Amérique du Sud, Afrique centrale, Inde

24.3.4 Mycoses systémiques à manifestations cutanées

La blastomycose et la cryptococcose sont deux mycoses systémiques s'accompagnant aussi de manifestations cutanées (Voir aussi Chapitre 19, *Infections du système respiratoire*).

La blastomycose, causée par *Blastomyces dermatidis*, se caractérise par des manifestations respiratoires et cutanées, ou les deux en même temps. Les lésions cutanées sont d'aspect verruqueux ou pustulaire. Elles apparaissent sur les mains, les bras et les jambes, puis elles envahissent progressivement les autres surfaces corporelles. La blastomycose s'accompagne parfois de lésions osseuses douloureuses, de type ostéolytique, qui touchent les vertèbres, les côtes, le crâne et les os longs.

24.3.5 Pityriasis versicolor

Le pityriasis versicolor est une infection chronique qui siège au niveau de la couche cornée de l'épiderme. Cette infection cutanée superficielle est causée par le mycète *Malassezia furfur*.

Les lésions arrondies ou en plaques présentent une fine desquamation. Leur couleur varie de beige clair à brun, d'où le terme de versicolor. On les observe surtout au niveau du thorax et de l'abdomen, ainsi que des bras et des cuisses.

24.4 Lésions mucocutanées causées par des virus

Des manifestations cutanées ou muqueuses accompagnent un certain nombre d'infections virales locales ou systémiques. Il s'agit principalement d'éruptions cutanées (voir Chapitre 26, *Viroses éruptives et autres infections virales*). De plus, certains papillomavirus sont responsables de la formation de tumeurs bénignes que constituent les verrues.

24.4.1 Verrues

Causées par différents papillomavirus, les verrues sont des tumeurs épithéliales bénignes limitées à la peau et aux muqueuses. Elles sont transmises par contact direct et par autoinoculation (par grattage), ainsi que par contact indirect. Le rôle de l'eau des piscines est bien connu dans la transmission des verrues cutanées.

Sur la peau, les verrues se présentent sous forme de projections calleuses planes ou plus ou moins surélevées. On distingue les verrues plantaires, les verrues planes et les verrues cutanées.

Les papillomavirus sont aussi responsables des condylomes ano-génitaux et du molluscum contagiosum. Ces infections sont transmises sexuellement. On observe la formation d'excroissances de grosseur variable, molles, rosées, en forme de chou-fleur ou de crêtes de coq. Ces verrues apparaissent sur les organes génitaux externes, sur la muqueuse vaginale, sur le col de l'utérus, autour de l'anus ou dans le rectum (voir Chapitre 21, *Infections du système génito-urinaire*).

24.5 Parasitoses

Plusieurs parasites s'introduisent dans l'organisme par la peau, soit directement, comme les larves de certains nématodes, soit par l'intermédiaire d'une piqûre infligée par un vecteur. Par ailleurs, quelques parasites quittent l'organisme en perforant la peau. Enfin, certaines parasitoses se manifestent aussi par des symptômes cutanés, notamment par des éruptions.

24.5.1 Parasitoses accompagnées de symptômes cutanés

Parmi les parasitoses accompagnées de manifestations cutanées mentionnons :

- l'onchocercose, causée par la filaire *Onchocerca volvulus*, marquée par des symptômes cutanés et oculaires (figure 24.10a). *O. volvulus* migre dans les yeux et cause des kératites, des uvéites ou des choriorétinites. L'onchocercose est la deuxième cause de cécité dans le monde après le trachome.
- la dracunculose, causée par la filaire *Dracunculus medinensis*, et qui se manifeste principalement par des lésions cutanées (figure 24.10b).
- les formes cutanée et muco-cutanée de la leishmaniose (voir Chapitre 27, *Infections transmises par des vecteurs*) ;

Figure 24.10a Onchocercose (*Onchocerca volvulus*[a])

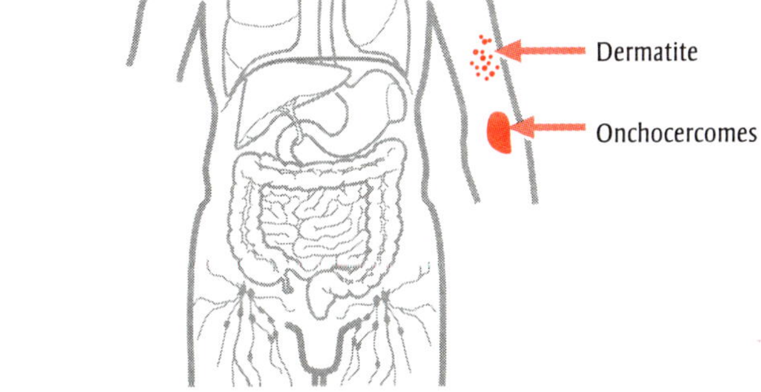

L'onchocercose est causée par la filaire *Onchocerca volvulus* et elle est transmise à l'Homme par des simulies. En s'introduisant dans la peau, les larves entraînent une dermatite et la formation de nodules, ou onchocercomes. La présence des helminthes dans la chambre antérieure de l'œil peut entraîner la cécité.

- les lésions cutanées causées par certains helminthes parasites des animaux qui peuvent infecter l'être humain, tels *Ancylostoma duodenale et Necator americanus*, qui s'introduisent dans leur hôte par la peau, entraînant une dermatite;
- les schistosomiases, qui s'accompagnent de symptômes cutanés lorsque les larves de ces vers s'introduisent dans la peau avant de gagner les tissus et les organes profonds;
- la dermatite du baigneur, que l'on observe en Amérique du Nord, causée par des schistosomes parasites des canards et des rats musqués. Ces schistosomes peuvent infester l'être humain. Les larves pénètrent à travers la peau saine et, quelques heures après la baignade, on observe des manifestations cutanées (papules prurigineuses). N'étant pas des parasites naturels, ces schistosomes ne peuvent se développer chez l'humain. Elles sont détruites rapidement par le système immunitaire et les symptômes cutanés disparaissent spontanément.

24.5.2 Lésions causées par des arthropodes

De nombreux arthropodes peuvent piquer l'Homme et causer des lésions cutanées ou des symptômes plus graves, en plus d'être les vecteurs de plusieurs maladies (paludisme, trypanosomiase, dengue, fièvre jaune, maladie de Lyme, etc.).

Les arthropodes les plus fréquemment incriminés sont les moustiques, les abeilles, les guêpes:

- les insectes piqueurs, comme le moustique, qui causent des démangeaisons; ces réactions cutanées sont causées par la salive et par les produits anticoagulants que ces insectes injectent dans la peau avant de se nourrir de sang;
- les abeilles, guêpes et autres diptères qui injectent un venin irritant; de plus, les personnes sensibles peuvent développer une réaction d'hypersensibilité de type anaphylactique;
- les tiques, qui s'incrustent dans la peau.

D'autres espèces d'arthropodes hématophages vivent en permanence sur la peau ou dans la peau (figure 24.11). C'est le cas des poux, de certains acariens, qui se transmettent directement ou indirectement d'une personne à une autre, et des puces qui proviennent des animaux (chiens, chats, rats, etc.).

Les poux piquent leur hôte très fréquemment et causent d'importantes démangeaisons, ce qui entraîne un risque élevé de

Figure 24.10b Dracunculose (*Dracunculus medinensis*)

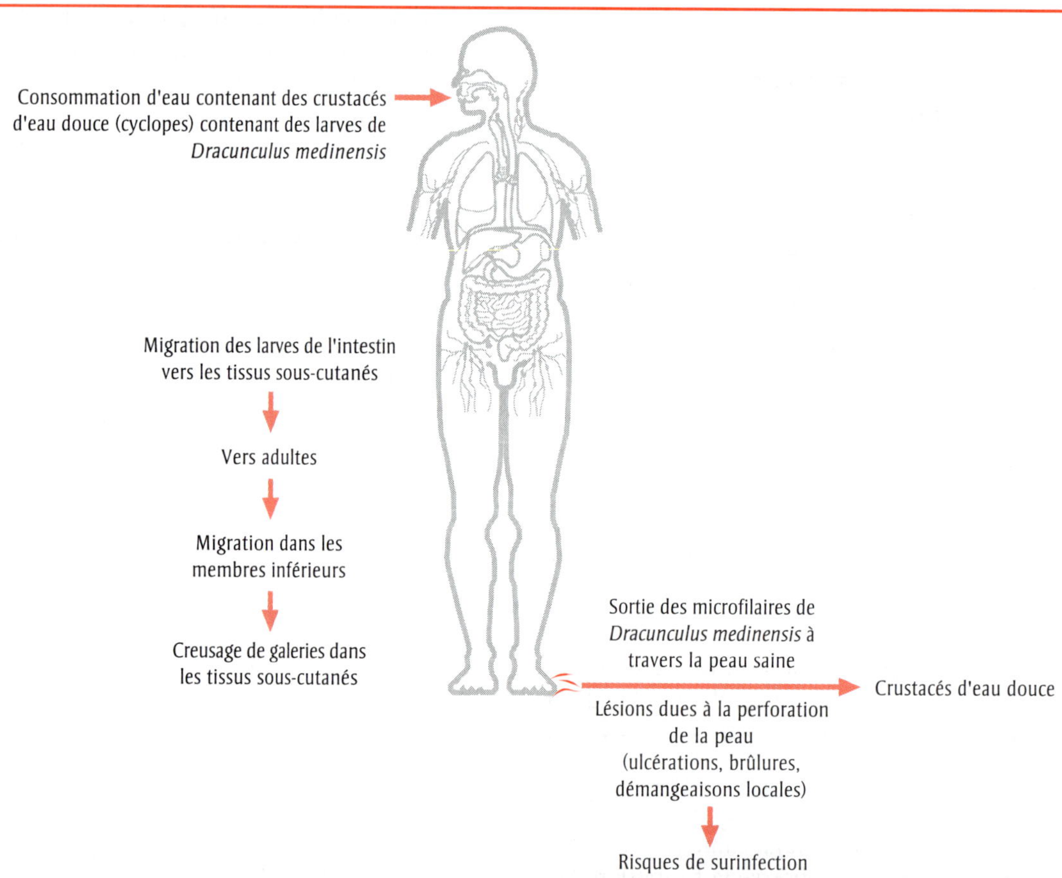

La dracunculose est causée par *Dracunculus medinensis* et survient par suite de la consommation d'eau contenant des petits crustacés d'eau douce (cyclopes) abritant des larves de *D. medinensis*. Cette filariose se manifeste principalement par des lésions cutanées causées par la présence des vers adultes, en particulier dans les membres inférieurs. Les larves traversent la peau pour regagner leur hôte intermédiaire.

surinfections par d'autres agents microbiens. Il existe trois espèces de poux parasites de l'Homme :

- le pou de tête, *Pediculus capitis* ;
- le pou du corps, *Pediculus corporis* ;
- le pou du pubis, *Pthirus pubis*.

Les acariens vivent dans la peau. Ils sont principalement représentés par les sarcoptes, *Sarcoptes scabiei*. Ces acariens sont responsables de la gale sarcoptique. Les parasites creusent des galeries sous la peau afin d'y pondre leurs œufs, ce qui entraîne de violentes démangeaisons. Des surinfections bactériennes sont possibles.

Figure 24.11 Lésions cutanées causées par de ectoparasites

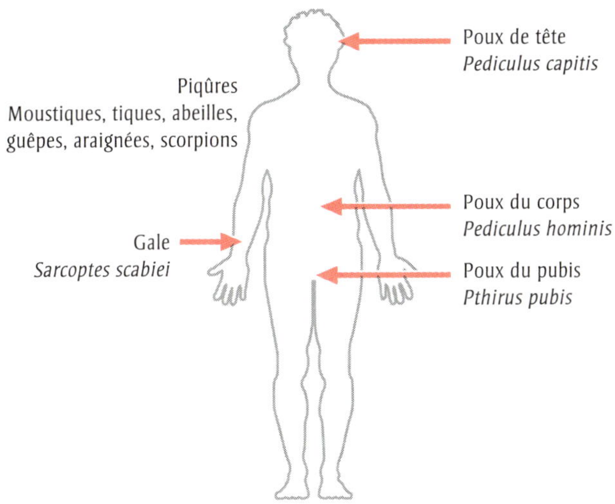

24.5.3 Infections parasitaires des muscles

Rappelons aussi que plusieurs parasites peuvent s'installer dans le tissu musculaire. C'est le cas de *Trypanosoma cruzi*, responsable de la trypanosomiase américaine, ou maladie de Chagas (voir Chapitre 27, *Infections transmises par des vecteurs*). Ce protozoaire s'installe dans plusieurs tissus, dont le tissu musculaire cardiaque. La présence du parasite entraîne divers troubles cardiaques (arythmies, hypertrophie ventriculaire).

Parmi les helminthes, on mentionnera :

- *Tænia solium*, occasionnellement responsable de la cysticercose. Différente de la téniase habituelle, causée par l'ingestion de cysticerques contenus dans la viande de porc mal cuite, et généralement inapparente ou sans gravité, la cysticercose est causée par l'ingestion d'œufs de ce ténia. Cette forme d'helminthiase, beaucoup plus grave, se traduit par des atteintes musculaires, oculaires et cérébrales. Les atteintes musculaires sont asymptomatiques, mais on peut observer des lésions oculaires (uvéites, rétinite et cécité) et des troubles neurologiques (épilepsie).
- *Trichinella spiralis*, dont les larves quittent le tube digestif pour aller s'installer dans le tissu musculaire strié où elles s'enkystent (figure 24.12). Ces larves s'installent préférentiellement dans les muscles oculaires, la langue, le diaphragme, les muscles intercostaux et, enfin, dans les muscles des bras et des jambes. La présence des larves provoque une intense réaction inflammatoire, des réactions allergiques et des myalgies. Dans les cas les plus graves, la trichinose peut s'accompagner de complications neurologiques, cardiaques et pulmonaires.

24.6 Infections des articulations et des os

L'arthrite septique et l'ostéomyélite sont deux affections de nature infectieuse susceptibles de frapper les articulations et les os.

Le terme d'arthrite désigne toutes les inflammations aiguës ou chroniques des articulations. Elles présentent toutes les mêmes symptômes, du moins dans leur phase initiale et se caractérisent par des lésions synoviales, cartilagineuses et osseuses. L'arthrite septique est donc difficile à différencier des autres formes d'arthrites : arthroses, arthrite rhumatoïde et arthropathies goutteuses. Le tableau 24.5 donne les caractéristiques des principaux types d'arthrite.

24.6.1 Arthrite septique

Les articulations constituent un terrain relativement propice à l'infection. Le tissu synovial, très vascularisé, est dépourvu de membrane basale. De ce fait, il est vulnérable à la contamination. L'arthrite infectieuse entraîne un épaississement de la membrane synoviale et la diminution de la production de liquide synovial. Ces modifications entraînent une augmentation du frottement et l'articulation devient douloureuse.

L'arthrite septique se manifeste par de la fièvre, par une réaction inflammatoire aiguë qui survient au niveau d'une articulation. Celle-ci est rouge, tuméfiée et douloureuse. La douleur est violente, au repos comme à la mobilisation, et on observe une restriction de l'amplitude des mouvements. Les articulations les plus fréquemment touchées sont le genou, le coude, le poignet, l'épaule, la hanche et la cheville.

Figure 24.12 Larve de *Trichinella spiralis* enkystée dans le tissu musculaire

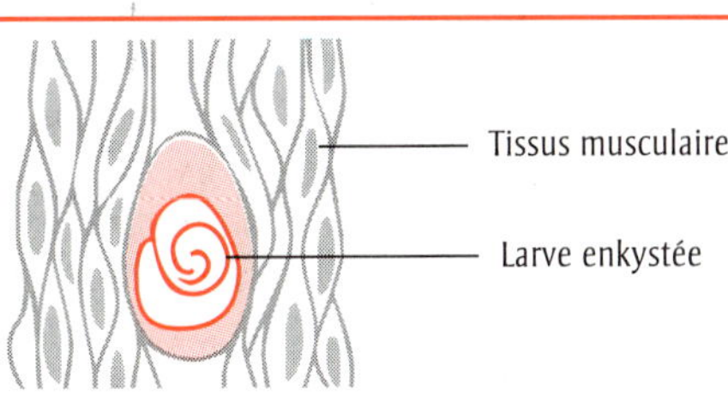

La plupart des cas d'arthrite infectieuse sont d'origine hématogène. Les microorganismes proviennent d'un site éloigné. Néanmoins, l'arthrite septique peut être consécutive à un traumatisme, notamment après l'installation d'une prothèse.

On trouvera dans le tableau 24.6 les bactéries et les mycètes responsables de ce type d'arthrite. Il faut cependant souligner le rôle prépondérant de *Staphylococcus aureus* et de *Neisseria gonorrhoeæ*. On estime que *Neisseria* est l'agent microbien le plus fréquemment incriminé dans l'arthrite septique dans le groupe d'âge des 15 à 40 ans.

Le diagnostic de l'arthrite infectieuse repose sur la culture du liquide synovial. Des biopsies synoviales sont parfois nécessaires pour mettre en évidence l'agent infectieux.

24.6.2 Ostéomyélite

L'ostéomyélite est une infection d'origine hématogène, la plupart du temps. Elle peut aussi être consécutive à une infection de blessure. Elle survient surtout dans l'enfance et l'adolescence, mais elle peut aussi frapper les adultes et les personnes âgées, en particulier à la suite d'interventions chirurgicales osseuses ou de l'implantation d'une prothèse.

Cette infection se caractérise par de la fièvre, de vives douleurs et par une inflammation des éléments cellulaires des os, du périoste et de la cavité médullaire. Le siège de l'infection varie selon l'âge des individus, de même que l'agent infectieux, même si le plus fréquemment en cause est *Staphylococcus aureus*. Le tableau 24.7 indique les microorganismes généralement responsables des infections osseuses ainsi que leur localisation prédominante en fonction de l'âge.

Comme l'ostéomyélite hématogène est associée à une bactériémie, l'hémoculture peut donner des indications sur l'agent étiologique de l'infection. La radiographie de l'os atteint oriente aussi le diagnostic en révélant une déperdition osseuse et une réaction du périoste.

Le choix de l'antibiotique dépend de l'agent infectieux en cause et de son antibiogramme. Le traitement est long : il demande de quatre à six semaines. Certaines ostéomyélites exigent un traitement chirurgical pour éliminer les fragments osseux nécrosés ou pour drainer un abcès osseux purulent qui entretiennent le foyer inflammatoire.

Tableau 24.5 Arthrites

Types d'arthrites	Caractéristiques
Arthrite septique	L'arthrite septique est une arthrite aiguë d'origine infectieuse, le plus souvent hématogène. Elle se manifeste par de la fièvre, par une réaction inflammatoire aiguë. L'articulation est rouge, tuméfiée et douloureuse. La membrane synoviale s'épaissit et la production de liquide synovial diminue. Le frottement augmente et l'articulation devient douloureuse. La douleur est violente, au repos comme à la mobilisation, et on observe une restriction de l'amplitude des mouvements.
Arthrose	Forme d'arthrite chronique la plus répandue, fréquente chez les personnes âgées. Elle est caractérisée par une destruction progressive du cartilage, mais on ne connaît pas encore très bien le mécanisme exact de l'arthrose. Cette destruction serait causée par une activité excessive des enzymes chargées, en temps normal, de détruire le cartilage endommagé; l'arthrose pourrait aussi résulter des effets cumulatifs de la pression et des frottements exercés sur les surfaces articulaires.
Arthrite rhumatoïde	L'arthrite rhumatoïde est une arthrite inflammatoire d'origine auto-immune dont l'origine n'est pas encore connue avec précision. On ignore la nature de l'antigène qui déclenche la réaction immunitaire. Ce dernier est peut-être un antigène exprimé par un agent infectieux (Streptocoques du groupe A). Par ailleurs, on observe la présence d'auto-anticorps anti-collagène et le dépôt de complexes immuns dans les articulations. Les complexes immuns entraînent une réaction inflammatoire (raideur, douleur, gonflement). Quand elle n'est pas traitée, cette réaction inflammatoire entraîne la déformation des articulations. On observe un épaississement de la membrane synoviale et la destruction du cartilage sous l'action des cellules immunitaires participant à la réaction inflammatoire. Il se forme un tissu cicatriciel qui réunit les extrémités osseuses, ce qui limite l'amplitude du mouvement de l'articulation, provoque des déformations et occasionne de vives douleurs.
Arthropathies goutteuses	Les arthropathies goutteuses sont causées par une accumulation d'acide urique produit en excès. L'acide urique est un déchet métabolique provenant de la dégradation des bases puriques qui entrent dans la constitution des acides nucléiques. Cet acide urique est éliminé par les reins, mais s'il est en concentration excessive dans le sang, il tend à se déposer sous forme de sels (urates) dans les tissus mous. Des cristaux d'urate ont tendance à se former dans les articulations. La présence de tels cristaux déclenche une violente réaction inflammatoire. Les globules blancs attirés phagocytent ces cristaux, mais ces derniers résistent à l'action des enzymes lysosomiales. Incapables de s'en débarrasser, les globules blancs les rejettent avec les enzymes contenues dans les tissus environnants. La persistance de l'agent agressant entretient l'état inflammatoire qui devient chronique.

Tableau 24.6 Agents microbiens responsables d'arthrites infectieuses

	Agents infectieux	Remarques
Arthrites septiques		
	Staphylococcus aureus	*Staphylococcus aureus* est l'agent infectieux le plus fréquemment incriminé dans les épisodes d'arthrite septique.
	Neisseria gonorrhoeæ	L'arthrite gonococcique est une complication fréquente de la gonorrhée chez les individus entre 15 et 40 ans.
	Salmonella *Hæmophilus*	Agents responsables d'arthrite chez les enfants.
	Borrelia burgdoferi	Les arthralgies sont causées par la présence des agents infectieux dans les articulations et probablement par le dépôt de complexes immuns dans les articulations.
	Mycobacterium tuberculosis	Ces symptômes ostéo-articulaires accompagnent la tuberculose osseuse.
	Sporothrix schenkii	L'arthrite et l'ostéoarthrite sont des manifestations extra-cutanées de la sprotrichose.
	Candida	Candida est occasionnellement responsable d'arthrite septique chez les patients hospitalisés souffrant de candidiase disséminée ainsi que chez les personnes qui s'injectent des drogues par voie intraveineuse.
	Coccidioides immitis	Plus du tiers des personnes souffrant de coccidioidose disséminée présentent des symptômes d'arthrite septique (ainsi que d'infections osseuses).
Arthrites réactionnelles		
		Les arthrites réactionnelles sont consécutives à des infections digestives, respiratoires ou urinaires. Il n'y a pas d'agents infectieux dans les articulations. Elles sont vraisemblablement causées par des réactions immunologiques vis-à-vis des bactéries ou des virus responsables de l'infection. Elles surviennent plus fréquemment chez les personnes HLA-B27.
Arthrites virales		
	Rubéole	Cette forme d'arthrite survient occasionnellement après la vaccination avec le vaccin vivant atténué
	Hépatite B	L'arthrite serait causée par des complexes immuns circulants.
	Parvovirus	Le parvovirus B19 est associé à certaines arthropathies, survenant chez les adultes, les femmes en particulier, chez lesquelles l'infection primaire peut déterminer une polyarthrite, sans érythème infectieux dans environ la moitié des cas

Tableau 24.7 Agents infectieux responsables des ostéomyélites hématogènes
(D'après : J. C. Pechère. *Reconnaître, comprendre , traiter les infections.* St-Hyacinthe, EDISEM, 1991).

Âge	Localisations préférentielles	Microorganismes responsables
Nourrisson	Ostéoarthrite[1]	Streptocoques des groupes A et B *Hæmophilus influenzæ* Entérobactéries *Staphylococcus aureus*
Enfant **Adolescent**	Ostéomyélite[2] (métaphyse des os longs)	*Staphylococcus aureus* *Mycobacterium tuberculosis* et autres agents de la tuberculose

Tableau 24.7 (suite)

Âge	Localisations préférentielles	Microorganismes responsables
Adulte	Spondylodiscite[3]	*Staphylococcus aureus* *Staphylococcus epidermidis* *Brucella* *Salmonella* *Mycobacterium tuberculosis*
Personne âgée	Spondylodiscite	Bactéries à Gram négatif *Staphylococcus aureus* *Mycobacterium tuberculosis*

Notes : 1 Ostéo-arthrite : infection combinée de l'articulation et de l'os (chez le nourrisson, il est impossible de distinguer entre ostéomyélite et arthrite car les communications vasculaires entre métaphyse et épiphyse propagent l'infection osseuse vers l'articulation contiguë);

2 Chez l'enfant et l'adolecent, le cartilage de conjugaison représente une barrière impénétrable à l'infection. L'infection osseuse se localise au dessous de la zone de croissance proprement dite.

3 Spondylodiscite : inflammation d'une vertèbre et des disques intervertébraux voisins.

Concepts clés à retenir

1. ***Staphylococcus aureus*** cause des **furoncles**, des **anthrax** et l'**impétigo**.
2. Les principales infections cutanées causées par les **streptocoques** sont l'**impétigo**, l'**érysipèle** et la **cellulite**. Certaines souches de streptocoques peuvent causer une **gangrène sous-cutanée** redoutable.
3. Les infections musculaires sont généralement causées par des bactéries anaérobies, comme ***Clostridium perfringens,*** qui sont responsables de **gangrènes**, des infections graves marquées par la nécrose du tissu musculaire.
4. Causée par ***Mycobacterium lepræ***, la **lèpre** se manifeste soit sous sa forme **tuberculoïde**, soit sous sa forme **lépromateuse**.
5. ***Trichophyton, Epidermophyton*** et ***Microsporum*** sont les principaux agents des **mycoses superficielles**.
6. Les **papillomavirus** provoquent la formation de **verrues**.
7. Plusieurs **parasitoses** s'accompagnent de manifestations cutanées : **leishmaniose**, **ankylostomiases**, **schistosomiases**, **onchocercose**, **dracunculose**.
8. Les **ectoparasites** et plusieurs **arthropodes** peuvent piquer l'être humain et causer des lésions cutanées.
9. L'**arthrite septique** est une infection des articulations généralement causée par ***Staphylococcus aureus*** ou par ***Neisseria gonorrhoeæ.***
10. Les **ostéomyélites** sont surtout causées par ***Staphylococcus aureus.***

Références et lectures suggérées

Bannister, B. A., Begg, N. T. et S. M. Gillespie. *Infectious Diseases*. 2e éd., Blackwell Sciences, Oxford, 2000.

Baron, E. Jo, Peterson, L. R., et S. M. Finegold. *Bailey & Scott Diagnostic Microbiology.* 9e éd., St-Louis, Mosby, 1994.

Baron, E. Jo, Chang, R. S., Howard, D. H., Miller J. N., et J. A. Turner. *Medical Microbiology. A Short Course.* Wiley-Liss, New York, 1994.

Couture, B. *Bactériologie médicale.* 3e éd., Montréal, Décarie, 1997.

Crainic, R. et J.-C. Nicolas (coordinateurs). *Virologie médicale.* Paris, Technique et documentation Lavoisier, 1993.

Delorme J. et A. Robert. *Mycologie médicale.* Montréal, Décarie, 1997.

Habicht, G., Beck, G. et J. Benach. « La maladie de Lyme ». *Pour la science*, dossier *Les maladies émergentes*, octobre 1995, p. 8-12.

Isada, C. M., Kasten, B. L., Goldman, M. P., Gray, L. et J. A. Aberg. *Infectious Diseases Handbook.* 4e éd., Cleveland, Lexi-Comp. inc., 2001.

Joklik, W. K., Willlet, H. P. et D. B. Amos. *Zinsser Microbiology.* 20e éd., Norwalk, Appleton & Lange, 1992.

Koneman, E. W., Allen, S. D., Janda, W. L., Schreckenberger et W. C Win Jr. *Color Atlas and Textbook of Diagnostic Microbiology.* 4e éd., Philadelphie, Lippincott, 1997.

Le Guenno, B. « Les nouveaux virus ». *Pour la science*, dossier *Les maladies émergentes*, octobre 1995, p.36-42.

Little, S. F. et B. E. Ivins. « Molecular Pathogenesis of *Bacillus anthracis* Infection ». *Microbes and Infection*, 1999, vol. 1, p. 131-139.

McBride, W. J. H. et H. Bielefeldt-Ohman. « Dengue Viral Infections; Pathogenosis and Epidemiology ». *Microbes and Infection*, 2000, vol. 2, p. 1041-1050.

Mims, C. A., Playfair, J., Roitt, Y., Wakelin, D. et R. Williams. *Medical Microbiology.* Londres, Mosby, 1998.

Mims, C., Nash, A. et J. Stephen. *Mim's Pathogenesis of Infectious Diseases.* San Diego, Academic Press, 2001.

Pechère, C. *Reconnaître, comprendre, traiter les infections.* St-Hyacinthe, EDISEM, 1991.

Rees, E. R, et R. F. Betts. *A Practical Approach to Infectious diseases.* 4e éd., Boston, Little, Brown and Co. 1996.

Richards, R. *Introduction à la parasitologie humaine.* Montréal, Décarie, 1994.

Specter, S., Rodincka, R. L., et S. A. Young. *Clinical Virology Manual.* Washington, D. C., American Society for Microbiology, 2000.

Strickland, G. T. et S. L. Hoffman. « Strategies for the Control of Malaria ». *Science & Medicine*, juillet-août 1994, p. 24-33.

Chapitre 25

Bactériémies, septicémies, infections cardiaques

Sommaire

25.1 Introduction

Dans ce chapitre se trouvent réunies les bactériémies, les septicémies et les infections cardiaques car ces états pathologiques ont une caractéristique commune: ils sont reliés à la présence d'agents infectieux dans le sang.

La bactériémie désigne généralement la présence transitoire de bactéries dans le sang. De son côté, la septicémie est une infection générale, marquée par des symptômes graves, causée par une décharge massive et répétée de bactéries provenant d'un foyer infectieux primaire. Ces deux termes ne sont donc pas synonymes.

Une bactériémie et, surtout, une septicémie peuvent entraîner des localisations infectieuses secondaires. Théoriquement, tous les organes peuvent être atteints puisqu'ils sont tous irrigués par le sang. Le foie, les poumons et les reins sont particulièrement exposés en raison de l'importance de leur vascularisation. Dans ce chapitre, nous nous limiterons toutefois aux infections cardiaques qui surviennent par suite de la présence de microorganismes provenant de foyers infectieux primaires et transportés par le sang dans les différents tissus du cœur.

25.2 Bactériémies

On désigne par le terme de bactériémie la présence de bactéries dans le sang révélée par une hémoculture. Cette présence est passagère ou durable, et elle peut être accompagnée de symptômes ou non.

Les bactéries pénètrent dans le sang de plusieurs manières:

- par une blessure au cours de laquelle la barrière cutanée et les vaisseaux sanguins superficiels sont rompus;
- par la voie lymphatique, lorsque les bactéries colonisent les ganglions lymphatiques ou parasitent les macrophages, et sont emportées avec la lymphe pour atteindre finalement le réseau sanguin.

Les bactéries ne se multiplient pas dans le sang. Les bactériémies peuvent être associées à des conditions physiologiques normales (bactériémie post-prandiale), ou à des états pathologiques divers. Le tableau 25.1 définit les différents types de bactériémies et y associe des exemples.

En temps normal, les bactéries ne survivent que quelques instants dans le sang (entre 30 et 45 minutes), car plusieurs

Tableau 25.1 Caractéristiques des différentes formes de bactériémies

Bactériémies	Caractéristiques	Exemples
Transitoire	Bactériémies qui ne durent que quelques minutes ou quelques heures Généralement asymptomatiques ou marquées par un léger pic de fièvre Bactériémies à l'origine d'infections secondaires (endocardite, ostéomyélite)	Bactériémie consécutive à une extraction dentaire ou une simple blessure Bactériémies consécutives à certaines investigations (cystoscopie, biopsies), ou certains traitements (dilatation urétrale, intervention chirurgicale, digestive ou gynécologique)
Intermittente	Bactériémie caractérisée par des hémocultures tantôt positives, tantôt négatives Signe d'obstruction intermittente au niveau d'un foyer infectieux (un abcès, par exemple) Généralement accompagnée par des poussées de fièvre marquées par une alternance de frissons durant l'élévation de la température et de sueurs durant le retour à la température normale	Anthrax staphylococcique Certaines infections génito-urinaires (salpingites, pyélonéphrites) Pneumonie à *Streptococcus pneumoniæ* Méningite à *Neisseria meningitidis*
Continue	Bactériémie caractérisée par des hémocultures positives durant plusieurs heures ou plusieurs jours de suite Généralement accompagnée de fièvre, d'une perte d'appétit, d'anémie, de splénomégalie et de foyers infectieux secondaires à localisations diverses (cerveau, rate, reins, os, myocarde)	Durant certaines infections (typhoïde, tularémie, peste pulmonaire) Dans le cas d'infections intravasculaires (infection d'une artère, shunt artéro-veineux, infection au niveau d'une valvule cardiaque)

mécanismes assurent rapidement leur destruction. Ces mécanismes sont:

- la phagocytose qu'assurent les cellules du système phagocytaire. Ces cellules sont présentes notamment le long des capillaires sinusoïdes du foie, ou des capillaires de la rate;
- les opsonines qui favorisent la phagocytose des bactéries par les granulocytes;
- le complément, qui exerce plusieurs activités antimicrobiennes (attraction des globules blancs, adhérence et opsonisation, activité lytique).

On distingue généralement trois types de bactériémies. Ce sont les bactériémies transitoires, intermittentes et continues. Comme l'indique le tableau 25.1, cette classification repose principalement sur la durée de la présence des microorganismes dans le sang. Les bactériémies s'accompagnent généralement de poussées de fièvre, d'intensité et de durée variables.

Si l'on ne trouve pas la cause d'une fièvre persistante, l'hypothèse d'une bactériémie doit être considérée. Un prélèvement de sang et une hémoculture s'imposent alors.

25.2.1 Indications des hémocultures

Il est indiqué de procéder à des hémocultures quand il est impossible d'identifier directement ou rapidement une infection présumée. Voici les principales situations qui devraient nécessiter une hémoculture:

- une fièvre d'origine indéterminée (FOI), en particulier après une intervention chirurgicale, un cathétérisme, une investigation (biopsies, cystocopies, etc.) ou une extraction dentaire (voir aussi chapitre 17, *Syndrome infectieux*);
- la présence d'un cathéter veineux installé depuis plusieurs jours;
- une infection localisée grave (méningite, pneumonie, pyélonéphrite, abcès profond, etc.);
- une personne qui utilise des drogues par injection intraveineuse;
- une aggravation inexpliquée de l'état général chez un sujet immunodéprimé.

Le sang peut être prélevé soit dans une seringue stérile, soit dans des récipients sous vide dotés d'un tube collecteur. Le prélèvement doit être effectué dans des conditions rigoureuses d'asepsie. On prélève généralement 10 ml de sang que l'on répartit entre deux milieux de culture. Le premier est incubé en aérobiose, le second en anaérobiose.

Il est conseillé de procéder à plusieurs prélèvements pour accroître les chances d'identifier les espèces présentes dans le sang. En effet, les bactéries ne survivent pas longtemps dans le sang et la bactériémie peut être intermittente. On procède généralement à trois ou quatre prélèvements dans les 24 heures.

25.2.2 Signification des hémocultures positives

Quand une hémoculture est avérée positive, il importe de savoir si les résultats obtenus indiquent une véritable bactériémie ou s'il s'agit d'une contamination accidentelle.

Dans le cas de bactériémies vraies, on isole des germes pathogènes: des streptocoques du groupe A, *Streptococcus pneumoniæ*, *Escherichia coli*, *Neisseria meningitidis*, *Proteus mirabilis*, *Hæmophilus influenzæ* et *H. parainfluenzæ* ou *Staphylococcus aureus*. Parmi les microorganismes anaérobies, on trouve *Bacteroides fragilis* et plusieurs espèces de *Clostridum*. Par ailleurs, une bactériémie peut être polymicrobienne. Le tableau 25.2 indique les microorganismes responsables de bactériémies. Il précise aussi trois facteurs importants dans la prise en considération de l'origine de la

Tableau 25.2 Microorganismes responsables de bactériémies
(D'après Pechère J. C. Reconnaître, comprendre, traiter les infections. St-Hyacinthe, EDISEM, 1991).

rte d'entrée	Infection initiale ou cause favorisante	Microorganismes probables
Cutanée	Furoncles, abcès, anthrax	*Staphylococcus aureus*[a]
	Plaies infectées	*Staphylococcus aureus*
	Érysipèle	*Streptococcus pyogenes*
	Cathéter intraveineux prolongé	*Staphylococcus aureus*
		Staphylococcus epidermidis
		Entérobactéries
		Candida
	Gangrène gazeuse	*Clostridium*
Pharyngée	Pharyngite œdémateuse	*Streptococcus pyogenes*
		Hæmophilus influenzæ (enfant)
		Neisseria gonorrhoeæ
		Neisseria meningitidis[a]
	Pharyngite gangréneuse	Divers anaérobies (sauf *B. fragilis*)

Tableau 25.2 (suite)

Porte d'entrée	Infection initiale ou cause favorisante	Microorganismes probables
Digestive	Perforation Chirurgie intestinale Voies biliaires	Streptocoques du groupe D *Escherichia coli* et entérobactéries *Pseudomonas* *Bacteroides fragilis* *Escherichia coli* *Salmonella*[a] Diverses anaérobies
Urinaire	Pyélonéphrite Instrumentation Chirurgie	*Escherichia coli* *Klebsiella* *Enterobacter* *Serratia* *Proteus* *Pseudomonas* Streptocoques du groupe D
Génitale (femme)	Salpingite Avortement Acouchement	Divers streptocoques *Escherichia coli* Autres entérobactéries Anaérobies à Gram positif (*Clostridium*) *Bacteroides* *Neisseria gonorrhoeæ* Staphylocoques
Pulmonaire	Pneumonies Bronchopneumonies	*Streptococcus pneumoniæ* *Klebsiella pneumoniæ* *Staphylococcus aureus*[a] *Pseudomonas* Anaérobies (rarement *Bacteroides*)

bactériémie: la porte d'entrée, le foyer infectieux initial et la cause favorisante.

Toutefois, une très grande prudence s'impose dans l'interprétation des résultats. Celle-ci doit, de toute manière, être effectuée à la lumière des symptômes cliniques. On tient compte notamment des éléments précédemment évoqués (tableau 25.2). Par ailleurs, l'examen microscopique et la culture des prélèvements effectués aux sites ou portes d'entrées probables apportent des éléments essentiels de confirmation, de même que diverses techniques d'imagerie médicale (rayons X, CT scan, etc.).

On notera aussi que la présence de bactéries dans le sang peut survenir sans qu'il y ait de porte d'entrée déterminée. De telles situations s'observent, par exemple, chez les nouveau-nés, chez les personnes souffrant du SIDA, chez les sujets neutropéniques ou qui ont subi une splénectomie.

Parmi les contaminants les plus fréquents, on trouve des bactéries comme *Staphylococcus epidermidis*, *Staphylococcus saprophyticus*, certains streptocoques et des entérocoques, des diphtéroïdes (corynébactéries) ou *Bacillus subtilis*. Par exemple, même s'il n'est pas considéré comme un microorganisme pathogène au sens strict, *S. epidermidis* est désormais reconnu comme un agent responsable d'infections nosocomiales (voir chapitre 29). En effet, cette bactérie peut infecter des cathéters et causer bactériémie et septicémie. Elle est aussi responsable de différentes infections nosocomiales et postopératoires. Par ailleurs, des corynébactéries isolées à plusieurs reprises dans les hémocultures d'une personne qui porte une prothèse valvulaire cardiaque sont peut-être la cause d'une endocardite.

25.3 Septicémies

Une septicémie résulte de la pénétration massive de bactéries dans le sang circulant. Puisque des mécanismes éliminent habituellement les bactéries présentes dans le sang, une septicémie survient seulement quand certaines conditions sont réunies:

- les bactéries réussissent à se développer plus rapidement qu'elles ne peuvent être éliminées;
- une défaillance des moyens de défense permet aux bactéries d'être présentes; les sujets neutropéniques sont très exposés aux septicémies à Gram négatif.

Les septicémies sont caractérisées par de la fièvre, des frissons, une sensation de malaise, de la tachycardie et de l'hyperventilation. Dans certaines formes de septicémies, on observe aussi des éruptions:

- vasculite dans une septicémie à *Staphylococcus aureus*;
- pétéchies dans le cas de septicémie méningococcique, accompagnées dans les cas les plus graves d'hémorragies et d'infarcissement des extrémités.

De telles infections sont graves.

Les symptômes des septicémies sont causés par les embolies microbiennes, par l'action des toxines microbiennes et par la libération de produits toxiques résultant de la destruction des tissus.

Les septicémies les plus fréquemment observées aujourd'hui sont causées par des bactéries à Gram négatif, en particulier en milieu hospitalier. Plusieurs facteurs expliquent cette nouvelle réalité:

- le recours de plus en plus fréquent à des investigations de type invasif et à des interventions chirugicales sophistiquées;
- l'antibiothérapie, qui sélectionne les souches microbiennes les plus résistantes;
- la survie prolongée des malades, autrefois rapidement condamnés.

Les septicémies à Gram négatif surviennent en particulier par suite d'infections ou d'investigations uro-génitales. Viennent ensuite des causes d'origine digestive (infections digestives post-opératoires, colites, perforations, maladie de Crohn, problèmes hépato-biliaires) et les infections respiratoires.

25.3.1 Infections susceptibles de s'accompagner de septicémies

Parmi les infections susceptibles de s'accompagner de septicémies, il faut mentionner:

- la méningococcémie, ou méningococcie, due à *Neisseria meningitidis*, généralement associée à une méningite purulente, et qui se traduit par une fièvre élevée, des douleurs articulaires et des éruptions cutanées (purpura);
- la gonococcémie, une complication de la gonorrhée causée par *Neisseria gonorrhoeæ*, et qui survient dans les cas de gonorrhée non traités ou causés par des souches de *N. gonorrhoeæ* très virulentes. Outre la fièvre, on observe des lésions cutanées (érythème, emboles) et, plus rarement, de l'arthrite et une endocardite;
- les septicémies staphylococciques, à porte d'entrée cutanée (anthrax, furoncles) ou consécutives à des chirurgies, à l'installation prolongée de cathéters ou à l'usage de drogues en intraveineuse.

En outre, les septicémies à staphylocoques sont associées à plusieurs facteurs favorisants. Parmi ceux-ci, retenons les maladies cardio-vasculaires dues à l'artériosclérose, les infections virales, le diabète, certains déficits immunitaires et les traitements antibiotiques auxquels résistent les staphylocoques.

Les septicémies staphylococciques sont à l'origine de différents foyers infectieux secondaires, que l'on qualifie parfois de métastases septiques. Ces foyers apparaissent principalement au niveau des poumons, des os, des articulations, du cerveau, du cœur et de la peau. En plus des infections secondaires que l'on vient de mentionner, les symptômes de cette septicémie sont la fièvre et la présence de pustules disséminées ou un purpura pustuleux. Chez certains sujets, on observe aussi de l'anémie. Un syndrome de choc peut survenir, mais moins fréquemment que lors de septicémies causées par des bactéries à Gram négatif.

La typhoïde, les paratyphoïdes et la brucellose sont d'autres maladies infectieuses susceptibles de s'accompagner d'états septicémiques.

Nous décrirons deux formes de septicémies responsables de manifestations généralisées qui se manifestent par un syndrome de choc: le choc septique et le syndrome de choc toxique.

25.3.2 Choc septique

Bien que des bactéries à Gram positif soient occasionnellement responsables de ce syndrome, le choc septique est surtout causé par des bactéries à Gram négatif: *Neisseria meningitidis*, *Salmonella, Serratia, Escherichia coli, Proteus, Pseudomonas* et *Bacteroides*. Le choc peut être déclenché par des bactéries présentes dans le sang (bactériémie) ou qui ont pénétré dans l'organisme par différentes portes d'entrée. Elles peuvent être introduites lors de cathétérismes veineux, de l'installation de sondes endotrachéales ou urinaires. Elles peuvent aussi pénétrer dans l'organisme lors d'investigations des voies urinaires, de chirurgies abdominales, en particulier celles du côlon et de la vésicule biliaire, de chirurgies cardio-vasculaires, d'avortements septiques ou d'accouchements difficiles. Le choc septique survient fréquemment chez les diabétiques, les cancéreux et les grands brûlés.

Il est à noter aussi que la fièvre élevée, les pétéchies et les symptômes de choc observés lors d'infections à *Neisseria meningitidis*, sont à mettre en relation avec les grandes quantités d'endotoxines libérées durant l'infection (les pétéchies sont des micro-hémorragies cutanées, caractérisées par des petites taches rouge-violacé).

Déroulement du choc septique

La libération massive de LPS (endotoxines) induit une réaction complexe à l'issue de laquelle des cytokines et d'autres médiateurs de l'inflammation sont produits en grandes quantités. Le choc septique résulte directement de la surproduction de ces médiateurs. En fait, les endotoxines ne tuent pas les cellules directement, mais elles agissent sur plusieurs catégories de cellules : les cellules endothéliales, les macrophages, les monocytes et les granulocytes. Ce sont ces cellules qui sont responsables de la mise en route des événements qui induisent une violente réaction inflammatoire généralisée et qui aboutiront éventuellement au choc mortel.

L'évolution du choc septique est redoutable : il est mortel dans 40 à 60 % des cas. Comme l'indique le tableau 25.3, les effets des endotoxines sont multiples mais, généralement, la mort résulte indirectement de troubles vasomoteurs provoqués par l'effondrement brutal de la pression artérielle (collapsus cardio-vasculaire), par des désordres acido-basiques et électrolytiques graves. Très souvent, ces manifestations sont accompagnées de troubles de la coagulation, de complications hémorragiques et d'insuffisance rénale.

Comme l'illustre la figure 25.1, le déroulement du choc septique met en jeu plusieurs acteurs cellulaires et moléculaires mais, parmi ces derniers, trois d'entre eux jouent un rôle clé : le facteur de Hageman, le complément et la bradykinine.

Tableau 25.3 Effets des endotoxines

Effets	Remarques
Troubles vasomoteurs	Ces troubles sont provoqués par les amines vasoactives (histamine, sérotonine, etc.) libérées par suite des lésions cellulaires causées par les endotoxines. Par leurs effets vasodilatateurs sur les artérioles, ces amines sont à l'origine de l'hypotension et de l'hypovolémie (résultant de l'hyperperméabilité capillaire). Hypotension et hypovolémie provoquent la chute du débit cardiaque. Dans leurs manifestations les plus graves, les troubles vasomoteurs causent la mort par collapsus cardio-vasculaire (arrêt cardiaque).
Hypoxie, anoxie	La chute du débit cardiaque entraîne une diminution de la quantité d'oxygène distribué aux tissus par le sang (hypoxie) ou un arrêt de l'approvisionnement en oxygène (anoxie).
Acidose	Conséquence de la chute du débit cardiaque, l'acidose survient quand les cellules, privées d'oxygène, rejettent des acides organiques dans le sang, et que l'excès d'ions H^+ ne peut être absorbé par les tampons sanguins.
Oligurie, anurie	Le rein est un organe qui fonctionne sous pression. La chute du débit cardiaque entraîne la diminution ou l'arrêt de la filtration glomérulaire, ralentissant ou stoppant la production urinaire. Ces perturbations de la fonction urinaire renforcent l'acidose, car le rein intervient dans la régénération des carbonates qui font office de tampons. Elles entraînent aussi l'accumulation de substances toxiques excrétées en temps normal (créatine, urée, etc.).
Coagulation intravasculaire disséminée	Les endotoxines activent le facteur de Hageman et provoquent l'excrétion des facteurs de coagulation des plaquettes. L'activation du facteur de Hageman conduit indirectement à la formation de caillots par suite de la formation de fibrine à partir du fibrinogène. La coagulation intravasculaire survient principalement dans les petits vaisseaux et les capillaires; elle retient d'importants volumes de sang dans les organes richement vascularisés (poumons, foie, rein) et réduit encore le débit cardiaque.
Fibrinolyse	Sous l'action de la fibrinolyse, les caillots formés sont dissous.
Hémorragies	Comme la coagulation se poursuit sous l'action des endotoxines, l'organisme est incapable de remplacer les plaquettes et les facteurs de coagulation consommés, ce qui finit par entraîner des hémorragies.
Activation du complément	L'activation excessive du complément par le facteur de Hageman cause des dommages cellulaires. L'anaphylatoxine C5a stimule la production par les granulocytes de radicaux libres et de protéases qui attaquent les cellules endothéliales des vaisseaux sanguins. Le C5a se lie aussi aux basophiles, aux mastocytes et aux plaquettes sanguines qui rejettent alors des médiateurs chimiques (amines vasoactives, leucotriènes, PAF, etc.). Ces produits provoquent la vasodilatation et endommagent les capillaires.
Leucopénie	Diminution du nombre de globules blancs.
Fièvre	Dérèglement du système de contrôle de la température corporelle sous l'action des facteurs pyrogènes libérés par les globules blancs.

Facteur de Hageman

En premier lieu, les lipoplolysaccharides de la paroi (les endotoxines) activent le facteur de Hageman. Or ce facteur de coagulation, aussi appelé facteur XII, est un des plus importants verrous du fonctionnement du système de coagulation : quand il est activé tous les autres sont activés. De plus, l'activation du facteur de Hageman entraîne la mise en route de plusieurs systèmes biologiques responsables d'effets importants :

- activation du complément qui, produit en quantité excessive, sera à son tour indirectement responsable des dommages cellulaires ;
- activation du système kinine ; la bradykinine est un des agents vasoactifs les plus puissants ; elle est un acteur déterminant de l'augmentation de la perméabilité vasculaire des capillaires sanguins et de la fuite liquidienne vers les tissus.

Sous l'action du facteur de Hageman, la voie intrinsèque de la coagulation se met en route. Il s'enclenche alors une coagulation intravasculaire disséminée et la formation de microthromboses. Ces microthromboses sont aussitôt dissoutes par fibrinolyse. Mais comme le processus de coagulation demeure enclenché, la coagulation intravasculaire se poursuit. La consommation en plaquettes et en facteurs de coagulation

Figure 25.1 Déroulement du choc septique

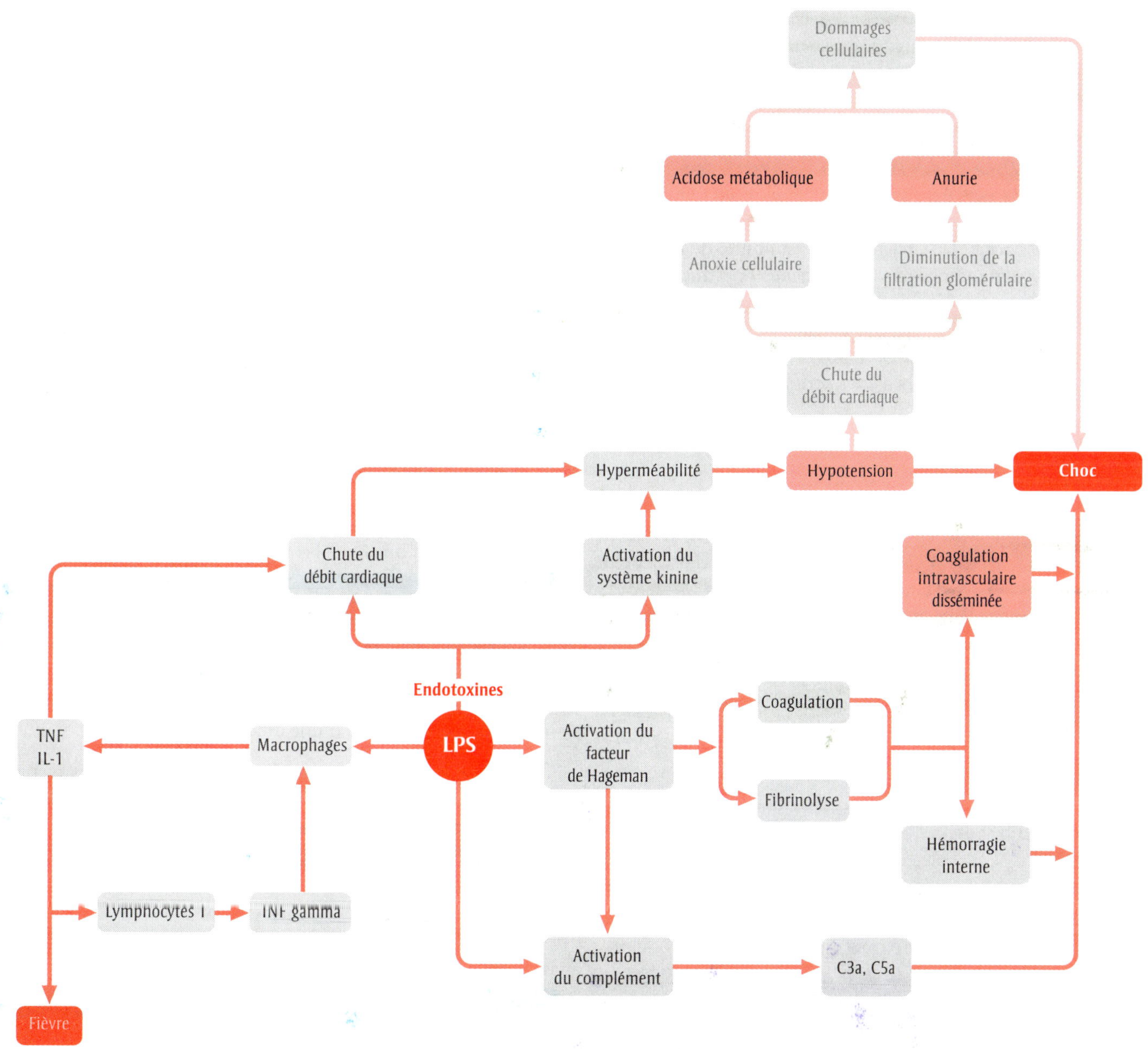

Tiré de : Jo Baron, E., et all. *Medical Microbiology. A Short Course*. New York, Wiley-Liss, 1994.

dépassant le taux de production, le risque de coagulation fait alors place à des risques d'hémorragies internes et à la défaillance de plusieurs organes (poumons reins, foie). Les hémorragies internes surviennent dans plus de 50 % des cas.

Complément

Le complément est le second acteur clé du choc septique et il est indirectement responsable de nombreux dommages infligés aux vaisseaux sanguins. Parmi les composants du complément, c'est la fraction C5a qui joue le rôle déterminant. Le C5a est une anaphylatoxine qui se fixe sur plusieurs catégories de cellules. Sa fixation sur les granulocytes stimule leur dégranulation, augmente leur adhérence les uns aux autres et aux cellules endothéliales. Les granulocytes stimulés par le C5a produisent des radicaux libres et des protéases qui s'attaquent aux cellules endothéliales, endommageant ainsi la paroi capillaire. Les poumons semblent le lieu privilégié de cette réaction médiée par le C5a, ce qui explique que le syndrome de détresse respiratoire soit une complication fréquente du choc septique.

Le C5a se lie aussi aux basophiles, aux mastocytes et aux plaquettes sanguines. À ce signal, ces cellules rejettent dans le milieu extracellulaire les différents médiateurs que contenaient leurs granules. Sont alors rejetés de l'histamine, de la sérotonine, des prostaglandines, des leucotriènes et d'autres métabolites dérivés de l'acide arachidonique, tels le PAF (*Platelet Activating Factor*). Ces médiateurs provoquent une vasodilatation et endommagent les capillaires. L'action pharmacologique de ces médiateurs a été décrite dans le chapitre 11.

Perturbations vasculaires

Les perturbations vasculaires constituent l'élément le plus spectaculaire du choc septique. Sous l'effet des amines vasoactives, les vaisseaux sanguins, en particulier les artérioles, subissent une dilatation importante. Les capillaires sanguins présentent une hyperperméabilité causée par l'augmentation locale de la pression sanguine. Responsable d'une importante fuite plasmatique, cette élévation de pression est d'autant plus importante qu'elle est combinée à deux autres facteurs :

- l'action de la bradykinine et des autres médiateurs vasoactifs ;
- les dommages à la paroi capillaire sous l'action des granulocytes stimulés par le C5a.

La fuite liquidienne entraîne à son tour une brutale chute de pression sanguine ainsi qu'une diminution du volume sanguin (hypovolémie). Les conséquences de la chute de pression sanguine sont multiples car elle occasionne une cascade d'événements tous aussi graves les uns que les autres :

- réduction du débit cardiaque ;
- anoxie tissulaire, puisque l'oxygène nécessaire aux activités cellulaires ne peut être acheminé en quantité suffisante ;
- acidose métabolique, qui résulte de l'excrétion, par les cellules anoxiées, d'acides organiques qui s'accumulent dans le sang ;
- diminution de la filtration glomérulaire, directement liée à la chute du débit sanguin et qui conduit à l'oligurie (réduction du volume urinaire) ou à l'anurie (absence totale de production d'urine).

L'arrêt des fonctions rénales cause à son tour l'accumulation dans le sang d'urée, de créatinine et d'autres substances qui causent des dommages à l'organisme.

25.3.3 Syndrome de choc toxique

Au début des années 1980, on a constaté que des femmes utilisant des tampons menstruels superabsorbants pouvaient développer un syndrome présentant plusieurs points communs avec le choc septique. Pour cette raison, ce syndrome a été qualifié de syndrome de choc toxique (SCT). Le choc toxique associé à l'utilisation des tampons est une affection rare. L'incidence du SCT se situe entre 1 et 17 cas sur 100 000 femmes et jeunes filles menstruées, par année.

Les études épidémiologiques systématiques entreprises alors ont révélé que :

- les hommes et les femmes peuvent contracter ce choc toxique mais, dans 75 % des cas, il survient chez des femmes en périodes de menstruations et qui utilisent des tampons ;
- toutes les femmes qui utilisent des tampons durant leurs menstruations sont susceptibles de contracter le SCT ;
- l'utilisation de tampons à degré d'absorption élevé augmente le risque de SCT ;
- le risque de SCT augmente si l'on utilise des tampons durant toute la durée du cycle menstruel ;
- le risque d'évolution vers les formes graves du choc toxique est plus élevé chez les adolescentes et les femmes de moins de trente ans que chez les femmes plus âgées.

Le choc toxique associé aux menstruations est causé par la sécrétion de la toxine 1 du syndrome de choc toxique (TSST-1). Seules les souches de *Staphylococcus aureus* abritant un virus bactériophage produisent cette toxine. Dans les autres cas de choc toxique causé par *Staphylococcus aureus* non associé aux menstruations, il s'agit d'une autre toxine.

Contrairement aux autres toxines staphylococciques responsables de choc, la TSST-1 a la propriété de diffuser dans la muqueuse vaginale puis dans tout l'organisme où elle se comporte comme un superantigène. Elle entraîne la sécrétion du facteur nécrosant des tumeurs (TNF) et d'interleukine 1, deux médiateurs vasoactifs susceptibles d'activer divers groupes de cellules immunitaires qui interviendront dans le développement du choc toxique proprement dit (figure 25.2).

La prolifération excessive de ces staphylocoques serait due à plusieurs facteurs :

- augmentation de la disponibilité de l'oxygène par suite de la présence du tampon ;

- élévation du pH vaginal et augmentation de la concentration des protéines durant les menstruations;
- présence des ions Mg ++ attirés par les matières absorbantes du tampon, notamment le polyacrylamide.

Les effets du syndrome de choc toxique sont variables. On note généralement une forte fièvre (39° C et plus) apparaissant brutalement, des vomissements, de la diarrhée, une éruption cutanée ressemblant à un coup de soleil, une desquamation au niveau de la paume des mains et de la plante des pieds, une chute de pression sanguine, des étourdissements ou des évanouissements. Chez certaines personnes, le syndrome de choc toxique évolue rapidement vers une forme pouvant être fatale par suite de collapsus cardio-vasculaire causé par l'effondrement de la pression sanguine. Toute femme utilisant des tampons qui ressent de tels symptômes en période menstruelle doit enlever aussitôt le tampon qu'elle porte et contacter un médecin ou se présenter au service d'urgence d'un hôpital pour un traitement immédiat.

Comme l'utilisation de tampons à degré d'absorption élevé augmente le risque de SCT, on peut réduire ce risque en utilisant des tampons d'absorption peu élevée, en les changeant toutes les quatre à six heures ou en alternant tampons et serviettes hygiéniques.

25.3.4 Traitement des septicémies

Le traitement d'une septicémie repose sur trois éléments:

- une antibiothérapie, à l'aide d'un antibiotique à large spectre, et qui sera adaptée si nécessaire une fois l'agent microbien identifié;
- le drainage des abcès et l'élimination des tissus nécrosés;
- des mesures de soutien respiratoire, circulatoire et rénal dans le cas des syndromes de choc.

Le respect d'une asepsie rigoureuse lors de l'installation des cathéters veineux permet de réduire le risque d'une infection sanguine. L'antibioprophylaxie ou l'immunisation permettent aussi de protéger les sujets vulnérables, tel les porteurs de prothèses valvulaires cardiaques, les patients neutropéniques ou ceux qui ont subi une splénectomie.

25.4 Infections cardiaques

Les infections cardiaques sont localisées selon les régions anatomiques du cœur qu'elles touchent. Comme le montre la figure 25.3, on distingue les endocardites, les myocardites, les péricardites et les infections affectant les valvules cardiaques. On notera que les inflammations des enveloppes et du tissu

Figure 25.2 Syndrome de choc toxique

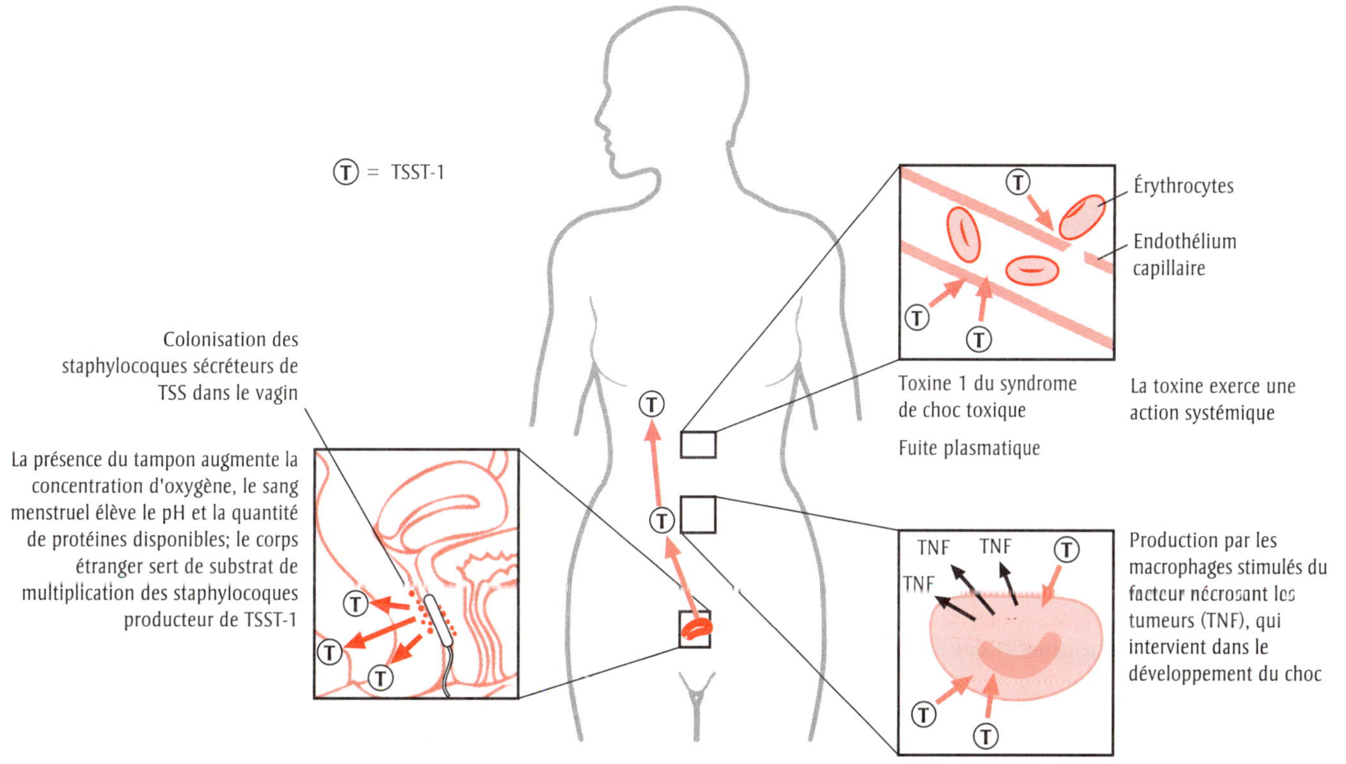

Tiré de : Jo Baron, E., et all. *Medical Microbiology. A Short Course*. New York, Wiley-Liss, 1994.

Figure 25.3 Infections cardiaques

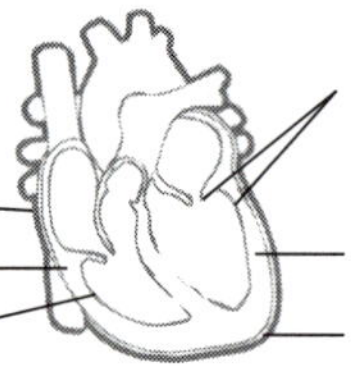

cardiaque ne sont pas nécessairement d'origine infectieuse. Les endocardites peuvent notamment être causées par des malformations congénitales

25.4.1 Endocardites infectieuses

Les endocardites infectieuses sont généralement consécutives à des bactériémies de différentes origines:

- interventions diverses (extractions dentaires, investigations médicales, interventions chirurgicales);
- foyer infectieux primaire (anthrax, abcès, etc.);
- cathéter intraveineux;
- injection intraveineuse de drogues.

Ces infections peuvent siéger:

- sur l'endocarde proprement dit, au niveau duquel les agents infectieux causent des lésions ulcératives ou des excroissances bourgeonnantes (végétations);
- sur les valvules, où elles se manifestent par des lésions végétantes (végétations). Les valvules sont des structures vulnérables car il y a peu de moyens de défense à ce niveau.

Agents étiologiques des endocardites

Les endocardites sont causées par différents microorganismes. Les plus fréquemment rencontrés sont:

- les streptocoques du groupe *viridans* (*S. sanguis*, *S. mutans*, *S. mitis*) et les entérocoques;
- *Staphylococcus aureus*;
- *Staphylococcus epidermidis* et d'autres staphylocoques à coagulase négatif;
- les entérobactéries;
- *Candida*.

On pense que les microorganismes s'installent sur des végétations formées de fibrine et de plaquettes présentes sur des valvules déjà endommagées. L'adhérence de ces microorganismes est probablement associée à leur capacité de sécréter des adhésines, des fibronectines et des dextrans (des composés identiques à ceux que l'on trouve dans la plaque dentaire). Une fois installés, les microorganismes se multiplient; ils entraînent aussi la formation de dépôts de fibrine et de plaquettes sanguines encore plus importants. Au bout de quelque temps, les végétations peuvent prendre de l'ampleur. La prolifération est aussi favorisée par l'absence de moyens de défense immunitaire au niveau de l'endothélium valvulaire.

Manifestations des endocardites

Les deux principales manifestations des endocardites sont la fièvre et un souffle. Le souffle cardiaque se manifeste par un son d'intensité et de timbre particuliers occasionné par un écoulement ou un reflux anormal du sang au niveau de la valvule lésée. En plus de ces deux manifestations, on observe aussi, mais de façon inconstante, de l'anémie, une neutrophilie ou une thrombocytopénie.

Les endocardites se déroulent selon diverses modalités. On en distingue généralement quatre:

- l'infection valvulaire, marquée par l'attaque du tissu valvulaire, par la formation de végétations, et par l'insuffisance valvulaire. L'infection peut s'étendre à l'endocarde et causer un abcès cardiaque ou un bloc cardiaque;
- la bactériémie, qui produit de la fièvre et des symptômes systémiques, ainsi que des atteintes éloignées (métastatiques), se manifestant sous forme d'abcès (au cerveau, au rein, etc.);
- l'embolisation, c'est-à-dire la rupture des végétations infectées qui sont ensuite emportées par la circulation et qui se déposent dans les lits vasculaires périphériques. À leur tour, ces emboles causent des infarctus septiques dans la plupart des organes (reins, cerveau, rate, etc.). De plus, en colonisant les parois des vaisseaux sanguins, les bactéries causent des anévrismes, ce qui provoque des hémorragies (notamment, sous les ongles des mains et des orteils) ou des pétéchies;
- le dépôt de complexes immuns; la présence de complexes immuns s'observe surtout chez les personnes dont les mécanismes immunitaires sont altérés ou dont les infections sont causées par des bactéries à développement intracellulaire (*Salmonella*, *Listeria*, *Brucella*, etc.).

Ces complexes immuns sont notamment responsables de glomérulonéphrites et de différentes lésions cutanées, notamment les pétéchies et les nodules d'Osler. Les nodules d'Osler se présentent sous forme de petites taches lenticulaires, rouges, douloureuses. Ces lésions se développent dans le derme à l'extrémité des doigts, des orteils, dans les paumes des mains et sous la plante des pieds.

Évolution des endocardites

Les endocardites évoluent selon plusieurs modalités: elles sont tantôt aiguës, se développant en quelques jours, tantôt subaiguës (en trois à six semaines). Plus rarement, elles évoluent sur un mode chronique (plusieurs mois).

Dans 80 % des cas, les endocardites aiguës sont causées par *Staphylococcus aureus*. Elles sont accompagnées de fortes fièvres, de septicémie et d'une détérioration rapide des valvules cardiaques.

Les endocardites subaiguës sont plutôt causées par des streptocoques du groupe *viridans*, par des staphylocoques et des entérocoques. Elles sont accompagnées de fièvre, d'embolie, de troubles immunologiques et de souffles cardiaques. Quant aux endocardites chroniques, elles sont plutôt d'origine fongique (*Candida*).

25.4.2 Endocardites infectieuses associées à des prothèses valvulaires

Les prothèses valvulaires sont des biomatériaux qui constituent un terrain propice à l'adhésion d'un certain nombre de microorganismes. Quand il y a une bactériémie, ces prothèses risquent de s'infecter facilement.

On distingue deux types d'endocardites associées à des prothèses valvulaires selon la précocité avec laquelle elles surviennent après l'intervention chirurgicale:

- Les endocardites précoces, qui sont généralement causées par des staphylocoques ou des bactéries entériques à Gram négatif;
- les endocardites tardives (plusieurs mois après l'intervention chirurgicale), qui sont causées par *Staphylococcus epidermidis*, par des streptocoques provenant de la bouche (groupe *viridans*) ou par des entérocoques.

Ces endocardites ne sont pas rares. Elles sont difficiles à traiter et demandent généralement le remplacement de la prothèse infectée. Pour éviter de tels ennuis, il est recommandé de soumettre les personnes portant des prothèses valvulaires à une antiobioprophylaxie avant toute investigation ou intervention susceptible de provoquer une bactériémie.

25.4.3 Diagnostic et traitement des endocardites

L'échocardiographie et l'échocardiogramme transœsophagien sont devenus deux éléments essentiels de l'investigation des endocardites infectieuses. L'hémoculture apporte généralement la preuve de l'infection. Dans le cas d'endocardites aiguës, il est recommandé de procéder à trois hémocultures sur une période de deux heures. Dans le cas d'une endocardite subaiguë, on en effectuera trois ou quatre étalées sur une période de 12 heures.

L'antibiothérapie est le principal traitement des endocardites. Le choix de l'antibiotique dépend de l'agent étiologique identifié. Le traitement est long (de 4 à 6 semaines en moyenne).

Dans le cas des endocardites associées à des prothèses valvulaires et des endocardites chroniques, il est nécessaire de recourir à la chirurgie.

On peut recourir à une antibioprophylaxie pour prévenir les endocardites chez les personnes à risque, en particulier les personnes qui ont des valvules cardiaques artificielles et celles qui ont déjà souffert d'endocardite. De telles antibioprophylaxies sont conseillées lors d'extractions dentaires et d'investigations ou d'interventions chirurgicales gastro-intestinales ou génito-urinaires.

Malgré les antibiotiques, le pronostic des endocardites reste lourd: on estime que le taux de mortalité se situe entre 20 et 30 % (contre 100 % avant la découverte des antibiotiques). Mêmes si toutes les bactéries responsables des endocardites sont sensibles à un antibiotique ou à un autre, on constate qu'il est parfois difficile d'éliminer toutes les bactéries présentes dans le foyer infectieux. Il se peut que cela soit dû à la relative inaccessibilité des agents infectieux abrités dans les végétations.

25.4.4 Rhumatisme articulaire

Le rhumatisme articulaire est une complication cardiaque d'une infection causée par *Streptococcus pyogenes*. On désigne aussi cette maladie par les termes de cardite rhumatismale, de manifestation cardiaque du rhumatisme articulaire aigu ou maladie de Bouillaud.

Plus précisément, cette complication se manifeste par une pancardite, c'est-à-dire une endomyopéricardite, qui affecte donc les trois structures histologiques du cœur. Elle résulte des réactions immunitaires contre l'infection streptococcique car les anticorps antistreptocciques réagissent aussi vis-à-vis des tissus cardiaques.

Une crise aiguë survient deux à quatre semaine après l'infection initiale (pharyngite streptococcique). La cardite rhumatismale résulte d'infections répétées causées par des souches de *Streptococcus pyogenes* possédant des protéines M de différents types antigéniques.

Ces fièvres rhumatismales se manifestent par des blocs cardiaques (résultant des troubles de la propagation de l'onde d'excitation). On observe aussi des sténoses des valvules mitrales, tricuspides ou pulmonaires, ou encore un rétrécissement de l'aorte. Le rhumatisme articulaire non traité peut entraîner l'hypertrophie et l'insuffisance cardiaques.

Traitement du rhumatisme articulaire

Le traitement du rhumatisme articulaire aigu repose sur l'antibiothérapie (pénicilline), des anti-inflammatoires (aspirine et corticostéroïdes), le repos et le traitement des troubles du rythme cardiaque. Il peut aussi nécessiter l'implantation de prothèses valvulaires pour remplacer les valvules devenues défectueuses.

25.4.5 Myocardites

Outre des symptômes non spécifiques (douleurs à la poitrine, dyspnée), les myocardites infectieuses se manifestent par une inflammation du myocarde, par diverses arythmies, par une hypertrophie ventriculaire et par une sténose des valvules auriculo-ventriculaires (mitrale et tricuspide).

Ces infections sont causées par plusieurs agents infectieux. Les principaux sont:

- *Trypanosoma cruzi*, responsable de la trypanosomiase américaine (maladie de Chagas);
- *Borrelia burgdorferi*, agent de la maladie de Lyme;
- *Corynebacterium diphteriæ*;

Outre ces agents infectieux, qui sont décrits dans les chapitres spécifiques aux maladies dont ils sont responsables, plusieurs infections virales entraînent des complications cardiaques. Les principaux virus responsables de myocardites sont les entérovirus: virus Coxsackie (surtout du groupe B) et échovirus, ainsi que les virus des oreillons, de la grippe et de la rubéole. Les myocardites d'origine virale sont plus fréquentes que celles d'origine bactérienne.

25.4.6 Péricardites

Les péricardites sont des inflammations du péricarde. Elles se manifestent par de la douleur thoracique et de la fièvre. On observe aussi de la dyspnée, surtout quand une péricardite coexiste avec une myocardite ou quand une péricardite évolue vers la formation d'adhérences entre les feuillets du péricarde, la formation de tissu fibreux ou vers la calcification.

Au cours d'une péricardite, la production de liquide péricardique s'arrête. Il y a abrasion des feuillets du péricarde et le cœur frotte contre le péricarde. Ce frottement produit un bruissement particulier, le bruissement péricardique, qui peut être entendu au stéthoscope.

Les péricardites sont causées par diverses bactéries et par plusieurs virus. On distingue généralement trois types de péricardites:

- les péricardites purulentes, causées par *Streptococcus pneumoniæ*, *Staphylococcus aureus*, des bactéries de la flore entérique, ou des microorganismes introduits lors d'une chirurgie ou provenant d'une septicémie;
- les péricardites d'origine virale, causées notamment par les virus Coxsackie, d'autres entérovirus, les virus des oreillons, de la grippe et de la rubéole.
- la péricardite tuberculeuse, consécutive à une tuberculose pulmonaire et à des localisations secondaires dans d'autres organes.

Outres les examens d'imagerie médicale (rayons X, CT scan, échocardiographie, etc.), les péricardites d'origine infectieuse peuvent être diagnostiquées au laboratoire par observation microscopique et culture des aspirations de liquide péricardique.

Le traitement des péricardites repose sur l'antibiothérapie, laquelle dépend des agents étiologiques.

Concepts clés à retenir

1. La **bactériémie** est la présence de bactéries dans le sang. Elle est révélée par l'**hémoculture**.
2. Les **septicémies** résultent de la présence massive de bactéries dans le sang circulant. Elles sont souvent causées par des **bactéries à Gram négatif**, des **staphylocoques**, des **méningocoques** et des **gonocoques**.
3. Les septicémies se manifestent par des **foyers infectieux secondaires**, par des **infections généralisées** parfois accompagnées de **choc septique** mortel.
4. Des infections frappent les différents tissus du cœur et causent des **endocardites**, des **myocardites** et des **péricardites**.

Références et lectures suggérées

Bannister, B. A., Begg, N. T. et S. M. Gillespie. *Infectious Diseases*. 2e éd., Blackwell Sciences, Oxford, 2000.

Baron, E. Jo, Peterson, L. R., et S. M. Finegold. *Bailey & Scott Diagnostic Microbiology*. 9e éd., St-Louis, Mosby, 1994.

Baron, E. Jo, Chang, R. S., Howard, D. H., Miller J. N., et J. A. Turner. *Medical Microbiology. A Short Course*. Wiley-Liss, New York, 1994.

Brown, A. E. « Neutropenia, Fever and Infection ». *American Journal of Medicine*, 1984, vol. 76, p. 421.

Couture, B. *Bactériologie médicale*. 3e éd., Montréal, Décarie, 1997.

Delorme J. et A. Robert. *Mycologie médicale*. Montréal, Décarie, 1997.

Isada, C. M., Kasten, B. L., Goldman, M. P., Gray, L. et J. A. Aberg. *Infectious Diseases Handbook*. 4e éd., Cleveland, Lexi-Comp. inc., 2001.

Johnson, H., Russel, J. et C. Pontzer. « Les superantigènes ». *Pour la science*, 1992, n° 176, p. 64.

Joklik, W. K., Willlet, H. P. et D. B. Amos. *Zinsser Microbiology*. 20e éd., Norwalk, Appleton & Lange, 1992.

Koneman, E. W., Allen, S. D., Janda, W. L., Schreckenberger et W. C Win Jr. *Color Atlas and Textbook of Diagnostic Microbiology*. 4e éd., Philadelphie, Lippincott, 1997.

Korzeniowski, O. M. *Atlas of Infectious Diseases*, vol. X, *Cardiovascular Infections*. Philadelphie, Churchill Linvingstone, 1998.

Mims, C. A., Playfair, J., Roitt, Y., Wakelin, D. et R. Williams. *Medical Microbiology*. Londres, Mosby, 1998.

Mims, C., Nash, A. et J. Stephen. *Mim's Pathogenesis of Infectious Diseases*. San Diego, Academic Press, 2001.

Murray, P. R., Rosenthal, K. S., Kobayashi, G. S. et M. A. Pfaller. *Medical Microbiology*. 3e éd., St Louis, Mosby, 1998.

Parillo, J. E. « Pathogenetic Mechanisms of Septic Shock Syndrome ». *New England Journal of Medicine*, 1993, vol. 328, p. 1471.

Rees, E. R, et R. F. Betts. *A Practical Approach to Infectious diseases*. 4e éd., Boston, Little, Brown and Co., 1996.

Specter, S., Rodincka, R. L., et S. A. Young. *Clinical Virology Manual*. Washington, D. C., American Society for Microbiology, 2000.

Chapitre 26

Viroses éruptives et autres infections virales

Sommaire

26.1 Introduction

Les viroses éruptives sont des viroses généralisées qui se manifestent, entre autres symptômes, par des éruptions cutanées. Ces éruptions résultent des réactions inflammatoires et immunitaires qui se déroulent dans le derme. La présence des virus dans les cellules endothéliales ou dans les cellules épithéliales entraîne des réactions immunitaires à proximité des vaisseaux sanguins.

Après avoir décrit les différentes catégories de manifestations éruptives, nous présenterons les principales maladies qui en sont responsables: la rougeole, la rubéole, la varicelle et le zona. Le tableau 26.1 présente les autres viroses qui s'accompagnent aussi de manifestations cutanées. La variole ne fait plus partie de cette liste, puisque l'Organisation Mondiale de la Santé a déclaré son éradication en 1979.

Ensuite, nous décrirons plusieurs autres infections causées par des virus: les oreillons, la mononucléose infectieuse et les infections causées par le cytomégalovirus. On trouvera en fin de chapitre un tableau récapitulatif des infections traitées dans ce chapitre (tableau 26.2).

26.2 Manifestations éruptives

Les éruptions accompagnant les infections virales se présentent sous forme d'éruptions maculeuses, maculo-papuleuses ou vésiculo-pustuleuses. Les macules et les papules se forment quand des réactions inflammatoires se déroulent dans le derme et que les agents infectieux demeurent dans les capillaires cutanés ou à proximité. L'infiltration leucocytaire est variable (présente ou absente) La présence de complexes immuns intervient aussi dans le processus inflammatoire et dans le développement de l'éruption. Ces complexes immuns, qui sont formés par la combinaison des anticorps et des antigènes viraux solubles, se déposent dans les capillaires du derme. On observe la formation d'éruptions maculo-papulaires au cours de la rougeole mais ce type d'éruption n'est pas exclusif au virus. On l'observe aussi au cours la scarlatine (*Streptococcus pyogenes*), par suite du dépôt de complexes immuns, et dans les rickettsioses. Dans ce cas, les rickettsies envahissent l'endothélium vasculaire, causant de l'inflammation, des lésions et des thromboses au niveau des capillaires du derme.

Les vésicules et les pustules se forment quand les agents infectieux quittent les vaisseaux sanguins et s'installent dans les tissus cutanés. La réaction inflammatoire entraîne alors la formation de vésicules ou de pustules remplies de sérosité. Ce type d'éruption caractérise l'herpès, la varicelle, le zona et certaines infections causées par des virus Coxsackie. Les virus pénètrent dans les cellules endothéliales et s'y multiplient. Ils quittent ensuite ces cellules et passent dans le derme. Ils infectent alors l'épiderme où ils causent des nécroses localisées. Seuls les virus capables de dissémination extravasculaire causent la formation de vésicules. Les complexes immuns interviennent aussi dans la pathogenèse des éruptions vésiculo-pustuleuses, mais de façon moins prépondérante que dans les éruptions maculo-papulaires. De plus, on notera qu'une infiltration leucocytaire secondaire des vésicules pleines de virus est responsable de la formation des pustules. Par la suite, ces pustules éclatent, sèchent, se couvrent d'une croûte puis cicatrisent.

La figure 26.1 illustre la pathogenèse de ces différents types d'éruption (voir aussi les tableaux 15.5 et 15.6).

26.3 Rougeole

La rougeole est la plus répandue des fièvres éruptives. Elle est causée par un virus de la famille des *Paramyxoviridæ*. Relativement bénigne dans les pays développés, la rougeole est une maladie meurtrière et redoutée dans les pays du Tiers Monde, où la malnutrition constitue le principal facteur d'aggravation. Elle est d'ailleurs la principale cause de mortalité chez les enfants de un à quatre ans.

La rougeole est une maladie à transmission directe. Son incubation est longue (une dizaine de jours) et la maladie est contagieuse durant la deuxième moitié de cette étape. Au cours de cette étape, le virus commence par se multiplier localement, au site d'entrée, puis il envahit tout l'organisme après être passé dans le sang (virémie). Il se multiplie dans les cellules épithéliales des muqueuses respiratoires, digestives et urinaires. Il envahit également les cellules endothéliales des petits vaisseaux sanguins et il gagne le système nerveux central.

Tableau 26.1 Principales viroses éruptives

Éruptions maculo-papuleuses	Éruptions vésiculo-pustuleuses
Rougeole	Herpès
Rubéole	Varicelle et zona
Cytomégalovirus	Virus Coxsackie A
Virus respiratoire syncytial	Variole
Hépatite B	Vaccine
Adénovirus	
Entérovirus	

Les premiers symptômes apparaissent une dizaine de jours après la contamination, ou contage. On observe une fièvre généralement forte et des signes non spécifiques (malaise, irritabilité) et une inflammation aiguë des muqueuses oculaire et respiratoire. Les manifestations de cette inflammation sont une conjonctivite, une rhinite et une toux sèche. Le diagnostic précoce peut être posé à l'observation du signe de Köplik, qui apparaît vers la 36e heure et qui persiste jusqu'au début de l'éruption. Le signe de Köplik est l'apparition sur la muqueuse buccale de minuscules taches blanc-bleuâtres sur un fond érythémateux. Ces taches sont tantôt discrètes, tantôt envahissantes.

L'éruption apparaît vers le 14e jour et marque la période d'état. Elle constitue la manifestation d'une réaction immunitaire à médiation cellulaire. En effet, cette éruption serait le résultat des dommages infligés par les lymphocytes T aux cellules endothéliales parasitées par les virus.

Cette éruption commence discrètement au niveau de la tête (à la racine des cheveux, derrière les oreilles). Elle se généralise ensuite sur tout le corps en trois ou quatre jours. Elle s'étend d'abord à la face, au cou et au thorax, puis elle gagne les membres supérieurs et enfin les membres inférieurs. L'éruption est constituée de maculopapules rouges, au contour irrégulier et mesurant quelques millimètres de diamètre. En outre, on note un visage rouge, bouffi et un écoulement nasal ; les paupières sont gonflées et les yeux larmoyants et photophobes.

Au bout de trois ou quatre jours, l'éruption disparaît, de même que la fièvre, s'il n'y a pas de complications.

L'essentiel du risque lié à la rougeole réside dans ses complications respiratoires et nerveuses. L'inflammation de la cornée, ou kératite, n'est plus observée dans les pays industrialisés.

Figure 26.1 Pathogenèse des éruptions cutanées

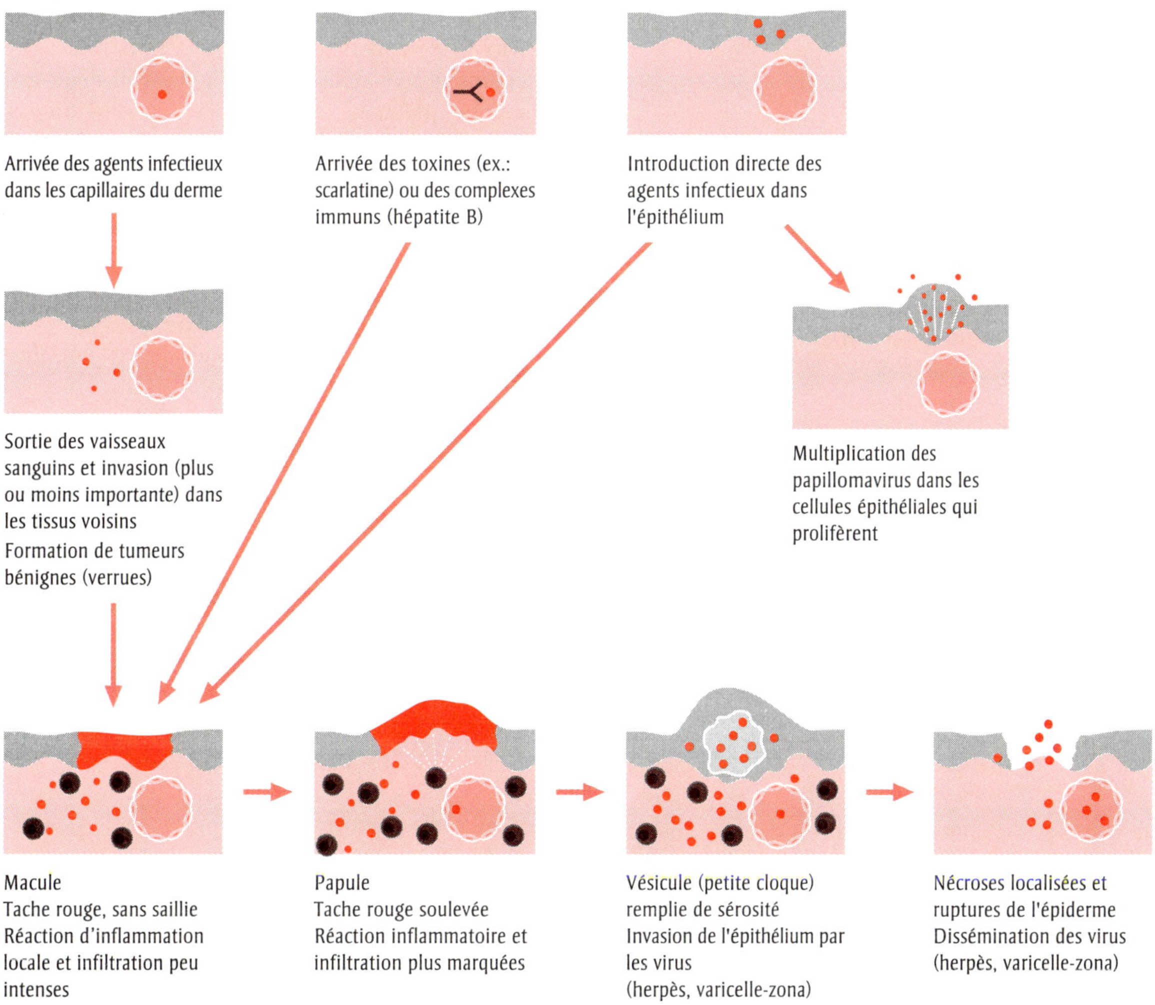

Les éruptions cutanées résultent des réactions inflammatoires et immunitaires causées par la présence de virus ou de complexes immuns dans les capillaires sanguins du derme et de l'invasion, à des degrés variables, des tissus voisins.

Les complications respiratoires sont de nature infectieuse. Elles prennent la forme de surinfections bactériennes (otites moyennes, pneumonies et broncho-pneumonies). L'encéphalite est une complication neurologique relativement fréquente (environ un cas sur mille). De gravité variable, elle peut être mortelle, guérir complètement ou laisser des séquelles. Plus rarement, on observe l'apparition de la panencéphalite subaiguë sclérosante. D'évolution très lente, mais toujours mortelle, cette encéphalopathie apparaît plusieurs mois ou plusieurs années après la rougeole. Cela signifie que le virus de la rougeole est un virus neurotrope persistant.

Le diagnostic de la rougeole repose sur le tableau clinique. Il n'y a pas de traitement pour cette maladie hautement contagieuse, mais un vaccin permet de protéger les personnes susceptibles (voir tableau 31.4). On peut aussi recourir à l'immunisation passive à l'aide d'immunoglobulines pour prévenir la rougeole auprès des contacts réceptifs et des personnes immunodéprimées (pour qui le vaccin est contre-indiqué).

Les nourrissons sont protégés par les anticorps maternels jusqu'à l'âge de cinq à six mois.

26.4 Rubéole

La rubéole est une infection causée par un virus du groupe des togavirus. Généralement bénigne, cette maladie n'est redoutable que pour la femme enceinte puisque le virus de la rubéole est tératogène pour le fœtus.

La maladie se transmet soit horizontalement, par voie aérienne, à partir des personnes malades, soit verticalement par voie transplacentaire. La rubéole congénitale est traitée au chapitre 22, *Infections congénitales et néonatales*.

La période d'incubation est de 14 à 18 jours. Il est à noter que la contagiosité précède les signes cliniques. De ce fait, les sujets contagieux sont indécelables. Cependant, la contagiosité de la rubéole est plus faible que celle la rougeole, mais plus forte que celle des oreillons.

Les cibles initiales du virus sont la muqueuse rhinopharyngée et les ganglions lymphatiques régionaux. La multiplication est asymptomatique. Elle est suivie d'une virémie au cours de laquelle le virus se propage dans tout l'organisme. On peut l'isoler de l'urine, des selles, du liquide synovial, des sécrétions cervicales utérines.

Après une brève phase d'invasion (un ou deux jours), inapparente ou marquée d'une fièvre légère, l'éruption cutanée maculopapulaire caractérise la phase d'état. Elle est due aux dommages causés par les lymphocytes T aux cellules endothéliales parasitées par les virus.

L'éruption débute au visage et s'étend progressivement en moins de 24 h au tronc, aux membres supérieurs, puis au membres inférieurs. Elle régresse et disparaît après un à trois jours. La maladie guérit d'elle-même, généralement sans complications. Toutefois, on peut observer de l'arthrite ou des arthralgies, qui atteignent plus souvent les femmes que les hommes.

Quand elle est apparente, la maladie est diagnostiquée par ses signes cliniques. On peut aussi, en cas de besoin (rubéole congénitale), rechercher les IgM spécifiques par des tests radioimmunologiques ou immunoenzymatiques (ELISA). Il n'y a pas de traitement, mais il existe un vaccin donné en combinaison avec la rougeole et la rubéole (voir tableau 31.4). On peut aussi recourir à l'immunisation passive à l'aide d'immunoglobulines pour prévenir la maladie ou en atténuer les symptômes. Toutefois, il n'est pas certain que ces immunoglobulines permettent de prévenir l'infection ou la transmission de la rubéole congénitale.

26.5 Autres viroses éruptives

Parmi les autres viroses éruptives, il faut mentionner la roséole et la « cinquième maladie ».

La roséole est causée par le virus HHV6 (*Human herpes* virus 6) et constitue la cause la plus fréquente d'éruption accompagnée de fièvre chez l'enfant. Il s'agit d'une infection bénigne qui survient chez les bébés, généralement entre 3 et 24 mois. Cette virose éruptive se manifeste par une forte fièvre (39 - 40 °C) durant trois à cinq jours et par une éruption maculo-papuleuse au niveau du cou, du thorax et du dos. La fièvre élevée, au début de l'infection, peut entraîner des convulsions. La maladie guérit spontanément en une semaine, sans complications.

Quant à la « cinquième maladie », aussi connue sous le nom d'érythème infectieux (*erythema contagiosum*), on l'observe chez les enfants de cinq à dix ans. Elle est asymptomatique la plupart du temps, ou est elle accompagnée par une légère éruption maculo-papuleuse au visage (impression de joues giflées), s'étendant ensuite au niveau des membres sous forme d'une éruption ressemblant à une fine dentelle. La maladie régresse spontanément en une à deux semaines. La cinquième maladie est ainsi nommée car c'est la cinquième des six maladies éruptives à avoir été découverte.

26.6 Varicelle et zona

La varicelle est causée par un virus de la famille des *Herpesviridæ*. Très contagieuse, et transmise par voie aérienne, cette infection frappe pratiquement tous les enfants en bas âge (entre deux et sept ans).

Cette infection débute silencieusement par une période d'incubation relativement longue (de 10 à 23 jours) au cours de laquelle les virus traversent l'épithélium respiratoire. Ils gagnent ensuite les cellules phagocytaires du foie et de la rate pour s'y multiplier. Par la suite, les virus passent dans le sang et retournent vers les cellules épithéliales de la peau et des muqueuses, notamment les muqueuses buccale et respiratoire. C'est à ce moment que l'on observe, en plusieurs poussées, les éruptions caractéristiques de la varicelle. Principalement localisées sur la partie supérieure du tronc, la figure et la tête, ces éruptions prennent d'abord l'aspect de macules rosées. Celles-ci se transforment en vésicules de quelques millimètres de diamètre et se remplissent de liquide. Au bout de 24 ou 48 heures, les vésicules se dessèchent puis se recouvrent de croûtes brunâtres. L'éruption vésiculeuse est accompagnée de violentes démangeaisons. Les croûtes sèchent et tombent. Des surinfections bactériennes à streptocoques ou à staphylocoques (impétigo) surviennent à l'occasion. Les vésicules ne laissent de cicatrices qu'en cas d'infections secondaires ou de grattage précoce et intempestif.

En général, la varicelle régresse sans qu'il soit nécessaire d'entreprendre un traitement. Toutefois, dans les cas les plus sérieux, l'aciclovir peut soulager les symptômes. Un vaccin à base de virus vivants atténués est disponible. Il permet de prévenir l'infection chez les personnes à risque qui n'ont pas été immunisées en bas âge, ou de raccourcir l'infection chez les personnes qui l'ont contractée.

La varicelle est plus grave chez les adultes, en raison des complications pulmonaires (pneumopathies) et neurologiques (encéphalites) qu'elle peut occasionner. De plus, une femme enceinte qui contracte la varicelle peut infecter son bébé durant la grossesse ou au cours de l'accouchement (voir chapitre 22, *Infections néonatales et congénitales*).

Quoique immunisés contre la varicelle, les sujets guéris ne sont pas pour autant débarrassés du virus de la varicelle. Celui-ci s'introduit dans les noyaux des neurones sensoriels des ganglions dorsaux et entre en dormance. Il n'y a pas de virions, mais l'ADN viral demeure dans les cellules infectées. À l'occasion d'un stress physiologique ou psychique, ou d'une autre maladie infectieuse, comme le SIDA, les virus de la varicelle se réactivent. Ils migrent le long des nerfs en direction de la peau (figure 26.2).

Le zona est dû à la réactivation du virus. Il est unilatéral car la réactivation ne survient que dans un des ganglions des deux nerfs symétriques. En règle générale, la région thoracique est le plus souvent affectée, car c'est à ce niveau que les lésions de la varicelle sont les plus fréquentes. Toutefois, des zonas peuvent être bilatéraux ou siéger en d'autres régions (zona céphalique).

L'apparition de l'éruption caractéristique du zona est précédée d'une vive douleur et d'une hyperesthésie, c'est-à-dire une augmentation de la sensibilité. La douleur ressemble à celle causée par une brûlure. Quelques heures ou quelques jours après ces premières manifestations, l'éruption débute par un

Figure 26.2 Varicelle et zona

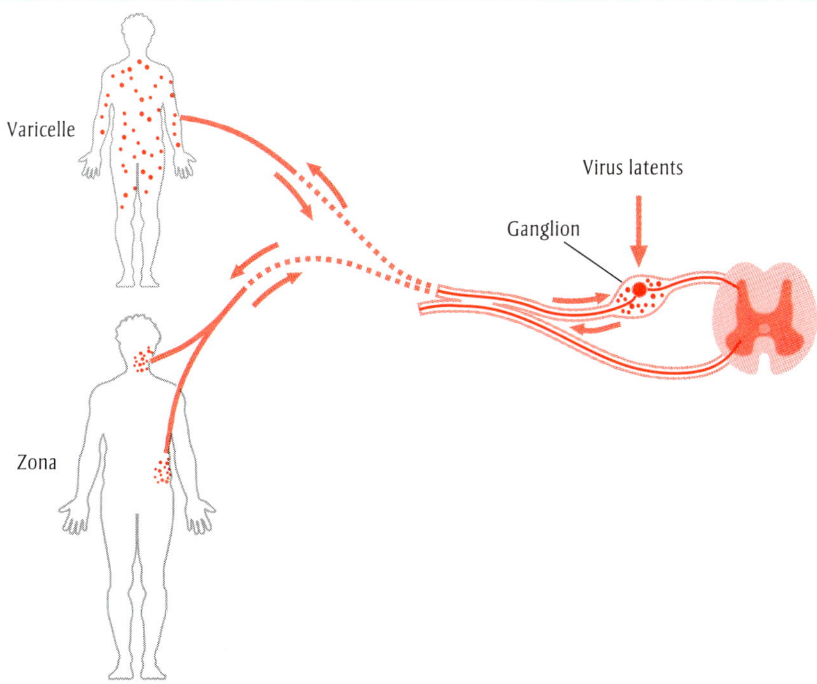

Les sujets qui guérissent de la varicelle ne sont pas débarrassés du virus. Celui-ci s'introduit dans les noyaux des neurones sensoriels des ganglions dorsaux et entre en dormance. À l'occasion d'un stress ou d'une autre maladie infectieuse, les virus se réactivent. Ils migrent le long des nerfs en direction de la peau. Ils provoquent une éruption cutanée formée de vésicules remplies d'une sérosité claire, accompagnée de violentes douleurs.

Le zona est unilatéral car la réactivation du virus ne survient que dans un des ganglions des deux nerfs symétriques. En règle générale, la région thoracique est le plus souvent affectée, car c'est à ce niveau que les lésions de la varicelle sont les plus fréquentes. Toutefois, des zonas peuvent être bilatéraux ou siéger en d'autres régions (zona céphalique et ophtalmique).

érythème discret qui se localise au niveau du territoire sensitif couvert par le nerf infecté. Par la suite, les plaques érythémateuses laissent la place à des petites vésicules remplies d'une sérosité claire. Cette éruption, qui se poursuit durant une quinzaine de jours, est accompagnée d'un syndrome neurologique périphérique marqué par des douleurs exacerbées, continuelles, avec des périodes paroxystiques. Ces douleurs durent quelques jours et s'atténuent lentement. Ensuite, les vésicules se recouvrent d'une croûte noirâtre. Elles disparaissent en laissant des petites plaques cicatricielles blanchâtres. Les séquelles sont fréquentes : les surinfections des lésions sont bien contrôlées par l'antibiothérapie, mais les douleurs post-zostériennes restent fréquentes, surtout chez les personnes âgées. On observe aussi des paralysies périphériques et, parfois, des manifestations viscérales. Ce type de complications survient notamment chez les personnes souffrant de troubles de l'immunité cellulaire comme ceux qui accompagnent le SIDA. Le syndrome de Guillain-Barré est également associé au zona.

Le zona est plus fréquent chez les personnes âgées : l'incidence passe de 3 pour 1000 entre 50 et 59 ans à près de 10 pour 1000 entre 80 et 90 ans. Le traitement du zona est essentiellement symptomatique et repose principalement sur l'emploi d'antalgiques pour atténuer les douleurs. Chez les personnes immunodéprimées, un traitement à l'aciclovir ou au famciclovir est recommandé.

26.7 Oreillons

Les oreillons affectent principalement les enfants d'âge scolaire, entre quatre et 14 ans. La maladie est causée par un paramyxovirus qui envahit l'appareil respiratoire et les ganglions lymphatiques. Durant deux semaines, les virus se multiplient dans les cellules de l'épithélium respiratoire et dans les ganglions voisins. Puis les virus gagnent le sang. À l'issue de cette virémie, ils s'installent principalement dans les glandes salivaires ; les testicules, les méninges et l'encéphale sont aussi la cible des virus.

Le tableau clinique typique de l'infection est celui d'une atteinte parotidienne bilatérale qui se manifeste par une tuméfaction douloureuse siégeant en avant du conduit auditif et donnant au visage une forme de poire. Il est à noter cependant que ces symptômes ne sont pas toujours présents et que la parotidite peut être unilatérale. Les virus sont rejetés avec la salive et c'est par les gouttelettes de salive qu'ils se propagent d'une personne à l'autre.

Les symptômes parotidiens durent environ une semaine, puis régressent spontanément.

Occasionnellement, le virus peut atteindre les testicules et causer une orchite (inflammation d'un ou des deux testicules et des épididymes). Cette atteinte secondaire est relativement fréquente chez les garçons pubères (20 %) et guérit spontanément. Elle n'est donc pas une cause importante de stérilité masculine, quoiqu'on dise. Les oreillons peuvent aussi se manifester par une méningite ou une encéphalite. L'évolution de ces localisations neuro-méningées est généralement favorable et ne laisse pas de séquelles.

La plupart du temps, le diagnostic repose sur les manifestations cliniques. Si nécessaire, il est possible de cultiver le virus à partir de la salive, du liquide céphalo-rachidien ou de l'urine. On peut aussi diagnostiquer l'infection en recherchant les IgM spécifiques du virus. Il n'y a pas de traitement, mais il existe un vaccin donné en combinaison avec la rougeole et la rubéole (voir tableau 31.4). L'immunité de la mère assure celle du fœtus puis de l'enfant durant les six mois suivant sa naissance.

26.8 Cytomégalovirus

Les infections causées par les cytomégalovirus se transmettent par la salive, l'urine, le sang, le sperme et les sécrétions cervicales utérines. Les cytomégalovirus peuvent aussi être transmis au cours des transfusions sanguines. Enfin, ils causent des infections opportunistes chez les personnes qui ont subi une transplantation d'organes, de même que chez les personnes souffrant du SIDA.

Une femme enceinte infectée peut transmettre le virus par voie transplacentaire. On le trouve aussi dans le lait, mais il n'est pas sûr qu'une infection puisse être contractée de la sorte.

Ces infections sont souvent inapparentes chez les enfants et les adultes immunocompétents ; elles ne sont graves, voire mortelles, que chez le nouveau-né.

Les virus commencent par infecter les cellules de l'épithélium respiratoire et les ganglions lymphatiques régionaux. De là, ils se propagent par voie sanguine dans tout l'organisme. Ils infectent les lymphocytes et les monocytes.

La présence des virus entraîne des modifications cellulaires. On observe des cellules géantes multinucléées (d'où le qualificatif de *cytomégalo*) et des cellules parasitées par les virus présentant des inclusions cytoplasmiques.

Généralement asymptomatique, la maladie est parfois marquée par une fièvre légère, une splénomégalie et par une mononucléose. Elle disparaît spontanément, sauf chez les sujets immunocompromis où le virus peut causer des complications graves : rétinites, pneumonies ou gastro-entérites.

Chez le fœtus et le nouveau-né, les infections par le cytomégalovirus sont redoutables. Elles sont notamment à l'origine de malformations fœtales et de pneumonies atypiques (voir Chapitre 22, *Infections congénitales et néonatales*).

Le virus peut être isolé en culture à partir des prélèvements de gorge et de l'urine. On peut aussi observer les antigènes viraux (fluorescence) ou encore procéder à l'examen microscopique de prélèvements de biopsies pulmonaires qui révèlent des cellules multinucléées ou qui présentent des inclusions.

Le ganciclovir est utilisé dans le traitement des rétinites et des pneumonies à CMV.

26.9 Mononucléose infectieuse

La mononucléose est causée par le virus d'Esptein-Barr, un virus du groupe Herpes. Cette infection est transmise par la salive. L'oropharynx constitue la cible initiale de virus d'Epstein-Barr. Le virus infecte les lymphocytes B après s'être fixé au récepteur du complément C3d porté par ces lymphocytes et par des cellules épithéliales. De là, les lymphocytes B infectés se répandent dans l'organisme par les systèmes circulatoire et lymphatique. Ils gagnent alors les organes lymphoïdes éloignés, le foie et la rate.

La présence des lymphocytes B infectés déclenche l'activation des lymphocytes T. Au cours de cette réaction immunitaire, les lymphocytes T détruisent les lymphocytes B infectés. Les symptômes de la maladie sont probablement dus à la libération de cytokines par les lymphocytes T, causant inflammation, lymphadénopathie et splénomégalie.

Les lymphocytes B infectés sont stimulés et se différencient en cellules productrices d'anticorps. On observe une imunoglobulinopathie consécutive à l'activation polyclonale des lymphocytes B. Au cours de cette réaction, on observe la production d'anticorps hétérophiles (qui réagissent contre les globules rouges d'autres espèces animales).

Les premiers symptômes apparaissent entre quatre et sept semaines après l'infection initiale (contage). L'infection est surtout apparente chez les adolescents et les jeunes adultes. Elle se manifeste alors par une sensation de fatigue profonde, par de la fièvre et par une pharyngite à tendance pseudo-membraneuse. Cette pharyngite est accompagnée de l'hypertrophie des formations lymphoïdes du carrefour aéro-pharyngé, ce qui rend la déglutition difficile. On observe une lymphadénopathie, une splénomégalie et, parfois, une atteinte hépatique. Occasionnellement, la mononucléose peut être associée à plusieurs complications, notamment des atteintes neuro-méningées et des manifestations hématologiques (anémies).

Le diagnostic de la mononucléose repose sur les signes cliniques et sur plusieurs tests de laboratoire :

- l'hémogramme révèle une forte lymphocytose, dans laquelle des lymphocytes atypiques constituent jusqu'à 30 % des cellules nucléées observées (> 4000/mm^3) ;
- le test monospot, un test empirique qui ne met pas en évidence les anticorps anti-EBV, mais plutôt les anticorps hétérophiles dirigés contre les hématies de cheval, ou de mouton (réaction de Paul-Bunnell). Ces anticorps sont présents dans 90 % des infections et disparaissent rapidement après la guérison.

Si le monospot est négatif, on peut diagnostiquer l'infection en recherchant les IgM anti-VCA (VCA = *Viral Capsid Antigen*). La culture du virus n'est pas de pratique courante. Des tests de recherche de l'ADN viral par réaction d'amplification en chaîne par polymérase (PCR) sont en cours de développement.

Le virus d'Epstein-Barr est un virus persistant. On retrouve des lymphocytes B infectés par le virus dans le sang des personnes guéries. Cette persistance pourrait expliquer la réactivation de l'infection dans certaines circonstances, telles les transplantations rénales.

Le virus d'Epstein-Barr est aussi doué de pouvoir oncogène. Il immortalise les lymphocytes B en les faisant proliférer indéfiniment. Il est d'ailleurs associé à plusieurs cancers : carcinome naso-pharyngé, lymphome de Burkitt, carcinome des glandes salivaires. Il est aussi associé à la maladie de Hodgkin (un cancer qui atteint les ganglions lymphatiques) et au syndrome de fatigue chronique.

Tableau 26.2 Viroses éruptives et autres infections virales systémiques.

Maladies	Agents étiologiques	Remarques	Détection des agents infectieux	Traitement/prévention
Rougeole	Virus de la rougeole (*Paramyxoviridæ*)	La rougeole se manifeste d'abord par une forte fièvre et par des manifestations oculaires et respiratoires, ensuite par l'apparition du signe de Köplik. L'éruption caractéristique de la rougeole apparaît vers le 14e jour sous forme de maculo-papules, commençant au niveau de la face avant de se développer sur tout le corps. Des complications respiratoires et nerveuses peuvent survenir. Transmission : voie aérienne	Recherche des IgM spécifiques à l'aide de tests ELISA Recherche des anticorps neutralisants	Pas de traitement spécifique Vaccin antirougeoleux Immunisation passive à l'aide d'immunoglobulines
Rubéole	Virus de la rubéole (*Togaviridæ*)	La rubéole est généralement inapparente ou bénigne, sauf chez la femme enceinte où le virus peut traverser le placenta et causer des malformations graves. La rubéole se manifeste, après une courte périodede fièvre, par une éruption maculo-papuleuse qui s'étend progressivement de la face vers le tronc puis les membres inférieurs. La maladie régresse et disparaît spontanément. Transmission : voie aérienne	Recherche des IgM spécifiques à l'aide de tests radio-immunologiques et de tests ELISA	Pas de traitement spécifique Vaccin antirubéoleux Immunisation passive à l'aide d'immunoglobulines
Varicelle	Virus de la varicelle-zona (*Herpesviridæ*)	La varicelle se caractérise par l'apparition, en plusieurs poussées, d'une éruption principalement localisée à la partie supérieure du tronc, à la figure et à la tête. Il apparaît d'abord des macules rosées qui se transforment en vésicules de quelques millimètres de diamètre et qui se remplissent de liquide. Au bout de 24 ou 48 heures, les vésicules se dessèchent puis se recouvrent de croûtes brunâtres. L'éruption vésiculeuse est accompagnée de violentes démangeaisons. Transmission : voie aérienne	Détection du virus dans les lésions par isolement sur culture ou par des méthodes de diagnostic rapide (microscopie électronique, immuno-fluorescence Tests immunoenzymmatiques	Vaccin antivaricelle Immunisation passive à l'aide d'immuno-globulines
Zona	Virus de la varicelle-zona (*Herpesviridæ*)	Le zona est causé par une réactivation du virus de la varicelle demeuré latent dans les ganglions dorsaux des nerfs sensitifs. Les virus réactivés migrent le long d'un nerf en direction de la peau.		

Tableau 26.2 (suite)

Maladies	Agents étiologiques	Remarques	Détection des agents infectieux	Traitement/prévention
		Le zona se manifeste d'abord par une violente douleur ressentie au niveau du territoire cutané correspondant au trajet de ce nerf et de ses ramifications. La zone affectée est d'abord érythémateuse puis se couvre de petites vésicules remplies de sérosité. Ces vésicules régressent en quelques jours, mais les douleurs zostériennes restent fréquentes.	Détection du virus dans les lésions par isolement sur culture ou par des méthodes de diagnostic rapide (microscopie électronique, immunofluorescence) Tests immunoenzymatiques	Vaccin antivaricelle Immunisation passive à l'aide d'immunoglobulines
Oreillons	Virus des oreillons (*Paramyxoviridæ*)	Les oreillons sont causés par des virus qui envahissent l'appareil respiratoire supérieur et les ganglions lymphatiques régionaux avant d'aller parasiter les tissus épithéliaux glandulaires. Ils se localisent en particulier dans les glandes parotides. L'infection se traduit alors par une parotidite. Transmission : voie aérienne	Recherche des anticorps anti-ourliens (lors des cas de méningo-encéphalites)	Vaccin anti-ourlien
Infections par le Cytomégalovirus	Cytomégalovirus	Les infections causées par le cytomégalovirus sont inapparentes ou généralement bénignes chez les personnes immunocompétentes. Elles ne sont redoutables que pour le fœtus, où elles causent des malformations, pour les nouveau-nés et les personnes souffrant d'immunodépression (pneumonies, rétinites).	Isolement en culture à partir des prélèvements de gorge ou d'urine Recherche sérologique Recherche des cellules multinucléées dans les biopsies pulmonaires	Gancyclovir pour le traitement des rétinites et des pneumonies à CMV
Mononucléose infectieuse	Virus d'Epstein-Barr (*Herpesviridæ*)	Apparente principalement chez les adolescents et les jeunes adultes, la mononucléose infectieuse se traduit par de la fatigue, de la fièvre, une pharyngite, une lymphadénopathie, une splénomégalie et une lymphocytose. Doué de pouvoir oncogène, le virus d'Epstein-Barr est associé au lymphome de Burkitt et au cancer du naso-pharynx. Transmission : par la salive	Monospot Lymphocytose ($>4000\ /mm^3$) Recherche des IgM anti-VCA (*Viral Capsid Antigen*)	Pas de traitement spécifique

Concepts clés à retenir

1. La **rougeole**, la **rubéole**, la **varicelle** et le **zona** sont des viroses généralisées qui se manifestent, entre autres symptômes, par des **éruptions cutanées**.
2. Ces éruptions résultent des **réactions inflammatoires** et **immunitaires** locales, et se manifestent sous forme de **macules**, de **papules**, de **vésicules**.
3. La rougeole se manifeste d'abord par une forte fièvre et par des **symptômes oculaires et respiratoires**, ensuite par l'apparition du **signe de Köplik**, puis par une **éruption maculo-papuleuse**.
4. La rubéole se manifeste, après une courte période de fièvre, par une **éruption maculo-papuleuse** qui s'étend progressivement de la face vers le tronc puis les membres inférieurs.
5. La varicelle se caractérise par l'apparition de **vésicules** se remplissant de liquide. L'éruption est accompagnée de violentes démangeaisons. La maladie régresse et guérit spontanément, la plupart du temps. Le grattage des lésions peut entraîner des surinfections bactériennes (impétigo).
6. Le virus de la varicelle en dormance dans le système nerveux peut se réactiver et causer un **zona**. Le zona se manifeste d'abord par de la douleur, ensuite par une plaque érythémateuse puis se couvre de petites **vésicules** remplies de **sérosité**.
7. Les **oreillons** sont causés par des virus qui se localisent notamment dans les glandes parotides.
8. Les infections causées par le **cytomégalovirus** sont surtout dangereuses pour le **fœtus**, les **nouveau-nés** et les personnes souffrant d'**immunodépression**.
9. La **mononucléose** infectieuse est causée par le **virus d'Epstein-Barr** et se traduit par de la fatigue, de la fièvre, une pharyngite, une lymphadénopathie, une splénomégalie et par une lymphocytose.

Références et lectures suggérées

Bannister, B. A., Begg, N. T. et S. M. Gillespie. *Infectious Diseases*. 2e éd., Blackwell Sciences, Oxford, 2000.

Baron, E. Jo, Peterson, L. R., et S. M. Finegold. *Bailey & Scott Diagnostic Microbiology*. 9e éd., St-Louis, Mosby, 1994.

Baron, E. Jo, Chang, R. S., Howard, D. H., Miller J. N., et J. A. Turner. *Medical Microbiology. A Short Course*. Wiley-Liss, New York, 1994.

Crainic, R. et J.-C. Nicolas (coordinateurs). *Virologie médicale*. Paris, Technique et documentation Lavoisier, 1993.

Isada, C. M., Kasten, B. L., Goldman, M. P., Gray, L. et J. A. Aberg. *Infectious Diseases Handbook*. 4e éd., Cleveland, Lexi-Comp. inc., 2001.

Joklik, W. K., Willlet, H. P. et D. B. Amos. *Zinsser Microbiology*. 20e éd., Norwalk, Appleton & Lange, 1992.

Koneman, E. W., Allen, S. D., Janda, W. L., Schreckenberger et W. C Win Jr. *Color Atlas and Textbook of Diagnostic Microbiology*. 4e éd., Philadelphie, Lippincott, 1997.

Mims, C. A., Playfair, J., Roitt, Y., Wakelin, D. et R. Williams. *Medical Microbiology*. Londres, Mosby, 1998.

Mims, C., Nash, A. et J. Stephen. *Mim's Pathogenesis of Infectious Diseases*. San Diego, Academic Press, 2001.

Rees, E. R, et R. F. Betts. *A Practical Approach to Infectious diseases*. 4e éd., Boston, Little, Brown and Co., 1996.

Specter, S., Rodincka, R. L., et S. A. Young. *Clinical Virology Manual*. Washington, D. C., American Society for Microbiology, 2000.

Chapitre 27

Infections transmises par des vecteurs

Sommaire

27.1 Introduction

Ce chapitre décrit les infections virales, bactériennes et parasitaires transmises par des vecteurs. Autrement dit, ces maladies ne peuvent se propager d'un être humain à un autre que par l'intermédiaire de vecteurs. Parmi ceux-ci, les arthropodes (moustiques, phlébotomes et tiques) jouent un rôle important.

Par ailleurs, ces vecteurs ne jouent pas qu'un rôle passif. Ils permettent aux agents infectieux de réaliser une partie essentielle de leur cycle vital. Par exemple, l'agent responsable du paludisme, *Plasmodium malariæ*, réalise une partie de son cycle vital chez un moustique particulier.

Nous décrirons cinq groupes d'infections transmises par des vecteurs: les arboviroses, les rickettsioses, les borrélioses, dont la maladie de Lyme, le paludisme, les trypanosomiases et les leischmanioses. Enfin, nous terminerons ce chapitre avec une brèvre description des filarioses, des helminthoses qui se transmettent à l'Homme par l'intermédiaire d'un vecteur.

27.2 Arboviroses

Les arboviroses sont des infections causées par des arbovirus (on en connaît plus de 500). Ce terme d'arbovirus décrit la caractéristique commune du groupe, à savoir leur transmission par des arthropodes vecteurs, puisque ce terme a été forgé à partir de l'anglais *Arthropod-borne viruses*.

Les arbovirus appartiennent à deux familles virologiques différentes:

- les alphavirus, qui réunissent les anciens arbovirus du groupe A, et qui comprennent le virus Sindbis, les virus des encéphalites équines, Ross River et Mayaro;
- les flavivirus, qui regroupent les arbovirus du groupe B, et dont font partie les virus de la fièvre jaune, de la dengue, du Nil Occidental, de différentes encéphalites (encéphalite de St-Louis, encéphalite japonaise, encéphalite transmise par les tiques).

Les arbovirus se développent principalement dans l'endothélium vasculaire, le système nerveux central, la peau et les muscles. La phase humaine de la maladie peut être essentielle, comme dans le cas de la dengue ou de la fièvre jaune, ou seulement accidentelle (encéphalites équines). Dans ce cas, l'espèce humaine représente une impasse parasitaire.

Les arthropodes vecteurs des arboviroses sont des moustiques, des phlébotomes ou des tiques. Contrairement à l'Homme, chez qui la virémie est passagère, l'arthropode infecté reste contagieux toute sa vie et, dans certains cas, transmet le virus à ses descendants.

La fièvre jaune, la dengue et plusieurs encéphalites virales sont causées par des arbovirus (tableau 27.1).

27.2.1 Fièvre jaune

La fièvre jaune est la plus anciennement connue et la plus redoutée des arboviroses. Elle a beaucoup reculé de nos jours, mais elle sévit encore dans certaines régions d'Afrique tropicale et dans le nord de l'Amérique du Sud.

On connaît deux modes de transmission:

- une transmission interhumaine, assurée par le moustique *Ædes ægypti*; c'est le mode le plus fréquent, que l'on qualifie d'urbain;
- une transmission accidentelle, à partir de singes infectés, par l'intermédiaire de moustiques du genre *Hæmagogus*; c'est la fièvre dite *selvatique* (de la jungle).

Les virus injectés au point de la piqûre se multiplient dans les cellules du derme et dans l'endothélium vasculaire. Après une incubation de trois à six jours, la maladie débute brutalement: fièvre à 39 °C, violentes céphalées, lombalgies, nausées et vomissements. Survient ensuite une phase ictérique par suite de la localisation hépatique du virus. On observe une cytolyse et une insuffisance hépato-cellulaire importante. Des hémorragies sont causées par suite d'une production hépatique insuffisante de prothrombine. Ces hémorragies sont surtout intestinales (hématémèse). Puis un syndrome rénal apparaît, avec oligurie, albuminurie, et nécrose tubulaire. La maladie évolue rapidement vers la mort ou la guérison complète.

Il n'existe pas de traitement. La prévention de la fièvre jaune repose sur le contrôle des vecteurs (démoustification) et sur l'utilisation d'un vaccin.

27.2.2 Dengue

La dengue est causée par un virus à ARN de la famille des *Flaviviridae* dont on connaît actuellement quatre sérotypes (1, 2, 3 et 4). Elle est propagée par le moustique *Ædes ægypti*.

Après une incubation de 5 à 8 jours, la maladie se manifeste par une forte fièvre à 39-40 °C, des maux de tête, des nausées et des douleurs musculaires et articulaires. On note aussi, occasionnellement, des nausées et des vomissements, ainsi que des manifestations neuro-méningées. Après une courte période de rémission, les symptômes réapparaissent et s'intensifient, puis régressent spontanément dans la plupart des cas.

Les formes hémorragiques de la dengue sont beaucoup plus graves et causent plusieurs milliers de morts chaque année, en particulier chez les enfants de moins de 15 ans. Il semble que ce syndrome hémorragique survienne par suite de la répétition d'épisodes successifs de dengue ou d'infections par des sérotypes différents.

Depuis plusieurs années, la dengue constitue une menace pour certains pays industrialisés. Auparavant, la dengue était cantonnée à certains pays de l'Asie, de l'Afrique et des Amériques. Depuis la fin de la seconde Guerre mondiale, la dengue est en recrudescence. L'urbanisation, la croissance démographique, le développement des voyages et des échanges

Tableau 27.1 Principales arboviroses

Arboviroses	Agents infectieux	Arthropodes vecteurs	Symptômes	Détection des agents infectieux*	Traitement	Prévention
Fièvre jaune	Arbovirus du groupe B	*Ædes ægypti* *Hæmagogus*[a]	Fièvre à 39 °C, céphalées, lombalgies, nausées et vomissements Phase ictérique avec insuffisance hépato-cellulaire Hématémèse (hémorragies intestinales) Syndrome rénal avec oligurie, albuminurie, et nécrose tubulaire	Diagnostic sérologique par test ELISA	Pas de traitement	Contrôle du réservoir Vaccin anti-amaril
Dengue	Arbovirus du groupe B	Moustiques (*Ædes ægypti*[a], *Armigeres obturans*[a])	Fièvre à 39-40 °C, maux de tête, nausées, douleurs musculaires et articulaires, occasionnellement des nausées et des vomissements, ainsi que des manifestations neuro-méningées Complications hémorragiques	Diagnostic sérologique par test ELISA	Pas de traitement	Pas de vaccins Contrôle du réservoir
Encéphalites (équine américaine de l'Ouest, de l'Est, encéphalite de St-Louis, de Californie, du Venezuela, encéphalite japonaise) virus du Nil Occidental	Plusieurs espèces d'arbovirus neurotropes	Moustiques (*Ædes*[a], *Culex*[a])	Symptômes non spécifiques (fièvre, douleurs musculaires) Occasionnellement, apparition d'une phase neurologique marquée par une encéphalite accompagnée de troubles divers : convulsions, mouvements anormaux, troubles psychiques, troubles sensoriels, etc.	Diagnostic sérologique par test ELISA	Pas de traitement	Contrôle des réservoirs Vaccins disponibles contre les encéphalites équine américaine de l'Ouest, de l'Est, du Venezuela et l'encéphalite japonaise

commerciaux ont probablement favorisé la propagation du vecteur de la dengue, le moustique *Æedes ægypti*. Plusieurs dizaines de millions d'individus sont affectés par la maladie, en particulier dans les régions intertropicales.

27.2.3 Encéphalites

Plusieurs espèces d'arbovirus neurotropes causent des encéphalites. Certaines sont transmises par des moustiques des genres *Ædes* et *Culex*, telles l'encéphalite de St-Louis, les encéphalites équines américaines de l'Ouest, de l'Est, du Venezuela et l'encéphalite japonaise. Mentionnons aussi le virus du Nil occidental dont la distribution géographique inclut maintenant l'Amérique du Nord. Ce virus, qui parasite principalement les oiseaux, se transmet occasionnellement à l'Homme par des moustiques du genre *Culex*. D'autres encéphalites sont transmises par des tiques, comme l'encéphalite européenne.

Le tableau clinique est identique : après une incubation de trois jours à trois semaines, on observe des symptômes non spécifiques, essentiellement de la fièvre et des douleurs musculaires. La plupart du temps, la maladie s'arrête à ce stade. Occasionnellement, il apparaît une phase neurologique marquée par une encéphalite accompagnée de troubles divers : convulsions, mouvements anormaux, troubles psychiques, troubles sensoriels, etc. L'évolution de cette phase est très variable et peut être fatale.

Il n'y a pas de traitement, mais on dispose de vaccins pour plusieurs de ces arboviroses (équine américaine de l'Ouest, de l'Est, du Venezuela et encéphalite japonaise).

27.3 Rickettsioses

Les rickettsioses sont causées par des bactéries de très petite taille et caractérisées par leur parasitisme intracellulaire obligatoire. Les rickettsioses présentent deux grandes caractéristiques :

- elles sont transmises par des arthropodes (à l'exception de la fièvre Q, voir chapitre 28) ;
- elles ont des vertébrés pour réservoir, à l'exception du typhus épidemique.

Les principales rickettsioses sont la fièvre pourprée des Montagnes Rocheuses et les différentes formes de typhus. Elles se manifestent par de la fièvre, des maux de tête et des éruptions cutanées. Les vaisseaux sanguins sont attaqués, car les rickettsies se multiplient dans les cellules endothéliales. Elles provoquent la nécrose de ces cellules et causent des microhémorragies et des thromboses. Les rickettsies peuvent aussi envahir le système nerveux central, le foie, les poumons et les reins (figure 27.1). Le tableau 27.2 résume les différentes caractéristiques des rickettsioses.

Le diagnostic repose essentiellement sur les tests sérologiques (réaction de fixation du complément, immunofluorescence).

L'antibiothérapie permet de traiter les malades. Comme les rickettsies sont des parasites intracellulaires, les antibiotiques doivent avoir un bon pouvoir de pénétration cellulaire. C'est pourquoi on utilise les tétracyclines pour le traitement de ces infections.

La prévention repose sur le contrôle des tiques et des autres vecteurs responsables de la transmission des rickettsioses.

27.4 Borrélioses

Des spirochètes du genre *Borrelia* sont responsables de deux borrélioses, la fièvre récurrente et la maladie de Lyme. La transmission humaine de ces maladies s'effectue par l'intermédiaire de vecteurs arthropodes.

27.4.1 Fièvre récurrente

La fièvre récurrente est causée par *Borrelia recurrentis*. Cette bactérie est transmise à l'Homme par les poux du corps (*Pediculus hominis*). En Amérique du Nord, une autre forme de fièvre récurrente est transmise par l'intermédiaire de tiques du genre *Ornithodorus*.

Comme son nom l'indique, la fièvre récurrente se traduit par l'apparition brutale d'une fièvre à 40 °C, de céphalées, de douleurs musculaires et de douleurs abdominales. L'ictère et l'hépatosplénomégalie sont fréquents. Cette fièvre se maintient durant 4 à 7 jours, puis disparaît brusquement. Elle cesse durant une semaine, puis réapparaît avec la même symptomatologie. Plusieurs épisodes identiques peuvent survenir. Ces épisodes fébriles successifs sont dus à la variation antigénique de la bactérie.

Figure 27.1 Schéma général des rickettsioses transmises par les tiques

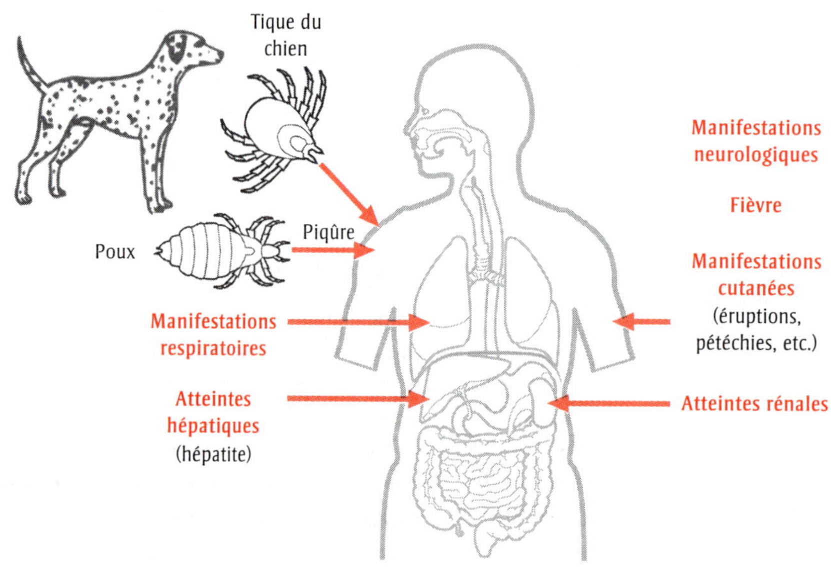

Les tiques et les poux sont les vecteurs des rickettsioses transmises à l'Homme. L'infection commence par de la fièvre, des maux de tête et des éruptions cutanées. Plusieurs organes peuvent être affectés au cours de l'infection.

Tableau 27.2 Principales rickettsioses

Rickettsioses	Agents infectieux	Arthropodes vecteurs	Réservoirs vertébrés	Symptômes	Détection des agents infectieux*	Traitement	Prévention
Fièvres pourprées des Montagnes Rocheuses (États-Unis)	*Rickettsia rickettsii*	*Dermacentor variabilis* (tique du chien) et *Dermacentor andersoni* (tique des bois)	Chien	Invasion brutale, fièvre élevée (40 °C), céphalées, myalgies Exanthème, commençant par des macules rosées s'étendant sur le tronc, le cou et la face, et devenant maculo-papuleux, avec pétéchies ou pupura Tachycardie, hypotension, myocardite Symptômes respiratoires fréquents Syndrome neurologique (prostration, agitation, délire)	Diagnostic sérologique (micro-immunofluorescence)	Antibiothérapie : tétracyclines	Contrôle des vecteurs
Fièvres boutonneuses à tiques (Pays méditerranéens)	*Rickettsia conorii*	Tique	Chien	Fièvre élevée (40 °C), céphalées, myalgies Exanthème par poussées successives sur le tronc, les membres, avec atteintes de la paume et de la plante des pieds, se transformant en papules indolores non prurigineuses Présence d'escarres (ou « tache noire » au point de piqûre des tiques)	Diagnostic sérologique (micro-immunofluorescence)	Antibiothérapie : tétracyclines	Contrôle des vecteurs
Typhus exanthématique (Afrique, Amérique du Sud)	*Rickettsia prowaseki*	*Pediculus humanus* (pou du corps)	Être humain	Invasion brutale, fièvre élevée, (40 °C), céphalées, myalgies Signes nerveux : délires, prostration (tuphos) Exanthème apparaissant au 3e ou 4e jour, d'abord sous forme de taches rosées sur le tronc, l'abdomen, les bras et les cuisses, puis évoluant en éruption maculo-papulaire Dissémination par le sang vers le SNC, le cœur, les muscles et les reins (risques de contamination mortelle)	Diagnostic sérologique (micro-immunofluorescence)	Antibiothérapie : tétracyclines	Hygiène Éradication des poux
Typhus murin (dans le monde entier)	*Rickettsia typhi*	*Xenopsylla cheopis* (puce du rat)	Rat	Tableau clinique identique au typhus exanthématique mais moins lourd	Diagnostic sérologique (micro-immunofluorescence)	Antibiothérapie : Tétracyclines	Contrôle du réservoir

Cette maladie a pratiquement disparu aujourd'hui, car elle est essentiellement favorisée par un manque d'hygiène (elle était fréquente en périodes de guerre ou lors de désastres naturels).

27.4.2 Maladie de Lyme

La maladie de Lyme est causée par plusieurs espèces de *Borrelia*[a], dont *B. burgdorferi*. Les premiers cas de cette maladie ont été identifiés en 1795, à Lyme, une petite ville du Connecticut (USA), d'où le nom de cette maladie. Les rongeurs et les cervidés constituent le réservoir primaire.

La transmission de la maladie chez l'Homme s'effectue par l'intermédiaire des tiques du chevreuil et du chien, du genre *Ixodes*:

- *Ixodes scapularis* (anciennement *I. dammini*), dans l'Est et le Midwest américain;
- *Ixodes pacificus*, dans l'Ouest américain;
- *Ixodes ricinus* et *Ixodes persulcatus* en Europe, en Asie et en Australie.

La piqûre et les excréments de cet arthropode introduisent des bactéries dans l'organisme (figure 27.2). Celles-ci se multiplient localement. Des bactéries migrent vers les ganglions lymphatiques; elles passent ensuite dans le sang et colonisent plusieurs organes: le cœur, le cerveau ainsi que les articulations. Une semaine après la piqûre infectante, on observe les premiers symptômes: fièvre, maux de tête, myalgie et lymphadénopathie. Apparaît à ce moment un des signes cliniques de la maladie, une zone érythémateuse annulaire située autour du point de piqûre. Qualifiée d'érythème chronique migrateur (*erythema chronicum migrans*), cette lésion cutanée érythémateuse s'étend progressivement pour atteindre une dizaine de centimètres de diamètre (de 5 cm à 70 cm). Chez la moitié des individus atteints, on observe des lésions transitoires ailleurs sur la peau.

Chez environ 75 % des malades non traités, la maladie de Lyme présente des manifestations tardives. En effet, quelques semaines, voire quelques années après l'infection initiale, plusieurs manifestations peuvent survenir:

- des manifestations neurologiques (méningite, encéphalite, neuropathies périphériques);
- des problèmes cardiaques (bloc cardiaque auriculo-ventriculaire, myopéricardite);
- des douleurs articulaires et de l'arthrite.

Ces dernières manifestations sont causées par le dépôt de complexes immuns dans les articulations. Il est à noter que ces

Figure 27.2 Maladie de Lyme

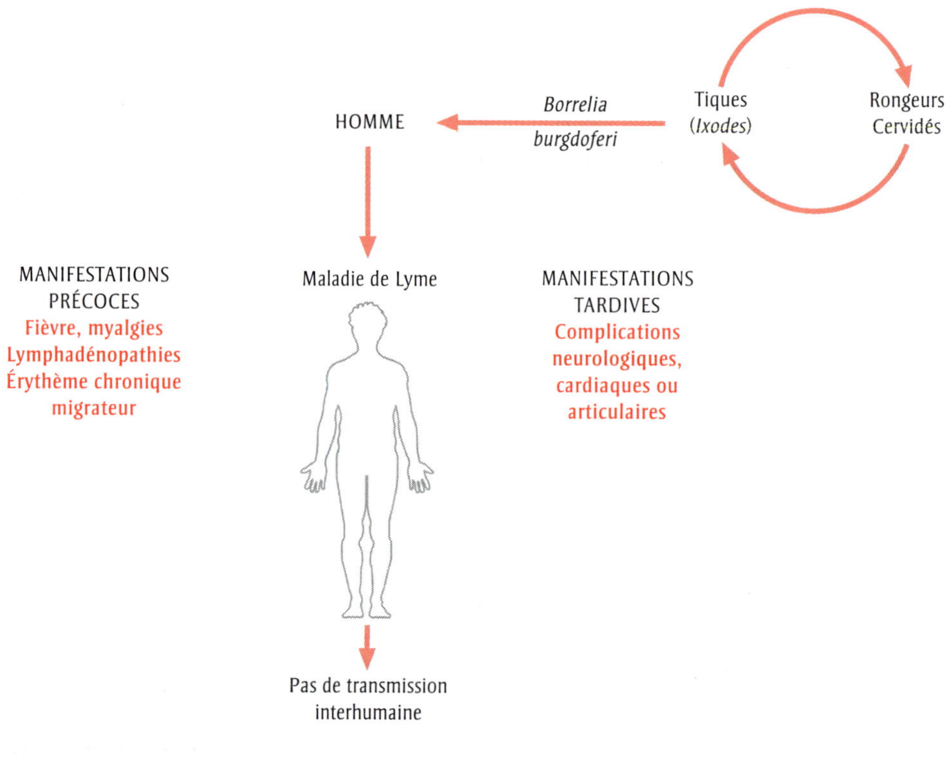

La maladie de Lyme est causée par *Borrelia burgdorferi*, une bactérie transmise par les tiques. L'infection se traduit d'abord par de la fièvre, par une lymphoadénopathie et par un érythème chronique migrateur. Des complications tardives peuvent survenir plusieurs semaines ou plusieurs mois après le début de l'infection et affecter les muscles, le coeur ou le système nerveux central.

manifestations articulaires sont plus fréquemment observées chez les Américains tandis que les problèmes neurologiques sont plus fréquents chez les Européens.

Le diagnostic repose surtout sur la sérologie, soit par immunofluorescence indirecte, soit à l'aide de tests ELISA.

L'antibiothérapie permet d'éliminer les agents infectieux. Tant que l'infection en est à son stade précoce, les antibiotiques de choix sont la doxycycline ou l'amoxicilline en association avec le probénécide. D'autres combinaisons d'antibiotiques s'avèrent parfois nécessaires pour traiter les manifestations tardives de la maladie.

La prévention de la maladie de Lyme repose sur deux éléments d'intervention:

- le contrôle des vecteurs et du réservoir primaire;
- les précautions à prendre par les personnes qui fréquentent les zones infestées par les tiques porteuses de *B. burgdorferi*. Il est conseillé aux randonneurs de porter des vêtements à manches longues, des pantalons longs, et de s'inspecter la peau au moins une fois par jour pour vérifier l'éventuelle présence de tiques. En effet, si une tique est incrustée dans la peau depuis 24 heures, il est fort probable qu'elle ait injecté les microorganismes dont elle était éventuellement porteuse.

Un vaccin est en cours de développement.

27.5 Parasitoses

Trois parasitoses importantes transmissibles à l'Homme se propagent par l'intermédiaire d'arthropodes vecteurs: le paludisme, les trypanosomiases (africaine et américaine) et les leishmanises (tableau 27.3). Ces maladies sont d'autant plus graves qu'il y a peu de médicaments efficaces et que l'on ne dispose pas encore de vaccins. Par ailleurs, elles affectent un grand nombre de personnes dans le monde:

- près de 500 millions de personnes souffrent du paludisme et près de 2,5 millions en meurent chaque année;
- la trypanosomiase américaine (maladie de Chagas) affecte 64 millions de personnes (60 000 morts annuellement) et on recense environ 100 000 nouveaux cas de trypanosomiase africaine chaque année (5000 morts).

Tableau 27.3 Parasitoses transmises par des vecteurs

Parasitoses	Agents infectieux	Vecteurs	Symptômes	Détection des agents infectieux	Traitement	Prévention
Paludisme	*Plasmodium malariæ* *Plasmodium ovale* *Plasmodium vivax* *Plasmodium falciparum*	Anophèle	Débute par une fièvre légère, des maux de tête et une sensation de malaise après une période d'incubation variable Apparition des manifestations cliniques typiques: frissons intenses, fièvre élevée, suivie d'une chute de la température et de sueurs abondantes; ces symptômes évoluent de manière cyclique avec un rythme propre aux parasites en cause (48 h pour *P. vivax*, *ovale* et *falciparum*; 72 h pour *P. malariæ*) Les formes de paludisme causées par *P. falciparum* sont plus graves par suite de diverses complications: anémie importante, troubles neurologiques mortels, insuffisance rénale, œdème pulmonaire et infections secondaires pulmonaires.	Recherche des parasites sur les frottis sanguins	Chloroquine pour *P. vivax*, *P. ovale*, *P. malariæ* et les souches sensibles de *P. falciparum* Primaquine pour assurer l'élimination de *P. vivax* et de *P. ovale* en dormance dans le foie Méfloquine pour les souches de *P. falciparum* résistantes à la chloroquine	Pas de vaccin Chloroquine et méfloquine en traitement prophylactique Contrôle du vecteur Assainissement des zones marécageuses
Trypanosomiases						
Trypanosomiases africaines	*Trypanosoma brucei gambiense*	Glossine (mouche tsé-tsé)	Symptômes précoces: fièvre, lymphadénopathies Symptômes tardifs: atteintes du système nerveux central, coma et mort	Recherche des trypanosomes dans le sang, la lymphe et le liquide cérébro-spinal	Suramine, pentamidine, eflornithine	Contrôle du vecteur

Tableau 27.3 (suite)

Parasitoses	Agents infectieux	Vecteurs	Symptômes	Détection des agents infectieux	Traitement	Prévention
	Trypanosoma brucei rhodesiense	Glossine (mouche tsé-tsé)	Fièvre, myocardite, encéphalite	Recherche des trypanosomes dans le sang et le liquide cérébro-spinal	Suramine, pentamidine	Contrôle du vecteur
Trypanosomiase américaine (maladie de Chagas)	*Trypanosoma cruzi*	Réduves	Forme aiguë : chagomes, fièvre, hépatosplénomégalie, méningo-encéphalite Forme chronique : cardiopathies, méga-œsophage et méga-côlon	Recherche des trypanosomes dans le sang Identification sérologique	Nifurtimox, benzonidazole, allopurinol	Contrôle du vecteur
Leishmanioses						
Leishmaniose viscérale (kala-azar)	*Leishmania donovani*	Phlébotomes	Fièvre, hépato-splénomégalie, lymphadénopathie	Recherche des parasites dans le sang et autres spécimens cliniques	Médicaments à base d'antimoine	Contrôle du vecteur
Leishmaniose cutanée	*Leishmania tropica* *Leishmania major* *Leishmania æthopica* *Leishmania mexicana* *Leishmania braziliensis*	Phlébotomes	Ulcérations cutanées laissant des cicatrices indélébiles	Recherche des parasites dans les prélèvements cutanés et les biopsies	Médicaments à base d'antimoine	Contrôle du vecteur
Leishmaniose muco-cutanée	*Leishmania braziliensis*	Phlébotomes	Ulcération cutanée initiale, suivie d'ulcérations métastatiques au niveau du nez et de l'oropharynx	Recherche des parasites dans les prélèvements cutanés et les biopsies	Médicaments à base d'antimoine Amphotéricine B	Contrôle du vecteur

27.5.1 Paludisme

Le paludisme sévit principalement dans les régions chaudes et marécageuses. Cette maladie est rare au Canada, mais on en recense toujours un petit nombre de cas chaque année. On les observe chez des personnes qui ont voyagé dans des régions impaludées ou des immigrants qui en proviennent.

Cette parasitose est causée par quatre espèces de *Plasmodium*

- *Plasmodium falciparum* ;
- *Plasmodium vivax* ;
- *Plasmodium ovale* ;
- *Plasmodium malariæ*.

La gravité de la maladie dépend de l'espèce en cause. Mortelles, les formes les plus graves sont causées par *Plasmodium malariæ* et *Plasmodium falciparum*. Comme les globules rouges sont détruits après la multiplication des sporozoïtes, une des premières manifestations du paludisme est l'anémie. En période de crise, un des symptômes caractéristiques de la maladie est l'apparition de fortes fièvres épisodiques. La présence du *Plasmodium* a aussi pour effet de perturber considérablement les défenses immunitaires des personnes infectées : elles deviennent plus sensibles à d'autres maladies infectieuses.

Cycle vital de Plasmodium

Pour décrire le cycle vital de l'agent pathogène, on prendra l'exemple de *Plasmodium malariæ*. Comme tous les autres *Plasmodium*, il a un cycle vital à deux temps. Une partie du cycle se déroule chez l'Homme, et l'autre chez un moustique, l'anophèle. La transmission des microorganismes s'effectue lorsque l'anophèle pique sa victime. La figure 27.3 illustre la phase humaine du cycle de *Plasmodium malariæ*.

L'anophèle injecte des sporozoïtes, c'est-à-dire des formes de *Plasmodium* qui se reproduisent de façon asexuée. Ces sporozoïtes sont contenus dans la salive injectée lors de la piqûre à cause des substances anticoagulantes qu'elle contient. Par la circulation sanguine, ils gagnent le foie où ils se multiplient. À partir de cet organe, les sporozoïtes sont déversés dans le sang et envahissent les globules rouges dans lesquels ils subissent un nouveau cycle de reproduction asexuée. Les nouveaux parasites formés font éclater les globules rouges et sont libérés dans le sang. C'est à ce moment que survient la fièvre épisodique, caractéristique du paludisme.

Les sporozoïtes ainsi libérés peuvent infecter d'autres globules rouges. Cette étape asexuée du cycle peut se reproduire un grand nombre de fois. Mais, en même temps qu'elle se déroule, certains parasites pénètrent dans les globules rouges pour s'y

Figure 27.3 **Phase humaine du cycle parasitaire de *Plasmodium***

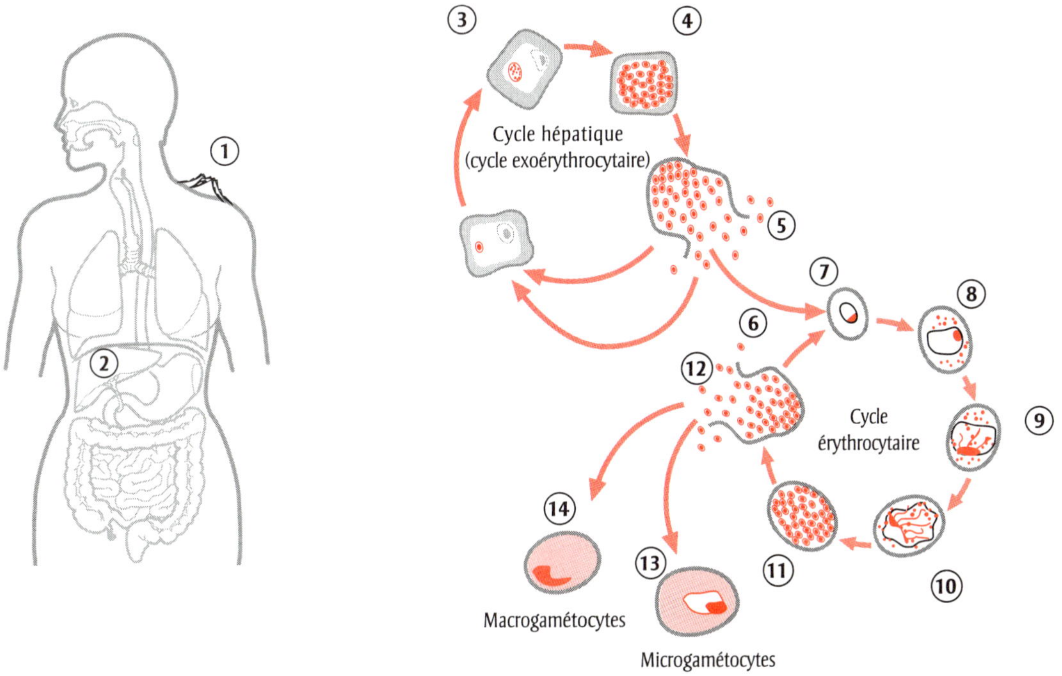

La phase humaine du cycle de *Plasmodium* commence quand un anophèle porteur de sporozoïtes pique un être humain (1). Fondamentalement caractérisée par son processus asexué en deux cycles distincts: le cycle exoérythrocytaire, qui se déroule dans le foie (2), et le cycle érythrocytaire, qui se déroule dans les globules rouges.

Après avoir été introduits dans le courant sanguin, les sporozoïtes injectés par l'anophèle gagnent le foie (2) et pénètrent dans les hépatocytes (3). Les parasites introduits, à ce moment qualifiés de cryptozoïtes, se multiplient et forment des schizontes (4). Les hépatocytes éclatent et libèrent des mérozoïtes (5), ce qui met fin au cycle exoérythrocytaire, sauf quand le paludisme est causé par *Plasmodium ovale*. Dans ce cas, des mérozoïtes peuvent infester des hépatocytes sains et entreprendre de nouveaux cycles exoérythrocytaires.

Les mérozoïtes passent dans le sang et gagnent les globules rouges (6). Ils pénètrent à l'intérieur de ces cellules et entament le cycle érythrocytaire. Les mérozoïtes se transforment alors en trophozoïtes (7 et 8). Ceux-ci se multiplient et forment des schizontes (9 et 10). À leur tour, ces schizontes évoluent en mérozoïtes (11).

Les globules rouges éclatent et libèrent les mérozoïtes (12), qui parasitent alors des globules rouges vierges. Après quelques cycles érythrocytaires, on assiste à la formation de gamétocytes. Les gamétocytes mâles, ou microgamétocytes (13), et les gamétocytes femelles, ou macromagétocytes (14) se forment dans des globules différents. L'éclatement de ces globules rouges libère ces gamétocytes, qui passent dans le sang. Ils pourront alors être ingurgités par un autre anophèle et y poursuivront la phase sexuée de leur cycle.

Partiellement tiré de Marquart, W. C. et R.S. Demaree, Jr. *Parasitology*, 1985.

transformer en gamétocytes, des cellules précurseurs des cellules reproductrices mâles et femelles.

Si, arrivé à ce stade, un anophèle pique un individu et aspire des globules rouges contenant des gamétocytes, ces derniers se développent dans l'estomac de l'anophèle. C'est la partie sexuée du cycle qui se déroule alors. En effet, les gamétocytes fusionnent pour former des zygotes. Ces cellules issues du processus de reproduction sexuée envahissent la paroi gastrique de l'anophèle. Elles s'y multiplient abondamment et donnent naissance à un grand nombre de sporozoïtes qui pourront être injectés à un nouvel hôte. Cette dernière étape complète le cycle vital de *Plasmodium malariæ*.

Symptômes

Après une durée d'incubation variable selon les espèces, le paludisme débute par une fièvre légère, des maux de tête et une sensation de malaise. Apparaissent ensuite les manifestations cliniques typiques: frissons intenses, fièvre élevée, suivie d'une chute de la température et de sueurs abondantes. Ces symptômes évoluent de manière cyclique avec un rythme propre aux parasites en cause (48 h pour *P. vivax*, *ovale* et *falciparum*; 72 h pour *P. malariæ*).

D'habitude, s'il n'y a pas de réinfection. Dans le paludisme causé par *Plasmodium vivax*, *Plasmodium ovale* et *Plasmodium malariæ*, les symptômes disparaissent progressivement; mais des rechutes sont possibles. Il n'en est pas de même avec *Plasmodium falciparum* qui peut causer des complications. On note une anémie importante par suite de la destruction des globules rouges, des dysfonctions hépatiques, de l'hypoglycémie et de l'acidose lactique. Ces troubles contribuent largement à la mortalité du paludisme. On observe aussi de l'insuffisance rénale et de l'œdème pulmonaire. Mais de toutes les complications, les plus graves sont celles qui affectent le système nerveux, entraînant notamment encéphalite aiguë, convulsions et coma.

De plus, le paludisme s'accompagne d'une diminution des fonctions immunitaires à médiation cellulaire. Par ailleurs, on a établi un lien entre l'affaiblissement du système immunitaire, le lymphome de Burkitt et la baisse de la réaction immunitaire contre le virus d'Epstein-Barr.

Le diagnostic du paludisme repose d'abord sur la présomption d'un séjour dans une région où sévit le paludisme et sur la présence d'une fièvre cyclique élevée. La mise en évidence du parasite sur les frottis sanguins confirme le diagnostic.

Traitement et prévention

Le paludisme constitue un problème de santé mondial. Le nombre de personnes atteintes est élevé et les moyens de lutte sont encore relativement limités. Il existe théoriquement plusieurs moyens de lutter contre la maladie mais, malheureusement, aucun de ceux-ci n'est totalement efficace. C'est pourquoi, à l'heure actuelle, seule la mise en marché d'un vaccin pourrait permettre de vaincre le paludisme. La maladie peut être contrôlée par certains médicaments à base de quinine. Cependant, de plus en plus de souches deviennent difficiles à éliminer en raison de leur résistance croissante.

Un autre moyen de lutte consiste à empêcher la prolifération des moustiques, bloquant ainsi le déroulement complet du cycle vital du protozoaire. On avait cru vaincre le vecteur au début des années 1950 grâce aux insecticides, le DDT notamment. Malheureusement, on a dû abandonner rapidement l'usage massif de ces produits quand on s'est rendu compte qu'ils causaient des dommages à l'environnement et que les moustiques devenaient résistants. On peut aussi se protéger des piqûres des anophèles à l'aide de répulsifs, en portant des vêtements protecteurs et en dormant sous des tentes moustiquaires imprégnées de perméthrine.

Il reste la possibilité de mettre au point un vaccin capable de protéger les personnes non infectées. Mais tous les travaux entrepris jusqu'à maintenant ne permettent pas d'entretenir quelque espoir de produire un vaccin, du moins dans l'immédiat.

27.5.2 Trypanosomiases

Les trypanosomiases sont causées par des protozoaires flagellés, les trypanosomes. Ces microorganismes sont responsables des trypanosomiases africaines (maladie du sommeil) et de la trypanosomiase américaine (maladie de Chagas). Ces deux maladies diffèrent par les agents microbiens responsables et par les vecteurs qui transportent les trypanosomes jusqu'à l'Homme.

Trypanosomiases africaines

Les trypanosomiases africaines son causées par *Trypanosoma brucei gambiense* et *Trypanosoma brucei rhodesiense*. *T. b. gambiense* sévit dans la partie ouest de l'Afrique; il affecte uniquement l'Homme et la trypanosomiase dont il est responsable évolue lentement. Quant à la trypanosomiase provoquée par *T. b. rhodesiense*, elle affecte l'Homme et certains animaux, et elle se caractérise par une évolution plus rapide (figure 27.4).

On notera aussi que la trypanosomiase africaine ne se manifeste qu'entre le 15e degré de latitude nord et le 15e degré de latitude sud car son vecteur, la mouche tsé-tsé (*Glossina palpalis*), ne peut vivre sous d'autres latitudes. On retrouve donc la maladie seulement dans les régions équatoriales et subéquatoriales.

Les trypanosomes injectés lors de la piqûre de la glossine se multiplient au point d'inoculation. Il se forme une lésion primaire, semblable à un chancre, érythémateuse, surélevée, douloureuse et mesurant plusieurs centimètres de diamètre. Le premier symptôme à apparaître est la fièvre, au bout de quelques jours dans les trypanosomiases à *T. b. rhodesiense*, et après quelques mois ou quelques années pour *T. b. gambiense*. Les trypanosmes survivent dans le sang de leur hôte car ils réussissent à échapper aux défenses immunitaires en variant constamment leurs antigènes de surface.

L'infection à *T. b. rhodesiense* évolue rapidement: en quelques semaines, le système nerveux central est atteint et l'on observe l'apparition des symptômes neurologiques. La trypanosomiase à *T. b. gambiense* évolue plus lentement; on observe de la fièvre, des malaises, une lymphadénopathie et une hépatosplénomégalie. La progression de ces manifestations s'étale sur plusieurs mois, et l'apparition des symptômes neurologiques peut prendre plus d'un an.

En l'absence de traitement, les trypanosomes envahissent le système nerveux central et causent une encéphalopathie. L'état de santé du malade s'aggrave: celui-ci devient apathique, somnolent, inexpressif et tombe dans le coma (d'où le terme de maladie du sommeil). Arrivés à ce stade de la maladie, la plupart des malades meurent.

Trypanosomiase américaine

La trypanosomiase américaine survient dans les régions tropicales de l'Amérique, du Brésil à l'Amérique Centrale. Aussi appelée maladie de Chagas, elle est causée par *Trypanosoma cruzi*. Elle affecte l'Homme et divers animaux et elle est transmise par l'intermédiaire des réduves du genre *Triatoma*, des insectes hématophages ressemblant aux punaises (figure 27.5). La maladie atteint surtout les enfants.

Ces réduves absorbent des trypanosomes quand elles piquent des individus infectés. Huit à 10 jours après, elles rejettent des parasites dans leurs excréments. Quand ces réduves piquent de nouveaux individus, ils rejettent des trypanosomes avec leurs excréments qu'ils déposent sur la peau, sur les muqueuses ou sur la conjonctive. L'introduction des parasites au niveau de la peau entraîne la formation de chancres d'inoculation, ou chagomes, formant des petites lésions œdématiées et décolorées. L'inoculation des parasites sur la conjonctive entraîne un œdème péri-orbitaire unilatéral (signe de Romaña).

La trypanosomiase évolue en une phase aiguë qui se poursuit éventuellement par une phase chronique. La phase aiguë de l'infection est marquée par de la fièvre, une lymphadénopathie, un œdème sous-cutané et une hépato-splénomégalie. La phase chronique survient plusieurs mois, voire plusieurs années après l'invasion parasitaire. Elle est marquée par des atteintes

Figure 27.4 Trypanosomiase africaine

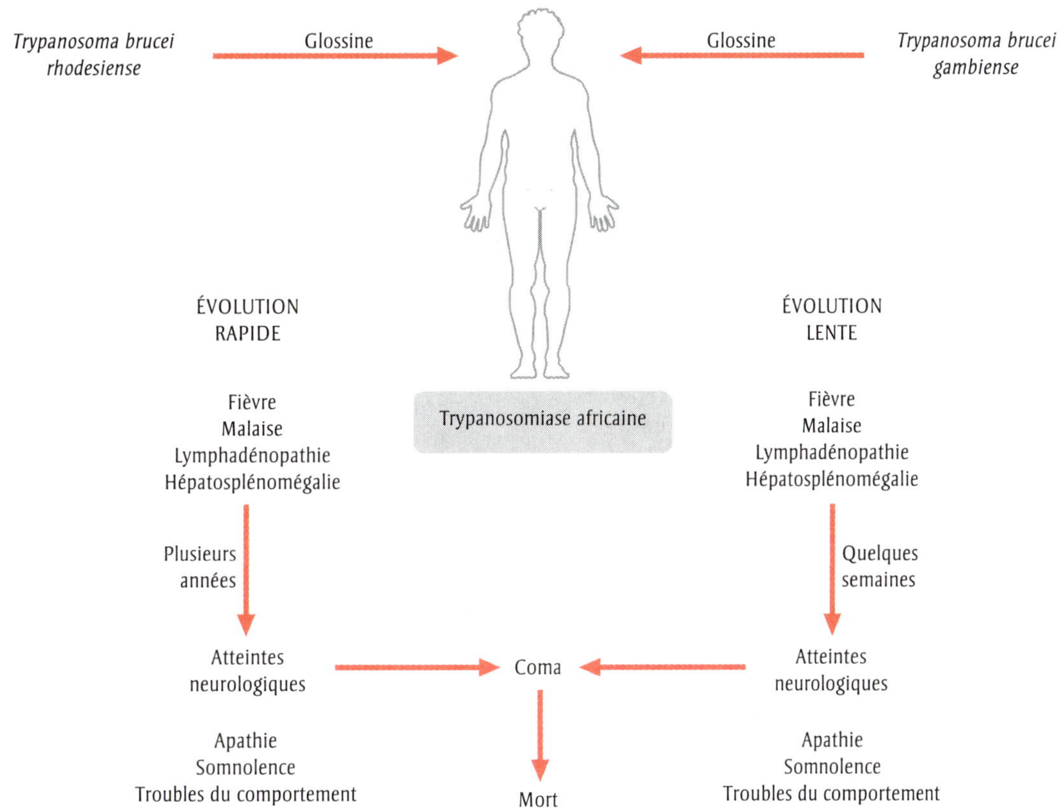

Selon les régions, la trypanosomiase africaine est causée par *Trypanosoma brucei gambiense* ou *Trypanosoma brucei rhodesiense*. Cette parasitose est transmise par la glossine, ou mouche tsé-tsé. Selon le parasite en cause, l'évolution de la maladie est plus ou moins rapide. Dans un cas comme dans l'autre, si la maladie n'est pas soignée, des atteintes neurologiques profondes causent le coma et la mort.

Figure 27.5 Trypanosomiase américaine

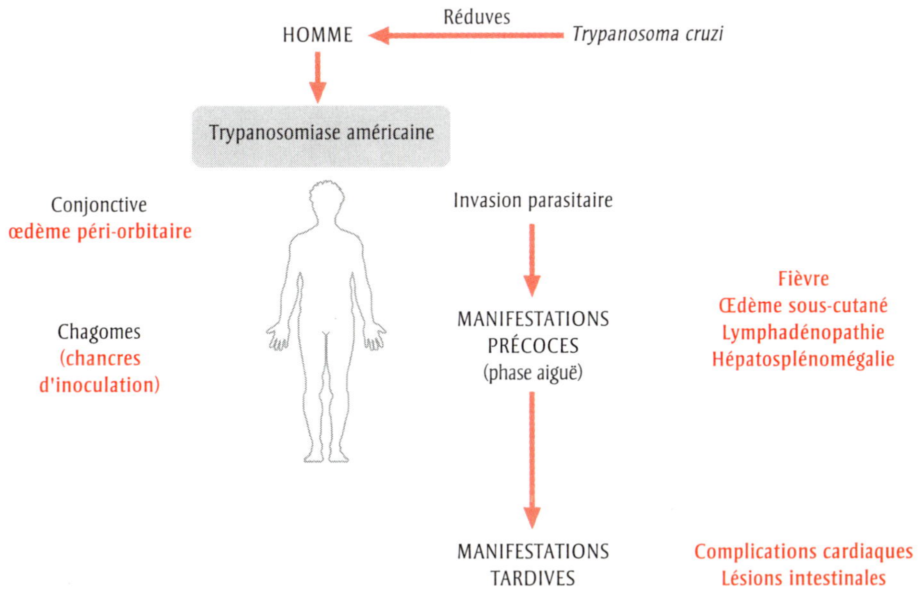

La trypanosomiase américaine est causée par *Trypanosoma cruzi* et les réduves en sont le vecteur. Selon le point d'injection des protozoaires, la maladie est marquée par un œdème péri-orbitaire ou par la formation de chancres d'inoculation (chagomes). Dans ses manifestations aiguës, la trypanosomiase américaine est marquée par de la fièvre, un œdème sous-cutané, une lymphadénopathie et une hépatosplénomégalie. Des manifestations tardives peuvent survenir et causer des problèmes cardiaques graves, voire mortels, et des lésions à l'appareil digestif.

viscérales causées par la persistance des trypanosomes et probablement aussi par des réactions auto-immunes :

- des lésions du muscle cardiaque, qui provoquent des troubles du rythme cardiaque et des myocardites. Ces complications constituent la première cause de mortalité de la trypanosomiase américaine ;
- des lésions intestinales, au niveau des muscles lisses, qui entraînent une dilatation au niveau de l'œsophage ou du côlon (méga-œsophage et méga-côlon).

En plus des symptômes cliniques et de la présomption d'une trypanosomiase chez un sujet ayant séjourné en zone endémique, le diagnostic repose sur l'identification des trypanosomes dans les spécimens cliniques. On a aussi recours à plusieurs méthodes sérologiques : hémagglutination indirecte, immunofluorescence indirecte et technique ELISA.

27.5.3 Leishmanioses

Les leishmanioses sont des parasitoses communes à l'Homme et aux animaux. Elles sont causées par des protozoaires flagellés du genre *Leishmania* et elles sont transmises par des insectes piqueurs, ressemblant à des moucherons, et appelés phlébotomes (figure 27.6).

On distingue trois forme de leishmanioses :

- la leishmaniose viscérale, ou kala-azar, causée par *Leishmania donovani*, principalement marquée par des adénopathies, une hépatosplénomégalie et de la fièvre ;
- la leishmaniose cutanée est causée par différentes espèces de *Leishmania. L. tropica*, *L. major*, *L. aethopica* sont rencontrés en Europe et en Asie, tandis que *L. mexicana* et *L. braziliensis* sont responsables des leishmanioses observées en Amérique Centrale et en Amérique du Sud. Cette forme de leishmaniose se manifeste par une lésion cutanée qui laisse une cicatrice indélébile ;
- la leishmaniose cutanéo-muqueuse, qui est propre à l'Amérique du Sud, et qui est causée par plusieurs sous-espèces de *L. braziliensis*. Cette forme de leishmaniose se manifeste initialement par une lésion cutanée qui guérit spontanément. Plusieurs mois ou années après, des lésions apparaissent dans la cavité buccale et le naso-pharynx.

En plus des symptômes cliniques et de la présomption d'une leishmaniose chez un sujet ayant séjourné en zone endémique, le diagnostic repose sur l'identification des *Leishmania* à partir des biopsies. On a aussi recours à plusieurs méthodes sérologiques : hémagglutination indirecte, immunofluorescence indirecte et technique ELISA.

Figure 27.6 Leishmanioses

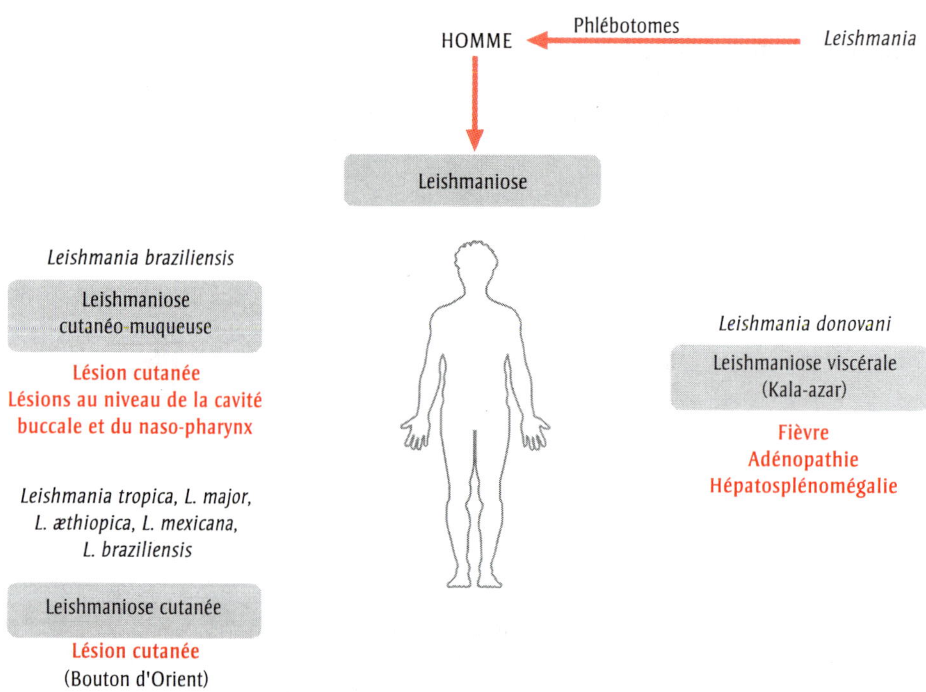

Les leishmanioses sont causées par différents protozoaires du genre *Leishmania* qui sont transmis à L'Homme par l'intermédiaire de phlébotomes. Selon l'espèce de *Leishmania* en cause, la leishmaniose prend une forme viscérale, cutanée ou cutanéo-muqueuse.

27.6 Helminthoses

27.6.1 Filarioses

Les filarioses sont des helminthiases systémiques transmises par des arthropodes vecteurs. Elles sévissent surtout dans les régions chaudes et elles sont causées par des nématodes appelés filaires en raison de leur très petite taille et de leur forme qui les fait ressembler à un fil. Les principaux agents des filarioses sont:

- *Wuchereria bancrofti* et *Brugia malayi*, pour les filarioses lymphatiques, qui se traduisent le plus souvent par des adénites, des lymphangites, puis par des manifestations chroniques résultant de l'obstruction des vaisseaux sanguins, évoluant en éléphantiasis des membres inférieurs (ou du scrotum chez l'homme);
- *Loa loa* et *Onchocerca volvulus* pour les filarioses à manifestations cutanées, généralement bénignes, sauf l'onchocercose dont la principale complication est la cécité; dans le monde, l'onchocercose est la seconde cause de cécité (après le trachome).

La figure 27.7 illustre trois de ces quatre parasitoses transmises par des vecteurs.

Figure 27.7 Filarioses

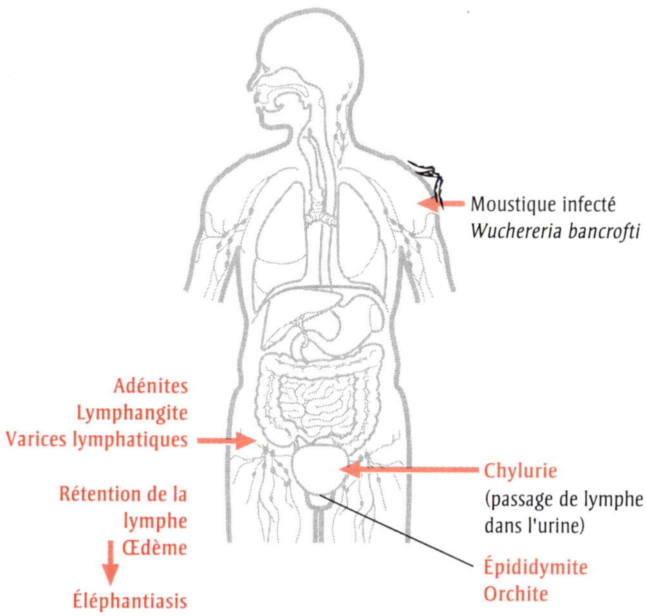

Figure 27.7a Wuchériose (*Wuchereria bancrofti*)

Les filaires *Wuchereria bancrofti* sont introduites à l'occasion de la piqûre d'un moustique infecté. Ces filaires s'installent dans les vaisseaux lymphatiques, Elles provoquent des troubles inflammatoires (adénites et lymphangites) et des varices lymphatiques. Le ralentissement ou l'obstruction des vaisseaux lymphatiques par les filaires provoquent l'accumulation de la lymphe au niveau du membre inférieur atteint. L'œdème entraîne une augmentation spectaculaire du volume de la jambe ou d'une autre partie du corps (éléphantiasis).

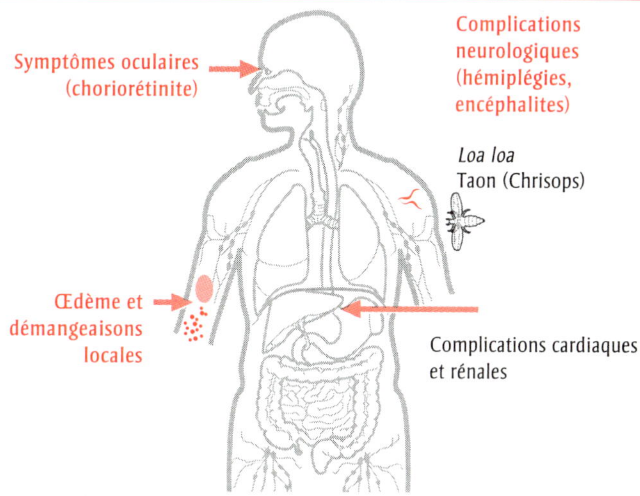

Figure 27.7 b Loase (*Loa loa*)

La loase est transmise à l'Homme par l'intermédiaire des chrisops (taons). L'entrée des larves cause des démangeaisons et un œdème local. L'infection peut entraîner diverses complications oculaires, neurologiques, cardiaques et rénales.

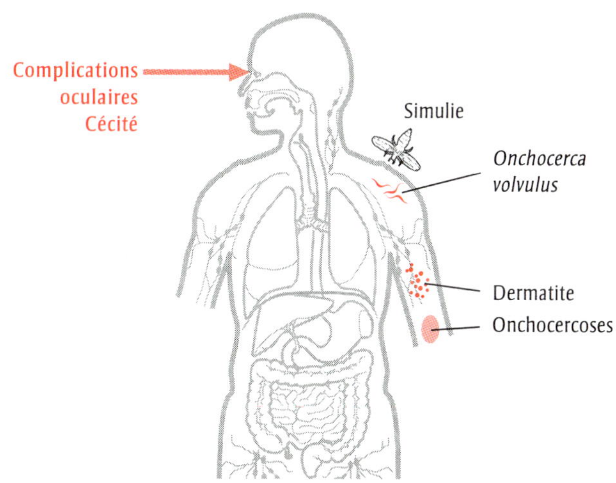

Figure 27.7 c Onchocercose (*Onchocerca volvulus*)

L'onchocercose est causée par la filaire *Onchocerca volvulus* et elle est transmise à l'homme par des simulies. En s'introduisant dans la peau, les larves entraînent une dermatite et la formation de nodules, ou onchocercomes. La présence des helminthes dans la chambre antérieure de l'œil peut entraîner la cécité.

Concepts clés à retenir

1. Les **arboviroses**, plusieurs **rickettsioses**, les **borrélioses**, et plusieurs **parasitoses** et **helminthoses** sont trasnsmises par des **vecteurs**.
2. Les arboviroses sont transmises par des moustiques. Elles sont causées par des **alphavirus** et des **flavivirus**, et se manifestent par des syndromes hémorragiques que l'on observe dans la **fièvre jaune**, la **dengue** et dans différentes **encéphalites**.
3. Les principales rickettsioses sont la **fièvre pourprée des Montagnes Rocheuses**, transmises par des tiques et les différentes formes de **typhus**, transmises par des poux ou des puces.
4. La **maladie de Lyme** est transmise par des tiques.
5. Le **paludisme** est causé par quatre espèces de *Plasmodium* (*P. falciparum, P. vivax*; *P. ovale* et *P. malariæ*) transmises par des anophèles.
6. Les **trypanosomiases africaines** sont causées par *Trypanosoma brucei gambiense* et *Trypanosoma brucei rhodesiense* et sont transmises à l'Homme par la glossine, ou mouche tsé-tsé
7. La **trypanosomiase américaine**, ou maladie de Chagas, est causée par *Trypanosoma cruzi*. et elle est transmise par des réduves.
8. Les **leishmanioses** sont causées par des protozoaires flagellés du genre *Leishmania* qui sont transmis à l'Homme par des phlébotomes.
9. Les filarioses sont des parasitoses transmises à l'Homme par des arthropodes.

Références et lectures suggérées

Bannister, B. A., Begg, N. T. et S. M. Gillespie. *Infectious Diseases*. 2e éd., Blackwell Sciences, Oxford, 2000.

Baron, E. Jo, Peterson, L. R., et S. M. Finegold. *Bailey & Scott Diagnostic Microbiology*. 9e éd., St-Louis, Mosby, 1994.

Baron, E. Jo, Chang, R. S., Howard, D. H., Miller J. N., et J. A. Turner. *Medical Microbiology. A Short Course*. Wiley-Liss, New York, 1994.

Couture, B. *Bactériologie médicale*. 3e éd., Montréal, Décarie, 1997.

Crainic, R. et J.-C. Nicolas (coordinateurs). *Virologie médicale*. Paris, Technique et documentation Lavoisier, 1993.

Garmendia, A., van Kruiningen, H. J. et R. A. French. « The West Nile Virus : its Recent Emergence in North America ». *Microbes and Infection*, 2001, vol. 3, p. 223-229.

Habicht, G., Beck, G. et J. Benach. « La maladie de Lyme ». *Pour la science*, dossier *Les maladies émergentes*, octobre 1995, p. 8-12.

Isada, C. M., Kasten, B. L., Goldman, M. P., Gray, L. et J. A. Aberg. *Infectious Diseases Handbook*. 4e éd., Cleveland, Lexi-Comp. inc., 2001.

Jeffrey H. C. et R. M. Leach. *Atlas of Medical Helminthology and Protozoology*. 2e éd., Edinburgh, Churchill Livingstone, 1985.

Joklik, W. K., Willlet, H. P. et D. B. Amos. *Zinsser Microbiology*. 20e éd., Norwalk, Appleton & Lange, 1992.

Koneman, E. W., Allen, S. D., Janda, W. L., Schreckenberger et W. C Win Jr. *Color Atlas and Textbook of Diagnostic Microbiology*. 4e éd., Philadelphie, Lippincott, 1997.

Le Guenno, B. « Les nouveaux virus ». *Pour la science*, dossier *Les maladies émergentes*, octobre 1995, p.36-42.

Little, S. F. et B. E. Ivins. « Molecular Pathogenesis of *Bacillus anthracis* Infection ». *Microbes and Infection*, 1999, vol. 1, p. 131-139.

McBride, W. J. H. et H. Bielefeldt-Ohman. « Dengue Viral Infections ; Pathogenosis and Epidemiology ». *Microbes and Infection*, 2000, vol. 2, p. 1041-1050.

Mims, C. A., Playfair, J., Roitt, Y., Wakelin, D. et R. Williams. *Medical Microbiology*. Londres, Mosby, 1998.

Mims, C., Nash, A. et J. Stephen. *Mim's Pathogenesis of Infectious Diseases*. San Diego, Academic Press, 2001.

Rees, E. R, et R. F. Betts. *A Practical Approach to Infectious diseases*. 4e éd., Boston, Little, Brown and Co., 1996.

Specter, S., Rodincka, R. L., et S. A. Young. *Clinical Virology Manual*. Washington, D. C., American Society for Microbiology, 2000.

Strickland, G. T. et S. L. Hoffman. « Strategies for the Control of Malaria ». *Science & Medicine*, juillet-août 1994, p. 24-33.

Chapitre 28

Zoonoses

Sommaire

28.1 Introduction

Les zoonoses sont des infections qui frappent les animaux mais qui, occasionnellement, peuvent se communiquer à l'Homme. Ce dernier s'infecte quand il entre en contact avec divers produits biologiques dont les excréments, l'urine ou le lait constituent quelques exemples. Les animaux sont donc les hôtes définitifs des agents infectieux et l'être humain n'est pas un maillon essentiel pour la réalisation du cycle vital du parasite. Parfois, des arthropodes sont associés à la transmission de la maladie.

Les zoonoses sont peu fréquentes en Amérique du Nord, surtout en raison des habitudes d'hygiène des habitants et des normes de santé publique. La plupart de ces infections transmises par les animaux y sont considérées comme des maladies professionnelles.

Certaines zoonoses sont d'origine virale, comme la chorioméningite lymphocytaire ou les redoutables fièvres hémorragiques. Dans les pays industrialisés, on ne signale que quelques rares cas chaque année, généralement importés par des touristes ou des immigrants provenant de régions où ces infections virales sont présentes à l'état endémique.

Les principales zoonoses d'origine bactérienne sont le charbon, la peste, la fièvre Q, la tularémie, la leptospirose et la brucellose.

Plusieurs infections décrites dans d'autres chapitres peuvent aussi être considérées comme des zoonoses. Parmi celles-ci, mentionnons:

- les salmonelloses, la maladie de Lyme, la listériose;
- les arboviroses, la rage, les encéphalites équines;
- l'histoplasmose et la cryptococcose;
- la cryptosporidiose, la giardiase;
- les téniases, la trichinose, l'échinococcose et l'ascaridiose causée par *Baylisascaris procyonis*, un ascaridé qui affecte le raton laveur, et dont les symptômes miment ceux de la rage.

Le tableau 28.1, en fin de chapitre, résume les données relatives aux principales zoonoses transmissibles à l'Homme.

28.2 Zoonoses d'origine virale

Trois familles de virus à ARN sont responsables d'infections transmises par les animaux:

- les arénavirus, responsables de la chorioméningite lymphocytaire et de la fièvre de Lassa;
- les filovirus, dont font partie les virus de Marburg et le virus Ebola, responsables tous les deux de fièvres hémorragiques;
- les bunyavirus, dont font partie les hantavirus responsables de fièvres hémorragiques avec syndrome rénal.

28.2.1 Infections causées par les arénavirus

Les infections causées par les arénavirus sont transmises à l'Homme par l'intermédiaire des excréments et de l'urine des rongeurs, surtout les souris et les rats. Les hamsters peuvent aussi être porteurs de ces virus.

Les arénavirus sont inoffensifs pour les animaux qui les abritent, mais ils peuvent être redoutables pour l'être humain.

La chorioméningite lymphocytaire (LCM) est causée par le contact avec l'urine des animaux infectés. Généralement asymptomatique, l'infection peut entraîner une méningite aseptique (lymphocytaire) ou une méningo-encéphalite. Il n'y a ni vaccin ni traitement contre le virus de la LCM. Par contre, on peut prévenir la maladie en éliminant les rongeurs présents dans les habitations ou dans l'environnement.

Le virus de la fièvre de Lassa (un petit village du Nigeria, en Afrique) sévit de façon endémique dans diverses régions de l'Afrique de l'Ouest. Le pronostic et l'évolution de la maladie sont très variables. Le taux de mortalité peut être élevé.

La fièvre de Lassa est une infection systémique qui se manifeste d'abord par des signes non spécifiques (fièvre, maux de tête, malaises, etc.), accompagnés par la suite de troubles digestifs (nausées, vomissements, diarrhées) responsables de déshydratation. Viennent ensuite des troubles de la coagulation et des pétéchies (les virus causent des dommages aux capillaires sanguins) ainsi que des atteintes neurologiques. La mort survient par suite d'un choc cardio-vasculaire ou d'insuffisance respiratoire.

Le traitement à la ribavirine permet de réduire la mortalité de façon importante.

28.2.2 Infections causées par les filovirus

Deux espèces de filovirus sont pathogènes pour l'Homme: le virus de Marburg et le virus Ebola. Ces virus sont responsables de fièvres hémorragiques très graves, hautement contagieuses et souvent mortelles. Ces filovirus sont naturellement présents en Afrique et aux Philippines. Ils ont été importés en Europe et en Amérique du Nord par des singes infectés.

La maladie de Marburg a été identifiée pour la première fois en 1967 à Marburg, en Allemagne, chez des travailleurs de laboratoire en contact avec des singes provenant d'Ouganda. Des 25 personnes infectées, sept moururent.

Le virus Ebola s'est manifesté à partir de 1976 dans plusieurs pays d'Afrique (Soudan, Zaïre, Kenya). La maladie est très grave: selon les foyers épidémiques, le taux de mortalité oscille entre 60 et 80 %. Dans ce cas, la maladie s'est propagée dans les hôpitaux, de personne à personne, par l'intermédiaire de seringues et d'aiguilles souillées.

Ces fièvres hémorragiques se caractérisent par un début brutal, une fièvre élevée (40 °C) accompagnée de maux de tête et de myalgies. On observe des éruptions maculo-papuleuses sur la face, le tronc et les membres. Surviennent rapidement des symptômes digestifs (vomissements et diarrhées), une coagulation intravasculaire disséminée puis des manifestations hémorragiques : saignements de nez, hématémèse, hématurie. Le décès survient par suite de défaillance cardio-vasculaire, d'insuffisance rénale ou d'hémorragies digestives.

Il n'y a pas de traitement ni de vaccin. Un isolement strict des malades est de rigueur pour enrayer la propagation de ces fièvres hémorragiques. Chez les patients qui guérissent, la convalescence est longue, avec asthénie et anorexie, mais ces maladies ne laissent pas de séquelles.

28.2.3 Infections causées par les hantavirus

Les infections causées par les hantavirus sont des fièvres hémorragiques à syndrome rénal ou à syndrome pulmonaire. Les fièvres à syndrome rénal surviennent principalement en Asie, surtout en Chine, en Corée, et en Russie, et sont transmises à l'Homme par l'intermédiaire des excréments et de l'urine de souris.

Les virus s'introduisent dans les voies respiratoires. De là, ils gagnent les ganglions dans lesquels ils se reproduisent, et passent ensuite dans le sang. Après cette dissémination hématogène, ils envahissent les cellules endothéliales. Celles-ci sont détruites par suite de la réplication virale. Les premiers symptômes apparaissent entre deux et cinq jours après le contact infectieux. On observe alors des nausées, des vomissements ou des diarrhées, ainsi que des rougeurs au niveau de la face et des pétéchies.

Selon les espèces, les virus endommagent soit les capillaires des reins, ce qui provoque un syndrome rénal avec protéinurie, soit les capillaires des poumons, causant des hémorragies. On pense que la destruction des capillaires est principalement d'origine immunologique.

La gravité des infections à hantavirus varie selon les individus, mais le taux de mortalité est relativement élevé (environ 10 %). Il n'y a pas de vaccin ni de traitement, sauf peut-être avec la ribavirine. L'élimination des rongeurs constitue la mesure préventive la plus efficace.

28.3 Zoonoses d'origine bactérienne

Les principales zoonoses d'origine bactérienne susceptibles d'infecter l'Homme sont le charbon, la peste, la brucellose, la tularémie, la leptospirose, la pasteurellose et la fièvre Q. Toutes ces infections sont considérées aujourd'hui comme des maladies professionnelles, sauf la peste et la pasteurellose.

28.3.1 Charbon

Le charbon est causé par *Bacillus anthracis*, une bactérie à Gram positif formant des endospores. La maladie, qui survient surtout chez les animaux herbivores, est rare en raison de la surveillance vétérinaire des élevages d'animaux. En Amérique du Nord, le charbon est considéré comme une maladie professionnelle. Elle affecte notamment les vétérinaires, les fermiers et les bouchers. Dans les autres régions du monde, cette maladie est encore relativement fréquente.

La maladie peut prendre une forme cutanée, respiratoire ou, plus rarement, digestive. Avec un taux de mortalité de 80 %, la forme respiratoire est de loin la plus grave.

Le sol est le réservoir naturel de *B. anthracis*. Les bactéries, présentes sous forme de spores, proviennent des carcasses des animaux morts (chèvres, moutons, vaches, chevaux, etc.). De plus, *B. anthracis* est un résidant naturel du tube digestif de certains animaux naturellement résistants à la maladie.

Chez l'Homme, la contamination survient chez les personnes qui manipulent des animaux malades ou des produits provenant de ces animaux (peau, laine, poils, poudre d'os).

Dans la forme cutanée de la maladie, les spores entrent en contact avec une blessure, une abrasion de la peau ou des égratignures. L'infection cutanée commence par la formation d'une pustule 12 à 36 heures après la contamination. En deux à cinq jours, le centre de cette pustule maligne s'ulcère et nécrose progressivement ; elle se recouvre d'une escarre noirâtre (d'où le nom de *charbon* donné à la maladie) cernée de vésicules. Les micro-organismes se propagent rapidement par les vaisseaux lymphatiques, puis par les vaisseaux sanguins, ce qui provoque une septicémie. D'autres tissus peuvent alors être envahis. À ce stade, la toxémie et la nécrose sont mortelles, malgré le traitement.

Le pouvoir pathogène de *B. anthracis* repose sur sa paroi résistante à la phagocytose et sur la sécrétion de trois substances toxiques : l'antigène protecteur (PA), le facteur œdématogène (OF) et le facteur létal (LF). Une fois libérées, ces exotoxines se combinent deux à deux pour former des substances biologiquement actives.

Le facteur œdématogène est une enzyme du type adénylcyclase qui perturbe l'équilibre ionique des cellules, causant une augmentation de la concentration ionique extracellulaire. Pour rééquilibrer ces gradients de concentration, de l'eau sort du plasma sanguin et du cytoplasme des cellules, ce qui cause l'œdème. De plus, le facteur œdématogène inhibe la phagocytose. Quant au facteur létal, il agirait en détruisant les macrophages et en induisant la libération d'importantes quantités de médiateurs pro-inflammatoires, comme le TNF-α et l'IL-1. Il induirait aussi la production par les cellules endothéliales d'oxyde d'azote (NO), un puissant vasodilatateur. Il s'ensuit une brutale diminution de la pression artérielle et un œdème pulmonaire. L'infection évolue alors rapidement vers un syndrome de choc mortel.

La forme pulmonaire du charbon résulte de l'inhalation de spores de *B. anthracis*. Par le passé, cette maladie affectait principalement les cardeurs de laines, les ouvriers qui préparaient la laine brute avant qu'elle soit filée. Elle se caractérise par une broncho-pneumonie fulgurante, accompagnée de nécrose et de septicémie.

Le pronostic du charbon a été transformé avec l'apparition des antibiotiques, du moins en ce qui concerne la forme cutanée de la maladie. Celle-ci peut être traitée par les antibiotiques (pénicilline, ciprofloxacine, etc.). La forme respiratoire est plus difficile à soigner en raison de la rapidité de son évolution. Le traitement n'est efficace que s'il est administré précocement. En effet, si les antibiotiques détruisent effectivement les bactéries, ils ne sont d'aucun secours contre les toxines déjà rejetées dans les tissus. Un inhibiteur de ces toxines vient cependant d'être découvert et expérimenté chez l'animal.

L'immunité acquise est permanente.

La maladie est prévenue par un vaccin administré à l'animal (vaccin vivant atténué). Les animaux infectés doivent être isolés, tués et incinérés. Il existe aussi un vaccin humain, mais il est réservé aux personnes exposées à la maladie.

28.3.2 Peste

La peste est causée par *Yersinia pestis*. Cette bactérie infecte les rongeurs (rats, campagnols, écureuils, gerbilles, lapins, chiens de prairie, etc.) chez qui elle cause une infection relativement bénigne. Elle est transmise à l'Homme par des piqûres de puces (figure 28.1). La forme humaine de la peste est grave et s'est répandue en de redoutables épidémies ou pandémies, en particulier au Moyen-Âge. On estime qu'au XIVe siècle, le quart de la population européenne a été décimée par la peste. La dernière pandémie de peste remonte à la fin du XIXe siècle et a ravagé notamment l'Asie centrale. Toutefois, il y a encore des épidémies de peste en Afrique et des cas isolés surviennent occasionnellement en Amérique. Le microorganisme pathogène est présent à l'ouest des Montagneuses Rocheuses où il infecte divers rongeurs et certains carnivores.

Il existe trois formes de peste : la peste bubonique, la peste septicémique et la peste pulmonaire.

Peste bubonique

La peste bubonique, caractérisée par de la fièvre, des nausées, des vomissements, une faiblesse générale et surtout par l'apparition de bubons qui se forment par suite de la tuméfaction, de l'ulcération et de la suppuration des ganglions lymphatiques. Cette forme de peste est transmise à l'homme par des puces (*Xenopsylla cheopis*) qui ont piqué des rats infectés.

Quand elles piquent un être humain, ces puces régurgitent un grand nombre de bacilles pesteux directement au site de la piqûre. En quelques heures, les microorganismes sont emportés dans les ganglions lymphatiques, en particulier au niveau de l'aine. Le LPS de cette bactérie à Gram négatif serait responsable

Figure 28.1 Transmission et pathogenèse de la peste

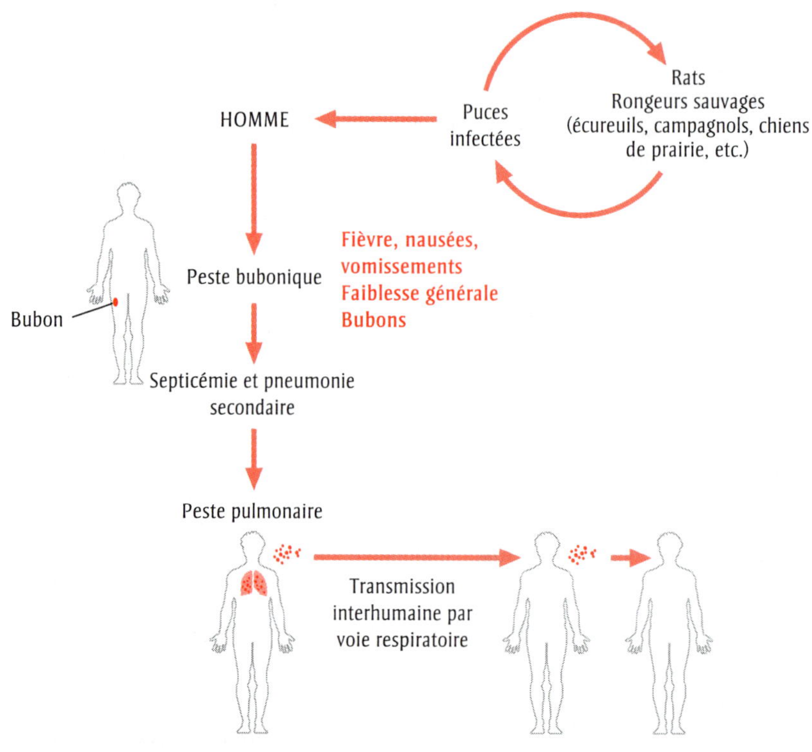

Causée par *Yersinia pestis*, la peste se transmet à l'Homme par l'intermédiaire de puces de rats infectés. La peste peut prendre les formes bubonique, septicémique ou pulmonaire. Dans ce dernier cas, la peste devient hautement contagieuse. Elle se transmet d'un être humain à un autre par l'intermédiaire des aérosols infectés provenant de personnes malades.

de la nécrose hémorragique observée au niveau des ganglions lymphatiques atteints.

Les bactéries sont phagocytées par les macrophages mais résistent à la destruction. Elles se multiplient dans ces cellules phagocytaires et dans les tissus. Elles envahissent alors le système circulatoire, où elles causent une septicémie, puis certains organes, dont les poumons. Les bacilles pesteux provoquent alors une pneumonie secondaire, rapidement fatale. Chez les personnes non traitées, la mort survient en deux jours ou moins. Les personnes qui survivent présentent des nécroses prononcées des tissus périphériques, notamment aux doigts et aux orteils.

Peste septicémique

La peste septicémique est une variante de la peste bubonique. Elle est transmise à l'Homme par la même espèce de puce, mais il ne se forme pas de bubons parce que les bactéries sont introduites directement dans le système circulatoire. Les quantités importantes de LPS libérées dans les vaisseaux causent une coagulation intravasculaire. Les malades meurent de collapsus vasculaire et rénal, conséquence du choc septique.

Peste pulmonaire[a]

La peste à manifestation pulmonaire primaire est une maladie à évolution foudroyante. Cette forme de peste est hautement contagieuse et se transmet d'une personne à une autre par l'intermédiaire des gouttelettes de sécrétions respiratoires contenant des bacilles en grand nombre. L'inhalation introduit les bacilles pesteux dans les poumons où ils infectent directement le tissu pulmonaire. Ils s'y reproduisent intensément et causent une pneumonie lobaire, accompagnée d'expectorations sanglantes et marquée de dyspnée et de cyanose intenses. La mort survient souvent quelques heures après l'apparition des premiers symptômes. C'est sous cette forme que la peste a causé les plus importantes épidémies qui ont ravagé les populations d'Asie et d'Europe dans le passé.

Un traitement rapide avec la streptomycine, la tétracycline ou le chloramphénicol est essentiel pour tenter de guérir les malades, mais le pronostic demeure très sombre quand les personnes présentent des manifestations pulmonaires.

La prévention de la peste repose sur le contrôle et l'éradication des rats (en particuliers dans les zones portuaires et aéroportuaires des pays exempts de peste). L'entourage des personnes atteintes de la peste doivent être mis en quarantaine et soumis à une antibioprophylaxie. Il existe un vaccin antipesteux efficace contre la forme bubonique mais non contre la forme pulmonaire de la maladie. Ce vaccin est conseillé aux personnes qui voyagent dans les pays où la peste sévit à l'état endémique.

28.3.3 Brucellose

La brucellose est une maladie rare au Canada (sept cas en 1998). Elle affecte les animaux et elle est transmise accidentellement aux humains par la consommation de produits laitiers non pasteurisés ou par contact direct avec des liquides organiques ou des produits d'accouchement d'animaux malades.

Plusieurs agents étiologiques sont à l'origine de la maladie: *Brucella abortus* chez la vache, *Brucella melitensis* chez les chèvres et les brebis, *Brucella suis* chez les porcs, et *Brucella canis* chez le chien. La durée d'incubation est variable et va de quelques jours à plusieurs mois. Chez l'Homme, la maladie se caractérise par un syndrome extradigestif marqué principalement par une fièvre intermittente irrégulière (d'où le nom de *fièvre ondulante* qui est aussi donné à cette maladie), de la faiblesse, des maux de tête, des sueurs abondantes, des frissons et une sensation de malaise général. La brucellose non traitée peut entraîner une septicémie et des complications osseuses et articulaires.

28.3.4 Tularémie

La tularémie est causée par *Francisella tularensis*, un bacille à Gram négatif dont les rongeurs constituent le réservoir (écureuils, rats musqués, lièvres, etc., en Amérique du Nord). Il s'agit avant tout d'une infection animale dont la transmission implique la participation d'arthropodes vecteurs (taons, tiques).

La tularémie survient occasionnellement chez l'Homme par suite de contact avec un animal contaminé. La plupart du temps, ce sont des chasseurs qui contractent l'infection en dépeçant le gibier. Généralement, la maladie se présente sous sa forme ulcéro-glandulaire; elle se traduit alors par une ulcération des ganglions affectés. Elle est accompagnée de fièvre, de vomissements ou de douleurs abdominales. Les septicémies par dissémination du bacille sont possibles. L'inhalation d'aérosols contaminés peut entraîner des manifestations pulmonaires (nécroses hémorragiques).

L'antibiothérapie (streptomycine ou gentamycine) a considérablement réduit le taux de mortalité de cette maladie. L'immunité acquise est définitive.

28.3.5. Leptospirose

La leptospirose est causée par *Leptospira interrogans*, un spirochète qui infecte différents mammifères, dont les rats. Ces animaux excrètent les bactéries dans leurs urines qui souillent les eaux, le sol et les aliments. La contamination est rarement directe. Elle survient plutôt par l'intermédiaire des milieux aquatiques (étangs, ruisseaux, rivières et égouts). La maladie affecte surtout les personnes en contact avec les animaux et leurs déjections. Toutefois, des cas de leptospirose ont été associés à des baignades en rivière.

L. interrogans pénètre dans l'organisme à l'occasion d'une blessure cutanée ou muqueuse. Cette bactérie gagne ensuite le sang (septicémie) et divers organes, dont les méninges, le foie et les reins. Les personnes infectées excrètent à leur tour des bactéries dans leurs urines. Le tableau clinique de la maladie est celui d'une maladie fébrile à rechute, accompagnée d'un ictère, de douleurs musculaires et d'un syndrome méningé.

Les pénicillines et les tétracyclines permettent de guérir la maladie rapidement si le traitement débute dans les 48 heures suivant l'apparition des symptômes.

28.3.6 Pasteurellose

La pasteurellose est une infection causée par *Pasteurella multocida*, un coccobacille à Gram négatif résidant de la flore respiratoire des animaux domestiques, en particulier des chats, des chiens et des volailles, ainsi que des animaux sauvages. Ces bactéries sont transmises à l'être humain par suite de griffures ou de morsures infligées par ces animaux.

L'infection se manifeste sous l'une des trois formes suivantes:

- une lésion douloureuse au niveau de la blessure ou de la morsure et une lymphadénopathie régionale. Il peut se produire un abcès et de l'ostéomyélite;
- une infection pulmonaire, qui résulte de l'inhalation de la bactérie;
- une infection systémique, beaucoup plus rare, marquée par une méningite ou une endocardite.

Il est important de bien nettoyer les blessures causées par des animaux de manière à éviter ce type d'infection.

Le traitement antibiotique (pénicilline, tétracycline et chloramphénicol) est efficace. En l'absence de traitement, plusieurs complications peuvent survenir: cellulite, synovite et ostéomyélite.

28.3.7 Fièvre Q

La fièvre Q est causée par *Coxiella burnetii*, une espèce de rickettsie transmise à l'Homme par certains animaux domestiques et sauvages. Contrairement aux autres infections causées par des rickettsies, la maladie n'implique pas l'intervention d'un arthropode vecteur dans le cycle de transmission par les animaux domestiques, et on n'observe pas d'éruption cutanée.

La fièvre Q se transmet essentiellement par des aérosols provenant de produits infectés: placenta, sécrétions génitales, lait d'animaux domestiques malades (bovins, ovins, caprins). Cette infection est rare et est considérée comme une maladie professionnelle: elle touche surtout les vétérinaires et les personnes travaillant dans les abattoirs.

Les microorganismes inhalés se multiplient dans les tissus pulmonaires. Au bout de trois semaines, l'infection se traduit par de violents maux de tête, de la fièvre, des manifestations respiratoires (une pneumonie atypique) et par une hépatite. La maladie régresse spontanément et disparaît en deux semaines. Des complications graves, voire fatales, surviennent occasionnellement (endocardite, thrombocytopénie et purpura).

Tableau 28.1 Principales zoonoses transmissibles à L'Homme

Microorganismes responsables	Agent infectieux	Sources de l'infection humaine	Symptômes	Détection des agents infectieux	Traitement	Prévention
Infections d'origine virale						
Chorioméningite lymphocytaire	Virus de la famille des *Arenaviridæ*	Excréments et urine des rats et des souris	Asymptomatique la plupart du temps Méningite aseptique ou méningo-encéphalite	Détection des IgG et des IgM par immunofluorescence indirecte	Pas de traitement	Pas de vaccin Contrôle des rongeurs
Fièvre de Lassa	Virus de la famille des *Arenaviridæ*	Virus présents dans l'urine du rat à mamelles multiples (*Masromys natalensis*) vivant dans les régions de l'Afrique sub-saharienne	Symptômes non spécifiques accompagnés par la suite de troubles digestifs, de troubles de la coagulation et des atteintes neurologiques. La mort survient par suite d'un choc cardio-vasculaire ou d'insuffisance respiratoire. Isolement strict des malades	Détection des IgG et des IgM par immuno-dfluorescence indirecte Recherche par méthode immuno-enzymatique	Ribavirine	Contrôle des rongeurs Utilisation de matériel jetable, autoclavage de tous les déchets
Fièvre de Marbug **Fièvre Ebola**	Virus de la famille des filovirus	Réservoir inconnu	Fièvre élevée (40 °C) débutant brutalement, accompagnée de maux de tête et de myalgies	Diagnostic sérologique par immunofluorescence indirecte et par méthode ELISA	Pas de traitement	Pas de vaccins Isolement strict des malades

Tableau 28.1 (*suite*)

Microorganismes responsables	Agent infectieux	Sources de l'infection humaine	Symptômes	Détection des agents infectieux	Traitement	Prévention
			Éruptions maculo-papuleuses sur la face, le tronc et les membres. Symptômes digestifs Coagulation intravasculaire disséminée et manifestations hémorragiques. Le décès survient par suite de défaillance cardio-vasculaire, d'insuffisance rénale ou d'hémorragies digestives.			Utilisation de matériel jetable, autoclavage de tous les déchets
Infections d'origine bactérienne						
Charbon	*Bacillus anthracis*	Carcasses d'animaux morts de la maladie Manipulation d'animaux malades ou de produits provenant de ces animaux	Forme cutanée : pustule maligne ulcéro-nécrotique, dissémination des bactéries par les vaisseaux lymphatiques suivie de septicémie Forme pulmonaire : broncho-pneumonie fulgurante accompagnée de nécrose et de septicémie	Culture et examen morphologique	Antibiothérapie : (pénicilline, ciproflaxine, etc.)	Vaccination systématique des cheptels animaux sensibles à la maladie Vaccin humain réservé aux personnes exposées à la maladie
Peste	*Yersinia pestis*	Piqûres de puces	Forme bubonique : fièvre, nausée, vomissements, formation de bubons par suite de la tuméfaction, de l'ulcération et de la suppuration des ganglions lymphatiques, septicémie et pneumonie secondaire Forme septicémique : symptômes identiques, mais sans formation de bubons Forme pulmonaire : pneumonie lobaire accompagnée d'expectorations sanglantes, de dyspnée et de cyanose	Examen morphologique des spécimens cliniques après coloration de Gram et de Giemsa Culture des microorganismes	Antibiothérapie : (streptomycine, tétracyclines)	Contrôle des rongeurs Isolement strict des malades Chimioprophylaxie des personnes exposées à l'agent infectieux Vaccination des personnes à risque
Brucellose	*Brucella abortus*[a], *B. melitensis* et *B. suis*	Contact avec des liquides organiques ou des produits d'accouchement des animaux malades Lait contaminé non pasteurisé	Syndrome extradigestif marqué principalement par une fièvre intermittente irrégulière, de la faiblesse, des maux de tête, des sueurs abondantes, des frissons et une sensation de malaise général.	Isolement de la bactérie à partir des hémocultures et des cultures d'urine Détection sérologique (recherche des IgM par réaction d'agglutination)	Antibiothérapie : Tétracyclines, streptomycine, cotrimoxazole	Vêtements et lunettes de protection pour les personnes en contact avec les animaux infectés

Tableau 28.1 (suite)

Microorganismes responsables	Agent infectieux	Sources de l'infection humaine	Symptômes	Détection des agents infectieux	Traitement	Prévention
			Septicémie et complications osseuses et articulaires			Surveillance stricte de la qualité bactériologique du lait et des fromages Pasteurisation
Tularémie	*Francisella tularensis*	Contact avec des animaux contaminés	Ulcération des ganglions au niveau des territoires affectés; fièvre, vomissements, douleurs abdominales; septicémies	Diagnostic sérologique (recherche des anticorps par immunofluorescence et par tests d'agglutination)	Antibiothérapie: streptomycine	Vêtements et lunettes de protection pour les personnes en contact avec les animaux infectés Vaccin pour les personnes exposées aux animaux malades
Leptospirose	*Leptospira interrogans*	Contamination indirecte par de l'eau souillée par l'urine des animaux malades	Maladie fébrile à rechutes, accompagnée d'ictère, de douleurs musculaires et d'un syndrome méningé	Isolement de la bactérie à partir de la culture des spécimens cliniques (sang, urines, LCR) Diagnostic sérologique (recherche des anticorps par réaction d'agglutination)	Antibiothérapie: pénicillines et tétracyclines	Contrôle des rongeurs Vêtements de protection pour les personnes en contact avec les animaux infectés Antibioprophylaxie pour les personnes exposées
Pasteurellose	*Pasteurella multocida*	Contamination par suite de griffures ou de morsures des chats et des chiens	Lésion douloureuse au niveau de la blessure ou de la morsure Lymphadénopathie régionale	Isolement de la bactérie à partir des spécimens cliniques	Antibiothérapie: pénicillines, tétracycline, chloramphénicol	Nettoyage des blessures causées par les animaux
Fièvre Q	*Coxiella burnetii*[a]	Aérosols provenant de produits infectés et d'animaux malades	Céphalées, fièvre, manifestations respiratoires et hépatite	Diagnostic sérologique	Antibiothérapie: tétracyclines, érythromycine	Vaccin pour les personnes exposées aux animaux malades

Concepts clés à retenir

1. Les **zoonoses** sont des infections qui frappent les animaux et qui, occasionnellement, peuvent s'étendre à l'Homme.
2. Les principales zoonoses d'origine virale sont la **chorioméningite lymphocytaire** et les **fièvre de Lassa**, de **Marburg** et **Ebola**.
3. Le **charbon**, la **peste**, la **brucellose**, la **tularémie**, la **leptospirose**, la **pasteurellose** et la **fièvre Q** sont les principales zoonoses d'origine bactérienne.

Références et lectures suggérées

Bannister, B. A., Begg, N. T. et S. M. Gillespie. *Infectious Diseases*. 2e éd., Blackwell Sciences, Oxford, 2000.

Baron, E. Jo, Peterson, L. R., et S. M. Finegold. *Bailey & Scott Diagnostic Microbiology*. 9e éd., St-Louis, Mosby, 1994.

Baron, E. Jo, Chang, R. S., Howard, D. H., Miller J. N., et J. A. Turner. *Medical Microbiology. A Short Course*. Wiley-Liss, New York, 1994.

COUTURE, B. *Bactériologie médicale*. 3e éd., Montréal, Décarie, 1990.

Crainic, R. et J.-C. Nicolas (coordinateurs). *Virologie médicale*. Paris, Technique et documentation Lavoisier, 1993.

Hansen, W. et J. Freney. « Le charbon : maladie d'hier, arme biologique d'aujourd'hui ». *Pour la science*, n° 290, décembre 2001, p. 8-15.

Joklik, W. K., Willlet, H. P. et D. B. Amos. *Zinsser Microbiology*. 20e éd., Norwalk, Appleton & Lange, 1992.

Koneman, E. W., Allen, S. D., Janda, W. L., Schreckenberger et W. C Win Jr. *Color Atlas and Textbook of Diagnostic Microbiology*. 4e éd., Philadelphie, Lippincott, 1997.

Lacy, D. B., Mourez, M., Fouassier, A., Collier, R. J. « Mapping the Anthrax Protective Antigen Binding Site on the Lethal and Edema Factors ». *Journal of Biology and Chemistry*, 2002, vol. 277, p3006-3010.

Little, S. F. et B. E. Ivins. « Molecular Pathogenesis of *Bacillus anthracis* Infection ». *Microbes and Infection*, 1999, vol. 1, p. 131-139.

Mims, C. A., Playfair, J., Roitt, Y., Wakelin, D. et R. Williams. *Medical Microbiology*. Londres, Mosby, 1998.

Mims, C., Nash, A. et J. Stephen. *Mim's Pathogenesis of Infectious Diseases*. San Diego, Academic Press, 2001.

Mock, M. « Les secrets du charbon ». *Pour la science*, n° 290, décembre 2001, p. 18-21.

Mourez M., Kane, R.S., Mogridge, J., Metallo, S., Deschatelets, P., Sellman, B. R., Whitesides, G. M et R. J. Collier « Designing a Polyvalent Inhibitor of Anthrax Toxin ». *Nature Biotechnology*, 2001, vol 19, n° 10), p 958-961.

Rees, E. R, et R. F. Betts. *A Practical Approach to Infectious diseases*. 4e éd., Boston, Little, Brown and Co.. 1996.

Specter, S., Rodincka, R. L., et S. A. Young. *Clinical Virology Manual*. Washington, D. C., American Society for Microbiology, 2000.

Villeneuve, A. « Zoonoses d'origine parasitaire ». *Le médecin vétérinaire du Québec*, 1999, vol. 29, n° 1, p. 24-27.

Young, J. A. T., et R. J. Collier. « Attacking Anthrax ». *Scientific American*, mars 2002, vol. 286, n°3, p. 48-59.

Chapitre 29

Infections opportunistes

Sommaire

29.1 Introduction

Il arrive qu'à l'occasion d'une autre maladie, d'une immunodépression transitoire, d'une investigation médicale, d'une intervention chirurgicale, ou tout simplement d'une banale hospitalisation, une personne contracte une infection. On qualifie cette infection d'opportuniste car, la plupart du temps, elle est causée par des microorganismes habituellement inoffensifs de la flore commensale ou par certaines souches d'espèces bactériennes résistantes aux antibiotiques.

Dans la plupart des cas, ces microorganismes ne sont pas considérés comme des agents pathogènes au sens strict du terme. En effet, ce sont généralement des résidants habituels des flores normales de la peau et des muqueuses; ils ne produisent pas de toxines et ne causent pas d'infection chez les personnes en bonne santé. Une infection opportuniste ne survient donc qu'à l'occasion de quelques circonstances favorisantes particulières:

- une affaiblissement de l'hôte;
- la rupture de barrières naturelles;
- l'introduction accidentelle de micoorganismes dans des tissus et des organes d'où ils sont habituellement absents.

Quand de telles infections opportunistes ont été contractées en milieu hospitalier par un patient qui a été admis pour une autre raison, on les qualifie de nosocomiales (du grec *noso*, maladie, et *komeo*, hôpital). Sauf quand nous ferons explicitement référence au milieu hospitalier, nous emploierons plutôt les termes plus généraux d'infections opportunistes et de microorganismes opportunistes.

Les infections opportunistes occupent une importance croissante en infectiologie. Cette constatation ne doit pas nous étonner, car les grandes maladies infectieuses bactériennes qui ont ravagé la planète sont maintenant maîtrisées grâce à un ensemble de mesures directement ou indirectement liées à l'amélioration du niveau de vie: développement de l'hygiène, meilleure alimentation, meilleures conditions de salubrité, développement des mesures préventives comme la vaccination et, surtout, l'utilisation massive et systématique de l'antibiothérapie. En revanche, les infections opportunistes, contre lesquelles on ne dispose que de peu de moyens, sont en recrudescence. Elles sont la conséquence directe du développement et des progrès de la réanimation médicale, de certaines investigations instrumentales (cathétérismes), d'interventions chirurgicales (installation de prothèses, greffes et transplantations d'organes), ou de la chimiothérapie. En effet, toutes ces mesures permettent la survie de sujets affaiblis et autrement condamnés. Les surinfections, les infections opportunistes et les infections nosocomiales, acquises en milieu hospitalier, représentent donc à l'heure actuelle un problème d'une réelle importance.

Dans ce chapitre nous traiterons des facteurs qui favorisent le développement des infections opportunistes. Nous décrirons ensuite les principaux microorganismes responsables de ces infections et leurs localisations.

29.2 Causes des infections opportunistes

Les infections opportunistes ne dépendent pas de l'accroissement du pouvoir pathogène des microorganismes. Elles résultent plutôt de trois grands types de facteurs indépendants des agents infectieux, tels la défaillance d'un ou de plusieurs éléments de la défense immunitaire de l'individu, l'environnement hospitalier et la pression sélective des antibiotiques.

29.2.1 Défaillances immunitaires

Le risque qu'apparaisse une infection opportuniste est d'autant plus grand que la réponse immunitaire d'un sujet est faible. Parmi ces défaillances immunitaires, nous retiendrons l'altération des barrières naturelles, la perturbation d'activités physiologiques, les déficits immunitaires et certains traitements immunosuppresseurs.

Altération des barrières naturelles

Les barrières anatomiques naturelles, comme la peau et les muqueuses, empêchent les microorganismes de pénétrer dans les tissus plus profonds et de gagner les organes vitaux. Si ces barrières sont rompues, les microorganismes s'installent dans les tissus profonds et prolifèrent. La rupture des barrières naturelles survient notamment lors de traumatismes, de brûlures étendues, de l'introduction d'un corps étranger dans l'organisme (une prothèse, par exemple), de l'installation à demeure de sondes, de cathéters ou de tubes de perfusion.

Perturbation d'activités physiologiques

La perturbation d'activités physiologiques a aussi une incidence sur le développement de microorganismes opportu nistes. Des infections surviennent notamment à la suite d'atteintes hépatiques, rénales ou pancréatiques. Les désordres métaboliques qui résultent de la cirrhose, de l'urémie ou du diabète perturbent les défenses naturelles. La plupart du temps, celles-ci se trouvent déprimées et permettent aux microorganismes de s'installer et de proliférer.

Déficits immunitaires

Les troubles qui surviennent dans les systèmes responsables de la phagocytose, de la production d'anticorps et d'un certain nombre de protéines sériques perturbent les mécanismes de défense de l'individu. C'est ce qui se produit chez les personnes souffrant de déficits immunitaires héréditaires ou acquis (voir Chapitre 14, *Immunopathologies*). Affaiblis par la diminution de l'efficacité du fonctionnement du système immunitaire, les individus atteints sont plus exposés que les autres aux infections.

Mentionnons les bactéries et les virus responsables d'infections qui sont accompagnées d'immunodépression:

- *Mycobacterium tuberculosis* et *M. lepræ*;

- les différentes espèces de *Brucella*;
- *Bordetella pertussis*, l'agent étiologique de la coqueluche;
- les virus de la rougeole, des oreillons, le virus Epstein-Barr, le cytomégalovirus et le virus de l'immunodéficience humaine.

Traitements immunosuppresseurs

Des infections opportunistes peuvent survenir au cours de traitements utilisant des radiations ionisantes, des composés cytotoxiques ou des cortico-stéroïdes, par exemple. De tels traitements sont mis en œuvre auprès des personnes qui souffrent d'un cancer ou qui viennent de bénéficier d'une transplantation d'organe.

Les radiations ionisantes exercent un pouvoir immunosuppresseur. Elles agissent notamment sur la moelle osseuse et sur les cellules immunitaires. Dans la moelle osseuse, les cellules souches des globules blancs sont détruites, ce qui empêche le renouvellement des cellules immunitaires.

En plus de leur action sur les cellules immunitaires en cours de multiplication, les composés cytotoxiques que l'on utilise pour tuer les cellules tumorales détruisent les cellules à croissance rapide des muqueuses, comme celle de la muqueuse intestinale. Pour les microorganismes opportunistes, les ulcérations provoquées constituent un point d'entrée dans les tissus profonds.

Les corticostéroïdes favorisent largement l'apparition d'infections opportunistes bactériennes, virales, parasitaires et fongiques. Habituellement, les traitements à base de glucocorticoïdes ralentissent la réaction inflammatoire, inhibent partiellement la synthèse des anticorps et provoquent la lyse des cellules lymphoïdes. L'activité du système phagocytaire peut être perturbée de même que la prolifération des fibroblastes. Utilisés à fortes doses, d'autres corticoïdes inhibent la synthèse des interférons, qui sont des substances antivirales naturelles.

29.2.2 Environnement hospitalier

L'environnement hospitalier lui-même constitue un facteur important dans le développement des infections nosocomiales car il constitue un réservoir sans cesse renouvelé de microorganismes pathogènes opportunistes.

Les sources d'infection sont endogènes et exogènes. Un patient peut être infecté:

- avec ses propres microbes; la source d'infection est qualifiée d'endogène et il y a auto-infection;
- par les microorganismes qui proviennent d'un autre malade (gouttelettes de salive, éternuements, etc.);
- par des objets qui n'ont pas été nettoyés ou désinfectés;
- par l'air, qui contient des poussières provenant du linge ou des vêtements des malades;
- par le personnel hospitalier.

Le personnel intervient de plusieurs façons dans la transmission des infections nosocomiales:

- il y a toujours parmi le personnel un certain nombre de porteurs sains, susceptibles de contaminer les malades, ou des personnes infectées par des microorganismes extrahospitaliers;
- malgré l'instauration de précautions rigoureuses visant à empêcher la transmission des infections, le personnel récolte sur ses mains ou sur ses vêtements des microbes provenant des malades qu'ils soignent et les transmet à d'autres malades; l'infection qui survient alors est qualifiée d'infection croisée.

Les malades s'infectent le plus souvent par la voie manu-portée. Cette voie d'infection privilégiée rappelle l'importance d'un lavage rigoureux des mains chaque fois que l'on s'apprête à donner des soins.

Il arrive que des infections nosocomiales soient reliées à des travaux de construction ou de rénovation effectués dans les établissements de santé. Les travaux les plus souvent en cause sont ceux qui sont effectués au niveau du système de ventilation (aspergilloses) ou des systèmes d'alimentation en eau (légionellose).

Mentionnons enfin quelques autres facteurs importants dans la transmission des infections nosocomiales:

- les procédures médicales et chirurgicales, plus complexes et plus agressives;
- certains produits, tels les désinfectants et les solutés, qui peuvent être accidentellement contaminés lors de leur fabrication ou de leur entreposage;
- certains équipements, comme les endoscopes, les respirateurs, etc.;
- l'usage d'antibiotiques, en particulier d'antibiotiques à large spectre, qui a entraîné l'apparition de souches bactériennes résistantes à plusieurs antibiotiques.

Il faut noter aussi que certaines infections nosocomiales apparaissent après le départ du malade, en raison de la longueur de leur période d'incubation. À titre d'exemples, mentionnons les infections que les nouveau-nés contractent dans les maternités, les abcès du sein qui apparaissent deux à trois semaines après l'accouchement, et les hépatites virales.

29.3 Microorganismes responsables des infections opportunistes

Les études épidémiologiques ont montré l'existence de liens étroits entre certaines affections et la présence d'espèces particulières responsables d'infections opportunistes secondaires. Ainsi, les salmonelles sont très souvent associées aux anémies falciformes, alors que les streptocoques et les staphylocoques sont à l'origine d'infections chez les personnes présentant des troubles cardio-vasculaires. Le tableau 29.1 réunit les microorganismes les plus souvent mis en cause dans des infections opportunistes en survenant en milieu hospitalier.

Parmi ces espèces ou genres, les trois qui sont le plus fréquemment incriminés dans les infections opportunistes sont *Staphylococcus aureus*, *Escherichia coli* et *Pseudomonas*. Les deux premières espèces sont des résidantes permanentes de la flore commensale de tout individu. Comme elles sont déjà en place sur la peau ou les muqueuses, elles ne demandent qu'à profiter des circonstances favorisantes qui leur sont offertes pour pénétrer dans les tissus profonds et y provoquer des infections secondaires. Or, pour ces microorganismes, les occasions ne manquent pas de s'installer chez les sujets malades, diabétiques, cancéreux, immunodéprimés, ou chez les opérés envahis par des tubes de perfusion, des sondes ou des cathéters, et autour desquels se multiplient les soignants, parfois porteurs de germes infectieux.

En plus de ces espèces bactériennes, il faut signaler le rôle important joué aujourd'hui par *Enterococcus*, en particulier *E. fæcalis* et *E. fæcium*, dans les infections opportunistes depuis le milieu des années 1990. Les premiers isolats ont été signalés en 1993, mais cette bactérie représente désormais la deuxième ou la troisième cause d'infections nosocomiales en Amérique du Nord. Les entérocoques font partie de la flore commensale digestive de 95 % des êtres humains. En temps normal, ils colonisent la cavité buccale, les voies respiratoires supérieures, le périnée et le vagin. Ces entérocoques sont extrêmement résistants (ils peuvent survivre longtemps dans l'environnement).

L'antibiorésistance multiple de plusieurs microorganismes responsables d'infections nosocomiales est une caractéristique extrêmement préoccupante. Ce problème est particulièrement aigu avec les staphylocoques et les entérocoques multirésistants (voir Chapitre 30, *Contrôle microbien*).

Les antibiogrammes effectués entre en 1995 et 1996 sur les souches de *Staphylococcus aureus* isolées dans les hôpitaux ont révélé une résistance à l'érythromycine (88 %), à la clindamycine (62 %), à la ciprofloxacine (76 %), à la triméthoprime-sulfaméthoxazole (40 %) et à la rifampicine (3 %).

Quant aux entérocoques, ils présentent une résistance acquise aux céphalosporines, aux pénicillines, à certains aminosides

Tableau 29.1 Bactéries responsables d'infections nosocomiales

Bactéries	Remarques
Staphylococcus aureus	Responsable d'infections hospitalières. Microorganisme le plus fréquemment incriminé dans les infections post chirurgicales, les infections de blessures, ainsi que dans les infections consécutives aux dialyses intraveineuses et péritonéales. De nombreuses souches sont résistantes à plusieurs antibiotiques, ce qui complique le traitement des infections.
Staphylococcus epidermidis	Notamment responsable d'infections chez les personnes qui portent des prothèses en plastique ou des stimulateurs cardiaques, des prothèses valvulaires cardiaques et des greffons vasculaires. L'antibiorésistance de *S. epidermidis* à plusieurs antibiotiques complique aussi le traitement.
Enterococcus	Responsable d'infections urinaires, d'infections des plaies chirurgicales, de bactériémies consécutives à l'installation de catéthers intraveineux. L'antibiorésistance multiple des entérocoques complique aussi le traitement.
Escherichia coli	Responsable d'infections urinaires, digestives (péritonites), nerveuses (méningites, surtout chez les nourrissons), de septicémies secondaires à des chirurgies exploratoires ou à l'installation prolongée de sondes et de cathéters.
Serratia	Responsable de septicémies chez les sujets débilités.
Pseudomonas aeruginosa	Notamment responsable de graves septicémies chez les grands brûlés, les prématurés et les nouveau-nés, chez les sujets dont la résistance est diminuée par des traitements à base de corticoïdes, d'antimétabolites ou d'immunodépresseurs. Responsable de pneumonies survenant chez des personnes sous assistance respiratoire et chez les personnes inconscientes, par suite de l'aspiration de sécrétions contenant des bactéries de la flore oro-pharyngée.
Clostridium difficile	Responsable d'entéro-colite pseudomembraneuse chez les personnes soumises à des antibiothérapies à large spectre.
Klebsiella pneumoniæ	Responsable de pneumopathies et de septicémies chez les sujets immunodéprimés et débilités.
Legionella pneumophila	Responsable de pneumonies chez les personnes qui viennent d'être opérées, qui souffrent de maladies pulmonaires chroniques ou d'immunodépression.

et probablement au triméthoprime-sulfaméthoxazole. Cette résistance multiple avait déjà considérablement réduit les options thérapeutiques pour traiter les infections aux entérocoques. L'apparition de souches résistantes à la vancomycine est encore plus inquiétante dans la mesure où l'on craint que cette résistance soit transférée aux souches de *Staphylococcus aureus* ou de *S. epidermidis* résistants à la méthicilline (autrement dit, les SARM). Cette émergence risque de créer un problème majeur. Les premiers cas de résistance intermédiaire à la vancomycine chez *S. aureus* (SARIV) ont d'ailleurs été signalés en 1997.

Les bactéries ne sont pas les seuls microorganismes responsables d'infections nosocomiales. On trouve aussi des protozoaires, des virus et des mycètes. Chez les protozoaires, on trouve des agents responsables de pneumopathies, en particulier *Pneumocystis carinii*, et de la toxoplasmose, *Toxoplasma gondii*. Dans le groupe des mycètes, les agents opportunistes sont des levures comme *Candida* (le plus fréquent), *Torulopsis* ou *Cryptococcus*, ou des mycètes mycéliens comme *Aspergillus* ou *Mucor*. Les infections fongiques surviennent fréquemment chez les personnes atteintes du SIDA ainsi que chez les malades souffrant de diabète, de cirrhose et de diverses néoplasies, ou soumis à des traitements immunodépresseurs ou à une corticothérapie. Elles se manifestent le plus souvent sous forme de septicémie (*Torulopsis*), d'endocardite (*Candida*), d'atteintes cutanéo-muqueuses (*Candida*) ou de pneumopathies (*Cryptococcus* et *Aspergillus*).

Parmi les virus, ceux de la varicelle, de l'herpès et les cytomégalovirus causent des infections opportunistes graves apparaissant généralement à la suite d'immunodéficiences. Ces viroses se manifestent sous forme de varicelle (chez les enfants leucémiques, en particulier), d'ulcérations et de lésions cutanées multiples (herpès, zona) et de pneumopathies (cytomégalovirus). Le tableau 29.2 regroupe, à titre d'exemples, les principales infections opportunistes dont souffrent généralement les personnes atteintes du SIDA. Notons que la pneumonie à *Pneumocystis carinii* emporte près des deux tiers de ces malades.

Tableau 29.2 Infections opportunistes associées au SIDA

Infections	Agents pathogènes
Infections fongiques (mycoses)	*Cryptococcus* *Histoplasma* *Coccidioides* *Candida*
Infections parasitaires	*Pneumocystis carinii* *Toxoplasma gondii*
Infections virales	Cytomégalovirus Herpes simplex
Infections bactériennes	*Salmonella* *Mycobacterium*

29.4 Principaux foyers d'infections opportunistes

Les voies urinaires, les voies respiratoires, les brûlures et les blessures, les plaies chirurgicales et traumatiques, et le système circulatoire constituent les principaux foyers d'infections opportunistes (figure 29.1).

29.4.1 Voies urinaires

Les infections urinaires sont les infections opportunistes les plus fréquentes (figure 29.2). Elles sont généralement consécutives à la pose d'une sonde urinaire. Les microorganismes s'introduisent dans la vessie soit lors d'un reflux d'urine (si le sac de drainage est placé plus haut que la vessie du patient), soit en remontant le long de la sonde. Le risque de contracter une infection urinaire est d'autant plus grand que la sonde est installée pendant une longue période.

Escherichia coli et d'autres entérobactéries, *Pseudomas aeruginosa*, *Enterococcus fæcalis*, *Candida* et d'autres levures, sont

Figure 29.1 Principaux foyers d'infections opportunistes

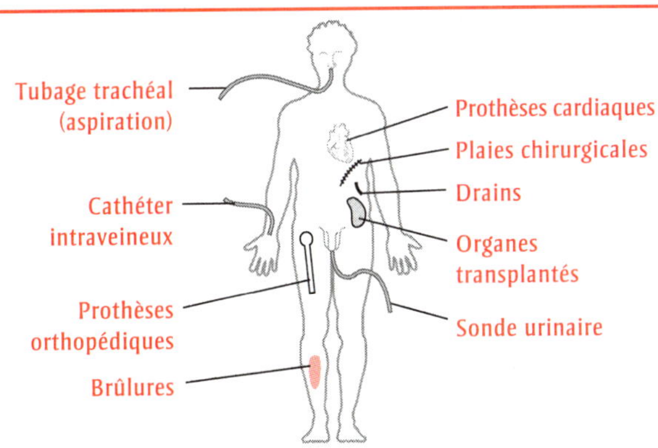

Figure 29.2 Principaux foyers d'infections opportunistes

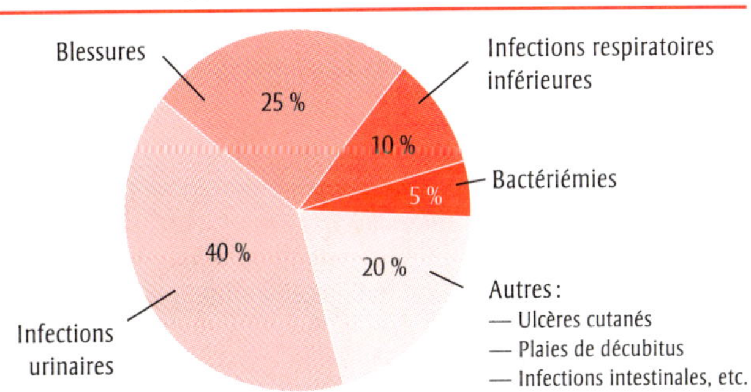

les principaux agents incriminés. Ces infections sont fréquemment asymptomatiques, hormis des urines troubles, parfois teintées de sang; la fièvre est souvent absente, surtout chez les personnes âgées. Les infections urinaires qui surviennent en absence d'une sonde peuvent être marquées de dysurie.

29.4.2 Voies respiratoires

Les infections opportunistes des voies respiratoires résultent généralement de la contamination des appareils de ventilation assistée, de l'absence de mesures aseptiques au cours de l'aspiration des voies respiratoires ou d'une élimination inadéquate des sécrétions respiratoires. La figure 29.3 présente d'autres causes possibles, en particulier celles qui sont consécutives à une immunodépression et à des problèmes respiratoires sous-jacents.

Les principaux facteurs de risque sont la ventilation assistée, le reflux de sécrétions contenant des bactéries de la flore oropharyngée chez les personnes inconscientes, l'anesthésie, la présence d'autres problèmes pulmonaires ou de traumatismes, ainsi que l'emploi d'antibiotiques à large spectre. Les manifestations sont très variables. Chez les patients qui respirent sans l'assistance d'un appareil de ventilation, on peut observer de la fièvre, de la dyspnée, de la toux et des sécrétions purulentes.

Les pneumonies bactériennes constituent la cause de mortalité la plus importante parmi les infections opportunistes. Elle est de

Figure 29.3 Origines des infections nosocomiales

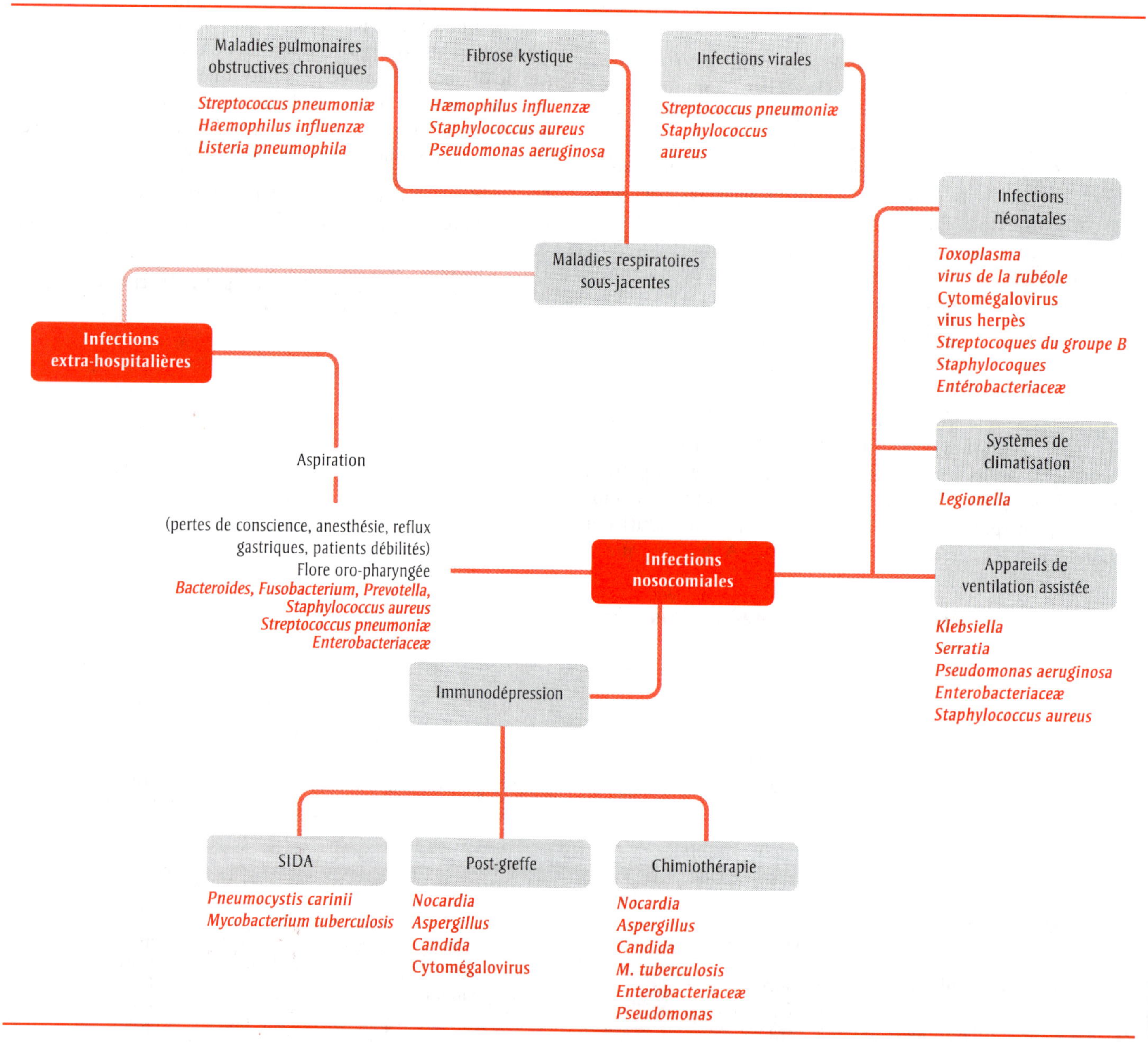

l'ordre de 20 à 50 %, et de 80 % si *Pseudomonas aeruginosa* est en cause. Les agents les plus souvent responsables des infections respiratoires opportunistes sont *Pseudomonas*, *Stenotrophomonas* (auparavant *Xanthomonas*), *Staphylococcus aureus*, *Escherichia coli* et *Serratia*. Des microorganismes de la flore buccale sont parfois responsables des pneumonies d'aspiration: on isole occasionnellement *Acinetobacter*, *Moraxella catarrhalis*, *Hæmophilus influenzæ*, *Legionella*, *Aspergillus*. *Pneumocystis carinii* est une cause fréquente de pneumonie chez les personnes souffrant du SIDA. Enfin, le virus influenza de type A et le virus respiratoire syncytial peuvent également causer des infections respiratoires, en particulier dans les services de pédiatrie.

Outre le nettoyage et la désinfection des appareils de ventilation, il est possible de prévenir les infections respiratoires en enlevant ces appareils dès que possible, par la physiothérapie respiratoire, par le respect des procédures aseptiques lors de l'aspiration endotrachéale et en réduisant l'utilisation d'antibiotiques à large spectre.

29.4.3 Brûlures et blessures

Surtout quand elles sont étendues sur une partie importante du corps, les brûlures constituent des sites propices pour les infections. La destruction de la peau permet aux microorganismes avoisinants de s'installer en grand nombre dans les tissus sous-jacents. La présence d'exsudats abondants favorise leur multiplication. De plus, la destruction des couches profondes de la peau et les lésions vasculaires permettent aux microorganismes de s'introduire dans les vaisseaux sanguins et de se propager dans l'organisme. *Pseudomonas aeruginosa* et *Staphylococcus aureus* sont les deux agents les plus redoutables. Ces deux bactéries sont difficiles à traiter en raison de leur antibiorésistance multiple.

Outre l'antibiothérapie, le traitement repose sur le maintien des patients dans des unités de soins spécialisés, en zone stérile, sur l'élimination des tissus nécrosés, sur l'emploi d'antimicrobiens topiques et sur la réalisation de greffes de peau aussi rapidement que possible.

29.4.4 Plaies chirurgicales et prothèses

Les principaux facteurs de risque qui peuvent entraîner l'infection d'une plaie chirurgicale sont:

- une désinfection inadéquate de la peau avant une intervention chirurgicale;
- la présence des points de suture et de drains;
- l'absence de mesures aseptiques (ou un lavage des mains insuffisant) au cours d'un changement de pansement;
- l'emploi d'antiseptiques contaminés.

Les agents responsables de ces infections sont très variés. Parmi les microorganismes susceptibles d'infecter les plaies, ceux de la flore cutanée, qui se renouvelle à partir des microorganismes présents dans les glandes sébacées et sudoripares, occupent une place importante. Outre *Staphylococcus epidermidis* et *S. aureus*, on trouve:

- des bactéries de la flore entérique, dont *Escherichia coli* et *Enterococcus fæcalis*;
- des bactéries d'origine hospitalière, telles *Pseudomonas aeruginosa* et *Legionella pneumophila*;
- des levures et d'autres mycètes (*Aspergillus*).

Les prothèses orthopédiques sont aussi une cause d'infections opportunistes. De même, des microorganismes de la peau ou de l'environnement peuvent s'introduire lors de la mise en place de prothèses valvulaires cardiaques. Les infections sont surtout causées par des staphylocoques, des corynébactéries ou des levures. *Staphylococcus epidermidis* est une importante cause d'infection des stimulateurs cardiaques. D'autres espèces, comme *Streptococcus viridans*, proviennent de la flore de la cavité buccale et s'introduisent par voie hématogène. La présence de ces microbes peut entraîner une endocardite.

Dans le cas des prothèses orthopédiques, les contaminations sont souvent causées par des streptocoques et par *Propionibacterium acnes*.

On peut prévenir l'infection des plaies chirurgicales à l'aide d'antibiothérapie préventive, si le risque infectieux est élevé, en opérant aussi rapidement que possible, dans des salles d'opération dotées de systèmes de filtration d'air à flot laminaire. Comme les points de suture et les drains sont des facteurs favorisants, il est souhaitable des les ôter dès que possible et d'éviter les pansements occlusifs.

29.4.5 Système circulatoire

Le sang constitue un foyer d'infection opportuniste. Le plus important facteur infectieux est la présence d'un cathéter intraveineux ainsi que les risques adjacents: contamination lors des changements d'aiguilles, lors du branchement d'un tube de raccord au système de perfusion intraveineuse, ou la négligence à changer le point d'injection dès les premiers signes d'infection.

Les bactéries ou les mycètes provenant de la flore cutanée ou de la flore entérique progressent sur la surface externe du cathéter. La présence d'un caillot au niveau du point d'introduction de l'aiguille facilite leur multiplication. Une fois dans la circulation, les bactéries causent une bactériémie, éventuellement une septicémie.

Les bactéries les plus fréquemment en cause sont *Staphylococcus aureus* et *S. epidermidis*, *Escherichia coli* et d'autres entérobactéries. *Staphylococcus epidermidis*, responsable de plus de 50 % des bactériémies, présente la particularité d'adhérer aux surfaces de plastique à l'aide de lectines et de se protéger en sécrétant une couche visqueuse qui les protège des produits antibactériens. *Staphylococcus aureus* est une autre cause de bactériémie d'origine opportuniste. Les souches de *S. aureus* et d'*Enterococcus* multirésistantes sont difficiles à éliminer.

Il est aussi possible de contracter une hépatite B ou C par suite d'une contamination des appareils d'hémodialyse ou par suite d'une transfusion ou d'une perfusion avec des produits contaminés.

Le nettoyage et la désinfection du point d'introduction de l'aiguille du cathéter constituent une mesure préventive efficace.

29.5 Infections bactériennes consécutives aux antibiothérapies

L'emploi des antibiotiques à large spectre n'atteint pas seulement les bactéries pathogènes. Ces substances atteignent aussi les microorganismes commensaux et perturbent l'équilibre de la flore normale, en particulier les flores digestives et respiratoires. Les microorganismes disparus sont remplacés par des microorganismes qui, en temps normal, ne sont présents qu'en petits nombres. Ils laissent la place, par exemple, à des *Proteus* ou des *Pseudomonas* qui se mettent à pulluler. De l'intestin, ils se répandent sur la peau, dans le lit, ils gagnent l'environnement immédiat ainsi que les mains des personnes qui s'occupent des malades.

Les antibiotiques prédisposent aux infections opportunistes, notamment aux infections fongiques. Les tétracyclines, la bacitracine, la néomycine sont des antibiotiques reconnus pour favoriser indirectement la croissance de *Candida albicans*, une levure souvent à l'origine d'infections opportunistes. Soulignons aussi que l'utilisation intempestive d'antibiotiques à des doses inappropriées favorise l'apparition et la dissémination de souches ou d'espèces résistantes, notamment chez *Staphylococcus, Pseudomonas, Neisseria*, etc.

29.5.1 *Clostridium difficile*

Clostridium difficile est la cause la plus fréquente de diarrhée chez les personnes hospitalisées soumises à une antibiothérapie. Cette bactérie très commune est présente dans l'environnement et ses spores, très résistantes, peuvent survivre longtemps sur les surfaces.

C. difficile provoque une entérocolite pseudomembraneuse qui survient chez les personnes dont la flore commensale intestinale a été détruite par suite d'une antibiothérapie à l'aide d'antibiotiques à large spectre. En l'absence des bactéries résidantes, *C. difficile* se met à proliférer sur la muqueuse intestinale et libère deux toxines. La première provoque la diarrhée et la seconde une nécrose de la muqueuse qui se manifeste par la formation de membranes blanchâtres (d'où le nom de pseudo-membraneuse).

La suspension du traitement suffit généralement à atténuer les symptômes; dans les cas plus graves, une antibiothérapie (métronidazole ou vancomycine) peut s'avérer nécessaire.

29.6 Traitements immunosuppresseurs post-greffe

Les personnes qui subissent des greffes d'organes (cœur, rein, poumons, foie, etc.) ou de moelle osseuse constituent un groupe à haut risque de contracter une infection opportuniste. En effet, le traitement immunosuppresseur que subissent ces patients pour que la greffe soit acceptée les place dans un état de vulnérabilité à l'égard de nombreux agents pathogènes (tableau 29.3). Cependant, l'utilisation d'agents antibactériens appropriés et la transfusion de granulocytes a permis d'améliorer le taux de survie des personnes greffées.

Le risque infectieux est plus faible trois à quatre mois après la transplantation, mais demeure tant que dure le traitement immunosuppresseur.

29.7 Prévention des infections opportunistes

La prévention des infections opportunistes repose sur différentes mesures:

- l'asepsie médicale, dont les procédés visent à réduire le nombre de microorganismes et à prévenir leur propagation;
- l'asepsie chirurgicale, qui repose sur l'utilisation de matériel et d'instruments stériles

Tableau 29.3 Microorganismes susceptibles de causer des infections chez les patients receveurs de greffes

Groupes	Microorganismes
Bactéries	*Staphylococcus aureus* *Staphylococcus epidermidis* *Listeria monocytogenes* *Nocardia asteroides* *Escherichia coli* et autres entérobactéries *Pseudomonas aeruginosa*[a] *Legionella pneumophila*[a]
Virus	Herpesvirus Cytomégalovirus Virus de la varicelle-zoster Virus Epstein-Barr Virus des hépatites B et C
Mycètes	*Candida* *Aspergillus*[a] *Histoplasma capsulatum* *Cryptococcus neoformans* *Pneumocystis carinii*
Parasites	*Toxoplasma gondii*

- une désinfection énergique de la peau;
- le changement régulier des cathéters;
- la désinfection et la stérilisation des appareils;
- l'antibioprophylaxie dans le cas de certaines chirurgies pour lesquelles les risques infectieux post-opératoires sont élevés;
- une gestion serrée des infrastructures hospitalières (entretien périodique des conduits de ventilation, plans d'entretien ménager rigoureux, surveillance incessante des services alimentaires, etc.);
- une pratique rationnelle et contrôlée de l'antibiothérapie et l'enseignement au public afin d'éliminer les abus.

Concepts clés à retenir

1. Les **infections opportunistes** sont causées par des microorganismes de la **flore commensale**. Elles résultent soit d'un **dysfonctionnement du système immunitaire** qui peut avoir plusieurs origines, soit de divers facteurs relevant de l'**environnement hospitalier**.
2. La plupart des microorganismes responsables d'infections opportunistes proviennent surtout des **flores commensales cutanée et intestinale**. On trouve aussi des mycètes, ainsi que des virus et quelques protozoaires.
3. Les principaux foyers d'infections opportunistes sont l'**appareil urinaire**, l'**appareil respiratoire** et le **sang**. Les **blessures**, les **brûlures**, les **plaies chirurgicales** sont aussi des foyers infectieux potentiels.

Références et lectures suggérées

Bannister, B. A., Begg, N. T. et S. M. Gillespie. *Infectious Diseases*. 2e éd., Blackwell Sciences, Oxford, 2000.

Baron, E. Jo, Chang, R. S., Howard, D. H., Miller J. N., et J. A. Turner. *Medical Microbiology. A Short Course*. Wiley-Liss, New York, 1994.

Brucker, G. *Infections nosocomiales et environnement hospitalier*. Paris, Flammarion, 1998.

Brun-Buisson, C. « Des germes si ordinaires ». *La Recherche*, vol. 25, n° 266 (juin 1994), p. 706-709.

Cohen, J. « L'hépatite C, infection silencieuse et bombe à retardement ». *La Recherche*, n°325, novembre 1999, p. 68-74.

Couture, B. *Bactériologie médicale*. 3e éd., Montréal, Décarie, 1997.

Direction générale de la santé de la population et de la santé publique. Laboratoire de lutte contre la maladie. « Infections nosocomiales chez les patients d'établissements de santé liées aux travaux de construction ». Ottawa, Santé Canada, juillet 2001.

Direction générale de la santé de la population et de la santé publique. Laboratoire de lutte contre la maladie. « Le programme canadien de surveillance des infections nosocomiales: résultats des 18 premiers mois de surveillance des infections à *Staphylococcus aureus* résistants à la méthicilline dans les hôpitaux canadiens ». *Rapport des maladies transmissibles au Canada*, vol. 23-6, 15 mars 1997.

Direction générale de la santé de la population et de la santé publique. Laboratoire de lutte contre la maladie. « Préventions des infections à entérocoques résistants à la vancomycine ». Ottawa, Santé Canada, décembre 1997.

Freeman, J. et M. H. Wilcox. « Antibiotics and *Clostridium difficile* ». *Microbes and Infection*, 1999, vol. 1, p. 377-384.

Joklik, W. K., Willlet, H. P. et D. B. Amos. *Zinsser Microbiology*. 20e éd., Norwalk, Appleton & Lange, 1992.

Lamoureux, J. C. « Les infections à l'hôpital ». *La Recherche*, vol. 25, n° 266 (juin 1994), p. 701-705.

Mills, J. et H. Masur. « Les infections opportunistes du SIDA ». *Pour la science*, n° 156 (octobre 1990), p. 72-79.

Mims, C. A., Playfair, J., Roitt, Y., Wakelin, D. et R. Williams. *Medical Microbiology*. Londres, Mosby, 1998.

Mims, C., Nash, A. et J. Stephen. *Mim's Pathogenesis of Infectious Diseases*. San Diego, Academic Press, 2001.

Rees, E. R, et R. F. Betts. *A Practical Approach to Infectious diseases*. 4e éd., Boston, Little, Brown and Co., 1996.

Vilain, R. « Écologie microbienne et hygiène hospitalière ». *Pour la science*, n° 55 (mai 1982), p. 105-115.

Cinquième partie

Le contrôle des infections

Chapitre 30

Contrôle microbien

Sommaire

30.1 Introduction

Stériliser des instruments, nettoyer une plaie, effectuer une intervention chirurgicale en milieu stérile, se laver les mains après avoir donné des soins, traiter une infection avec un antibiotique sont quelques exemples des mesures dont on dipose pour contrôler les microorganismes, pour prévenir et traiter les infections.

Le présent chapitre traite d'abord des principes et des procédés qui permettent d'éliminer les microbes, conduisant à la stérilité et à l'asepsie, et de ceux qui permettent d'en réduire le nombre par l'antisepsie et la désinfection.

Après avoir présenté ces principes, nous étudierons les agents qui détruisent les microorganismes ou qui les empêchent de se reproduire, en insistant sur leur mode d'action; nous décrirons ensuite les procédés les plus courants en stérilisation et en désinfection, ainsi que les procédés de conservation des microorganismes servant à des fins de transport des spécimens, d'analyse et de recherche. Nous traiterons aussi de chimiothérapie anti-infectieuse, et particulièrement de l'antibiothérapie qui permet de lutter efficacement contre la plupart des infections bactériennes. Nous traiterons également des médicaments antifongiques, antiviraux et antiparasitaires. Enfin, une section traitant de certains problèmes inhérents à la chimiothérapie viendra clore l'exposé.

Par convention, dans ce chapitre, nous appellerons agents chimiques les substances utilisées pour l'antisepsie, la désinfection et qui ne peuvent pas être utilisées en médecine pour usage interne, c'est-à-dire pour détruire les agents infectieux à l'intérieur de l'organisme. D'autre part, les antibiotiques, les sulfamides, les médicaments antiviraux et antiparasitaires sont qualifiés de médicaments antimicrobiens.

30.2 Généralités

L'utilisation d'agents antimicrobiens qu'ils soient physiques, chimiques ou médicamenteux, poursuit toujours le même but: détruire le plus grand nombre de microorganismes. La destruction d'une population microbienne n'est pas instantanée car, pour diverses raisons, tous les microorganismes ne meurent pas en même temps.

30.2.1 Mort des microorganismes

Qu'elle se trouve dans des conditions naturelles, en contact avec des substances antimicrobiennes ou exposée à un agent physique, une population microbienne ne meurt jamais instantanément. En fait, quand on analyse ce phénomène sous l'angle statistique, on constate que le nombre d'individus de cette population décroît de manière exponentielle inverse.

Décroissance exponentielle

Soit une population d'un million de bactéries sur laquelle on fait agir une substance qui, à toutes les deux minutes, détruit 60 % des bactéries survivantes. Au temps T1 (T0 + 2 minutes), 600 000 bactéries ont été tuées; il en reste 400 000 vivantes. Au temps T2 (T0 + 4 minutes), 60 % des 400 000 bactéries survivantes ont été tuées; il ne reste donc plus que 160 000 bactéries vivantes. Au temps T3 (T0 + 6 minutes), il n'y en aura

Tableau 30.1 Décroissance exponentielle d'une population microbienne

Temps	Nombre de survivants	Morts par unité de temps		Nombre de morts	
		Total	%	Total	%
0	1 000 000,00	0	0	0	0
1	400 000,00	600 000,00	60	600 000,00	60,00
2	240 000,00	160 000,00	60	760 000,00	76,00
3	144 000,00	96 000,00	60	856 000,00	85,60
4	86 400,00	57 600,00	60	913 600,00	91,36
5	51 840,00	34 560,00	60	948 160,00	94,81
6	31 104,00	20 736,00	60	968 896,00	96,88
7	18 662,40	12 441,60	60	981 337,60	98,13
8	11 197,40	7 464,90	60	988 802,50	98,88
9	6 718,40	4 478,90	60	993 281,50	99,32
10	4 031,00	2 687,30	60	995 968,90	99,59
11	2 148,60	1 612,40	60	997 581,30	99,76

plus que 96 000. Le tableau 30.1 décrit le processus jusqu'à la disparition de la dernière cellule, et la figure 30.1 montre la décroissance d'une population microbienne. Les populations microbiennes meurent comme elles croissent : à taux constant, c'est-à-dire de façon exponentielle. Une fraction d'une population cellulaire est détruite dans un temps donné ; la même fraction de cellules restées vivantes est détruite dans la période suivante de même durée, et ainsi de suite jusqu'à la destruction de tous les microorganismes.

Figure 30.1 **Représentation exponentielle et logarithmique de la mort d'une population bactérienne**

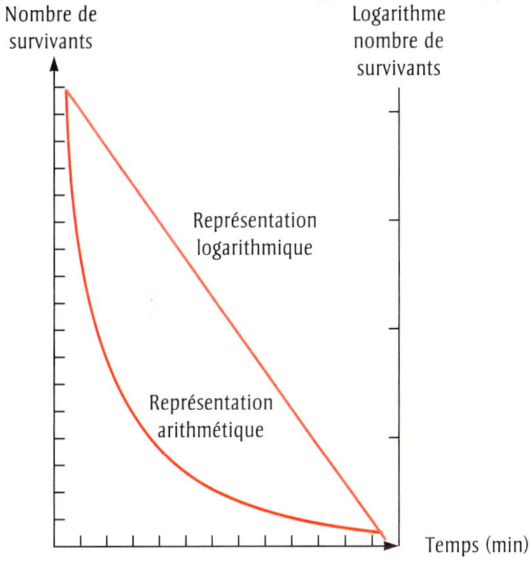

Les microorganismes meurent à taux constant. Une fraction d'une population cellulaire est détruite dans un temps donné, et la même fraction de cellules restées vivantes est détruite dans la période suivante de même durée, et ainsi de suite jusqu'à ce que tous les microorganismes soient tués.

Figure 30.2 **Évolution de populations microbiennes soumises à l'action d'une substance bactéricide**

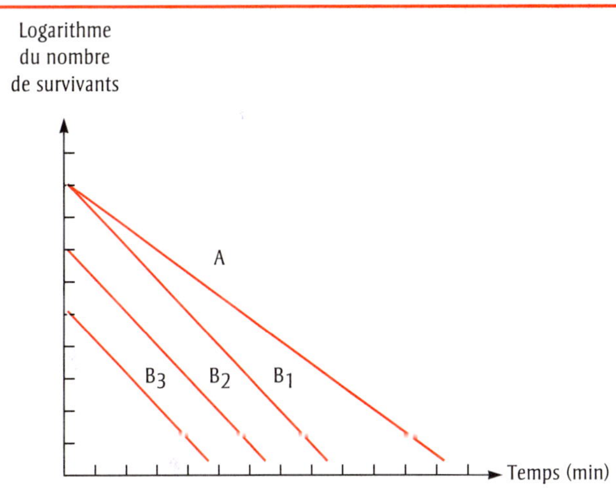

On constate que, même si les cultures A et B_1 ont la même densité, il faut plus de temps pour détruire la culture A que la culture B, car le taux de mortalité des bactéries de la culture A est plus faible que celui de la culture B_1.

Les cultures B_1, B_2 et B_3 sont des échantillons de densités différentes de la même culture. Elles ont le même taux de mortalité, et le temps nécessaire à leur destruction dépend uniquement de la densité des échantillons.

30.2.2 Taux de mortalité

Le taux de mortalité représente la fraction d'individus tués en un temps donné. Il n'a qu'une valeur relative et ne donne pas d'information quant au nombre d'individus tués, à moins que le nombre de cellules de l'échantillon au début du traitement ne soit connu. La figure 30.2 établit la relation entre le taux de mortalité des populations microbiennes et le temps nécessaire à leur destruction. De plus, elle illustre un principe sur lequel repose tout procédé de contrôle microbien : le temps nécessaire à la destruction dépend d'une part de la densité des populations microbiennes initiales et, d'autre part, du taux de mortalité.

En outre, l'observation de la figure 30.2 fait ressortir trois points principaux :

- le taux de mortalité est d'autant plus grand que la pente de la droite est forte ;
- le taux de mortalité varie selon les espèces soumises au traitement ;
- le temps de destruction est d'autant plus grand que la population bactérienne initiale est importante.

30.2.3 Stérilisation

On peut définir la stérilisation comme étant la destruction de tous les microorganismes, pathogènes ou non, sous forme végétative ou sous forme de spores. Elle mène tout au moins à l'absence de tout microorganisme capable de se développer. En effet, en raison de la nature aléatoire de la mort des bactéries, il n'est jamais absolument certain que tous les microorganismes présents ont été effectivement tués. D'autre part, la perte du pouvoir de multiplication des microorganismes est beaucoup plus importante que la mort en soi. En effet, l'infection tient davantage de l'extraordinaire pouvoir de multiplication des microorganismes que de la seule présence dans une plaie de quelques milliers de microorganismes vivants mais incapables de se multiplier : le système immunitaire se chargera rapidement de les éliminer.

Il ne suffit cependant pas que tous les microbes soient détruits ou que les survivants soient incapables de se multiplier. Encore faut-il s'assurer que des substances toxiques ne se sont pas accumulées dans les produits avant la stérilisation. En effet, la destruction des microorganismes n'entraîne pas automatiquement celle des substances toxiques qu'ils peuvent produire. Il est donc toujours préférable de chercher à éviter la contamination et la prolifération bactérienne dans les produits, indépendamment du fait qu'ils pourraient être stérilisés ultérieurement. Cela importe d'autant plus que le temps nécessaire pour atteindre la stérilité est proportionnel au nombre de microorganismes présents.

30.3 Mode d'action des agents antimicrobiens

Les agents antimicrobiens agissent en modifiant les propriétés physiques et chimiques des composés cellulaires, en leur faisant perdre leur activité biologique ou leur réactivité naturelle. Ces modifications se répercutent au niveau cellulaire en entravant diverses activités physiologiques essentielles (figure 30.3).

D'une manière générale, les agents physiques et chimiques exercent une action peu spécifique : plusieurs agents antimicrobiens exercent le même effet sur un microorganisme donné ; ils modifient ou détruisent les mêmes catégories de composés ou perturbent les mêmes activités physiologiques. Par exemple, les agents antimicrobiens à base d'iode, de chlore, le peroxyde d'hydrogène, ne se distinguent pas entre eux par leur mode d'action. Tous ces agents oxydants réagissent avec les composés oxydables des constituants microbiens avec lesquels ils entrent en contact. Cette faible spécificité s'oppose à celle de certains médicaments antimicrobiens comme les antibiotiques, qui interfèrent avec un composé chimique particulier ou bloquent une activité physiologique donnée. Par exemple, la pénicilline entrave le développement des bactéries en empêchant spécifiquement l'incorporation de l'acide N-acétylmuramique dans le peptidoglycane de la paroi. Toutes les autres activités chimiques et physiologiques se déroulent normalement. Mais, comme la paroi est un élément capital pour leur survie, les bactéries qui en sont dépourvues sont incapables de se multiplier et meurent rapidement.

Figure 30.3 Effets des agents antimicrobiens

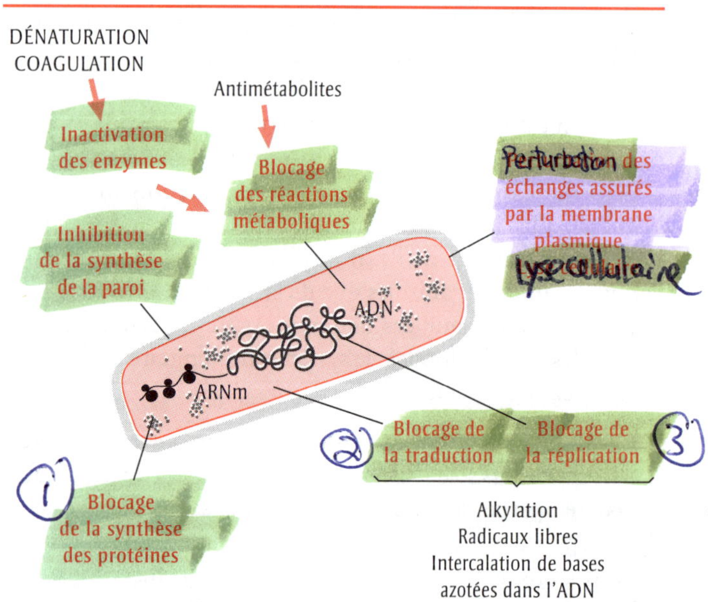

Les agents antimicrobiens entravent plusieurs activités physiologiques essentielles en modifiant les propriétés physiques et chimiques des composés cellulaires, en leur faisant perdre leur activité biologique ou leur réactivité naturelle.

30.4 Agents physiques

Certains facteurs physiques ont une influence déterminante sur le développement microbien. Pour cette raison, ils peuvent être utilisés dans des procédés de contrôle des microorganismes. Dans le domaine médical, les procédés physiques de contrôle microbien les plus importants font appel à la température et aux radiations, qui permettent d'obtenir une destruction totale des microorganismes. À côté de ces méthodes absolues, il existe plusieurs autres procédés de contrôle. La filtration, l'utilisation des ultrasons et le lavage font partie des procédés physiques qui connaissent des applications médicales.

30.4.1 Traitements thermiques

Les traitements thermiques assurent une destruction totale ou partielle des microorganismes selon leur intensité et les conditions de leur utilisation. Pour les détruire totalement, il faut s'assurer que les microorganismes ont été exposés assez longtemps à la température appropriée. On se rappellera que, si les cellules végétatives des bactéries mésophiles sont rapidement détruites à des températures de 60-70 °C, il n'en est pas de même des endospores, des bactéries thermotolérantes ou thermophiles, qui survivent à des températures bien supérieures. Il faut aussi tenir compte :

- Du type de chaleur employée. À température égale, la destruction des microorganismes et des spores est plus lente avec la chaleur sèche qu'avec la chaleur humide. Par exemple, des endospores de *Clostridium botulinum* sont détruites après quelques minutes d'exposition à de la vapeur portée à 120 °C. Pour obtenir le même résultat avec de la chaleur sèche, il faut chauffer pendant deux heures.
- Du rapport temps : température. L'exemple suivant démontre l'importance de la relation temps : température : il faut plus de 1000 minutes pour détruire toutes les spores dans un échantillon en les exposant à la température de 100 °C, 600 minutes pour les éliminer à 105 °C, 70 minutes à 115 °C et 7 minutes à 125 °C. À 135 °C, une seule minute suffit pour les tuer toutes.
- De la concentration de la population microbienne. Le traitement par la chaleur doit être d'autant plus énergique ou long que la concentration microbienne de l'échantillon est forte.
- De la nature du milieu de stérilisation. Des substances particulières dans le milieu de stérilisation influent positivement ou négativement sur l'efficacité du traitement. La présence d'eau accélère la stérilisation : ainsi, la stérilisation d'un produit par exposition à la chaleur humide pendant 20 minutes à 120 °C nécessiterait au moins trois heures à 170 °C à la chaleur sèche.

La figure 30.4 démontre l'importance de la relation temps : température pour une destruction efficace des microorganismes.

Stérilisation par la chaleur

La chaleur est le plus courant des moyens physiques employés pour la stérilisation de routine en raison de son efficacité, de la simplicité d'opération des appareils de stérilisation, de l'absence de danger pour le personnel puisqu'elle n'entraîne pas la formation de composés toxiques. La stérilisation par la chaleur peut être réalisée à l'aide de chaleur sèche (four Pasteur) ou de chaleur humide (autoclave).

Stérilisation par la chaleur sèche

Le four Pasteur assure la stérilisation par la chaleur sèche. Ce procédé est surtout utilisé pour la stérilisation de la verrerie, des seringues, des aiguilles et des pièces de métal. On y a recours également pour stériliser les substances contenant des teneurs élevées de matières grasses peu miscibles avec l'eau et, de ce fait, difficiles à stériliser avec la vapeur d'eau. L'emploi systématique de matériel à usage unique et des plastiques a fortement réduit l'utilisation de ce mode de stérilisation. Les objets à stériliser sont placés au four Pasteur à 170 °C. Une fois qu'ils ont atteint cette température, ce qui nécessite entre 30 minutes et plus de deux heures, les objets doivent y être maintenus pendant 90 minutes et plus, s'ils sont volumineux.

Stérilisation par la chaleur humide

La stérilisation par la chaleur humide est réalisée à l'aide d'un autoclave. Cet appareil est représenté à la figure 30.5. Puisqu'elle est comprimée, la vapeur d'eau atteint une température bien supérieure à celle de l'eau bouillant à la pression atmosphérique. De plus, son pouvoir hydratant plus grand accélère notablement la coagulation des substances cellulaires.

La durée d'exposition des objets dépend de la température de fonctionnement de l'autoclave. Elle est de 15 à 20 minutes à 121 °C, de 10 à 12 minutes à 126 °C et de 3 à 7 minutes à 134 °C.

La stérilisation fait l'objet de nombreuses applications médicales. En effet, pour éviter tout risque d'infection, tous les objets pénétrant dans les tissus du corps, dans les cavités stériles et certains objets pénétrant dans des cavités non stériles doivent être préalablement stérilisés.

Les objets à stériliser doivent être protégés de la contamination jusqu'au moment de leur utilisation. C'est pourquoi ils doivent être emballés. Le papier est le matériel d'emballage de choix, car il ne permet aucune contamination et assure une stérilité de longue durée. Certains plastiques peuvent servir à l'emballage mais leur sensibilité à la chaleur en limite l'usage lors de la stérilisation. Les textiles ne sont pas intéressants quand on veut conserver des objets stériles pour des périodes dépassant trois à quatre semaines, car les spores de mycètes en suspension dans l'air peuvent germer, se développer et contaminer le matériel.

Autres procédés faisant appel à la température

Certains produits sont altérés par des températures supérieures à 100 °C. Par conséquent, ils ne peuvent être stérilisés à l'autoclave. On a recours, dans ces cas, à des procédés dont les températures ne dépassent pas 100 °C. L'ébullition et la pasteurisation sont les plus connus de ces procédés de traitement thermique. La réfrigération et la congélation sont d'autres traitements possibles.

Figure 30.4 Relation temps : température et destruction des microorganismes

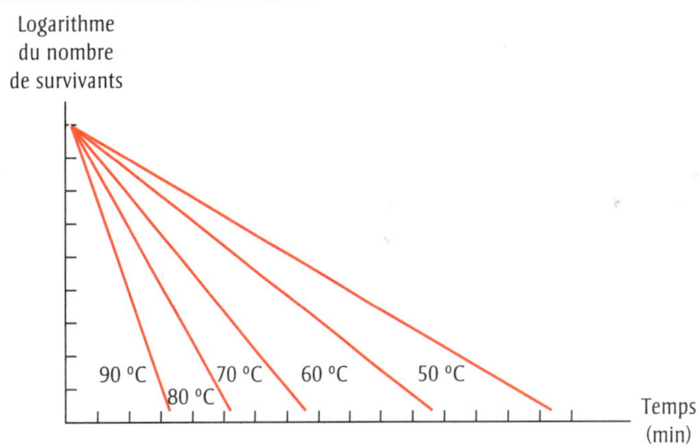

La destruction d'une population microbienne est d'autant plus rapide que la température est élevée.

Figure 30.5 Autoclave

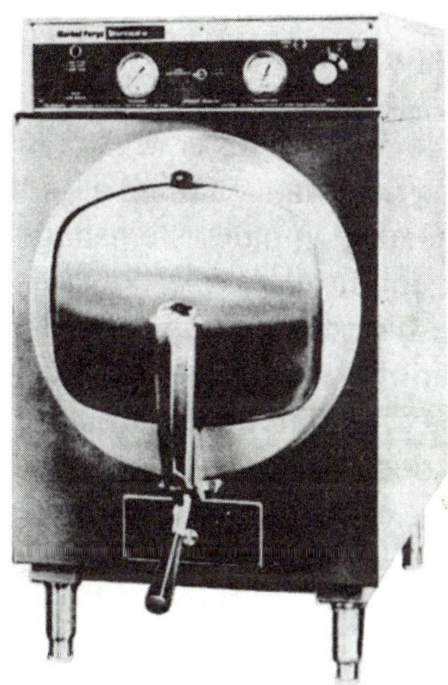

L'autoclave est un stérilisateur à vapeur sous pression. Il permet d'obtenir la stérilité des objets qui sont exposés à des températures d'au moins 121 °C.

Photographie : Labconco.

Ébullition

L'ébullition détruit rapidement la plupart des virus et des bactéries présentes sous forme végétative. Elle suffit pour détruire les microorganismes non sporulants et la plupart des virus (à l'exception du virus de l'hépatite B qui doit être porté à 120 °C pour être détruit). De ce fait, une ébullition, même prolongée, ne stérilise pas les instruments. Elle ne détruit pas non plus certaines toxines thermostables. Cependant, même si l'eau bouillie ne peut être considérée stérile, il reste que l'ébullition constitue un moyen pratique et simple de détruire les entérobactéries, qui ne sporulent pas, ou les entérovirus susceptibles d'entrer dans l'organisme avec l'eau de boisson.

Pasteurisation

La pasteurisation est un procédé par lequel on expose un produit à une température modérée pendant une courte période. De ce fait, seuls les microorganismes les plus sensibles à la chaleur sont détruits. En règle générale, les températures de la pasteurisation varient entre 62 et 85 °C, et la durée d'exposition est d'autant plus longue que la température est basse. La pasteurisation est surtout connue pour ses applications dans l'industrie alimentaire (traitement thermique du lait et des produits laitiers). Cependant, ce procédé est employé en milieu hospitalier pour la désinfection de matériel qu'il est impossible de stériliser.

Réfrigération

Les basses températures ne tuent pas les microorganismes mais ralentissent leur métabolisme et, partant, leur multiplication. La réfrigération désigne le procédé qui maintient la température entre 4 et 7 °C. Elle est mise à profit au laboratoire pour conserver les cultures microbiennes sur de longues périodes ou pour prolonger la conservation de produits périssables. On réfrigère aussi certains échantillons, tels l'urine, pour ralentir le développement microbien si on ne peut les mettre en culture dès leur réception au laboratoire.

Congélation

La congélation est le procédé par lequel on abaisse la température à des valeurs inférieures à 0°C. Généralement, une température de -18 °C est suffisante pour conserver les bactéries et les virus. À cette température, on ne peut déceler aucune activité métabolique: le développement est totalement bloqué; par contre, la plupart des cellules restent vivantes. D'ailleurs le retour aux températures normales entraîne la reprise de l'activité microbienne.

Pour assurer le transport des spécimens cliniques que l'on doit garder à des températures inférieures à 0 °C, on peut utiliser de la glace sèche (-70 °C).

Lyophilisation

La lyophilisation est un procédé qui exploite les effets d'une congélation à -70 °C combinée à une dessiccation sous vide. La lyophilisation permet de conserver les microorganismes, ce qui libère le personnel des laboratoires des fréquents repiquages auxquels il fallait procéder auparavant pour conserver les souches de référence.

Au cours de la lyophilisation, l'eau des cellules passe directement de l'état solide à l'état gazeux par sublimation. Les cellules sont déshydratées sans être endommagées car il ne se forme pas de cristaux de glace à l'intérieur du cytoplasme. Toujours vivantes, bien que dépourvues de toute activité métabolique, les bactéries peuvent être conservées sans repiquage pendant plusieurs années. De nos jours, la lyophilisation est une technique de conservation des cultures qui est largement employée, notamment par l'*American Type Culture Collection*.

30.4.2 Irradiation

L'irradiation est le second moyen physique permettant la destruction complète des microorganismes en faisant appel aux rayons ultraviolets et aux radiations ionisantes, les rayons alpha, bêta et gamma. Toutefois, la sensibilité des microorganismes aux radiations varie beaucoup d'une espèce à une autre. D'une façon générale, les bactéries à Gram négatif se montrent plus sensibles que les bactéries à Gram positif. Par ailleurs, les spores présentent une plus grande résistance que les cellules végétatives. Cette résistance est due à la présence, dans l'envelope sporale, d'un composé particulier: l'acide dipicolinique. Ce composé absorbe les radiations de longueur d'onde de 260 nm, ce qui correspond à celle des rayons ultraviolets.

Pour détruire les microorganismes, on utilise des lampes qui émettent des ultraviolets dont la longueur d'onde est de 260 à 270 nm. Cependant, le faible pouvoir pénétrant de ces rayons en limite passablement l'utilisation. De plus, ils sont sans effets sur les microorganismes qui produisent des pigments, comme *Staphylococcus aureus* ou *Serratia marcescens*. Les rayons ultraviolets font toutefois l'objet d'applications diverses: dans l'industrie alimentaire, pour la conservation des viandes en entrepôts frigorifiques et surtout en médecine, où ils sont utilisés pour le traitement d'infections de la peau, dans la stérilisation du sérum sanguin, dans la désinfection des surfaces et comme moyen d'appoint pour la stérilisation des blocs opératoires.

Les autres types de rayonnements, alpha, bêta et gamma, possèdent un très fort pouvoir microbicide. Cependant, ces radiations ionisantes détruisent aussi les cellules du corps humain ou provoquent leur cancérisation. Les précautions rigoureuses dont il faut s'entourer en réduisent considérablement l'usage.

Les rayons gamma peuvent être mis à profit pour détruire les microorganismes. À cause de leur très grande énergie et de leur grand pouvoir pénétrant, ils atteignent facilement l'intérieur des gros objets. On peut donc s'en servir pour la stérilisation en profondeur. Habituellement, la source radioactive est le ^{60}Co, un isotope radioactif du cobalt.

On fait appel à l'irradiation pour stériliser du matériel de plastique comme les boîtes de Petri ou les seringues, les champs opératoires et les pansements à emballage individuel. L'intérêt de ce procédé est la simplification des opérations d'emballage, puisqu'il n'est pas nécessaire d'effectuer le conditionnement de ces produits de façon aseptique.

30.4.3 Filtration

La filtration est un procédé mécanique efficace qui permet de retenir les microorganismes présents dans l'air ou dans certains liquides. Leur emploi est limité mais irremplaçable dans certains cas.

La filtration ne peut pas être considérée comme un procédé de stérilisation. En effet, les filtres les plus fins ne peuvent retenir les mycoplasmes, les rickettsies, les chlamydia et les virus. Tous ces organismes ont une très petite taille ou sont dépourvus de paroi rigide. Outre la filtration effectuée en vue de débarrasser les liquides des bactéries les plus volumineuses, les membranes filtrantes sont utilisées pour dénombrer les microorganismes lors des tests de vérification de la qualité bactériologique de l'eau potable (recherche des coliformes fécaux).

La filtration permet aussi de débarrasser grossièrement l'air des poussières et des bactéries qu'il contient et de diriger l'écoulement de l'air d'une pièce ou d'un bâtiment pour qu'il ne soit pas de nouveau contaminé. De cette manière, on peut empêcher les microorganismes de l'air extérieur de pénétrer dans une pièce. Les microorganismes peuvent également être confinés à l'intérieur d'un lieu particulier. Dans le premier cas, une légère surpression est créée dans la pièce ou dans le bâtiment par rapport à l'environnement afin d'empêcher l'entrée d'air extérieur; dans le second cas, on créera une dépression, donc une pression plus basse que celle de l'extérieur, pour empêcher la sortie des microorganismes de la pièce ou du bâtiment. Dans un cas comme dans l'autre, le système de ventilation est muni d'un dispositif de rétention des microorganismes. Le plus souvent, il s'agit de filtres HEPA (*<u>H</u>igh-<u>E</u>fficiency <u>P</u>articulate <u>A</u>ir Filters*) dont les pores sont suffisamment petits pour retenir la plupart des microorganismes.

Dans les laboratoires, l'utilisation de hottes de sécurité généralement munies de filtres HEPA et de dispositifs d'écoulement laminaire de l'air se généralise. Dans ces appareils, l'air s'écoule en lames dans une direction donnée: soit de l'extérieur vers l'intérieur quand les hottes ne filtrent l'air qu'à la sortie, soit à l'intérieur, quand les hottes filtrent l'air à l'entrée et à la sortie. Le principal intérêt de ces hottes est de réduire le risque de contamination du personnel et de l'environnement par les aérosols produits accidentellement lors de la manipulation des microorganismes.

Selon les besoins des laboratoires, le type de microorganismes manipulés et le type d'expériences réalisées, les hottes procureront un degré de sécurité plus ou moins élevé. Dans les laboratoires courants, les hottes ne contiennent qu'un dispositif de filtration de l'air rejeté; dans les laboratoires spécialisés (recherche, génie génétique, culture de virus, etc.), elles sont munies de dispositifs de filtration à l'entrée et à la sortie ainsi que d'écoulement laminaire de l'air. Ces hottes hermétiquement fermées et l'usage de gants protègent donc l'expérimentateur et l'environnement.

Le procédé de filtration est utile, voire indispensable, pour éviter les contaminations dans les laboratoires où l'on étudie et cultive des bactéries et des virus dangereux. En milieu hospitalier, la filtration évite ou réduit le risque de propagation d'infection par l'air dans certaines chambres d'isolement afin d'éviter ou de réduire le risque de propagation d'infections par l'air, notamment dans celles des personnes gravement brûlées (voir aussi l'encadré 31.4 *Assainissement de l'air en milieu hospitalier*).

30.5 Agents chimiques

Pendant plusieurs années, le développement des antibiotiques et de l'antibiothérapie avait relégué les antiseptiques au second plan de la lutte antimicrobienne. Pourtant, l'augmentation croissante de la résistance des bactéries aux antibiotiques attire de nouveau l'attention sur ces agents à l'égard desquels les bactéries ne semblent pas avoir développé de résistance. Cependant, ces limites ne remettent pas en question l'utilisation thérapeutique des antibiotiques. Ils sont toujours irremplaçables dans la lutte anti-infectieuse, étant donné leur faible toxicité et l'absence d'autres moyens pour éliminer les foyers d'infection internes.

De façon générale, la toxicité élevée des antiseptiques à l'égard des cellules animales limite l'utilisation de ces produits. Ils sont donc habituellement réservés à la désinfection de la peau et des muqueuses et au nettoyage des objets et des surfaces exertes. Habituellement, on divise les agents chimiques antimicrobiens en deux grandes catégories:

- les antiseptiques, qui ont un usage médical;
- les désinfectants, que l'on utilise pour le nettoyage;
- les gaz stérilisants que l'on emploie pour traiter le matériel que l'on ne peut stériliser à l'autoclave.

À cause du développement de l'antibiothérapie topique, l'antisepsie cutanée n'a plus toute l'importance qu'elle avait quand elle était le seul moyen d'éviter l'infection d'une plaie. En revanche, la désinfection et, plus généralement, le contrôle du développement des microorganismes par les agents chimiques antimicrobiens connaissent de nombreuses applications. L'utilisation systématique des désinfectants comme agents sanitaires est un geste qui fait partie de la vie quotidienne, à la maison comme au travail. En effet, ce geste, qui repose sur le simple bon sens, permet de détruire efficacement la plupart des microorganismes.

30.5.1 Caractéristiques générales des agents chimiques

Il n'existe pas d'antiseptique ou de désinfectant idéal. Toutes les substances dont on dispose actuellement présentent des avantages et des inconvénients. Il faut donc choisir en fonction du but visé : il va de soi qu'on n'utilisera pas, pour désinfecter une plaie ou irriguer une muqueuse, la même substance que pour nettoyer un comptoir de cuisine ou le plancher d'une chambre d'hôpital.

Pour qu'un antiseptique soit efficace, il doit présenter plusieurs propriétés :

- un pouvoir microbicide, afin d'éviter une reprise du développement microbien ;
- un large spectre d'action pour s'assurer de la destruction de toutes les catégories de microorganismes ;
- une faible toxicité afin de prévenir les effets secondaires indésirables (irritation, nécroses des tissus) ;
- un bon pouvoir pénétrant, afin que le produit élimine les microorganismes présents sur les surfaces mais aussi ceux qui se trouvent en profondeur, entre les cellules, entre les fibres d'un textile ou à l'intérieur d'une substance ;
- un pouvoir détergent, car la mousse formée par le produit déloge et retient les microorganismes qui sont ensuite éliminés avec l'eau de rinçage ;
- une bonne solubilité dans l'eau afin de pouvoir l'y mélanger.

De plus, un agent chimique efficace se doit d'agir rapidement, à faible concentration, à la température ambiante et de ne pas réagir avec les matières organiques éventuellement présentes dans l'environnement. Enfin, il doit avoir une bonne solubilité dans l'eau, ne pas tacher, être facilement disponible et peu coûteux.

30.5.2 Facteurs d'efficacité des agents chimiques

Différents facteurs influent sur l'efficacité des antiseptiques. Parmi eux, on retiendra : la concentration, le temps de contact, la nature et le nombre de microorganismes, la température, le pH ainsi que la présence de matières organiques étrangères.

Concentration

Dans une certaine limite, la vitesse de destruction d'une population microbienne est proportionnelle à la concentration du produit utilisé, comme l'illustre la figure 30.6. Cette relation est due au fait qu'aux concentrations élevées il y a de fortes probabilités qu'un grand nombre de microorganismes soient atteints et tués par les composés chimiques présents. Toutefois, on ne peut déterminer de concentration idéale car celle-ci varie selon l'antiseptique employé, la nature des microorganismes à éliminer et la densité microbienne. À titre d'exemple, une dilution au demi des alcools diminue leur efficacité de 1000 fois, celle des phénols de 64 fois et celle des dérivés mercuriels de deux fois.

Temps de contact

Le temps de contact influe sur l'efficacité d'action des antiseptiques car, au sein d'une population formée par une espèce donnée, tous les microorganismes ne sont pas également vulnérables, donc ne meurent pas en même temps. De plus, le temps de contact varie selon les substances et, pour une substance donnée, le temps varie selon les espèces. Le temps de contact requis pour la désinfection de lentilles cornéennes à l'aide d'une solution à 3 % de peroxyde d'hydrogène fournit un bon exemple (tableau 30.2).

Nature et nombre des microorganismes

La nature et le nombre des microorganismes à éliminer sont aussi des facteurs à prendre en considération. D'une part, l'efficacité d'action d'un agent antimicrobien varie selon l'espèce ou le groupe de microorganismes à éliminer, étant donné la présence ou l'absence de composés chimiques particuliers.

Figure 30.6 Influence de la concentration de l'antiseptique sur la destruction des bactéries

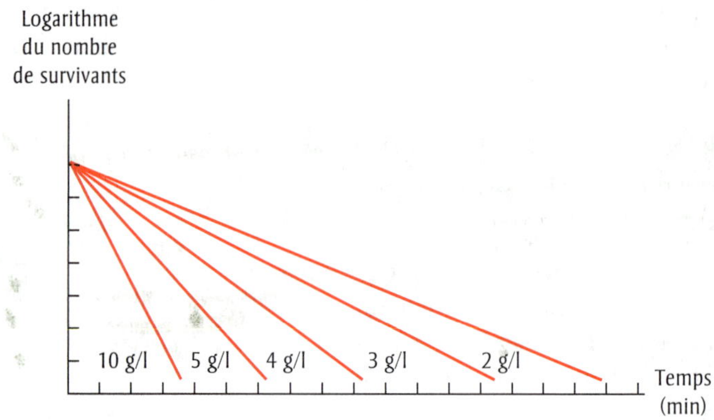

La vitesse de destruction d'une population microbienne est proportionnelle à la concentration du produit utilisé.

Tableau 30.2 Temps de contact requis pour la désinfection de lentilles cornéennes à l'aide du peroxyde d'hydrogène (3 %)

Microorganismes	Temps de contact (en minutes)
Neisseria gonorrhoeæ	0,3
Hæmophilus influenzæ	1,5
Pseudomonas aeruginosa	2,2
Escherichia coli	3,0
Staphylococcus aureus	12,5
Candida albicans	21,2
Aspergillus niger	45,3

Les bactéries à Gram positif sont habituellement plus vulnérables que les bactéries à Gram négatif. Par ailleurs, certaines structures cellulaires, comme les endospores ou les capsules, réduisent l'efficacité des antiseptiques. Les endospores sont extrêmement résistantes: la plupart des agents chimiques, quand ils sont actifs, ne font qu'entraver la germination des endospores; seul l'iode a un pouvoir sporicide. De leur côté, les virus résistent généralement bien aux antiseptiques. Ils sont cependant détruits par l'iode, par les dérivés chlorés ainsi que par le phénol et ses dérivés.

Par ailleurs, l'efficacité dépend du nombre de microorganismes qu'il s'agit d'éliminer. Comme ceux-ci meurent en règle générale de façon exponentielle, il est toujours plus long de détruire une population microbienne abondante qu'une population de faible densité. Cela explique pourquoi il est toujours préférable de nettoyer avant de désinfecter: en réduisant d'abord le nombre de microbes, on facilite l'élimination de ceux qui restent.

Température

L'efficacité des antiseptiques et des désinfectants varie avec la température ambiante. En règle générale, l'efficacité augmente avec la température, car ce facteur influe lui-même directement sur la vitesse des réactions chimiques (figure 30.7). Par exemple, on constate que, pour une élévation de la température de 10 °C, la vitesse d'action du chlorure mercurique est multipliée par trois, et celle du phénol par sept.

pH

La concentration des ions H^+ influe considérablement sur l'efficacité des substances antimicrobiennes. D'une part, le pH influe sur la dissociation et l'ionisation des substances; d'autre part, il modifie les charges électriques de surface des microorganismes. Selon le cas, ces variations de pH favorisent ou défavorisent le contact du produit avec les microorganismes. Mais il n'y a pas de règle générale.

Présence de matières organiques

Les matières organiques, notamment les protéines, entravent l'action de nombreux antiseptiques, car la plupart des antiseptiques ont une grande affinité à leur égard: ils se fixent sur les matières organiques du milieu, réduisant d'autant le nombre de molécules d'antiseptique susceptibles de se fixer sur les molécules organiques de l'agent microbien. La présence des matières organiques affecte particulièrement les oxydants et les antiseptiques qui agissent en provoquant la coagulation. Le pouvoir des premiers est diminué car ils oxydent toutes les matières organiques qu'ils trouvent, les seconds parce qu'ils se fixent sur les protéines et les font précipiter. D'ailleurs, l'action de nombreux antiseptiques est réduite par la présence de sang, de pus ou de sérosités, car ces matières contiennent des proportions importantes de protéines. Les protéines coagulées forment des caillots dans lesquels les microorganismes échappent à l'action des désinfectants. L'action des antiseptiques contenant du mercure est inhibée par les matières organiques qui renferment des groupements thiols; celle des ammoniums quaternaires est affectée par la présence de lipides.

30.5.3 Principaux groupes d'agents chimiques

Nous avons retenu une classification pratique reposant sur l'utilisation des principaux agents chimiques pour l'antisepsie, la désinfection et la stérilisation. Le tableau 30.3 présente cette classification. En même temps, il permet de comparer les modes d'action; il fait aussi ressortir leurs avantages et leurs limites.

Figure 30.7 **Influence de la température sur l'efficacité d'un agent chimique**

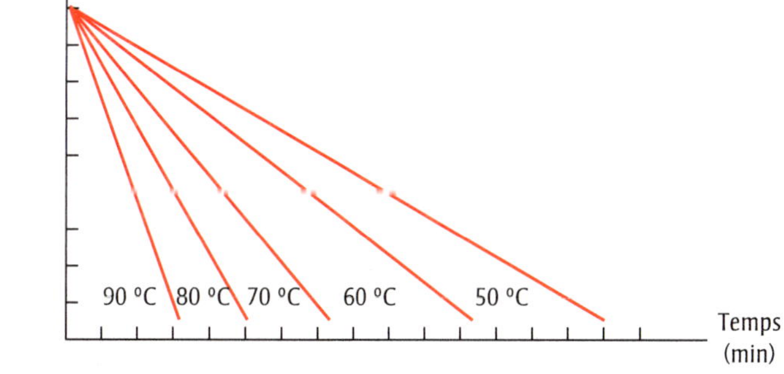

L'efficacité augmente avec la température, car ce facteur influe lui-même directement sur la vitesse des réactions chimiques.

30.6 Médicaments antimicrobiens

Les médicaments antimicrobiens sont des composés chimiques naturels ou de synthèse qui permettent de lutter contre les différents groupes d'agents pathogènes. Ces médicaments agissent à très faibles doses; ils exercent une action très spécifique et leur toxicité est sélective: ils inhibent le développement de leur cible ou la tuent. Enfin, ils sont en principe inoffensifs pour l'hôte, même s'ils ne sont pas toujours dénués d'effets secondaires.

On dispose de nombreux médicaments pour traiter les infections bactériennes et fongiques, ainsi que certaines infections parasitaires. La situation est plus critique pour la lutte antivirale qui pose des problèmes particuliers liés essentiellement à la nature des virus et à leur parasitisme intracellulaire obligatoire. D'ailleurs, les médicaments antiviraux actuels ne permettent pas de détruire les virus et de guérir l'infection. Ils agissent de manière palliative: ils ne font qu'atténuer les symptômes et retarder l'évolution de l'infection.

Tableau 30.3 Agents chimiques antimicrobiens

Classes	Agents	Mode d'action	Usages	Concentration recommandée	Niveau d'activité	Remarques
Alcools	Alcool éthylique Alcool isopropylique	Dénaturation des protéines Dissolution des lipides	Soins de la peau et des muqueuses saines et infectées Désinfection des surfaces	70 %	Intermédiaire	Activité antimicrobienne moyenne à faible contre les bactéries à Gram négatif (++) et positif (+), nulle contre les mycobactéries Aucun pouvoir sporicide; pouvoir viricide variable L'alcool à 70 ° est plus efficace que l'alcool absolu Action asséchante et irritante sur la peau Produit volatil et inflammable
Agents tensio-actifs	Ammoniums quaternaires (tensio-actifs cationiques) : Chlorure de benzalkonium Cetavlon	Perturbation des échanges cellulaires par suite de la modification de la charge électrique de surface et des dommages causés aux lipides de la membrane plasmique Dénaturation des protéines	Soins de la peau et des muqueuses saines et infectées Désinfection de l'eau, des surfaces et des instruments	0,1 à 0,2 % solution aqueuse	Faible	Propriétés détergentes (moussantes) Spectre antibactérien étroit Efficacité améliorée en combinaison avec un diguanide (chlorhexidine) Incompatibilité avec un certain nombre de produits (savons, agents tensio-actifs anioniques) Risque de contamination des solutions diluées
	Amphotères	Altération de la structure de la membrane plasmique entraînant une fuite des composants cellulaires	Désinfection des instruments et des surfaces		Faible	Spectre antimicrobien étroit, sur bactéries à Gram positif, à Gram négatif, fongicide et viricide Relativement sensibles à l'action des matières organiques
Biguanides	Chlorhexidine (Hibitane)	Altération de la structure de la membrane plasmique entraînant une fuite des composants cellulaires Inhibition des activités enzymatiques Désinfection des surfaces	Soins de la peau et des muqueuses saines et infectées	0,75 à 4 %	Faible	Spectre antimicrobien étroit, sur bactéries à Gram positif, à Gram négatif Pas d'action sporicide, fongicide ou viricide (sauf contre le VIH et le virus herpès)
Halogènes	Iode et produits iodés Solutions alcooliques (Bétadine) Solutions iodo-iodurées Iodophores	Inactivation des protéines et des enzymes par suite de l'oxydation par halogénation des groupements thiol, amine, indole, etc., des acides aminés	Soins de la peau et des muqueuses saines et infectées Désinfection de l'eau Antisepsie du champ opératoire	1 % d'iode	Intermédiaire à élevé	Bactéricide, fongicide, viricide Pouvoir sporicide Produits colorant la peau et tachant les tissus Inflammabilité des solutions alcooliques Risque de contamination possible des solutés d'iodophores

Tableau 30.3 (suite)

Classes	Agents	Mode d'action	Usages	Concentration recommandée	Niveau d'activité	Remarques
	Chlore produits chlorés Hypochlorite (Eau de Javel, eau de Dakin) Chloramines	Inactivation des protéines et des enzymes par suite de l'oxydation par halogénation des groupements thiol, amine, indole, etc., des acides aminés	Antisepsie des plaies Désinfection de l'eau Lavage du linge, des surfaces, de certains matériels	Variable selon les besoins Eau de Javel : 3 % de chlore actif Dakin : 0,5 % de chlore actif	Élevé	Activité antimicrobienne forte Bonne activité viricide (produits recommandés pour la désinfection de l'équipement souillé de sang – risques de contamination par les virus de l'hépatite B ou le VIH) Effets microbicides limités en présence de matières organiques
Oxydants	Peroxyde d'hydrogène	Probablement dû à la formation de radicaux libres qui réagiraient contre différents constituants cellulaires	Antisepsie des plaies Désinfection de lentilles cornéennes	3 à 6 %	Faible	Activité antimicrobienne faible et brève Effets microbicides limités en présence de matières organiques
Dérivés métalliques	Dérivés du mercure Merthiolate Metaphen	Dénaturation des protéines et des enzymes par leur réaction avec les fonctions thiol des acides aminés soufrés Précipitation des protéines	Soins de la peau saine et des plaies	0,1 à 0,2 %	Faible	Activité antimicrobienne faible (principalement bactériostatique) Résistance plasmidique croisée avec celle de nombreux antibiotiques
	Dérivés de l'argent Nitrate d'argent	Idem	Soins de la peau saine et des plaies	0,5 – 1 %	Faible	Bactériostatique
	Sulfates de cuivre et de zinc Eau de Dalibour	Idem	Traitement d'appoint des affections dermatologiques	1 % de sulfate de cuivre 3,5 % de sulfate de zinc		Activité antimicrobienne faible (bactériostatique)
Composés phénoliques	Polyphénols Crésols Lysol	Précipitation des protéines cellulaires Altération de la structure de la membrane plasmique entraînant une perturbation des échanges cellulaires et la fuite de composants cellulaires	Désinfection des surfaces	0,5 à 3 %	Intermédiaire à faible	Activité antimicrobienne, bactériostatique et bactéricide, surtout contre les bactéries à Gram négatif ; actif contre les mycobactéries Faiblement inactivé par les matières organiques Produits irritants pour la peau et les muqueuses
	Biphénols Triclosan Hexachlorophène			1 à 3 %	Faible	Produits utilisés dans les savons et dans des produits cosmétiques Faiblement bactéricide
Aldéhydes	Glutaraldéhyde Formaldéhyde	Inactivation des protéines et des acides nucléiques	Stérilisation d'instruments Désinfection des locaux par fumigation	2 % aqueux 6 – 8 % aqueux	Élevé Élevé	Activité antimicrobienne forte Faible pouvoir pénétrant Pouvoir sporicide faible Produits corrosifs et toxiques
Oxyde d'éthylène		Inactivation des protéines et des acides nucléiques	Stérilisation des produits sensibles à la chaleur et à l'humidité Stérilisation de l'appareillage électrique et électronique	450 à 500 mg/l	Élevé	Activité antimicrobienne forte Procédé efficace mais lent Produit inflammable et toxique Potentiellement mutagène et cancérogène

Tableau 30.3 (suite)

Classes	Agents	Mode d'action	Usages	Concentration recommandée	Niveau d'activité	Remarques
Colorants	Éosine Bleu de méthylène Milian	Perturbation de la synthèse du peptidoglycane	Traitement d'appoint des affections dermatologiques			Spectre antimicrobien étroit (bactéries à Gram négatif)
	Acridines	Perturbations de la synthèse de l'ADN				

30.6.1 Toxicité sélective

Les médicaments antimicrobiens sont toxiques pour les microorganismes sans affecter l'hôte, parce qu'ils perturbent certaines activités ou parce qu'ils s'attaquent à certaines structures spécifiques des microorganismes. Par exemple, les médicaments antibactériens qui perturbent la synthèse de la paroi bactérienne ont une toxicité sélective envers les bactéries parce que les cellules de l'hôte ne possèdent pas une telle paroi.

30.6.2 Sites d'action

Les médicaments antimicrobiens agissent de manière sélective sur des sites ou des activités spécifiques des agents infectieux (figure 30.8). Ils empêchent certaines molécules de se fixer sur leurs récepteurs, des enzymes de catalyser des réactions chimiques ou bloquent des voies métaboliques.

Par exemple, certains médicaments antibactériens bloquent la synthèse de la paroi bactérienne; d'autres perturbent les échanges à travers la membrane plasmique ou empêchent le déroulement de la synthèse des protéines. Les produits antiviraux ont pour cibles des réactions chimiques particulières, propres aux activités virales. C'est le cas des inhibiteurs de la transcriptase inverse des rétrovirus ou des antiprotéases qui bloquent deux activités essentielles au cours de la réplication des rétrovirus.

30.6.3 Spectre d'action

Le spectre d'action, dont le principe s'applique surtout aux bactéries, se réfère au nombre d'espèces ou aux différents types d'organismes attaqués par un agent chimiothérapeutique donné. L'ampleur du spectre d'action varie d'un agent à un autre, mais on classe généralement les médicaments antimicrobiens en deux groupes: les agents à large spectre et les agents à spectre étroit. Les agents à large spectre agissent sur plusieurs groupes de microorganismes. Par exemple, certains antibiotiques exercent leur action antimicrobienne sur les bactéries à Gram positif, les bactéries à Gram négatif, les rickettsies et les chlamydia (figure 30.9). Inversement, un agent à spectre étroit n'agit que sur un groupe de microorganismes particuliers; certains n'agissent que sur les bactéries à Gram positif tandis que d'autres n'agissent que sur les bactéries à Gram négatif. Enfin, la cible d'autres médicaments antimicrobiens est encore plus étroite et ceux-ci détruiront soit les levures, soit les mycobactéries, soit les protozoaires.

Figure 30.8 Sites d'action des agents antimicrobiens

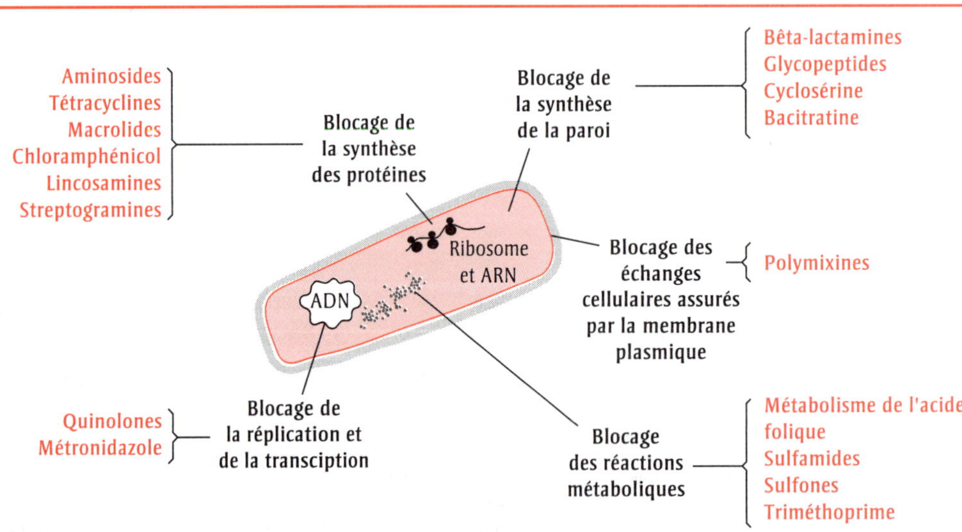

Les agents antimicrobiens perturbent des fonctions physiologiques, provoquant l'arrêt de multiplication ou la mort des microorganismes. Leur mode d'action est plus spécifique que celui des antiseptiques.

Figure 30.9 Spectre d'action de quelques antibiotiques

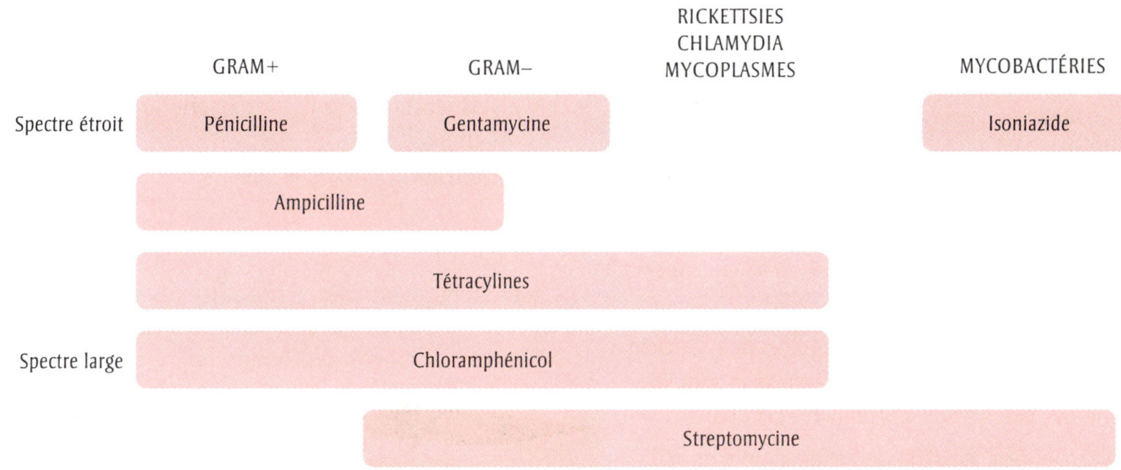

Un antibiotique a un spectre d'action d'autant plus large qu'il détruit ou inhibe le développement d'un grand nombre d'espèces microbiennes. La pénicilline, qui détruit surtout les bactéries à Gram positif, est un antibiotique à spectre étroit, tandis que le chloramphénicol et la streptomycine ont des larges spectres d'action.

30.6.4 Innocuité pour l'hôte

À cause de leur toxicité sélective, les médicaments antimicrobiens sont généralement peu ou pas toxiques pour l'hôte. C'est pourquoi ces produits peuvent être utilisés pour un usage interne. En d'autres termes, ces substances peuvent être administrées par voie orale ou parentérale, ce qui permet de détruire les foyers infectieux les plus reculés.

Idéalement, les médicaments employés doivent être totalement inoffensifs pour l'hôte, mais c'est rarement le cas. Aussi cherche-t-on des substances qui ne provoquent pas de réactions allergiques, de toxicité rénale ou hépatique. On cherche aussi à utiliser des substances chimiquement stables. En d'autres termes, elles ne doivent pas être hydrolysées sous l'action des enzymes digestives; elles ne doivent pas non plus se fixer sur les protéines plasmatiques, car elles ne pourraient pas sortir du système circulatoire pour atteindre les microorganismes présents dans les tissus ou dans certaines cellules. En même temps, ces médicaments doivent avoir une bonne solubilité dans l'eau: il faut que leur concentration dans le liquide interstitiel, dans le liquide céphalo-rachidien ou dans l'urine, par exemple, soit suffisante pour agir sur les microorganismes responsables de l'infection.

30.7 Agents antibactériens

Classiquement, il existe deux grandes catégories de médicaments antibactériens: les sulfamides et les antibiotiques. Ils ont des modes d'action comparables et se distinguent principalement par leur origine: les sulfamides sont des produits de synthèse, tandis que les antibiotiques, du moins les premiers découverts, sont des produits naturels élaborés par des mycètes ou par les actinomycètes, un groupe particulier de bactéries (figure 30.10). Aujourd'hui, cette frontière est beaucoup moins nette car de nombreux antibiotiques sont modifiés par l'ajout de chaînes moléculaires. Un certain nombre d'entre eux sont même carrément créés par synthèse.

Bien qu'ils soient toujours utilisés, les sulfamides ont été rapidement supplantés par les antibiotiques. Étant donné l'importance relative des sulfamides, nous traiterons surtout des antibiotiques, dont l'utilisation a connu un développement foudroyant à partir

Figure 30.10 *Penicillium notatum*[a]

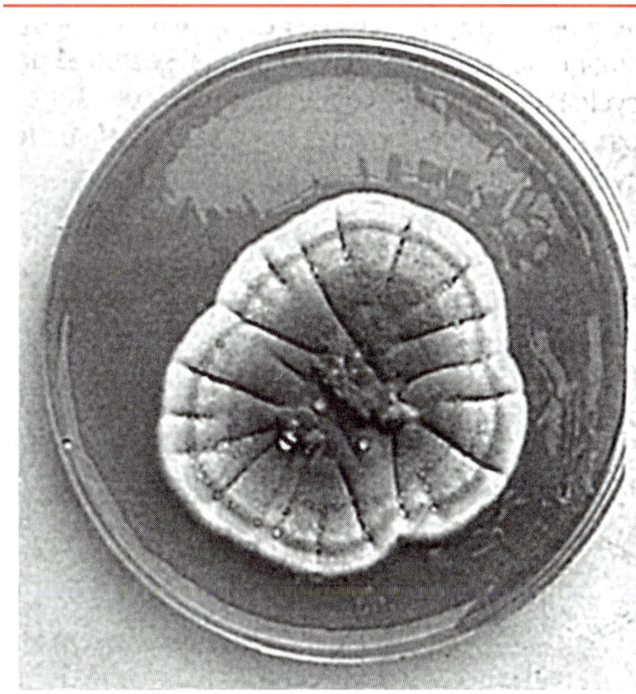

Penicillium notatum est un exemple de mycète producteur d'antibiotiques. Dans le sol, ce mycète produit de la pénicilline pour éliminer les bactéries qui sont en compétition dans le même écosystème. Cette activité naturelle a été observée par l'Homme et récupérée à son profit.

des années 1950 et qui occupent maintenant une place de choix dans l'arsenal thérapeutique antimicrobien.

Les antibiotiques sont généralement classés selon leur cible et leur mode d'action. En se fondant sur ces deux seuls critères, on peut distribuer tous les agents en cinq groupes selon qu'ils ont pour cible (tableau 30.4):

- la paroi, dont ils inhibent la synthèse, bloquant ainsi le développement des bactéries en voie de se multiplier;
- la membrane plasmique, dont ils perturbent les fonctions de perméabilité et de transport;
- la réplication et la transcription des acides nucléiques, ce qui empêche les bactéries de se reproduire ou d'assurer le contrôle et la coordination des réactions et des activités cellulaires;
- la synthèse des protéines, en particulier en empêchant la lecture du code porté par l'ARN messager;
- le métabolisme intermédiaire.

30.7.1 Antibiotiques inhibiteurs de la synthèse de la paroi

Certains antibiotiques bloquent la synthèse de la paroi bactérienne, en particulier la synthèse du peptidoglycane. Ils sont actifs sur les cellules en voie de multiplication. Par ailleurs, ils sont sans effets sur les mycoplasmes, dépourvues de paroi, et les bactéries à développement intracellulaire, les chlamydia et les rickettsies.

Appartiennent à cette première catégorie d'antibiotiques:

- les bêta-lactames, ou bêta-lactamines, dont font partie les pénicillines, les céphalosporines, les céphamycines, les carbapénèmes et les monobactames;
- les glycopeptides, dont font partie la vancomycine et la teicoplanine,
- la cyclosérine et la bacitracine.

Bêta-lactames[a]

Les bêta-lactames se caractérisent toutes par la présence d'un noyau bêta-lactame mais se distinguent les unes des autres par la présence de cycles et de chaînes latérales différentes.

Les bêta-lactames exercent principalement leur pouvoir antimicrobien en se fixant à des protéines particulières de la membrane plasmique, les protéines de liaison de la pénicilline, ou PLP. Ces protéines exercent des fonctions enzymatiques: quand elles sont inhibées par les bêta-lactames, la synthèse de la paroi est bloquée, particulièrement chez les bactéries à Gram positif. De plus, ces antibiotiques induisent l'activation d'autres enzymes de la paroi responsables de la lyse de la cellule bactérienne. Les bêta-lactames exercent leur pouvoir antimicrobien tant que leur cycle bêta-lactame reste intact. Or, il est relativement fragile:

- il est instable en milieu acide, ce qui explique pourquoi certaines bêta-lactames, telles la pénicilline G ou la méticilline, doivent être introduites dans l'organisme par voie parentérale, afin de les soustraire à l'action des sécrétions gastriques fortement acides (par contre, la pénicilline V,

Tableau 30.4 Exemples d'antibiotiques selon le site ou la fonction affectés

Cibles	Classes	Antibiotiques
Paroi	Bêta-lactames	Pénicillines Céphalopeptides
	Glycopeptides	Vancomycine Teicoplanine
	Polypeptides	Bacitracine
Membrane plasmique	Polypeptides Polyènes	Polymyxine Amphotéricine Nystatine
	Dérivés imidazolés	Miconazole Fluconazole Kétonazole
Synthèse des protéines	Aminosides	Streptomycine Gentamycine Tobramycine Amikacine Nétilmycine
	Macrolides	Érythromycine Clarythromycine Azithromycine

Tableau 30.4 (suite)

Cibles	Classes	Antibiotiques
	Lincosamides	Lincomycine Clindamycine
	Chloramphénicol	Chloramphénicol
	Tétracyclines	Tétracycline
	Oxazolidinones	Linézolide
	Streptogramines	Streptogramines
Synthèse des acides nucléiques	Quinolones	Ciprofloxacine Norfloxacine
	Acide naldixique	
	Rifamycine	Rifampicine Rifabutine[1]
	Nitro-imidazolés	Métronidazole
	Antifongique	Griséofulvine
	Antimycobactérien	Éthambutol[2]
Métabolisme intermédiaire	Antifolates	Sulfamide Sulfaméthoxazole Sulfadiazine Dapsone Isoniazide Acide para-amino-salicylique Triméthoprime Cotrimoxazole[3]

Notes : 1 La rifabutine est un antimycobacztérien
2 L'éthambutol interfèrerait avec la synthèse de l'ARN, mais ce mode d'action est encore hypothétique.
3 Le cotrimoxazole est une association de triméthoprime et de sufaméthoxazole (TMP-SMZ).

l'ampicilline et l'oxacycline résistent à l'action des acides et sont administrables par voie orale) ;

- il est la cible des bêta-lactamases, des enzymes sécrétées par certains microorganismes. Sous leur action, les noyaux bêta-lactames sont hydrolysés et les antibiotiques sont inactivés. Autrement dit, les microorganismes qui sécrètent des bêta-lactamases sont résistants à ces antibiotiques. Cependant, on a réussi à contourner partiellement cet inconvénient en modifiant une partie de la molécule ou en y greffant des chaînes latérales synthétiques.

En plus de la destruction enzymatique des bêta-lactames, les bactéries deviennent également résistantes en modifiant les sites cibles (les PLP) au niveau de la paroi ou, chez les bactéries à Gram négatif, en réduisant la perméabilité des membranes.

Les bêta-lactames sont principalement administrées par voies intramusculaire et parentérale. La plupart d'entre elles pénètrent bien dans le liquide céphalo rachidien. Elles sont excrétées intactes dans les urines, donc sous forme active, ce qui permet aussi de les utiliser pour le traitement des infections urinaires. Toutefois, une excrétion urinaire rapide exige de renouveler fréquemment les doses. Par ailleurs, ces antibiotiques ne sont pas efficaces contre les bactéries à développement intracellulaire.

Le tableau 30.5 décrit brièvement les principales bêta-lactames et indique les microorganismes vulnérables.

Glycopeptides

Les glycopeptides sont aussi des inhibiteurs de la synthèse de la paroi bactérienne, mais ils agissent à un niveau différent des bêta-lactames. C'est à ce groupe qu'appartiennent la vancomycine et la teicoplanine. Ces deux antibiotiques doivent être administrés par voie parentérale car ils ne traversent pas la barrière intestinale. Ils traversent la barrière hémato-méningée par suite de l'accroissement de la perméabilité de cette barrière chez les patients souffrant de méningite.

La vancomycine, essentiellement bactéricide, a un spectre étroit : elle agit seulement contre les bactéries à Gram positif. On l'utilise pour le traitement des infections causées par les souches de *Staphylococcus aureus* résistantes à la méticilline. On l'emploie également pour traiter les infections à *Clostridium difficile*, ainsi que des infections à pneumocoques et à entérocoques résistants aux autres antibiotiques. La résistance à la vancomycine est rare ; elle est observée chez *Enterococcus fæcalis*.

Cyclosérine et bacitracine

La cyclosérine est un antibiotique à large spectre qui possède une action bactériostatique à l'égard de nombreuses espèces de bactéries à Gram négatif et sur les différentes espèces de mycobactéries responsables de la tuberculose. On l'emploie

Tableau 30.5 Classification des bêta-lactames

Groupes	Antibiotiques	Microorganismes vulnérables
Pénicillines	Pénicillines standard (ex. : pénicillines G et V)	*Neisseria meningitidis* *Treponema pallidum* *Pasteurella multocida* *Streptococcus pneumoniæ* *Streptococcus pyogenes*
	Pénicillines antistaphylococciques Méthicilline Naficilline Oxacilline	*Staphylococcus aureus*
	Aminopénicillines Ampicilline Amoxicilline	*Escherichia coli* *Proteus mirabilis* *Salmonella* et *Shigella* (selon les souches) *Hæmophilus influenzæ* *Streptococcus pneumoniæ* *Neisseria meningitidis*
	Pénicillines anti-pseudomonales Carbénicilline Ticarcilline	*Pseudomonas aeruginosa*
Céphalosporines	Céphalosporines de première génération Céfazoline	Streptocoques, Staphylocoques *Escherichia coli* *Proteus mirabilis*
	Céphalosporines de seconde génération actives sur *H. influenzæ* Céfaclor Céfamandole	*Hæmophilus influenzæ* *Streptococcus pneumoniæ* *Staphylococcus aureus*
	Céphalosporines de seconde génération actives sur *Bacteroides fragilis* Cefmétazole Céfoxitine	*Bacteroides fragilis* Infections mixtes à anaérobies et aérobies
	Céphalosporines de troisième génération Céfotaxime Ceftriaxone	Entérobactéries *Hæmophilus influenzæ* *Neisseria meningitidis* *Streptococcus pneumoniæ*
	Céphalosporines de troisième génération actives sur *P. aeruginosa* Ceftazidine	*Pseusomonas aeruginosa*
Carbapénèmes	Imipénème	Streptocoques, Staphylocoques Entérobactéries *Pseudomonas aeruginosa* *Bacteroides fragilis* *Enterococcus fæcalis*
Monobactames	Aztréonam	Bacilles à Gram négatif, y compris *Pseudomonas aeruginosa*
Inhibiteurs des bêta-lactamases	Acide clavulanique Sulbactam	Espèces productrices de bêta-lactamases (dont *Staphylococcus, Neisseria, Hæmophilus influenzæ, Bacteroides fragilis* et certaines entérobactéries)

d'ailleurs pour traiter les mycobactéries résistantes aux autres antibiotiques.

La bacitracine est un antibiotique au spectre étroit (staphylocoques, streptocoques et *Neisseria*). Sa forte toxicité rénale réduit son utilisation aux traitements locaux (dermatologie, ophtalmologie et ORL).

30.7.2 Antibiotiques agissant sur la membrane plasmique

Les polymixines, les polyènes et les imidazoles sont des exemples d'antibiotiques agissant sur la membrane plasmique. Ces substances désorganisent la structure de la membrane plasmique. Une fois celle-ci rompue, la fuite des substances intracellulaires provoque la mort de la bactérie.

Comme la structure chimique de la membrane plasmique des cellules bactériennes et animales est presque identique, cette classe d'antibiotiques peut être toxique pour les cellules hôtes. Seul un petit nombre d'antibiotiques de ce groupe connaissent donc un usage médical.

Du groupe des polymixines, seule la polymixine B fait l'objet d'un usage médical. Elle est utilisée pour traiter les infections causées par les souches de *Pseudomonas aeruginosa* résistantes aux autres antibiotiques. En raison de leur pouvoir antifongique, les polyènes et les imidazoles d'antibiotiques sont décrits avec les agents antifongiques.

30.7.3 Antibiotiques inhibiteurs de la synthèse des acides nucléiques

Certains antibiotiques perturbent la réplication et la transcription de l'ADN, ainsi que la transcription de l'ARN messager. Un des intérêts de ces antibiotiques est donc leur pouvoir sur les bactéries en pleine croissance, mais aussi sur celles qui sont soit en phase de multiplication lente, soit sous forme inactive. Ces antibiotiques sont bactéricides.

Les inhibiteurs de la synthèse des acides nucléiques comprennent les quinolones, le métronidazole et les rifamycines. Ces antibiotiques agissent de plusieurs façons :

- ils provoquent des erreurs de lecture du code au moment de la transcription, en s'intercalant entre les bases azotées de l'ADN ;
- ils empêchent la séparation des brins de la molécule d'ADN au moment de sa réplication ou de sa transcription ;
- ils bloquent l'action des enzymes (ADN polymérase, ADN gyrase) qui participent à la réplication de l'ADN.

Quinolones

Les quinolones et leurs dérivés, les fluoroquinolones, comprennent notamment l'acide nalidixique, la norfloxacine et la ciprofloxacine. Elles inhibent la synthèse de l'ADN, et probablement celle de l'ARN.

Les quinolones sont administrées oralement car elles traversent aisément la barrière intestinale. Les quinolones les plus récentes peuvent être utilisées pour le traitement d'infections systémiques car elles atteignent une concentration sérique suffisante. Elles sont excrétées par les urines.

L'acide nalidixique a un spectre d'action étroit : il est actif sur les bactéries à Gram négatif. On l'utilise notamment pour le traitement des infections urinaires causées par *Escherichia coli*, *Proteus* et *Enterobacter*.

La ciprofloxacine se caractérise par son large spectre d'action : elle est active contre *Staphylococcus aureus* (y compris les souches résistantes à la méticilline), contre *Hæmophilus*, *Neisseria gonorrhoeæ* et *N. meningitidis*, *Listeria monocytogenes*. Elle est active également contre les bactéries responsables des gastro-entérites (*Campylobacter*, *Salmonella*, *Shigella* et *Yersinia*), des infections des voies respiratoires, des voies urinaires et des tissus mous. Elle est efficace également contre *Mycobaterium tuberculosis* et *Pseudomonas aeruginosa*.

Métronidazole

Le métronidazole a été initialement utilisé pour traiter les infections contre des protozoaires (*Giardia lamblia*, *Entamœba coli*) ; il est employé aussi pour traiter les infections causées par des bactéries anaérobies des genres *Bacteroides*, dont *B. fragilis*, *Fusobacterium* et *Clostridium*, dont *C. difficile*. Il doit être prescrit avec précaution chez la femme enceinte, en raison d'une possible action mutagène et cancérogène.

30.7.4 Antibiotiques inhibant la synthèse des protéines

La synthèse des protéines est un processus complexe qui peut être interrompu à plusieurs stades. On regroupe généralement les antibiotiques qui inhibent la synthèse des protéines selon qu'ils inhibent la transcription ou la traduction (tableau 30.6).

Les antibiotiques inhibiteurs de la transcription agissent soit en altérant le brin moule d'ADN, soit par inhibition de l'ARN polymérase. Dans ce groupe, mentionnons les rifamycines, dont fait partie la rifampicine. Ce sont des inhibiteurs de la synthèse des ARN messagers. Elles se fixent à L'ARN polymérase et bloquent la synthèse de l'ARNm.

La rifampicine est administrée oralement ; elle traverse bien la barrière gastro-intestinale et pénètre dans tous les compartiments biologiques, y compris le liquide céphalo-rachidien. De plus, elle a une bonne affinité pour les matières plastiques, ce qui en fait un antibiotique utile pour le traitement des infections des prothèses.

Elle est utilisée principalement contre *Mycobacterium tuberculosis*, en association avec d'autres antibiotiques, afin de réduire la résistance. Comme la rifampicine traverse la barrière hémato-méningée, on l'utilise aussi en traitement prophylactique pour la prévention des méningites à *Neisseria meningitidis*, *Legionella*

Tableau 30.6 Antibiotiques inhibant la synthèse des protéines

Inhibition de la transcription	Imhibition de la traduction
Actinomycine D Rifampin Rifampicine	Aminosides Streptomycine Spectinomycine Néomycine Kanamycine Gentamycine Tobramycine Linézolide

pneumophila et *Hæmophilus Influenzæ*. Les staphylocoques aussi sont très sensibles à cet antibiotique, mais ils deviennent résistants très rapidement.

Les antibiotiques inhibiteurs de la traduction sont beaucoup plus nombreux et renferment des antibiotiques puissants. Ces antibiotiques agissent de différentes façons au niveau des ribosomes bactériens. Selon leur point d'action, on distingue un premier groupe réunissant les aminosides, les tétracyclines et les nitrofuranes, et un second qui comprend notamment le chloramphénicol et les macrolides auxquels appartiennent l'érythromycine, la lincomycine et la clindamycine. La plupart d'entre eux sont bactériostatiques, sauf les aminosides qui sont bactéricides. Un troisième groupe d'inhibiteurs de la traduction a fait son apparition récemment. Il s'agit d'un agent antibactérien synthétique, le linézolide, qui fait partie d'une nouvelle classe d'antibiotiques, les oxazolidinones.

Aminosides

Les aminosides sont des antibiotiques bactéricides à large spectre, mais ils ne sont pas actifs contre les bactéries anaérobies. Ils doivent être introduits par voie parentérale dans l'organisme car ils ne traversent pas la barrière intestinale. Ils ne franchissent pas non plus la barrière hémato-méningée à des concentrations thérapeutiques efficaces (sauf chez le nouveau-né).

Les aminosides sont bien connus pour leur efficacité thérapeutique contre les bactéries à Gram négatif et contre quelques espèces à Gram positif, dont les staphylocoques, et contre le bacille tuberculeux. Cependant, le développement rapide de la résistance chez de nombreuses espèces et la toxicité de ces antibiotiques en a réduit l'utilisation. Aujourd'hui, les aminosides de première génération, comme la streptomycine ou la kanamycine, sont remplacés par des aminoglycosides de seconde génération plus résistants et moins toxiques. La gentamycine et la tobramycine sont les principaux représentants de ces nouveaux aminoglycosides.

La streptomycine demeure l'agent de choix pour le traitement de la peste et de la tularémie. On peut aussi l'employer dans le traitement de la tuberculose. La gentamycine, la tobramycine, l'amikacine et la nétilmycine sont utilisées pour traiter les infections nosocomiales causées par de nombreuses bactéries à Gram négatif, y compris les bactéries appartenant aux genres *Proteus*, *Serratia* et *Pseudomonas*.

Les aminosides ont deux effets toxiques majeurs : la néphrotoxicité et l'ototoxicité, ce qui en limite l'usage aux infections graves causées, en milieu hospitalier, par des entérobactéries et par *Pseudomonas aeruginosa*.

Tétracyclines[a]

Les tétracyclines sont des antibiotiques bactériostatiques. Cette caractéristique limite leur emploi aux sujets dont le système immunitaire peut détruire efficacement les microorganismes rendus vulnérables par l'arrêt de leur multiplication. Outre les tétracyclines naturelles, dites de première génération, qui comprennent notamment la tétracycline et la chlortétracycline, on dispose maintenant d'une seconde génération de tétracyclines semi-synthétiques, telles la métacycline, la doxycycline et la minocycline.

Les tétracyclines sont administrées oralement et atteignent des concentrations suffisantes dans les liquides corporels. Comme elles pénètrent à l'intérieur des cellules, elles permettent de détruire les bactéries à développement intracellulaire.

Les tétracyclines agissent aussi sur les ribosomes de l'hôte. Malgré tout, elles sont utilisées en thérapeutique humaine car les bactéries captent avidement ces substances. Les fortes concentrations de tétracyclines dans la cellule bactérienne finissent par bloquer la synthèse des protéines, ce qui entraîne l'arrêt du développement et de la multiplication des bactéries.

Un des grands avantages des tétracyclines est leur très large spectre d'action : elles sont efficaces contre de nombreuses espèces de bactéries. Cependant, l'émergence rapide de souches résistantes a conduit à limiter leur utilisation au traitement des infections causées par les rickettsies, les chlamydia et les mycoplasmes. On les emploie aussi pour traiter la maladie de Lyme, la légionellose et la brucellose. Elles sont également une alternative pour traiter les personnes allergiques à la pénicilline.

Les tétracyclines détruisent la flore commensale intestinale, ce qui favorise le développement d'espèces résistantes comme *Staphylococcus aureus* et *Candida*. De plus, ces antibiotiques sont déconseillés aux femmes enceintes et aux enfants de moins de huit ans, car ils perturbent le développement du squelette et des dents.

Chloramphénicol

Le chloramphénicol est un antibiotique bactériostatique au spectre d'action très étendu. Bien qu'il soit actif contre de nombreuses espèces de bactéries à Gram positif et à Gram négatif, les chlamydia, les mycoplasmes et les rickettsies, son usage est relativement limité en raison de sa toxicité, notamment de son action sur la moelle osseuse (anémie aplasique). Il demeure cependant un antibiotique de choix pour traiter la typhoïde. On l'utilise aussi pour traiter les infections causées par des souches d'*Hæmophilus influenzæ* productrices de bêta-lactamases.

Macrolides

Les macrolides inhibent la synthèse des protéines; on ne connaît pas exactement leur mode d'action, mais il est essentiellement bactériostatique. Ces antibiotiques sont administrés principalement par voie orale; ils ne franchissent pas suffisamment bien la barrière hémato-méningée pour donner des concentrations thérapeutiques actives dans le LCR.

L'érythromycine est le plus connu des macrolides. Cet antibiotique à large spectre permet de traiter les infections causées par les cocci à Gram négatif et positif, les bacilles à Gram positif et certains bacilles anaérobies à Gram positif. L'érythromycine est l'agent de choix pour le traitement de la coqueluche (*Bordetella pertussis*), de la diphtérie, et de la légionellose. On l'emploie aussi pour traiter certaines infections streptococciques et staphylococciques, les pneumonies atypiques à *Mycoplasma pneumoniæ*, des infections uro-génitales à *Chlamydia trachomatis* et à *Ureaplasma urealyticum* ainsi que les infections gastro-intestinales à *Campylobacter jejuni*.

Outre l'érythromycine, les macrolides comprennent trois nouveaux antibiotiques:

- la clarythromycine, plus active que l'érythromycine et que l'on utilise contre *Legionella pneumophila*, *Moraxella catarrhalis*, *Chlamydia trachomatis* et *Toxoplasma gondii*. Elle est aussi très active contre *Helicobacter pylori*.
- l'azithromycine, plus efficace que les autres macrolides vis-à-vis d'*Hæmophilus influenzæ*;
- la spiramycine, utilisée exclusivement pour le traitement de la cryptosporidiose et la prévention de la toxoplasmose congénitale.

Lincosamides

Les lincosamides sont des antibiotiques apparentés aux macrolides par leur mode d'action. Ils sont administrés oralement, mais ils peuvent l'être aussi par voies intramusculaire et parentérale. Ils pénètrent bien dans les structures osseuses, mais ils ne peuvent franchir la barrière hémato-méningée.

Les lincosamides comprennent la lincomycine et la clindamycine. Ils agissent sur les streptocoques du groupe A, les pneumocoques et les staphylocoques producteurs de pénicillinase. Toutefois, leur principal intérêt repose sur leur activité à l'égard des bactéries anaérobies, en particulier sur les espèces des genres *Bacteroides*, y compris *Bacteroides fragilis*, *Clostridium*, *Peptococcus*, *Peptostreptococcus* et sur certains mycoplasmes (*M. hominis*). Remarquons toutefois que *Clostridium difficile* est résistant à la clindamycine. L'élimination des autres bactéries de la flore intestinale commensale peut alors favoriser la multiplication de *C. difficile* et causer une entérocolite pseudomembraneuse.

Oxazolidinones

Le linézolide se lie à des sites du ribosome bactérien et bloque un mécanisme essentiel à la traduction. Cet antibiotique est actif contre d'importants pathogènes à Gram positif résistant à la plupart des antibiotiques. C'est, en quelque sorte, l'antibiotique de la dernière chance... Il est en effet recommandé pour le traitement des infections suivantes:

- les pneumonies nosocomiales à *Staphylococcus aureus* résistant à la méticiline (SARM) et à *Streptococcus pneumoniæ* résistant à la pénicilline;
- les infections compliquées de la peau et des tissus mous causées par *Staphylococcus aureus*, *Streptococcus pyogenes*, *S. agalactiæ*;
- les infections intra-abdominales, les infections urinaires et les infections cutanées causées par *Enterococcus fæcium* résistant à la vancomycine (ERV).

Streptogramines

Les streptogramines sont une nouvelle classe d'antibiotiques en cours de développement. Ces antibiotiques, qui agissent en bloquant la synthèse des protéines, sont surtout remarquables par leur action sur les staphylocoques méticillino-résistants et les entérocoques résistants à la vancomycine.

Acide fusidique

L'acide fusidique est un antibiotique inhibiteur de la synthèse des protéines. Actif contre les cocci à Gram positif, on l'utilise par voie orale ou parentérale pour traiter les infections causées par des staphylocoques résistants aux bêta-lactames et chez les patients allergiques à ces produits. Il est conseillé d'administrer l'acide fusidique en combinaison avec d'autres antibiotiques (rifampicine ou érythromycine) pour éviter ou ralentir l'émergence de la résistance.

30.7.5 Antibiotiques agissant sur le métabolisme intermédiaire

Certains produits antimicrobiens agissent sur le métabolisme intermédiaire, c'est-à-dire sur des réactions métaboliques au cours desquelles sont élaborées des substances importantes pour le fonctionnement cellulaire. On qualifie donc d'antimétabolites ces produits qui bloquent les réactions métaboliques.

Premières substances antimicrobiennes découvertes dans les années 1930, les sulfamides et les sulfones forment une classe particulière d'antimicrobiens à effet antimétabolique. Plus précisément, ce sont des antifolates qui bloquent le métabolisme de l'acide folique et, indirectement, la synthèse des acides nucléiques car les bactéries ne peuvent plus produire les purines et les pyrimidines nécessaires (bases azotées). Les sulfamides ne sont plus guère employés en raison de la résistance bactérienne acquise (sauf pour le traitement des nocardioses). De plus, ce sont des antibiotiques très allergisants.

Par contre, plusieurs sulfones sont d'usage courant. Administrées oralement, ces substances sont métabolisées dans le foie et excrétées par les reins, ce qui permet de les utiliser pour traiter les infections urinaires. Les sulfones les plus fréquemment utilisés sont :

- le triméthoprime, actif contre les bacilles à Gram négatif (sauf *Pseudomonas aeruginosa* et *Bacteroides*). Le triméthoprime est utilisé pour le traitement de diverses infections (respiratoires, urinaires, de la prostate), de salmonelloses, des pneumonies à *Pneumocystis carinii* et des infections urinaires ;
- le cotrimoxazole est un produit composé de triméthoprime et de sulfaméthoxazole. Ces deux substances ont une action synergique ; elles se renforcent l'une l'autre et occasionnent moins de problèmes de résistance microbienne. Le cotrimoxazole est utilisé pour traiter les infections urinaires à Gram négatif, les infections à entérobactéries, la typhoïde ainsi que la pneumonie à *Pneumocystis carinii*. On l'emploie aussi contre *Hæmophilus influenzæ* et contre de nombreuses souches de staphylocoques et de streptocoques ;
- l'isoniazide et l'acide para-aminosalicylique, utilisés pour le traitement de la tuberculose, et qui présentent l'intérêt de détruire *Mycobacterium tuberculosis* non seulement dans les tissus mais aussi dans les monocytes. Le tableau 30.7 précise le mode d'action de ces deux médicaments et des autres produits disponibles pour traiter la tuberculose.

Quant au tableau 30.8, il indique les antibiotiques utilisés contre les bactéries pathogènes courantes.

30.8 Agents antifongiques

La plupart des agents antibactériens sont inefficaces contre les infections causées par les mycètes. En effet, la composition de la paroi et de la membrane plasmique de ces organismes est différente de celle des bactéries. La paroi des mycètes contient de la chitine et la membrane plasmique est riche en stérols. De plus, les ribosomes eucaryotes n'ayant pas tout à fait la même structure que leurs homologues procaryotes, les antibiotiques qui bloquent la synthèse des protéines chez les bactéries ne sont pas actifs contre les mycètes.

Les principaux agents antifongiques sont les polyènes, la griséofulvine, les pyridines et les dérivés de l'imidazole. La figure 30.11 illustre les cibles de ces agents.

30.8.1 Polyènes

Les polyènes sont des antibiotiques reconnus pour leur pouvoir antifongique. Ils ont une action sélective à l'égard des mycètes et sont fongistatiques ou fongicides. Ils se fixent sur l'ergostérol de la membrane, altérant ainsi l'intégrité membranaire.

L'amphotéricine B et la nystatine sont les deux polyènes les plus utilisés dans le traitement des mycoses. L'amphotéricine n'est pas absorbée par le système digestif. Elle est utilisée pour le traitement des candidoses des muqueuses. En injection intraveineuse, elle est un antibiotique de choix pour le traitement des mycoses profondes causées par *Aspergillus*, *Blastomyces*, *Cryptococcus*, *Histoplasma*, *Coccidioides* et *Candida*. Trop toxique pour être administrée par voie parentérale, la nystatine est utilisée pour traiter les mycoses cutanées et muqueuses causées par *Candida albicans*.

30.8.2 Griséofulvine

La griséofulvine a une action fongistatique. Son mécanisme d'action est encore hypothétique : elle inhibe la mitose et la synthèse de chitine dans la paroi ; elle pourrait perturber la synthèse des acides nucléiques. En raison de son mode d'action sur la paroi, cet agent antifongique est efficace contre les dermatophytes (*Microsporum*, *Epidermophyton*, *Trichophyton*), mais le traitement est long et les rechutes fréquentes. L'antibiotique, absorbé par voie orale, se concentre dans la

Figure 30.11 Cibles des agents antifongiques

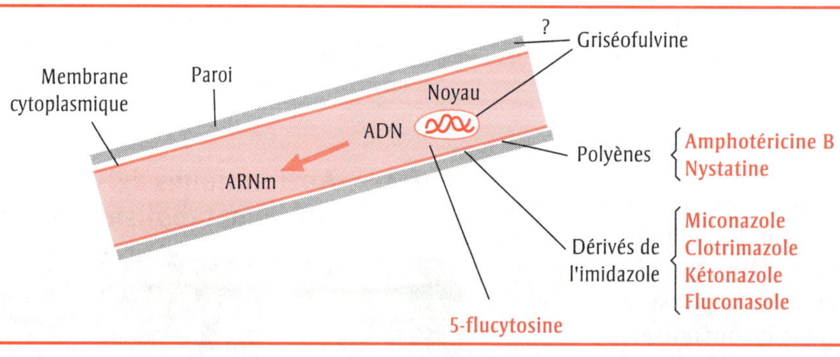

Tableau 30.7 Antibiotiques antituberculeux

Antibiotiques	Remarques
Isoniazide	Activité bactéricide, par blocage de la synthèse de l'acide mycolique, un constituant de la paroi des mycobactéries Utilisé en association avec la rifampicine
Éthambutol	Activité bactériostatique Mécanisme inconnu (probablement une inhibition de la synthèse de l'ARN des mycobactéries)
Pyrazinamide	Activité bactéricide (faible) Utilisé en association avec l'isoniazide et la rifampicine
Acide para-aminosalicylique	Activité bactériostatique Mode d'action identique aux sulfones (inhibition de la synthèse de l'acide folique)
Éthionamide	Activité bactériostatique sur *Mycobacterium tuberculosis* et bactéricide sur *M. lepræ*
Capréomycine	Activité bactériostatique sur *M. tuberculosis* Utilisée en association avec l'éthambutol ou l'isoniazide pour traiter les tuberculoses résistantes à la streptomycine
Cyclosérine	Activité bactériostatique Utilisée dans le traitement des agents tuberculeux résistants aux autres médicaments

Tableau 30.8 Antibiotiques recommandés pour les principales bactéries pathogènes
D'après Page, C., Curtis, M. J., Walker, M. J., Sutter, M. C. et B. B. Hoffman. *Pharmacologie intégrée*. Bruxelles, De Boek Université, 1999.

Bactéries (genres ou espèces)	Antibiotiques recommandés	Antibiotiques de remplacement
Streptococcus	Pénicilline	Céphalosporines de première génération Érythromycine Clindamycine Vancomycine
Enterococcus	Pénicilline ou ampicilline + gentamicine	Vancomycine + gentamycine
Staphylococcus	Pénicilline anti-staphylococcique	Céphalosporines de première génération Vancomycine
Neiserria meningitidis	Pénicilline	Chloramphénicol Céphalosporines de troisième génération
Neisseria gonorrhoeæ	Céfixime	Ciproflaxine Céphalosporines de troisième génération
Bordetella pertussis	Érythromycine	Triméthoprime-sulfaméthoxazole
Pasteurella multocida	Pénicilline	Céphalosporines de première génération
Hæmophilus influenzæ	Aminopénicilline	Cefuroxime Céphalosporines de troisième génération Chloramphénicol
***Enterobacteriaceæ* dans le LCR**	Céphalosporines de troisième génération	Triméthoprime-sulfaméthoxazole
***Enterobacteriaceæ* dans les urines**	Triméthoprime-Sulfaméthoxazole	Ciproflaxine Gentamicine

Tableau 30.8 (suite)

Bactéries (genres ou espèces)	Antibiotiques recommandés	Antibiotiques de remplacement
***Enterobacteriaceæ* situées ailleurs**	Gentamicine Céphalosporine de troisième génération	Ciproflaxine Triméthoprime-sulfaméthoxazole
Pseudomonas aeruginosa	Pénicilline antipseudomonale + aminoglycoside	Céfazidime Ciproflaxine
Bacteroides fragilis	Metronidazole Clindamycine	Imipénème \Inhibiteurs de β-lactamase de pénicilline
Mycoplasma pneumoniæ	Un macrolide (par ex.: érythromycine)	Tétracycline
Ureaplasma urealyticum	Tétracyclines	Érythromycine
Mycoplasma hominis	Tétracycline	Clindamycine
Chlamydia trachomatis	Tétracycline	Azithromycine Érythromycine
Rickettsies	Tétracycline	Chloramphénicol
Listeria monocytogenes	Ampicilline + gentamycine	Vancomycine + gentamycine
Legionella	Érythromycine	Tétracycline
Clostridum difficile	Métronidazole	Vancomycine (orale)
Mycobacterium tuberculosis	Isoniazide + rifampicine + pyrazinamide + éthambutol	Streptomycine Fluoroquinolones Éthionamide Cyclosérine Viomycine Capréomycine

kératine. Elle empêche les mycètes de s'y introduire. La griséofulvine est sans effet sur les mycètes dont la paroi contient de la cellulose (levures et mycètes des mycoses profondes). Elle est inactive contre *Candida* et les mycètes responsables des mycoses profondes.

30.8.3 Dérivés de l'imidazole

Les imidazoles, dont font partie le miconazole, le clotrimazole et le kétoconazole, regroupent aussi des médicaments antimicrobiens de grand intérêt. Ils sont bien absorbés par l'intestin et passent modérément dans le LCR. Toutefois, Le clotrimazole est trop toxique pour être administré par voie intraveineuse. Par ailleurs, leur spectre d'action est étendu: ces composés sont actifs contre de nombreuses espèces bactériennes, contre les mycètes responsables des dermatomycoses, et des candidoses. Ils permettent aussi de traiter plusieurs mycoses systémiques, telles la coccidioïdomycose, l'histoplasmose et la blastomycose.

D'autres antifongiques dérivés de l'imidazole, comme le fluconazole, ont été mis sur le marché récemment. Ce dernier est mieux absorbé par la barrière hémato-méningée et atteint des concentrations thérapeutiques dans le LCR. Ce fongicide à large spectre est notamment utilisé pour traiter les méningites à *Cryptococcus* et il est actif contre *Aspergillus*. Des études animales suggèrent que le médicament peut être tératogène.

30.9 Agents antiviraux

À l'heure actuelle, il existe peu de médicaments antiviraux. Mais les intenses recherches entreprises dans le courant des années 1990 ont permis de mettre sur le marché une première série de médicaments. Toutefois, ces substances ne tuent pas les virus, elles ne font que les inactiver: les virus restent vivants dans l'organisme mais leur cycle de reproduction est bloqué. En d'autres termes, les médicaments antiviraux sont des virustatiques qui jouent un rôle palliatif: ils soulagent les symptômes, ralentissent l'évolution de la maladie, mais ils ne la guérissent pas. Toutefois, si les défenses immunitaires de l'hôte sont intactes, elles pourront combattre l'agent infectieux et guérir l'infection.

30.9.1 Cibles des médicaments antiviraux

Le parasitisme intracellulaire des virus réduit considérablement la cible des médicaments antiviraux. En effet, ceux-ci doivent bloquer une étape exclusive du cycle viral afin d'éviter que le fonctionnement de la cellule hôte ne soit affecté. Par exemple, on peut difficilement bloquer la synthèse de l'ARN messager viral, même si elle constitue une étape importante du cycle viral, car cette opération ne peut se faire sans interférence avec le fonctionnement cellulaire de l'hôte. En effet, au cours de cette étape, les virus à ADN utilisent les transcriptases de la cellule hôte.

La figure 30.12 représente les principaux sites d'action éventuels. Il est donc théoriquement possible de bloquer le cycle viral aux étapes suivantes :

- la fixation des virus sur leurs récepteurs cellulaires spécifiques ;
- la décapsidation ;
- la traduction de l'ARN viral ;
- l'assemblage des protéines virales ;
- la libération du virus de la cellule hôte.

30.9.2 Médicaments antiviraux

À l'heure actuelle, quelques médicaments bloquent l'entrée du virus dans la cellule et sa décapsidation, comme l'amantadine et la rimantadine, dans le cas du virus de la grippe (type A). Presque tous les autres médicaments sont des analogues de structure des bases puriques et pyrimidiques. Ce sont des molécules qui ressemblent suffisamment aux nucléosides pour pouvoir être incorporés dans l'ADN ou l'ARN en cours de synthèse. Mais, en même temps, quand ces analogues sont incorporés par les DNA polymérases et par les transcriptases inverses, ils bloquent l'élongation de la chaîne. La synthèse est interrompue, le virus est incapable de répliquer ses informations génétiques.

Figure 30.12 Cibles des agents antiviraux

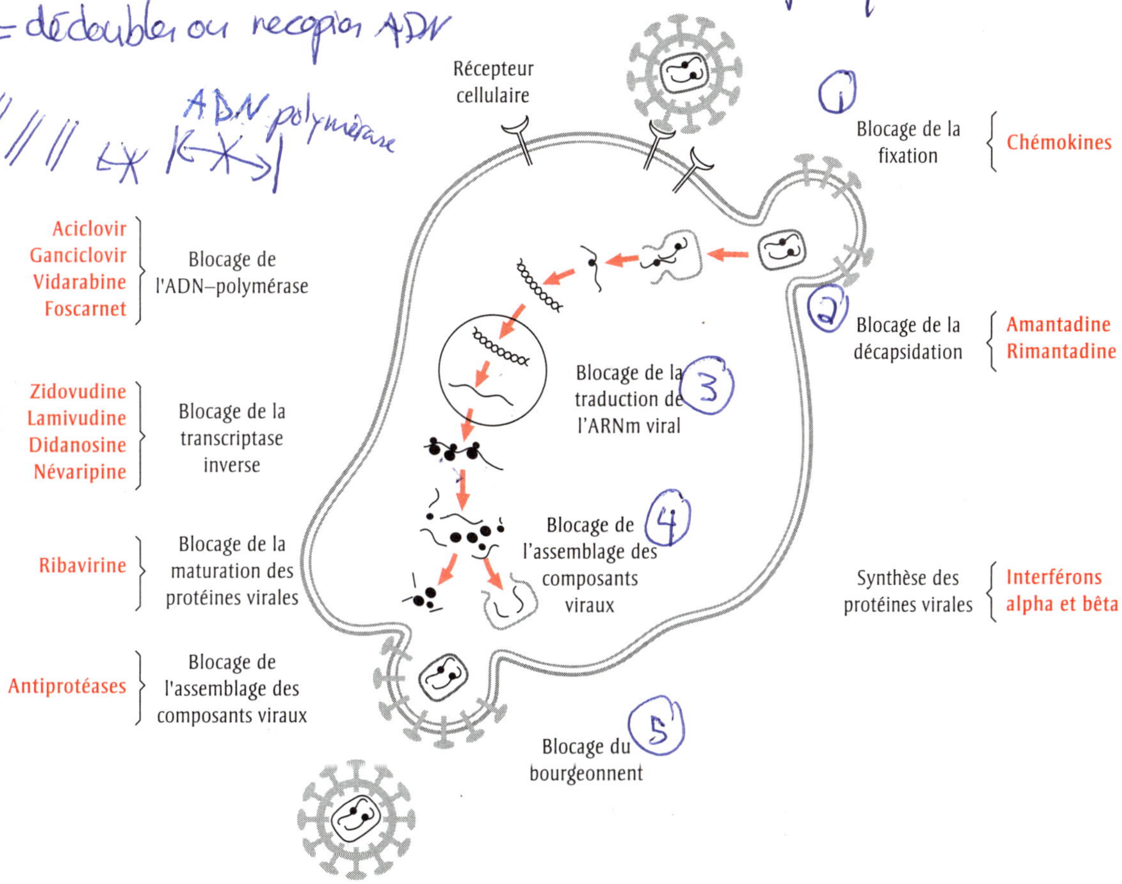

Pour éliminer les virus, il faut trouver des substances capables d'empêcher leur multiplication sans perturber le fonctionnement cellulaire de l'organisme hôte. Parmi les caractéristiques virales susceptibles d'être entravées, on pourrait empêcher la fixation des virus sur les récepteurs cellulaires, bloquer l'activité des ADN polymérases virales, bloquer la désintégration de l'enveloppe protéique, bloquer la réplication de l'acide nucléique viral ou inhiber l'action de la transcriptase inverse des rétrovirus.

Tableau 30.9 Médicaments antiviraux

Étape du cycle viral	Médicaments	Composition	Mode d'action	Spectre d'activité
Fixation	Chémokine		Blocage des récepteurs CC-CKR5 du VIH	VIH
Pénétration et décapsidation	Amantadine Rimantadine			Influenza type A
Synthèse des ADN et ARN viraux	Aciclovir Valaciclovir Famciclovir	Analogue des nucléosides puriques (guanosine)	Inhibition de l'ADN polymérase	Herpes virus Virus varicella-zoster
	Ganciclovir	Analogue des nucléosides puriques (guanosine)	Inhibition de l'ADN polymérase	Cytomégalovirus
	Zidovudine (AZT)	Analogues des nucléosides pyrimidiques (thymidine)	Inhibition de la transcriptase inverse du VIH	VIH
	Idoxuridine Trifluridine Fluorouracil	Analogues des nucléosides pyrimidiques (thymidine)	Inhibition de la synthèse de la thymidine	Virus herpes
		Autres analogues des pyrimidines en cours de développement	Inhibition de l'ADN polymérase	Hépatite B
	Lamivudine (3TC) Didanosine Stavudine Xalcitabine	Analogues des nucléosides	Inhibition de la transcriptase inverse du VIH	VIH
	Nevirapine Delavirdine	Analogues non nucléosidiques	Inihibtion de la transcriptase inverse du VIH	VIH
	Ribavirine	Analogue des nucléosides puriques (guanosine)	Inhibition de l'ARN polymérase	Virus respiratoire syncytial Grippe Rougeole Fièvre de Lassa et quelques fièvres hémorragiques
	Vidarabine	Analogue des nucléosides puriques (adénosine)	Inhibition de l'ADN polymérase	Virus herpes Virus Varicella-zoster
	Foscarnet	Analogues non-nucléosidiques	Inhibition directe de l'ADN polymérase Inhibition de la transcriptase inverse du VIH	Cytomégalovirus, virus varicella-zoster, virus herpès, virus d'Epstein-Barr* VIH
Synthèse des protéines virales	Interférons	Cytokines produites par les globules blancs et par les fibroblastes	Inhibition de la réplication virale par suite du blocage de la synthèse protéique virale**	Hépatite non-A et non-B Hépatite B et C Papillomavirus Virus herpes type 8, responsable du sarcome de Kaposi

Tableau 30.9 (suite)

Étape du cycle viral	Médicaments	Composition	Mode d'action	Spectre d'activité
Assemblage et maturation des protéines virales	Antiprotéases	Molécule cible	Inhibition de l'action enzymatique des protéases du VIH	Virus de l'immunodéficience humaine
Sortie des virus	Aucun			

Notes : * Le Foscarnet est actif contre les virus herpès et les virus de la varicelle-zoster résitants à l'acyclovir et contre les cytomégalovirus résistants au gancyclovir.

** Les interférons interviennent aussi à d'autres niveaux. Ils bloquent la pénétration et la décapsidation du virus, avec l'assemblage et la sortie du virus.

La zidovudine, l'aciclovir et la vidarabine sont des exemples de médicaments qui bloquent la synthèse des acides nucléiques viraux.

Le tableau 30.9 donne une liste plus complète des différents groupes de médicaments antiviraux disponibles, décrit leur mode d'action et les virus contre lesquels ils sont dirigés.

En plus du nombre très limité de médicaments antiviraux, le développement de résistances à ces médicaments réduit considérablement les possibilités de traiter les infections virales. Exception faite de la ribavirine, on observe chez différents virus une diminution ou une perte de sensibilité vis-à-vis des médicaments actuels. La résistance est causée par des mutations au sein du génome viral.

30.10 Agents antiparasitaires

La mise au point de médicaments antiparasitaires est un processus complexe en raison de la diversité des parasites, de la complexité des cycles vitaux et des activités métaboliques. On dispose d'un certain nombre de médicaments pour traiter les infections causées par les protozoaires et les helminthes. Toutefois, ils sont souvent peu spécifiques, ce qui cause parfois des effets secondaires indésirables.

On dispose aujourd'hui d'un choix relativement vaste d'agents antiparasitaires pour traiter les infections à protozoaires. Par exemple, pour traiter le paludisme, on dispose de plusieurs types d'agents antiparasitaires :

- la chloroquine, la quinine, la quinidine et la méfloquine ;
- certains antibiotiques (clindamycine, tétracycline, doxicycline, métronidazole, etc.) ou des sulfamides ;
- des nouveaux médicaments (artémisine et pyronaridine) qui sont actifs contre les *Plasmodium* multirésistants ;

Le tableau 30.10 donne une liste des médicaments disponibles pour traiter les infections causées par différents protozoaires.

Parmi les agents anti-helminthiques, mentionnons deux produits à large spectre fréquemment utilisés :

- le praziquantel, actif contre quelques cestodes (*Tænia*, *Echinococcus*) et plusieurs trématodes (*Schistosoma*, *Opistorchis*, *Paragonimus*, *Fasciola*) ;
- le pamoate de pyrantel, que l'on utilise pour traiter les infections à nématodes (*Ascaris*, *Enterobius*, *Ancylostoma*, etc.).

Le praziquantel induit une contraction musculaire du ver puis la paralysie, ainsi que des modifications au niveau des téguments externes. Ces modifications rendent le ver vulnérable aux globules blancs et aux anticorps qui interviennent dans la réaction de défense mise en œuvre par l'hôte. Tout se passe donc comme si l'agent antiparasitaire et le système immunitaire travaillaient en synergie pour éliminer le parasite. Quant au pamoate de pyrantel, il interfère avec les neuromédiateurs du ver, ce qui en provoque la paralysie. Le tableau 30.11 donne d'autres exemples d'anti-helminthiques. On ne doit pas utiliser simultanément le pamoate de pyrantel et la pipérazine car ces deux produits ont des effets antagonistes.

30.11 Problèmes de la thérapeutique antimicrobienne

L'utilisation massive des antibiotiques a laissé croire à une victoire définitive contre les infections bactériennes. Mais c'était sous-estimer les bactéries et leur immense potentiel d'adaptation. Aujourd'hui, la résistance aux antibiotiques est en train de devenir un problème majeur. Par ailleurs, les antibiotiques sont loin d'être des substances totalement inoffensives. Un bon nombre d'entre elles causent des effets secondaires indésirables.

Les problèmes de résistance ne concernent pas seulement les antibiotiques et les bactéries. Ils surviennent aussi chez les mycètes, les virus et les parasites.

30.11.1 Résistance aux antibiotiques

Aujourd'hui, le développement de la résistance aux antibiotiques constitue un problème considérable. Il contraint notamment à la recherche permanente de nouveaux antibiotiques auxquels les bactéries pathogènes de l'Homme n'ont jamais été exposées.

Tableau 30.10 Agents antiparasitaires (protozoaires)

Protozoaires	Agents antiparasitaires
Entamœba histolytica	
Dysenterie amibienne	Diloxanide
Tissus	Métronidazole
Méningoencéphalite	Amphotérine B
Cryptosporidium	Spiramycine (en traitement expérimental)
Giardia lamblia	Métronidazole Tinidazole Furazolidone
Leishmania	Dérivés de l'antimoine Pentamidine Amphotéricine B
Plasmodium	
Phase pré-érythrocytaire	Primaquine Tétracycline Pyréméthamine Proguanil
Phase érythrocytaire	Chloroquine Quinine, quinidine Méfloquine Proguanil Pyréméthamine Tétracycline Sulfadoxine + pyréméthamine
Toxoplasma gondii	Pentamidine
Trichomonas vaginalis	Métronidazole Tinidazole Pyriméthamine Sulfadiazine
Trypasonoma gambiense	Suramine Pentamidine Mélarsoprol Éflornithine
Trypanosoma cruzi	Nifurtimox Benznidazole

Note : La tétracycline, la doxicycline et la clindamycine sont modérément actifs contre les *Plasmodium* et peuvent être utilisés en association avec d'autres médicaments antiparasitaires, comme la quinine.

Tableau 30.11 Agents antiparasitaires (Helminthes)

Protozoaires	Agents antiparasitaires
Cestodes	
Tænia saginata	Praziquantel Niclosamide Gastrografine
Tænia solium	Praziquantel Niclosamide Gastrografine Albendazole
Echinococcus multilocularis	Albendazole[1]
Hymenolepis nana	Praziquatel Niclosamide
Nématodes	
Ascaris lumbricoides	Pamoate de pyrantel Pipérazine
Enterobius vermicularis	Pamoate de pyrantel
Ancylostoma duodenale	Pamoate de pyrantel
Necator americanus	
Strogyloides stercoralis	Albendazole Thiabendazole [2]
Trichinella spiralis	Thiabendazole
Wuchereria bancrofti	Diéthylcarbamazine
Brugia malayi	
Loa loa	
Onchocerca volvulus	Ivermectine
Trématodes	
Schistosoma	Praziquantel
S. mansoni	
S. hæmatobium	
S. japonicum	
Clonorchis* et *Opistorchis	Praziquantel
Fasciola	Praziquantel

Notes : 1 Dans le cas de l'échinococcose, le traitement de choix est chirurgical (si les kystes sont opérables).

2 Ne pas administrer chez la femme enceinte, car le produit est peut-être tératogène ou embryotoxique.

Modalités d'acquisition de la résistance aux antibiotiques

Certaines espèces microbiennes sont insensibles spontanément à l'action des antibiotiques. D'autres le deviennent après avoir reçu des gènes qui les rend résistantes à un ou à plusieurs antibiotiques. Dans le premier cas, la résistance est qualifiée de chromosomique, et dans le second d'extrachromosomique.

La résistance chromosomique est liée à l'apparition d'une mutation, c'est-à-dire d'un nouveau caractère génétique par suite d'une modification d'un gène porté par le chromosome bactérien. Elle peut aussi dépendre de l'acquisition d'un ou de plusieurs fragments d'ADN extrachromosomiques. Ces nouvelles informations génétiques sont apportées par les plasmides et par les transposons. Le transfert de ces plasmides s'effectue par conjugaison, par transduction ou par

Figure 30.13 Modes d'acquisition de la résistance aux antibiotiques

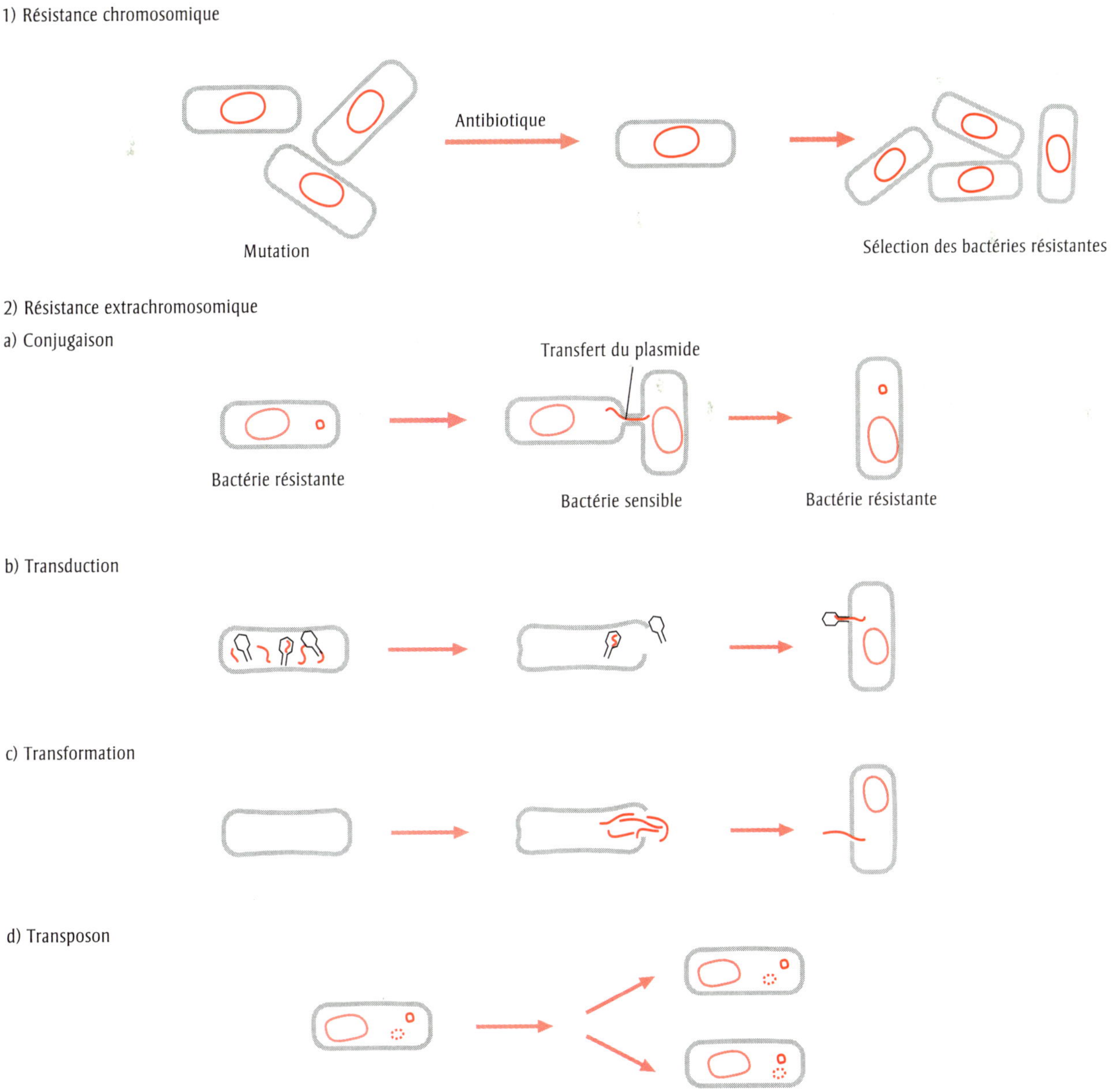

1) Résistance chromosomique
   Une mutation apparue au hasard confère un caractère de résistance vis-à-vis d'un antibiotique donné. Les bactéries sensibles meurent; la bactérie résistante survit et donne un clone résistant.
2) Résistance extrachomosomique
   a) Conjugaison
      Un plasmide portant un facteur de résistance est transféré à une bactérie sensible. L'acquisition de ce plasmide confère la résistance.
   b) Transduction
      Un virus bactériophage transfert à une bactérie un fragment d'ADN provenant de la bactérie résistante qui l'hébergeait.
   c) Transformation
      Un fragment d'ADN d'une bactérie morte portant un gène de résistance est transféré à une autre bactérie.
   d) Transposons
      Les transposons sont des petites unités génétiques mobiles. Ils passent d'un plasmide à un autre, d'un plasmide au chromosome ou l'inverse.

transformation. Les plasmides peuvent transférer leurs informations génétiques à d'autres espèces bactériennes.

Quant aux transposons, aussi qualifiés de gènes sauteurs, ce sont des gènes porteurs de caractères génétiques qui ont la propriété de se déplacer du chromosome bactérien à un plasmide (ou de faire le chemin inverse), ou de passer d'un plasmide à un autre. La figure 30.13 illustre diverses modalités d'acquisition de la résistance des bactéries aux antibiotiques.

Mécanismes de résistance

D'une façon générale, la résistance d'un microorganisme envers un antibiotique peut être causée par l'un des quatre mécanismes suivants :

- inactivation enzymatique ; des microorganismes comme *Staphylococcus aureus* ou *Hæmophilus influenzæ* sécrètent des bêta-lactamases qui hydrolysent le noyau bêta-lactame des pénicillines ou des céphalosporines ;
- modification des structures intracellulaires sur lesquelles se fixent les antibiotiques ; on observe, par exemple, une modification des sous-unités ribosomales qui rend *Staphylococcus aureus* résistant vis-à-vis de l'érythromycine ou de la clindamycine ;
- diminution de la perméabilité de la membrane plasmique par suite de la modification des récepteurs cellulaires fixant l'antibiotique et assurant sa pénétration dans la cellule. On observe un tel mécanisme chez *Streptococcus pneumoniæ* qui modifie génétiquement la structure de ses protéines de liaison de la pénicilline (PLP). D'autres espèces bactériennes développent des mécanismes qui leur permettent d'excréter les molécules de tétracycline qui ont traversé la membrane plasmique.
- utilisation d'une voie métabolique résistante, c'est-à-dire qui ne fait pas appel au composé dont l'antibiotique est l'analogue, comme dans le cas des bactéries résistantes aux sulfamides.

Le tableau 30.12 donne des exemples de mécanismes d'acquisition de la résistance à certains antibiotiques par différents microorganismes.

Il arrive souvent qu'une souche donnée résiste à plusieurs antibiotiques en même temps : par exemple, il existe des souches de *Staphylococcus aureus* qui résistent à la pénicilline,

Tableau 30.12 Mécanismes de la résistance aux antibiotiques

Mécanismes de résistance	Agents antimicrobiens	Microorganismes
Inactivation enzymatique		
Bêta-lactamases	Pénicillines Céphalosporines	*Staphylococcus aureus* *Hæmophilus influenzæ* Entérobactéries diverses
Transférases (acyltransférases, phosphotransférases)	Chloramphénicol Aminoglycosides	*Staphylococcus aureus* *Pseudomonas* *Streptococcus* Entérobactéries diverses
Modification de la structure des cibles intracellulaires		
Sous-unités ribosomales	Érythromycine Clindamycine	*Staphylococcus aureus*
ADN gyrase	Acide nalixidique	Entérobactéries diverses
ARN polymérase	Rifampicine	Entérobactéries diverses
Récepteurs protéiques des pénicillines	Pénicillines	*Staphylococcus aureus* *Neisseria gonorrhoeæ* *Streptococcus pneumoniæ* *Streptococcus fæcalis* Entérobactéries diverses
Modifications structurales ou fonctionnelles de la paroi ou de la membrane plasmique	Tétracyclines Quinolones	Entérobactéries
	Aminoglycosides	*Pseudomonas* Entérobactéries diverses
Utilisation de voies métaboliques résistantes	Triméthoprime	Entérobactéries diverses
	Sulfonamides	*Staphyloccocus aureus* Enterobactéries diverses

à la streptomycine, aux tétracyclines et à la méticilline. De plus, certains plasmides portent des facteurs de résistance aux ions des métaux lourds comme le mercure, le plomb, le bismuth, le cadmium et l'arsenic. C'est au Japon, en 1959, qu'ont été rapportés les premiers cas de résistance multiple aux antibiotiques. Depuis, la situation s'est aggravée dans de nombreux pays où la résistance aux antibiotiques constitue une réelle menace (figure 30.14).

Ce problème prend des proportions inquiétantes dans le cas des bactéries à Gram négatif, qui présentent une fréquence de résistance élevée. Il est provoqué par l'utilisation massive d'antibiotiques à large spectre chez un nombre toujours plus grand de patients. Or, comme ces espèces peuvent transmettre leurs facteurs de résistance, de plus en plus de souches de *Neisseria*, de *Proteus*, de *Salmonella*, de *Serratia*, d'*Enterobacter* et de *Pseudomonas* sont aujourd'hui résistantes à plusieurs antibiotiques. Quant aux entérocoques, ils présentent une résistance acquise aux céphalosporines, aux pénicillines, à certains aminosides et probablement au triméthoprime-sulfamétoxazole. Cette résistance multiple avait déjà considérablement réduit les options thérapeutiques pour traiter les infections aux entérocoques.

Les bactéries à Gram positif n'échappent pas à cette règle: pratiquement toutes les souches de *Staphylococcus aureus* sont désormais résistantes à la pénicilline. Les antibiogrammes effectués entre en 1995 et 1996 sur les souches de *Staphylococcus aureus* isolées dans les hôpitaux ont révélé une résistance à l'érythromycine (88 %), à la clindamycine (62 %),

Figure 30.14 Évolution de l'antibiorésistance de *Salmonella typhimurium* DT104

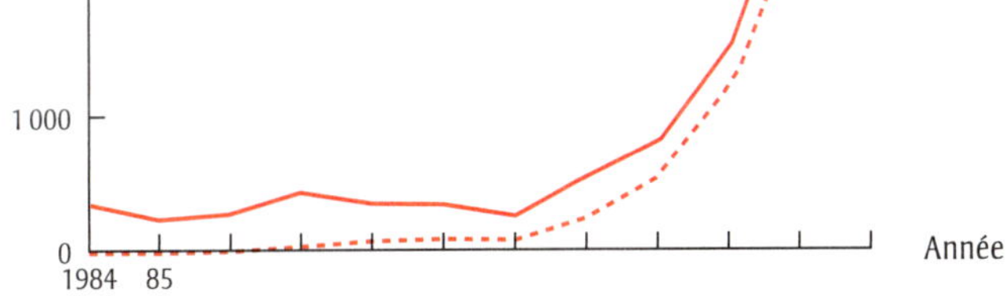

C'est en 1984 que l'on a isolé pour la première fois une souche de *Salmonella typhimurium* DT 104 résistante à l'ampicilline, au chloramphénicol, à la streptomycine, aux sulfamides et à la tétracycline. Le nombre d'isolements a augmenté lentement de 1984 à 1990, puis a connu une augmentation importante. Certaines souches sont en plus résistantes au triméthoprime, d'autres le sont à la ciproflaxine.

Source: Direction générale de la santé de la population et de la santé publique. Laboratoire de lutte contre la maladie. *Relevé des maladies transmissibles* au Canada, vol. 22-14, 15 juillet 1996.

à la ciprofloxacine (76 %) au triméthoprime sulfaméthoxazole (40 %) et à la rifampicine (3 %). De plus, l'apparition de souches résistantes à la vancomycine est encore plus inquiétante dans la mesure où l'on craint que cette résistance soit transférée aux *Staphylococcus aureus* ou aux *S. epidermidis* résistants à la méticilline (autrement dit, les SARM). Cette émergence risque de créer un problème majeur. Les premiers cas de résistance intermédiaire à la vancomycine chez *S. aureus* (SARIV) ont d'ailleurs été signalés en 1997. De plus on observe qu'un nombre croissant de souches de *Streptococcus pneumoniæ* et de *Streptococcus pyogenes* sont devenues résistantes à la tétracycline, à l'érythromycine, aux sulfamides et au chloramphénicol.

Prévention de la résistance aux antibiotiques

Il est important d'intervenir afin de contrer cette progression de la résistance des bactéries pathogènes aux antibiotiques car elle conduit à l'échec de certaines antibiothérapies. Ce grave problème, dont ne peut que ralentir l'expansion, entraînera le développement de nouvelles approches thérapeutiques antimicrobiennes dont l'encadré 30.1 donne un aperçu.

Plusieurs causes sont à l'origine de la progression de la résistance aux antibiotiques. Elle est tout particulièrement due à leur usage thérapeutique et prophylactique dans l'élevage et l'alimentation du bétail. En effet, l'utilisation des antibiotiques est devenue quasi systématique quand on s'est rendu compte qu'ils agissaient, chez l'animal, comme des facteurs de croissance. Dans de nombreux pays, l'utilisation des antibiotiques à des fins vétérinaires dépassent largement leur emploi en thérapeutique humaine. Par exemple, au Danemark, en 1997, alors qu'on avait employé 35 tonnes d'antibiotiques en thérapeutique humaine, on en avait utilisé, dans les élevages animaux, 53 tonnes à des fins thérapeutiques et prophylactiques et 107 tonnes comme facteur de croissance pour le bétail.

Mais cette pratique a eu pour conséquence de faciliter l'émergence de souches bactériennes résistantes.

La recherche incessante de nouveaux antibiotiques n'est pas la solution. La prévention de la résistance exige des règles plus strictes d'utilisation de certains antibiotiques. Elle repose aussi sur des gestes simples, comme le lavage des mains. Dans les hôpitaux, le personnel médical est un important vecteur de microorganismes pathogènes potentiellement résistants.

La prescription d'un antibiotique doit faire l'objet d'une décision réfléchie et constituer l'aboutissement d'une démarche clinique rigoureuse. À ce propos, la prévention doit aussi se faire auprès du public. Selon un sondage effectué en 2000 dans plusieurs états américains, 32 % des personnes interrogées croient que les antibiotiques peuvent guérir un rhume et 27 % sont convaincues que si elles prennent des antibiotiques lorsqu'elles ont le rhume, cela les empêchera d'avoir une maladie plus grave. C'est pourquoi 48 % attendent de leur médecin qu'il leur prescrive des antibiotiques en pareil cas.

Encadré 30.1

Des virus pour lutter contre les bactéries devenues résistantes aux antibiotiques ?

Au delà des mesures qui visent à réduire l'usage inconsidéré ou inutile des antibiotiques, et au delà des études visant à mieux comprendre le phénomène de la résistance et de sa transmission d'une espèce bactérienne à une autre, de quelles alternatives disposerons-nous pour prendre la relève des antibiotiques ?

Une des voies les plus prometteuses, et qui pourraient être mise en œuvre asses rapidement, est celle des virus bactériophages (voir chapitre 5, section 5.7). Ces virus particuliers, qui s'attaquent spécifiquement à certaines espèces de bactéries, ont été découverts simultanément au début du XXe siècle par F. Twort et par Félix d'Hérelle, un Canadien qui travaillait à l'Institut Pasteur.

À cause des propriétés lytiques des phages, d'Hérelle fur rapidement convaincu que l'on pouvait utiliser ces virus bactériophages à des fins thérapeutiques. Des travaux de recherche furent entrepris dans ce sens, mais les applications pratiques qui en découlèrent ne connurent pas de développements importants. En effet, quelques années plus tard, la naissance des premiers médicaments antimicrobiens de synthèse, les sulfamides, puis la découverte des antibiotiques, vint court-circuiter cette approche thérapeutique. Seuls les pays du bloc soviétique (dont L'URSS, la Pologne et la Géorgie) continuèrent de travailler sur de possibles applications thérapeutiques des phages. Ils démontrèrent ainsi que les virus bactériophages pouvaient être administrés orlament, par voie parentérale ou utilisés localement (applications topiques), chez l'adulte ou l'enfant avec des taux d'efficacité de l'ordre de 80 à 95 %.

À la lumière des problèmes causés par l'antibiorésistance, on redécouvre aujourd'hui en occident l'utilisation des virus bactériophages dans le traitement de plusieurs types d'infections,telles les infections de blessures, les gastro-entérites et les dysenteries, les dysbactérioses intestinales (déséquilibres graves de la flore commensale), les septicémies, les ostéomyélites, les dermatites, les empyèmes et les pneumonies

Tableau 30.13 Comparaison des effets prophylactiques et thérapeutiques des bactériophages et des antibiotiques

(partiellement tiré de : Sulakvelidze, A. Alavidze, Z. et J. G. Morris, Jr. « Bacteriophage Therapy » *Antimicrobial Agents and Chemotherapy,* mars 2001, vol. 45, n° 3.

Caractéristiques	Bactériophages	Antibiotiques
Spécificité	Très spécifiques, les bactériophages ne s'attaquent qu'aux bactéries qu'ils parasitent, évitant de détruire la flore commensale et de causer des infections secondaires.	Les antibiotiques ciblent les microorganismes pathogènes mais aussi les bactéries de la flore commensale, ce qui peut entraîner des infections secondaires graves (ex. : entérocolite pseudo-membraneuse).
Site d'action	Les virus se répliquent et agissent uniquement au site de l'infection là ou se trouvent les bactéries pathogènes.	Les antibiotiques sont métabolisés et éliminés par l'organisme et ne sont pas nécessairement concentrés au site de l'infection.
Effets secondaires	La présence de virus bactériophages n'entraîne pas d'effets secondaires particuliers[1].	Les antibiotiques causent régulièrement des effets secondaires (troubles intestinaux, allergies, déséquilibres des flores commensales, toxicité hépatique et rénale).
Sensibilité	Les bactéries résistantes à un phage particulier demeurent sensibles aux autres espèces de phages.	La résistance aux antibiotiques n'est pas limitée aux bactéries ciblées et des bactéries résistantes peuvent transférer leur résistance à des bactéries sensisbles.
Mise au point de nouveaux produits	La recherche et la sélection de nouveaux bactériophages sont des opérations relativement rapides (de l'ordre de quelques jours à quelques semaines)[2]	La mise au point d'un nouvel antibiotique contre des bactéries résistantes aux antibiotiques disponibles est un très long processus (de l'ordre de plusieurs années) et au résultat aléatoire.

1 Des effets secondaires mineurs ont été observés dans le cas d'utilisation de bactériophages utilisés contre des bactéries à Gram négatif par suite de la libération des endotoxines contenues dans la paroi de ces bactéries. Toutefois, des effets similaires sont observés avec les antibiotiques utilisés dans les mêmes cisrcontances.

2 Théoriquement, selon les principes de l'évolution et de la sélection naturelle, il devrait être possible de trouver un bactériophage contre chaque espèce de bactéries résistantes à un antibiotique donné ou à un virus bactériophage donné.

ainsi que les urétrites. Les agents infectieurs susceptibles d'être attaqués et détruits par des virus bactériophages sont les bactéries des genres *Streptococcus, Staphylococcus, Shigella, Slamonella, Escherichia, Protéus, Pseudomonas*, et *Acinetobacter*. Par ailleurs, les batériophages présentent plusieurs autres avantages (tableau 30.13).

Les virus bactériophages ne constituent pas la seule alternative aux antibiotiques actuels. D'autres avenues sont actuellement explorées. Parmi les approches les plus prometteuses on mentionnera très brièvement:

- certaines applications médicales des nanotechnologies, c'est-à-dire des technologies grâce auxquelles on peut fabriquer des particules extrêmement petites (nanoparticules), qui pourront délivrer avec précision des médicaments directement dans les tissus ou les cellules que les médicaments classiques ne peuvent atteindre facilement;
- l'utilisation de composés photodynamiques, des colorants (porphyrines, phénothiazinium) et des composés fluorescents qui en présence de lumière, se comportent comme des agents phototoxiques dont l'action antibactérienne (*Staphylocccus, escherichia coli, Pseudomonas, Acinetobacer*), antivirale et anticancéreuse a été démontrée récemment.

30.11.2 Toxicité des médicaments antimicrobiens

La toxicité des agents antimicrobiens est liée au fait que l'on doit les administer à des doses suffisamment importantes pour qu'ils puissent être efficaces. De plus, ces médicaments sont éliminés par les reins ou le foie, où ils peuvent occasionner des dommages.

Les doses sont calculées en fonction du poids de la personne malade et de fonctions hépatique et rénale normales. Or, ce n'est pas toujours le cas: les perturbations de ces fonctions risquent de produire une accumulation des médicaments antimicrobiens dans le sang à des doses qui peuvent devenir toxiques et causer des effets secondaires plus ou moins graves (tableau 30.14). Les effets secondaires les plus fréquents sont des atteintes hépatiques et rénales, des réactions d'hypersensibilité immédiate ou retardée, des troubles neuro-musculaires, des troubles de la production des cellules sanguines, des désordres gastro-intestinaux et des surinfections.

Le foie a pour fonction de détoxifier et d'excréter de nombreuses substances contenues dans le sang; cependant, la consommation de fortes doses de certains médicaments antimicrobiens (comme l'isoniazide et certains sulfamides) peut altérer les fonctions hépatiques, surtout chez des patients âgés ou alcooliques. Les dommages hépatiques se traduisent par l'élévation du taux sanguin d'enzymes hépatiques et de pigments biliaires, ce qui provoque un ictère (jaunisse). Ces troubles sont temporaires, sauf dans le cas de traitement prolongé.

La toxicité rénale est causée par l'accumulation d'antibiotiques ou d'autres agents antimicrobiens; des perturbations des fonctions rénales augmentent le risque de néphrotoxicité. Les troubles rénaux se traduisent soit par des glomérulonéphrites, soit par des tubulopathies de gravité variable. La kanamycine, la néomycine, l'amphotéricine B et la bacitracine sont des exemples d'antibiotiques susceptibles de perturber les fonctions rénales.

Il est relativement fréquent d'observer des réactions d'hypersensibilité en cours de chimiothérapie anti-infectieuse. Généralement, les manifestations allergiques causent des désagréments bénins. Mais ce n'est pas toujours le cas. L'exemple le plus connu est celui de la pénicilline envers laquelle certaines personnes développent une hypersensibilité immédiate pouvant aller jusqu'au choc anaphylactique. Les diarrhées ou certaines éruptions cutanées consécutives à la consommation d'antibiotiques peuvent aussi être des manifestations allergiques. Les pénicillines, les céphalosporines, l'érythromycine et la streptomycine sont les antibiotiques les plus fréquemment mis en jeu dans les réactions allergiques. Toutefois, ces réactions ne sont pas l'apanage des antibiotiques, car les sulfamides sont aussi responsables de telles manifestations. Il en est de même des agents antifongiques, antiviraux et antiparasitaires.

Des troubles gastro-intestinaux peuvent survenir au cours des chimiothérapies anti-infectieuses. Ils se manifestent principalement par des nausées, des diarrhées et des vomissements. Pour remédier à ces inconvénients, on conseille parfois de manger avant de prendre les antibiotiques, mais ce n'est malheureusement pas toujours indiqué: certains aliments peuvent empêcher l'absorption des antibiotiques par la muqueuse intestinale. C'est le cas des produits laitiers dont le calcium bloque le passage des tétracyclines. Par ailleurs, des troubles gastro-intestinaux accompagnent la prise de nombreux médicaments antimicrobiens, tels les pénicillines, les céphalosporines, la streptomycine, la lincomycine, la clindamycine, le nitrofurantoin et certains sulfamides.

Certains antibiotiques peuvent altérer l'hématopoïèse, c'est-à-dire la production des cellules sanguines dont les cellules souches se trouvent dans la moelle osseuse. Généralement, les cellules souches ne sont pas gravement atteintes, et la diminution des globules du sang n'est que temporaire. Les globules rouges peuvent être produits en moins grand nombre ou être plus fragiles, ce qui augmente leur risque d'être hémolysés. Dans un cas comme dans l'autre apparaît une anémie causant la diminution de la capacité de transport des gaz respiratoires. La diminution du nombre des globules blancs, ou leucopénie, peut entraîner une immunodéficience légère et passagère. La

Tableau 30.14 Effets secondaires de l'antibiothérapie.

Antbiotiques	Effets secondaires
Pénicillines	Réactions d'hypersensibilité immédiate (éruptions cutanées, diarrhées) et choc anaphylactique (rare)
Céphalosporines	Réaction d'hypersensibilité immédiate Troubles gastro-intestinaux (nausées, vomissements, diarrhées)
Vancomycine	Thrombophlébite Ototoxicité Néphrotoxicité
Chloramphénicol	Troubles gastro-intestinaux aplasie médullaire
Nitrofurantoïne	Troubles gastro-intestinaux Anorexie Anémie Urticaire
Clindamycine	Trouble gastro-intestinaux Entérocolite infectieuse
Streptomycine	Nausées, vomissements Vertiges Fièvre, urticaire Néphrotoxicité
Tétracyclines	Nausées, vomissemements, diarrhées Néphropathies Hépatopathies Jaunissement des dents*
Érythromycine	Réactions allergiques Urticaire Crampes abdominales
Gentamycine	Néphropathie Troubles de l'oreille interne
Isoniazide	Hypersensibilité Troubles gastro-intestinaux Neuropathies périphériques Hépatopathies (hépatites)

Note : * À cause de cet effet, on ne doit jamais prescrire de tétracyclines à une femme enceinte (dans la seconde moitié de la grossesse) ni aux enfants de moins de huit ans.

toxicité du chloramphénicol est un cas particulier qui mérite d'être souligné : cet antibiotique cause une aplasie médullaire progressive et irréversible. L'aplasie médullaire résulte de la disparition des cellules souches qui donnent naissance aux globules rouges, aux différents groupes de globules blancs et aux plaquettes sanguines.

Des surinfections peuvent être causées par les antibiotiques. En effet, un antibiotique n'est pas suffisamment sélectif, sauf exception, pour n'éliminer que l'espèce microbienne responsable de l'infection : toutes les espèces microbiennes sensibles à l'action de cette substance sont affectées. Il en résulte un déséquilibre de la flore microbienne commensale et la prolifération d'éventuels microorganismes pathogènes. C'est ce qui se produit, par exemple, lors de l'entérocolite causée par *Clostridium difficile*, une infection souvent consécutive à une antibiothérapie intestinale énergique. Certaines vaginites, causées par *Candida albicans*, sont aussi la conséquence de la perturbation de la flore vaginale dont un des rôles est de maintenir une acidité qui inhibe ou ralentit le développement de *Candida*. Les troubles gastro-intestinaux, notamment les diarrhées, traduisent aussi l'anéantissement de la flore intestinale. La consommation prolongée ou à fortes doses de clindamycine, d'ampicilline et de céphalosporines peut être à l'origine de tels incidents.

Enfin, les antibiotiques peuvent causer des troubles neurologiques. Le plus souvent, ces désordres sont mineurs et passagers : les maux de tête ou la somnolence disparaissent avec l'arrêt de la médication. Cependant, ils peuvent être plus graves et permanents. À titre d'exemple, mentionnons le cas de la streptomycine, qui peut entraîner la surdité par suite de lésions au nerf auditif.

Concepts clés à retenir

1. La **stérilisation** est obtenue par différents procédés physiques et chimiques qui assurent la destruction des microorganismes ou qui les rend incapables de se développer.
2. L'**antisepsie** constitue l'ensemble des méthodes permettant de détruire les microorganismes ou d'inhiber leur développement afin de prévenir les infections.
3. L'**asepsie** constitue l'ensemble des opérations et des moyens permettant d'éliminer les microorganismes d'une substance, d'un objet ou d'un lieu donné afin de protéger l'organisme contre toute contamination microbienne.
4. La destruction des microorganismes n'est jamais instantanée car ils ne meurent pas tous en même temps. Les populations microbiennes décroissent exponentiellement. Le **taux de mortalité** représente la fraction d'individus qui meurent en un temps donné.
5. Les **agents antimicrobiens** agissent en modifiant les propriétés physiques et chimiques des composés cellulaires, ce qui perturbe des activités physiologiques essentielles.
6. Parmi les **agents physiques** antimicrobiens, la **chaleur** et les **radiations** sont les seuls qui permettent une destruction absolue des microorganismes.
7. On appelle **agents chimiques** les substances utilisées pour l'antisepsie et la désinfection.
8. Les **médicaments antimicrobiens** sont des composés chimiques naturels ou de synthèse qui agissent sur des cibles spécifiques, à faible dose et sans affecter l'hôte.
9. Les **antibiotiques** détruisent les bactéries ou inhibent leur développement en altérant l'une ou plusieurs des fonctions suivantes: **synthèse de la paroi**, **réplication** et **transcription** de l'ADN, **synthèse des protéines**, **échanges cellulaires** et certaines réactions du **métabolisme intermédiaire**.
10. L'activité des **agents antifongiques** repose sur leur capacité de désorganiser la **membrane plasmique** ou encore de bloquer la **division cellulaire** ou la **synthèse des protéines**.
11. Les **médicaments antiviraux** disponibles actuellement empêchent les virus d'entrer dans les cellules ou bloquent la synthèse des acides nucléiques viraux.
12. La **résistance** des microorganismes aux agents antimicrobiens est un phénomène en expansion, ce qui complique la thérapeutique anti-infectieuse. Chez les bactéries, l'acquisition de la résistance est assurée par des **mutations** ou par des transferts d'informations génétiques à partir de **plasmides**, de **fragments d'ADN** ou de **transposons**.
13. Les médicaments antimicrobiens ne sont pas dénués de toute **toxicité**. Les **réactions d'hypersensibilité**, locales ou généralisées, les **troubles gastro-intestinaux**, l'**hépatotoxicité** et la **néphrotoxicité** sont les effets secondaires les plus fréquents.

Références et lectures suggérées

Aarestrup. F. M. et H. C. Wegener. « The Effect of Antibiotic Usage in Food Animals on the Development of Antimicrobial Resistance of Importance for Humans in *Campylobacter* and *Escherichia coli* ». *Microbes and Infection*, 1999, vol. 1, p. 639-644.

Alisky, J., Iczkowski, K, Rapoport, A. et N. Troistky. « Bacteriophages Show Promise as Antimicrobial Agents ». *Journal of Infections*, 1998, vol. 36, p. 5-15.

Alivisatos, P. « Au cœur des cellules ». *Pour la science*, n° 290, décembre 2001, p. 112-118.

Bartlett, J. et R. Moore. « L'amélioration des traitements contre le SIDA ». *Pour la science*, n° 251, septembre 1998, p. 30-39.

Bryskier, A. (directeur). *Antibiotiques. Agents antibactériens et antifongiques*. Paris, Ellipses, Éditions Marketing SF, 1999.

Buchbinder, S. « Prévenir l'infection après une exposition au VIH ». *Pour la science*, n° 251, septembre 1998, p 52-53.

Carbon, C., Régnier, B., Sainot, A.-G., Vildé I.-L. et P. Yeni. *Médicaments anti-infectieux*. Paris, Flammarion, Médecine-Science, 1995.

Dauphin, A. et Ch. Mazin. *Les antiseptiques et les désinfectants*. Paris, Arnette S. A., 1994.

Devanathan, S., Dahl, T. A., Midden, W. R. et D. C. Neckers. « Readily Available Fluorescein Isothiocyanate-conjugated Antibodies can be Easily Converted in Targeted Phototoxic agents for antibacterial, Antiviral, and Anticancer Therapy ». *Proceedings of National Academy of Sciences of USA*, 1990, vol. 87, p. 2980-2984.

Direction générale de la santé de la population et de la santé publique. Laboratoire de lutte contre la maladie. « Infections nosocomiales chez les patients d'établissements de santé liées aux travaux de construction ». Ottawa, Santé Canada, juillet 2001.

Direction générale de la santé de la population et de la santé publique. Laboratoire de lutte contre la maladie. « Le programme canadien de surveillance des infections nosocomiales: résultats des 18 premiers mois de surveillance des infections à *Staphylococcus aureus* résistants à la méticiline dans les hôpitaux canadiens ». *Rapport des maladies transmissibles au Canada*. Volume 23-6, 15 mars 1997.

Direction générale de la santé de la population et de la santé publique. Laboratoire de lutte contre la maladie. « Préventions des infections à entérocoques résistants à la vancomycine ». Ottawa, Santé Canada, décembre 1997.

Direction générale de la santé de la population et de la santé publique. Laboratoire de lutte contre la maladie. *Relevé des maladies transmisibles au Canada*, vol. 22-14, 15 juillet 1996.

Freeman, J. et M. H. Wilcox. « Antibiotics and *Clostridium difficile* ». *Microbes and Infection*, 1999, vol. 1, p. 377-384.

Haseltine, W. A. « Les nouveaux antiviraux ». *Pour la Science*, 2002, n° 291, p. 52-59.

Hayden, F. G. *Antiviral Agents*. In Mandell, G. L., Bennet J. E. et R. Dollin (editeurs). *Principles and Practice of Infectious Diseases*. New York, Chruchill-Livingstone, 1995.

Hyde, J. E. « Mechanism of Resistance of *Plasmodium falciparum* to Antimalarial Drugs. *Microbes and Infection*, vol. 4, n°2, 2002, p. 165-174.

Joklik, W. K., Willlet, H. P. et D. B. Amos. *Zinsser Microbiology*. 20e éd., Norwalk, Appleton & Lange, 1992.

Jones, P. S. « Strategies for Antiviral Drugs ». *Antiviral Chemistry and Chemotherapy*, 1998, vol. 9, n° 4, p. 283-302.

Kernbaum, S. *Thérapeutiques antivirales*. Paris, Flammarion, 1998.

Leclerc, H., Gaillard, J. L. et M. Simonet. *Microbiologie générale. La bactérie et le monde microbien*. Paris, Doin, 1995.

Mims, C. A., Playfair, J., Roitt, Y., Wakelin, D. et R. Williams. *Medical Microbiology*. Londres, Mosby, 1998.

Murray, P. R., Baron E. Jo., Pfaller, M. A., Tenover, F. C. et R. H. Yolken. *Manual of Clinical Microbiology*. 7e éd., Washington, D. C., American Society for Microbiology Press, 1999.

Murray, P. R., Rosenthal, K. S., Kobayashi, G. S. et M. A. Pfaller. *Medical Microbiology*. 3e éd., St Louis, Mosby, 1998.

Naniche, D. « Sida : quelle résistance aux médicaments ? ». *La Recherche*, n° 349, janvier 2002, p. 16-17.

Neal, M. *Pharmacologie médicale*. Bruxelles, De Boeck Université, 1999.

Page, C., Curtis, M. J., Walker, M. J., Sutter, M. C. et B. B. Hoffman. *Pharmacologie intégrée*. Bruxelles, De Boek, 1999.

Prescott, L., Harley, J. P. et D. A. Klein. *Microbiologie*. Bruxelles, De Boeck, 1995.

Rabsh, W., Tschäpe, H. et A. J. Bäumler. « Non-typhoidal Salmonellosis : Emerging Problems ». *Microbes and Infection*, 2001, vol. 3, p. 237-247.

Rees, E. R, et R. F. Betts. *A Practical Approach to Infectious Diseases*. 4e éd., Boston, Little, Brown and Co. 1996.

Ridley, R. G. « Antimalarial Drug Resistance ». *Microbes and Infection*, vol. 4, n°2, 2002, p. 155-157.

Robert-Dernuet, S. *Antibiotiques et antibiogrammes*. Montréal, Décarie-Vigot, 1995.

Rosen, B. P., et S. Mobashery (coordonnateurs). « Resolving the Antibiotic Paradox. Progress in Understanding Drug Resistance and Development of New Antibiotics ». *Advances in Experimental Medicine and Biology*, vol. 456, New York, Plenum Publishers, 1998.

Shepard, B. D. et M. S. Gilmore. « Antibiotic-resistant Enterococci : the Mechanisms and Dynamics of Drug Introduction and Resistance. *Microbes and Infection*, vol. 4, n°2, 2002, p. 215-224.

Snider, D., Simone, P. M., Dooley, S. W. et A. B. Block. « Multi-drug-Resistant Tuberculosis ». *Science & Medicine*. 1994, mai-juin, p. 16-25.

Stojiljkovic, I., Evavold, B. D. et V. Kumar. « Antimicrobial Properties of Porphyrins ». *Expert Opinion Invest. Drugs*, 2001, vol. 10, p. 309-20.

Sulakvelidze, A., Alavidze, Z. et J. G. Morris, Jr. « Bacteriophage Therapy ». *Antimicrobial Agents and Chemotherapy*, mars 2001, vol. 45, n°3, p. 649-659.

Summers, W. C. « Bacteriophage Therapy ». *Annual Review of Microbiology*, 2001, vol. 55, p. 437-451.

Wainwright, M. « Pathogen Inactivation in Blood Products ». *Current Medicine and Chemistry*, 2002, vol. 9, p. 127-143.

Wainwright, M., Phoenix, D. A., Laycock, S. L., Wareing, D. R. et P. A. Wright. « Photobactericidal Activity of Phenothiazinium Dyes Against Methicillin-resistant Strains of *Staphylococcus aureus* ». FEMS Microbiology Letter, 1998, vol. 160, p. 177-181.

Chapitre 31

Prophylaxie

Sommaire

31.1 Introduction

La recherche d'une protection efficace contre le péril infectieux est une très ancienne préoccupation de l'Homme, mais il n'y a pas plus d'un siècle que les maladies infectieuses ont vraiment commencé de régresser.

En fait, cette diminution est reliée au développement de la médecine moderne, et notamment de la microbiologie, à compter de la fin du XIXe siècle. À cette époque, en effet, les microbiologistes (avec, en tête, Louis Pasteur en France et Robert Koch en Allemagne) ont démontré l'exactitude de la théorie germinale des maladies infectieuses, théorie selon laquelle ces maladies sont causées par des germes pathogènes. Jusqu'alors, on croyait que les maladies étaient soit l'expression de la colère divine – et le juste châtiment d'une faute, soit le résultat d'un dérèglement des forces régissant l'équilibre de la nature et des êtres qui l'habitent.

Une fois prouvée la théorie germinale, il devient possible:

- de rechercher, de cultiver et d'identifier les agents microbiens responsables des nombreuses infections qui accablent l'humanité;
- de mettre en œuvre des moyens de contrôle (désinfection, stérilisation, pasteurisation, etc.);
- de freiner la propagation des agents infectieux dans l'environnement et d'enrayer la contamination de l'eau;
- d'appliquer en médecine et en chirurgie les concepts d'asepsie, d'antisepsie et de prophylaxie développés par Pasteur et par quelques médecins et microbiologistes de l'époque.

Par ailleurs, le recul des grandes maladies infectieuses coïncide avec l'émergence d'une nouvelle pensée médicale et sanitaire postulant que la santé doit être envisagée tant pour les individus que pour la collectivité tout entière. Dans cette optique, on met l'accent sur l'amélioration des conditions sanitaires et des procédés permettant d'enrayer la dissémination des agents infectieux. Les premiers résultats sont spectaculaires. Le traitement de l'eau et la construction d'égouts sont directement responsables de la disparition des grandes épidémies de maladies hydriques telles que le choléra ou la typhoïde transmises par contamination fécale. De même, l'amélioration de l'hygiène générale, de la salubrité des habitations, des conditions de travail et de l'alimentation sont à l'origine de la régression de la tuberculose que l'on fait souvent coïncider, mais à tort, avec la mise au point du vaccin antituberculeux.

Quoique la prévention soit largement responsable du recul du péril infectieux, l'heure n'est pas au triomphalisme: le bilan reste très inégal, même dans les pays à haut niveau de vie qui se sont dotés de systèmes de santé efficaces. Et que dire de la situation que connaissent la plupart des pays en voie de développement où les maladies infectieuses constituent toujours la première cause de maladie et de décès?

Dans les pays occidentaux, des résultats spectaculaires ont été obtenus contre la variole, contre plusieurs maladies infantiles, contre la tuberculose, la typhoïde et le choléra, par exemple. Mais les infections respiratoires sont encore loin d'être jugulées, et les maladies transmissibles sexuellement sont florissantes. Enfin, avec le développement des infections nosocomiales, les hôpitaux connaissent une situation préoccupante.

Aujourd'hui, le maintien de la santé de la population repose sur deux grandes catégories de moyens: la médecine curative, qui traite les malades et tente de les guérir, et la médecine préventive, qui cherche à prévenir les maladies et les rechutes, qu'elles soient d'origine infectieuse ou non (maladies cardiovasculaires, cancers, etc.). Ce volet préventif de la médecine moderne porte le nom de prophylaxie. Sur le plan de la lutte anti-infectieuse, la prévention vise deux grands objectifs:

- l'arrêt de la propagation de l'infection par suite de la rupture de la chaîne de contagion au niveau de l'un de ses maillons;
- l'acquisition de la résistance anti-infectieuse de la part des personnes ou des individus exposés au risque infectieux.

L'objet de ce chapitre est de passer en revue les principaux moyens dont on dispose actuellement pour prévenir les maladies infectieuses. Nous présenterons successivement les mesures à prendre sur les réservoirs, sur le milieu extérieur, sur la transmission des agents infectieux et sur l'hôte réceptif. Ensuite, nous traiterons de la prophylaxie en milieu hospitalier, un sujet d'importance en raison de la recrudescence du risque infectieux que l'on y observe.

31.2 Action sur les réservoirs

Il est possible, sinon souhaitable, d'entreprendre une lutte préventive au niveau des réservoirs humains et animaux afin d'y éliminer les agents infectieux avant qu'ils n'en sortent.

31.2.1 Réservoirs humains

La plupart des maladies infectieuses humaines se propagent à partir de réservoirs humains. Ces réservoirs sont les personnes malades et contagieuses, les convalescents et les porteurs sains.

Les infections à réservoir exclusivement humain sont celles qui sont les plus faciles à freiner ou à éradiquer. La prévention de ces infections repose sur deux grandes catégories de moyens:

- le dépistage, le traitement des malades, éventuellement leur isolement, et la chimioprophylaxie, c'est-à-dire une chimiothérapie préventive, afin d'éviter la propagation de l'infection;
- l'éducation sanitaire, sur laquelle repose, à long terme, la disparition du péril infectieux.

Dépistage des malades

Le dépistage constitue la première mesure préventive à mettre en œuvre afin de prévenir la propagation des maladies infectieuses. Les modalités diffèrent selon les pays, l'infrastructure médicale en place, le type d'habitat (urbain ou rural), etc.

Habituellement, dans les régions à fortes concentrations urbaines, aux infrastructures médicales développées, on se contente généralement d'un dépistage passif : les malades viennent d'eux-mêmes consulter par suite des symptômes qu'ils ressentent. Une infection inapparente peut aussi être diagnostiquée à l'occasion d'une visite de routine ou d'un examen. Mais, dans certaines circonstances, comme la survenue d'une épidémie ou d'une augmentation du nombre de cas isolés, il peut s'avérer nécessaire de passer à un niveau de surveillance plus élevé : la surveillance active. Ce type de surveillance permet de récolter rapidement les informations pertinentes à la mise en œuvre immédiate des mesures prophylactiques nécessaires.

Surveillance des infections

Des réglementations internationales et nationales imposent la surveillance et la déclaration obligatoire de certaines maladies infectieuses. L'analyse des données collectées permet :

- de connaître l'évolution de la mortalité et de la morbidité infectieuse ;
- de connaître les agents infectieux en circulation ;
- de guetter l'apparition d'agents nouveaux ;
- de révéler les menaces d'épidémies et de permettre une intervention précoce ;
- de suivre l'évolution sérologique de certains agents, notamment les virus grippaux ;
- de suivre l'évolution de la sensibilité des agents pathogènes aux antibiotiques ;
- d'évaluer l'efficacité des mesures curatives ou préventives mises en œuvre pour lutter contre les infections ;
- de mesurer les risques infectieux liés à l'environnement, notamment ceux liés à la qualité de l'eau, à la qualité de l'alimentation, à la présence de réservoirs animaux et de vecteurs ;
- de promouvoir, de guider et de contrôler les campagnes d'information et de prévention.

Le Règlement sanitaire international établi par l'Organisation mondiale de la santé impose la déclaration de la peste, du choléra, de la fièvre jaune et du SIDA ; cet organisme suit aussi l'évolution d'autres maladies infectieuses. À partir des informations reçues par l'OMS sur les zones où sévissent les maladies, certains pays établissent des formalités à l'entrée de leur territoire (vaccination, examen médical, quarantaine, etc.) ou conseillent à leurs ressortissants de se conformer aux mesures prophylactiques individuelles qui les protégeront des maladies qu'ils pourraient contracter au cours de leurs déplacements.

La plupart des pays occidentaux ont leur propre réglementation sur les maladies à déclaration obligatoire. Le tableau 31.1 indique celles qui le sont dans la plupart des pays, dont le Canada.

Traitement des malades

En assurant une prompte guérison des malades, le traitement contribue à éliminer les agents infectieux et réduit le nombre de porteurs sains. En fait, le traitement est un problème très complexe, car il peut être difficile de savoir qui l'on doit traiter dans la population. Il faut d'abord se rappeler que la notion de « malade » est parfois difficile à cerner. Toutes les personnes ne présentent pas nécessairement les mêmes symptômes, et ces symptômes sont parfois de moindre gravité ou carrément absents. À ces personnes s'ajoutent les porteurs sains qui, sur le plan épidémiologique, représentent toujours un plus grand danger que les malades proprement dits. D'ailleurs, il arrive fréquemment que ces porteurs soient plus nombreux que les malades eux-mêmes, comme dans le cas du SIDA, par exemple. Comme il n'est pas toujours facile de les rejoindre, de les sensibiliser à la prévention, ils continuent souvent de transmettre l'agent infectieux qu'ils hébergent.

Par ailleurs, il ne saurait être question de traiter l'ensemble de la population à titre préventif. Cette mesure est inutile si les personnes infectées ou porteuses de l'agent pathogène sont rares. La plupart du temps, seules les personnes chez qui on aura dépisté l'agent infectieux seront traitées.

Isolement

Autrefois, l'isolement des malades ainsi que l'éviction scolaire étaient instaurés systématiquement afin d'enrayer la propagation des maladies infectieuses. Le temps de l'isolement des lépreux, des tuberculeux et, dans certains pays, des syphilitiques n'est pas encore si lointain, de même que celui des mesures de quarantaine imposées aux immigrants arrivant aux États-Unis et au Canada jusqu'au début du XXe siècle. On se souvient aussi des enfants bannis de l'école pour la durée de la rougeole, de la varicelle, etc.

De nos jours, l'isolement est tombé en désuétude, sauf en milieu hospitalier. S'il en est ainsi, c'est que les sulfamides et les antibiotiques ont révolutionné le traitement des infections bactériennes et réduit considérablement la période de sortie des agents infectieux. Par ailleurs, l'isolement ne prend pas en compte :

- la propagation de certains agents infectieux (hépatite A, poliomyélite et autres entéroviroses) par l'intermédiaire de malades inapparents ;
- la faible contagiosité de certains agents infectieux (typhoïde, salmonellose, choléra) qui peuvent être facilement maîtrisés par de simples mesures d'hygiène ;

Tableau 31.1 Maladies infectieuses à déclaration obligatoire

Bactérioses	Viroses	Parasitoses
Fièvre jaune	Hépatite A	Amibiase
Botulisme	Hépatite B	Giardiase
Brucellose	Hépatite C	Paludisme
Campylobactériose		Trichinose
Chancre mou	Herpès simplex (congénital et néonatal)	
Chlamydiose génitale	Méningites et encéphalites virales	
Choléra	Oreillons	
Coqueluche	Poliomyélite	
Diphtérie	Rage	
Infections gonococciques	Rougeole	
Infections invasives à *Hæmophilus influenzæ*	Rubéole	
Infections à méningocoques	Rubéole congénitale	
Légionellose	Syndrome d'immunodéficience acquise	
Lèpre	Varicelle	
Listériose		
Méningites à pneumocoques (et autres méningites bactériennes)		
Ophtalmie gonococcique du nouveau-né		
Paratyphoïde		
Peste		
Salmonelloses		
Shigellose		
Syphilis		
Tétanos		
Tuberculose		
Typhoïde		

– certaines maladies, comme les maladies respiratoires, dont la contagiosité très précoce précède les premiers symptômes (grippe, rougeole, adénoviroses, etc.).

De nombreux auteurs considèrent cependant que l'isolement et l'éviction constituent une mesure appropriée dans les circonstances suivantes :

– les personnes atteintes d'une maladie transmissible sexuellement, à qui l'on recommande l'abstinence les premiers jours du traitement ;
– les personnes porteuses de staphylocoques, de salmonelles, de shigelles ou du virus de l'hépatite A et qui œuvrent dans le domaine de l'alimentation ;
– les personnels soignants atteints de certaines infections et les femmes enceintes non immunes et risquant d'entrer en contact avec des agents infectieux nuisibles pour l'enfant qu'elles portent.

Chimioprophylaxie

La chimioprophylaxie est l'emploi préventif de médicaments dans le but d'empêcher l'apparition d'une maladie. Les médicaments sont pris avant l'exposition à l'agent infectieux ou immédiatement après.

Ce procédé présente l'avantage d'être efficace immédiatement, mais certains inconvénients en restreignent l'usage :

- le médicament utilisé doit être actif contre le plus grand nombre de souches de l'agent infectieux visé tout en ayant un spectre étroit d'action afin de s'attaquer électivement à cet agent; en effet, ce médicament ne doit pas bouleverser l'équilibre des flores microbiennes commensales normales;
- le médicament ne doit pas favoriser l'apparition de souches résistantes;
- le médicament doit être dépourvu d'effets secondaires. Si tel n'est pas le cas, ces effets doivent être très inférieurs aux risques que court l'individu s'il contracte la maladie.

Éducation sanitaire

L'éducation sanitaire est un autre volet fondamental de tout programme de prophylaxie: il faut sensibiliser la population à l'intérêt des mesures d'hygiène générale et de prophylaxie.

Les mesures varient selon les régions, le niveau de vie, les groupes cibles. Dans les pays où le niveau de vie est élevé, les principales interventions portent sur les maladies transmissibles sexuellement ou sur certaines flambées infectieuses qui surviennent dans des populations circonscrites (giardiase chez les enfants en garderie) ou dans des groupes à risque et chez les toxicomanes s'injectant des drogues par voie intraveineuse (hépatite B et SIDA). Ces campagnes d'information renseignent sur le mode de transmission de l'agent infectieux, suggèrent des moyens de prévention et incitent les personnes à risque à consulter un médecin.

L'efficacité de ces mesures est souvent diminuée par le peu d'effet qu'elles ont sur les personnes les plus exposées au péril infectieux. Les recommandations ne rencontrent pas toujours l'approbation de tous, soit pour des raisons morales, soit parce qu'elles vont à l'encontre de valeurs ou d'habitudes bien ancrées ou, tout simplement, parce qu'elles sont perçues comme des contraintes. Dans certains cas, les mesures préventives doivent être soutenues par une réglementation.

31.2.2 Réservoirs animaux

L'Homme vit entouré d'animaux domestiques et sauvages. Leur présence constitue une menace non négligeable pour sa santé. On distingue généralement quatre types de réservoirs animaux:

- les animaux domestiques, notamment les chiens et les chats, qui peuvent transmettre leurs tiques, leurs teignes et leurs ascaris. Le chat peut transmettre la toxoplasmose; les cobayes et les hamsters sont des agents de transmission de la chorioméningite;
- les rongeurs communs, comme les rats, qui jouent encore un rôle important dans la propagation de la peste, toujours présente dans certains pays, et qui sont aussi responsables de la leptospirose ictéro-hémorragique et du typhus murin;
- les animaux d'élevage, responsables de différentes maladies rencontrées chez les éleveurs et les vétérinaires en contact avec le lait, la viande, le cuir, la laine (brucellose, fièvre Q), et chez des personnes qui consomment des produits contaminés comme le lait (tuberculose et brucellose) ou la viande (salmonellose, trichinose, téniase et cysticercose). Il en est de même des végétaux souillés par les déjections de ces animaux (douve du foie);
- les animaux sauvages, qui menacent les chasseurs (tularémie, rage, échinococcose alvéolaire, fièvre des Montagnes Rocheuses), les ouvriers forestiers, etc.

Dans certaines maladies animales transmissibles à l'Homme comme dans le cas des anthropozoonoses, ou dans celui des parasitoses dont les agents infectieux réalisent une partie de leur cycle évolutif chez l'animal, il est possible d'intervenir de manière à prévenir la contamination humaine. D'une façon générale, nous distinguerons quatre grands types de mesures préventives:

- la surveillance, l'hygiène, le déparasitage et, éventuellement, la vaccination des animaux domestiques et de compagnie;
- le dépistage des personnes exposées aux agents infectieux par suite de morsures d'animaux domestiques ayant contracté la rage auprès d'animaux sauvages infectés;
- l'éducation du public, surtout pour le mettre en garde contre le risque de rage par suite de contact d'animaux domestiques avec des animaux sauvages enragés (notamment les mouffettes, les renards et les chauves-souris);
- le contrôle sanitaire des transports d'animaux et la mise en quarantaine ou l'abattage des animaux malades.

31.3 Action sur le milieu extérieur

Tout programme prophylactique comporte un important volet d'action sur le milieu extérieur. Relevant généralement de la salubrité publique, l'intervention sur le milieu extérieur permet d'éviter la contamination de l'eau et des aliments. Elle permet aussi de contrôler la pullulation de certains vecteurs animaux.

31.3.1 Assainissement de l'eau

Dans nos régions, l'assainissement de l'eau repose sur deux grands types de procédés:

- les traitements qui permettent d'obtenir de l'eau potable, c'est-à-dire de l'eau que l'on peut consommer sans danger, après l'avoir débarrassée des matières toxiques et des microorganismes pathogènes;
- les traitements qui épurent les eaux résiduaires (vaisselle, lavages, lessive, toilettes), qui éliminent, à des degrés divers, les matières organiques et les microorganismes qu'elles contiennent de manière à retourner dans la nature une eau de qualité convenable.

Ces traitements visent donc à prévenir:

- la dissémination des microorganismes pathogènes qui risquent de contaminer l'eau de baignade et les prises d'eau potable des villes situées en aval;
- la contamination des récoltes, du bétail et de certains fruits de mer.

Deux cas sont à considérer selon que l'on se trouve en zone urbaine ou en zone rurale. En zone urbaine, les eaux usées sont collectées par un système d'égouts sanitaires et conduites vers une station d'épuration. En zone rurale, les eaux usées et les matières fécales doivent être envoyées dans des fosses septiques. Au cours du processus d'épuration, les matières organiques sont dégradées et les microorganismes fécaux sont éliminés.

Que l'on soit en milieu urbain ou rural, les ordures ménagères doivent être ramassées et éliminées. Elles peuvent être enfouies ou incinérées. Dans un cas comme dans l'autre, le traitement des ordures évite la prolifération des microorganismes indésirables et la pullulation des rongeurs, qui jouent un rôle important dans la chaîne épidémiologique de certaines maladies infectieuses.

31.4 Action sur la transmission

Il est aussi possible de prévenir la propagation de certaines infections en empêchant la transmission des agents infectieux. C'est le cas de plusieurs infections respiratoires, de la plupart des toxi-infections alimentaires, des maladies transmissibles sexuellement, de nombreuses parasitoses et des maladies transmises par des insectes vecteurs.

31.4.1 Prévention de la contamination par voie aérienne

La prévention des maladies transmises par voie aérienne peut être effectuée en empêchant la dissémination des gouttelettes rhyno-pharyngées et des poussières porteuses de microorganismes pathogènes. La prévention porte essentiellement sur l'assainissement de l'air:

- Dans les maisons, l'atmosphère peut être assainie par une aération adéquate. L'ensoleillement et le degré hygrométrique sont deux facteurs importants de la salubrité de l'air. Les rayons ultraviolets éliminent un certain nombre de microorganismes; quant à l'humidité de l'air, elle doit être suffisante (entre 35 et 60 %) pour éviter l'irritation des voies respiratoires, qui favorise les infections virales. Dans le cas des immeubles climatisés, l'air recyclé doit être filtré. Il faut aussi veiller à l'entretien des appareils de climatisation, car ils peuvent servir de réservoir à certains microorganismes infectieux tels *Legionella pneumophila*.
- Dans les services publics, on peut réduire la transmission des agents infectieux en plaçant des hygiaphones aux guichets et en demandant aux individus de ne pas cracher par terre. Dans certains pays, les personnes enrhumées portent des masques pour éviter de contaminer leurs concitoyens.

Le contrôle de la qualité de l'air revêt une importance capitale en milieu hospitalier, car l'air ambiant doit y être assaini systématiquement afin d'éviter la propagation des agents infectieux transportés par l'air. Ce cas particulier est traité à la section 31.6.3.

31.4.2 Prévention de la contamination par voie digestive

Il est possible de prévenir la contamination par voie digestive par plusieurs séries de mesures relatives à l'eau potable et aux aliments consommés.

Les communautés urbaines et rurales devraient disposer d'eau potable, c'est-à-dire d'eau exempte de microorganismes pathogènes. En milieu urbain, le traitement de l'eau offre aux habitants une eau filtrée, chlorée ou ozonisée. La qualité bactériologique de l'eau potable fait l'objet d'un contrôle régulier afin de s'assurer de l'absence de tout microorganisme d'origine fécale. Il en est de même des eaux destinées aux activités récréatives, qui sont soumises à certaines normes. En milieu rural, les points d'eau et les puits doivent être situés loin des fosses septiques, des pâturages et des dépotoirs. En cas de doute, il est toujours préférable de faire bouillir l'eau ou de la filtrer.

Les aliments devraient être exempts d'agents pathogènes tout au long de la chaîne alimentaire, de leur lieu de production jusqu'à l'assiette du consommateur. Cette règle exige la stricte observance des règles d'hygiène et de salubrité au moment de la culture des fruits et des légumes, de leur récolte, de leur traitement et de leur conservation. Il en est de même de l'élevage des animaux. Les volailles, les cheptels destinés à la production laitière ou à la boucherie font l'objet de contrôles sévères. De nos jours, la préparation des aliments constitue la principale cause de toxi-infections alimentaires.

La prévention de la transmission des infections par voie digestive passe aussi par l'éducation sanitaire des enfants et des adultes. Il faut notamment veiller aux risques de contamination fécale-orale liés à la manipulation d'objets souillés, aux doigts que l'on met dans la bouche et, chez les enfants, à la géophagie.

31.5 Action sur l'hôte réceptif

L'hôte réceptif constitue un autre élément important de toute prévention des maladies infectieuses. Celle-ci repose sur quatre moyens:

- la chimioprophylaxie des personnes exposées à un risque infectieux;
- la vaccination, aujourd'hui largement développée en raison de l'immunité durable qu'elle confère;

- la séroprophylaxie, qui permet de prévenir certaines infections chez des personnes non immunisées;
- l'isolement, dont nous traiterons dans la section consacrée à la prophylaxie en milieu hospitalier.

Les vaccinations et les sérothérapies présentent depuis le début de l'immunologie un intérêt considérable. Elles sont largement responsables de la réduction de la morbidité et de la mortalité infectieuses. Systématiquement utilisées, comme elles le sont dans de nombreux pays occidentaux, elles ont permis de freiner la plupart des maladies infectieuses infantiles. C'est aussi grâce à cette utilisation systématique que la variole a été éliminée de la surface de la planète, aucun cas de cette infection virale n'ayant été recensé depuis 1980.

Si le but ultime de l'immunisation est l'élimination totale et définitive des maladies infectieuses évitables par les vaccins, l'éradication des agents responsables de ces maladies n'est généralement possible que dans un petit nombre de cas: il faut que la maladie soit limitée à l'Homme et qu'il n'y ait pas de réservoirs animaux de l'agent pathogène.

31.5.1 Chimioprophylaxie

La chimioprophylaxie consiste en un traitement préventif des personnes saines qui ont été exposées à un agent infectieux. Toutefois, quand elle est possible, la vaccination est toujours préférable, car la chimioprophylaxie laisse toujours le risque de voir apparaître des agents pathogènes résistants au médicament, comme c'est le cas chez *Plasmodium malariæ*, responsable du paludisme.

La chimioprophylaxie connaît plusieurs applications médicales ou chirurgicales; parmi celles-ci, mentionnons la prévention:

- du paludisme, en principe systématique pour les personnes non immunes appelées à voyager en zones endémiques, et, dans une moindre mesure, de la loase et de la trypanosomiase africaine;
- de certaines parasitoses intestinales (giardiase, entérobiose);
- des méningites à méningocoques par traitement systématique des personnes au contact du malade (rifampicine, ciproflaxine ou ceftriaxone);
- des gangrènes gazeuses chez les blessés (notamment les accidentés de la route);
- du choléra, de la tuberculose et de la lèpre;
- des maladies transmissibles sexuellement, notamment la syphilis, la blennorragie et la chlamydiose;
- du rhumatisme articulaire aigu et des glomérulonéphrites susceptibles de survenir chez les personnes souffrant d'angines ou de scarlatine;
- des infections néonatales, en particulier après le dépistage des mères porteuses de streptocoques du groupe B ou le dépistage sérologique de la syphilis et de la toxoplasmose.

Sur le plan chirurgical, la chimioprophylaxie est indiquée pour prévenir les infections postchirurgicales susceptibles de survenir à la suite d'interventions colo-rectales, gynécologiques, urologiques, etc.

31.5.2 Vaccinations

Les vaccinations ont pour but d'établir chez un sujet non immunisé un état réfractaire comparable à celui que l'on trouve chez des sujets qui ont été l'objet d'une infection naturelle. Cet état réfractaire est souvent lié à la présence d'anticorps protecteurs dans le sérum des sujets vaccinés. Il peut aussi être lié à des réactions spécifiques à médiation cellulaire, à des réactions d'hypersensibilité ainsi qu'à des facteurs non spécifiques. La figure 31.1 situe l'immunité acquise par la vaccination parmi les différentes modalités d'acquisition de la résistance anti-infectieuse.

En termes de santé publique, l'immunisation constitue le moyen le plus efficace de protéger la population. La figure 31.2, qui

Figure 31.1 Modalités d'acquisition de la résistance anti-infectieuse

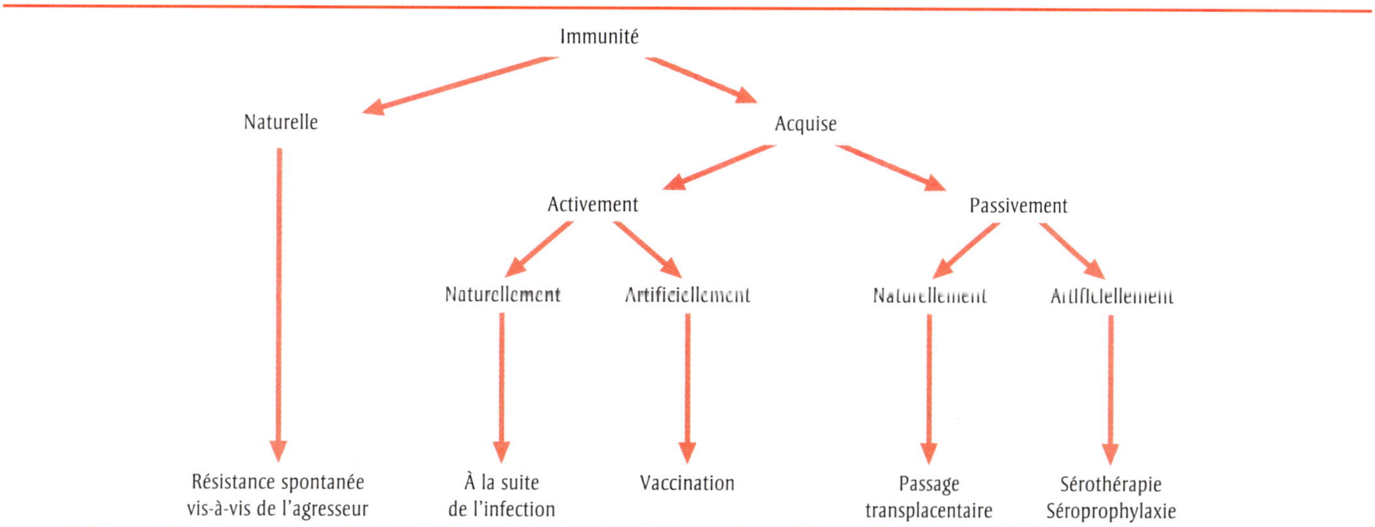

représente l'évolution de plusieurs maladies infectieuses depuis l'entrée en vigueur de la vaccination, témoigne de l'efficacité de ce moyen.

On ne dispose cependant pas de vaccins pour lutter contre toutes les maladies infectieuses. C'est le cas, par exemple, des infections respiratoires aiguës, des maladies diarrhéiques, de la lèpre, des infections au VIH ou de l'hépatite C, de la dengue, ainsi que des maladies parasitaires les plus fréquentes (paludisme, schistosomiases et trypanosomiases).

Propriétés des vaccins[a]

En règle générale, un vaccin devrait conférer une protection durable, sinon définitive. Il devrait être efficace à faible dose, facile d'administration et stable pour conserver son activité. Il devrait enfin être dépourvu d'effets défavorables pour le vacciné.

On ne doit pas oublier que l'efficacité d'un vaccin dépend aussi d'un certain nombre de facteurs relevant du sujet vacciné, de la qualité du vaccin et de son mode d'injection.

L'efficacité de la vaccination dépend notamment de l'âge, de l'état physiologique et de la capacité de l'individu à fournir une réaction immunitaire. C'est pourquoi on dit d'abord qu'elle dépend du sujet vacciné.

La qualité du vaccin influe aussi sur l'intensité de la résistance induite. L'intensité de la résistance acquise dépend notamment du pouvoir immunogène plus ou moins élevé du vaccin et de l'utilisation d'adjuvants qui renforcent la réponse immunitaire. On constate que les vaccins en association induisent une réponse plus forte. C'est le cas, par exemple, des vaccins polyvalents DCT (diphtérie, coqueluche, tétanos) et du vaccin Sabin

Figure 31.2 Évolution du nombre de cas de coqueluche, de diphtérie, de rougeole et de polyomyélite après l'introduction de la vaccination

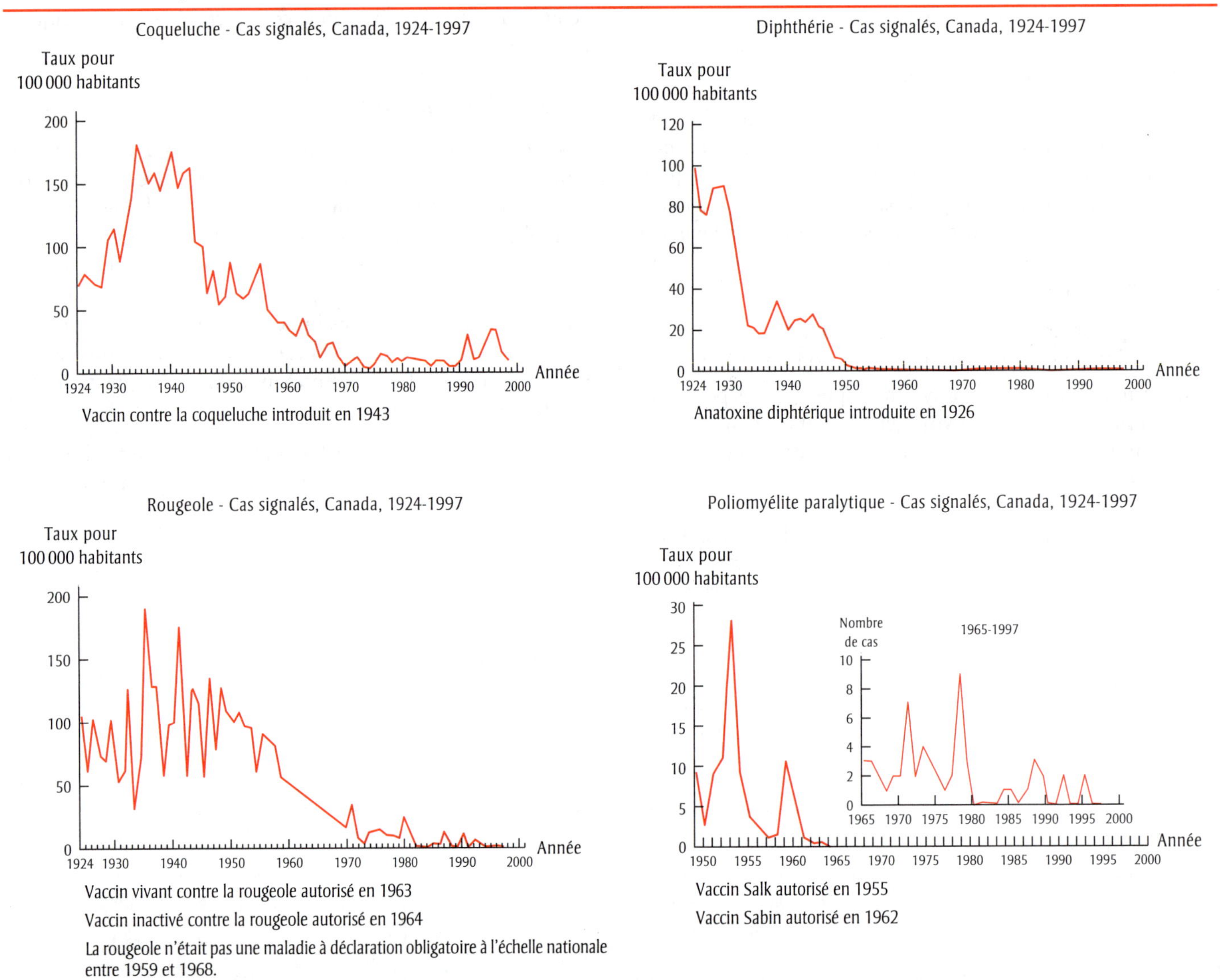

Source : Guide canadien d'immunisation, 5e édition, Ottawa, 1998.

(antipoliomyélitique) que l'on associe aux vaccins contre la rougeole, les oreillons et la rubéole.

La voie d'administration doit tenir compte des mécanismes de résistance spécifique induits par le vaccin. Si la réponse au vaccin est de nature humorale, l'administration se fait par voie sous-cutanée, intradermique ou intramusculaire, comme pour le tétanos. En revanche, l'administration du vaccin peut être locale si les réactions immunitaires sont localisées. C'est le cas de la vaccination antipoliomyélitique, que l'on effectue par voie buccale : un tel vaccin oral induit la synthèse locale d'IgA. On croit que ces anticorps empêchent les infections subséquentes de *Poliovirus* ainsi que sa propagation fécale-orale parmi les sujets réceptifs de la population.

La quantité d'antigène vaccinal constitue un autre facteur d'importance dans la vaccination. Il faut souligner notamment la nécessité d'effectuer des injections de rappel pour obtenir une protection efficace.

Types de vaccins

Les différents vaccins peuvent être classés en quatre groupes : les vaccins préparés à partir d'organismes vivants ou atténués, les vaccins préparés à partir d'organismes morts, les vaccins antitoxiques et les vaccins synthétiques. Le tableau 31.2 résume les définitions de ces différentes catégories et le tableau 31.3 associe les différents types de vaccins aux infections bactériennes et virales vis-à-vis desquelles ils sont actifs.

Vaccins préparés à partir d'organismes vivants ou atténués

Les vaccins préparés à partir d'organismes vivants le sont à partir d'organismes inoffensifs chez le sujet humain qui le reçoit. Les vaccins préparés à partir d'organismes atténués le sont à partir d'organismes qui ont perdu leur virulence. Entrent dans cette catégorie le vaccin antipoliomyélitique Sabin, le vaccin antituberculeux et le vaccin antirougeoleux :

- le vaccin antipoliomyélitique Sabin est constitué de poliovirus qui ont perdu leur pouvoir neurovirulent à la suite de multiples passages sur cultures cellulaires et sur l'animal ;
- le vaccin antituberculeux est constitué par une culture de bacilles tuberculeux d'origine bovine, le BCG (bacille Calmette-Guérin), dont la virulence a été atténuée par de multiples repiquages sur milieux de culture ;
- le vaccin antirougeoleux est préparé à partir de la souche Edmunston suratténuée et inactivée.

Cette catégorie de vaccins est très efficace dans les infections qui induisent principalement une réponse immunitaire à médiation cellulaire, comme c'est le cas de la poliomyélite, de la tuberculose et de la rougeole.

Vaccins préparés à partir d'organismes morts ou inactivés

Les vaccins préparés à partir d'organismes morts ou inactivés sont composés de suspensions de bactéries ou de virus tués ou dont la virulence a été définitivement supprimée. Les vaccins les plus connus de cette catégorie sont les vaccins antipoliomyélitique Salk, le vaccin anticholérique, le vaccin antityphoïdique, les vaccins antigrippal, anticoquelucheux et antirabique.

Vaccins antitoxiques

Les vaccins antitoxiques sont préparés à partir d'anatoxines (aussi appelées toxoïdes), c'est-à-dire d'exotoxines détoxifiées. C'est le cas des anatoxines tétaniques et diphtériques. Les exotoxines sécrétées par les microorganismes sont récoltées, purifiées et détoxifiées par la chaleur (40 °C pendant un mois)

Tableau 31.2 Définitions des vaccins

Type de vaccins	Définition
Organismes vivants atténués	Vaccins préparés à partir d'organismes vivants inoffensifs pour l'être humain qui le reçoit ou à partir d'organismes dont la virulence a été atténuée (par culture, pour le moment, ou par modification génétique, dans le futur)
Inactivés entiers	Vaccins composés de suspensions de bactéries ou de virus tués ou dont la virulence a été définitivement supprimée
Vaccins antitoxiques	Vaccins préparés à partir d'anatoxines (aussi appelées toxoïdes), c'est-à-dire d'exotoxines détoxifiées
Vaccins sous-unités	Vaccins préparés à partir de composants protéiques obtenus par génie génétique et purifiés
Vaccins conjugués	Vaccins préparés à partir de fragments bactériens (des polysaccharides de surface) qui sont conjugués à des protéines (toxoïde diphtérique ou tétanique)
Vaccins à ADN	Vaccins composés de fragments d'ADN codant la synthèse d'antigènes bactériens ou viraux et exprimés dans les cellules de l'organisme vacciné

Tableau 31.3 Types de vaccins

Composition des vaccins	Maladies infectieuses évitées Infections bactériennes	 Infections virales
Organismes vivants atténués	Tuberculose (BCG) Typhoïde Choléra	Oreillons Rougeole Rubéole Poliomyélite (Sabin) Varicelle Fièvre jaune
Inactivés entiers	Coqueluche	Influenza (grippe) Poliomyélite (Salk) Rage Hépatite A Encéphalite japonaise
Polysaccharides	Méningococcie (types A, C, Y et W-135) Pneumococcie Typhoïde	
Anatoxines	Tétanos Diphtérie Staphylococcie	
Vaccins syntéthiques		
Protéines purifiées	Coqueluche (vaccin acellulaire)	Influenza (virion fragmenté)
Conjugués (polysaccharides + protéines)	Méningococcies de type C Infections invasives à *Hæmophilus influenzæ* type b	
Vaccins recombinés		Hépatite B

et le formol. En conséquence de ce traitement, les toxines sont transformées en anatoxines qui ont perdu leur pouvoir toxique, mais qui ont conservé leur immunogénicité.

Vaccins conjugués

Les vaccins conjugués sont des vaccins dits de seconde génération préparés à l'aide de fragments bactériens (des polysaccharides de surface) qui sont conjugués à des protéines (toxoïde diphtérique ou tétanique). L'association des deux produits augmente l'immunogénicité du vaccin et permet donc une meilleure réponse immunitaire. Elle assure une meilleure stimulation des lymphocytes T et l'immunité à médiation humorale.

Deux vaccins de ce type ont été mis sur le marché récemment :

– le vaccin antiméningococcique contre le méningocoque de sérogroupe C, constitué de polysaccharides de surface associés à une protéine de *C. diphteriæ*. L'avantage de ce vaccin par rapport au précédent est surtout qu'il peut être administré aux enfants à partir de quatre mois (par comparaison le vaccin précédent avait une efficacité moyenne de 50 % entre 2 et 12 ans, et 80 % après 12 ans). Des vaccins de ce type efficaces contre les autres sérogroupes de méningocoques seront disponibles sous peu.
– le vaccin contre *Hæmophilus influenzæ* de type b, une bactérie fréquemment responsable de méningite chez les jeunes enfants. Ce vaccin est composé de polysaccharides capsulaires et de protéines et possède l'avantage d'induire, chez les nourrissons et les jeunes enfants, une réponse immunitaire supérieure à celle de l'ancien vaccin (polysaccharides purifiés). Ce vaccin stimule les macrophages, les lymphocytes T auxiliaires et les lymphocytes B, ce qui se traduit par une réponse immunitaire nettement supérieure et par la création d'une mémoire immunitaire, contrairement au précédent qui ne stimulait que les lymphocytes B.

Vaccins synthétiques

Le développement de nouvelles techniques, et particulièrement celles du génie génétique, est à l'origine d'une nouvelle catégorie de vaccins appelés vaccins synthétiques. Ces vaccins n'ont pas encore dépassé le stade des recherches fondamentales et de l'expérimentation animale, sauf dans le cas de l'hépatite B. Mais ils connaîtront sûrement, dans les prochaines décennies, un développement considérable car ils possèdent de nombreux avantages sur les vaccins traditionnels, particulièrement sur ceux qui sont préparés à partir d'organismes vivants. Les vaccins synthétiques comprennent les vaccins sous-unités (ou vaccins acellulaires) et les vaccins conjugués.

Un vaccin acellulaire est utilisé maintenant pour prévenir la coqueluche en remplacement du vaccin constitué de bactéries entières inactivées (par la chaleur et le formol). Ce dernier a été abandonné en raison de ses effets secondaires indésirables chez environ 30 % des enfants vaccinés (réaction inflammatoire locale, douleurs, fièvre, œdème). La production de ce vaccin acellulaire a été possible avec le développement des outils du génie génétique et de la biologie moléculaire. Grâce à ces développements scientifiques et technologiques, on a pu isoler les gènes codant les toxines et les adhésines de *Bordetella pertussis* responsables de la maladie. Ce nouveau vaccin est un vaccin sous-unité bivalent composé d'une toxine et d'une protéine d'adhésion. Toutefois, il n'est pas certain que ce nouveau vaccin soit aussi efficace et procure une immunité aussi durable que le vaccin conventionnel à germes entiers. Il semble nécessiter un rappel supplémentaire vers l'âge de 11 ans.

L'encadré 31.1 fait le point sur ces vaccins du futur et aussi sur les difficultés rencontrées pour développer ces nouveaux vaccins, et peut être un vaccin universel. Quand à l'encadré 31.2, il rappelle les principales étapes qui conduiront un jour à la mise au point d'un vaccin contre l'infection au VIH.

Encadré 31.1

Vaccins en développement.

Avec l'avènement des techniques du génie génétique, la recherche sur les vaccins connaît un essor sans précédent. Les prochaines années apporteront plusieurs nouveaux vaccins, notamment des vaccins vivants recombinés et, dans un avenir un plus lointain, des vaccins à ADN nu et des vaccins permettant une immunisation par voie orale.

On pense aussi à un vaccin universel, c'est-à-dire à un vaccin unique qui permettrait de vacciner contre toutes les maladies infectieuses.

Vaccins vivants recombinés

Les vaccins vivants recombinés, préparés à partir de bactéries ou de virus atténués génétiquement, que l'on pourra utiliser soit directement pour immunisation, soit comme véhicule pour un gène codant un antigène étranger. Ce véhicule servira de « présentoir » à antigène pour le système immunitaire et le vaccin immunisera contre le véhicule (la bactérie ou le virus porteur) et contre son passager. Par exemple, des adénovirus pourraient servir de véhicule pour des antigènes des papillomavirus ou des *Salmonella* pour des antigènes de l'hépatite B ou du VIH. Ces vaccins sont encore au stade du développement initial car il reste à résoudre les problèmes dus au fait que dans les bactéries vectrices, les gènes sont incorporés dans des plasmides et que ces structures génétiques sont aussi porteuses de gènes de résistance aux antibiotiques. Ce type de vaccin constitue une voie de développement pour un virus contre le VIH.

Vaccins sous-unités

Les vaccins sous-unités sont préparés à partir d'antigènes produits par génie génétique et couplent un polysaccharide à une protéine antigénique. Les nouveaux vaccins contre les méningites à *Hæmophilus* et à *Neisseria* sont des exemples de vaccins sous-unités. On pense pouvoir produire des vaccins sur le même principe qui coupleraient des antigènes du virus de l'hépatite B et des antigènes du VIH, ce qui permettrait d'immuniser simultanément contre ces deux maladies. Des travaux sont entrepris pour produire un nouveau vaccin antituberculeux, qui remplacera le BCG actuel. Ce nouveau vaccin sera de type sous-unités et contiendra des antigènes immunodominants, c'est-à-dire des protéines antigéniques susceptibles de produire une forte réaction immunitaire. Il stimulera l'immunité locale au niveau des muqueuses pulmonaires.

Vaccins à ADN

Ce nouveau concept de vaccins a été mis de l'avant quand on a observé que de l'ADN injecté dans des cellules musculaires pouvait y exprimer les caractères qu'y apportait cette molécule. Par ailleurs, on a observé aussi que des protéines étrangères codées par des plasmides déclenchaient une puissante réaction immunitaire cellulaire et humorale. Contrairement aux autres types de vaccins, la réaction immunitaire est déclenchée à la source, quoiqu'indirectement, par les acides nucléiques présents. C'est pourquoi l'on parle de vaccin à ADN nu. Il n'est plus nécessaire d'injecter l'antigène: ce dernier est produit localement, sous le contrôle du gène responsable.

Le premier avantage de ce type de vaccins est que l'antigène se présente sous une forme identique à celui qui est synthétisé par le microorganisme responsable de l'infection. Par ailleurs, comme l'ADN est internalisé dans la cellule, il est produit en permanence, ce qui rend inutile les rappels de vaccination. On peut même espérer que ce type de vaccin pourrait conduire à un vaccin universel. Toutefois, cette approche révolutionnaire n'est pas prête à donner le jour à une nouvelle génération de vaccins car de nombreux problèmes restent à résoudre. Il faut, en particulier, que ces plasmides porteurs d'informations génétiques ne s'intègrent pas au hasard dans le génome de l'hôte. Ce qui pourrait avoir pour conséquence d'activer des protooncogènes ou inhiber des gènes suppresseurs des tumeurs, et dans les deux cas induire la formation de tumeurs.

Vaccins comestibles

L'immunisation par voie orale est aussi appelée à connaître d'importants développements dans le futur. Le vaccin antipoliomyélitique fait office de pionnier, mais il sera probablement suivi d'autres vaccins car la voie digestive constitue la porte d'entrée de nombreux microorganismes infectieux. Par ailleurs, la présence d'un système immunitaire muqueux associé au système digestif et à la muqueuse nasale permet de produire une réponse immunitaire intense. Celle-ci pourrait être mise à profit pour l'immunisation. On a démontré que des souches atténuées de *Salmonella* peuvent induire localement une puissante réaction immunitaire. On a réussi également à immuniser localement contre les virus de l'herpès et les papillomavirus et à démontrer que certaines toxines bactériennes (*E. coli*, *V. choleræ* ou *B. pertussis*) avaient des propriétés immunostimulantes locales.

Encadré 31.2

Un vaccin contre le SIDA

La mise au point d'un vaccin contre le virus de l'immunodéficience humaine représente un défi considérable. La plupart des chercheurs affirment qu'il y a toujours espoir de mettre un vaccin au point, mais ils s'accordent pour reconnaître qu'il est peu probable qu'un vaccin voit le jour avant les années 2010. Le travail est considérable, en raison de la nature même du virus, d'une part, et du fait que l'épidémie date d'à peine 20 ans.

Force est d'ailleurs de reconnaître qu'une masse considérable de connaissances a été déjà été acquise sur le virus, la pathogenèse de l'infection et la réponse immunitaire induite par la présence de ce virus dans l'organisme. De plus, l'interrogation relative à la production d'un vaccin est désormais définitivement levée: la présence du virus dans l'organisme suscite une réaction immunitaire intense et les réponses immunitaires anti-VIH ont été caractérisées. On sait qu'avant de s'effondrer, le système immunitaire produit des anticorps anti-VIH et que des lymphocytes T cytotoxiques (Tc CD8) interviennent en grand nombre.

Identification des cibles

Une des difficultés importantes a d'abord été d'identifier les cibles de ce vaccin. On a pensé rapidement à diriger un vaccin contre la glycoprotéine 120 (*gp* 120), puisque c'est contre cette molécule que le système immunitaire semble réagir en premier. En effet, c'est par cette molécule que le virus se fixe aux récepteurs CD4 et CCR5. En bloquant cette interaction, on se trouverait à bloquer le cycle de réplication du virus avant même que ce dernier n'infecte les cellules cibles. Malheureusement, ce site demeure caché et peu accessible aux anticorps. Il ne se dévoile que durant une fraction de seconde.

Par ailleurs, il faut mentionner trois difficultés techniques importantes qui compliquent ou retardent la mise au point d'un vaccin :

- l'impossibilité d'utiliser des vaccins sous leur forme conventionnelle, c'est-à-dire des virus tués ou atténués. Il est difficile de le produire en grande quantité et il est difficile de s'assurer de sa complète inactivation. Il est encore moins question de recourir à un virus vivant qui pourrait se multiplier au sein des cellules immunitaires de l'hôte sans que l'on puisse en prévoir les conséquences;
- l'absence d'un modèle animal sur lequel on pourrait produire la maladie et tester l'efficacité du vaccin. Seul le chimpanzé peut être utilisé en raison de sa sensibilité au SIV (*Simian Immunodeficiency virus*), un virus ressemblant au VIH. Ce SIV produit une infection semblable au SIDA mais il ne permet pas de tester l'efficacité des anticorps dirigés contre le VIH;
- les résultats obtenus expérimentalement, lors des cultures cellulaires *in vitro*, ne s'appliquent pas ou difficilement ou virus qui infectent les êtres humains car les souches virales qui se développent en culture ne sont pas les mêmes que celles qui se développent *in vivo* lors d'une infection.

Premières tentatives

Les premiers vaccins préparés contenaient des protéines d'enveloppe *gp* 120 recombinantes produites par génie génétique, après avoir incorporé le gène codant la synthèse de cette protéine dans le génome d'une bactérie. On a utilisé des virus recombinants, c'est-à-dire des virus inoffensifs pour l'Homme, dans lequel on incorpore le gène codant pour la protéine du VIH. Le plus utilisé de ces virus vecteurs est le *canarypox*, un virus de la famille des poxviridæ propre aux canaris et qui ne se reproduit pas chez l'Homme. On a obtenu de fortes réactions immunitaires des lymphocytes T CD4 et la production d'anticorps désirés ainsi que des lymphocytes T cytotoxiques. (Tc CD8). Cependant, les anticorps produits sont principalement dirigés vers une partie de la molécule hypervariable (la boucle V3), ils sont inefficaces sur les autres variants. De plus, ces anticorps ne sont efficaces que sur les souches de VIH utilisées en laboratoire. À l'heure actuelle, les chances de produire un vaccin à partir des protéines de l'enveloppe virale sont très faibles. On s'est donc tourné vers d'autres approches.

Nouvelles perspectives

Parmi celles-ci, nous en mentionnerons deux:

- les lipopeptides, qui sont des fragments de protéines virales qui comportent des cibles que reconnaissent les lymphocytes Th (CD4) et Tc (CD8). Ces lipopeptides sont synthétisés artificiellement puis associés à des lipides identiques aux lipides des membranes cellulaires. Grâce à ces lipides, les fragments de protéines virales pénètrent rapidement dans les cellules présentatrices de l'antigène, les CPA, ce qui permet d'induire rapidement une réponse immunitaire au cours de laquelle sont activés des lymphocytes Th (CD4) et Tc (CD8). Ces vaccins sont en cours d'expérimentation chez l'Homme.
- les vaccins à ADN nu, administrés par voie intradermique ou intramusculaire, qui déclenchent la synthèse de protéines désirées pour stimuler une immunisation. Malheureusement, les résultats préliminaires obtenus jusqu'à maintenant ne sont guère encourageants. L'on cherche aussi à associer différents types de préparation pour obtenir de meilleurs résultats, par exemple en combinant un virus recombiné avec de l'ADN nu, un virus recombinant avec des lipopeptides.

On tente aussi de développer des vaccins qui agiraient localement, au niveau des muqueuses vaginales et rectales, après que l'on ait observé las présence d'IgA sécrétoires sur ces muqueuses chez les personnes exposées de façon répétée au VIH. Ces IgAs empêcheraient les virus d'accéder aux cellules dendritiques. Ces immunoglobulines contribueraient donc à empêcher l'infection des cellules qui transportent le VIH vers les ganglions lymphatiques et qui initient l'infection.

Adjuvants

Les vaccins qui ne contiennent pas d'organismes vivants atténués induisent généralement une réponse immunitaire relativement faible. Il est donc nécessaire d'incorporer des adjuvants dans la préparation vaccinale. Le rôle des adjuvants est de provoquer la rétention et l'agrégation du vaccin, et de causer une réaction inflammatoire. Celle-ci mobilise les macrophages qui sécrètent des cytokines qui renforcent les différentes étapes au cours desquelles l'antigène est présenté efficacement aux lymphocytes T.

À l'heure actuelle, les seuls adjuvants utilisés pour la vaccination humaine sont les sels d'aluminium (hydroxyde d'aluminium ou alun). Or, dans les pays où la vaccination intramusculaire remplace la vaccination sous-cutanée, on observe l'apparition d'un nouveau syndrome, la myopathie inflammatoire, ou myofasciite à macrophages. Ce syndrome est marqué par des douleurs articulaires et musculaires diffuses (arthromyalgies), de la fatigue et de la fièvre. Dans le tissu musculaire, on observe une concentration anormalement élevée de macrophages dans l'enveloppe des muscles dans lesquels le vaccin a été injecté. Les macrophages contiennent des cristaux d'aluminium. On ne sait pas encore si ce syndrome est causé par l'adjuvant ou par son introduction dans le tissu musculaire.

Par ailleurs, on travaille à mettre au point d'autres véhicules susceptibles de renforcer la réponse immunitaire :

- des liposomes ;
- des ISCOMs (*Immune-stimulating complexes*), particules constituées de cholestérol ou de phospholipides. Les ISCOM sont des petites micelles dont la matrice formée de substances lipidiques renferme un antigène. Ces micelles fusionnent avec la membrane plasmique des macrophages (et des autres CPA). Introduit à l'intérieur de la cellule, l'antigène peut initier une réponse immunitaire ;
- des cytokines (IL-1, IL-2, IFNγ), susceptibles de renforcer la présentation des antigènes par les CPA aux lymphocytes.

Contre-indications des vaccinations

Sauf au cours d'immunisations répétées, qui risquent de provoquer des réactions locales importantes, l'utilisation de certains vaccins (antidiphtérique, antitétanique) se révèle parfaitement inoffensive ; mais ce n'est pas le cas de tous. Le plus souvent, les réactions observées sont légères. Toutefois, des complications rares mais graves, comme les complications neurologiques, peuvent survenir à la suite de vaccinations antivariolique, antirabique et antirougeoleuse.

La vaccination peut aussi entraîner une hypersensibilité immédiate ou retardée et provoquer une réaction grave lors du contact avec l'agent infectieux.

L'utilisation de vaccins vivants par voie orale, comme c'est le cas de la vaccination antipoliomyélitique, peut entraîner une dissémination du virus dans l'environnement. Si la souche vaccinale recouvre sa virulence, elle peut provoquer, chez l'adulte ou chez les sujets non immunisés, une affection paralysante.

Le Comité consultatif national de l'immunisation recommande que les vaccins contenant des virus vivants tels que les vaccins antirougeoleux, antirubéoleux, antiourlien (oreillons) et antipoliomyélitique oral ne soient pas administrés à des sujets qui présentent des états pathologiques caractérisés par une altération des mécanismes immunitaires, c'est-à-dire :

- les sujets atteints d'une affection entraînant un déficit immunitaire (hypogammaglobulinémie, déficit immunitaire combiné, etc.) ;
- les sujets dont l'état immunitaire est altéré par une maladie comme la leucémie, le lymphome ou d'autres affections malignes généralisées ;
- les sujets présentant un état d'immunodépression induit par les traitements faisant appel aux irradiations, aux corticostéroïdes et à d'autres médicaments qui affectent l'efficacité du système immunitaire.

Il est par ailleurs contre-indiqué de vacciner à l'aide de vaccins vivants :

- les sujets atteints d'une affection fébrile grave ou d'une tuberculose active non traitée ;
- les femmes enceintes, à cause du danger théorique que ces vaccins présentent pour le fœtus ; les vaccins antirubéoleux et antirougeoleux sont contre-indiqués.

Vaccinations recommandées

Afin d'assurer la prévention des maladies infectieuses, de nombreux pays ont développé des programmes de vaccinations préventives. Les tableaux 31.4 et 31.5 indiquent les vaccins recommandés au Canada pour les nourrissons, les enfants et les adultes.

31.5.3 Immunothérapies passives

Les immunothérapies passives fournissant une protection contre certaines infections ou une réduction de la gravité d'une maladie peuvent être obtenues en administrant des anticorps déjà synthétisés. Les immunothérapies seront utilisées également dans le cadre de la lutte antitumorale et pour le traitement de plusieurs types d'immunodéficiences (agammaglobulinémies).

C'est le principe de la séroprophylaxie, qui est préventive, et de la sérothérapie, qui est curative. L'avantage des sérothérapies est d'être efficaces à l'instant même où elles sont entreprises. Elles sont donc généralement recommandées :

- dans les cas où la vaccination n'a pu être effectuée avant l'exposition à l'agent infectieux : morsure d'un animal enragé, blessure éventuellement contaminée par le bacille tétanique ;
- dans les cas où l'on ne dispose pas de vaccins permettant de développer une immunité active (comme pour l'hépatite A) ;
- dans les cas où l'antigène n'est pas porté par un agent infectieux : maladie hémolytique du nouveau-né, morsure d'animaux venimeux (serpents, scorpions, araignées) ;
- chez des sujets suivant un traitement immunosuppresseur ou atteints de déficit immunitaire, donc incapables de répondre à la vaccination ou à l'infection naturelle.

À l'heure actuelle, on utilise deux sortes de produits pour assurer l'immunisation passive : les immunoglobulines humaines et les immunoglobulines spécifiques. Dans un avenir assez proche, l'utilisation d'anticorps monoclonaux devrait révolutionner l'immunisation passive.

Tableau 31.4 Programme de vaccination habituellement recommandé pour les nourrissons et les enfants
(Tiré de : Santé Canada. *Guide canadien d'immunisation*. 5e éd., 1998)

Âge à la vaccination	DCaT (diphtérie, coqueluche acellulaire, tétanos)	Polio (poliomélite, Sabin)	Hib (*Hæmohilus influenzæ*, type b)	RRO (rougeole, rubéole, oreillons)	DT (anatoxines diphtérique et tétanique)	HEP. B (hépatite B)**
Naissance						
2 mois	Oui	Oui	Oui			
4 mois	Oui	Oui	Oui			
6 mois	Oui	Oui	Oui			
12 mois				Oui		
18 mois	Oui	Oui	Oui	Oui		
Entre 4 et 6 ans	Oui	Oui		Oui*		
Entre 14 et 16 ans					Oui	

Notes : * Soit à 18 mois ou entre 4 et 6 ans.
** Durant la petite enfance ou durant la pré-adolescence.

Tableau 31.5 Immunisation des adultes
(Tiré de : Santé Canada. *Guide canadien d'immunisation*. 5e éd., 1998)

Vaccins ou anatoxines	Indications	Doses subséquentes
Immunisations systématiques		
Diphtérie (préparation destinée aux adultes)	Tous les adultes	Tous les 10 ans, de préférence en association avec l'anatoxine tétanique (dT)
Tétanos	Tous les adultes	Tous les 10 ans, de préférence sous forme de dT
Influenza	Adultes de plus de 65 ans Adultes de moins de 65 ans présentant des risques de complications de la grippe	Tous les ans, au moyen de la formulation courante
Pneumocoque	Adultes de plus de 65 ans Adultes présentant un risque accru d'infections pneumococciques	Aucune habituellement
Rougeole	Tous les adultes nés en 1970 ou après qui sont réceptifs à la rougeole	De préférence en association avec les vaccins RRO
Rubéole	Femmes réceptives en âge de procréer et certains travailleurs de la santé	Aucune
Oreillons	Adultes nés en 1970 ou après qui n'ont jamais eu les oreillons	Aucune
Immunisations recommandées dans des cas particuliers		
BCG	Risque élevé d'exposition	Aucune
Encéphalite japonaise	Voyage dans une zone endémique ou autre risque d'exposition	
Fièvre jaune	Voyage dans une zone endémique ou si exigé pour aller dans un pays	Tous les 10 ans

Tableau 31.5 **(suite)**

Vaccins ou anatoxines	Indications	Doses subséquentes
Hépatite B	Exposition associée au travail, au mode de vie ou à l'environnement	Aucune
Méningocoque	Risque élevé d'exposition	
Poliomyélite	Voyage dans une zone endémique ou autre risque d'exposition	
Rage (pour vaccination avant exposition)	Risque professionnel ou autre	Tous les deux ans
Typhoïde	Risque élevé d'exposition Tous les 7 ans (vaccin oral)	Tous les 3 ou 4 ans (vaccin parentéral)

Immunoglobulines humaines

Les immunoglobulines sériques humaines constituent 16,5 % de la fraction gammaglobuline totale. Elles sont surtout composées d'IgG, associées à des traces d'IgA, d'IgM et d'autres protéines sériques.

Ces immunoglobulines sériques ne doivent être injectées par voie intraveineuse que sous surveillance serrée à cause des risques élevés de réaction anaphylactique. Il faut que les doses importantes soient administrées lentement et en plusieurs séances. L'administration en injection intramusculaire est également possible. Le niveau maximal d'IgG dans le plasma du receveur est alors atteint deux jours après l'injection. Dans tous les cas, la demi-vie des immunoglobulines dans le sang du receveur est de l'ordre de 20 à 25 jours.

Immunoglobulines spécifiques

Les immunoglobulines spécifiques humaines ou animales proviennent de sérums prélevés chez des sujets convalescents à la suite d'une infection particulière. Elles peuvent aussi provenir d'animaux hyperimmunisés à un agent infectieux spécifique. Il est toujours préférable de faire appel à des immunoglobulines spécifiques humaines. En effet, il faut se rappeler que des immunoglobulines xénogéniques se comportent chez le receveur comme des antigènes: elles sont rejetées de plus en plus rapidement et elles peuvent être à l'origine de réactions d'hypersensibilité dégénérant en maladies sériques. Il est d'ailleurs fortement recommandé d'effectuer des épreuves de sensibilité avant l'injection d'immunoglobulines spécifiques animales.

Le tableau 31.6 indique les principales utilisations des produits de l'immunisation passive.

Inconvénients de la sérothérapie

À cause des inconvénients quant aux risques de réactions d'hypersensibilité après l'injection d'immunoglobulines sériques ou d'immunoglobulines spécifiques humaines et animales, la sérothérapie reste limitée aux traitements pour lesquels il n'est pas possible de développer une immunité active ou pour lesquels il n'y a pas de traitement curatif.

Idéalement, lorsque l'on injecte des agents immunisants, qu'il s'agisse de vaccins ou de sérums, il faudrait toujours avoir à portée de la main de l'épinéphrine pour traiter le choc anaphylactique.

Tableau 31.6 **Produits de l'immunisation passive**
(Tiré de: Santé Canada. *Guide canadien d'immunisation*. 5e éd., 1998)

Produits d'immunisation passive	Remarques
Immunoglobulines humaines (IG)	
Rougeole	Pour prévenir la maladie, les immunoglobulines doivent être administrées le plus tôt possible, de préférence dans les trois jours suivant l'exposition. Ces immunoglobulines peuvent être utilisées pour prévenir la rougeole auprès des contacts réceptifs et des personnes immunodéprimées (pour qui le vaccin est contre-indiqué)

Tableau 31.6 (suite)

Produits d'immunisation passive	Remarques
Hépatite A	Pour prévenir la maladie, les immunoglobulines doivent être administrées le plus tôt possible après une exposition connue. C'est au début de la période d'incubation qu'elles sont le plus efficaces. Elles sont inefficaces si elles sont administrées plus de deux semaines après l'exposition. Ces immunoglobulines sont utilisées pour prévenir la maladie chez les nourrissons et les personnes qui ne peuvent recevoir le vaccin.
Rubéole	Pour atténuer ou supprimer les symptômes de la maladie. Il n'est pas certain que ces immunoglobulines permettent de prévenir l'infection ou la transmission de la rubéole congénitale. Pour cette raison, leur administration systématique en début de grossesse n'est pas recommandée. Les immunoglobulines doivent être administrées dans les 48 h suivant l'exposition.
Immunoglobulines spécifiques	
Antitoxine botulinique (équine)	Utilisation à des fins prophylactiques chez des personnes qui ont consommé des aliments vraisemblablement contaminés par la toxine botulinique et comme moyen de traitement chez les personnes atteintes de botulisme.
Antitoxine diphtérique (équine)	Ces immunoglobulines peuvent être utilisées en cas d'urgence pour le traitement de la maladie. Le risque de réaction allergique au sérum équin est élevé (l'utilisation des ces immunoglobulines spécifique est donc déconseillée pour traiter les contacts étroits non immunisés).
Immunoglobulines contre l'hépatite B (HBIG)	L'utilisation de ces immunoglobulines est recommandée dans le cas d'expositions percutanée ou des muqueuses à du sang infecté par le virus de l'hépatite B, de contacts sexuels avec un cas aigu d'hépatite B et chez les nouveau-nés de mères souffrant d'une infection aiguë ou chronique.
Immunoglobulines antirabiques (RIG)	L'utilisation de ce produit fait partie de la prophylaxie générale après une exposition à la rage.
Immunoglobulines intraveineuses (humaine) contre le virus respiratoire syncytial (IGIV-VRS)	Ces immunoglobulines peuvent être utilisées, avec précaution, pour la prévention de l'infection au cytomégalovirus chez les enfants de moins de deux ans atteints de dysplasie broncho-pulmonaire ou nés prématurément.
Immunoglobulines contre la varicelle et le zona (VZIG)	L'immunisation passive est indiquée après une exposition à la varicelle ou au zona chez des personnes réceptives dont les risques de complications sont élevés: – nourrissons et enfants souffrant de déficits immunitaires; – nouveau-nés de mères qui ont souffert de la varicelle dans les cinq jours qui ont précédé ou les 48 h qui ont suivi l'accouchement; – les femmes enceintes exposées réceptives (les risques de complications sont plus élevées chez les femmes enceintes que chez les autres adultes); – les adultes exposés réceptifs souffrant d'immunodépression.

Parmi les inconvénients de la sérothérapie, il faut aussi signaler que l'immunité peut être incomplète en plus d'être limitée. Elle dépasse rarement une durée de six semaines.

31.5.4 Stimulation de l'immunité cellulaire

L'observation des phénomènes immunitaires associés à la défense antitumorale et le développement des connaissances relatives aux médiateurs chimiques de l'immunité ouvrent progressivement un nouveau domaine d'applications thérapeutiques. Ces thérapies prendront leur essor quand on aura réussi à limiter les effets secondaires relativement importants qu'ils occasionnent.

Parmi les cytokines connues pour leur pouvoir thérapeutique, on peut mentionner les interférons (INFα et IFNβ), le facteur nécrosant des tumeurs et plusieurs interleukines (IL-1 et IL-2). Le tableau 31.7 donne quelques exemples d'applications actuelles et futures.

31.5.5 Immunothérapie des tumeurs

L'immunothérapie antitumorale est encore largement expérimentale. On espère toutefois mettre au point des traitements faisant appel à l'immunité active, par des vaccins, ou à l'immunité passive, à l'aide d'immunotoxines.

31.6 Prophylaxie en milieu hospitalier

La prophylaxie en milieu hospitalier représente une préoccupation sans cesse grandissante en raison de l'importance que prennent les infections nosocomiales (infections hospitalières).

31.6.1 Facteurs de risque

L'accroissement du risque infectieux en milieu hospitalier résulte principalement de la conjonction des facteurs suivants:

- l'environnement hospitalier, dans lequel les malades, les personnels et les locaux constituent des éléments favorisant la concentration des germes, la multiplication des voies de propagation et la sélection d'agents infectieux hautement virulents et résistants aux antibiotiques;
- les soins médicaux eux-mêmes, notamment les actes invasifs (sondes, cathéters, etc.) et l'installation de dispositifs de drainage, qui causent l'effraction des revêtements cutanés et muqueux et risquent d'introduire des agents infectieux dans les tissus profonds;
- la présence de personnes immunodéprimées ou présentant des capacités immunitaires affaiblies par l'âge ou par d'autres maladies.

Tableau 31.7 Cytokines utilisées lors de certaines thérapies anti-infectieuses
(Tiré de: Mims, C. A., Playfair, J., Roitt, Y., Wakelin, D. et R. Williams. *Medical Microbiology*. London, Mosby, 1998)

Cytokines	Applications
Interférons α et β	Hépatite B (forme chronique) Hépatite C Varicelle-zona Papillomes Condylomes
Interféron γ	Lèpre (forme lépromateuse) Leishmaniose Toxoplasmose (manifestations cérébrales)
Interleukine 2	Lèpre (lésions cutanées)
Facteur nécrosant des tumeurs	Choc septique
Interleukine 1	Choc septique
Interleukine 10 ***Transforming Growth Factor*-b (TGF-β)**	Choc septique
***Colony Stimulating Factors* (CSFs)**	Infections bactériennes consécutives à des neutropénies chez des patients soumis à la radiothérapie

31.6.2 Stratégies préventives

Il existe plusieurs types de stratégies préventives aptes à réduire le risque infectieux en milieu hospitalier. Les plus importantes sont l'asepsie, les mesures générales d'hygiène hospitalière et certaines mesures prophylactiques particulières comme l'isolement des malades contagieux ou des personnes sensibles.

Asepsie

L'asepsie médicale et l'asepsie chirurgicale sont la règle fondamentale de toute prévention des infections nosocomiales car elles évitent de contaminer le corps humain. L'asepsie repose sur les techniques de désinfection et de stérilisation ainsi que sur une discipline de travail rigoureuse. Elle fait principalement appel au lavage des mains, au port de vêtements de protection propres ou stériles selon le cas (bonnets, masques, gants, blouses, etc.), à l'emploi de linges, de pansements et de produits stériles.

Parmi les autres techniques assurant l'asepsie, il faut aussi mentionner:

- l'emploi de matériel et d'instruments stériles: doivent être stériles tous les objets pénétrant par effraction dans le corps, tous les objets pénétrant dans les cavités stériles et certains objets introduits dans certaines cavités non stériles;
- le soin adéquat des plaies;
- l'élimination appropriée des liquides biologiques et des articles contaminés par du matériel infecté.

Lavage des mains

Le lavage des mains est la règle première de l'asepsie. Il doit être systématique puisque les mains contaminées constituent la principale cause des infections croisées, c'est-à-dire des infections transmises d'une personne à une autre par l'intermédiaire des mains du personnel. Le lavage doit se faire à la prise du service, après être allé aux toilettes, après s'être mouché, après avoir retouché à sa coiffure, avant et après le repas, et chaque fois que la situation l'exige. Il est recommandé que le personnel soignant se lave systématiquement les mains:

- entre le contact de deux malades;
- avant d'effectuer un acte invasif;
- avant de prodiguer des soins à des patients de l'unité des soins intensifs, à des patients immunodéprimés ou souffrant de brûlures;
- à l'entrée et à la sortie de la chambre, chez un malade isolé;
- avant et après tout contact direct avec des patients infectés par un microorganisme résistant aux antimicrobiens (SARM, ERV);
- après avoir manipulé du matériel sale (urinal, cathéter, bassin, etc.), ou lorsque les mains sont souillées par du sang ou d'autres matières organiques. Ce lavage permet d'éliminer une bonne partie de la flore transitoire.

L'élément premier de l'asepsie chirurgicale est le lavage chirurgical des mains. Plus poussé que celui exigé pour l'asepsie médicale, le lavage chirurgical s'effectue à l'aide de brosses, en employant un savon antiseptique (chlorhexidine, triclosan, etc.).

Désinfection et stérilisation

La désinfection assure l'élimination partielle ou totale des microorganismes sur les objets, les instruments, les vêtements et les surfaces. Les procédés qui permettent le contrôle microbien ont été décrits en détail au chapitre 30. Rappelons ici quelques principes généraux.

Seuls les objets propres doivent être soumis à la stérilisation. On se souvient que la durée d'exposition à l'agent antimicrobien est d'autant plus longue que la population microbienne de départ est dense. Par ailleurs, l'action de certaines substances microbicides est affectée par la présence de matières organiques. Il faut d'abord nettoyer les objets, les récipients, etc., afin d'en éliminer les matières organiques et la saleté.

La stérilisation est généralement obtenue au moyen de la chaleur, des radiations ou de certains composés chimiques (oxyde d'éthylène, formol). L'emploi de ces agents varie selon le but recherché, la nature du matériel à stériliser, etc.

Asepsie chirurgicale

L'asepsie chirurgicale exige des précautions encore plus rigoureuses que celles de l'asepsie médicale, car elle ne tolère la présence d'aucun agent infectieux. Il faut respecter le principe selon lequel un objet stérile ne reste stérile que s'il n'est en contact qu'avec d'autres objets stériles. Il faut donc utiliser des gants stériles ou des pinces stériles pour manipuler des objets stériles dans une zone stérile. La moindre erreur de manipulation entraîne la contamination.

L'asepsie chirurgicale se pratique essentiellement dans les salles d'opération, les salles de travail et d'accouchement ainsi que dans certaines salles de diagnostic. Elle se pratique aussi dans le cadre de divers soins donnés aux patients alités (changement de pansements, changement des perfusions et des drains, installation d'une sonde urétrale, d'un cathéter intraveineux, etc.). Le personnel doit porter des vêtements de protection stériles (bonnet, masque, gants et blouse) en salles d'opération et d'accouchement. Ces mesures ne sont pas exigées ailleurs, sauf dans des cas particuliers, notamment quand il y a un risque d'éclaboussures de liquide contaminé.

Contrôle des portes d'entrée et de sortie des agents infectieux

La prévention repose aussi sur le contrôle des portes d'entrée et de sortie des agents infectieux. Il importe donc que le personnel évite notamment de contaminer les clients en parlant directement devant leur visage, en éternuant ou en toussant. Il importe aussi de manipuler les vomissures, le sang, l'urine, les selles, les crachats et les autres exsudats avec précaution, de préférence avec des gants.

Dans certaines circonstances, le port du masque est exigé afin de réduire le risque de contamination par les microorganismes du rhyno-pharynx. Afin d'empêcher les agents infectieux de pénétrer dans l'organisme, il faut aussi veiller à maintenir l'intrégrité de la peau et des muqueuses des personnes hopitalisées.

Isolement

L'isolement est une mesure thérapeutique qui vise à empêcher la propagation des maladies infectieuses à partir des personnes infectées ou contagieuses en empêchant la diffusion des agents pathogènes. Habituellement, la durée de l'isolement correspond à la durée de la maladie.

L'isolement permet aussi de soustraire certaines personnes à l'exposition aux microorganismes de l'environnement et de leur entourage. Ces mesures s'appliquent notamment aux grands brûlés, aux malades affaiblis, aux personnes souffrant d'immunodépression ou à celles qui viennent de subir une transplantation.

Par ailleurs, l'isolement contribue à protéger le personnel soignant qui travaille au contact des malades. Il réduit aussi le risque de faire du personnel et de l'entourage du malade des agents de transmission de l'infection. À ce propos, il importe de souligner que le personnel ne devrait pas s'occuper de personnes souffrant de certaines maladies infectieuses, à moins d'être vacciné ou d'avoir reçu une injection de rappel, s'il n'est pas naturellement immunisé. En outre, les femmes enceintes devraient être écartées de certaines unités de soins, notamment celles où il y a risque d'infection par le VIH ou par le virus de la rubéole.

Dans le cas des personnes souffrant de maladies infectieuses, les mesures d'isolement sont généralement fonction du mode de propagation de l'agent infectieux. Il est donc essentiel de connaître les différentes voies de contamination et les véhicules qu'empruntent les agents infectieux. Après quoi, il est possible de mettre en place des mesures valables. En milieu hospitalier, les maladies se transmettent:

- par l'air, à partir des gouttelettes de salive, des sécrétions rhyno-pharyngées, des expectorations, etc., comme cela survient dans le cas de la coqueluche, de la scarlatine, de la diphtérie, des méningites bactériennes, de la rougeole, de la varicelle, de la rubéole, des oreillons, de la grippe;
- par voie entérique, à partir des selles du malade et surtout, indirectement, à partir du matériel sanitaire avec lequel les selles entrent en contact. Il est nécessaire de prendre des mesures d'isolement entérique à l'égard de personnes souffrant de salmonelloses, de shigelloses, d'hépatite, de poliomyélite, de gastro-entérites à virus Coxsackie, etc.;
- par voie de contact (ou voie cutanée), par laquelle se transmettent les infections staphylococciques, les infections pyocyaniques et les gangrènes.

Les mesures à prendre varient notablement selon le type d'isolement, mais ce dernier exige d'abord et avant tout la mise en œuvre et le respect scrupuleux des techniques aseptiques. Il faut notamment veiller:

- au lavage systématique des mains avant et après contact du malade, même si on porte des gants;
- au port de blouses et de masques stériles (à usage unique, de préférence);
- à utiliser des sacs étanches pour transporter et éliminer tout ce qui a été en contact avec les sécrétions ou les excréments du malade. La destruction de ce matériel fait l'objet de règles strictes;
- au maintien dans la chambre du malade des thermomètres, des tensiomètres et des stéthoscopes, jusqu'au départ du malade. Il doit en être de même des objets personnels du malade.

En cas d'isolement, le malade est placé dans une chambre individuelle. Idéalement, cette chambre devrait être munie d'un sas (antichambre) en légère dépression afin d'éviter le passage des agents infectieux dans le couloir au moment où s'ouvre la porte de la chambre. Ce sas devrait être assez grand pour pouvoir y ranger le matériel stérile nécessaire aux soins. Le tableau 31.8 énumère les différents types d'isolements.

Types d'isolement

On distingue plusieurs catégories d'isolement ou de précautions à prendre à l'égard de certaines maladies (tableau 31.8). De plus, on a défini des précautions universelles et des précautions contre le sang et les liquides de l'organisme. Ces précautions visent à prévenir les infections transmises par contact direct ou indirect, par l'intermédiaire du sang ou des liquides biologiques infectés. L'augmentation croissante du nombre de cas de SIDA , d'hépatite B et des infections nosocomiales rend plus que jamais nécessaire le respect absolu de strictes mesures préventives que l'on tente d'appliquer systématiquement pour toutes les maladies (encadré 31.3).

Précautions envers les maladies ne nécessitant pas d'isolement

Certaines maladies infectieuses ne nécessitent pas d'isolement, mais il est préférable de respecter quelques précautions élémentaires, surtout afin d'éviter les infections croisées. Ces mesures varient selon la voie de transmission des agents infectieux en cause:

- dans le cas des infections cutanées, on veillera à se laver les mains avant et après les pansements (ces derniers étant effectués en respectant les techniques aseptiques). On veillera aussi à disposer des pansements et des instruments souillés dans un sac étanche;
- dans le cas de certaines infections respiratoires ne nécessitant pas d'isolement, on demandera aux patients de tousser ou de cracher dans des mouchoirs à usage unique, tenus devant la

Tableau 31.8 Types d'isolement

Isolement	Remarques générales	Exemples d'isolements recommandés
Isolement strict	L'isolement strict vise à prévenir la transmission des maladies infectieuses hautement contagieuses. L'isolement strict nécessite une chambre isolée et dotée de ses propres installations sanitaires. Le port de la blouse, des gants et d'un masque est obligatoire. L'emploi de protège-chaussures peut s'avérer nécessaire. Les appareils doivent rester dans la chambre jusqu'au départ du malade; il faut employer des contenants ou des sacs étanches pour transporter les échantillons, les seringues, les aiguilles, le linge, etc.	Brûlures étendues infectées, Varicelle, zona Entérocolite à staphylocoques Gastro-entérites infantiles à *Escherichia coli* entéropathogènes Herpès congénital Rubéole congénitale
Isolement de contact	L'isolement de contact s'applique quand il est nécessaire de prévenir la transmission de maladies infectieuses qui se propagent par l'intermédiaire de contacts étroits ou de contacts directs, mais qui ne demandent pas un isolement strict.	Abcès avec drainage majeur Gale Herpès simplex disséminé Pédiculose Infections à germes polyrésistants
Isolement respiratoire	L'isolement respiratoire prévient la transmission des agents infectieux par les gouttelettes de salive et par les sécrétions rhinopharyngées. Comme les agents pathogènes responsables de certaines de ces infections peuvent être transmis par l'intermédiaire d'objets contaminés, il faut aussi prendre garde à ce mode de contamination. Les chambres servant à ce type d'isolement doivent être des chambres individuelles munies de leurs propres installations sanitaires. La porte doit rester fermée. Les personnes qui entrent en contact avec les malades devraient être immunisées naturellement ou vaccinées. Si nécessaire, elles devraient subir un rappel afin de stimuler l'immunité. Il n'y a pas de précautions spéciales à prendre, sauf en ce qui concerne le port du masque par le personnel et la manipulation des échantillons et des sécrétions rhinopharyngées et bronchiques.	Coqueluche Méningites et méningococcémies Oreillons Rougeole Rubéole Scarlatine Varicelle Épiglottite à *Hæmophilus influenzæ*
Isolement BAAR (bacille acido-alcoolo-résistant)	Les personnes hospitalisées souffrant de tuberculose pulmonaire active sont l'objet de mesures d'isolement particulières. Elles doivent être placées dans une chambre à un lit, avec ventilation séparée de préférence. La porte de la chambre doit être gardée fermée. Le port de la blouse est recommandé s'il y a risque de souillures, celui du masque si le patient tousse.	Tuberculose
Isolement entérique	L'isolement entérique a pour but de prévenir la propagation des maladies transmissibles directement ou indirectement par les matières fécales. L'isolement nécessite une chambre isolée avec lavabo. Les précautions essentielles concernent la manipulation et le transport des bassins et des urinaux, qui doit toujours s'effectuer avec des gants. Dans le cas d'hépatite virale, il est préférable d'utiliser du matériel à usage unique; les objets réutilisables doivent être transportés dans un sac étanche.	Choléra Typhoïde Salmonelloses Hépatites A et B Gastro-entérites à *E. coli* Campylobactérioses Infections à *Clostridium difficile* Gastro-entérites causées par des virus Coxsackie B Parasitoses intestinales à *Cryptosporidium* ou à *Giardia*

Tableau 31.8 (suite)

Isolement	Remarques générales	Exemples d'isolements recommandés
Isolement cutané	L'isolement cutané a pour fonction d'éviter des infections croisées à partir d'une plaie ou de certains objets fortement contaminés. Il n'y a pas de précautions spéciales à prendre, sauf en ce qui concerne le moment des soins. Le personnel devrait alors porter une blouse, un masque et des gants. Par ailleurs, le pansement devrait être fait en respectant les techniques aseptiques. Les pansements sales et les instruments souillés sont transportés dans un sac étanche.	Patients souffrant de plaies étendues suppurantes Staphylococcies et streptococcies cutanées, Furonculose

Encadré 31.3

Précautions universelles en milieu hospitalier.

L'augmentation croissante des cas de SIDA et d'hépatite B accentue pour les travailleurs sanitaires le risque d'être exposés à du sang de patients infectés par ces agents pathogènes, tout particulièrement si les précautions s'appliquant au sang et aux liquides biologiques ne sont pas prises pour tous les patients.

Il est donc nécessaire que chaque travailleur sanitaire considère tous les patients comme étant potentiellement infectés par ces agents infectieux et applique rigoureusement des précautions anti-infectieuses, de façon à minimiser le risque d'exposition au sang et aux liquides biologiques de tous les patients.

Ainsi, il est capital de respecter les précautions universelles suivantes:

1. Tout travailleur sanitaire prévoyant un contact avec du sang ou d'autres liquides organiques d'un patient – quel qu'il soit – doit prendre systématiquement des mesures de protection adéquates pour éviter toute exposition cutanée ou muqueuse, notamment:
   - toujours porter des gants pour toucher le sang et les liquides biologiques, les muqueuses ou la peau lésées d'un patient, pour manipuler des surfaces ou des articles souillés de sang ou de liquides biologiques ainsi que pour pratiquer une veinipuncture et autres actes d'accès vasculaires;
   - changer de gants après les soins de chaque patient;
   - au besoin, porter un masque et des lunettes de protection ou un écran facial pour empêcher toute exposition des muqueuses de la bouche, du nez et des yeux pendant tout acte susceptible de faire gicler des gouttelettes de sang ou de liquides biologiques;
   - porter une blouse ou un tablier pendant tout acte susceptible de faire gicler des gouttelettes de sang ou d'autres liquides biologiques.
2. Les mains ou toute autre surface cutanée touchée doivent être lavées à fond sans tarder après une contamination avec du sang ou d'autres liquides biologiques. Les mains doivent toujours être lavées immédiatement après le retrait des gants.
3. Les travailleurs sanitaires doivent tous prendre des précautions pour éviter de se blesser avec des aiguilles, des scalpels et avec d'autres instruments ou appareils pointus et tranchants soit pendant le soin des malades, le nettoyage des instruments utilisés ou l'élimination des aiguilles après usage, soit pendant toute autre manipulation d'un tel instrument après un acte de soin. Pour éviter les piqûres, il ne faut jamais replacer une aiguille dans sa gaine de protection, la plier ou la casser sciemment à la main, la détacher de la seringue jetable, ou la manipuler de quelque autre façon. Après usage, les seringues et aiguilles jetables, les lames de scalpel et tout autre instrument pointu ou tranchant doivent être placés dans des contenants non perforables, à des fins d'élimination. Ces contenants doivent être placés le plus près possible de l'aire de travail.
4. Même si la salive n'a pas été incriminée dans la transmission du VIH, il faut prévoir des embouchures, des ballons de réanimation ou d'autres appareils de ventilation dans les locaux où l'on procède souvent à des interventions de réanimation afin de réduire au minimum la nécessité de pratiquer le bouche-à-bouche.
5. Toute personne présentant des lésions exsudatives ou un eczéma suintant doit éviter de s'occuper directement des malades et de manipuler tout instrument de soin jusqu'à la guérison .
6. Chez le personnel soignant, rien n'indique que le risque de contracter une infection à VIH soit accru par la grossesse; cependant, si une travailleuse sanitaire enceinte développe l'infection à VIH, le bébé risque d'être infecté par suite d'une transmission périnatale. Les travailleuses sanitaires enceintes doivent donc connaître particulièrement bien les précautions qui s'imposent pour minimiser le risque de transmission du VIH, et les respecter scrupuleusement.

bouche. Ces mouchoirs seront jetés dans un sac imperméable près du lit, et le sac sera fermé avant d'être jeté;

- dans le cas de certaines infections entériques ou urinaires ne nécessitant pas d'isolement, un lavage strict des mains du personnel est recommandé, surtout après contact avec les selles. Il faut demander au malade de se laver soigneusement les mains après la défécation.

Isolement préventif

L'isolement préventif, aussi qualifié de technique préventive, a pour but de mettre les malades sensibles à l'abri d'agents infectieux indésirables. Ces mesures sont indispensables chez les personnes qui viennent de subir une transplantation ou une greffe, chez celles qui souffrent de cancers et dont les traitements affectent l'état de leurs défenses immunitaires, etc.

Ce type d'isolement exige des mesures aseptiques très strictes de la part du personnel : port du bonnet, d'un masque, d'une blouse, de gants et de bottes, lavage des mains avant l'entrée dans la chambre aseptique. De plus, le personnel doit se soumettre régulièrement à des contrôles bactériologiques permettant de dépister d'éventuels porteurs de germes. Le matériel et le mobilier de la chambre est aseptisé. Le renouvellement de l'air préalablement débarrassé des poussières et des microorganismes, se fait en surpression. Tout ce qui entre dans la chambre doit être préalablement stérilisé.

31.6.3 Hygiène hospitalière

L'omniprésence des microorganismes dans l'environnement et chez les êtres humains impose le respect des règles d'hygiène pour éviter la contamination par d'éventuels microorganismes pathogènes. La pratique générale de l'hygiène hospitalière est habituellement coordonnée par un comité d'hygiène hospitalière. Ce comité examine et définit ses politiques en fonction des rapports établis par les hygiénistes. En règle générale, ces politiques concernent :

- le personnel, qui doit veiller à son hygiène corporelle, à la propreté de ses vêtements et plus encore à celle de ses mains ;
- l'hygiène corporelle des personnes hospitalisées, notamment par la toilette et le bain, l'hygiène fécale, le soin des plaies, etc. ;
- le matériel de soin, qui doit être stérilisé et utilisé de manière à éviter toute contamination ;
- le linge et la literie, dont la distribution doit être organisée selon des circuits séparés afin d'éviter la contamination après le nettoyage, la désinfection ou la stérilisation ;
- l'assainissement du milieu ambiant par la décontamination et le nettoyage quotidien des lieux d'hospitalisation, des lieux de soins et des salles d'opération (encadré 31.4) ;
- l'organisation des circuits de distribution.

Même s'il est relativement peu exposé à contracter des infections d'origine hospitalière, le personnel doit se protéger soigneusement. Une attention permanente doit être portée à la manipulation des échantillons et du matériel contaminé, notamment les seringues, les aiguilles et les cathéters intraveineux. Le risque de contamination par le virus de l'hépatite B est tel qu'il justifie la vaccination systématique du personnel soignant.

D'une façon générale, on recommande au personnel hospitalier d'être immunisé contre la diphtérie (avec un rappel tous les 10 ans), le tétanos (avec un rappel tous les 10 ans), les oreillons, la poliomyélite, la rubéole, la rougeole et l'hépatite B (avec un rappel 15 ans après la vaccination).

De plus, il est recommandé aux employés exposés accidentellement à certaines maladies infectieuses de se soumettre à l'immunoprophylaxie, notamment pour la rubéole, la poliomyélite et la rougeole, ou à une chimioprophylaxie après avoir été en contact avec des personnes atteintes de méningococcémie ou de tuberculose.

Enfin, la plupart des établissements de santé excluent des soins aux patients : le personnel atteint d'infections cutanées suppuratives, de maladies éruptives (varicelle, rougeole, rubéole, etc.), d'infections respiratoires à *Streptococcus pyogenes* (pharyngite, amygdalite, etc.), de pneumonie, des oreillons ou d'infections entériques. Dans ce dernier cas, le retour au travail régulier n'est permis qu'après trois cultures de selles négatives.

Encadré 31.4

Assainissement de l'air en milieu hospitalier.

En milieu hospitalier, l'air ambiant doit être assaini systématiquement afin d'éviter la propagation des germes pathogènes provenant des malades non isolés et traités aux antibiotiques. Il est préférable d'éliminer le plus grand nombre possible de microorganismes, y compris ceux qui sont habituellement considérés comme inoffensifs. En effet, ces microorganismes peuvent acquérir une résistance à certains antibiotiques et transmettre cette résistance à des microorganismes pathogènes par suite d'échanges génétiques.

En principe, l'assainissement devrait être quotidien car la contamination est permanente. Il faut assainir l'air pour en éliminer les microorganismes qui sont en suspension, mais il faut aussi éliminer ceux qui sont présents sur les surfaces horizontales, sur les objets manipulés par les malades et le personnel, etc. L'air peut être assaini à l'aide de procédés chimiques et physiques. Les premiers font appel à des fumigations de produits désinfectants ; ce sont les plus employés. Dans certains cas particuliers, on peut utiliser des procédés physiques comme l'irradiation par les ultraviolets ou comme la filtration.

On peut facilement désinfecter l'air d'un local par des vapeurs de formol. Il faut fermer hermétiquement toutes les ouvertures de manière à éviter les fuites de ce produit hautement diffusible et irritant. Ce produit détruit efficacement les bactéries végétatives mais est moins efficace contre les virus et les endospores et contre les spores des mycètes. On peut aussi désinfecter l'air à l'aide de lampes à ultraviolets, mais ce procédé est peu efficace en raison du faible pouvoir de pénétration de ces radiations, qui n'agissent que sur une distance de quelques centimètres seulement. De ce fait, elles ne sont utilisées qu'en moyen d'appoint.

La ventilation des locaux par de l'air frais filtré et régulièrement renouvelé est un autre moyen efficace d'éliminer les microorganismes ou d'en réduire le nombre. Pour un contrôle efficace, on doit s'assurer que les lieux devant contenir peu de microorganismes sont toujours en surpression, tandis que les zones contaminées doivent rester en dépression. De plus, le taux d'humidité ambiant doit être maintenu autour de 50 – 60 %, car c'est à ce taux que le développement est le plus faible. De plus, on doit procéder au nettoyage régulier des humidificateurs, car l'eau stagnante qu'ils contiennent et certaines pièces constituent des endroits propices à la prolifération microbienne.

D'une façon générale, on filtrera l'air avec des filtres à haute efficacité, c'est-à-dire pouvant retenir 99 % des particules de 0,5 µm de diamètre, dans les services suivants :

Encadré 31.4 (suite)

- soins intensifs;
- néonatologie (prématurés);
- blocs opératoires;
- salles d'accouchement;
- chambres d'isolement.

De plus, il est important de concevoir l'architecture des différents services en fonction de la circulation des personnes et de prévoir des zones à accès limité, ne communiquant pas directement entre eux et dotés de systèmes de ventilation indépendants: cliniques externes, blocs opératoires, pouponnières, salles d'accouchement, cuisines, buanderies, etc.

Le port du masque est un autre moyen de réduire la contamination de l'air car il constitue une barrière efficace: non seulement il prévient la contamination de l'air par la projection hors des voies respiratoires des microorganismes de la bouche, du nez et du pharynx, mais aussi la contamination des personnes par les microorganismes de l'air ambiant.

Cependant, il est important de réaliser que l'assainissement de l'air n'est réellement efficace que s'il est accompagné de la décontamination et du nettoyage systématiques de l'environnement. Le nettoyage ne doit jamais être effectué à sec à cause du risque de remettre en suspension les microorganismes déjà déposés. Le balayage à sec et l'utilisation d'aspirateurs à poussière devraient donc être formellement proscrits. Le seul nettoyage valable est le nettoyage humide. Il peut être effectué à la serpillière, avec des aspirateurs à eau ou à l'aide de pulvérisateurs projetant des liquides sous pression. De plus, il faut se rappeler que la désinfection est toujours plus efficace et plus rapide quand il est effectué sur des objets et des surfaces nettoyés. Généralement, on combine nettoyage et décontamination en utilisant produits détergents et désinfectants.

Dans les hôpitaux, les systèmes de ventilation constituent une source de contamination non négligeable et ont été à l'origine d'infections nosocomiales graves. Différentes espèces d'*Aspergillus*, des espèces des genres *Candida* et *Legionella* sont les agents infectieux les plus fréquemment incriminés dans ces infections. Ces problèmes peuvent être contrôlés par plusieurs actions préventives:

- installation de filtres HEPA dans les canalisations;
- élimination des points d'accumulation d'eau stagnante, qui constituent des lieux favorables au développement des bactéries et des moisissures;
- maintien d'une pression d'air suffisante pour empêcher l'arrivée d'agents infectieux d'autres endroits de l'hôpital;
- protection des travaux de construction et de rénovation par des enceintes de protection avec pression négative pour empêcher la propagation des poussières dans l'hôpital;
- entretien systématique et nettoyage fréquent des systèmes de ventilation.

Concepts clés à retenir

1. La **prophylaxie** représente l'ensemble des moyens médicaux destinés à prévenir l'apparition, l'aggravation ou l'extension des maladies infectieuses.
2. Les moyens de prévention permettent d'intervenir à plusieurs niveaux de la **chaîne épidémiologique**: les **réservoirs**, le **milieu extérieur**, le mode de **transmission** et l'**hôte réceptif**.
3. La prévention des infections à partir des réservoirs humains repose sur le **dépistage** des maladies, la **surveillance** des infections, le **traitement** des malades, la **chimioprophylaxie** et l'**éducation sanitaire**.
4. Le **traitement** et l'**épuration** de l'eau, l'**élimination des ordures**, l'**assainissement de l'air** sont les principaux moyens d'action sur le milieu extérieur.
6. La **vaccination** prévient l'infection en immunisant l'hôte avant qu'il n'entre en contact avec un agent infectieux.
7. La **sérothérapie** fait appel à des anticorps préformés, ce qui permet d'assurer une protection immédiate.
8. En milieu hospitalier, la prévention du risque infectieux repose sur l'**asepsie** médicale et chirurgicale, sur la **désinfection**, la **stérilisation** et **l'isolement** des malades.

Références et lectures suggérées

Bach, J-F. *Immunologie. De la biologie à la clinique*. 3e éd., Paris, Flammarion, Médecine-Sciences, 1999.

Baltimore, D. et C. Heilman. « Les vaccins contre le SIDA : espoirs et défis ». *Pour la science*, n° 251, septembre 1998, p.44-50.

Boivert, J. F. « Prévention et contrôle des infections nosocomiales ». *Le Médecin du Québec*, avril 1996, p. 48-50.

Bolognesi, D. P. « Prospects for an HIV Vaccine ». *Science & Medicine*, mars-avril 1994, p. 44-53.

Brayden, D. et A. W. Baird. « Microparticle Vaccine Approaches to Stimulate Mucosal Immunisation ». *Microbes and Infection*, 2001, vol. 3, p. 876-876.

Capron, S. et J.-C. Ameisen. « Les nouvelles stratégies de vaccination ». *La Recherche*, supplément au n° 237 (novembre 1991), p. 36-44.

Comité consultatif national de l'immunisation (CCNI). « Déclaration sur l'itilisation recommandée des vaccins antiméningococciques ». *Relevé des maladies transmissibles au Canada*, vol. 27, 15 octobre 2001.

Davis, H. L. et M. J. McCluskie. « DNA Vaccines for Viral Diseases ». *Microbes and Infection*, 1999, vol. 1, p. 7-221.

Degos, F., Tron, F., et J.-P. Benhamou. « Virus de l'hépatite B et vaccination ». *Médecine sciences*, vol. 4, n° 10 (décembre 1988), p. 629-636.

Ellis, R. W. « New Technologies for Making Vaccines ». *Vaccine*, 1999, vol. 17, n° 13-14, p. 1596-1604.

Gachelin, G. « Espoirs pour des vaccins synthétiques ». *La Recherche*, vol. 23, n° 240 (février 1992), p. 246-247.

Gherardi, R. K., Coquet, M., Chérin, P., Bélec, L., Moretto T., Dreyfus, P. A., Pelissier, J. F., Chariot P. et F. J. Authier. « Macrophagic Myofasciitis Lesions Assess Long-terme Persistence of Vaccine-derived Aluminium Hydroxide in Muscle ». *Brain*, vol. 124, septembre 2001, p. 1821-31.

Gouvernement du Canada. « Directives sur les conseils à donner aux personnes qui ont subi une exposition professionnelle au virus de l'immunodéficience humaine ». *Rapport hebdomadaire des maladies au Canada*, vol. 17-48 (21 septembre 1991), p. 205-206.

Gouvernement du Canada, Santé et bien-Être social Canada. « Lavage des mains, nettoyage, désinfection et stérilisation dans les établissements de santé ». *Relevé des maladies transmissibles au Canada*, vol. 24S8 (décembre 1998), 57 p.

Guide canadien d'immunisation. 5e éd., Ottawa, Ministère des Travaux publics et Services gouvernementaux, 1998.

Hawker, J., Begg, N., Blair, I., Reintjes, R. et J. Weinberg. *Communicable Disease Control Handbook*. Oxford, Blackwell, 2001.

Julien, G. « La prévention des infections à l'hôpital ». *Le Médecin du Québec*, avril 1996, p. 45-48.

Lamoureux, J. C. « Les infections à l'hôpital ». *La Recherche*, vol. 25, n° 266 (juin 1994), p. 701-705.

Langridge, W. « Les aliments vaccins ». *Pour la science*, octobre 2000, p. 126-130.

Laouini, D., Pardigon, N. et P. Kourilsky. « Report on the International Symposium on Vaccinology, November 18-20, Paris, France, organized by the Académie des Sciences and the Marcel Mérieux Foundation ». *Microbes and Infection*, 1999, vol. 1, p. 361-365.

Lévy, J. P. « Le problème d'un vaccin contre le SIDA ». *Médecine Sciences*. 1995, vol. 11, mars 1995, p. 407-419.

Lévy, J. P. « Un vaccin contre le SIDA : à quelle échéance ? ». *Pour la science*, octobre 2000, p. 112-118.

Malakoff, D. « Public Health. Aluminium is Put on Trial as a Vaccine Booster ». *Science*, 2000, 26 mai, vol. 288, p. 1323-24.

McCluskic, M. J. ct H. L. Davics. « Mucosal Immunization with DNA Vaccines ». *Microbes and Infection*, 1999, vol. 1, p. 685-698.

Mills, H. G. « Immunity to *Bordetella pertussis* ». *Microbes and Infection*. 2001, vol. 3, p. 655-677.

Ministère de la Santé et des Services sociaux. *Protocole d'immunisation du Québec*. Québec, Gouvernement du Québec, 1999.

Nérome, S., Polonemi, P. et V. Bouisson. *Hygiène et soins infirmiers aux personnes atteintes de maladies infectieuses et aux personnes atteintes par le VIH*. Paris, Ellipses, 2001, 300 p.

Plotkin, S. A. et W. A. Orenstein. *Vaccines*. 3e éd., Philadephie, W. B. Saunders, 1999.

Roitt, I., Brostoff, J. et D. Male. *Immunology*. 5e éd., Londres, Mosby, 1998.

Silverta, D. « La vaccination est-elle utile ? La réponse de la coqueluche ». *La Recherche*, vol. 20, n° 206 (janvier 1989), p. 124-125.

Stickland G. T. et S.L. Hoffman. « Strategies for the Control of Malaria ». *Science & Medicine*, juillet- août 1994, p. 24-33.

Tacket, C. O. et H. S. Mason. « A Review of Oral Vaccination with Transgenic Vegetables ». *Microbes and Infection*, 1999, vol. 1, p. 777-783.

Tanner, F., Haxhe, J. J., Zumofen, M. et G. Ducel. *Éléments d'hygiène hospitalière et techniques d'isolement hospitalier*. Paris, Maloine, 1977.

Weiner, D. et R. Kennedy. « Les vaccins génétiques ». *Pour la science*, octobre 2000, p. 120-124.

Wong, S. Y., Ho, K. S., Mason, H. S. et C. J. Arntzen. « Edibles Vaccines ». *Science & Medicine*, novembre-décembre 1998, p. 36-45.

Zeitlin, L., Cone, R. A., Moench, T. R. et K. J. Whaley. « Preventing Infectious Disease with Passive Immunization ». *Microbes and Infection*, 2000. vol. 2, p. 701-708.

Zitvogel, L., Raposo, G. et S. Amigorena. « Vers un vaccin antitumoral ? » *Pour la science*, octobre 2000, p. 110-111.

Chapitre 32

Diagnostic des infections et évaluation des défenses de l'hôte

Sommaire

32.1 Introduction

Le diagnostic d'une maladie infectieuse repose sur plusieurs éléments mais l'identification de l'agent infectieux joue un rôle prépondérant. Elle en apporte la preuve, en conformité avec les conditions énoncées par le microbiologiste allemand Robert Koch à la fin du XIXe siècle et qui sont devenus ce que l'on appelle les « postulats » de Koch.

Selon Koch, on peut attribuer la cause d'une maladie infectieuse à un microorganisme spécifique si : 1) le microorganisme est présent chez tous les individus atteints de la maladie ; 2) on peut isoler le microorganisme chez ces individus et en obtenir une culture pure ; 3) l'inoculation d'organismes sains à partir de cette culture pure cause la même maladie ; 4) on peut isoler à nouveau l'agent infectieux chez ces organismes et en obtenir à nouveau une culture pure.

Au delà des changements technologiques modernes, ces principes demeurent : le diagnostic repose sur la mise en évidence de l'agent étiologique d'une infection donnée. Aujourd'hui, le laboratoire de microbiologie contribue au diagnostic et au traitement de différentes façons :

- il détecte et identifie les agents infectieux responsables des infections ;
- il évalue les anticorps produits par l'hôte en réaction à l'infection ; cette méthode est pratique quand le microbe lui-même ne peut être détecté ;
- il oriente le traitement en identifiant les antibiotiques et les autres types de médicaments antimicrobiens.

La figure 32.1 schématise l'ensemble des procédures et des méthodes employées pour effectuer le diagnostic d'une infection par le laboratoire.

32.2 Prélèvement des spécimens cliniques

Les prélèvements constituent une étape préliminaire mais déterminante du diagnostic. Les prélèvements permettent au laboratoire :

- de déterminer le ou les agents pathogènes responsables d'une infection ;

Figure 32.1 Méthodes d'identification des microorganismes pathogènes

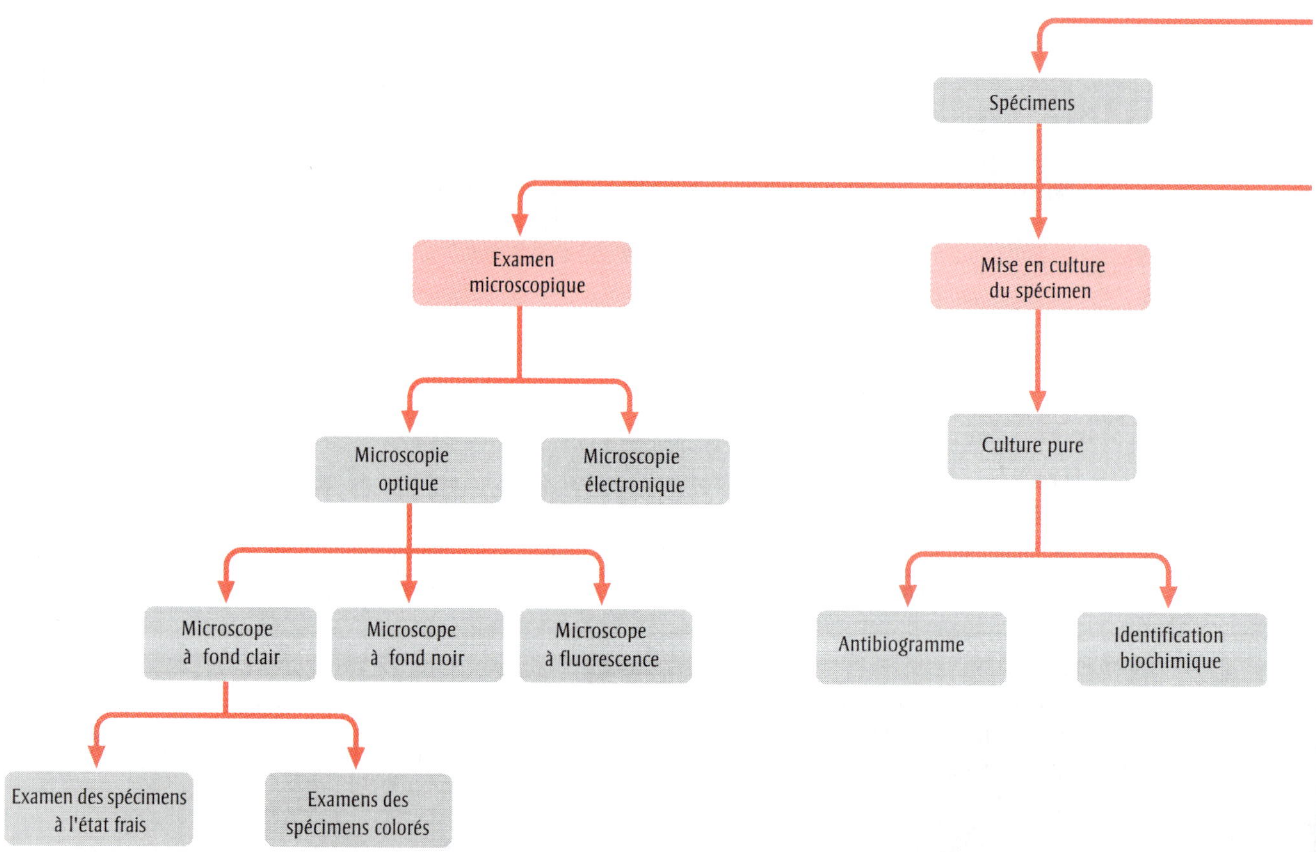

- d'effectuer des antibiogrammes afin de déterminer le choix d'antibiotiques à utiliser pour traiter l'infection;
- de dépister des porteurs sains de germes pathogènes pouvant les transmettre à des sujets réceptifs. Il est en effet assez fréquent de trouver des porteurs sains de *Staphylococcus aureus*, de *Neisseria meningitidis* ou de *Streptococcus pyogenes*, par exemple.

La valeur des résultats de l'analyse de tout matériel biologique dépend de divers facteurs, mais il y en a deux d'importance capitale:

- la façon dont l'échantillon est prélevé et transporté;
- la rapidité avec laquelle il est analysé.

Une certaine responsabilité repose donc sur le personnel travaillant auprès du patient, car un échantillon mal prélevé ou mal conservé risque de fausser le diagnostic. Il est donc nécessaire que le personnel infirmier, qui a souvent la responsabilité d'effectuer ces prélèvements, connaisse et respecte méthodiquement les procédures de conservation et d'acheminement des spécimens cliniques.

Les prélèvements doivent être effectués avec du matériel stérile (tableau 32.1) et déposés dans des contenant stériles. Chaque tube ou récipient contenant un prélèvement doit être identifié par le personnel responsable du prélèvement: nom du patient, date, site de prélèvement, nom du médecin, numéro de chambre ou de lit.

Les échantillons doivent parvenir au laboratoire le plus rapidement possible. Il faut, en effet, prévenir le dessèchement des échantillons et la mort des microorganismes prélevés. Dans d'autres cas, comme celui de l'urine, il faut aussi éviter une multiplication bactérienne intempestive qui fausserait les résultats (voir chapitre 21, *Infections génito-urinaires*). On doit donc toujours se rappeler la règle générale selon laquelle plus l'intervalle entre le prélèvement et sa mise en culture est court, et plus grande est la chance d'isoler un agent pathogène.

Si le spécimen, quel qu'il soit, ne peut être ensemencé immédiatement, il est recommandé d'utiliser un milieu de transport afin de faciliter la survie des microorganismes prélevés.

Également, il faut comprendre la raison de certains prélèvements urgents. Prenons l'exemple de l'hémoculture. Lorsque survient un déversement de bactéries dans le flot sanguin, il s'écoule en moyenne 20 minutes avant que n'apparaissent les premiers symptômes: la peau devient pâle et froide, le patient éprouve des frissons. La fièvre atteint son paroxysme

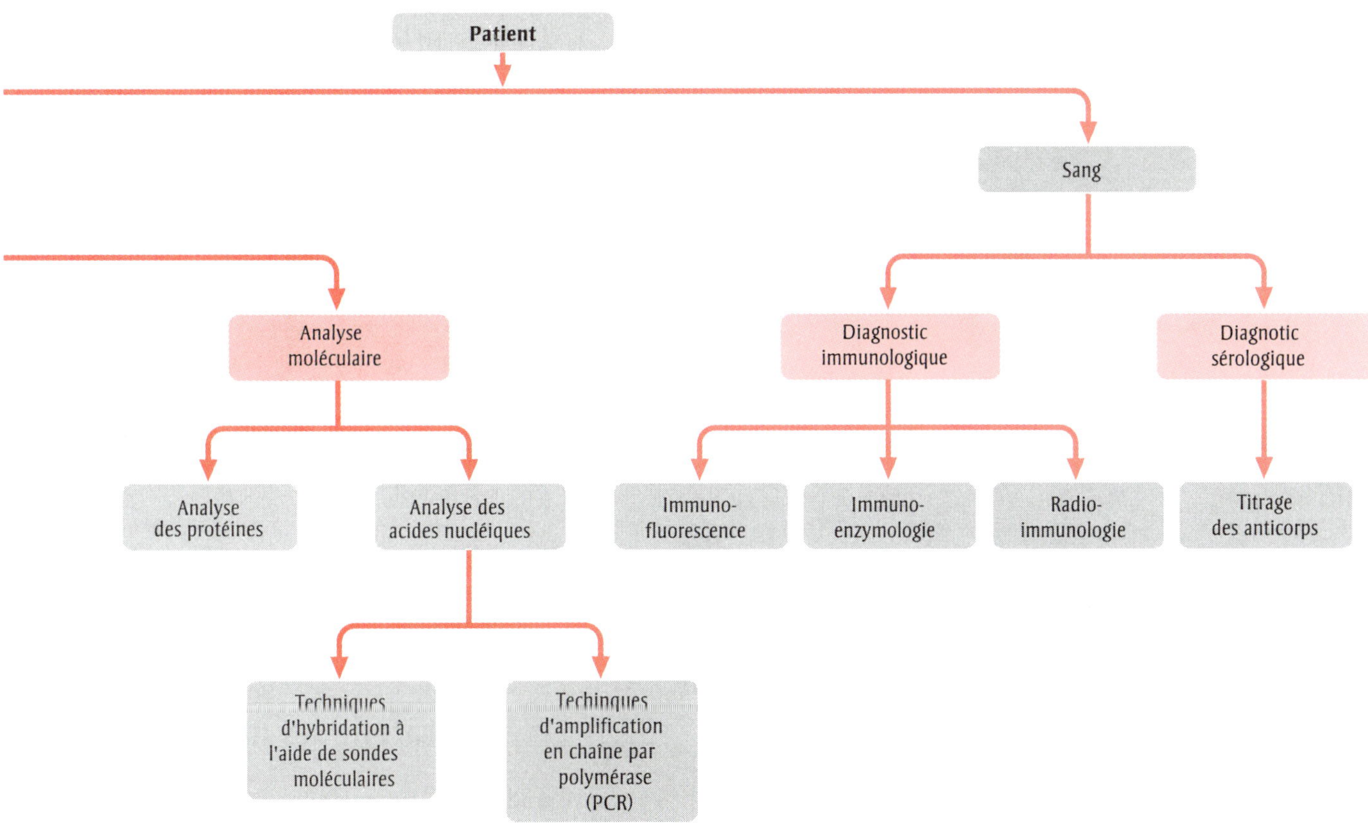

Tableau 32.1 Techniques de prélèvement des spécimens cliniques

Matières prélevées et sites de prélèvements	Techniques de prélèvement	Remarques
Pus	Écouvillonage stérile Aspiration à l'aide d'une seringue recommandée pour la recherche des anaérobies et pour éviter la contamination par la flore indigène	Si le spécimen ne peut être envoyé immédiatement, plonger l'écouvillon dans le milieu de transport Il existe des tubes de collection et des milieux de transport spécialement pour les anaérobies
Peau		
Liquide vésiculaire, squames	Grattage, ruban adhésif	Transporter au laboratoire et incuber immédiatement
Sérosités **Liquide pleural** **Liquide articulaire** **Liquide péritonéal** **Liquide céphalo-rachidien**	Ponction	
Rhino-pharynx	Écouvillonage stérile	Ensemencer immédiatement Sinon conserver dans du sérum physiologique ou dans un milieu de Stuart, d'Amies, de Carey-Blair, etc.
Bouche	Écouvillonage stérile	Ensemencer immédiatement Sinon conserver dans du sérum physiologique ou dans un milieu de Stuart
Sécrétions bronchiques	Expectorations Bonchoscopie Aspiration endotrachéale	Recueillir les expectorations et non la salive dans des récipients stériles (il peut être nécessaire de provoquer la toux). Ensemencer immédiatement Sinon conserver au réfrigérateur (maximum trois heures)
Matières fécales	Écouvillonage rectal Recueillir les matières fécales dans des récipients stériles	Ensemencer dans les heures qui suivent Sinon utiliser un milieu de transport de Stuart ou le milieu de Carey-Blair
Urine	Technique du mi-jet après nettoyage local Cathétérisme Ponction suprapubienne	Faire parvenir immédiatement au laboratoire pour ensemencer immédiatement ou pour réfrigération
Sécrétions urétro-génitales	Écouvillonage stérile	Ensemencer immédiatement Sinon conserver en milieu de Stuart
Os	Pus	Prélèvement lors de l'intervention chirurgicale
Articulations	Pus	Prélèvement lors de l'intervention chirurgicale
Hémocultures	Désinfecter soigneusement le site de prélèvement Prélever entre 50 et 100 ml de sang dans un tube sous vide et stérile ajusté à une aiguille	Réaliser deux ou trois ponctions à des sites différents Ensemencer immédiatement dans les milieux liquides spéciaux Attendre un minimum de deux semaines avant de conclure à la négativité de la culture

de 45 minutes à une heure après le début de l'envahissement du flot sanguin. Durant cette poussée de fièvre, les bactéries sont graduellement éliminées de la circulation sanguine. Idéalement, il faudrait réaliser la ponction sanguine avant la poussée de fièvre. Malheureusement, il arrive souvent que les bactéries ne soient déjà plus qu'en petit nombre ou absentes lorsque l'on parvient à effectuer le prélèvement.

32.3 Identification des microorganismes

Le travail traditionnel des microbiologistes a été grandement bouleversé par le développement spectaculaire de la biochimie, de l'immunologie, de la génétique et, plus récemment, par l'invention des techniques d'analyse des acides nucléiques. Alors qu'elle était autrefois fondée principalement sur l'analyse morphologique, l'identification des microorganismes repose maintenant sur l'application d'une série de tests biochimiques et biologiques.

Avant d'examiner les diverses méthodes d'identification, il faut prendre en considération un certain nombre de facteurs d'interférence dans l'interprétation des résultats, ceci quelle que soit la méthode utilisée. Comme facteur de première importance, il faut tenir compte de l'existence de populations microbiennes commensales importantes sur la peau et les muqueuses qui tapissent toutes les cavités naturelles de l'organisme. Ces espèces commensales se retrouvent inévitablement dans les prélèvements dont on fait les cultures. L'identification sera d'autant plus significative que:

- le microorganisme n'est pas un résidant habituel du site de prélèvement;
- le spécimen n'a pas été en contact avec une muqueuse présentant une flore commensale abondante;
- l'organe dans lequel a été retrouvé le microorganisme est normalement stérile (oreille moyenne, sang, poumon);
- lors d'une infection, le microorganisme pathogène est retrouvé en abondance.

Enfin, il faut garder à l'esprit que l'antibiothérapie peut fausser les résultats et que certaines infections graves peuvent être causées par des germes qui sont généralement classés parmi les non pathogènes. Ce genre d'infections survient fréquemment chez les patients atteints d'une autre maladie (cancer, diabète), chez les personnes ayant subi une intervention chirurgicale ou qui souffrent d'immunodépression.

32.4 Examen morphologique

L'examen morphologique peut constituer une première étape de l'identification. Même si cet examen n'est pas toujours suffisant pour identifier un microorganisme pathogène, il permet parfois de poser un diagnostic présomptif. Par ailleurs, l'examen morphologique fournit des renseignements qui permettent d'orienter la suite du travail d'identification.

L'observation des microorganismes se fait à l'aide d'un microscope, la plupart étant trop petits pour être observés à l'œil nu. En effet, la taille des microorganismes varie de 0,5 à 3 µm alors que l'œil humain est incapable de percevoir un objet dont la taille est inférieure à un dixième de millimètre.

Il existe deux grands types de microscopes: les microscopes optiques et les microscopes électroniques. Bien qu'ils soient en apparence très différents, ces deux types d'appareils ne diffèrent que par le principe grâce auquel est produit le grossissement de l'objet observé. Les premiers ont un grossissement maximal de 1000 fois, alors que le grossissement habituel des seconds est supérieur à 100 000 x.

32.4.1 Microscopes optiques

Les microscopes optiques sont utilisés pour les examens généraux en bactériologie, en mycologie et en parasitologie. Ils permettent l'observation des bactéries, des éléments mycéliens, de l'aspect des levures et des structures parasitaires. En virologie, on utilise aussi le microscope optique pour observer les modifications cellulaires causées par les effets cytopathologiques des virus. Cet examen donne souvent assez d'informations pour établir un diagnostic présomptif. Cependant, l'observation directe des virus nécessite un microscope électronique.

L'examen microscopique se fait le plus souvent avec un microscope conventionnel. Cet appareil permet d'observer la présence de cellules sanguines et des microorganismes dans les liquides biologiques (urines, pus, sécrétions). Dans certains cas, l'examen fait appel à des microscopes optiques munis de dispositifs particuliers. Le tableau 32.2 précise les particularités de ces appareils.

Tableau 32.2 Quelques types de microscopes optiques

Microscopes	Caractéristiques	Utilisation
Microscope à fond noir	Diffraction des rayons lumineux et formation d'une image noire et blanche sur fond noir	Observation des microorganismes invisibles au microscope optique à fond clair Observation des cellules tissulaires, spores, bactéries, cristaux Étude de la motilité des microorganismes Observation des spirochètes (*Treponema pallidum*)
Microscope à contraste de phase	Diffraction et déphasage des rayons lumineux et formation d'une image contrastée (noire et blanche) sur fond sombre	Observation des structures intracellulaires et différents éléments fongiques (hyphes et spores) Type de microscope peu utilisé en laboratoire d'analyse
Microscope à fluorescence	Absorption et émission de fluorescence et formation d'une image brillante, colorée, sur fond clair ou noir	Observation des cellules et des microorganismes préalablement imprégnés de produits fluorescents (immunofluorescence directe et indirecte)

32.4.2 Examen des spécimens

Examen direct

Sauf dans des cas très particuliers, l'examen direct des spécimens apporte peu de renseignements. C'est pourquoi, la plupart du temps, il est nécessaire de recourir à des préparations et à des colorations spéciales qui en facilitent l'étude.

L'examen direct de spécimens à l'état frais (non colorés) est utile quand on veut observer des microorganismes vivants. On s'en sert, par exemple, pour vérifier la motilité des microorganismes ou pour observer leur disposition dans l'espace. Le tableau 32.3 indique les principales applications de cet examen.

Colorations

La coloration des microorganismes s'avère très utile dans de nombreux cas. Elle permet principalement de révéler leur apparence morphologique et de faire apparaître un certain nombre d'organites, facilitant ainsi l'observation au microscope à fond clair. Elle permet aussi de différencier les microorganismes les uns des autres et, par conséquent, d'orienter les étapes subséquentes du travail d'identification. Dans certains cas, l'examen microscopique après coloration permet même d'établir un diagnostic présomptif (tableau 32.4).

Selon le but recherché, on peut effectuer une coloration simple ou une coloration différentielle.

Au cours du procédé de coloration simple, on ne fait agir qu'un seul colorant. Le plus fréquemment, on utilise le bleu de méthylène ou le violet de cristal. Quoiqu'il donne peu d'indications (forme, taille et arrangement des microorganismes), on y a toujours recours. La recherche de bactéries dans le liquide cérébro-spinal en cas de méningite bactérienne est un exemple de ce type d'examen.

Tableau 32.3 Examen direct de spécimens non colorés

Technique	Procédure	Applications
État frais	Déposer une petite quantité du prélèvement ou du bouillon dans lequel s'est développée la culture directement entre lame et lamelle. Recouvrir d'une lamelle et observer.	Observer la motilité des microorganismes (bactéries, parasites), ainsi que leurs réactions vis-à-vis de certains composés chimiques ou leur réactivité sérologique vis-à-vis d'antisérums. Réaction de gonflement de la capsule ou réaction de Neufeld pour déterminer les types de *S. pneumoniæ*, de *H. influenzæ* type b, de *K. pneumoniæ* et de *N. meningitidis*.
Goutte pendante	Déposer une petite quantité du prélèvement ou du bouillon dans lequel s'est développée la culture sur une lamelle. Déposer sur la lamelle une lame munie d'une dépression centrale préalablement entourée de vaseline. Retourner le tout précautionneusement. Observer.	Applications identiques à celle de l'état frais décrit ci-dessus, mais en éliminant la distorsion due au poids que la lamelle exerce sur le liquide.
Lugol	Remplacer le sérum physiologique de l'examen à l'état frais par une goutte de solution de Lugol.	Recherches des protozoaires et des œufs d'helminthes dans les selles ou d'autres spécimens d'origine intestinale. L'iode facilite l'observation en colorant les organites intracytoplasmiques (noyaux), mais empêche d'observer la mobilité.
Potasse (KOH à 10 %)	Remplacer le sérum physiologique de l'examen à l'état frais par une goutte de solution de potasse. Déposer les prélèvements (squames, fragments de cheveux ou de poils). Placer une lamelle, laisser agir 30 minutes à température ambiante, puis observer au microscope.	La potasse dissout la kératine et facilite l'observation des éléments fongiques (hyphes et conidies).
Encre de Chine	Centrifuger les liquides biologiques (LCR, pus ou autres sécrétions). Émulsionner une partie du culot de centrifugation dans une goutte d'encre de Chine ou de nigrosine. Recouvrir d'une lamelle et observer au microscope.	Observation de la capsule des microorganismes encapsulés sur un fond opaque (*Streptococcus, Klebsiella, Cryptococcus*).

Tableau 32.4 Diagnostic présomptif des infections par examen microscopique des spécimens

Spécimen	Maladie suspectée	Technique	Critère
Blessure cutanée Pus provenant du drainage d'abcès sous-cutanés	Gangrène gazeuse	Coloration de Gram	Bacille à Gram positif suggérant *Clostridium perfringens*; spores non visibles
Culture de gorge	Pharyngite streptococcique aiguë	Immunofluorescence directe Après 6 h d'incubation en milieu de Todd-Hewitt	Cocci fluorescents en chaînettes
Ulcères oro-pharyngés	Angine de Vincent	Coloration de Gram	Présence de bacilles à Gram négatif et de spirilles
Pus Aspirations trachéales Lavages bronchiques	Pneumonie bactérienne	Coloration de Gram	Différents types bactériens Présence de pneumocoques capsulés
	Tuberculose	Coloration de Ziehl-Nielsen	Bacilles acido-alcoolo-résistants
	Mycose pulmonaire	Colorations de Gram ou de Wright-Giemsa Coloration au calcofluor	Présence de levures en bourgeonnement, d'hyphes, de pseudohyphes ou de fructifications
Liquide céphalo-rachidien	Méningite bactérienne	Coloration de Gram	Petits bacilles pléomophiques à Gram négatif (*Hæmophilus*) Diplocoques à Gram négatif (*Neisseria meningitidis*) Diplocoques à Gram positif (*Streptococcus pneumoniæ*)
	Méningite à *Cryptococcus*	Coloration à l'encre de Chine ou nigrosine	Levures bourgeonnantes encapsulées
Urine	Infection d'origine fongique (levures)	Colorations de Gram ou de Wright-Giemsa	Pseudohyphes ou levures en bourgeonnement
	Infection bactérienne	Coloration de Gram	Présence de différents types bactériens
	Leptospirose	Microscope à fond noir	Spirochètes motiles à spires lâches
Sécrétions urétrales ou cervicales purulentes	Gonorrhée	Coloration de Gram	Diplocoques à Gram négatif (dans les granulocytes)
Sécrétions vaginales purulentes	Infection d'origine fongique (levures)	Examen à l'état frais ou coloration de Gram	Pseudohyphes ou levures bourgeonnantes
	Trichomonase	Examen à l'état frais	Présence de flagellés mobiles
	Gardnerella vaginalis	Coloration de Papanicolaou ou coloration de Gram Mesure du pH vaginal	Présence de bâtonnets courts adhérants aux cellules épithéliales pH supérieur à 5,5
Yeux	Trachome	Coloration de Giemsa des prélèvements cornéens	Corps d'inclusion intracellulaire en périphérie du noyau
Selles	Entérocolite purulente	Coloration de Gram	Neutrophiles et groupes de staphylocoques
	Infections parasitaires	Examen à l'état frais (sérum physiologique ou iode)	Parasites adultes, fragments ou œufs
Squames, fragments d'ongles	Dermatomycoses	KOH 10%	Hyphes et spores

Tableau 32.4 (suite)

Spécimen	Maladie suspectée	Technique	Critère
Sang	Fièvre récurrente (*Borrelia*)	Coloration de Wright ou de Giemsa Microscope à fond noir	Spirochètes de morphologie caractéristique
	Parasitoses (paludisme, trypanosomiases, filaires)	Coloration de Wright ou de Giemsa Examen de sang frais pour la détection des filaires	Parasites intracellulaires (*Plasmodium*) Trypanosomes extracellulaires Microfilaires

Dans le cas d'une coloration différentielle, on fait agir plusieurs colorants et réactifs sur les cellules. Les réactions à l'égard des colorants employés révèlent des différences entre les bactéries. Parmi les colorations différentielles, une des plus utilisées est la coloration de Gram. Cette coloration repose sur des différences dans la composition chimique de la paroi des bactéries. Elle permet de distinguer les bactéries à Gram positif et les bactéries à Gram négatif selon la teneur en lipides de leur paroi (voir chapitre 4).

La coloration de Ziehl-Nielsen est une autre coloration différentielle employée pour distinguer les mycobactéries (*M. tuberculosis*, *M. lepræ*). Le tableau 32.5 donne la liste des principaux colorants employés en microbiologie ainsi que leurs utilisations diagnostiques.

Colorants fluorescents

L'observation des spécimens à l'aide d'un microscope à fluorescence fait appel à l'emploi de colorants particuliers appelés

Tableau 32.5 Principaux colorants employés en microbiologie

Colorations	Réactifs et préparation	Remarques et applications
Bleu de méthylène	Frottis coloré au bleu de méthylène	Recherche des bactéries dans le liquide céphalo-rachidien et dans d'autres fluides biologiques
Wright-Giemsa	Frottis coloré au colorant de Giemsa	Recherche des protozoaires dans les frottis sanguins (*Plasmodium*), des microorganismes à développement intracellulaires (*Leishmania*, *Toxoplasma*, *Histoplasma*, rickettsies). Cette coloration permet aussi de colorer les kystes de *Pneumocystis carinii*.
Bleu de lactophénol	Frottis coloré au bleu de lactophénol	Coloration directe des filaments mycéliens et des appareils de fructification des mycètes Aussi utilisé comme contre-colorant pour les tissus non fixés, les bactéries et les protozoaires
Coloration de Gram	Frottis coloré au crystal violet, lavé, traité au Lugol, puis avec une solution d'alcool-acide (HCl + alcool éthylique), et enfin contre-coloré à la safranine ou à la fushine	La coloration de Gram permet de séparer les bactéries à Gram positif – dont la paroi est pauvre en lipides –, des bactéries à Gram négatif – dont la paroi est riche en lipides. Les bactéries à Gram positif sont bleues, les Gram négatif sont roses. La coloration de Gram est d'une grande utilité car elle dicte les étapes subséquentes de l'identification des bactéries, notamment en ce qui concerne les besoins nutritifs et la sensibilité aux antibiotiques.
Coloration de Ziehl-Nielsen **Coloration de Kinyoun**	Frottis fixé à la fushine de Ziehl (carbolfushine), traité à l'alcool puis contre-coloré au bleu de méthylène Les deux colorations utilisent les mêmes réactifs. La coloration de Ziehl-Nielsen est réalisée à chaud, celle de Kinyoun à froid	Coloration différentielle permettant de séparer les bactéries en bactéries acido-alcoolo-résistantes (les mycobactéries et les *Nocardia*) des bactéries non acido-alcoolo-résistantes. Identification de *Mycobaterium tuberculosis*

Tableau 32.5 (suite)

Colorations	Réactifs et préparation	Remarques et applications
Colorants fluorescents	Rhodamine Auramine	Colorants émettant de la fluorescence quand ils sont éclairés par des rayons ultraviolets, ce qui permet de localiser des structures cellulaires ou d'observer les microorganismes sur lesquels s'est fixé le colorant fluorescent.
Calcofluor		Produit naturellement fluorescent possédant la propriété de se combiner avec les composés contenant de la chitine et de la cellulose Détection des levures, des hyphes et pseudo-hyphes dans les spécimens cutanés
Acide périodique Schiff (PAS)		Recherche des mycètes dans les tissus

fluorochromes. Les dérivés de la fluorescéine, la rhodamine, ou l'acridine orange, sont des exemples de fluorochromes. Quand ils sont éclairés par des rayons ultraviolets, ces composés émettent de la fluorescence. On peut alors localiser les structures cellulaires recherchées ou observer les bactéries sur lesquelles s'est fixé le colorant fluorescent.

Ce type de coloration permet aussi de révéler indirectement des réactions antigènes-anticorps, puisque l'on peut y fixer des fluorochromes. Cette technique a donné naissance à l'immunofluorescence.

La technique de fixation des fluorochromes sur le spécimen connaît de nombreuses applications en microbiologie médicale, notamment dans l'identification microbienne. Une méthode de détection de *Mycobacterium tuberculosis* repose sur ce principe. Elle remplace avantageusement la coloration conventionnelle de Ziehl-Nielsen. On utilise aussi une telle technique pour détecter la présence de bactéries dans le sang, le liquide céphalorachidien ou l'urine.

Identification des virus

Il est impossible d'observer les virus au microscope optique. Cependant, cet appareil est utile car il permet d'en observer la présence indirectement par les effets cytopathologiques dont sont responsables les virus. On observe notamment des corps d'inclusion qui correspondent à des accumulations de composants viraux, de virus déjà assemblés ou de virus agglomérés. Ces corps d'inclusion sont souvent caractéristiques du virus infectant et représentent un élément diagnostique important. Les corps de Negri présents dans le cytoplasme des cellules de Purkinje infectées par le virus de la rage ou les inclusions intranucléaires causées par les virus de l'herpès sont des exemples de corps d'inclusion.

Par ailleurs, la présence de certains virus, comme celui de la rougeole, cause des modifications de la structure des membranes plasmiques des cellules infectées. On observe alors des cellules aux membranes fusionnées, formant des cellules géantes (syncytium).

L'observation directe des virus exige l'emploi d'un microscope électronique. Ce type d'appareil n'est pas d'un usage courant dans un laboratoire hospitalier. En cas de besoin, les échantillons sont envoyés dans des laboratoires spécialisés.

L'examen en microscopie électronique n'est utile que si le nombre de virus dans l'échantillon est suffisamment élevé (10^6/ml de prélèvement). Ce type d'examen est principalement effectué sur les selles et sur les liquides provenant d'éruptions vésiculaires. Dans les prélèvements de selles (gastro-entérites virales), il est possible de reconnaître plusieurs groupes de virus : rotavirus, adénovirus, coronavirus, calicivirus, astrovirus et virus de Norwalk. Dans le cas des liquides vésiculaires, on peut identifier les virus *herpes simplex* et le virus de la varicelle et du zona.

32.5 Culture des microorganismes

La culture constitue un deuxième grand moyen d'identification des microorganismes. On y a recours surtout pour l'identification des bactéries et, dans une moindre mesure, pour les mycètes. La culture des virus n'est pas effectuée de routine.

32.5.1 Culture des bactéries et des mycètes

Les bactéries et les mycètes que l'on cherche à cultiver au laboratoire doivent trouver des conditions de développement aussi proches que possible de celles dont bénéficient ces microorganismes dans leur milieu naturel. La culture des microorganismes au laboratoire doit respecter une double contrainte : les besoins nutritifs des microorganismes et les conditions environnementales dans lesquelles ils croissent habituellement.

Ces milieux de culture doivent contenir les éléments nutritifs indispensables aux activités métaboliques des microorganismes et doivent répondre aux exigences nutritives des microorganismes à cultiver, exigences qui varient selon les espèces. Par ailleurs, la culture doit aussi respecter les conditions environnementales dans lesquelles croissent habituellement les microorganismes. C'est pourquoi elle doit être effectuée dans des conditions environnementales optimales : température d'incubation, pH, isotonicité, pression d'oxygène, etc. Il suffit qu'une de ces conditions ne soit pas respectée pour que le développement microbien soit compromis.

32.5.2 Milieux de culture

Les cultures sont effectuées en milieux liquides (bouillon) ou solides (gélose). Selon leur utilisation au laboratoire, on distingue plusieurs types de milieux de culture. Le tableau 32.6 en précise les différentes propriétés et les usages.

Sur les milieux de culture solides, les microorganismes se développent en formant des colonies, c'est-à-dire des amas de couleurs, de dimensions ou de formes plus ou moins caractérisées. De plus, ces milieux de culture permettent d'obtenir des cultures pures. Par l'expression culture pure, on se réfère au développement d'une seule souche microbienne dans un milieu donné. En principe, tous les microorganismes de cette culture présentent les mêmes caractéristiques morphologiques, anatomiques, physiologiques, biochimiques et antigéniques.

C'est en milieu solide que les cultures pures sont les plus facilement identifiables par leur simple apparence: pour une souche et un milieu de culture donnés, sur la même boîte de culture et d'une boîte de culture à une autre, toutes les colonies formées sont identiques. Chaque espèce possède une morphologie propre reconnaissable à l'aide de critères tels que la taille, la couleur, la forme, l'aspect (brillant ou mat), la texture (lisse ou rugueuse), etc. (figures 32.2 et 32.3). L'encadré 32.1 explique le principe d'obtention d'une culture pure.

32.5.3 Culture des anaérobies

La culture des microorganismes anaérobies présente des problèmes particuliers à cause de l'action inhibitrice ou toxique de l'oxygène sur ces microorganismes. Il faut prendre des précautions spéciales pour ne pas tuer les microorganismes anaérobies au moment de leur prélèvement. L'emploi d'écouvillons les mettraient en contact avec l'air. Aussi est-il recommandé d'utiliser une seringue pour prélever les sérosités, etc. Il va sans dire que le prélèvement doit être acheminé promptement au laboratoire où il sera ensemencé sans délai en anaérobiose.

D'une façon générale, on distingue deux grandes catégories de méthodes de culture selon qu'il s'agit de microorganismes anaérobies facultatifs ou stricts.

La culture des anaérobies facultatifs est relativement facile puisque la plupart des manipulations peuvent être effectuées à l'air libre. Il existe plusieurs procédés de routine pour la culture de ces microorganismes. On peut les ensemencer soit en gélose profonde, c'est-à-dire dans un tube contenant un milieu gélosé, soit en boîte de Petri, dans un milieu contenant une substance réductrice qui capte l'oxygène moléculaire de l'atmosphère. De plus les cultures peuvent être placées dans des récipients ou des

Tableau 32.6 Caractéristiques et usages des différents milieux de culture

Milieux	Caractéristiques	Exemples
Milieux enrichis **Milieux de propagation et de conservation**	Milieux contenant des substances organiques complexes (sang, infusions de cœur de bœuf, extraits de levures) qui stimulent le développement d'espèces microbiennes Milieux utilisés pour la culture et la conservation des espèces à long terme	Gélose au sang pour la culture des streptocoques Gélose chocolatée pour la culture des *Neisseria* ou de *Bordetella* Bouillon nutritif, gélose, etc.
Milieux sélectifs	Milieux de culture contenant un produit particulier (antibiotique, sel, colorant, composé chimique) qui empêche le développement d'espèces indésirables que peut contenir un spécimen	Milieu au mannitol pour l'isolement de routine de *Staphylococcus aureus* (le milieu contient 7,5 g de Na Cl pour 100 ml d'eau). À cette concentration, le développement des autres espèces présentes dans le spécimen est inhibé
Milieux différentiels	Milieux de culture permettant de différencier une espèce particulière par simple examen à l'œil nu de colonies présentant apparence caractéristique	Sur un milieu EMB, *Escherichia coli* forme des petites colonies circulaires, noirâtres, lisses, brillantes et présentant un reflet métallique plus ou une moins marqué. Sur gélose ENDO, *Escherichia coli* forme des colonies lisses, très brillantes et rouge violacé: la gélose présente un changement de coloration. Sur le même milieu, *Salmonella* forme des petites colonies blanc rosé et la gélose ne change pas de couleur.
Milieux de transport	Milieux utilisés pour assurer la survie des microorganismes présents dans les spécimens cliniques et les échantillons avant leur ensemencement au laboratoire	Milieu de Stuart, d'Amies, de Carey-Blair

incubateurs dans lesquels l'oxygène est évacué puis remplacé par un mélange gazeux inerte et sans oxygène. La figure 32.4 représente quelques appareils permettant la culture des anaérobies facultatifs. En revanche, la manipulation et la culture des microorganismes anaérobies stricts posent des problèmes considérables : un contact avec l'oxygène les détruits inévitablement. Il faut donc faire appel à des techniques spéciales qui permettent de procéder à l'ensemencement, au repiquage, à d'autres manipulations à l'abri de l'oxygène, etc.

Figure 32.2 Isolement par épuisement

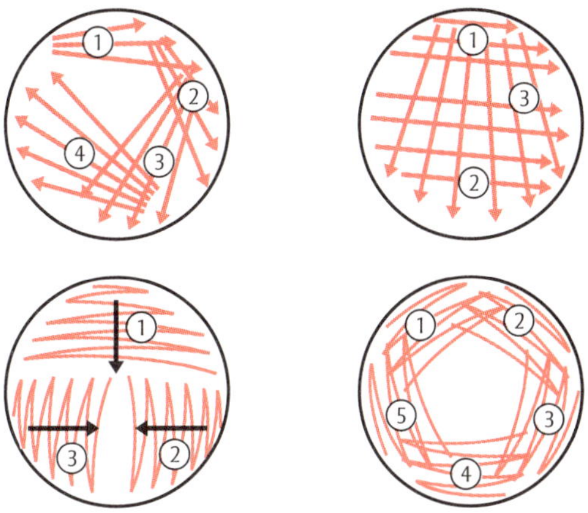

Les stries peuvent être effectuées dans différentes directions, mais elles ont toujours pour but de séparer les microorganismes et de permettre la formation de colonies distinctes.

Figure 32.3 Résultat d'un isolement par épuisement

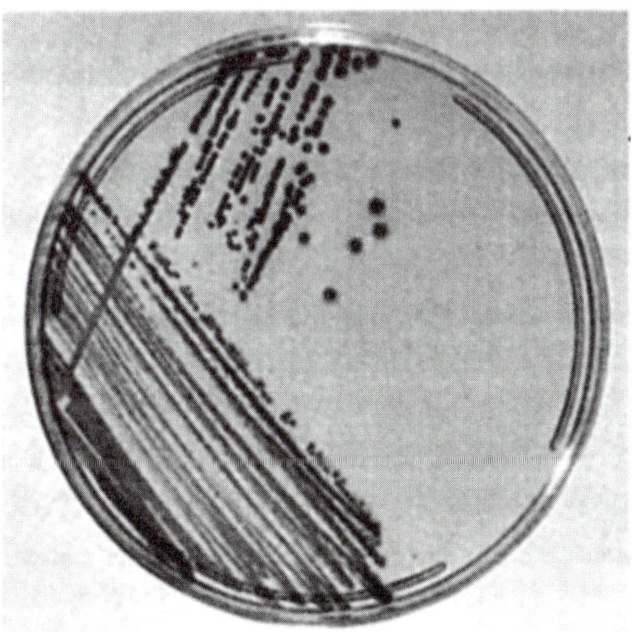

Photographie : M. Carbonneau.

32.5.4 Culture des virus

Le parasitisme intracellulaire obligatoire des virus rend leur culture impossible sur les milieux utilisés pour les bactéries. Il est donc nécessaire de les cultiver dans des cellules vivantes, ce qui impose de cultiver et d'entretenir différentes lignées cellulaires. Par ailleurs, certains virus sont de culture difficile, comme le virus de l'immunodéficience humaine, ou carrément impossible à cultiver, comme le virus de l'hépatite B ou les rotavirus.

Même si, pour les virus cultivables, la culture constitue théoriquement la méthode d'identification de choix, on ne cultive pas les virus en analyse de routine. On peut se dispenser de cultiver les virus pour plusieurs raisons :

- très souvent, le diagnostic de l'infection virale peut être posé à partir des symptômes que présente le sujet malade. C'est vrai en particulier pour les maladies éruptives (rougeole, rubéole, varicelle, etc.) et pour d'autres infections virales comme les oreillons, l'herpès et les hépatites ;
- la plupart des laboratoires hospitaliers ne sont pas équipés pour la culture des virus et l'on dispose aujourd'hui de techniques d'identification plus rapides que la microscopie électronique, et qui permettent d'identifier le virus responsable de l'infection en moins de 24 h ;
- il est possible d'observer les effets cytopathologiques causés par les virus à l'aide d'un microscope optique.

Figure 32.4 Procédés permettant la culture des microorganismes anaérobies

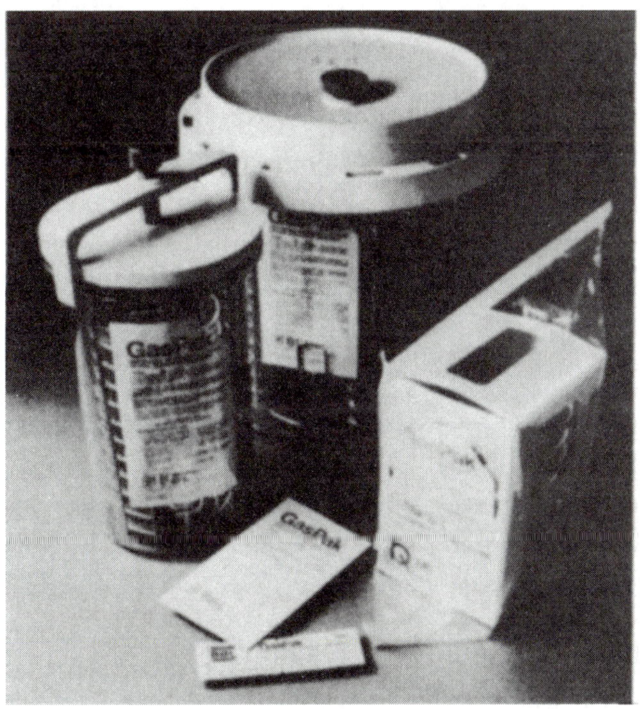

Photographie : Becton-Dickinson.

Encadré 32.1

Technique d'obtention des cultures pures.

Pour vérifier le caractère pathogène d'un microorganisme donné, le microbiologiste clinique doit d'abord l'isoler et l'identifier clairement. Comme il est exceptionnel de ne rencontrer qu'une seule espèce dans un milieu naturel donné, il doit obtenir une culture pure du microorganisme suspecté. Par exemple, *Streptococcus pyogenes*, agent responsable de la scarlatine, cohabite généralement dans le pharynx avec plus d'une quinzaine d'espèces différentes, la plupart de celles-ci étant inoffensives. Le prélèvement, effectué à l'aide d'un écouvillon, conduit à une première culture sur laquelle se développent toutes les espèces prélevées. On peut différencier sommairement ces espèces par les caractéristiques morphologiques des colonies qu'elles forment, mais comment isoler l'espèce pathogène?

Tout procédé mis en œuvre pour obtenir une culture pure repose sur un principe simple : séparer les cellules les unes des autres au moment de l'ensemencement de l'échantillon. À l'issue de cette séparation, chaque bactérie individualisée est déposée à la surface du milieu de culture et se multiplie un très grand nombre de fois. Cette multiplication donne une colonie dont toutes les cellules sont identiques à la bactérie initiale.

Il faut donc tout d'abord séparer les différentes espèces, en se fondant sur les critères morphologiques, et les repiquer dans des milieux de culture neufs de façon à obtenir une culture pure. Sur ces nouveaux milieux, le microbiologiste est en mesure de poursuivre l'identification : coloration et examen microscopique, réactions biochimiques, réactions sérologiques, sensibilité à certains antibiotiques, etc.

Pour obtenir des cultures pures, on fait principalement appel à la technique de l'isolement par épuisement. Cette méthode consiste en un étalement progressif des microorganismes sur une boîte de Petri à l'aide d'un fil de platine. Après avoir été préalablement stérilisé, le fil bouclé est plongé dans la colonie d'une culture mixte que l'on veut purifier. L'inoculum est alors transféré et ensemencé sur la gélose d'une boîte de Petri neuve. Les figures 32.2 et 32.3 illustrent les principales façons de procéder et le résultat obtenu.

Il s'agit d'étaler les microorganismes en effectuant des stries à la surface de la gélose. À mesure que le fil s'éloigne de la zone de contact initial, le nombre de bactéries présentes sur le fil diminue. Dans la dernière zone, c'est-à-dire dans la zone la plus éloignée de l'endroit où le fil de platine a touché la gélose pour la première fois, le nombre de bactéries est très faible. Dans cette dernière zone, des bactéries bien séparées les unes des autres sont déposées : en se multipliant au cours de l'incubation, elles formeront des colonies bien isolées et dont chacune constitue un clone, c'est à dire dont toutes les cellules sont issues de la prolifération d'une seule bactérie initiale; c'est aussi ce que l'on appelle un isloat.

32.6 Identification des microorganismes mis en culture

Même si l'examen morphologique des cultures donne quelques renseignements précieux, il est indispensable de recourir à des tests spécifiques et différentiels pour obtenir l'identification définitive de l'agent infectieux.

32.6.1 Examen morphologique

Les renseignements de l'examen morphologique présentent l'inconvénient majeur de n'avoir aucune spécificité. Par exemple, au simple examen microscopique, il est impossible de différencier *Escherichia coli* de *Salmonella typhi* ou de *Proteus vulgaris*.

Les principales informations recueillies lors de l'examen morphologique proviennent :

- de l'aspect des cultures effectuées en milieux liquides et solides ;
- de l'apparence des colonies microbiennes ;
- des transformations macroscopiques des milieux de culture ;
- des résultats de la coloration.

32.6.2 Méthodes biochimiques

Parmi les méthodes de diagnostic différentiel, on accorde une grande place aux épreuves biochimiques. L'identification à l'espèce qui en résulte est souvent probante.

Les méthodes biochimiques reposent principalement sur la recherche d'enzymes responsables de réactions biochimiques particulières, sur l'utilisation d'un substrat particulier ou sur la présence de produits spécifiques issus des réactions du métabolisme intermédiaire. La plupart du temps, ce n'est pas l'enzyme elle-même qui est révélée mais le produit terminal de la réaction. La présence de ce produit terminal est mise en évidence soit par le changement de couleur d'un indicateur coloré traduisant un changement de pH (fermentation d'un sucre, par exemple), soit par l'addition de réactifs.

Généralement, c'est pour l'identification des entérobactéries que les tests biochimiques se révèlent les plus précieux : une vingtaine de tests concourent à différencier la centaine d'espèces appartenant à cette famille dans laquelle se trouvent notamment les genres *Escherichia*, *Salmonella*, *Klebsiella*, *Proteus*, *Serratia*, *Yersinia*, tout en les distinguant des autres bactéries à Gram négatif (tableau 32.7).

L'identification biochimique présente aussi le précieux avantage de permettre le biotypage grâce auquel on peut savoir si deux personnes ont été contaminées par le même microorganisme (infection croisée). Ce biotypage repose sur l'existence de légères différences biochimiques, antigéniques ou autres entre les souches d'une même espèce. Or, dans une infection croisée (causée par les mêmes souches d'une espèce) les biotypes des microorganismes isolés chez les deux patients sont exactement les mêmes. Ces différences sont parfois masquées dans les tableaux d'identification comme le tableau 32.7. En

Tableau 32.7 Caractères biochimiques différentiels de quelques espèces d'entérobactéries

	ONPG	ADH	LDC	ODC	CIT	H_2S	URE	TDA	IND	VP	GEL	GLU	MAN	WO	SOR	RHA	SAC	MEL	AMY	ARA	OXY	NO_2
Escherichia coli	+	−	+	+	−	−	−	−	+	−	−	+	+	−	+	+	−	+	−	+	−	+
Salmonella typhi	−	−	+	−	−	−	−	−	−	−	−	+	+	−	+	−	−	+	−	—	−	+
Kliebsiella pneumoniæ	+	−	+	−	+	−	±	−	−	+	−	+	+	+	+	+	+	+	+	+	−	+
Enterobacter-aerogenes	+	−	+	+	+	−	−	−	−	+	−	+	+	+	+	+	+	+	+	+	−	+
Serratia marcescens	+	−	+	+	+	−	−	±	±	+	+	+	+	+	±	−	±	±	±	±	−	+
Proteus vulgaris	−	−	−	−	−	+	−	+	+	−	−	+	−	−	−	−	+	−	−	−	−	+
Providencia alcalifaciens	−	−	−	−	+	−	−	+	+	−	−	+	−	−	−	−	−	−	−	−	−	+
Yersinia enterolytica	+	−	−	+	−	−	+	−	+	−	−	+	+	−	+	−	+	−	+	+	−	+

ONPG	Orthonitrophényl-β-D-galactosidase	**TDA**	Tryptopnase désaminase	**SOR**	Sorbitol
ADH	Arginine déshydrogénase	**IND**	Indole	**RHA**	Rhamnose
LDC	Lysine décarboxylase	**VP**	Acétyl-méthyl-carbinol	**SAC**	Saccharose
ODC	Ornithine décarboxylase	**GEL**	Gélatinase	**MEL**	Mélibiose
CIT	Citrate (seule source de carbone)	**GLU**	Glucose	**AMY**	Amygdaline
H_2S	Hydrogène sulfureux	**MAN**	Mannitol	**ARA**	Arabinose
URE	Uréase	**INO**	Inositol	**OXY**	Oxydase

effet, on pourrait penser que le signe + indique que 100 % des souches analysées présentent ce caractère, mais il n'en est rien. Ce signe indique seulement que la très grande majorité des souches présentent ce caractère. On ne tient pas compte de celles qui ne le présentent pas.

En revanche, la lenteur est le principal inconvénient de l'identification biochimique, surtout quand il est urgent d'établir ou de confirmer au plus vite un diagnostic en identifiant le microorganisme responsable. L'arrivée sur le marché de systèmes miniaturisés ou d'appareils automatiques permettent toutefois aujourd'hui de réduire les délais dus essentiellement au temps d'incubation et à la réalisation des cultures pures ou des cultures sur les milieux différentiels.

Les systèmes d'identification biochimique miniaturisés (figure 32.5) réduisent considérablement la manipulation du matériel et des cultures et accélèrent l'identification : en effet, les premiers résultats peuvent être obtenus quatre heures seulement après le début de l'incubation. Autre avantage, la vingtaine de tests nécessaires sont tous effectués à partir de la même colonie. Par contre, ces systèmes sont manuels et les résultats doivent être interprétés par le personnel. Par ailleurs, les résultats peuvent être sauvegardés et utilisés pour compilation : l'ordinateur permet de comparer les données obtenues avec celles des souches de référence et contribue ainsi indirectement à l'identification.

Figure 32.5 Système miniaturisé d'identification biochimique des bactéries

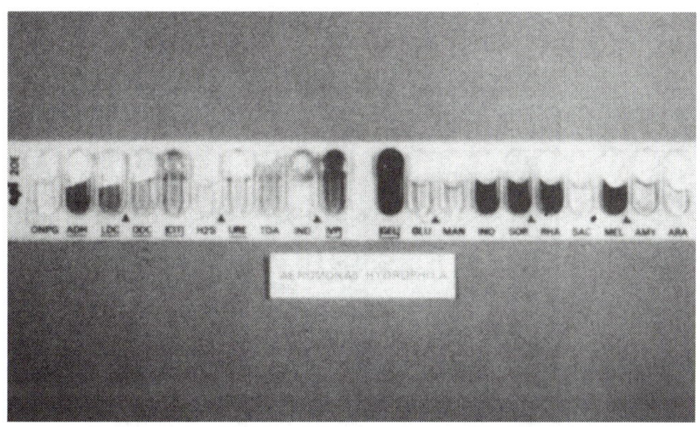

Grâce à ce système, il est possible d'effectuer 22 tests biochimiques à partir d'une même colonie et d'identifier l'espèce analysée en moins de 18 heures.

La colonie prélevée est diluée dans l'eau distillée puis inoculée dans des petites cupules contenant différents milieux de culture déshydratés. Après incubation à 37 °C pendant 18 heures, on identifie le microorganisme après avoir noté le changement de couleur des milieux ou après avoir ajouté les réactifs appropriés.

De tels systèmes permettent l'identification des entérobactéries et d'autres groupes de bactéries.

Photographie : API Canada.

Des systèmes automatisés et informatisés permettent d'effectuer rapidement et simultanément divers tests d'identification sur plusieurs centaines d'échantillons différents. La figure 32.6 représente un tel système. Certains appareils effectuent aussi des tests de sensibilité aux antibiotiques.

En elle-même, l'identification est rapide: elle peut être effectuée après quatre à six heures d'incubation pour les entérobactéries, après 6 à 18 heures pour les bacilles à Gram négatif qui ne fermentent pas le glucose et après 4 à 15 heures pour les bactéries à Gram positif. Les systèmes automatisés constituent donc des améliorations intéressantes mais ils n'effectuent l'identification que sur des cultures pures dont la préparation incombe toujours au personnel de laboratoire. Ils restent limités par la lenteur (bien relative malgré tout) avec laquelle se multiplient les microorganismes.

Parmi les autres appareils utilisés pour l'identification rapide, mentionnons les appareils automatisés et informatisés fonctionnant en semi continu récemment mis sur le marché et qui ont largement contribué à simplifier les hémocultures. Parmi ces appareils, mentionnons le BACTEC® largement utilisé en Amérique du Nord. Les prélèvements sanguins sont déposés directement et mis en culture dans les flacons d'hémoculture. L'appareil, couplé à un ordinateur, procède automatiquement à l'identification en mesurant la concentration du CO_2 produit par les microorganismes dans le milieu de culture. Ce CO_2 réagit avec un capteur contenant un composé fluorescent. Des photodétecteurs mesurent alors automatiquement le niveau de fluorescence qui correspond à la quantité de CO_2 libérée par les microorganismes. Les spécimens positifs ainsi signalés sont ensuite mis en culture pour confirmer les résultats et identifier le microoganisme.

32.6.3 Méthodes chimiques

Les principes de la chromatographie ont été appliqués à l'identification bactérienne, car cette technique de séparation et d'identification des molécules permet d'identifier les microorganismes sans avoir à en faire la culture. Ces techniques s'avèrent utiles surtout pour identifier les bacilles à Gram négatif de culture difficile (*F. tularensis*, *Bartonella*, *Brucella*, etc.).

On fait appel soit à la chromatographie gaz-liquide soit à la chromatographie à haute performance en phase liquide (HPLC).

La chromatographie gaz-liquide est notamment utilisée pour l'identification des bactéries anaérobies. En effet, ces bactéries produisent toute une gamme d'acides gras à chaîne courte, d'alcools et d'amines qui peuvent être extraits du milieu de culture par des solvants aqueux ou organiques. Quant à la chromatographie HPLC, elle s'avère utile dans l'identification des mycobactéries à partir des acides mycoliques qui entrent dans la constitution de leur paroi.

32.7 Analyse de la sensibilité aux antibiotiques

Généralement, la responsabilité du laboratoire de microbiologie ne s'arrête pas à l'isolement et à l'identification du microorganisme. Il doit aussi vérifier la sensibilité aux antibiotiques des souches isolées car la sensibilité à un antibiotique donné peut varier considérablement d'une souche à l'autre au sein d'une même espèce. Ce faisant, il peut indiquer au médecin le degré de sensibilité de la souche isolée aux agents chimiques antimicrobiens, ce qui aide à déterminer le meilleur

Figure 32.6 Système automatisé d'identification bactérienne

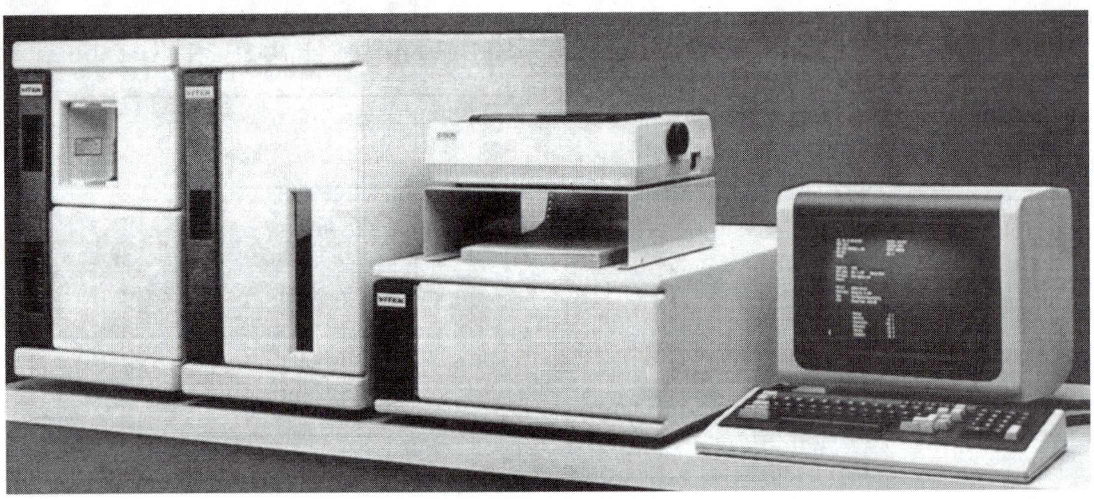

Les systèmes automatisés d'identification bactérienne permettent aussi bien l'identifications des bactéries à Gram positif et négatif que des levures pathogènes. Le système représenté ici est composé d'une unité de remplissage, d'une unité d'incubation et de lecture, d'un ordinateur relié à une banque de données et à une imprimante.

Les échantillons provenant de cultures pures de densité standardisée sont automatiquement déposés dans une série de puits d'une plaque ressemblant à une plaque de microtitrage. Chaque godet contient une infime quantité d'un milieu de culture déshydraté et un substrat particulier permettant d'identifier un caractère biochimique donné (fermentation d'un glucide, mise en évidence d'une enzyme, etc.). Cette plaque est automatiquement incubée à 35 ou 37 °C pour les bactéries et à 30 °C pour les levures. Les résultats sont interprétés à partir des changements de la densité optique mesurée par photométrie.

Photographie: Vitek System.

traitement possible en tenant compte d'autres critères comme la toxicité de cet antibiotique, l'urgence, l'état général du patient, etc.

En fait, le rôle du laboratoire est triple, puisqu'il doit:

- déterminer la sensibilité aux antibiotiques et la concentration minimale inhibitrice ou CMI;
- surveiller l'action et l'efficacité de l'antibiotique prescrit au cours du traitement;
- tenter de réduire l'apparition et l'extension de la résistance microbienne aux antibiotiques.

32.7.1 Détermination de la sensibilité aux antibiotiques

La détermination de la sensibilité aux antibiotiques permet de mesurer, de façon quantitative ou semi-quantitative, la concentration minimale inhibitrice (CMI) ou la concentration minimale bactéricide (CMB), c'est-à-dire la plus petite quantité d'antibiotiques requise pour inhiber totalement ou pour tuer la bactérie testée. En analyse de routine, on mesure surtout la CMI. Cette mesure peut être réalisée en milieu liquide ou en milieu solide.

32.7.2 Concentration minimale inhibitrice

On peut mesurer l'action bactériostatique d'un antibiotique par la méthode des dilutions (figure 32.7): des tubes numérotés contenant un volume déterminé de bouillons nutritifs sont d'abord ensemencés avec une dose identique de bactéries. On ajoute alors des quantités décroissantes de l'antibiotique à étudier et on incube les tubes à 37 °C. Après 24 heures, on observe les tubes: le premier tube demeuré limpide indique la concentration minimale inhibitrice. Plusieurs appareils automatisés disponibles sur le marché mesurent la CMI à l'aide de cette méthode et procèdent à des lectures automatisées et informatisées.

La CMI peut aussi être déterminée par diffusion des antibiotiques déposés à la surface de milieu de culture solide. Cette méthode porte le nom d'antibiogramme ou de méthode de Kirby-Bauer, du nom de ceux qui en ont codifié le principe. Comme l'indique la figure 32.8, ce principe est simple: on ensemence une boîte de Petri puis on dépose des disques imprégnés de divers antibiotiques en concentration connue. Au cours de l'incubation, les microorganismes croissent et forment un tapis uniforme et dense de colonies alors que les antibiotiques contenus dans les disques de papier filtre diffusent dans la gélose et déterminent des gradients de concentration.

À l'examen des cultures, on observe des cercles clairs autour de certains disques d'antibiotiques. Les zones dans lesquelles les bactéries ne se sont pas développées sont appelées zones d'inhibition de croissance. La mesure du diamètre de ce cercle permet de déterminer l'activité de l'antibiotique car le développement des bactéries s'est arrêté exactement là où la concentration de l'antibiotique est égale à la CMI.

La mesure des zones d'inhibition de croissance permet de classer les microorganismes en trois groupes: sensibles, résistants ou intermédiaires.

Les microorganismes déclarés sensibles sont ceux pour lesquels la CMI est inférieure à la concentration sanguine que l'on peut obtenir par un traitement usuel.

Les microorganismes déclarés résistants sont ceux pour lesquels la CMI dépasse ce que l'on peut obtenir *in vitro*. En d'autres termes, la concentration sanguine de l'antibiotique n'est pas assez forte pour empêcher la croissance microbienne. De plus en plus de bactéries devenant résistantes aux antibiotiques, il est important d'effectuer l'antibiogramme avant le début du traitement, chaque fois que cela est possible.

Les microorganismes intermédiaires sont ceux pour lesquels une inhibition de croissance ne peut être obtenue qu'avec de très fortes concentrations sanguines d'antibiotiques. Par conséquent,

Figure 32.7 Principe de la détermination de la concentration minimale inhibitrice en milieu liquide

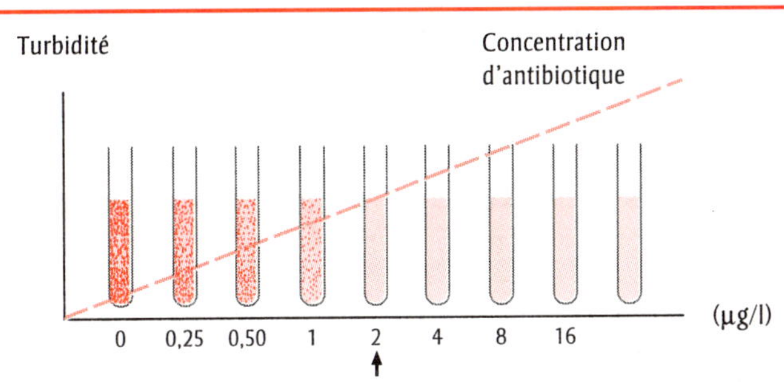

On dépose une culture microbienne de densité connue dans une série de tubes à essai remplis de milieu de culture. On ajoute des quantités décroissantes de l'antibiotique à tester. Après incubation, le premier tube demeuré limpide indique la concentration minimale inhibitrice.

Figure 32.8 Détermination de la sensibilité des bactéries aux antibiotiques par diffusion sur un milieu de culture solide (méthode de Kirby-Bauer)

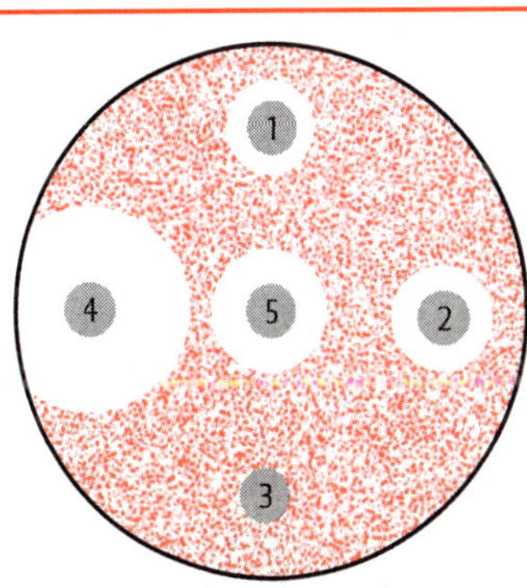

On dépose des disques imprégnés de différents antibiotiques sur des géloses ensemencées avec des cultures liquides de densité connue. Après incubation, on mesure le diamètre des zones d'inhibition de croissance.

ces antibiotiques ne peuvent être utilisés que comme topiques, c'est-à-dire, en traitement local (comme la bacitracine, par exemple).

32.7.3 Surveillance de l'antibiothérapie

Il incombe aussi au laboratoire de microbiologie d'assurer la surveillance de l'antibiothérapie en cours. Cette surveillance est importante car elle seule permet de connaître l'efficacité du traitement:

- le médicament est-il bien absorbé?
- sa concentration sanguine ou urinaire (ou toute autre concentration) est-elle suffisante, surtout au niveau du foyer infectieux?
- sa persistance dans l'organisme est-elle suffisamment longue sans qu'il ne s'accumule de manière excessive lors d'insuffisance rénale ou de problèmes hépatiques?

C'est pourquoi, lorsque l'infection est grave, le traitement antibiotique est assorti d'une étroite surveillance. On procède régulièrement au dosage des antibiotiques dans le sang et, si nécessaire, dans le liquide céphalo-rachidien, afin de mesurer la demi-vie sérique du produit, c'est-à-dire le temps que prend sa concentration pour diminuer de moitié. Dans certains cas, il peut être nécessaire de connaître la concentration de l'antibiotique dans les tissus ou dans l'organe atteint. Toutefois, ces analyses ne peuvent être faites en routine.

32.8 Techniques immunologiques

L'immunologie a connu récemment un développement foudroyant et elle est en train de révolutionner le diagnostic des maladies infectieuses. Largement diffusées depuis quelques années, les méthodes sérologiques sont en train de prendre une place prépondérante dans l'identification des agents pathogènes. Déjà les méthodes employées s'avèrent efficaces. Comme elles n'exigent pas la culture du microorganisme suspecté, elles permettent un diagnostic rapide. Un des avantages des techniques disponibles est de révéler la présence d'un agent infectieux par les substances antigéniques que ce dernier produit, même si ces substances ne sont présentes qu'à l'état de traces dans les liquides corporels (tableau 32.8).

Les développements les plus récents des techniques immunologiques diagnostiques font appel à des anticorps ou à des antigènes marqués. Ces techniques reposent sur la possibilité de conjuguer un marqueur possédant une propriété particulière et une substance immunologique. Le conjugué formé possède les propriétés immunologiques de l'antigène ou de l'anticorps et révèle la formation d'un complexe immunologique par l'émission d'un signal: fluorescence, radioactivité ou activité enzymatique.

32.8.1 Techniques d'immunofluorescence

Les techniques d'immunofluorescence ont pour but de rendre visibles des complexes antigènes-anticorps en microscopie ultraviolette par l'intermédiaire de fluorochromes (isothiocyanate de fluorescéine et rhodamine) Les figures 32.9 et 32.10 expliquent le principe des techniques d'immunofluorescence directe et indirecte. Ces techniques font l'objet de nombreuses applications cliniques.

D'autres techniques d'immunofluorescence (*Solid-phase Fluorescence Immunoassay*) reposent à peu près sur le même principe, à l'exception que la fluorescence est mesurée par fluorométrie plutôt que par microscopie.

32.8.2 Techniques immuno-enzymatiques

Les techniques imuno-enzymatiques reposent aussi sur la possibilité de conjuguer une marqueur possédant une propriété particulière et une substance immunologique. Dans ce cas, le conjugué contient une enzyme fixée sur un anticorps. On révèle la présence d'un anticorps ou d'un complexe antigène-anticorps en mettant en évidence l'activité enzymatique du marqueur sur un substrat particulier (figure 32.11). L'activité

Tableau 32.8 Antigènes bactériens détectés dans les liquides corporels

Antigènes bactériens	Liquides biologiques
Streptococcus pneumoniæ	Sérum Pus Liquide céphalo-rachidien Urine Liquide pleural Liquide synovial
***Hæmophilus influenzæ* type b**	Sérum Pus Liquide céphalo-rachidien Liquide péricardique Urine Liquide pleural
Neisseria meningitidis	Sérum Pus Liquide céphalo-rachidien Liquide péricardique Urine Liquide pleural
Streptocoques du groupe B	Sérum Liquide céphalo-rachidien Urine Aspirations gastriques Liquide amniotique Liquide péritonéal

enzymatique, qui est très spécifique, permet d'effectuer des mesures quantitatives précises. On désigne généralement ces techniques par leur acronyme ELISA (*Enzyme-linked Immunosorbent Assay*).

Figure 32.9 Principe de l'immunofluorescence directe

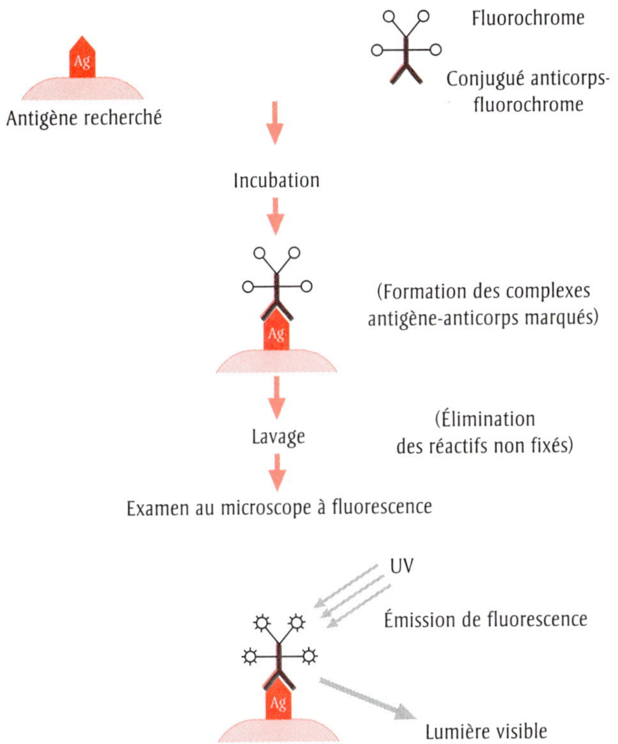

L'antigène est révélé directement par suite de la formation d'un complexe antigène-anticorps marqué que révèle l'examen au microscope à fluorescence.

Figure 32.10 Principe de l'immunofluorescence indirecte

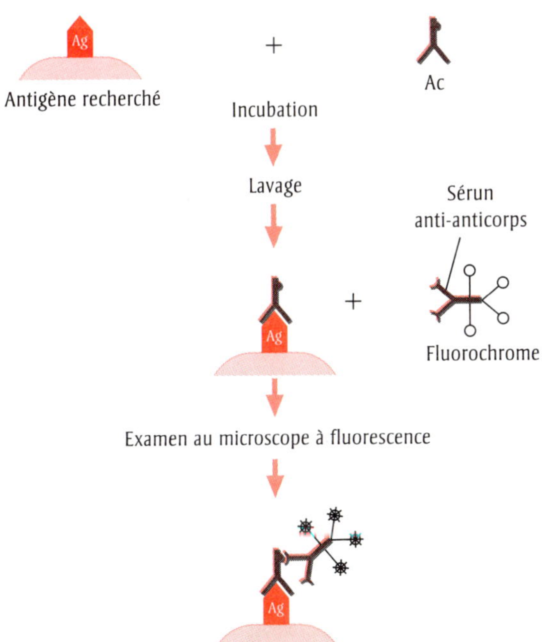

Le fluorochrome est incorporé à un sérum anti-anticorps. Ce dernier se fixe sur le complexe antigène-anticorps préalablement formé. Normalement, une molécule d'Ig porte plusieurs marqueurs. L'anticorps est couvert par plusieurs anti-Ac marqués, d'où l'effet de multiplication qui rend la méthode indirecte plus sensible que la méthode directe.

Figure 32.11 Recherche d'un anticorps par méthode immunoenzymatique (ELISA)

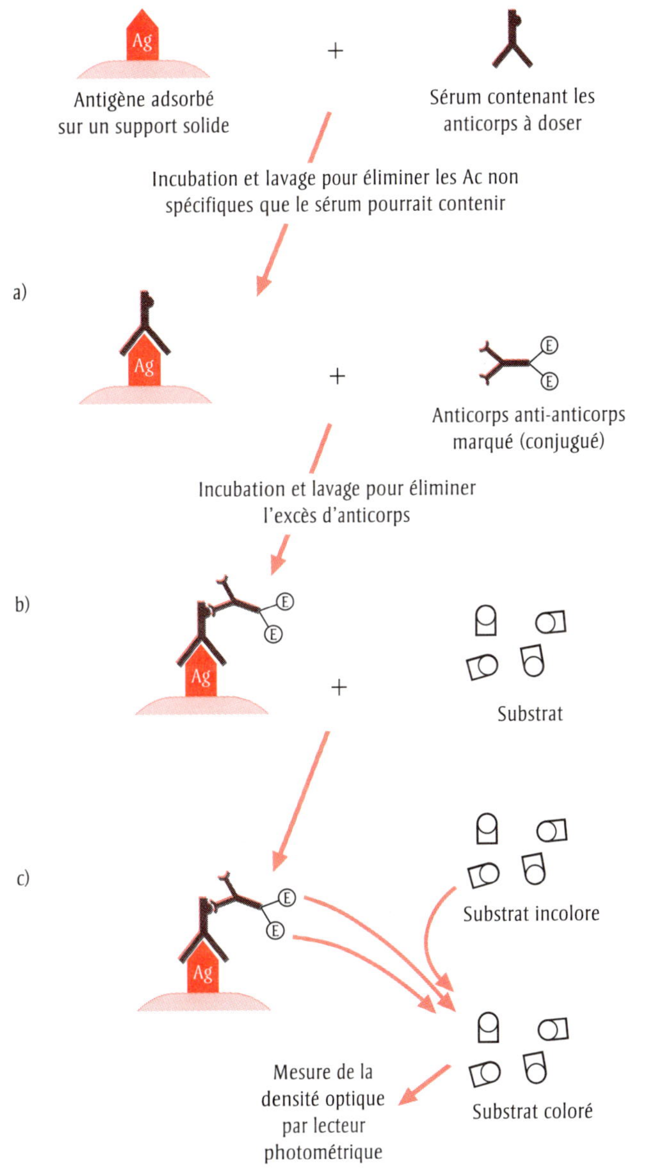

a) L'antigène spécifique de l'anticorps recherché est fixé sur un support solide (cupule d'une plaque de microtitrage), puis le sérum à analyser est ajouté. Le mélange est incubé; si les anticorps présents sont spécifiques de l'antigène fixés, il y a formation d'un complexe antigène-anticorps retenu au support solide.

b) Une série de lavages élimine les anticorps non spécifiques qui ne sont pas fixés à l'antigène; un anticorps anti-anticorps marqué par une enzyme est ensuite ajouté. Il y a alors combinaison de l'anti-anticorps marqué et du complexe antigène-anticorps préalablement formé. Une autre série de lavages permet d'éliminer l'excès d'anti-corps anti-anticorps;

c) Un substrat chromogène est ajouté et révèle l'activité enzymatique par un changement de couleur lu au spectrophotomètre.

L'utilisation des anticorps monoclonaux a largement contribué au développement de l'immuno-enzymologie. Ces anticorps, produits par hybridation cellulaire, ont deux grands avantages: ils présentent une spécificité très étroite, et surtout constante, d'une part; ils peuvent être produits en quantités illimitées, d'autre part (voir encadré 10.1 et figure 10.10).

Il existe une grande variété de méthodes immuno-enzymatiques dont la description dépasse la portée de cet ouvrage. Ces méthodes permettent de détecter la présence d'anticorps dans un sérum ou la présence d'antigènes. Nous ne décrirons que le principe général de la méthode.

La figure 32.11 illustre la recherche d'un anticorps dans un sérum afin de déterminer si une personne a été exposée à un agent infectieux. Ces techniques immuno-enzymatiques servent notamment à dépister les personnes exposées par le virus de l'immunodéficience humaine, et pour diagnostiquer diverses infections virales, telles les gastro-entérites à rotavirus, ainsi que dans la détection des antigènes HBs et HBe qui apparaissent dans le sérum des personnes atteintes d'hépatite B.

La figure 32.12 illustre le principe de la recherche et du dosage d'un antigène par la méthode du double anticorps, aussi dénommée méthode en sandwich. Dans ce cas, c'est l'anticorps spécifique de l'antigène recherché qui est fixé sur le support solide. Cette méthode ELISA sert notamment à détecter les infections à *Helicobacter pylori*, la syphilis, la brucellose, les salmonelloses et le choléra. On l'utilise aussi pour tester de nombreux allergènes alimentaires, ainsi que pour effectuer des tests précoces de grossesse. Très sensible, ce test immuno-enzymatique permet de déceler dans l'urine la présence d'hormone choriogonadotrophe humaine, HCG, dès le neuvième jour après la conception.

Toutefois, les tests ELISA à double anticorps ne s'adressent qu'à des substances qui possèdent au moins deux sites antigéniques distincts reconnaissables par des anticorps. Il faut en effet que l'antigène se fixe à l'anticorps immobilisé et à l'anticorps marqué.

32.9 Tests sérologiques

L'examen sérologique confirme l'existence d'une infection soit par sérodiagnostic, soit par la séroconversion.

Le sérodiagnostic, établi chez un sujet en phase aiguë de la maladie, met en évidence un titre élevé d'un anticorps particulier. Quant à la séroconversion, elle révèle l'augmentation du titre d'un anticorps entre un prélèvement effectué précocement et un autre réalisé plus tard.

En plus des techniques décrites précédemment, qui permettent aussi de détecter la présence d'anticorps dans le sérum, on peut diagnostiquer des infections à l'aide d'un certain nombre de tests sérologiques basés sur des réactions antigène-anticorps. Parmi ces tests, nous mentionnerons les réactions d'agglutination, d'inhibition de l'hémagglutination, la réaction du complément et l'immunodiffusion.

Les tests sérologiques ne servent pas seulement au diagnostic des maladies infectieuses. Parmi les autres applications dont ils font régulièrement l'objet, il faut mentionner:

- la détection d'auto-anticorps, permettant le diagnostic des maladies auto-immunes, notamment le lupus érythémateux disséminé;

Figure 32.12 ELISA, méthode du double anticorps

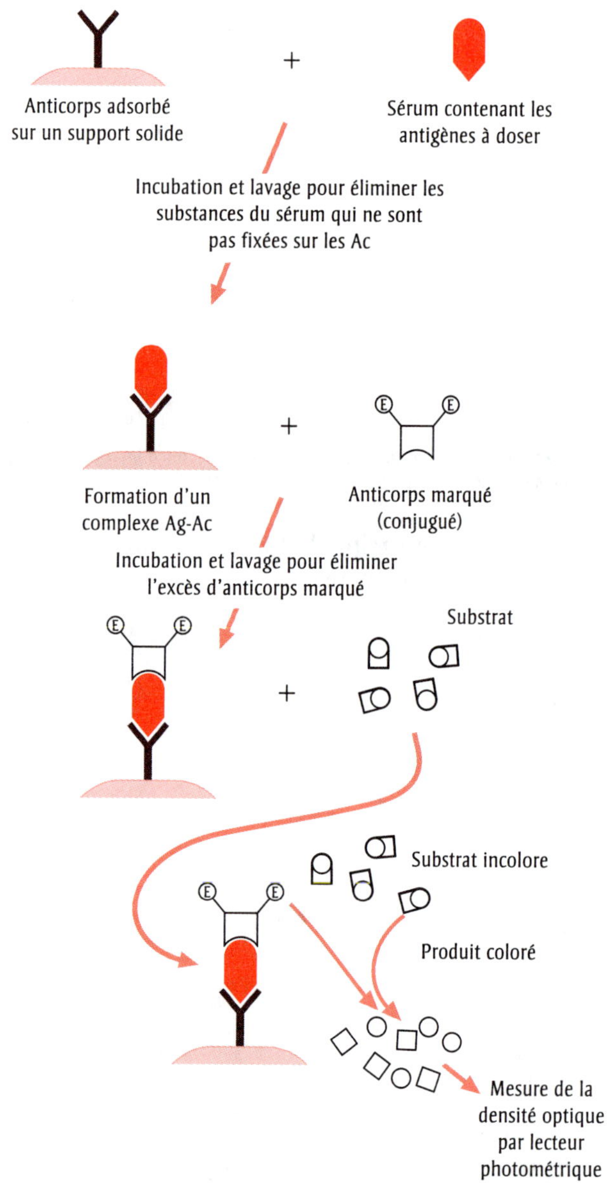

Dans une première étape, on fixe l'anticorps sur un support solide puis on ajoute le sérum contenant l'antigène à doser. Anticorps et antigènes réagissent; après élimination des substances non fixées, un anticorps marqué d'une enzyme (le conjugué) est alors ajouté. Au cours de cette seconde étape, l'antigène se trouve pris en sandwich. Après une autre série de lavages, un substrat chromogène est ajouté. Le changement de coloration est mesuré au lecteur photométrique.

- la détection d'antigènes tumoraux, qui contribue à établir le diagnostic de certains cancers ou à suivre l'efficacité d'un traitement anticancéreux;
- l'identification des antigènes de transplantation, qui sert à déterminer la compatibilité entre les tissus du donneur et du receveur.

32.9.1 Réactions d'agglutination

Les réactions d'agglutination sont des réactions immunologiques qui se déroulent entre un anticorps et un antigène particulaire, tels une cellule bactérienne, un globule rouge ou tout autre type d'élément qui porte à sa surface des structures antigéniques. La figure 32.13 illustre cette réaction au cours de laquelle se forment des complexes immuns.

On dispose d'une variété de tests d'agglutination. Mentionnons notamment les réactions d'agglutination passive, les réactions d'hémagglutination et d'inhibition de l'hémagglutination.

Les réactions d'agglutination passive font appel à des anticorps fixés sur des particules de latex et que l'on utilise pour procéder au diagnostic d'infections à *Hæmophilus influenzæ* ou à *Neisseria meningitidis* à partir d'un échantillon de liquide céphalo-rachidien. On utilise aussi des tests d'agglutination pour le diagnostic de différentes infections causées par des bactéries, des mycètes et des helminthes.

Le principal intérêt de ces tests est leur rapidité — ils ne prennent que quelques minutes — mais ils ont l'inconvénient d'être peu spécifiques en raison de réactions croisées qui peuvent survenir avec d'autres antigènes. Ils s'avèrent toutefois utiles chez des patients qui suivent une antibiothérapie et chez qui l'agent infectieux n'est pas identifiable morphologiquement ou quand sa culture a échoué.

Une réaction d'hémagglutination est une réaction d'agglutination qui met en jeu des globules rouges. Les anticorps réagissent avec les antigènes présents à la surface de ces cellules. Par exemple, on peut mettre en évidence *N. meningitidis* par suite de l'adsorption des polysaccharides capsulaires sur les globules rouges.

On peut aussi identifier des virus par la réaction d'inhibition de l'hémagglutination, comme l'illustre la figure 32.14.

Cette méthode de sérodiagnostic permet le diagnostic de la grippe, de la rubéole, de la rougeole, des oreillons et de la mononucléose infectieuse, entre autres.

32.9.2 Test de fixation du complément

Rappelons d'abord que le complément est un système biologique qui intervient dans de nombreuses réactions immunologiques. Plus précisément, la formation d'un complexe antigène-anticorps entraîne généralement la fixation du complément et l'activation du composant C1q. Le principal intérêt des techniques fondées sur la participation du complément est de révéler une réaction antigène-anticorps qui ne se traduit par aucune manifestation apparente. La figure 32.15 illustre le principe de cette réaction. Les applications de ces réactions de fixation du complément sont très nombreuses. Historiquement, cette réaction était surtout connue comme test diagnostique de la syphilis. On l'utilise aussi pour le diagnostic d'infections causées par des virus, des mycètes, des rickettsies, des chlamydia et des protozoaires.

32.9.3 Immunodiffusion

L'immunodiffusion est une application des réactions de précipitation qui permet de mettre en évidence des anticorps correspondant à des antigènes solubles (toxines, métabolites, protéines, etc.). La précipitation traduit la formation d'un complexe

Figure 32.13 Réaction d'agglutination

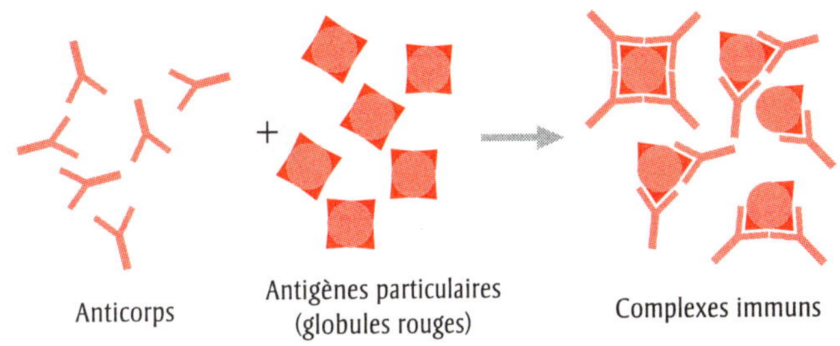

Au cours de la réaction d'agglutination, des anticorps réagissent avec des antigènes particulaires (ici, des globules rouges) pour former des complexes immuns.

Figure 32.14 Réaction d'inhibition de l'agglutination

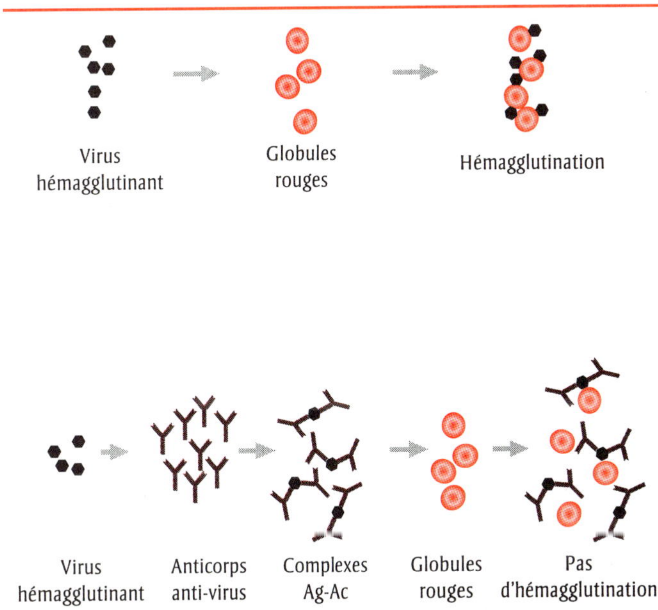

Le principe de la réaction d'inhibition de l'agglutination repose sur le fait que les virus qui possèdent des hémagglutinines se fixent aux globules rouges, ce qui provoque une réaction visible d'agglutination. Cependant, en présence de l'anticorps spécifique, cette réaction est inhibée. En effet, les anticorps réagissent avec les hémagglutinines de ces virus, rendant ces derniers incapables de se fixer aux globules rouges.

Figure 32.15 Principe de la réaction de fixation du complément

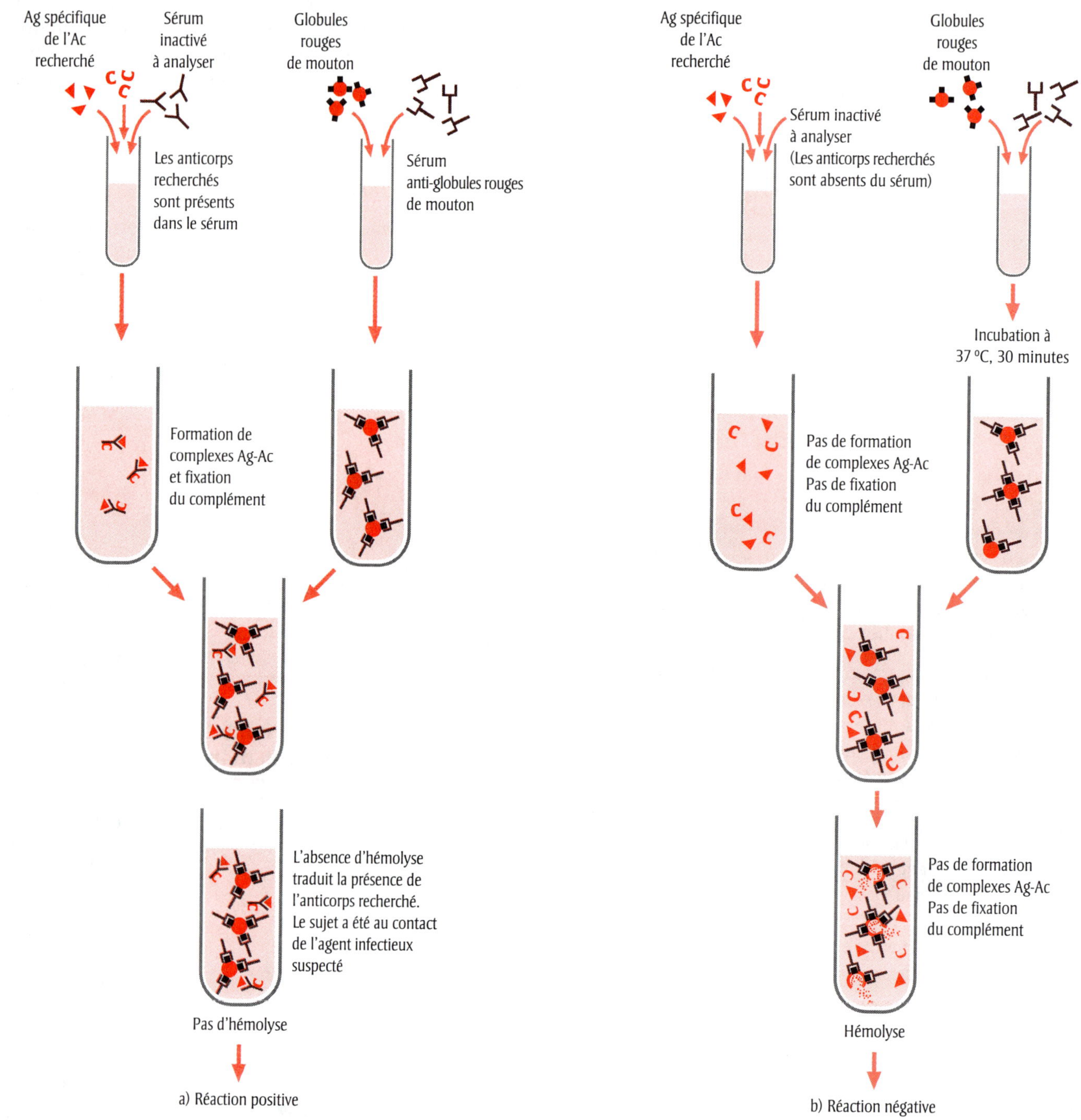

La réaction de fixation du complément s'effectue en plusieurs étapes. Lors de la première étape, le sérum à tester est déposé dans un tube et inactivé par chauffage de façon à détruire le complément qu'il contient pour ne pas fausser les résultats. On ajoute alors au sérum une quantité prédéterminée d'une préparation antigénique spécifique de l'anticorps recherché. On laisse agir ces réactifs de manière à permettre l'éventuelle formation de complexes antigène-anticorps. En même temps que l'on procède à cette opération, on prépare des globules rouges de mouton que l'on met en présence d'un sérum antiglobules rouges dont les anticorps sont capables de fixer le complément.

Au cours de la seconde étape, on mélange les deux suspensions. Deux situations peuvent alors se présenter selon que le sérum analysé contient ou non les anticorps recherchés.

a) La réaction est positive : le sérum contient les anticorps recherchés. Comme ces anticorps ont réagi avec les antigènes, il s'est formé des complexes antigène-anticorps et le complément ajouté s'est fixé à ces complexes. Puisqu'il est déjà fixé, le complément n'est plus disponible pour provoquer la lyse des globules rouges de mouton et il n'y a pas d'hémolyse. Le sujet a donc été au contact de l'agent infectieux suspecté.

b) La réaction est négative : le sérum ne contient pas les anticorps recherchés. Il ne s'est pas formé de complexes antigène-anticorps, donc le complément est libre. Ainsi disponible, il se fixe sur les globules sensibilisés qui sont alors hémolysés. Le sujet n'a pas été au contact de l'agent infectieux suspecté.

antigène-anticorps. Comme le montre la figure 32.16, quand un antigène et un anticorps sont placés dans un milieu gélifié (agarose), ils diffusent l'un vers l'autre et précipitent.

L'immunodiffusion peut être réalisée en tube ou sur des plaques d'agarose et peut être simple ou double. Les figures 32.17 et 32.18 illustrent le principe des techniques d'immunodiffusion simple et double. On peut recourir aux techniques d'immunodiffusion pour la détection de *Coccidioides immitis*, de *Blastomyces dermatidis* et d'*Histoplasma capsulatum*, par exemple. Quant à l'immunoélectrophorèse, il s'agit d'une technique particulière qui combine l'électrophorèse et l'immunodiffusion, permettant de séparer des mélanges antigéniques complexes (figure 32.19 et encadré 32.2). L'immunoélectrophorèse du sérum est notamment utilisée pour diagnostiquer diverses maladies ou pour en suivre l'évolution: allergies, déficits immunitaires, maladies auto-immunes, infections chroniques, myélomes multiples, infections virales chroniques, etc.

Figure 32.16 Principe de l'immunodiffusion

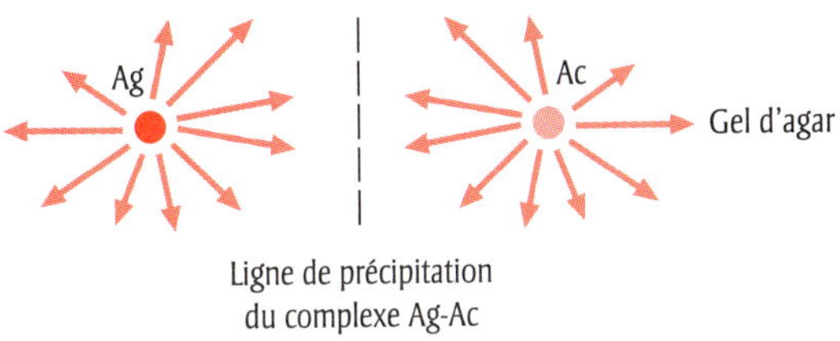

Lorsque antigènes et anticorps complémentaires sont déposés sur un milieu semi-solide, ils diffusent l'un vers l'autre. Il se forme alors un complexe Ag-Ac qui précipite, donnant une ligne de précipitation.

Figure 32.17 Immunodiffusion radiale simple

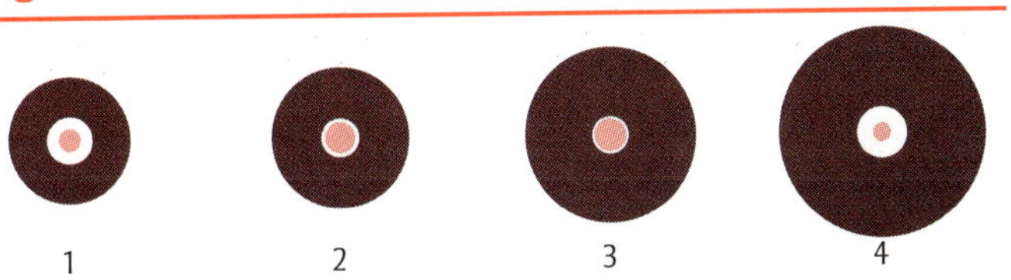

L'immunodiffusion radiale est réalisée sur une plaque de gel dans lequel un anticorps est uniformément réparti. Des puits sont creusés et remplis d'antigènes. Par diffusion, il se forme un anneau de précipitation qui peut être mesuré.

Figure 32.18 Principe de l'immunodiffusion radiale double

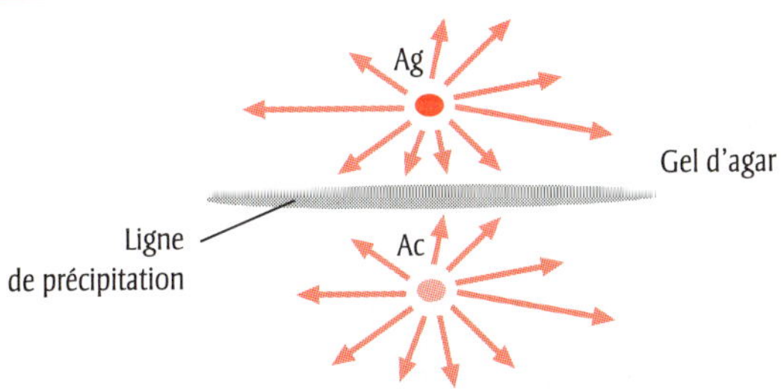

On laisse diffuser dans une plaque d'agar des antigènes et des anticorps préalablement déposés dans des puits creusés dans le gel semi-solide. Antigènes et anticorps diffusent radialement et il se forme une ligne de précipitation.

32.9.4 Immunoblot

L'immunoblot (ou transfert de Western, ou Western Blot) est une technique qui permet de rechercher dans le sérum des anticorps dirigés contre différentes protéines. Ce test sert notamment à identifier plusieurs agents infectieux présents dans le sérum, dont le virus de l'immunodéficience humaine type I, le virus de l'hépatite C, les virus Herpes simplex types 1 et 2.

L'immunoblot se réalise en deux temps (figure 32.20):

- on effectue d'abord une séparation des protéines sur gel de polyacrylamide (électrophorèse);
- on transfère ensuite les protéines précédemment séparées en appliquant une plaque de nitrocellulose sur la plaque de gel.

Les molécules présentes sont ensuite détectées selon le principe des tests immuno-radiologiques ou immuno-enzymatiques (ELISA). La réaction antigène anticorps se déroule sur la plaque de nitrocellulose préalablement imprégnée des anticorps spécifiques. Les complexes antigènes-anticorps formés sont indirectement mis en évidence par des anticorps anti-anticorps marqués par un

Figure 32.19 Principe de l'immunoélectrophorèse

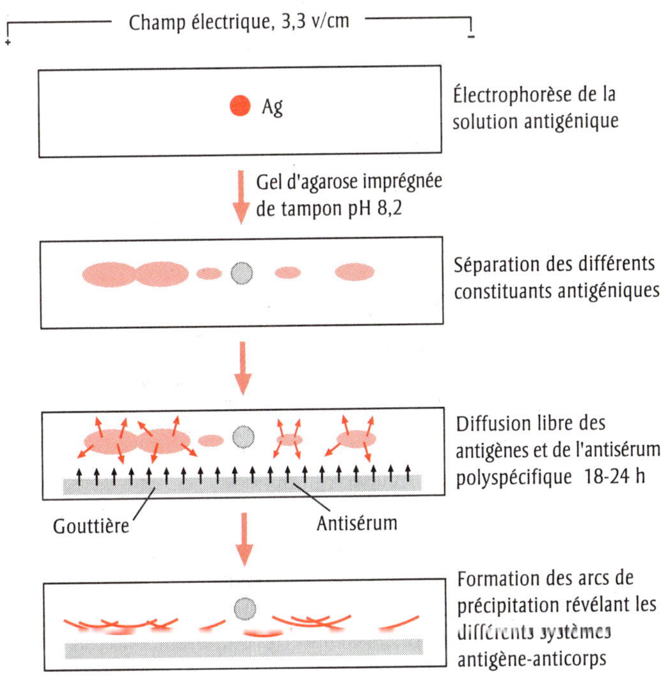

Dans un premier temps, on sépare par électrophorèse les différents éléments d'une solution antigénique. Dans un second temps, un antisérum polyspécifique (qui contient des anticorps contre divers antigènes) est déposé dans une gouttière centrale creusée dans le gel d'agarose. Après diffusion des antigènes et de l'antisérum, il se forme des arcs de précipitation révélant la présence de différents systèmes antigène-anticorps.

isotope radioactif ou par une enzyme. Après avoir éliminé l'anticorps qui ne s'est pas fixé, la radioactivité est révélée par l'application d'un papier photographique sur la feuille de nitrocellulose ou l'activité enzymatique est détectée au spectrophotomètre.

32.10 Détection du génome

L'étude des acides nucléiques constitue probablement la plus prometteuse des méthodes diagnostiques car elle permet d'identifier rapidement et irréfutablement tout agent infectieux qui contient un acide nucléique.

Plusieurs applications ont vu le jour depuis 1975 et ont conduit à la mise au point de nouveaux tests diagnostiques dont la liste ne cesse de s'allonger.

32.10.1 Hybridation et sondes moléculaires

L'hybridation moléculaire peut être définie comme la fabrication artificielle d'un acide nucléique par le pairage de brins monocaténaires. Cette technique repose sur deux propriétés:

- la complémentarité des bases azotées des acides nucléiques, une base purique (adénine ou guanine) étant toujours associée à une base pyrimidique (thymine, cytosine et uracyle);
- le comportement des acides nucléiques une fois placés dans des conditions particulières de température et de salinité.

En effet, l'ADN bicaténaire est dénaturé quand il est placé dans une solution saline diluée et chauffée. Cette dénaturation se traduit par la séparation des deux brins. Or, celle-ci est réversible. Au retour des conditions normales, les deux brins

Encadré 32.2

Immunoélectrophorèse

L'immunoélectrophorèse est une technique ingénieuse qui combine l'électrophorèse et l'immunodiffusion.

L'électrophorèse permet de séparer les molécules de protéines en les plaçant dans un champ électrique. Cette séparation repose sur le fait que chaque type de protéine possède une charge électrique qui lui est propre et qui déterminera sa mobilité dans un champ électrique.

Lors de la première étape, on réalise une électrophorèse en milieu gélifié à pH 8.2. Pour cela, on introduit une solution d'antigènes dans un puits creusé dans le gel d'agarose puis on applique un courant électrique pendant une période de trente à soixante minutes. Placé dans ce champ électrique (figure 32.19), les protéines migrent vers l'anode et elles se séparent les unes des autres selon leur mobilité électrophorétique.

Lors de la deuxième étape, le courant électrique est coupé et on dépose un antisérum dans une gouttière centrale, creusée parallèlement au sens de la migration électrophorétique. On laisse les réactifs diffuser pendant 18 à 24 heures. Au cours de cette période, les antigènes et les anticorps de l'antisérum diffusent librement et forment des arcs de précipitation. Chaque arc de précipitation, révélé par coloration, correspond à une fraction protéique particulière.

L'immunoélectrophorèse est d'un grand intérêt clinique car elle permet de mettre en évidence plusieurs pathologies, telles que la maladie de Waldenström ou certains myélomes, caractérisés par des perturbations de la production des immunoglobulines.

Figure 32.20 Principe de l'immunoblot (transfert de Western)

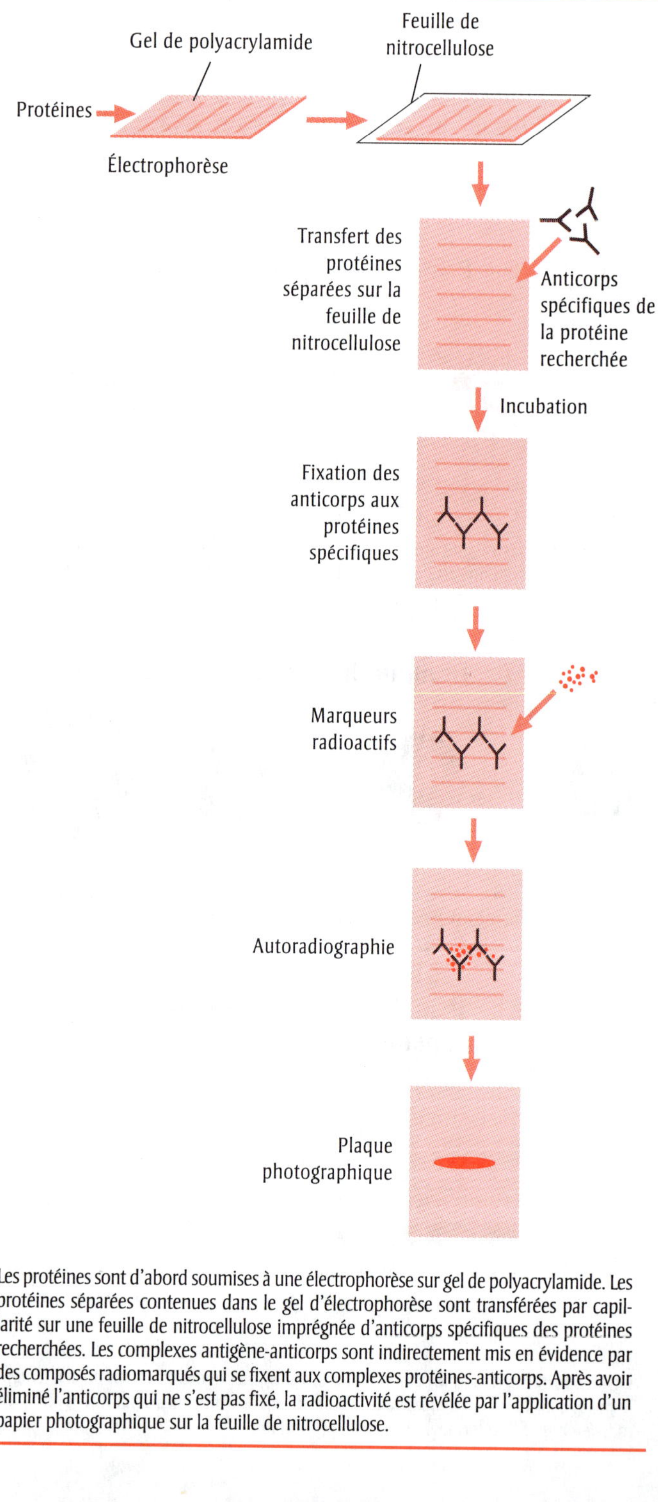

Les protéines sont d'abord soumises à une électrophorèse sur gel de polyacrylamide. Les protéines séparées contenues dans le gel d'électrophorèse sont transférées par capillarité sur une feuille de nitrocellulose imprégnée d'anticorps spécifiques des protéines recherchées. Les complexes antigène-anticorps sont indirectement mis en évidence par des composés radiomarqués qui se fixent aux complexes protéines-anticorps. Après avoir éliminé l'anticorps qui ne s'est pas fixé, la radioactivité est révélée par l'application d'un papier photographique sur la feuille de nitrocellulose.

s'associent de nouveau pour reformer une molécule bicaténaire (figure 32.21). Cette réassociation spécifique est appelée hybridation moléculaire. Elle se produit entre des chaînes d'ADN, des chaînes d'ARN ou entre des chaînes d'ADN et d'ARN.

Les molécules réassociées peuvent être détectées en microscopie électronique par marquage radioactif ou par chémiluminescence (par l'intermédiaire de substrats émettant de la lumière).

La technique largement utilisée du marquage radioactif consiste à fixer des brins de composition connue et marqués par un isotope radioactif, appelés sondes. Ces sondes moléculaires se fixent exclusivement aux endroits qui leur sont complémentaires (figure 32.22). Comme on le verra plus loin, les propriétés des molécules d'acides nucléiques et la possibilité d'élaborer des sondes de composition connue sont à l'origine de nouvelles méthodes diagnostiques, comme les transferts de Southern et de Northern.

Théoriquement, tous les organismes vivants possédant des acides nucléiques peuvent être identifiés irréfutablement par certaines séquences d'ADN ou d'ARN.

La détection de fragments d'acides nucléiques par leur hybridation à des sondes complémentaires est réalisée à l'aide de méthodes de transfert dont le principe est identique à celui que nous avons décrit pour l'immunoblot (voir figure 32.22 et 32.23). Le transfert de Southern, ou Southern Blot (en anglais *blot* signifie buvard) sert à détecter les fragments d'ADN. Une technique analogue, baptisée de façon humoristique transfert de Northern, permet de détecter des fragments spécifiques d'ARN à l'aide de sondes à ADN radiomarqué.

Figure 32.21 Principe de l'hybridation moléculaire

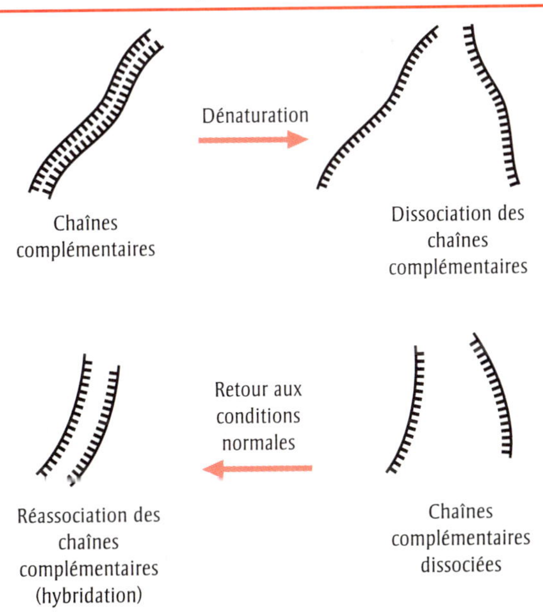

Les deux chaînes d'une molécule d'ADN se séparent quand celle-ci subit une dénaturation. La complémentarité des bases azotées permet le réappariement correct des chaînes séparées lors du retour aux conditions normales.

Outre leur intérêt en recherche théorique, ces techniques de transfert offrent de nombreuses applications pratiques. On utilise des sondes moléculaires pour identifier ou confirmer l'identification de *N. gonorrhoeæ*, *C. trachomatis*. On les utilise aussi pour rechercher certaines séquences d'acides nucléiques viraux (hépatite B, VIH, papillomavirus), ou pour révéler le remaniement et l'amplification d'oncogènes (gènes responsables de la cancérisation cellulaire). Elles permettent

Figure 32.22 Hybridation et sondes moléculaires

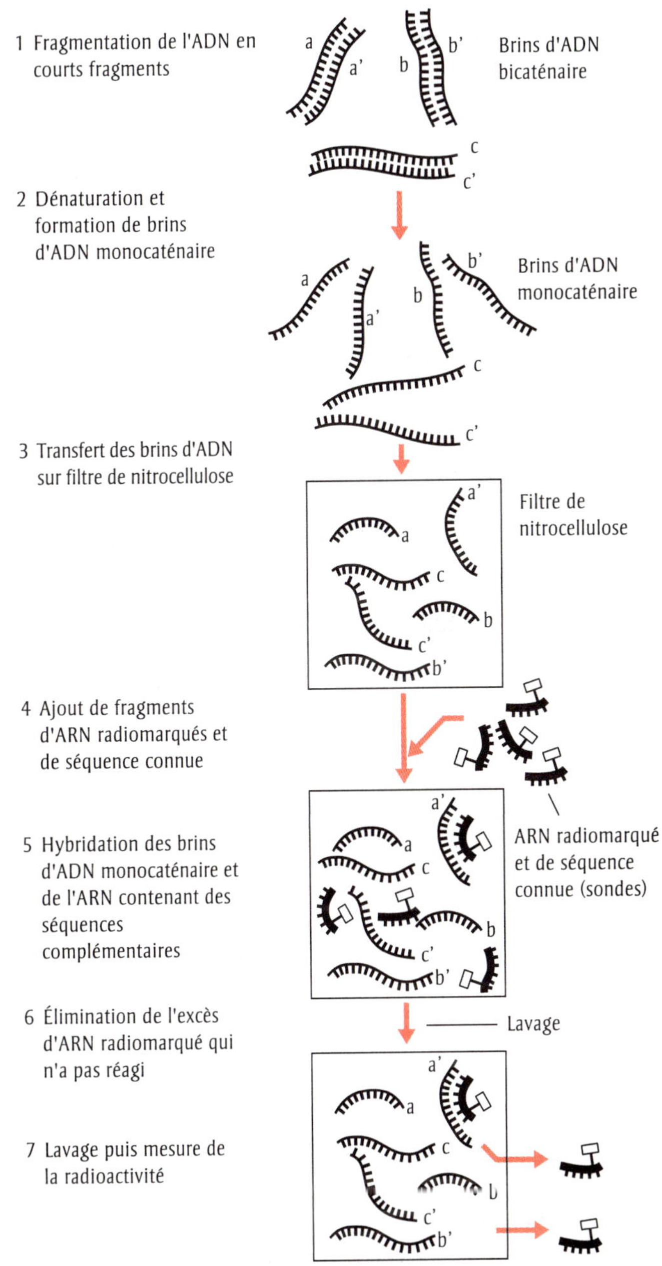

De courts fragments d'ADN sont dénaturés et séparés en brins monocaténaires. On les transfère sur un filtre de nitrocellulose puis on ajoute des sondes constituées par des brins d'ARN radiomarqués et de séquence connue. Il y a hybridation là où les bases azotées de la sonde et de l'ADN monocaténaire sont complémentaires. Après avoir éliminé l'ARN radiomarqué qui n'a pas réagi, on procède à l'autoradiographie.

aussi de détecter la présence et d'étudier la structure de certains gènes impliqués dans les maladies congénitales, ce qui rend possible un diagnostic prénatal très précoce. Elles sont même utilisées en criminologie car elles peuvent établir l'identité d'individus suspectés d'être impliqués dans certaines affaires criminelles.

La sensibilité de la technique de la sonde d'ADN peut être multipliée près d'un million de fois si l'ADN cible est amplifié par la réaction de polymérisation en chaîne (PCR). Plusieurs sondes ADN-ARN ont été mises au point pour la détection rapide d'un certain nombre d'agents infectieux. Parmi celles-ci, mentionnons celles qui permettent d'identifier les *Plasmodium*, les virus herpès simplex, les rotavirus, le cytomégalovirus, les *E. coli* entérotoxigène, les mycobactéries et les *Chlamydia*.

Figure 32.23 Principe du transfert de Southern

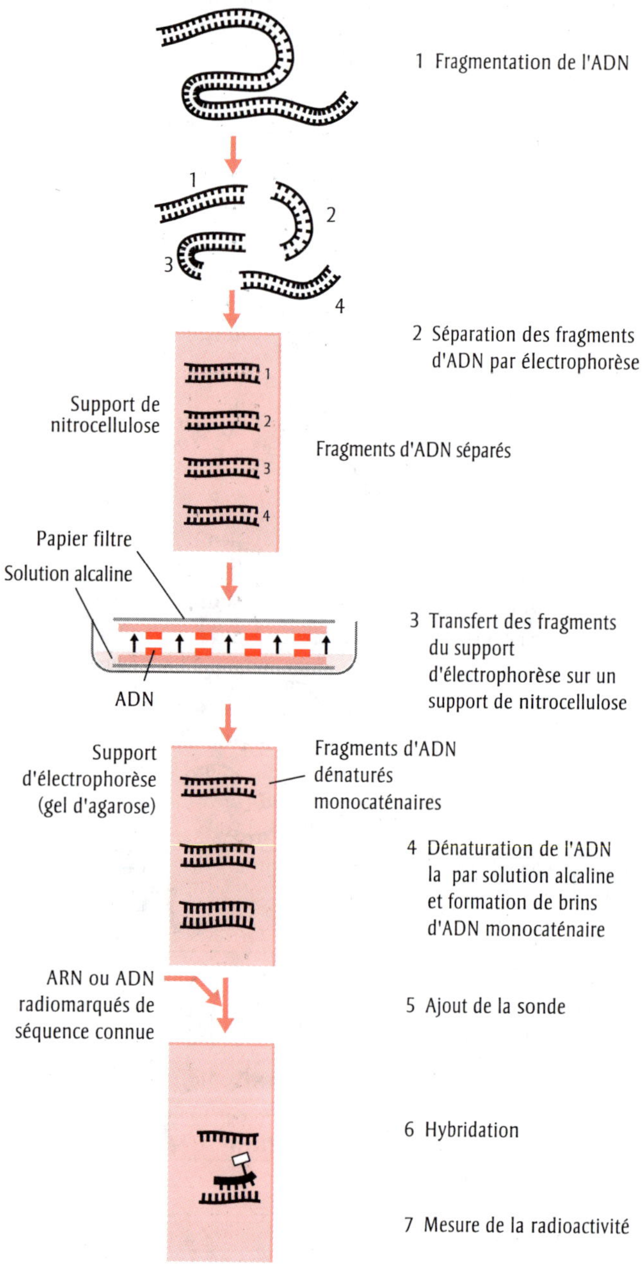

L'acide nucléique purifié est soumis à l'action de diverses endonucléases qui reconnaissent des séquences nucléotidiques spécifiques. La molécule est alors fractionnée en plusieurs petits fragments qui sont ensuite séparés par électrophorèse dans un gel d'agarose. La plaque d'agarose est transférée dans une solution alcaline afin de dénaturer les fragments et d'obtenir des brins monocaténaires. Les brins monocaténaires sont à leur tour transférés par capillarité sur un filtre de nitrocellulose. On dépose alors des sondes radioactives, c'est-à-dire de court fragments d'ADN ou d'ARN dénaturés de séquence connue. Les bases complémentaires de la sonde et du fragment de séquence inconnue s'apparient et forment un hybride. Après avoir lavé le filtre à plusieurs reprises afin d'éliminer toutes les sondes radioactives qui n'ont pas réagi, on détecte les hybrides par autoradiographie. Les fragments hybrides apparaissent sous formes de bandes radioactives dont la position dépend de la taille du fragment.

32.10.2 Amplification en chaîne par polymérase (PCR)

L'amplification en chaîne par polymérase (*Polymerase Chain Reaction*) est une technique récente, d'une grande sensibilité, qui permet de détecter un agent infectieux présent dans un spécimen clinique en très petit nombre (moins d'une centaine de bactéries, par exemple).

La technique repose sur la multiplication des séquences d'information génétique de l'agent infectieux présentes dans le prélèvement. Cette multiplication s'effectue sous l'action d'une ADN polymérase, une enzyme qui intervient dans l'élaboration des molécules d'ADN. La figure 32.24 illustre le principe de cette amplification génique.

Grâce à cette méthode, il est aussi possible d'analyser le génome des virus à ARN. Il suffit, pour cela, d'ajouter une étape préliminaire au cours de laquelle l'ARN viral est transcrit en ADN complémentaire par l'intermédiaire d'une transcriptase inverse.

32.11 Techniques de typage épidémiologique

Quatre techniques particulières présentent un intérêt épidémiologique, car elles permettent de suivre le développement et la propagation d'une infection au sein d'une population. Ces quatre techniques sont le sérotypage, le biotypage, la lysotypie et le profil plasmidique. On peut également procéder au typage grâce aux techniques d'analyse du génome décrites plus haut.

32.11.1 Sérotypage

Les épreuves biochimiques fournissent des indications d'une grande précision qui suffisent généralement à identifier la bactérie responsable de l'infection. Toutefois, dans des cas particuliers, comme dans une étude épidémiologique, on procède aussi au sérotypage qui permet d'établir les différences antigéniques entre différentes souches. Le sérotypage est de plus en plus effectué à partir d'anticorps monoclonaux beaucoup plus spécifiques que les anticorps polyclonaux. Ce genre d'identification, long et coûteux, n'est effectué que dans les centres spécialisés. Il est notamment employé pour le sérotypage des espèces suivantes:

- *Salmonella*, à partir des différences antigéniques des antigènes somatiques (O), flagellaires (H) et capsulaires (Vi);
- *Neisseria meningitidis* et *Streptococcus pyogenes*, à partir des antigènes capsulaires (K);
- *Streptococcus pyogenes*, à partir des antigènes M et T de la paroi.

32.11.2 Lysotypie

Le principe de cette technique repose sur la spécificité de l'union phage-bactérie. Puisque les souches sont caractérisées par la sensibilité ou la résistance à l'égard de phages virulents spécifiques, les résultats de la lyse par une série de phages fournissent un profil caractéristique permettant d'identifier cette souche avec un haut degré de certitude. On fait appel à la lysotypie pour identifier certaines souches de bactéries comme *Salmonella typhi, Staphylococcus aureus, S. epidermidis* ou encore *Pseudomonas aeruginosa*. Par exemple, on peut s'assurer de la pathogénicité des souches de *Salmonella* à l'aide de phages spécifiques des souches qui expriment l'antigène Vi, un composant chimique que l'on ne trouve que dans la paroi des *Salmonella* pathogènes.

Figure 32.24 Principe de la réaction d'amplification en chaîne par polymérase

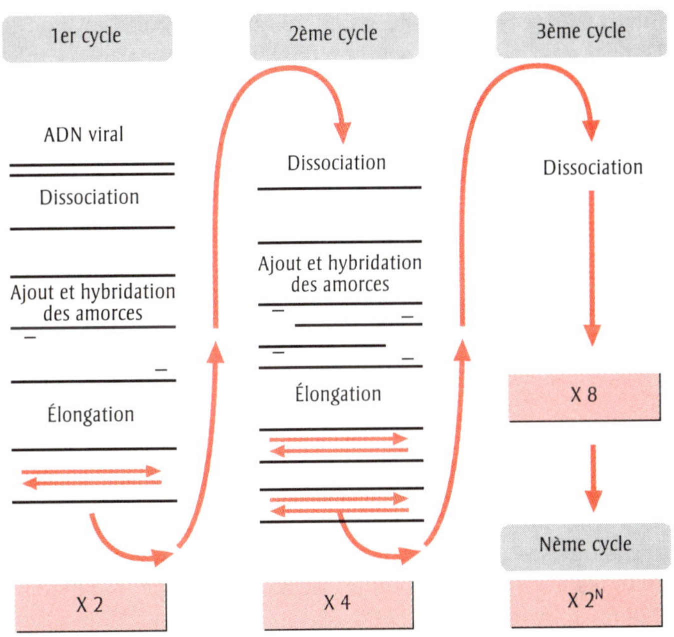

La technique repose sur la multiplication des séquences d'informations génétiques de l'agent infectieux présentes dans le prélèvement. Cette multiplication s'effectue sous l'action d'une ADN polymérase, une enzyme qui intervient dans l'élaboration des molécules d'ADN.

Dans une première étape, les deux brins de l'ADN à identifier sont dissociés (par chauffage). On procède ensuite à une hybridation de chaque brin à l'aide d'amorces spécifiques formées de courtes séquences d'ADN complémentaires du gène recherché. Ces amorces repèrent le fragment d'ADN recherché puis, sous l'action de l'ADN polymérase, s'enclenche le processus d'élongation par lequel une molécule bicaténaire est synthétisée.

Cette molécule est dissociée. Les brins d'ADN servent à leur tour de matrice et sous l'action d'autres amorces et de l'ADN polymérase, deux nouvelles chaînes d'ADN sont synthétisées. À l'issue de chaque cycle, le quantité d'ADN obtenue est donc multipliée par deux. Autrement dit, la quantité d'ADN disponible croît de façon exponentielle et l'on obtient une quantité considérable d'ADN.

Ce matériel est alors analysé par électrophorèse sur gel d'agarose, puis identifié par une sonde complémentaire (de composition connue) pour s'assurer de leur spécificité.

D'après Crainic, R. et J.-C. Nicolas. *Virologie médicale*. Technique et documentation Lavoisier, 1993.

32.11.3 Biotypage

Le biotypage est une autre technique qui permet d'identifier des sous-groupes bactériens particuliers au regard de leurs activités métaboliques.

Par exemple, à partir de trois tests (production d'indole, activité de l'uréase et de l'ornithine décarboxylase), l'espèce *Hæmophilus influenzæ* est subdivisée en quatre biotypes. Il est à noter que ces biotypes sont indépendants du sérotype.

Sur le plan épidémiologique, les informations fournies par le sérotypage et le biotypage sont importantes. Par exemple, ces deux tests ont permis de constater que la presque totalité des méningites à *Hæmophilus influenzæ* étaient causées par le sérotype b et que la majorité des isolats appartenaient au biotype I. Les biotypes II et III sont généralement responsables d'infections beaucoup moins graves.

32.12 Évaluation des défenses de l'hôte

Il peut être nécessaire d'explorer le fonctionnement du système immunitaire afin de vérifier l'existence d'un éventuel déficit immunitaire inné ou acquis, ou encore d'un dysfonctionnement. De tels examens peuvent être demandés pour surveiller l'évolution d'une infection au VIH, pour diagnostiquer une leucémie, ainsi que divers troubles auto-immunitaires ou allergiques.

32.12.1 Fonctions immunitaires spécifiques

Plusieurs techniques permettent d'évaluer les fonctions immunitaires spécifiques. Comme l'indique le tableau 32.9, on peut procéder au décompte des lymphocytes, identifier et énumérer les différentes sous-populations de lymphocytes ou vérifier leur capacité de répondre à un signal d'activation. Quant à l'évaluation de l'immunité naturelle, elle porte principalement sur l'activité du complément et sur la mesure de l'activité phagocytaire. La principale fonction phagocytaire évaluée est la poussée respiratoire des granulocytes neutrophiles.

Décompte lymphocytaire

Il est possible dans un premier temps de séparer les différentes catégories de cellules sanguines en tenant compte de leur densité. On procède par centrifugation après avoir placé l'échantillon sanguin dans un milieu de séparation à base de Ficoll. Le culot de centrifugation contient les éléments les plus denses, granulocytes et hématies. À la partie supérieure, on trouve les lymphocytes.

On peut aussi procéder au décompte lymphocytaire à l'aide de tests d'immunofluorescence. Ces tests sont basés sur le fait que les lymphocytes portent des marqueurs de différenciation. Puisqu'elles sont antigéniques, ces molécules de surface peuvent être mises en évidence par des réactions antigène-anticorps.

Les techniques de l'immunofluorescence s'appliquent au décompte lymphocytaire. En effet, le marquage des anticorps spécifiques des différents marqueurs des lymphocytes T par des fluorochromes permet de distinguer les différentes sous-populations. Les cellules ainsi marquées peuvent être observées en microscopie à fluorescence ou analysées en fluorocytométrie. Dans ce cas, les cellules passent une par une dans un cytomètre, un instrument qui compte les cellules, mesure leur taille, leur granulosité et leur fluorescence. Comme les cellules peuvent être marquées avec des anticorps différents, il est possible d'identifier les différentes sous-populations.

Tableau 32.9 Variables testées pour évaluer les défenses de l'hôte

Tests
Décompte total des leucocytes
Formule sanguine complète
Numération des différents groupes lymphocytaires
Tests de prolifération (mesure de la réponse blastogénique)
Tests de cytotoxicité des lymphocytes Tc
Évaluation de l'activité des cellules NK
Évaluation de la chimiotaxie des granulocytes neutrophiles
Dosage des facteurs solubles présents dans le sérum (cytokines, interférons, facteurs de croissance et de différenciation cellulaire, prostaglandines, etc.)
Dosage des immunoglobulines A présentes dans la salive ou dans les larmes
Énumération des cellules productrices d'anticorps
Tests d'hypersensibilité retardée

Évaluation des fonctions lymphocytaires

Plusieurs méthodes permettent d'évaluer les fonctions lymphocytaires : production d'anticorps, réactions de cytotoxicité, fonctions amplificatrices et suppressives. Le tableau 32.10 dresse une liste des différentes techniques employées et explique brièvement leur principe.

32.12.2 Fonctions immunitaires non spécifiques

Il peut être utile d'évaluer aussi différentes fonctions immunitaires non spécifiques, comme le dosage du complément ou de la protéine C réactive. De nombreuses pathologies sont associées à des perturbations des activités du complément ou de la synthèse de ses différents constituants. De telles fluctuations sont associées notamment aux infections, à différents états inflammatoires, aux cancers, et aux maladies auto-immunes. Dans le cas du complément, on dose généralement le complément total, le C3, le C4 et la C1 estérase. Quant au dosage de la protéine C réactive, il contribue à établir le diagnostic de certaines maladies infectieuses bactériennes et de troubles inflammatoires.

32.12.3 Examens généraux non spécifiques

Parmi les autres examens généraux non spécifiques effectués de routine, le plus fréquent est la formule sanguine complète, ou hémogramme. Par ce terme, on désigne une série d'analyses du sang périphérique qui permettent d'obtenir de nombreux renseignements sur le fonctionnement du système hématopoïétique et d'autres systèmes. La formule sanguine complète s'impose dans tous les cas d'urgence et constitue un élément important des bilans de santé et du diagnostic de nombreuses pathologies. Le tableau 32.11 donne la liste des principales analyses effectuées lors de la formule sanguine complète et indique les valeurs de références chez l'adulte.

Tableau 32.10 Évaluation des fonctions lymphocytaires

Fonctions évaluées	Techniques	Principes
Fonction auxiliaire	Isolement des lymphocytes T	Séparation des lymphocytes T d'une suspension de cellules mononucléées en utilisant leurs propriétés d'adhérence aux érythrocytes de mouton. Les lymphocytes T entourés de globules rouges (formant des rosettes) sont ensuite séparés par sédimentation. Ces lymphocytes T peuvent alors être utilisés pour des tests de coopération cellulaire in vitro destinés à vérifier leurs fonctions auxiliaires vis-à-vis des lymphocytes B.
Prolifération lymphocytaire	Transformation lymphoblastique	Après avoir été séparés des autres cellules sanguines, les lymphocytes T sont incubés dans un milieu de culture contenant un agent stimulant déterminé. Au bout de quelques jours, on ajoute à la culture de lymphocytes en multiplication de la thymidine tritiée (^{3}H-T).

Tableau 32.10 (suite)

Fonctions évaluées	Techniques	Principes
		La thymidine s'incorpore à l'ADN. Les cellules sont récoltées et la radioactivité est mesurée. Celle-ci étant proportionnelle au nombre de cellules en division, plus la radioactivité est élevée et plus la réponse à l'antigène est intense.
Production de cytokines par les lymphocytes T	ELISPOT	Des lymphocytes T sont déposés sur une plaque recouverte d'anticorps anti-cytokines. Les cytokines sécrétées par les lymphocytes T se fixent aux anticorps à proximité des cellules qui les ont sécrétés. On ajoute ensuite des anticorps anti-cytokines marqués dirigés contre un autre épitope des cytokines. Les complexes antigène-anticorps anti-cytokines marqués sont ensuite révélés par une réaction enzymatique (selon le principe des techniques ELISA) sous la forme de points colorés.
Cytotoxicité	Relargage du chrome ^{51}Cr	Des cellules cibles sont incubées en présence de ^{51}Cr; après avoir capté cet isotope, on les met en présence des cellules cytotoxiques. Les cellules tuent les cellules cibles et on évalue leur capacité cytotoxique en mesurant la quantité de ^{51}Cr relargué dans le milieu.
Production d'anticorps	Cellules formant des plages	Ce test est réalisé en mettant en contact la population lymphocytaire à tester avec des érythrocytes sur lesquels sont fixés des anticorps (érythrocytes sensibilisés). Les anticorps produits se fixent sur les antigènes. Dans le cas où des IgM ont été sécrétées, le complément ajouté est activé directement par ces complexes Ag-Ac et provoque la lyse des érythrocytes. On observe alors la formation de plages de lyse.Dans le cas où des IgG sont sécrétées, il faut ajouter au préalable des anticorps anti-IgG pour renforcer l'action du complément (qui est activé mois efficacement par les IgG que par les IgM).
	ELISPOT	Des lymphocytes B sont déposés sur une plaque recouverte d'antigènes. Les anticorps sécrétés se fixent aux antigènes à proximité des cellules qui les ont sécrétés. Les complexes antigène-anticorps formés sont ensuite révélés par des anticorps anti-immunoglobulines marqués par une enzyme (selon le principe des techniques ELISA) sous la forme de points colorés.
Synthèse des cytokines	Dosage dans les surnageants de culture	Les cytokines produites par les monocytes ou les lymphocytes T sont dosées par des tests ELISA
	Identification des cellules productrices	Double marquage (membranaire et cytoplasmique) des cellules productrices de cytokine et identification par cytofluorocytométrie

Tableau 32.11 Analyses de la formule sanguine complète
Source: *Examens et épreuves diagnostiques.* Montréal, Décarie Editeur, 2001, 353 p.

Valeurs de références chez l'adulte	Homme	Femme
Globules rouges (x 10^{12}/l) :	4,4– 6,0	4,2– 5,5
Hémoglobine(g/l) :	140 – 180	140 – 180
Hématocrite (%) :	42 – 52	37 – 47
VGM (fl) :	80 – 98	80 – 98
TGMH (pg/cellule) :	27 – 33	27 – 33
CGMH (g/l de globules rouges) :	320 – 360	320 – 360

Tableau 32.11 (suite)

Valeurs de références chez l'adulte		Homme	Femme
Réticulocytes (en % des globules rouges) (x 10^9/l) :		0,5 – 2 20 – 80	0,5 – 2 20 – 80
Plaquettes (x 10^9/l) :		160 – 400	160 – 400
Globules blancs totaux (x 10^9/l) :		4,3 – 10	4,3 – 10
Formule différentielle :	Neutrophiles Éosinophiles Basophiles Lymphocytes Monocytes	1,8 – 7,3 0 – 0,7 0 – 0,15 1,5 – 4 0,2 – 0,95	1,8 – 7,3 0 – 0,7 0 – 0,15 1,5 – 4 0,2 – 0,95
Vitesse de sédimentation		1– 10	2–20
Frottis sanguin (données qualitatives)		normal	normal

Concepts clés à retenir

1. L'identification **de l'agent infectieux** constitue généralement un élément essentiel du **diagnostic** d'une infection.
2. Les **prélèvements** constituent une étape préliminaire mais déterminante du diagnostic. Ils doivent être effectués avec du **matériel stérile** et acheminés promptement au laboratoire.
3. L'**examen morphologique** constitue généralement la première étape de l'identification de l'agent infectieux. On l'effectue à l'aide d'un **microscope optique** ou d'un **microscope électronique**.
4. La **culture** constitue le deuxième moyen d'identification des microorganismes, en particulier les **bactéries** et les **mycètes**.
5. L'identification des microorganismes mis en culture repose sur l'**examen morphologique des cultures** et sur les **caractéristiques biochimiques** des microorganismes.
6. La détermination de la **sensibilité aux antibiotiques** par la **concentration minimale inhibitrice** ou la **concentration minimale bactéricide** permet de choisir l'antibiotique de choix pour le traitement d'une infection.
7. Les **techniques immunologiques** contribuent au diagnostic des infections en identifiant un antigène ou un anticorps spécifique grâce aux méthodes d'**immunofluorescence** et aux **méthodes immunoenzymatiques**.
8. Les **tests sérologiques** reposent sur des réactions d'**agglutination**, de **précipitation**, de **fixation du complément**, ou sur différentes techniques d'**immunodiffusion**.
9. L'**étude des acides nucléiques** constitue une méthode efficace d'identification des agents infectieux grâce à l'emploi de **sondes nucléiques** de séquence connue ou grâce aux réaction d'**amplification génique**.
10. Le **sérotypage**, le **biotypage** et la **lysotypie** sont des techniques utiles pour suivre le développement et la propagation d'une infection au sein d'une population donnée.
11. Le fonctionnement du système immunitaire d'un individu peut être évalué par le **décompte lymphocytaire**, l'identification des différentes **sous-populations de lymphocytes**, par l'analyse et le dosage des **cytokines** ou par la mesure de l'**activité phagocytaire**.

Références et lectures suggérées

Bach, J-F. *Immunologie. De la biologie à la clinique*. 3e éd., Paris, Flammarion, Médecine-Sciences, 1999.

Balows, A., Hausler, W. J. Jr., Hermann, K. L., Isenberg, H. D. et H. J. Shadomy. *Manual of Clinical Microbiology*. 5e éd., Washington, American Society of Microbiology, 1991.

Benjamini, E., Coico, R. et Sunshine. *Immunology, A Short Course*. 4e éd., Wiley-Liss, New York, 2000.

Brousseau, P., Payette, Y., Tryphonas, H., Blakley, B., Boermans H., Flipo D. et M. Fournier. *Manual of Immunological Methods*. Boca Raton, CRC Press, 1999.

Couture, B. *Bactériologie médicale*. 3e éd., Montréal, Décarie, 1997.

Crainic, R. et J.-C. Nicolas (coordinateurs). *Virologie médicale*. Paris, Technique et documentation Lavoisier, 1993.

Estridgem B. H., Reynolds, A. P. et N. J. Walters. *Basic Medical Laboratory Technics*. 4e éd., Albany, Thomson Learning, 2000.

Examens & épreuves diagnostiques. Montréal, Décarie, 2001.

Genetet, N. (coordinateur). *Immunologie*. 3e éd., Paris, Techniques et Documentation. 1997.

Jacobs, D. S., De Mott, W. R. et D. K. Oxley. *Jacobs & De Mott Laboratory Test Handbook*. 5e éd., Cleveland, Lexi-comp. inc., 2001.

Janeway, C. A., Travers, P., Walport, M. et J. D. Capra. *Immunobiology*. 4e éd., Garland, 1999.

Baron, E. Jo, Peterson, L. R., et S. M. Finegold. *Bailey & Scott Diagnostic Microbiology*. 9e éd., St-Louis, Mosby, 1994.

Baron, E. Jo, Chang, R. S., Howard, D. H., Miller J. N., et J. A. Turner. *Medical Microbiology. A Short Course*. Wiley-Liss, New York, 1994.

Kee, J. L. *Handbook of Laboratory Diagnostic Tests with Nursing Implications*. 4e éd., Upper Saddle River (N. J.), Prentice Hall, 2001.

Koneman, E. W., Allen, S. D., Janda, W. L., Schreckenberger et W. C Win Jr. *Color Atlas and Textbook of Diagnostic Microbiology*. 4e éd., 1997, Philadelphie, Lippincott, 1997.

Miller, L. E., Ludke, H. R., Peacok, J. E. et R. H. Tomar. *Manual of Laboratory Immunology*. 2e éd., Philadelphie, Lea & Febiger, 1991.

Mims, C. A., Playfair, J., Roitt, Y., Wakelin, D. et R. Williams. *Medical Microbiology*. Londres, Mosby, 1998.

Murray, P. R., Rosenthal, K. S., Kobayashi, G. S. et M. A. Pfaller. *Medical Microbiology*. 3e éd., St Louis, Mosby, 1998.

Murray, P. R., Barron, E. Jo, Pfaller, M. A., Tenover, F. C. et R. Yolken. *Manual of Clinical Microbiology*, 7e éd., Washington, American Society for Microbiology Press, 1999.

Prescott, L., Harley, J. P. et D. A. Klein. *Microbiologie*. Bruxelles, De Boeck, 1995.

Rees, E. R, et R. F. Betts. *A Practical Approach to Infectious diseases*. 4e éd., Boston, Little, Brown and Co. 1996.

Roitt, I., Brostoff, J. et D. Male. *Immunology*. 5e éd., Londres, 1998, 423 p.

Rose, N. R., Conway de Macario, E., Fahey, J. L., Friedman, H., Penn, G. M. (éditeurs). *Manual of Clinical Laboratory Immunology*. 4e éd., Washington, D. C., American Society for Microbiology, 1992.

Specter, S., Rodincka, R. L., et S. A. Young. *Clinical Virology Manual*. Washington, D. C., American Society for Microbiology, 2000.

Virella, G. (coordonateur). *Introduction to Medical Immunology*. 4e éd., New York, M. Dekker, 1998.

Sites internet

Alliance for the Prudent Use of Antibiotics	http://www.healthsci.tufts.edu/apua/apua.html
American Association for Microbiology	http://www.asmusa.org
American Microscopical Society (AMS)	http://www.amicros.org
American Society of Parasitologists	http://asp.unl.edu/index1.html
Association of Medical Microbiologists UK	http://www.amm.co.uk/
Center for Disease Control and Prevention	http://www.fcdc.gov
Eurosurveillance	http://www.eurosurv.org/main.htm
Eurosurveillance influenza	http://www.msss.gouv.qc.ca
Federation of European Microbiological Societies (FEMS) General Public Health Site	http://www.fems-microbiology.org
Infection Control Nurses Association UK	http://www.icna.co.uk/
Infectious Diseases Society of America	http://www.idsociety.org
International Union of microbiological Societies (IUMS)	http://www.iums.rdg.ac.uk
Institut Pasteur	http://www.pasteur.fr
Laboratoire de santé Publique du Québec	http://www.msss.gouv.qc.ca
La Recherche	http://www.larecherche.fr
Links to free journals on the web	http://www.freemedicaljournals.com
Martindale's Health Science Guide	http://www-sci.lib.uci.edu/HSG/HSGuide.html
Mayo Clinic	http://www.mayoclinic.com
MedLine	http://www.igm.nlm.nih.gov
MedLineplus Health Information	http://www.nlm.nih.gov/medlineplus/
Ministère de la santé et des Services sociaux (Québec)	http://www.msss.gouv.qc.ca
Ministère français de la santé	http://www.sante.gouv.fr
National Academy of Sciences	http://www.nas.edu/
National Foundation for Infectious Diseases	http://www.nfid.org
National library for Health	http://www.nelh.nhs.uk
National Sciences Foundation	http://www.nih.gov
Northeast Association for Clinical Microbiology and Infectious Disease	http://northshore.shore.net
Organisation Mondiale de la Santé	http://www.who.int
Pharmaceutical Microbiology Forum	http://www.microbiol.org
Public Health Laboratory Service, UK	http://www.phls.co.uk/
Santé Canada	http://www.hc-sc.gc.ca
Santé Web	http://www.santeweb.com
The Mycological Society of America	http://www.msafungi.org
The Society for General Microbiology	http://www.socgenmicrobiol.org.uk
The www Virtual Library	http://www.vlib.org
Travel Health	http://www.tripprep.com/
UK Department of Health	http://www.doh.gov.uk/index.html
Viroly on the web	http://www.tulane.edu/dmsander/garryfavweb.html
WebMD Canada	http://my.webmd.com/
Wellness Web	http://www.wellnessweb.com/
World Health Organization	http://www.who.int
World Health Organization Regional Office for Europe	http://www.who.dk/

Glossaire

A

Abcès
Amas de pus dans une cavité formée aux dépens des tissus environnants détruits.

Aciclovir
Analogue des nucléosides puriques (guanosine) agissant par inhibition de l'ADN polymérase et utilisé pour le traitement d'infections causées par les herpesvirus.

Acide dipicolinique
Constituant majeur de l'enveloppe des endospores, responsable de leur résistance aux radiations.

Acide teichoïque
Constituant composé de glycérol, de ribitol et de phosphate, et présent en grandes quantités dans la paroi des bactéries à Gram positif.

Acido-alcoolo-résistant
Se dit d'une bactérie dont la paroi colorée par la fuschine acide résiste ensuite à la décoloration par l'alcool-acide (coloration de Ziehl-Nielsen).

Acné
Inflammation des follicules pilosébacés caractérisée par la formation de comédons et accompagnée de papules ou de pustules plus ou moins volumineuses.

Actinomycètes
Bactéries à Gram positif, filamenteuses, longtemps considérées comme des mycètes, parfois acido-alcoolo-résistantes, groupées en chaînettes et pouvant former des spores.

Acyclovir
Voir Aciclovir

Adénite
Inflammation d'un ganglion lymphatique.

Adjuvant
Substance qui amplifie la réaction immunitaire quand elle est administrée en même temps et au même point que l'antigène.

ADN polymérase
Enzyme intervenant dans l'élaboration des molécules d'ADN.

Aérobie
Se dit de microorganismes se développant en présence d'oxygène.

Aflatoxine
Toxine à pouvoir hépatotoxique, mutagène et cancérogène sécrétée par certains mycètes du genre *Aspergillus*.

Agammaglobulinémie
Absence de production d'anticorps.

Agent antimicrobien
Composé chimique naturel ou de synthèse qui inhibe le développement des microorganismes ou les détruit sans affecter l'hôte qui les abrite; il agit à faible dose et exerce une action très spécifique.

Agent mitogène
Substance capable d'induire la transformation blastique et la prolifération des lymphocytes.

Agglutination (réaction d')
Réaction au cours de laquelle des antigènes particulaires (bactéries, virus, globules rouges) se combinent à des anticorps pour former des agrégats.

Agglutinine
Anticorps capable d'effectuer la réaction d'agglutination.

Allergène
Toute substance antigénique qui provoque une réaction allergique. Ce terme caractérise surtout les antigènes responsables des réactions d'hypersensibilité de type I.

Allergie
Terme synonyme d'hypersensibilité; il est surtout employé pour désigner les hypersensibilités de type I.

Allo-antigènes
Antigènes rencontrés chez plusieurs individus appartenant à la même espèce mais qui sont génétiquement différents.

Allogreffe
Greffe effectuée entre deux individus de la même espèce mais qui sont génétiquement différents.

Amantadine
Médicament antiviral bloquant l'entrée de certains virus (grippe de type A) dans les cellules hôtes ou leur décapsidation.

Amibiase
Parasitose due au protozoaire *Entamœba histolytica* qui se manifeste initialement par un syndrome dysentérique, par des ulcérations de la muqueuse du côlon et qui se poursuit, éventuellement, par l'atteinte d'autres organes (foie, poumons, cerveau).

Aminosides
Classe d'antibiotiques bactéricides inhibiteurs de la synthèse des protéines.

Amphitriche
Se dit d'une bactérie qui porte plusieurs flagelles à chacune de ses extrémités.

Amygdales
Organes lymphoïdes secondaires constitués d'amas de follicules lymphoïdes et situés sous la langue, au fond de la bouche et dans le pharynx.

Amygdalite
Inflammation des amygdales.

Anaérobie
Se dit de microorganismes qui croissent dans des milieux dépourvus d'oxygène moléculaire. On distingue les anaérobies stricts, les microaérophiles et les facultatifs.

Analogue
Composé chimique dont la structure est très proche du composé naturel utilisé par un organisme, capable de se substituer à ce produit naturel tout en bloquant l'activité chimique de la molécule (ou organite) dans laquelle il est introduit.

Anaphylatoxines
Substances produites au moment de l'activation du complément et responsables des manifestations identiques à celles du choc anaphylactique par suite de leur action sur les mastocytes et les basophiles.

Anaphylaxie
Terme désignant une réaction d'hypersensibilité immédiate causée par des IgE et survenant après l'introduction d'un antigène chez un individu déjà sensibilisé à cet antigène. L'anaphylaxie peut être locale ou générale (choc anaphylactique).

Anatoxine
Exotoxine dont le pouvoir pathogène a été atténué ou détruit par dénaturation, mais qui conserve son pouvoir antigénique.

Anémie
Diminution de la concentration d'hémoglobine dans le sang résultant de troubles de la production des érythrocytes ou d'anomalies de l'hémoglobine.

Angine
Inflammation de l'oropharynx et des amygdales.

Angine striduleuse
Voir *Pseudocroup*.

Ankylostomiases
Parasitoses causées par *Ankylostoma duodenale* et *Necator americanus*, souvent asymptomatiques, ou pouvant être accompagnées d'un syndrome anémique.

Antagonisme
Relation d'exclusion qu'établissent des espèces microbiennes en compétition dans un même milieu.

Anthrax
Agglomération de furoncles formant une plaque surélevée rouge violacé qui se couvre de cratères furonculeux confluant progressivement par suite de la nécrose des tissus environnants et marquée par une suppuration abondante.

Antibiogramme
Épreuve permettant de déterminer la sensibilité aux divers antibiotiques d'une bactérie.

Antibiotique
Composé chimique naturel ou de synthèse capable de détruire les bactéries ou d'en inhiber le développement sans affecter l'hôte.

Anticorps
Substance de nature protéique produite en réponse à un antigène particulier et capable de se combiner spécifiquement avec lui.

Anticorps monoclonal
Anticorps produit par un clone de plasmocytes dirigé contre un déterminant antigénique unique.

Antigène
Toute substance qui entraîne une réponse immunitaire reposant sur l'intervention de cellules lymphoïdes et aboutissant à la production d'anticorps ou à la différenciation de cellules portant des récepteurs cellulaires, les uns et les autres étant spécifiques de l'antigène et possédant la propriété de se combiner avec lui.

Antigène H
Protéine antigénique constituant les flagelles des bactéries.

Antigène O
Antigène polysaccharidique constituant du lipopolysaccharide de la paroi des bactéries à Gram négatif.

Antigènes d'histocompatibilité
Antigènes génétiquement déterminés présents à la surface de la plupart des cellules nucléées d'un individu et responsables des réactions de rejet des greffes.

Antigènes de classe I
Protéines membranaires codées par le complexe majeur d'histocompatibilité et intervenant dans diverses fonctions immunitaires : reconnaissance de l'antigène par les lymphocytes T cytotoxiques (CD8), rejet des greffes, destruction des cellules infectées par des virus et des cellules transformées (cancéreuses).

Antigènes de classe II
Protéines membranaires codées par le complexe majeur d'histocompatibilité et intervenant dans la présentation de l'antigène aux lymphocytes T CD4 par les cellules présentatrices de l'antigène.

Antigènes particulaires
Antigènes constitués par une cellule, par un virion.

Antigènes solubles
Antigènes constitués par un composé chimique.

Antigènes thymo-dépendants
Antigènes vis-à-vis desquels la production d'anticorps requiert la coopération des lymphocytes T.

Antigènes thymo-indépendants
Antigènes vis-à-vis desquels la production d'anticorps ne requiert pas obligatoirement la coopération des lymphocytes T.

Antimétabolites
Composés chimiques présentant des analogies de structure avec des substances naturelles, capables de se substituer à ces dernières et de bloquer la division cellulaire.

Antisepsie
Ensemble des méthodes permettant de détruire les microorganismes ou d'inhiber leur développement afin de prévenir l'infection.

Antiseptique
Se dit d'un agent chimique inhibant des microorganismes ou les détruisant à la surface de la peau et des muqueuses saines ou infectées.

Antitoxine
Anticorps dirigé contre une toxine microbienne.

Apicomplexa
Embranchement des protozoaires réunissant les organismes aussi connus sous le nom de sporozoaires ou de coccidies, et caractérisés par des cycles biologiques complexes et par leur parasitisme intracellulaire.

Apoptose
Processus d'autodestruction programmée d'une cellule ou d'un groupe de cellules cibles par un ensemble de mécanisme endogènes.

Appareil nucléaire
Chromosome unique et nu que contient une cellule procaryote; dépourvu de nucléole et de membrane nucléaire, l'appareil nucléaire est l'équivalent du noyau des cellules eucaryotes.

Arbovirus
Abréviation de *Arthropod-borne viruses* désignant les virus transmis par des arthropodes vecteurs et faisant partie des alphavirus (arbovirus du groupe A) et des flavivirus (arbovirus du groupe B).

ARN polymérase
Enzyme assurant la synthèse d'ARN à partir de l'ADN viral chez certains virus à ADN ou élaborant l'ARN monocaténaire chez les virus à ARN bicaténaire.

Arthrite
Inflammation aiguë ou chronique des articulations, d'origine infectieuse ou autre.

Arthroconidies
Conidies formées par suite du clivage d'un hyphe.

Ascaridiose
Parasitose intestinale chronique causée par le ver nématode *Ascaris lumbricoides*.

Ascomycètes
Classe de mycètes caractérisés par la production de spores sexuées, les ascospores, portées par des asques, et présentant, selon les espèces, une organisation cœnocytique ou une organisation cellulaire.

Ascospore
Spore sexuée, unicellulaire, de petite taille, produite dans un asque et caractéristique des ascomycètes.

Asepsie
Ensemble des opérations et des moyens permettant d'éliminer les microorganismes d'une substance, d'un objet ou d'un lieu donné afin de protéger l'organisme contre toute contamination microbienne.

Aspergillose
Mycose d'inhalation causée notamment par *Aspergillus fumigatus* caractérisée principalement par des symptômes pulmonaires avec hémoptisie.

Asque
Organe en forme de sac provenant de la transformation des hyphes binucléés (dicaryon), dans lequel sont produites les spores sexuées des ascomycètes.

Asthme bronchique
Trouble inflammatoire chronique des voies respiratoires dû à différents allergènes respiratoires et caractérisé par une brocho-constriction accompagnée d'hypersécrétion de mucus, d'insuffisance respiratoire et de toux.

Atopies
Diverses manifestations cliniques comme l'asthme, les rhinites allergiques, l'urticaire, relevant de l'hypersensibilité immédiate.

Atténuation
Diminution progressive de la virulence.

Auto-anticorps
Anticorps produit par un individu en réponse à l'un de ses propres constituants (auto-antigène).

Auto-antigène
Antigène responsables, dans l'organisme dont ils proviennent, de la formation d'auto-anticorps.

Auto-immunité
Réaction immunitaire d'un individu à l'égard de ses propres constituants.

Autoclave
Appareil de stérilisation utilisant la vapeur d'eau sous pression.

Autogreffe
Greffe dans laquelle le greffon est prélevé sur le sujet lui-même.

Autoradiographie
Technique d'analyse permettant de détecter certaines molécules marquées par une substance radioactive qui laissent leur empreinte sur une pellicule photographique.

Autotrophe
Organisme capable d'élaborer tous ses constituants cellulaires à partir de minéraux ou de substances simples et d'extraire l'énergie du milieu abiotique.

Axénique
Se dit d'un animal de laboratoire exempt de tout microorganisme et vivant en milieu stérile depuis sa naissance.

Azidothymidine (AZT)
Analogue de la thymidine capable d'inhiber l'activité de la transcriptase inverse des rétrovirus, notamment le virus de l'immunodéficience humaine.

Azithromycine
Antibiotique de la famille des macrolides utilisé en particulier pour le traitement des infections causées par *Hæmophilus influenzæ*.

B

Bacille
Bactérie cylindrique aux extrémités droites ou effilées apparaissant sous forme de bâtonnet en microscopie optique.

Bactéricide
Se dit d'un agent physique ou chimique dont l'action est mortelle pour les bactéries.

Bactériocines
Substances antibactériennes produites naturellement par certaines espèces de bactéries et qui tuent d'autres espèces de bactéries apparentées.

Bactériémie
Présence de bactéries dans le sang.

Bactériolyse
Destruction des bactéries sous l'action commune des IgM et du complément et par certaines substances antibactériennes comme le lysozyme.

Bactériolysines
Anticorps ayant pour effet de lyser les bactéries.

Bactériophage
Voir *Virus bactériophage.*

Bactériostatique
Se dit d'un agent physique ou chimique dont l'action sur le développement microbien est temporaire.

Bactériurie
Présence de bactéries dans l'urine.

Baside
Structure à l'apparence de massue se formant à l'extrémité d'hyphes binucléées et portant les basidiospores produites par les basidiomycètes au cours de leur reproduction sexuée.

Basidiomycètes
Classe de mycètes à hyphes cloisonnés, à paroi imprégnée de chitine et formant des basiodiospores lors de leur reproduction sexuée.

Basidiospore
Spore sexuée, unicellulaire, de petite taille et portée par les basides, caractéristique des basidiomycètes.

Basophile
Granulocyte à noyau irrégulier et dont le cytoplasme contient de volumineuses granulations riches en histamine et en sérotonine. Ces granulations sont colorées en bleu par les colorants habituels.

BCG
Bacille Calmette et Guérin. Souche de *Mycobacterium bovis* dont la virulence a été atténuée par repiquages successifs mais qui a conservé son pouvoir antigénique et immunisant.

Bêta-lactames
Classe d'antibiotiques caractérisés par la présence d'un noyau lactame et par leur action sur la paroi bactérienne.

Bicaténaire
Se dit d'un acide nucléique formé de deux brins complémentaires.

Bilharziose
Voir *Schistosomiase.*

Biotope
Ensemble des facteurs physiques, chimiques et géologiques caractéristiques d'un écosystème donné.

Biotypage
Technique d'identification de sous-groupes bactériens particuliers à partir de certaines caractéristiques métaboliques.

Blastoconidie
Spore asexuée formée par bourgeonnement d'un hyphe.

Blastomycose
Infection causée par des blastomycètes.

Blennorrhagie
Voir *Gonorrhée.*

Borréliose
Nom générique donné aux infections causées par les bactéries du genre *Borrelia* (voir *Fièvre récurrente* et *Maladie de Lyme*).

Botulisme
Intoxication causée par l'ingestion de la toxine de *Clostridum botulinum*, responsable de troubles neurologiques graves.

Bourgeonnement
Processus de reproduction asexuée, caractéristique des levures, au cours duquel la division du matériel cytoplasmique est inégale, ce qui conduit à la formation d'une cellule fille à partir d'une petite excroissance en forme de bourgeon.

Bronchite aiguë
Inflammation des bronches, d'origine bactérienne ou virale, marquée par de la toux et des sécrétions parfois purulentes, par de la fièvre (pour les bronchites d'origine bactérienne) et par une respiration sifflante.

Brucellose
Zoonose causée par plusieurs espèces du genre *Brucella*, transmissible à l'Homme, marquée principalement par une fièvre intermittente irrégulière, de la faiblesse, des maux de tête, des sueurs abondantes, des frissons et une sensation de malaise général.

Bubon
Tuméfaction d'un ganglion lymphatique, consécutive à certaines infections, apparaissant généralement au niveau de l'aine et se manifestant par une inflammation et par une douleur localisées.

C

Campylobactériose
Infection alimentaire, causée par *Campylobacter jejuni*, dont les principaux symptômes sont des douleurs abdominales, des crampes, des diarrhées et de la fièvre.

Cancer
Tumeur maligne résultant de la multiplication anarchique de cellules qui échappent au contrôle de l'organisme et qui altèrent les fonctions vitales de l'organisme.

Candidose
Infection de la peau et des muqueuses causée par des levures du genre *Candida*.

Capside
Coque protéique rigide, formée par la réunion des capsomères, contenant l'acide nucléique viral.

Capsomère
Sous-unité protéique de la capside.

Capsule
Enveloppe de nature glucidique plus ou moins épaisse et plus ou moins visqueuse entourant certaines bactéries.

Carbapénèmes
Antibiotiques de la classe des bêta-lactames.

Cariogène
Se dit d'une bactérie qui intervient dans le développement des caries dentaires.

Caspases
Enzymes qui clivent l'ADN en petits fragments et qui détruisent les protéines cellulaires au cours de l'apoptose.

CD
Abréviation de *Cluster of differenciation* (voir *Groupe de différenciation*).

Cellule hôte
Cellule abritant un parasite.

Cellule accessoire
Terme désignant les macrophages et d'autres groupes de cellules immunitaires qui coopèrent avec les lymphocytes lors du développement d'une réponse immunitaire spécifique.

Cellule cible
Cellule porteuse de déterminants antigéniques étrangers déclenchant une réaction immunitaire cytotoxique ou humorale.

Cellules de Küpffer
Macrophages de la paroi endothéliale des capillaires sinusoïdes du foie.

Cellules dendritiques
Cellules caractérisées par de fins prolongements cytoplasmiques, situées dans la peau et dans divers organes lymphoïdes et intervenant dans la présentation de l'antigène.

Cellules effectrices
Cellules immunitaires intervenant dans la réaction immunitaire à la suite d'une immunisation.

Cellules lymphoïdes
Ensemble des cellules immunocompétentes (lymphocytes, lymphoblastes et plasmocytes) responsables des réactions immunitaires spécifiques.

Cellules mémoires
Lymphocytes B ou T capables de répondre rapidement et intensément à une nouvelle stimulation antigénique (vis-à-vis d'un antigène déjà rencontré).

Cellules NK
Groupe de cellules à pouvoir cytotoxique responsables de la cytotoxicité à médiation cellulaire dépendante des anticorps.

Cellules nulles
Terme désignant les lymphocytes non-T, non-B.

Cellules phagocytaires
Cellules, auxquelles appartiennent les granulocytes et les macrophages, responsables de la phagocytose et d'autres éléments de la réaction immunitaire non spécifique.

Cellules tueuses naturelles
Voir *Cellules NK*.

Cellulite
Inflammation du tissu conjonctif superficiel, parfois accompagnée de lymphangite et d'adénite.

Céphalosporines
Classe d'antibiotiques à noyau bêta-lactame qui agissent sur les bactéries en bloquant la synthèse du peptidoglycane présent dans la paroi.

Cercaire
Stade larvaire terminal d'un ver nématode.

Cestode
Vers de la classe des plathelminthes, allongé et plat, en forme de ruban, dont le corps est formé d'une tête, le scolex, et d'une longue chaîne de segments, les proglottis, et qui vivent dans l'intestin de leur hôte.

Chagas (maladie de)
Voir *Trypanosomiase américaine*.

Chaîne épidémiologique
Ensemble d'éléments particuliers intervenant dans un ordre déterminé dans la transmission des infections.

Chaîne J
Chaîne polypeptidique qui assure la stabilité des IgM et des IgA formées de plusieurs sous-unités (polymériques).

Chancre
Ulcération localisée de la peau ou des muqueuses, généralement due à une maladie sexuellement transmissible.

Charbon
Zoonose transmissible à l'Homme, causée par *Bacillus anthracis* et entraînant, selon le lieu d'inoculation, des manifestations cutanées, respiratoires ou digestives.

Chimioorganotrophes
Catégorie de microorganismes qui oxydent des composés organiques et qui effectuent des biosynthèses à partir de substrats organiques complexes.

Chimiotactisme
Phénomène d'attraction ou de répulsion par lequel des microorganismes ou des cellules phagocytaires sont attirées vers une substance chimique ou s'en éloignent.

Chimiotaxie
(voir *Chimiotactisme*.)

Chitine
Polysaccharide composant la paroi de certains mycètes et l'exosquelette des arthropodes.

Chlamydia
Bactéries à Gram négatif, non motiles, coccoïdes, de petite taille et parasites intracellulaires obligatoires.

Chlamydoconidie
Conidie formée à partir des hyphes végétatifs de différents mycètes, entourée d'une paroi épaisse, et caractérisée par sa capacité de résistance à des conditions défavorables.

Chloramphénicol
Antibiotique inhibiteur de la synthèse des protéines; bactériostatique au spectre d'action très étendu mais d'usage relativement limité en raison de sa toxicité.

Choc anaphylactique
Forme généralisée et grave de l'anaphylaxie (voir ce terme).

Choc toxique
Syndrome causé par des endotoxines et se manifestant par des troubles vasomoteurs, des désordres électrolytiques graves, des troubles de la coagulation, des complications hémorragiques et de l'insuffisance rénale et pulmonaire.

Choléra
Infection gastro-intestinale aiguë causée par *Vibrio choleræ*.

Chorioméningite lymphocytaire
Maladie infectieuse causée par un virus de la famille des *Arenaviridæ*, transmise à l'Homme par l'intermédiaire d'excréments et de l'urine des rongeurs, asymptomatique la plupart du temps ou se manifestant par une méningite aseptique ou méningo-encéphalite.

Chromoblastomycose
Mycose chronique cutanée et sous-cutanée, siégeant au point d'inoculation du mycète, et caractérisée par la formation de lésions verruqueuses.

Cicatrisation
Régénération des tissus lésés au cours de laquelle du tissu conjonctif et un nouvel épiderme sont formés.

Ciliophora
Embranchement des protozoaires dont l'appareil locomoteur est constitué de nombreux cils courts.

Cils
Éléments constitutifs de l'appareil locomoteur de certains protozoaires.

Cinquième maladie (érythème infectieux)
Virose éruptive, généralement asymptomatique ou accompagnée d'une légère éruption maculo-papuleuse au visage, s'étendant ensuite au niveau des membres sous forme d'une éruption ressemblant à une fine dentelle.

Clarythromycine
Antibiotique à large spectre de la classe des macrolides que l'on utilise contre *Legionella pneumophila*, *Moraxella catarrhalis*, *Chlamydia trachomatis*,*Toxoplasma gondii* et contre *Helicobacter pylori*.

Clone
Ensemble de cellules génétiquement identiques provenant d'une cellule initiale unique.

Coagulase
Enzyme produite par les staphylocoques pathogènes, responsable de la coagulation du sang, de la formation de thromboses dans les foyers infectieux et d'un revêtement de fibrine qui protège ces bactéries des mécanismes de défense de l'hôte.

Cocci
Bactéries de forme sphérique.

Coccidioïdomycose
Mycose profonde à porte d'entrée respiratoire causée par *Coccidioides immitis*, généralement bénigne, mais susceptible de se généraliser et de causer des infections systémiques, en particulier chez les personnes souffrant de troubles immunitaires.

Cœnocyte
Structure non cellulaire constituée d'une masse de cytoplasme contenant plusieurs noyaux. Au sein de cette masse, chaque noyau contrôle les activités cellulaires d'un territoire donné.

Colonie
Ensemble de microorganismes, visible à l'œil nu, se développant sur un milieu de culture solide et provenant théoriquement d'une cellule microbienne initiale déposée sur le milieu de culture au moment de l'ensemencement.

Coloration de Gram
Technique de coloration permettant de distinguer les bactéries à Gram positif et à Gram négatif selon que leur paroi reste colorée ou non par le violet de cristal après avoir été traitée par l'alcool.

Coloration de Ziehl-Nielsen
Coloration différentielle permettant de séparer les bactéries en bactéries acido-alcoolo-résistantes (les mycobactéries et les *Nocardia*) et en bactéries non acido-alcoolo-résistantes.

Commensalisme
Relation parasitaire qui profite à un membre de l'association, alors que l'autre n'est affecté ni positivement ni négativement.

Commensaux
Microorganismes parasites inoffensifs présents sur la peau et les muqueuses de l'Homme et des animaux.

Commutation isotypique
Processus au cours duquel les gènes d'un lymphocyte B sont réarrangés et produisent un anticorps de même spécificité mais de classe différente.

Complément
Ensemble de protéines sériques formant un système multienzymatique intervenant principalement dans la défense anti-infectieuse par ses propriétés lytiques.

Complexe associé au SIDA
Étape de l'infection au virus de l'immunodéficience humaine, caractérisée par une diminution importante du nombre de lymphocytes T CD4 et par l'apparition d' infections opportunistes.

Complexe d'attaque membranaire
Unité effectrice terminale du complément, formée des composants C5 à C9 et responsable de l'attaque de la membrane cellulaire.

Complexe immun
Complexe macromoléculaire formé par l'union d'un antigène et de son anticorps.

Complexe majeur d'histocompatibilité
Ensemble de gènes codant la synthèse des molécules de communication intervenant dans la reconnaissance du soi immunologique et dans les interactions entre différentes catégories de cellules immunitaires.

Concentration minimale bactéricide
Concentration minimale d'un agent antimicrobien capable de tuer un microorganisme donné.

Concentration minimale inhibitrice
Concentration minimale d'un agent antimicrobien capable d'inhiber le développement d'un microorganisme donné.

Condylome ano-génital
Maladie sexuellement transmissible, causée par des papillomavirus et caractérisée par la formation de petites verrues en forme de choux-fleurs ou de crêtes de coq siégeant au niveau des organes génitaux et de l'anus.

Conidies
Spores asexuées de la plupart des mycètes.

Conidiophore
Hyphe spécialisé au niveau duquel se forment les conidies.

Conjonctivite
Inflammation de la conjonctive, d'origine microbienne ou non.

Conjugaison
Échange génétique unidirectionnel impliquant un contact temporaire entre une bactérie donneuse et une bactérie receveuse et reposant sur l'échange d'un plasmide ou d'un fragment de chromosome.

Conjugué
Antigène marqueur ou ensemble antigène-marqueur.

Contage
Particules, sécrétions et autres produits qui transportent les agents des maladies infectieuses et qui sont responsables de la contagion.

Contagion
Transmission d'une maladie infectieuse d'une personne à une autre.

Conversion lysogène
Acquisition de propriétés particulières liées à la présence du génome viral intégré aux informations génétiques d'une bactérie.

Coqueluche
Maladie infectieuse, à porte d'entrée respiratoire, causée par *Bordetella pertussis*, caractérisée par des accès de toux et par une respiration typique.

Corps d'inclusion
Composants viraux ou virus déjà assemblés trouvés dans certaines cellules infectées.

Couche S
Couche de protéines ou de glycoprotéines recouvrant la paroi de la plupart des bactéries.

Croup
Laryngite suffocante accompagnant les manifestations respiratoires de la dipthérie et causée par l'accumulation de

sécrétions membraneuses formées de bactéries et de tissus nécrosés.

Croup viral (**ou faux croup**)
Laryngotrachéobronchite aiguë causée par des virus parainfluenzæ et se manifestant par une inflammation sous-glottale, des accès de suffocation et une respiration sifflante.

Creutzfeldt-Jakob
Maladie vraisemblablement causée par des prions, caractérisée par une attaque lente et progressive du système nerveux central.

Cryptococcose
Mycose systémique, causée par *Cryptococcus neoformans*, survenant notamment chez les personnes immunodéprimées, et se manifestant principalement par des atteintes respiratoires.

Cryptosporidiose
Parasitose opportuniste à manifestations intestinales causée par *Cryptosporidium parvum*, et affectant surtout les personnes souffrant de troubles de l'immunité.

Culture pure
Culture ne contenant qu'une seule espèce microbienne et dont les individus présentent les mêmes caractéristiques morphologiques, anatomiques, physiologiques, biochimiques et antigéniques.

Cycle infectieux
Ensemble des étapes d'une infection comprenant l'incubation, l'invasion, la période d'état et la guérison, accompagnées parfois de complications ou de séquelles.

Cycle sporal
Ensemble des processus survenant entre le moment où une bactérie commence à sporuler et celui où l'endospore formée germe pour donner naissance à une nouvelle bactérie.

Cycle viral
Ensemble des étapes de la reproduction d'un virus.

Cyclosporine
Substance immunosuppressive prévenant l'activation des lymphocytes T tout en ne bloquant pas l'activité des lymphocytes B.

Cysticercose
Maladie causée par le développement des larves de *Tænia solium*.

Cysticerque
Larve de ténia présente chez l'hôte intermédiaire.

Cystite
Inflammation de la vessie.

Cytokines
Médiateurs chimiques qui interviennent dans la régulation des réactions immunitaires.

Cytolyse
Lyse des cellules par suite de la destruction de la membrane plasmique.

Cytolysines
Enzymes favorisant la dissémination des bactéries pathogènes dans l'organisme.

Cytotoxicité à médiation cellulaire dépendante des anticorps
Réaction cytotoxique exercée par les cellules NK à l'égard de cellules cibles recouvertes d'anticorps.

D

Défensines
Composés protéiques sécrétés par les granulocytes neutrophiles et doués de propriétés cytolytiques.

Déficits immunitaires
Réponses immunitaires caractérisées par une insuffisance acquise ou congénitale des moyens spécifiques ou non spécifiques nécessaires à l'élimination d'un agent infectieux.

Dégranulation
Processus au cours duquel des granulations sont expulsées de la cellule qui les contenait.

Dengue
Maladie infectieuse causée par des arbovirus du groupe B, transmise à l'Homme par des moustiques, caractérisée par de la fièvre, des maux de tête, des nausées, des douleurs musculaires et articulaires, et parfois accompagnée de manifestations neuro-méningées et de complications hémorragiques.

Dermatite allergique de contact
Réaction d'hypersensibilité retardée causée par le contact d'haptènes divers qui se combinent avec des protéines de la peau pour former des composés fortement immunogènes, entraînant l'apparition de rougeurs, d'œdème et de vésicules, de sensations de brûlures et de démangeaisons.

Dermatite atopique
Eczéma atopique se manifestant sous forme d'éruptions et de rougeurs, apparaissant par poussées, le plus souvent sur le visage, de petites vésicules qui suintent, et très rapidement, de démangeaisons.

Dermatite du baigneur
Dermatite bénigne causée par des schistosomes parasites des canards et des rats musqués, et caractérisée par des manifestations cutanées.

Dermatophytes
Mycètes responsables de diverses mycoses affectant la peau, les ongles, les cheveux et les poils.

Désensibilisation
Traitement consistant en l'administration, à intervalles réguliers, de doses croissantes d'un allergène donné et effectué

dans le but de réduire ou d'éliminer l'hypersensibilité à cet allergène.

Désinfectants
Produits chimiques antimicrobiens destinés au nettoyage des objets et des surfaces en contact avec les microorganismes.

Déterminant antigénique
La plus petite unité structurale reconnue par un anticorps. Synonyme: épitope.

Deutéromycètes
Classe de mycètes regroupant toutes les espèces de mycètes dont la phase de reproduction sexuée est encore inconnue.

Diabète insulinodépendant
Maladie auto-immune causée par des auto-anticorps dirigés contre les cellules β des îlots de Langerhans, entraînant la destruction de ces structures avec pour conséquences la diminution puis l'arrêt de la sécrétion d'insuline.

Diapédèse
Migration des granulocytes et des monocytes hors des capillaires sanguins.

Diphtérie
Maladie infectieuse à porte d'entrée respiratoire, causée par *Corynebacterium diphteriæ*, se manifestant par une angine accompagnée de la formation de fausses membranes caractéristiques, suivie de l'apparition de graves symptômes généraux dus à la sécrétion de la toxine diphtérique.

Diplocoque
Cocci associés par deux.

Diploplie
Dédoublement de la vision.

Distomatoses
Parasitoses causées par des douves, des vers de la classe des Trématodes et se manifestant par des problèmes hépatobiliaires.

Domaines
Segments de chaînes lourdes et de chaînes légères de molécules d'immunoglobulines.

Douves
Vers trématodes.

Dracunculose
Maladie infectieuse causée par la filaire *Dracunculus medinensis*, et qui se manifeste principalement par des lésions cutanées.

Dysenterie
Maladie infectieuse d'origine amibienne ou bactérienne, caractérisée par une inflammation ulcéreuse du gros intestin, accompagnée de diarrhées fréquentes et sanguinolentes.

E

Écouvillon
Tampon d'ouate monté à l'extrémité d'une tige utilisé notamment pour effectuer divers prélèvements.

Ectoparasite
Parasite vivant sur les téguments de l'hôte.

Effet de barrière
Effet par lequel des bactéries commensales résidantes empêchent ou ralentissent l'installation ou la prolifération trop abondante de microorganismes exogènes indésirables.

Effets cytopathiques
Perturbations métaboliques et modifications des structures cellulaires causées par la présence de virus dans des cellules hôtes.

Électrophorèse
Séparation de molécules dans un champ électrique d'après leur charge.

ELISA
Acronyme de *Enzyme Linked Immunosorbent Assay* désignant les méthodes d'analyse immunologiques faisant appel à des antigènes ou à des anticorps marqués par une enzyme.

Encéphalite
Inflammation de l'encéphale, sans suppuration, d'origine infectieuse ou non.

Encéphalopathie spongiforme
Troubles cérébraux associés à des altérations anatomiques des tissus cérébraux.

Endémie
Persistance faible mais constante du nombre de cas d'une maladie infectieuse donnée dans une région particulière.

Endocardite
Inflammation de l'endocarde.

Endocytose
Processus d'ingestion des particules au niveau de la membrane plasmique.

Endosome
Vésicule membranaire formée à partir de la membrane plasmique.

Endospore
Organite intracytoplasmique formé par les bactéries des genres *Bacillus*, *Clostridium* et *Sporosarcina*, caractérisé par une thermorésistance.

Endotoxine
Toxine formée de constituants cellulaires et retenue dans la bactérie jusqu'à la lyse de la cellule.

Entéro-invasif
Se dit des bactéries responsables d'infections intestinales et causant la destruction des cellules épithéliales de la muqueuse intestinale (entérocytes) par suite de leur envahissement.

Entérobactérie
Bactérie vivant dans le tube digestif. Ce terme sert aussi à désigner les bactéries de la famille des *Enterobacteriaceæ.*

Entérocolite pseudomembraneuse
Inflammation et nécrose de l'intestin grêle et du côlon survenant chez les personnes soumises à des antibiothérapies à large spectre entraînant une prolifération anormale de *Clostridium difficile.*

Entérocoques fécaux
Bactéries ovoïdes vivant dans le tube digestif des mammifères et de l'Homme, et parfois responsables d'infections urinaires. Ces bactéries servent aussi d'indicateurs de pollution fécale de l'eau.

Entérohémorragique
Se dit des bactéries qui sécrètent des toxines provoquant des ulcérations sur la muqueuse intestinale et des hémorragies.

Entéropathogène
Se dit des bactéries responsables d'infections intestinales et causant une réaction inflammatoire et capables d'adhérer aux entérocytes, et de causer la dégénérescence de l'épithélium.

Entérotoxigène
Se dit des bactéries responsables d'infections intestinales et sécrétant une entérotoxine qui perturbe les échanges liquidiens assurés par les entérocytes.

Entérotoxine
Toxine affectant les entérocytes causant des vomissements et des diarrhées par suite de la perturbation des échanges liquidiens au niveau de l'intestin.

Enveloppe
Fragment de la membrane plasmique ou de la membrane nucléaire dont s'entoure un virus en sortant de la cellule dans laquelle il s'est répliqué.

Éosinophiles
Granulocytes dont les granulations cytoplasmiques sont colorées en rose par le rouge d'éosine.

Épidémie
Apparition, dans une région donnée, d'un nombre élevé et simultané de cas d'une maladie infectieuse, suivie d'un retour à la normale.

Épidémiologie
Discipline médicale étudiant les facteurs relatifs à l'apparition et à l'évolution des maladies, ainsi que leur fréquence et leur distribution dans les populations.

Épidermolyse superficielle staphylococcique
Syndrome causé par la toxine exfoliative sécrétée par *Staphylococcus aureus* qui s'attaque aux connections intercellulaires, entraînant le décollement et la destruction des couches superficielles de l'épiderme.

Épitope
Terme synonyme de déterminant antigénique.

Épizootie
Maladie contagieuse qui atteint simultanément un grand nombre d'animaux.

Ergotisme
Intoxication alimentaire causée par l'ingestion de seigle contaminé par la toxine du mycète *Claviceps purpurea.*

Érisypèle
Infection extensive du derme et de l'épiderme, causée par *Streptococcus pyogenes*, et marquée par des lésions souvent bilatérales, siégeant principalement au niveau de la face et se manifestant sous forme de plaques rouges, douloureuses et délimitées par un bourrelet périphérique caractéristique.

Éruption
Apparition de rougeurs sur la peau, accompagnées ou non de papules, de pustules ou de vésicules.

Erythema migrans
Lésion érythémateuse caractéristique survenant lors de la maladie de Lyme après la piqûre de la tique *Ixodes* infectée.

Érythème
Affection cutanée d'origines diverses et se manifestant par une rougeur de la peau.

Érythromycine
Antibiotique à large spectre de la famille des macrolides permettant de traiter les infections causées par les cocci à Gram négatif et positif, les bacilles à Gram positif, certains bacilles anaérobies à Gram positif, les rickettsies et les mycoplasmes.

Eucaryote
Organisation cellulaire caractérisée par la présence d'un noyau vrai, délimité par une membrane nucléaire, de plusieurs chromosomes, d'un nucléole et d'organites intracytoplasmiques de structure complexe.

Exfoliatine
Exotoxine produite *Staphylococcus aureus* qui s'attaque aux connections intercellulaires causant la destruction et le décollement des couches superficielles de l'épiderme (exfoliation).

Exoenzymes
Hydrolases excrétées dans le milieu extérieur par certaines bactéries assurant une simplification moléculaire préalable à l'absorption proprement dite des éléments nutritifs.

Exotoxines
Toxines de nature protéique, diffusant à l'extérieur de la bactérie et agissant spécifiquement sur des cellules ou des organes cibles; responsables de nécroses cellulaires ou de perturbations des activités physiologiques.

F

Facteur d'inhibition de la migration (MIF)
Cytokine produite par les lymphocytes T ayant pour effet d'empêcher les macrophages de quitter le lieu dans lequel ils ont été attirés.

Facteur de Hageman
Facteur intervenant dans la mise en route du système de coagulation et participant à plusieurs activités reliées au déroulement de la réaction inflammatoire.

Facteur nécrosant des tumeurs
Cytokine proinflammatoire produite par les macrophages et par d'autres cellules.

Facteur R
Facteur de résistance. Gène porté sur un plasmide ou sur le chromosome d'une espèce de bactérie donnée et grâce auquel elle résiste à l'action de certains antibiotiques ou d'autres substances entravant normalement le développement des organismes procaryotes.

Facteur rhumatoïde
Immunoglobuline particulière présente dans le sang et le liquide synovial des individus atteints de polyarthrite rhumatoïde ou de lupus érythémateux disséminé.

Facteur stimulant les colonies (CSF)
Cytokine stimulant la multiplication des phagocytes.

Fasciite nécrosante
Inflammation et nécrose d'un fascia (enveloppe des muscles) et des tissus sous-cutanés par des variétés de *Streptococcus pyogenes* porteurs de gènes plasmidiques particuliers qui leur confèrent la capacité de provoquer une nécrose tissulaire fatale en quelques heures.

Fibrinolysine
Enzyme bactérienne extracellulaire capable de dissoudre la fibrine des caillots sanguins.

Fièvre jaune
Maladie infectieuse causée par des arbovirus du groupe A, transmise par le vecteur *Ædes aegypti*, caractérisée par de la fièvre, des céphalées, des nausées, des vomissements et, dans ses formes graves, par une phase ictérique avec insuffisance hépato-cellulaire, accompagnée d'hémorragies intestinales et d'un syndrome rénal.

Fièvre pourprée des Montagnes Rocheuses
Maladie infectieuse transmise par des tiques, causée par *Rickettsia rickettsii*, et caractérisée par un exanthème sur le tronc, le cou et la face, des pétéchies ou un pupura, et se poursuivant par divers symptômes cardio-vasculaires, respiratoires et neurologiques.

Fièvre puerpérale
Infection à point de départ utérin (endométrite) survenant après l'accouchement, causée par des flores mixtes aérobies (streptocoques des groupes B et D) et anaérobies, et plus rarement par *Streptococcus pyogenes*.

Fièvre Q
Maladie infectieuse à porte d'entrée respiratoire, causée par *Coxiella burnetii*, et se manifestant par des céphalées, de la fièvre, des manifestations respiratoires et une hépatite.

Fièvre récurrente
Maladie infectieuse transmise à l'Homme par les poux du corps, causée par *Borrelia recurrentis*, se traduisant par l'apparition brutale d'une fièvre élevée, de céphalées, de douleurs musculaires et de douleurs abdominales, accompagnées fréquemment d'ictère et d'hépatosplénomégalie.

Fièvre typhoïde
Maladie infectieuse gastro-intestinale transmise par l'eau et les aliments contaminés, causée par *Salmonella typhi*, et se manifestant par des maux de tête, des frissons, de la fièvre, de la constipation, une éruption maculo-papulaire, et par une bactériémie responsable de diverses manifestations extra-intestinales.

Fièvre boutonneuse à tique
Maladie infectieuse localisée aux régions méditerranéennes, transmise par des tiques et causée par *Rickettsia coronii*, et se manifestant par de la fièvre, des myalgies et un exanthème se transformant en papules indolores non prurigineuses.

Fièvres hémorragiques
Maladies infectieuses causées par certains virus (Lassa, Ebola, Marburg, dengue, etc.), conduisant à des hémorragies responsables de syndromes de choc.

Filaires
Noms donnés à des vers nématodes ressemblant à des fils (*Wuchereria bancrofti*, *Loa loa*, *Dracunculus medinensis*, *Brugia malayi* et *Onchocerca volvulus*).

Filament axial
Appareil locomoteur de certaines bactéries formé par un flagelle emprisonné dans le périplasme, fixé aux deux extrémités de la cellule et s'enroulant autour de celle-ci.

Filarioses
Parasitoses provoquées par les filaires.

Filtre HEPA (*High-Efficiency Particulate Air*)
Filtre dont les pores sont suffisamment petits pour retenir tous les microoganismes et servant à filtrer l'air dans les hottes biologiques et les locaux stériles.

Fimbriæ
Pili à fonction d'adhérence, plus courts et plus nombreux que les pili à fonction sexuelle.

Firmicutes
Division du règne des procaryotes comprenant les bactéries à Gram positif.

Fission binaire
Processus de reproduction asexuée plus simple que la mitose et au cours duquel une cellule se divise pour donner naissance à deux cellules filles.

Flagelles
Appareil locomoteur de certaines bactéries et de certains protozoaires.

Flore
Ensemble des microorganismes commensaux ou pathogènes présents en un lieu donné et à un moment donné.

Fluorochromes
Colorants qui rendent fluorescentes les structures qui en sont imprégnées.

Follicules lymphoïdes
Unités fonctionnelles des ganglions lymphoïdes et des autres formations lymphoïdes contenant des cellules immunitaires.

Fongicide
Qui tue les champignons.

Fongistatique
Se dit d'un agent antifongique dont l'action est temporaire.

Fragment cristallisable (Fc)
Fragment correspondant à la partie inférieure de la molécule d'immunoglobuline qui possède les fonctions effectrices.

Fragment fixant l'antigène (Fab)
Fragment correspondant à la partie supérieure des chaînes lourdes et des chaînes légères, qui forme le site anticorps.

Furoncle
Infection du follicule pileux marquée par la formation d'une papule rouge qui se transforme progressivement en une élevure conique tuméfiée et douloureuse, sur laquelle apparaît une pustule jaunâtre qui s'ouvre pour laisser s'écouler les tissus nécrosés et liquéfiés.

G

GALT (pour *Gut Associated Lymphoid Tisssue*)
Formations lymphoïdes associées au tube digestif.

Gammaglobulines
Globulines sériques fractionnées par électrophorèse et dans lesquelles se trouvent la majeure partie des immunoglobulines.

Gancyclovir
Analogue des nucléosides puriques (guanosine) agissant par inhibition de l'ADN polymérase et utilisé pour le traitement de certaines infections à cytomégalovirus.

Ganglions lymphatiques
Organes lymphoïdes secondaires situés sur le trajet des vaisseaux lymphatiques servant de lieu de stockage et de prolifération des lymphocytes à la suite d'une stimulation antigénique

Gangrène
Nécrose des tissus par suite d'un arrêt de l'irrigation sanguine.

Gangrène gazeuse
Voir *Myonécrose*.

Gastrite
Inflammation de la muqueuse stomacale.

Gastro-entérite
Inflammation des muqueuses gastrique et intestinale.

Gènes d'histocompatibilité
Ensemble des gènes faisant partie du complexe majeur d'histocompatibilité et intervenant notamment dans la reconnaissance du soi immunologique et dans les communications entre les cellules immunitaires.

Génome
Ensemble des informations génétiques contenues dans le ou les chromosomes d'une cellule ou d'un organisme donné.

Germicide
Se dit d'une substance qui tue les germes ou microbes.

Giardiase
Infection intestinale, transmise par l'eau contaminée, causée par *Giardia lamblia*, se manifestant par divers troubles digestifs tels que diarrhées, douleurs, crampes abdominales, constipation et manque d'appétit.

Globulines
Terme utilisé pour désigner toutes les protéines sériques, à l'exception de l'albumine. Ces globulines sont réparties en α, β et γ globulines d'après leur mobilité à l'électrophorèse.

Glomérulonéphrite
Affection des reins caractérisée par une atteinte inflammatoire des glomérules, généralement consécutive à une infection, et caractérisée par des urines rares et troubles, contenant du sang et des cylindres.

Glossine
Agent vecteur de la trypanosomiase africaine.

Gracilicutes
Division du règne des procaryotes dont font partie toutes les bactéries à Gram négatif.

Gram (coloration de)
Coloration différentielle résultant de l'action d'une solution d'iode sur une préparation préalablement colorée par le violet de cristal et sur laquelle on fait agir ensuite l'alcool et la safranine ou la fuschine. La coloration de Gram permet de distinguer les bactéries à Gram négatif décolorées par l'alcool et recolorées en rose par la safranine ou la fuschine

et les bactéries à Gram positif, qui restent colorées en bleu violet après le passage de l'alcool.

Granulocytes
Groupe de globules blancs à noyau irrégulier et segmenté caractérisés par la présence de granulations cytoplasmiques d'affinités tinctoriales particulières.

Granulome
Masse formée de différentes catégories de cellules (macrophages, cellules épithélioïdes, cellules géantes, lymphocytes T) et entourée d'un tissu fibreux formé de collagène synthétisé par des fibroblastes.

Greffe
Implantation sur un individu de tissus provenant de lui-même ou d'un autre individu.

Greffon contre l'hôte (réaction du)
Réaction inverse de la réaction du rejet de greffe et au cours de laquelle le receveur est attaqué par les cellules immunocompétentes qui ont été introduites dans son organisme.

Grippe
Infection des voies respiratoires inférieures, causée par le virus influenza et caractérisée par une fièvre élevée, des maux de tête, des courbatures et un abattement général, puis des manifestations respiratoires, notamment la congestion broncho-pulmonaire.

Griséofulvine
Composé chimique fongistatique utilisé pour le traitement des mycoses causées par les dermatophytes *Microsporum*, *Epidermophyton*, et *Trichophyton*.

Groupe de différenciation
Molécules de surface des globules blancs reconnus par des anticorps monoclonaux et utilisés comme marqueurs permettant de distinguer différentes populations cellulaires.

H

Haploïde
Se dit d'un organisme ou d'une cellule, notamment des gamètes, qui ne contiennent qu'un seul jeu de chromosomes.

Haplotype
Groupe de gènes proches les uns des autres et généralement transmis en bloc à la descendance.

Haptène
Substance de faible masse moléculaire possédant une spécificité antigénique mais dépourvue de pouvoir immunogène. Seul, un haptène n'induit pas la production d'anticorps. Pour ce faire, il doit être couplé à un porteur.

Helminthes
Organismes pluricellulaires, invertébrés, au corps mou, plus ou moins allongé, classés chez les Plathelminthes, ou vers plats, et chez les Némathelminthes, ou vers ronds.

Hémagglutination
Réaction d'agglutination au cours de laquelle des globules rouges sont agglutinés sous l'action des hémagglutinines.

Hémagglutination passive
Réaction d'agglutination dans laquelle les globules rouges servent de support à des antigènes fixés artificiellement.

Hémagglutinines
Anticorps provoquant l'agglutination des globules rouges.

Hématopoïèse
Formation des cellules sanguines à partir des cellules souches présentes dans la moelle osseuse.

Hématurie
Présence de sang dans l'urine.

Hémolyse
Destruction des hématies et libération de leur hémoglobine.

Hémolysines
Substances sécrétées par des bactéries provoquant l'hémolyse des hématies.

Hémoptisie
Présence de sang dans les expectorations.

Hépatite
Inflammation du foie.

Hépatite A (infectieuse)
Infection virale, transmise par voie fécale-orale, causée par un entérovirus (entérovirus 72 ou virus HAV).

Hépatite B (sérique)
Hépatite virale, transmise par voies parentérale, sexuelle ou périnatale, et causée par un virus de la famille des *Hepadnaviridæ*.

Hépatite C (non A, non B)
Hépatite virale, transmise par voie parentérale, et causée par un virus de classification incertaine apparenté aux flavivirus et aux pestivirus.

Hépatite D
Hépatite virale, à transmission parentérale, et causée par le virus HDV, aussi qualifié d'*Agent delta*.

Hépatite E
Hépatite virale, transmise par voie fécale orale, et causée par le virus HDE.

Herpès
Éruption vésiculeuse récidivante formant des lésions cutanées ou muqueuses causées par les virus herpès de type 1 (herpès buccal) ou 2 (herpès génital).

Herpès circiné
Lésion de la peau glabre causée par certains dermatophytes des genres *Trichophyton* ou *Microsporum.*

Hétérologue
Terme utilisé pour qualifier une substance ou des cellules provenant d'un individu appartenant à une espèce différente.

Hétérotrophe
Organisme incapable d'élaborer les composés organiques qui entrent dans sa constitution et qu'il doit trouver préformés dans son environnement.

Histamine
Médiateur chimique intervenant dans les réactions d'hypersensibilité immédiate et caractérisé par son action sur les vaisseaux sanguins et les muscles lisses.

Histoplasmose
Infection fongique systémique, à porte d'entrée respiratoire, causée par *Histoplasma capsulatum.*

HLA
Acronyme de *Human Leucocyte Antigen*, qui a servi à désigner les molécules découvertes sur les globules blancs et qui correspondent au marqueurs dont la synthèse est codée par les gènes du complexe majeur d'histocompatibilité.

Holoxénique
Se dit des animaux porteurs de microorganismes dès leur naissance et vivant dans des conditions normales d'élevage.

Homéostasie
Ensemble des fonctions contrôlées par des mécanismes de régulation permettant à un être vivant de réagir à des changements de l'environnement et de maintenir son équilibre interne.

Hôte
Terme employé pour désigner un organisme abritant un microorganisme ou un parasite.

Hôte définitif
Organisme dans lequel les parasites passent du stade larvaire au stade adulte, et atteignent la maturité sexuelle ou se reproduisent.

Hôte intermédiaire
Organisme dans lequel se déroule un partie du cycle vital d'un parasite, généralement au stade larvaire.

Hyaluronidase
Enzyme sécrétée par des bactéries capable d'hydrolyser l'acide hyaluronique, un constituant du tissu conjonctif.

Hybridation moléculaire
Opération qui consiste à fabriquer artificiellement un ADN bicaténaire par le pairage de brins monocaténaires d'ADN ou par le pairage d'un ADN monocaténaire et d'un ARN.

Hybridome
Cellule résultant de la fusion de plasmocytes de myélome et de lymphocytes B de la rate immunisée contre un antigène donné. La cellule hybride acquiert l'immortalité de la cellule cancéreuse et la capacité de produire un anticorps monoclonal.

Hypersensibilité de type I
Réaction d'hypersensibilité immédiate causée par les IgE, lesquelles entraînent la libération d'amines vasoactives par les basophiles et les mastocytes par suite du contact répété de l'organisme avec un allergène particulier.

Hypersensibilité de type II
Réaction d'hypersensibilité impliquant la participation d'IgG et d'IgM responsables de phénomènes de cytotoxicité en présence du complément.

Hypersensibilité de type III
Réaction d'hypersensibilité dont la principale manifestation est une réaction inflammatoire causée par la présence de granulocytes attirés par les complexes immuns qui se sont déposés dans certains organes.

Hypersensibilité de type IV
Réaction d'hypersensibilité retardée à médiation cellulaire induite par des lymphocytes T sensibilisés, qui agissent soit par cytotoxicité directe, soit par l'intermédiaire de lymphokines qui attirent et immobilisent les macrophages au point d'introduction de l'antigène.

Hypersensibilité immédiate
Voir *Hypersensibilité de type I.*

Hypersensibilité retardée
Voir *Hypersensibilité de type IV.*

Hyphes
Filaments à structure cœnocytique plus ou moins ramifiés, éventuellement cloisonnés et dont l'ensemble forme le mycélium.

Hypogammaglobulinémie
Déficience partielle de la production d'anticorps entraînant une plus grande susceptibilité aux infections bactériennes.

Hypoxémie
Diminution de la concentration sanguine d'oxygène.

Hypoxie
Diminution de la concentration d'oxygène dans les tissus par suite d'une hypoxémie.

I

ICAM
Acronyme de *Intercellular Adhesion molecules*, désignant des molécules de surface impliquées notamment dans les

interactions cellulaires entre les leucocytes et l'endothélium au cours de la diapédèse.

Icosaèdre
Figure géométrique tridimensionnelle que prend la capside de certains virus et formant une polyèdre à 20 faces, 12 sommets et 30 arrêtes.

Idiotypes
Déterminants antigéniques portés par les domaines variables d'une immunoglobuline et qui représentent la caractéristique propre d'un anticorps d'un individu.

Ig
Abréviation de immunoglobuline.

IgA
Classe d'immunoglobulines principalement trouvées dans les sécrétions et les liquides biologiques et qui protègent les surfaces cutanées et muqueuses.

IgA sécrétoire
IgA se présentant sous forme dimérique, dont les sous-unités sont réunies entre elles par une chaîne J et par une pièce sécrétoire.

IgD
Classe d'immunoglobulines présentes à la surface des lymphocytes B mais dont la fonction demeure inconnue.

IgE
Classe d'immunoglobulines intervenant dans les réactions d'hypersensibilité immédiate, telles le choc anaphylactique, le rhume des foins, l'asthme ou l'urticaire, ainsi que dans la défense antiparasitaire.

IgG
Classe d'immunoglobulines présentes en grande quantité dans le sérum, surtout mises en jeu dans la neutralisation des toxines bactériennes et l'opsonisation, et assurant plusieurs fonctions effectrices, telles le passage transplacentaire et l'activation du complément.

IgM
Classe d'immunoglobulines servant de récepteur pour l'antigène sur les lymphocytes B, et aussi présentes dans le sérum sous forme de pentamères, sécrétées en première ligne de défense humorale spécifique et douées de propriétés agglutinantes et cytolytiques.

Immunisation
Induction d'une résistance anti-infectieuse par suite d'une vaccination ou d'une séroprophylaxie.

Immunité
Terme désignant l'acquisition d'un état de résistance à l'égard d'un agresseur. Plus largement, ce terme désigne l'ensemble des facteurs humoraux et cellulaires qui protègent l'organisme de toute agression.

Immunité acquise
État de résistance spécifique développé à la suite d'un contact avec un agent infectieux donné.

Immunité naturelle
État spontané d'insensibilité d'un organisme à l'égard d'un agent infectieux donné.

Immunité spécifique
Ensemble des réponses de nature humorale ou cellulaire (ou mixte) mises en œuvre pour éliminer un agent infectieux donné.

Immuno-électrophorèse
Technique combinant une électrophorèse et une immunodiffusion.

Immunoadhérence
Processus au cours duquel les complexes immuns se fixent sur les cellules immunitaires ou sur d'autres cellules.

Immunoblot (ou transfert de Western)
Technique permettant de séparer et d'identifier des protéines en leur faisant subir une électrophorèse, puis en les transférant sur une plaque de nitrocellulose où elles sont ensuite détectées selon le principe des tests immuno-radiologiques ou immuno-enzymatiques (ELISA).

Immunodéficience
voir *Déficits immunitaires*.

Immunodiffusion
Technique fondée sur la précipitation d'antigènes et d'anticorps après diffusion dans un milieu semi-solide.

Immunofluorescence
Technique basée sur le couplage d'un fluorochrome avec un anticorps. L'émission de fluorescence permet de détecter l'anticorps fixé sur l'antigène.

Immunogènes
Substances capables de provoquer une réaction immunitaire.

Immunogénicité
Terme désignant la propriété de provoquer une réaction immunologique.

Immunoglobulines
Globulines formant les anticorps et réparties en cinq classes: IgA, IgG, IgM, IgD et IgE.

Immunosuppresseur
Caractère d'une substance capable de diminuer ou de supprimer la réponse immunitaire.

Immunotoxines
Substances utilisées dans la destruction des cellules tumorales et constituées d'une toxine fixée à un anticorps monoclonal spécifique d'un antigène tumoral.

Impétigo
Infection de l'épiderme, auto-inoculable et très contagieuse, causée par des streptocoques ou des staphylocoques et caractérisée par des ulcérations rougeâtres recouvertes de vésicules pustuleuses qui laissent échapper un liquide clair qui se solidifie en croûtes jaunâtres.

Incidence
En épidémiologie, nombre de cas de personnes qui sont tombées malades pendant une période donnée.

Incubation
Période comprise entre l'entrée de l'agent infectieux dans l'organisme et l'apparition des premiers symptômes de l'infection.

Infection
Envahissement et développement d'un microorganisme pathogène qui provoque des lésions chez un hôte.

Infection endogène
Infection causée par des agents infectieux provenant de l'organisme, c'est-à-dire de pathogènes opportunistes ou de microorganismes commensaux qui profitent d'une rupture de l'équilibre de l'écosystème humain-microbe.

Infection exogène
Infection causée par des agents infectieux provenant de l'extérieur de l'organisme, c'est-à-dire de l'environnement.

Infection nosocomiale
Infection contractée lors d'un séjour à l'hôpital.

Infection opportuniste
Infection causée par un microorganisme résidant habituel des flores normales de la peau et des muqueuses et ne survenant qu'à l'occasion d'une circonstance favorisante particulière.

Inhibition de l'agglutination
Réaction au cours de laquelle un anticorps réagit avec un antigène particulaire et rend ce dernier incapable de se fixer à des globules rouges.

Interférons
Groupe de glycoprotéines intervenant dans l'immunité antivirale non spécifique et dans la régulation des réactions immunitaires.

Interleukines
Substances sécrétées par les macrophages, les cellules de Langerhans, certains lymphocytes et ayant pour fonction de stimuler d'autres cellules intervenant dans la réponse immunitaire.

Intertrigo
Inflammation d'origine microbienne se développant au niveau des plis cutanés et se manifestant par l'apparition de grandes plaques rouges, suintantes et prurigineuses.

Intolérance alimentaire
Réactions non immunologiques causées par certains aliments et dont les symptômes ressemblent à ceux des crises allergiques.

Intoxication alimentaire
Maladie causée par l'ingestion d'aliments contenant des toxines microbiennes préformées.

Iodophore
Composé chimique antiseptique constitué d'une molécule organique sur laquelle sont fixées des atomes d'iode.

Irradiation
Procédé qui consiste à exposer certains produits à des radiations ionisantes afin de détruire les microorganismes.

Ischémie
Diminution ou arrêt de la circulation sanguine au niveau d'un tissu ou d'un organe.

ISCOM
Acronyme de *Immune Stimulatory Complexes*, désignant des enveloppes lipidiques servant d'adjuvant et contenant des substances immunogènes. Ces matrices lipidiques fusionnent avec les membranes plasmiques, libérant ainsi leur contenant dans le cytoplasme.

Isotypie
Terme par lequel on désigne les déterminants antigéniques portés par les domaines constants des immunoglobulines et qui sont trouvés chez tous les individus d'une espèce donnée.

K

Kératite
Inflammation de la cornée.

Kinines
Amines à action multiple, notamment vasodilatatrice, et intervenant dans la réaction inflammatoire.

Kyste
Enveloppe dont s'entourent certains protozoaires afin de protéger leurs cellules végétatives contre des conditions ambiantes défavorables.

Kyste hydatique
Kyste contenant des larves de cestodes du genre *Echinococcus*.

L

Lactoferrine
Molécule produite par les granulocytes exerçant un effet antimicrobien en captant le fer nécessaire à la croissance des bactéries et des mycètes.

Légionellose
Pneumonie causée par *Legionella pneumophila*.

Leishmanioses
Maladies infectieuses causées par des protozoaires du genre *Leishmania*, comprenant diverses formes à manifestations viscérales, cutanées et muco-cutanées.

Lèpre
Infection chronique de la peau et des muqueuses, atteignant les viscères dans les formes généralisées de la maladie, causée par *Mycobacterium lepræ*.

Lèpre lépromateuse
Forme de lèpre caractérisée par des manifestations cutanées importantes et par une rhinite purulente.

Lèpre tuberculoïde
Forme de lèpre caractérisée par des lésions cutanées mineures et d'importantes manifestations neurologiques, qui affectent la sensibilité de la peau.

Leptospirose
Maladie causée par *Leptospira interrogans*, transmise à l'Homme par l'intermédiaire de l'urine des rats infectés qui souillent les milieux aquatiques, et caractérisée par de la fièvre, un ictère, des douleurs musculaires et un syndrome méningé.

Leucocidine
Exotoxine qui détruit les globules blancs.

Leucotriènes
Substances dérivées de l'acide arachidonique et caractérisées par leur action sur les muscles lisses, sur la perméabilité vasculaire et sur l'attraction des neutrophiles et des éosinophiles.

Lincosamides
Antibiotiques apparentés aux macrolides utilisés principalement pour lutter contre les infections causées par des bactéries productrices de pénicillinase, contre plusieurs espèces de bactéries anaérobies et certains mycoplasmes.

Lipopolysaccharide
Constituant de la partie externe de la paroi des bactéries à Gram négatif formé de glucides particuliers et d'acides gras, et entrant dans la composition des endotoxines.

Listériose
Zoonose transmissible à l'homme par l'intermédiaire d'aliments contaminés, causée par *Listeria monocytogenes*, survenant principalement chez les nouveau-nés et les personnes souffrant d'immunodéficience, et caractérisée par diverses pathologies: méningites, endocardites, pneumonies, abcès multiples et granulomes.

Loase
Infection causée par les filaires du ver nématode *Loa loa*.

Lophotriche
Se dit d'une bactérie portant deux ou plusieurs flagelles à l'une de ses extrémités.

LPS
Voir *Lipopolysaccharide*.

Lupus érythémateux disséminé
Maladie chronique auto-immune caractérisée par des atteintes rénales, articulaires, cutanées, neurologiques et par des anomalies de la fonction immunitaire.

Lymphadénite
Augmentation de volume des ganglions lymphatiques.

Lymphocytes
Globules blancs mononucléés, responsables des réactions immunitaires spécifiques, caractérisés par la présence de marqueurs et de récepteurs de surface, par leur capacité de se transformer en cellules matures et fonctionnelles et par l'incapacité de réaliser la phagocytose.

Lymphocytes B
Lymphocytes responsables des réactions à médiation humorale;

Lymphocytes suppresseurs
Lymphocytes impliqués dans la régulation négative d'une réponse immunitaire.

Lymphocytes T
Lymphocytes intervenant de façon prépondérante dans les réactions immunitaires spécifiques, soit en coordonnant l'intervention des différents groupes cellulaires, soit en assurant l'immunité à médiation cellulaire (réaction de cytotoxicité).

Lymphocytes T auxiliaires
Lymphocytes T doués de fonctions amplificatrices intervenant dans l'activation des lymphocytes B, des lymphocytes T cytotoxiques et stimulant certaines cellules phagocytaires.

Lymphocytes T cytotoxiques
Groupe de lymphocytes T effecteurs ayant pour fonction de détruire les cellules apparentées au non soi.

Lymphocytes T effecteurs
Lymphocytes T responsables des réactions immunitaires à médiation cellulaire et intervenant dans le rejet des greffes, dans l'élimination des cellules tumorales ainsi que dans la destruction des cellules infectées par des virus.

Lymphogranulomatose vénérienne
Maladie transmise sexuellement, causée par les sérotyes L1-L3 de *Chlamydia trachomatis*, débutant par la formation d'une papule ulcéreuse sur les organes génitaux et évoluant vers une lymphadénite au niveau des ganglions inguinaux.

Lymphokines
Voir *Cytokines*.

Lymphome
Tumeur du tissu lymphoïde.

Lyse
Destruction d'une cellule par suite de l'éclatement de la membrane plasmique.

Lysogène
Se dit d'une bactérie infectée par un prophage.

Lysogénie
Voir *Conversion lysogène*.

Lysosomes
Organites intracellulaires contenant des enzymes hydrolytiques et assurant la digestion cellulaire.

Lysotypie
Identification d'une souche bactérienne (lysotype) à l'aide de virus bactériophages.

Lysozyme
Enzyme présente dans différentes sécrétions corporelles et ayant pour fonction d'hydrolyser certains composants de la paroi des bactéries.

M

Macrolides
Classe d'antibiotiques à large spectre d'action, exerçant une action bactériostatique sur la synthèse des protéines, et dont font partie l'érythromycine, la clarythromycine, l'azithromycine et la spiramycine.

Macrophages
Cellules phagocytaires dérivant des monocytes et présentes dans le tissu conjonctif, les ganglions lymphatiques, la rate, le foie et les alvéoles pulmonaires.

Macule
Tache rouge de dimension variable, ne faisant pas de saillie notable à la surface des téguments et disparaissant momentanément à la pression du doigt.

Maduromycoses
Infections chroniques sous-cutanées localisées, causées notamment par *Madurella mycetoma* et caractérisées par la formation de lésions tuméfiées, fistuleuses et par l'émission de pus contenant des granulations.

Maladie auto-immune
Maladie résultant d'un dérèglement des mécanismes de reconnaissance du soi et se traduisant par une destruction des constituants de l'organisme.

Maladie d'Addison
Maladie auto-immune causée par des anticorps dirigés contre les cellules de la corticosurrénale productrices d'adrénaline, et caractérisée par une insuffisance surrénalienne, de l'hypotension, et des troubles électrolytiques et endocriniens.

Maladie de Basedow
Maladie auto-immune causée par des auto-anticorps dirigés contre les récepteurs de la TSH présents sur les cellules thyroïdiennes et caractérisée par une production continuelle de thyroglobuline entraînant une hyperthyroïdie et des troubles métaboliques.

Maladie de Chagas
Voir *Trypanosominase américaine*.

Maladie de Lyme
Maladie infectieuse transmise à l'Homme par des tiques du genre *Ixodes*, causée par la bactérie *Borrelia burgdoferi*, marquée notamment par l'apparition d'une lésion cutanée érythémateuse caractéristique, et éventuellement suivie de manifestations neurologiques, cardiaques ou articulaires.

Maladie du sérum
Réaction d'hypersensibilité faisant suite à l'injection de doses importantes de sérums xénogéniques.

Maladie hémolytique du nouveau-né
Maladie causée par une incompatibilité érythrocytaire fœto-maternelle entraînant la destruction des globules rouges du nouveau-né par des anticorps maternels produits en réponse à une allo-immunisation contre l'antigène D^{+} porté par les érythrocytes fœtaux.

Malaria
Voir *Paludisme*

Mantoux (Test de)
Test à la tuberculine destiné à vérifier l'immunité vis-à-vis des mycobactéries responsables de la tuberculose.

Marqueur
Composé fluorescent, radioactif ou doté de pouvoir enzymatique fixé à un antigène ou à un anticorps, et servant à révéler la présence d'une substance immunologique.

Mastocytes
Cellules immobiles, présentes dans le tissu conjonctif, sécrétant l'histamine et la sérotonine et intervenant dans les réactions d'hypersensibilité de type I.

Mémoire immunologique
Capacité pour des cellules immunocompétentes de produire une réponse plus rapide et plus intense vis-à-vis d'un antigène auquel l'organisme a déjà été exposé.

Mendosicutes
Division du règne des protistes comprenant les bactéries dont la paroi ne contient pas de peptidoglycane.

Méningite
Inflammation des méninges entourant le cerveau et la moelle épinière, d'origine infectieuse ou non, aiguë ou chronique, et entraînant des céphalées, de la fièvre, des troubles moteurs et psychiques.

Méningite aseptique
Méningite généralement d'origine virale, caractérisée par un liquide céphalo-rachidien clair, contenant un grand nombre de lymphocytes et dans lequel on ne peut mettre en évidence un agent pathogène à la coloration de Gram ou à l'issue d'une culture microbienne.

Méningoccémie
Présence de méningocoques dans le sang.

Mésophile
Se dit de tout microorganisme dont la température optimale de développement est comprise entre 25 et 45 °C.

Mésosome
Replis de la membrane plasmique déterminant une structure tubulaire ou lamellaire associée au chromosome bactérien. Cet organite participerait à la réplication de l'ADN et aux réactions de la chaîne d'oxydo-réduction.

Métacercaire
Kyste d'un parasite trématode.

Métastase
Foyer pathologique secondaire, cancéreux ou infectieux, dû à la propagation par voie sanguine ou lymphatique d'une tumeur ou d'un foyer infectieux initial.

Métronidazole
Antibiotique agissant par inhibition de la synthèse des acides nucléiques employé pour traiter des infections causées par certains protozoaires ou par des bactéries anaérobies.

Microaérophile
Se dit d'un microorganisme aérobie qui ne se développe que dans un milieu contenant de 5 à 8 % d'oxygène.

Micromètre
Unité de mesure de référence en microscopie optique valant un millième de millimètre, soit un millionième de mètre (10^{-6} m). Symbole : µm.

Microscope
Instrument permettant d'obtenir des images grossies des objets examinés.

Microscope à contraste de phase
Microscope doté d'un condensateur spécial permettant de diffracter et de déphaser les rayons lumineux de manière à obtenir une image contrastée de l'objet (noire et blanche) sur fond sombre.

Microscope à fluorescence
Microscope faisant appel aux rayons ultraviolets pour éclairer des objets imprégnés de colorants fluorescents.

Microscope à fond clair
Microscope dans lequel l'objet est directement illuminé par les rayons lumineux.

Microscope à fond noir
Microscope dans lequel le fond est obscurci par un condensateur particulier permettant de faire apparaître les objets fortement éclairés sur un fond noir.

Microscope électronique
Microscope utilisant un faisceau d'électrons réfractés à travers des champs magnétiques.

Milieu complexe
Milieu de culture constitué d'infusions d'extraits divers et utilisés pour la culture des bactéries chimioorganotrophes.

Milieux différentiels
Milieux de culture permettant de distinguer par des critères morphologiques ou culturaux plusieurs espèces de microorganismes qui appartiennent à la même famille.

Milieux sélectifs
Milieux de culture contenant des substances qui inhibent le développement de microorganismes indésirables.

Moelle osseuse
Organe lymphoïde primaire dans lequel sont produites les différentes catégories de cellules sanguines.

Monobactames
Antibiotiques du groupe des bêta-lactamines inhibiteurs de la paroi, actifs uniquement contre les bacilles à Gram négatif.

Monocytes
Globules blancs de grande taille, au noyau réniforme, précurseurs des macrophages.

Monotriche
Se dit d'une bactérie dotée d'un seul flagelle.

Muguet
Mycose causée par le développement de *Candida albicans* sur la muqueuse oro-pharyngée et caractérisée par la formation de plaques blanchâtres d'aspect crémeux.

Mutualisme
Relation de coopération réciproque et obligatoire entre deux individus.

Myalgie
Douleur musculaire.

Myasthenia gravis
Maladie auto-immune caractérisée par des perturbations de la contraction musculaire et par une faiblesse musculaire profonde.

Mycélium
Ensemble des hyphes déterminant la partie végétative d'un mycète.

Mycète
Organisme eucaryote non photosynthétique, dépourvu d'organes de locomotion, possédant généralement un thalle constitué de filaments mycéliens.

Mycétome
Infection chronique localisée, siégeant principalement au niveau du pied et des membres inférieurs, et caractérisée par la formation de lésions tuméfiées, fistuleuses et par l'émission de pus contenant des granulations.

Mycoplasmes
Bactéries dépourvues de paroi.

Mycoses
Infections causées par des mycètes.

Myonécrose
Infection aussi appelée gangrène, causée par des bactéries anaérobies, notamment du genre *Clostridium*, qui infectent des plaies, et caractérisée par de l'œdème et des écoulements nauséabonds, une nécrose du tissu musculaire et la production de gaz, évoluant vers une atteinte profonde de l'état général souvent fatale.

N

Nanomètre
Unité de mesure de référence en microscopie électronique valant un millième de micromètre, soit un millionième de millimètre ou 10^{-9} m. Symbole : nm.

Nécrose
Destruction passive et brutale d'une cellule ou d'un tissu par suite des dommages infligés à la membrane plasmique, entraînant la libération du contenu cellulaire aux alentours, ce qui cause souvent une réaction inflammatoire.

Nématodes
Classe d'helminthes comprenant les vers cylindriques et non segmentés, d'aspect filiforme.

Neuraminidase
Enzyme présente dans les spicules de certains virus et catalysant l'hydrolyse de l'acide neuraminique, un constituant des membranes cellulaires.

Neutralisation
Réaction par laquelle un anticorps annule l'effet biologique d'un antigène.

Neutralisme
Relation dans laquelle deux populations microbiennes, dans un milieu donné, peuvent se développer sans s'affecter l'une l'autre.

Neutropénie
Diminution du nombre de granulocytes neutrophiles circulant dans le sang.

Neutrophiles
Granulocytes à noyau plurilobé dont les granulations ne prennent pas les colorants.

Nucléocapside
Chez les virus, ensemble formé de la capside et de l'acide nucléique qu'elle contient.

Nystatine
Antibiotique de la classe des polyènes à pouvoir antifongique.

O

Œdème de Quincke
Syndrome marqué par une infiltration œdémateuse de la face et des muqueuses, notamment de la muqueuse laryngée.

Oncogène
Gène participant au contrôle de la croissance cellulaire et dont le dérèglement peut entraîner la cancérisation cellulaire.

Onychomycose
Infection des ongles causée par des mycètes du genre *Trichophyton*.

Opportunistes
Se dit de microorganismes de la flore normale qui peuvent causer des infections chez des personnes vulnérables.

Opsonines
Anticorps renforçant la phagocytose en facilitant la capture de particules par les globules blancs.

Opsonisation
Processus par lequel certains anticorps favorisent la phagocytose de l'antigène particulaire avec lequel ils se sont combinés.

Oreillons
Maladie infectieuse systémique, transmise par voie respiratoire, causée par un virus de la famille des paramyxovirus, qui envahit l'appareil respiratoire et les ganglions lymphatiques, puis l'ensemble de l'organisme, et se caractérisant principalement par une tuméfaction douloureuse des glandes parotides.

Organes hématopoïétiques
Organes où se forment les cellules sanguines.

Organes lymphoïdes primaires
Organes dans lesquels sont produites les cellules immunocompétentes.

Organes lymphoïdes secondaires
Organes effecteurs de l'immunité.

Ostéomyélite
Infection d'origine hématogène ou consécutive à une infection de blessures des diverses structures de l'os, généralement causée par des staphylocoques, se caractérisant par de la fièvre, de vives douleurs et par une inflammation des éléments cellulaires des os, du périoste et de la cavité médullaire.

Otite
Inflammation aiguë ou chronique de l'oreille.

Oxyurose
Parasitose intestinale, causée par *Enterobius vermicularis*, survenant principalement chez les enfants, et se manifestant par des démangeaisons dans la région péri-anale.

P

PAF
Acronyme de *Platelet Activating Factor*, ou Facteur d'activation des plaquettes, un médiateur de la réaction inflammatoire, libéré par les basophiles et les mastocytes, et qui a pour fonction d'activer l'agrégation plaquettaire, et de stimuler la vasodilatation.

Paludisme
Parasitose causée par divers hématozoaires du genre *Plasmodium* transmis par les piqûres de certaines variétés d'anophèle.

Panaris
Infection sous-cutanée siégeant au niveau de la pulpe d'un doigt, caractérisée par une tuméfaction et par une vive douleur accompagnée d'élancements.

Pandémie
Maladie infectieuse se propageant dans de vastes régions du monde ou sur la planète toute entière.

Papule
Lésion élémentaire de la peau caractérisée par une élevure solide, de forme variable, généralement rose ou rouge, formée par une infiltration de la couche superficielle du derme et disparaissant au bout d'un certain temps sans laisser de cicatrice.

Parasite
Organisme qui vit aux dépens d'un hôte.

Parasitisme
Association de deux organismes qui ne profite qu'à un seul des deux.

Pasteurellose
Zoonose transmissible à l'Homme par suite de morsures ou de griffures d'animaux, causée par *Pasteurella multocida*, caractérisée par une lésion douloureuse au niveau de la blessure ou de la morsure et par une lymphadénopathie régionale.

Pasteurisation
Procédé d'élimination des microorganismes pathogènes ou indésirables reposant sur une exposition à la température de 75 à 80 °C durant 30 minutes.

Pathogène
Se dit de microorganismes parasites ou saprophytes dont la présence entraîne des préjudices pour l'hôte qui les abrite.

Pénicillinase
Enzyme bactérienne responsable de l'hydrolyse du noyau bêta-lactame des pénicillines.

Pénicillines
Classe d'antibiotiques caractérisés par un noyau bêta-lactame, et qui exercent leur pouvoir antimicrobien en bloquant la synthèse de la paroi.

Peptidoglycane
Polymère complexe, principal constituant de la paroi des bactéries à Gram positif; composé d'acétylgalactosamine, d'acide muramique et d'un peptide.

Période d'état
Période au cours de laquelle apparaissent les symptômes spécifiques d'une infection microbienne.

Périplasme
Espace qui sépare la couche interne du peptidoglycane de la membrane plasmique sous-jacente.

Péritriche
Se dit d'une bactérie dont les flagelles sont implantés sur toute la surface de la cellule.

Peste
Maladie infectieuse, transmise à l'Homme par suite de la piqûre de puces ou par voie aérienne, causée par *Yersinia pestis*, et qui se présente sous forme bubonique, septicémique ou pulmonaire.

Pétéchies
Hémorragies cutanées se présentant sous forme de petites taches rouge violacé.

Phage
Virus bactériophage.

Phage tempéré
Phage qui s'intègre dans le génome bactérien et qui y reste silencieux durant plusieurs générations

Phagocytose
Capture et ingestion de particules par les globules blancs.

Pièce sécrétoire
Chaîne glycoprotéique rencontrée dans les IgA sécrétoires et servant à protéger ces immunoglobulines de l'action protéolytique des enzymes intestinales.

Plaque de Peyer
Amas de follicules lymphoïdes situés dans la sous-muqueuse de la paroi intestinale, au niveau de l'iléon.

Plasmide
Petit filament d'ADN, présent dans certaines bactéries, portant des informations génétiques particulières, comme la résistance à certains antibiotiques.

Plasmine
Enzyme protéolytique hydrolysant la fibrine et activant le complément.

Plasmocytes
Cellules matures issues de la transformation des lymphocytes B présents dans le tissu lymphoïde et responsables de la production des anticorps.

Pneumoallergènes
Allergènes respiratoires responsables des rhinites allergiques et de l'asthme atopique, causés par des réactions d'hypersensibilites de type I.

Pneumocystose
Pneumonie causée par *Pneumocystis carinii*, survenant surtout chez les personnes souffrant d'immunodépression.

Pneumonies
Infections du poumon causées par de nombreux virus et par plusieurs bactéries, le plus souvent des infections

secondaires ou des complications d'autres infections respiratoires plutôt que des infections primaires.

Polyènes
Groupe d'antibiotiques antifongiques, à pouvoir fongistatique ou fongicide, dont font partie l'amphotéricine B et la nystatine, et qui agit en altérant l'intégrité membranaire.

Porines
Structures protéiques formant des pores transmembranaires et des canaux de diffusion intervenant dans le transport des petites molécules.

Porte d'entrée
Point de l'organisme par lequel des microorganismes s'introduisent dans les tissus.

Porteur
Substance chimique à laquelle se lie l'haptène afin de pouvoir induire la production d'anticorps.

Porteur sain
Nom donné aux personnes abritant des microorganismes pathogènes sans être affectées par leur présence.

Prévalence
En épidémiologie, nombre de cas de malades, dans une population donnée, sans distinction entre les cas anciens et les cas nouveaux.

Prion
Agent infectieux transmissible, constitué de protéines et apparemment dépourvu d'informations génétiques.

Procaryote
Se dit d'une organisation cellulaire simple caractérisée par l'absence d'un vrai noyau, peu d'organites spécialisés et un seul chromosome libre dans le cytoplasme.

Properdine
Substance activant la voie alterne du complément.

Prophage
Bactériophage dont l'acide nucléique s'est intégré au chromosome bactérien et qui se réplique en temps. Synonymes: phage tempéré ou provirus.

Prostaglandines
Substances dérivées du métabolisme de l'acide arachidonique et dotées d'effets très puissants sur la réaction inflammatoire, sur le système immunitaire, sur l'agrégation des plaquettes et sur de nombreux organes.

Protéine A
Protéine à pouvoir antiphagocytaire produite par les staphylocoques.

Protéine C réactive
Protéine produite au cours de la réaction inflammatoire aiguë renforçant l'activation du complément et contribuant à l'opsonisation des microorganismes.

Protozoaire
Organismes unicellulaires, eucaryotes, hétérotrophes, caractérisés par leur motilité et l'absence de paroi cellulosique.

Provirus
Virus intégré dans le génome cellulaire et présent dans la cellule par ses seules informations génétiques.

Pseudopodes
Prolongements cytoplasmiques permettant aux amibes de se déplacer et aux globules blancs de capter des particules.

Psittacose
Zoonose affectant les oiseaux, transmissible à l'Homme, causée par *Chlamydia psittaci*, entraînant notamment des manifestations pulmonaires graves.

Psychrophile
Se dit de tout microorganisme tolérant des températures optimales de développement inférieures à 25 °C.

Pus
Liquide plus ou moins épais formé de globules blancs morts, de débris cellulaires et de microorganismes.

Pustule
Lésion de la peau consistant en un soulèvement circonscrit de l'épiderme et contenant un liquide purulent.

Pyrogène (substance)
Substance sécrétée par les globules blancs inductrice de la fièvre.

Pyurie
Présence de pus dans l'urine.

Q

Quinolones
Classe d'antibiotiques actifs contre les bactéries aérobies et agissant par inhibition de l'ADN-gyrase.

R

Radicaux libres
Atomes ou fragments de molécules dont le nombre d'électrons est changé, soit en plus, soit en moins, caractérisés par leur instabilité, leur réactivité et leur nocivité pour l'organisme.

Rage
Zoonose transmissible à l'Homme par suite de la morsure d'un animal infecté, causée par un rhabdovirus, et se manifestant par des troubles neurologiques graves.

Réaction croisée
Réaction d'un anticorps avec un antigène différent de celui qui en a induit la formation et due à des parentés antigéniques entre les molécules.

Réaction d'Arthus
Hypersensibilité de type III caractérisée par une forte réaction inflammatoire cutanée liée à la présence de complexes immuns, du complément et des granulocytes neutrophiles.

Réaction de polymérisation en chaîne (PCR)
Technique d'étude des acides nucléiques et d'identification de différents microorganismes reposant sur la multiplication d'une séquence d'informations génétiques sous l'action d'une ADN-polymérase.

Réaction inflammatoire
Ensemble des manifestations vasculaires, cellulaires et humorales stéréotypées, indépendantes de la nature de l'agresseur et intervenant au cours de la réaction immunitaire non spécifique.

Réaction lymphocytaire mixte
Transformation lymphoblastique in vitro des lymphocytes lorsqu'ils sont mis en présence de lymphocytes allogéniques.

Recombinaison
Modification du génome cellulaire par suite de la redistribution des gènes dans un ordre différent et ayant pour effet de faire apparaître des génotypes nouveaux dans les cellules recombinées.

Région constante
Région des chaînes lourdes et des chaînes légères des immunoglobulines caractérisées par une séquence identique d'acides aminés pour un même type de chaîne.

Région variable
Région des chaînes lourdes et des chaînes légères des immunoglobulines caractérisées par des séquences d'acides aminés présentant des différences importantes d'une chaîne à l'autre.

Réponse primaire
Réponse immunitaire induite lors d'un premier contact avec un antigène et caractérisée par une production d'anticorps lente à s'établir et relativement faible.

Réponse secondaire
Réponse immunitaire induite par l'injection d'un antigène vis-à-vis duquel l'organisme est déjà sensibilisé et qui est caractérisée par sa rapidité, son intensité et sa durabilité.

Réservoir
Lieu dans lequel des microorganismes pathogènes survivent ou se multiplient entre les infections, et à partir duquel s'effectue la contamination.

Rétrovirus
Virus à ARN capable d'intégrer leurs informations génétiques dans le génome des cellules qu'ils parasitent grâce à la transcriptase inverse.

Rhinite
Affection bénigne des voie respiratoires supérieures, communément appelée rhume, généralement causée par les rhinovirus, les virus parainfluenza et les coronavirus, marquée par l'inflammation de la muqueuse tapissant le nez, le cavum et le pharynx.

Rickettsies
Microorganismes procaryotes intermédiaires entre les bactéries et les virus, les rickettsies se distinguent des bactéries par une taille ne dépassant pas 500 nm et par leur parasitisme intracellulaire obligatoire.

Roséole
Infection bénigne, causée par le virus HHV6 (*Human herpes virus* 6), se manifestant par une forte fièvre (39–40 °C) durant trois à cinq jours et par une éruption maculo-papuleuse au niveau du cou, du thorax et du dos.

Rougeole
Maladie infectieuse, causée par un virus de la famille des *Paramyxoviridæ*, se manifestant d'abord par une forte fièvre et par des symptômes oculaires et respiratoires, ensuite par l'apparition du signe de Köplik, puis par une éruption maculo-papuleuse.

Rubéole
Virose éruptive, bénigne sauf chez la femme enceinte, se manifestant principalement par une éruption maculo-papuleuse qui s'étend progressivement de la face vers le tronc puis les membres inférieurs.

S

Salmonelloses
Infections alimentaires, transmises par l'ingestion d'aliments contaminés, causées par des bactéries du genre *Salmonella*, et caractérisées par des diarrhées liquides, glaireuses et parfois sanglantes, des nausées, des crampes abdominales, des vomissements et de la fièvre.

Salpingite
Inflammation aiguë ou chronique d'une des trompes utérines.

Saprophytes
Microorganismes vivant dans la nature sans avoir à établir de relations avec d'autres êtres vivants et se nourrissant des éléments nutritifs organiques qu'ils trouvent dans l'environnement.

Sarcodines
Protozoaires dépourvus de cils ou de flagelles et se déplaçant grâce à des mouvements cytoplasmiques déterminant la formation de pseudopodes.

Sarcomastigophora
Embranchement des protozoaires réunissant les sous-embranchements des sarcodines, caractérisés par leur déplacement à l'aide de pseudopodes, et des mastigophores ou flagellés, dont l'appareil locomoteur est formé de flagelles.

Scarlatine
Maladie infectieuse, transmise par voie aérienne, causée par des souches de *Streptococcus pyogenes* sécrétant la toxine érythrogène, caractérisée par l'énanthème au niveau des muqueuses buccale, linguale et palatine, et par un exanthème prédominant sur le tronc, l'abdomen et les fesses.

Schistosomiases
Parasitoses, appelées aussi bilharzioses, provoquées par des vers trématodes du genre *Schistosoma*.

Scissiparité
Mode de reproduction asexuée observée chez les procaryotes comparable à la fission binaire des eucaryotes.

Sclérose en plaques
Maladie dégénérative du système nerveux, d'origine autoimmune, caractérisée par une démyélinisation graduelle des nerfs, entraînant progressivement des troubles de la vision, une perte de la maîtrise musculaire, un déficit moteur au niveau des membres inférieurs et des troubles sphinctériens.

Scolex
Partie antérieure, pourvue de ventouses et quelquefois de crochets, des vers cestodes.

Scrapie
Maladie dégénérative du système nerveux affectant le mouton et causée par un prion.

Sélection clonale
Théorie selon laquelle à chaque antigène correspond un clone de lymphocytes capables de réagir spécifiquement avec lui.

Sensibilisation
Terme utilisé pour signifier l'induction d'un état d'hypersensibilité, pour désigner des cellules recouvertes d'anticorps dans la réaction de fixation du complément ou pour signifier l'activation des lymphocytes par suite d'une stimulation antigénique.

Septicémie
Infection généralisée caractérisée par la présence de microorganismes pathogènes dans le sang et causant l'apparition de foyers infectieux secondaires.

Septum
Cloison transversale se formant au centre d'une bactérie après le dédoublement qui précède la séparation des cellules filles.

Séquelles
Complications tardives et plus ou moins permanentes d'une infection.

Séroconversion
Apparition, disparition, augmentation ou diminution du titre d'un anticorps permettant d'établir le diagnostic sérologique d'une maladie infectieuse.

Sérologie
Branche de l'immunologie qui étudie les paramètres immunologiques au niveau du sérum.

Séroprophylaxie
Administration d'un sérum provenant d'un animal ou d'un être humain vacciné contre une maladie infectieuse, et contenant des anticorps déjà synthétisés dans le but de prévenir l'apparition de cette maladie infectieuse.

Sérothérapie
Administration thérapeutique d'un sérum animal ou humain vacciné contre une maladie infectieuse contenant des anticorps déjà synthétisés et permettant une protection immédiate contre cette maladie.

Sérotonine
Amine vasoactive libérée par les plaquettes au cours de la réaction inflammatoire.

Sérotypage
Détermination sérologique des éléments antigéniques des bactéries.

Shigellose
Diarrhée d'origine bactérienne, transmise par voie fécale-orale, causée principalement par *Shigella sonnei*, et caractérisée par des crampes abdominales et des diarrhées sanglantes.

SIDA
Voir *Syndrome d'immunodéficience acquise*.

Sonde nucléaire
Fragment d'ADN ou d'ARN de séquence connue, marquée par un isotope radioactif et utilisé pour reconnaître des zones d'acides nucléiques qui leur sont complémentaires.

Spectre d'action
Étendue du nombre d'espèces ou de types de microorganismes attaqués par un agent chimiothérapeutique donné.

Spicules
Petites structures de nature glucidique ou protéique traversant l'enveloppe virale et projetées à l'extérieur du virus.

Spiramycine
Antibiotique de la famille des macrolides utilisé pour le traitement de la cryptosporidiose et la prévention de la toxoplasmose congénitale.

Spirilles
Bactéries ayant une forme de spirale caractérisées par la présence de spires plus ou moins nombreuses et d'amplitude variable selon les espèces.

Spirochètes
Groupe de bactéries particulières caractérisées par une forme hélicoïdale, une paroi cellulaire flexible et un appareil locomoteur particulier.

Sporanges
Organes de fructification des mycètes, d'aspect plus ou moins renflé, qui se forment à l'extrémité d'hyphes spécialisés, les sporangiophores. Organes de fructification de certains végétaux produisant des spores.

Sporangiophore
Hyphe dressée et spécialisée des phycomycètes portant un sporange à son extrémité.

Spores (bactéries)
Enkystement du matériel génétique de la cellule bactérienne dans une coque résistante aux agents physiques et chimiques.

Spores (mycètes)
Éléments unicellulaires, généralement portés par des organes de fructification, par lesquels les mycètes assurent leur reproduction sexuée.

Sporotrichose
Infection chronique de la peau et des tissus sous-cutanés, causée par *Sporothrix schenkii*, et caractérisée par des lésions nodulaires évoluant vers l'ulcération.

Sporozoaires
Classe de protozoaires caractérisés par l'absence d'organes locomoteurs, une vie parasitaire et des cycles vitaux complexes.

Sporozoïte
Forme sous laquelle se trouvent les *Plasmodium* responsables du paludisme contenus dans la salive des moustiques qui transmettent la maladie aux êtres humains.

Staphylocoques
Bactéries groupées en amas irréguliers rappelant ceux d'une grappe de raisin.

Stérilisation
Procédé physique ou chimique assurant la destruction des microorganismes en les rendant incapables de se développer.

Streptocoques
Bactéries attachées les unes aux autres et formant des chaînettes de longueur variable.

Streptokinase
Enzyme dissolvant les caillots de fibrine et sécrétée par certains streptocoques hémolytiques.

Streptolysines
Hémolysines O et S des streptocoques produisant une hémolysine bêta.

Streptomycine
Antibiotique de la classe des aminosides utilisé notamment pour le traitement de la peste, de la tularémie et de la tuberculose.

Strongyloïdose
Parasitose causée par *Strongyloides stercoralis*, caractérisée successivement par des symptômes cutanés, respiratoires puis digestifs qui traduisent la progression du parasite de sa porte d'entrée cutanée au tube digestif.

Sulfamides
Antimétabolites de synthèse qui bloquent la synthèse des acides nucléiques des bactéries en perturbant le métabolisme de l'acide folique.

Superantigènes
Substances fortement immunogènes qui ont la capacité d'activer directement certaines catégories de lymphocytes T.

Symbiose
Association de deux organismes indispensable à l'un ou aux deux.

Syndrome
Ensemble des signes et des symptômes associés à une maladie donnée.

Syndrome d'immunodéficience acquise (SIDA)
Syndrome causé par le rétrovirus de l'immunodéficience constituant la phase ultime de l'infection au VIH, se traduisant par une vulnérabilité de plus en plus grande aux infections opportunistes et par l'apparition de cancers particuliers, tels le sarcome de Kaposi ou certains lymphomes.

Syndrome de choc toxique
Forme de choc associé aux menstruations, survenant chez les femmes qui utilisent certains types de tampons absorbants, et causé par la toxine 1 du syndrome de choc toxique (TSST-1) sécrétée par certaines souches de *Staphylococcus aureus*.

Syndrome de DiGeorge
Déficit immunitaire caractérisé par une anomalie du développement du thymus, des lymphocytes T et de la production d'anticorps.

Syndrome de Goodpasture
Maladie auto-immune caractérisée par une glomérulonéphrite et de l'insuffisance rénale causée par la destruction de la membrane basale des glomérules par des anticorps auto-immuns.

Syndrome de Guillain-Barré
Syndrome à manifestations neurologiques qui survient après la grippe (type A), après une vaccination contre la grippe, par suite la démyélinisation des nerfs périphériques par le virus grippal, entraînant des pertes sensorielles et une faiblesse des extrémités.

Syndrome de la peau ébouillantée
Voir *Épidermolyse superficielle staphylococcique*.

Syndrome de Reye
Syndrome à manifestations neurologiques, marqué par une encéphalopathie d'apparition brutale, accompagnée de crises convulsives, de troubles de la conscience, par un état comateux, par des vomissements, et causé par plusieurs

virus (virus B de la grippe, varicelle, rougeole, parainfluenza, etc.).

Syngreffe
Greffe dans laquelle le donneur et le receveur sont génétiquement identiques (jumeaux homozygotes).

Syntrophie
Relation mutualiste réduite à l'apport alimentaire au cours de laquelle chaque espèce produit un élément nutritif essentiel au développement de l'autre.

Syphilis
Maladie transmise sexuellement, causée par *Treponema pallidum*, caractérisée successivement par l'apparition d'un chancre sur les organes génitaux externes ou ailleurs (syphilis primaire), des éruptions cutanées et muqueuses (syphilis secondaire), et évoluant vers des complications neurologiques, cardio-vasculaires, etc. (syphilis tertiaire).

Système du complément
Voir *Complément*.

T

Taches de Köplick
Taches blanc bleuâtre sur un fond érythémateux apparaissant sur la muqueuse buccale au cours de la rougeole.

Taux de croissance
Nombre de divisions que subit une bactérie ou une population bactérienne par unité de temps.

Taux de mortalité
Proportion d'individus tués en un temps donné.

Teignes
Affections fongiques causées par plusieurs espèces de *Microsporum*, de *Trichophyton* et d'*Epidermophyton*, caractérisées par des atteintes cutanées, entraînant l'apparition d'une inflammation sous-cutanée et de l'œdème, puis de la desquamation et la chute des poils et des cheveux.

Temps de génération
Intervalle séparant deux divisions cellulaires.

Ténéricutes
Division du règne des protistes qui réunit les bactéries dépourvues de paroi.

Test à la tuberculine
Test d'hypersensibilité à la tuberculine destiné à vérifier si un sujet a été exposé à l'agent infectieux responsable de la tuberculose.

Test de Dick
Intradermoréaction effectuée avec une toxine extraite de streptocoques hémolytiques permettant de vérifier l'immunité d'un sujet à l'égard de la scarlatine (l'absence de rougeur traduit l'immunité).

Test de Schick
Intradermoréaction effectuée avec la toxine diphtérique permettant de vérifier si un sujet est immunisé contre cette maladie (l'absence de rougeur au point d'inoculation traduit l'état d'immunité).

Tétanolysine
Hémolysine produite par *Clostridium tetani* et qui détruit les tissus.

Tétanos
Maladie infectieuse causée par l'action de la toxine de *Clostridium tetani* sur les centres nerveux et caractérisée par des troubles neurologiques graves évoluant vers un état de choc mortel.

Tétanospasmine
Toxine neurotrope sécrétée par *Clostridium tetani.*

Tétracyclines
Classe d'antibiotiques bactériostatiques à très large spectre d'action et qui agissent en inhibant la synthèse des protéines au niveau des ribosomes.

Thalle
Structure d'un mycète formée par le mycélium et les organes de fructification.

Thermolabile
Se dit d'une substance détruite ou inactivée sous l'action de la chaleur.

Thermophile
Se dit de tout microorganisme dont la température optimale de développement est supérieure à 55 °C.

Thermorésistance
Capacité d'un organisme à résister à des températures élevées.

Thermotolérant
Se dit de tout microorganisme mésophile capable de survivre à des températures de 65 à 70 °C.

Thrombine
Enzyme protéolytique responsable de la transformation du fibrinogène en fibrine, de la libération de la sérotonine des plaquettes et capable de scinder le composant C3 du complément.

Thromboxane
Substance dérivée de l'acide arachidonique possédant un pouvoir agrégeant sur les plaquettes et stimulant la contraction des muscles lisses.

Thymo-indépendant
Qui ne dépend pas du thymus ou des lymphocytes. Employé pour décrire les aires thymo-indépendantes des organes lymphoïdes et les antigènes thymo-indépendants vis-à-vis desquels la production d'anticorps ne requiert pas la présence des lymphocytes T.

Thymodépendant
Relatif au thymus ou aux lymphocytes T. Employé pour définir les aires thymodépendantes des organes lymphoïdes ou les antigènes thymodépendants vis-à-vis desquels la production d'anticorps requiert la coopération des lymphocytes T.

Thymus
Organe lymphoïde primaire dans lequel se différencient les lymphocytes T.

Thyroïdite de Hashimoto
Maladie auto-immune causée par des anticorps dirigés contre la thyroglobuline et caractérisée par une infiltration lymphocytaire, la destruction de la thyroïde et un myxœdème.

Tolérance immunitaire
État traduisant une suppression de la réaction immunitaire et l'acceptation d'antigènes qui seraient normalement rejetés.

Toxines
Métabolites ou constituants cellulaires microbiens dont la libération provoque des lésions cellulaires locales ou altère certaines activités physiologiques.

Toxoïde
Voir *Anatoxine*.

Toxoplasmose
Parasitose généralement bénigne, transmise par des aliments contaminés, causée par *Toxoplasma gondii*, généralement bénigne, sauf pour les personnes souffrant d'immunodépression et les femmes enceintes.

Trachome
Maladie transmise à l'Homme par les mouches et les objets contaminés, causée par *Chlamydia trachomatis* et caractérisée par des lésions à la cornée, entraînant son opacification puis la cécité.

Transcriptase inverse
Enzyme spécifique des rétrovirus catalysant la synthèse d'ADN à partir de l'ARN viral.

Transduction
Transfert de matériel génétique étranger réalisé entre deux bactéries par l'intermédiaire d'un bactériophage tempéré.

Transfert de Southerm
Technique de détection de fragments d'acides nucléiques par leur hybridation à des sondes complémentaires.

Transformation
Processus de recombinaison génétique réalisé par l'intégration, dans une bactérie vivante, d'un fragment d'ADN provenant d'une bactérie morte de souche voisine.

Transformation blastique
Transformation des lymphocytes sous l'action de facteurs mitogènes et des antigènes stimulant la différenciation et la multiplication de ces cellules immunocompétentes.

Transposon
Élément génétique mobile capable de se déplacer du chromosome bactérien à un plasmide (ou de faire le chemin inverse), ou de passer d'un plasmide à un autre.

Trématode
Ver plat non segmenté, avec un corps en forme de feuille, possédant plusieurs ventouses de fixation et un tube digestif incomplet.

Trichinose
Parasitose causée par la consommation de viande mal cuite provenant d'un animal infesté par *Trichinella spiralis*, caractérisée d'abord par des troubles digestifs puis par de la fièvre et des douleurs musculaires causées par l'enkystement des larves.

Trichomonase
Parasitose transmise sexuellement, causée par *Trichomonas vaginalis*.

Trophoallergènes
Allergènes alimentaires.

Trypanosomiase africaine
Parasitose transmise à l'homme par la mouche tsé-tsé, causée par le protozoaire *Trypanosoma brucei*, et dont l'évolution entraîne des symptômes neurologiques marqués par l'apathie, le coma puis la mort.

Trypanosomiase américaine
Parasitose transmise à l'Homme par l'intermédiaire des réduves du genre *Triatoma*, causée par *Trypanosoma cruzi*, évoluant vers une phase chronique marquée par des complications cardiaques et intestinales.

Tubercule
Amas formés de macrophages et de cellules géantes disposées en couronnes autour de bactéries.

Tuberculine
Extrait préparé à partir de bacilles tuberculeux dans leur milieu de culture.

Tuberculose
Infection chronique, transmise par voie respiratoire, causée par des bactéries du genre *Mycobacterium*, affectant principalement les poumons, mais susceptible de toucher d'autres organes, et caractérisée par la formation de tubercules.

Tuberculose miliaire
Forme aiguë et généralisée de tuberculose caractérisée par la dissémination des mycobactéries dans tout l'organisme par voie sanguine, et par la formation dans les organes atteints de granulations de la taille d'un grain de millet.

Tularémie
Zoonose transmissible à l'homme par suite de contacts avec des animaux infectés, causée par *Francisella tularensis*, et caractérisée par des ulcérations des ganglions au niveau des territoires affectés, de la fièvre, des vomissements, des douleurs abdominales et une septicémie.

Typhus épidémique (exanthématique)
Maladie infectieuse transmise par les poux, causée par *Rickettsia prowaseki*, et se manifestant notamment par des symptômes neurologiques, puis par des éruptions sur le corps, et évoluant éventuellement vers une atteinte fatale des organes vitaux et les reins.

Typhus murin
Maladie infectieuse transmise par les puces de rat, causée par *Rickettsia typhi*, et caractérisée par des symptômes identiques au typhus exanthématique, quoique moins graves.

U

Urétrite
Inflammation de la muqueuse de l'urètre.

Urétrite non gonococcique
Inflammation de l'urètre qui est causée par un agent infectieux autre que *Neisseria gonorrhoeæ*.

Urticaire
Éruption cutanée causée notamment par des réactions allergiques (hypersensibilité de type I), caractérisée par la formation de papules prurigineuses.

V

Vaccin
Culture microbienne ou toxine à virulence atténuée que l'on inocule à un individu afin de l'immuniser contre une infection microbienne.

Vaccin atténué
Vaccin préparé à partir d'organismes vivants inoffensifs pour l'être humain qui le reçoit ou à partir d'organismes dont la virulence a été atténuée par culture ou par modification génétique.

Vaccin conjugué
Vaccin préparé à partir de fragments bactériens (des polysaccharides de surface) qui sont conjugués à des protéines (toxoïde diphtérique ou tétanique).

Vaccination
Inoculation de microorganismes vivants, atténués ou morts, chez un sujet qui n'a jamais été en contact avec ces microorganismes, en vue de développer un état de résistance et de prévenir la maladie à l'égard de cet agent infectieux.

Vaginite
Inflammation de la muqueuse vaginale, généralement causée par *Candida albicans* ou par *Trichomonas vaginalis*, se manifestant par des pertes vaginales, de la douleur et des démangeaisons.

Vaginose
Affection vaginale non spécifique, distincte des vaginites à *Trichomonas* et à *Candida*, se manifestant par des pertes vaginales séreuses et par la présence de cellules épithéliales entièrement recouvertes de bactéries en forme de bâtonnets courts (*clue cells*).

Variabilité antigénique
Capacité, pour un organisme, de modifier rapidement et régulièrement ses protéines de surface pour rendre inopérantes les défenses immunitaires de l'hôte aux dépens duquel il se développe.

Varicelle
Virose éruptive causée par un virus de la famille des *Herpesviridæ*, et caractérisée par l'apparition, en plusieurs poussées, d'une éruption principalement localisée à la partie supérieure du tronc, à la figure et à la tête, d'abord sous forme de macules rosées puis de vésicules remplies de liquide, et accompagnée de violentes démangeaisons.

Vasodilatation
Dilatation artériolaire apparaissant sous l'influence de médiateurs chimiques au cours de la réaction inflammatoire ou par suite de l'intervention d'autres facteurs.

Vecteur
Objet ou organisme vivant transmettant une infection.

Vecteur (de clonage)
Petite molécule d'ADN, généralement un plasmide, capable d'intégrer un ADN étranger et d'en assurer la réplication lors du clonage.

Verrues
Tumeurs épithéliales bénignes limitées à la peau et aux muqueuses, transmises par contact direct et par auto-inoculation, ainsi que par contact indirect, et se présentant sous forme de projections calleuses planes ou plus ou moins surélevées.

Vésicule
Lésion élémentaire de la peau consistant en un soulèvement circonscrit de l'épiderme et contenant une sérosité transparente.

Vibriose
Infection alimentaire causée par *Vibrio parahæmolyticus*, généralement associée à la consommation de poissons, de crustacés et de fruits de mer contaminés, et se manifestant par l'apparition de douleurs abdominales, de crampes, de diarrhées et de vomissements.

Vidarabine
Analogue des nucléosides puriques (adénosine), agissant par inhibition de l'ADN polymérase et utilisé pour le traitement de certaines infections causées par les virus de la famille des *Herpesviridæ*.

Virémie
Présence de virus dans le sang.

Virion
Unité structurale des virus constituée d'une enveloppe protéique, la capside, qui contient l'acide nucléique.

Virucide
Se dit des substances et des procédés qui tuent les virus.

Virulence
Degré de l'aptitude d'un parasite à se développer dans un organisme hôte et d'y provoquer des troubles morbides.

Virus
Agents pathogènes se différenciant des autres organismes par l'absence d'organisation cellulaire, la présence d'un seul acide nucléique, l'absence de système producteur d'énergie, et par leur parasitisme intracellulaire obligatoire.

Voie alterne
Voie d'activation du complément par le composant C3, sans l'intervention des composants C1, C4 et C2, par différentes substances.

Voie classique
Voie d'activation du complément par suite de la fixation du fragment C1 sur les complexes immuns.

X

Xénogénique
Adjectif employé pour qualifier des cellules, des composés chimiques appartenant à un individu d'une autre espèce.

Xénogreffe
Greffe effectuée entre deux individus appartenant à des espèces différentes.

Z

Zidovudine
Voir *Azidothymidine*.

Zona
Affection neurologique causée par la réactivation du virus de la varicelle, se manifestant par l'apparition de petites vésicules remplies d'une sérosité claire et accompagnée de violentes douleurs.

Zoonose
Maladie infectieuse naturellement transmissible des animaux à l'Homme.

Zygomycètes
Classe de mycètes caractérisée par des hyphes non cloisonnés et produisant des zygospores lors de leur reproduction sexuée.

Zygospore
Spore sexuée à paroi épaisse, caractéristique des zygomycètes.

Index